PRACTICE OF
PRETERM INFANTS

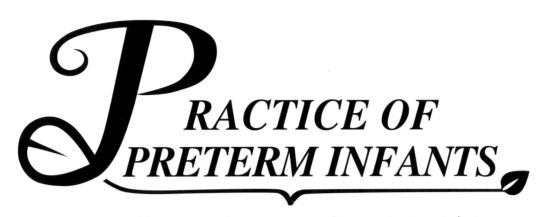

实用早产儿学

主　编　封志纯　毛　健

编　者（按姓氏笔画排序）

王　斌　南方医科大学珠江医院
王来栓　复旦大学附属儿科医院
毛　健　中国医科大学附属盛京医院
孔祥永　中国人民解放军总医院第七医学中心
史　源　重庆医科大学附属儿童医院
白瑞苗　西北妇女儿童医院
边旭明　北京协和医院
母得志　四川大学华西第二医院
刘　俐　西安交通大学医学院第一附属医院
刘　敬　朝阳区妇幼保健院
孙建华　上海交通大学医学院附属上海儿童
　　　　医学中心
严超英　吉林大学第一医院
李　菁　上海交通大学医学院附属上海儿童
　　　　医学中心
李占魁　西北妇女儿童医院
李秋平　中国人民解放军总医院第七医学中心
李晓香　中国人民解放军总医院第七医学中心
杨永辉　中国人民解放军总医院第七医学中心
何少茹　广东省人民医院
张　莉　西北妇女儿童医院
张　静　中国医科大学附属盛京医院

张雪峰　中国人民解放军总医院第五医学中心
陈　丹　中国医科大学附属盛京医院
陈　超　复旦大学附属儿童医院
陈大鹏　四川大学华西第二医院
罗　蓉　四川大学华西第二医院
罗景华　南昌大学第二附属医院
周　伟　广州市妇女儿童医疗中心
周晓玉　南京医科大学
郑　军　天津市中心妇产医院
封志纯　中国人民解放军总医院第七医学中心
荣　箫　广州市妇女儿童医疗中心
俞惠民　浙江大学医学院附属儿童医院
洪小杨　中国人民解放军总医院第七医学中心
祝　甜　陆军军医大学陆军特色医学中心
袁天明　浙江大学医学院附属儿童医院
夏　斌　四川大学华西第二医院
高喜容　湖南省儿童医院
常艳美　北京大学第三医院
程东良　河南省人民医院
童笑梅　北京大学第三医院
滕莉荣　北京协和医院

人民卫生出版社
·北　京·

图书在版编目（CIP）数据

实用早产儿学 / 封志纯，毛健主编 . —北京：人民卫生出版社，2022.6（2023.9重印）
ISBN 978-7-117-33113-5

Ⅰ.①实… Ⅱ.①封…②毛… Ⅲ.①早产儿疾病 —诊疗 Ⅳ.①R722.6

中国版本图书馆 CIP 数据核字（2022）第 083290 号

| 人卫智网 | www.ipmph.com | 医学教育、学术、考试、健康，购书智慧智能综合服务平台 |
| 人卫官网 | www.pmph.com | 人卫官方资讯发布平台 |

ISBN 978-7-117-33113-5

实用早产儿学
Shiyong Zaochanerxue

主　　编：封志纯　毛　健
出版发行：人民卫生出版社（中继线 010-59780011）
地　　址：北京市朝阳区潘家园南里 19 号
邮　　编：100021
E - mail：pmph @ pmph.com
购书热线：010-59787592　010-59787584　010-65264830
印　　刷：保定市中画美凯印刷有限公司
经　　销：新华书店
开　　本：889×1194　1/16　印张：29　插页：2
字　　数：939 千字
版　　次：2022 年 6 月第 1 版
印　　次：2023 年 9 月第 3 次印刷
标准书号：ISBN 978-7-117-33113-5
定　　价：159.00 元

打击盗版举报电话：010-59787491　E-mail：WQ @ pmph.com
质量问题联系电话：010-59787234　E-mail：zhiliang @ pmph.com
数字融合服务电话：4001118166　E-mail：zengzhi @ pmph.com

序

由中国医师协会新生儿医师分会组织的我国三十余位新生儿专家编写的《实用早产儿学》终于面世了。这本专著凝结了他们多年的临床实践经验和理论研究成果,展现了早产儿学国内外新进展,也是我国最完整阐述早产儿学的专著。

本书的多个章节,如早产儿监护病房的组织管理与质量控制,早产儿常见系统疾病诊断与救治技术等,既反映了国内外进展,又体现了我国早产儿学发展,将对我国 NICU 救治水平提高起到很好的指导作用。早产儿学在我国已进入快速发展时期,正日益走向成熟,但是我们必须看到我国 NICU 发展的不均衡性,早产儿救治质量与发达国家相比仍有很大差距,相信本书的出版对于提高我国各个区域 NICU 之间救治质量均衡性,对实现我国早产儿管理规范化起到积极的推进作用。

本书的参编专家是我国 NICU 发展的见证者,实践者,更是贡献者,相信他们智慧的结晶一定能够使广大新生儿学和围产医学工作者有所收获,衷心感谢他们辛勤的劳动!

魏克伦

2022 年 6 月

前　言

我国已成为早产儿大国，每年有近 200 万早产儿出生，早产儿救治质量已成为我国围产医学卫生健康的关键问题。21 世纪以来，我国新生儿医学进入快速发展时期，不同规模的 NICU 在不同等级的医院普遍建立起来，但是由于社会、环境、围产医学发展与 NICU 救治技术水平的不均衡性，虽然早产儿已成为 NICU 救治的主体，但是救治质量与早产儿晚期慢性器官发育异常的发生率有很大差异。

近些年，虽然 NICU 救治技术有了长足的进步，但是早产儿的器官发育不成熟，疾病的发生呈现成熟依赖性特点；同时，远期器官发育水平已成为评价 NICU 质量和发展目标的核心。NICU 中，早产儿的救治与管理需要高度组织化、精细化和规范化，不断日新月异的理论与临床实践的发展需要不断去总结。《实用早产儿学》就是为解决临床早产儿实际救治问题，总结不断发展的早产儿医学理论与经验，为我国广大围产医学工作者编写的一部专业参考书。

本部专著可能是我国最完整、最系统地阐述早产儿疾病与临床早产儿 NICU 整体管理的书籍，其具有如下特点：①强调 NICU 的建立与整体质量管理，特别是 NICU 的感染控制与危重早产儿转运与分级管理；②在整体上阐述了早产儿疾病发生、发展临床规律和特点及预后相关临床管理实践；③详尽阐述了新生儿常用的诊断与救治技术在早产儿的应用；④在系统与器官疾病章节以早产儿生理与发育生物学为基础，系统地展现了疾病发生与发展规律，诊断与治疗针对性强，简洁实用，突出规范；⑤重点编写了早产儿随访与药物代谢特点，为合理、安全地救治、评估早产儿提供了很好的参考蓝本。

参与编撰本书的作者均为来自我国著名医院产科和新生儿科的一线临床专家，他们既有深厚的理论基础，又有丰富的临床实践经验。但是，我们必须承认，早产儿学在我国仍然是最年轻的学科之一，其快速发展的理论与临床实践不能完全涵盖在本专著内；每位作者对疾病理解与认识的立足点，及临床与实验研究水平不尽相同，一定尚有许多需要改进的地方。不过，我们相信经过大家不懈的努力与辛勤的劳动，这本既有理论又有实践的早产儿临床管理的专业书籍一定能使广大读者有所裨益，为此感谢所有的参编作者与编辑人员。

尽管如此，我们也必须承认，由于早产儿学的飞速发展，本书一定存在许多不足之处和需要完善的地方，恳切希望广大读者不吝赐教，批评指正，让我们共同为我国早产儿医学健康发展贡献力量！

封志纯　毛　健
2022 年 6 月

目录

第一篇　总　论

第二篇　早产儿疾病的诊断与治疗基础

第三篇　早产儿各系统疾病

第一篇
总　论

1 第一章 概 论

　　早产儿（preterm infant）是指妊娠不足 37 周即提前出生，即宫内发育未成熟而提前出生的新生儿。早产儿科是近十年来我国新生儿科中逐渐分解出来具有相对特点的一个亚专科。早产儿学是研究不同胎龄胎儿或早产儿在母亲子宫内或体外生长发育的解剖、生理规律和特点，以及其疾病的病理、预防、诊断、治疗理论和技术方法，并运用于医疗实践的儿科学新生儿学（neonatology）范畴的临床医学第四级学科。

第一节　早产儿分类

　　早产儿学研究的对象是早产、未成熟儿。按不同特征有如下几种分类：

　　1. 胎龄分类和分度　胎龄（gestational age，GA）是从最后 1 次正常月经第 1 天起至分娩断脐时为止计算的胎儿在母亲子宫内生长发育的时间，通常以周为单位表示。

　　GA 决定胎儿发育成熟度。GW<37 周的新生儿称早产儿（preterm infant）。通常根据孕周分为三类：

　　（1）超早产儿（extremely preterm infant）：GA<28 周。

　　（2）极早产儿（very preterm infant）：GA<32 周。

　　（3）早产儿（preterm infant）：GA<37 周。

　　又可以根据早产分度将不同的孕周早产儿分为三度，此种分类法互相之间无胎龄交叉：

　　（1）重度早产儿（severely preterm infant）：GA<28 周。

　　（2）中度早产儿（moderately preterm infant）：GA 为

28~ 不足 32 周。

　　（3）轻度早产儿（mildly preterm infant）：GA 在 32~ 不足 37 周；近年又有学者把其中 34~ 不足 37 周之间的早产儿称为近足月儿（near term infant），或晚期早产儿（late preterm infant）。

　　这种根据胎龄将早产儿进行的分类及分度概括见图 1-1。

　　2. 低出生体重分类　出生体重（birth weight，BW）是指出生 1 小时内的体重。足月儿 BW 正常界值为≥2 500g。低出生体重可分如下几类：

　　（1）低出生体重（low birth weight，LBW）：BW<2 500g。

　　（2）极低出生体重（very low birth weight，VLBW）：BW<1 500g。

　　（3）超低出生体重（extremely low birth weight，ELBW）：BW<1 000g。

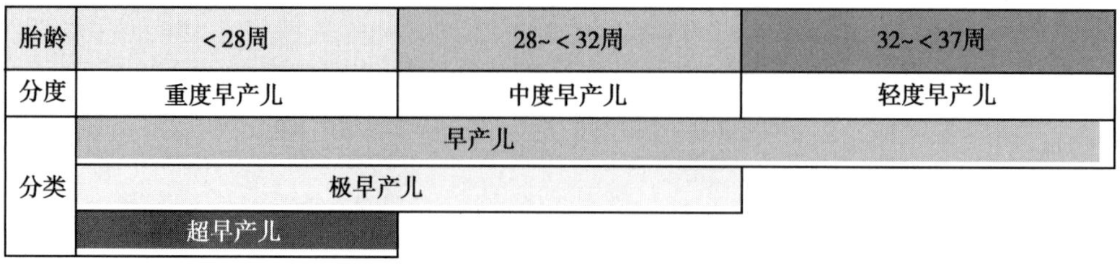

胎龄	<28周	28~<32周	32~<37周
分度	重度早产儿	中度早产儿	轻度早产儿
分类	早产儿		
	极早产儿		
	超早产儿		

图 1-1　早产儿胎龄分类及分度

3. 出生体重和胎龄的关系分类

（1）小于胎龄（small for gestational age，SGA）早产儿：BW 在同胎龄儿平均体重的第 10 百分位以下的早产儿。

（2）大于胎龄（large for gestational age，LGA）早产儿：BW 在同胎龄儿平均体重的第 90 百分位以上的早产儿。

（3）适于胎龄（appropriate for gestational age，AGA）早产儿：BW 在同胎龄儿平均体重的第 10~90 百分位之间的早产儿。

4. 根据出生后周龄分类
①早期新生（early newborn）早产儿：生后 1 周以内的早产儿，也属于围产儿；②晚期新生（late newborn）早产儿：出生后第 2~4 周末的早产儿。

5. 高危（high risk）早产儿
指已发生或可能发生危重疾病而需要监护的早产儿。主要是以下情况：

（1）母亲疾病史：母有糖尿病、感染、慢性心肺疾患、吸烟、吸毒或酗酒史，母亲为 Rh 阴性血型，过去有死胎、死产或性传播病史等。

（2）母孕史：母年龄>40 岁或<16 岁，孕期有阴道流血、妊娠高血压、子痫前期、子痫、胎膜早破、胎盘早剥、前置胎盘、宫内感染等。

（3）分娩史：难产、手术产、急产、产程延长、分娩过程中使用镇静和止痛药物史等。

（4）早产儿：早产儿本身、窒息、多胎儿、小于胎龄早产儿和先天畸形等。

可见，早产儿学的研究对象，如同儿科学以及新生儿学一样，是以人生命阶段为特征纵向划出的。早产儿是人生命过程的一个特殊阶段和新生儿中的一个特殊群体。

（封志纯）

参考文献

1. ANANTH C V, MISRA D P, DEMISSIE K, et al. Rates of preterm delivery among Black women and White women in the United States over two decades: an age-period-cohort analysis. Am J Epidemiol, 2001, 154 (7): 657-665.

2. MARTIN J A, OSTERMAN M J, SUTTON P D. Are preterm births on the decline in the United States？ Recent data from the National Vital Statistics System. NCHS Data Brief, 2010, 39: 1-8.

3. HERON M, SUTTON P D, XU J, et al. Annual summary of vital statistics: 2007. Pediatrics, 2010, 125 (1): 4-15.

4. YORIFUJI T, NARUSE H, KASHIMA S, et al. Trends of preterm birth and low birth weight in Japan: a one hospital-based study. BMC Pregnancy Childbirth, 2012, 12: 162.

5. ISAYAMA T, LEE S K, MORI R, et al. Comparison of mortality and morbidity of very low birth weight infants between Canada and Japan. Pediatrics, 2012, 130 (4): e957-e965.

6. SUNL, YUE H, SUN B, et al. Estimation of birth population-based perinatal-neonatal mortality and preterm rate in Chinafrom a regional survey in 2010. J Matern Fetal Neonatal Med, 2013, 26 (16): 1641-1648.

7. STOLL B J, HANSEN N I, BELL E F, et al. Neonatal outcomes of extremely preterm infants from the NICHD Neonatal Research Network. Pediatrics, 2010, 126 (3): 443-456.

8. CANER I, TEKGUNDUZ K S, TEMUROGLU A, et al. Evaluation of Premature Infants Hospitalized in Neonatal Intensive Care Unit between 2010-2012. Eurasian J Med, 2015, 47 (1): 13-20.

9. GLEASON C A, DEVASKAR S U. Avery' Diseases of the Newborn. 9th Edition. Piladelphia: Elsevier Saunders. 2012. 1-37.

10. 邵肖梅, 叶鸿瑁, 邱小汕. 实用新生儿学. 5 版. 北京: 人民卫生出版社, 2019, 37-38.

第二节　早产儿的特点

"早产儿"有别于"新生儿"。早产的含意不只是提前分娩，更主要的是与之有关的功能发育未成熟。如同农民育种，孕育成熟、顺理成章地出土壤的是幼苗，尚未成熟就提前拔出土壤的是芽胚；新生儿即是幼苗，早产儿则是芽胚。芽胚的特性有异于幼苗，因各种显性或隐性病理因素过早脱离母体的早产儿也有异于遵循自然生理规律"瓜熟蒂落"的新生儿。早产儿出生初期实际上等同于同胎龄的胎儿，是形态和功能发育不同程度未成熟的个体。所以，相对于足月新生儿，早产儿的"未成熟"即为"异常"或"病理性"，绝无所谓"正常"或"生理"早产儿可言。因此，儿科学相对于成人医学，新生儿学相对于儿科学的特点，在早产儿都更为特殊；正如儿童不是成人的缩影，新生儿不是儿童的缩影，早产儿也不是足月新生儿的缩影。早产儿学不是一篇

"指南"就能解决的问题,而是一部"书",是一门科学,是一项着眼长远生存质量、顾及众多影响因素和蕴涵丰富医学科学技术知识的系统工程。

早产儿的特点可归纳如下:

一、发育相关性

发育是儿科学的基本特征。是量变到质变的渐进过程,贯穿在人类生命的儿童、青少年时期全过程。发育速度和阶段性的变化在早产儿表现得最为迅速和显著。分布在预产期前各胎龄阶段出生的早产儿,发育成熟度处于同胎龄胎儿同一水平,不仅与足月新生儿有明显差异,其不同胎龄组之间的差别也非常明显,而且不同胎龄的早产儿出生后"发育追赶"的速率规律也存在差异。早产儿的基础、预防和临床医学都与发育成熟度密切关联。体现在形态方面:如不仅是身长、体重和各器官的体积和体表投影等的差异,还可以根据皮肤结构、水肿、色泽、透亮度和背部胎毛、足底纹、乳头发育、

乳腺大小、耳壳、生殖器等外部特征,简易评估胎龄。体现在功能方面:如早产儿体表不显性失水率明显高于足月儿,往低胎龄组方向逐组显著上升,至26周可高达60%;且均随生后日龄逐步递减,低胎龄组下降的速率更为陡峻(图1-2);由此决定了早产儿水、电解质平衡和保温的复杂性。体现在病因上:主要为器官未成熟所致,如呼吸系统疾病,出生初期多发的新生儿呼吸窘迫综合征(neonatal respiratory distress syndrome, NRDS)的原因为肺表面活性物质(pulmonary surfactant, PS)缺乏,在不采取预防干预的情况下,发病率随出生胎龄减低而显著上升,足月儿仅1%~2%,而出生胎龄28周者达80%、26周者达90%(图1-3);后期多发的支气管肺发育不良(bronchopulmonary dysplasia, BPD),为肺泡发育阻滞所致,发病率规律也是如此。在出生胎龄≤28周者为40%以上。体现在疾病防治上:如早产儿脑室周围白质损伤(periventricular white matter injury, PWMI),发病最大风险在胎龄32周以下阶段。由于该区域血管供血代偿和调节能力不足,且对缺氧

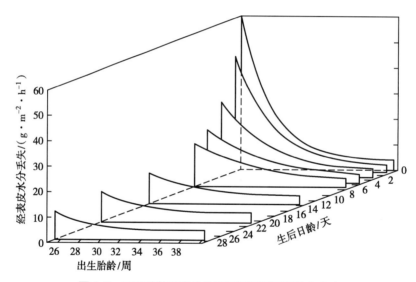

图1-2 不同胎龄早产儿生后不同日龄不显性失水率

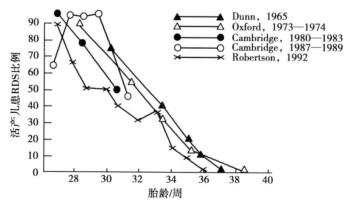

图1-3 不同胎龄组新生儿 NRDS 发病率

缺血十分敏感的前体少突胶质细胞为主,通气不良或过度通气、血压低或血压高、酸中毒或碱中毒,都会致病,所以早产儿临床处置特别强调精细稳定。体现在疾病预后上:新生儿病死率随胎龄或出生体重减低而上升,即使在发达国家目前最好水平,出生胎龄≥32周者存活率已经接近足月儿,但27、26、25周者存活率仍只能达90%、80%、70%左右。总之,发育成熟度相关性涉及早产儿方方面面,是早产儿最基本的特点。

二、疾病可预见性

除先天性或产时导致的疾病外,早产儿疾病发生的概率和发生的时机,往往可以根据出生的胎龄等因素预先得到大致的估计。早产儿疾病的发育成熟度相关性是早产儿疾病有较强的可预见性的客观科学基础。发育成熟度相关性疾病不仅有前述的 NRDS、BPD、PWMI 等,还有早产儿呼吸暂停(apnea)、早产儿室管膜下 - 脑室内出血(subependymal-intraventricular hemorrhage)、早产儿动脉导管未闭(patent ductus arteriosus,PDA)、晚发性代谢性酸中毒(late onset metabolic acidosis)、早产儿视网膜病(retinopathy of prematurity,ROP)等,也都是在某一特定出生胎龄以下的早产儿中多发,而且,出生胎龄越小发病的概率越高。此外,母源性疾病即各类原发于母亲的机体异常导致的胎儿和新生儿疾病,也是早产儿疾病具有较强可预见性的重要因素。其最常见的种类如胎膜早破新生儿、产科出血新生儿和严重妊娠期高血压疾病新生儿中早产儿分别占 72.4%、94.3% 和 76.9%,这类患儿都有各自的病理特征。如母亲胎膜早破,新生儿高发感染、呼吸窘迫、窒息和坏死性小肠结肠炎(necrotizing enterocolitis,NEC)等;母亲胎盘早剥,新生儿高发窒息、失血性贫血和休克及弥散性血管内凝血(disseminated intravascular coagulation,DIC)等;母亲严重妊娠期高血压疾病,高发新生儿窒息、胎儿生长受限等。早产儿发病过程有一定的特殊性,足月儿初诊往往是因为发现具体疾病的症候,入院后经过有效处理,病情大多初期阶段较重逐渐平稳、好转、治愈;早产儿初诊则往往是因为"早产儿"诊断而入院,很大一部分刚出生后一段时间内并无具体疾病的临床症候发现,而是在过数小时或数天再逐渐出现具体疾病的症状体征并迅速加重,常常出现多脏器功能衰竭,经积极的综合救治再逐渐恢复。早产儿疾病可预见性可以为有足够经验的医师运用于临床实践,在早产儿病症显现之前对疾病发生有足够的预见性认识,不

但可以避免对刚出生的早产儿状况作出盲目乐观的判断所导致的家长误解和自己麻痹,更可以正确把握可能性和现实性,对早产儿疾病的发生、发展作好充分提前量的准备,及时积极采取预防性治疗措施,尽力获得最佳疗效。

三、诊疗系统性

早产儿形态及功能弱小、幼稚,生活能力差,在临床上往往呈现较强的"全身性"或"整体性"。从疾病的表现上看,早产儿疾病起病症状缺乏特异性的特性较足月新生儿更为特殊,常常表现全身各方面反应低下,缺乏明确的病种指向性。从疾病的病理基础看,早产儿发育成熟度相关性是"整体性"的,并非局限于某一个或某几个器官系统。在承担独立生命的超负荷工作状态,极易发生序贯性多脏器功能障碍。从疾病的发展趋势看,早产儿不仅发病率高,而且病理机制启动后,缺乏局限能力,以至起病急,来势凶,进展快,在短时间内波及全身。所以,早产儿临床诊疗最要求"系统性"。一要系统性思维:早产儿临床诊疗工作切忌"头痛医头,脚痛医脚""东一榔头,西一棒子"。要着眼于全身,着手于局部,关注全身和局部的密切联系;要进行细致的全面检查,重视全身非特异性的表现,详细了解全身各系统器官的状况,"打破砂锅"追根到底;要根据疾病的发生发展规律作系统分析,得出正确的诊断及针对性的系统性治疗方案,以保证生命安全,提高生命质量。二要系统性策略:"策略",是遵循事物发展的内在客观规律,综合分析广泛、复杂的相关因素,概括出从起点出发到目标实现全面、全程脉络清晰的纲领路线。表 1-1 为我们归纳的"早产儿救治策略",也正是为了按早产儿病理生理特点,从提高早产儿生存质量的目的回溯早产儿救治的全过程,勾画早产儿救治工作的整体轮廓和路径,梳理和概括出早产儿救治的关键节点和适宜技术。以更全面、合理、有序组织加强的医护力量和适宜的技术,以求进一步提高早产儿管理的质量,减少合并症的发生,极大限度地继续改善救治的效果。三要系统性建设:新生儿病房的系统性规范化早已成为政府和业界的共识:它是一个治疗环境、是一个整合系统,不只是几台仪器和几个人,它包括了一整套仪器设备、强有力和多学科团队和规范化的操作方案。早产儿救治环境更应如此。表1-1 所述早产儿救治的基本问题、并发症问题和后遗症问题中的任何一个问题都会影响早产儿救治成功率和生存质量。早产儿诊疗的系统性决定了早产儿救治

需要建设形成系统的技术条件和救治能力。我国国家卫生健康委员会颁发的《新生儿病房分级建设和管理指南》对此提出了明确的要求和指引。对于具体的新生儿病房而言，要根据承担的任务配置必要的新生儿专业设施、设备、人员和医院相关支撑专业，形成相应的早产儿诊疗技术条件和救治能力。对于区域卫生规划而言，要通过建立规范的新生儿转运网络，理顺各等级新生儿病房的关系，组织协调形成早产儿救治完整的技术体系，从而达到以最优化的卫生资源配置来保证每一个早产儿都能得到最适当的救治。

表 1-1 早产儿救治策略

层次	第一	第二	第三		
内容	评估	诊疗合理性 生活合理性 经济合理性			
	产科	组织	观念、人员、技术		
		预防	促肺成熟		
		分娩	地点、方式、复苏		
		转运	宫内、新生儿		
	NICU	类别	问题	技术	主要疾病
		基本问题	保温	温箱、抢救台	寒冷损伤、发热
			呼吸	呼吸支持(给氧、CAPA、常频通气、高频通气、NO吸入、ECMO、血气分析)	窒息、呼吸暂停、RDS、BPD、肺出血、气漏、畸形
			营养	液体疗法、血气分析、生化分析、营养支持(胃肠道、静脉)、血液净化(CRRT)	内环境(水、电解质、酸碱、维生素、辅酶、微量元素、能量)失衡
			感染	院内感染控制、抗感染治疗	系统感染、局部感染、TORCH感染、免疫缺陷
		并发问题	血液	输血、肝素、凝血物质	贫血、红细胞增多、DIC
			黄疸	换血、蓝光	高结合胆红素血症、高未结合胆红素血症、核黄疸
			循环	ECMO、起搏、心功能监护	先天性心脏病、休克、心力衰竭、PPHN、心律失常
			神经	脑功能监测、B超、MRI、CT	缺氧缺血性脑病(HIE)、室管膜下-脑室内出血、脑室周白质坏死、代谢性脑病
		后遗问题	早产儿眼病(ROP)	用氧安全、眼底成像、激光治疗	
			慢性肺部疾病(CLD)	鉴别诊断、综合处置、逐步撤氧	
			智能残疾(MD)	期前干预(发育评估、促进)	
			发育追赶	营养	
	家庭	教育、随访、援助			

(封志纯)

参考文献

1. WEIQIN Z, YABO M, XIAOYING Z, et al. Neonatal outcomes of very preterm infants from a neonatal intensive care center. World J Pediatr, 2014, 10 (1): 53-58.
2. XIANGYONG K, FENGDAN X, RONG WU, et al. Neonatal mortality and morbidity among infants between 24 to 31 complete weeks: a multicenter survey in China from 2013 to 2014. BMC Pediatrics, 2016, 16 (3): 174-181.
3. BOLISETTY S, LEGGE N, BAJUK B, et al. Preterm infant outcomes in New South Wales and the Australian Capital Territory. J Paediatr Child Health, 2015, 51 (7): 713-721.
4. HORBAR J D, SOLL R F, EDWARDS W H. Edwards. The Vermont oxford network: a community of practice. Clin Perinatol, 2010, 37 (1): 29-47.
5. HAMILTON BE, MINIÑO AM, MARTIN JA, et al. Annual summary of vital statistics: 2005. Pediatrics, 2007, 119 (2): 345-360.
6. OSTERMAN MJ, KOCHANEK KD, MACDORMAN MF, et al. Annual Summary of Vital Statistics: 2012-2013. Pediatrics, 2015, 135 (6): 1115-1125.

第三节　早产儿学的建立

早产儿学是随着新生儿学的发展在实践中逐渐形成的。

新生儿学的名称直至 1960 年由美国新生儿学家 Alexander Schaffer 提出后才被确立,50 余年来新生儿医学作为儿科学中一门新兴的亚专科发展迅速。由于早产儿的特点和救治技术复杂和难度,早产儿救治水平一直被视为新生儿医学水平的标志。在美国近 40 年前出生体重 1 500g 的早产儿约 50% 死亡,而现今此出生体重儿绝大多数能成活,50% 死亡的早产儿体重降至 500~800g。新生儿医学技术的重大进步,如保温,呼吸、心率、血氧饱和度监测,床边微量血气和生化检验,肠内肠外营养支持,很大程度促进了早产儿救治水平的提高。早产儿救治的这些关键技术能为超未成熟的早产儿提供合适的环境温度、外源性肺表面活性物质替代、积极而温和的呼吸支持、控制感染,稳定的机体内环境等,极大地提高了他们无后遗症存活的概率。目前,世界各国新生儿业界的热点依然是在早产儿救治中。早产儿救治基础、预防和临床存在系列需要研究的特殊问题,且已经形成了具有特色的理论和技术体系,完全具备成为独立的亚专科的基本要素。

早产儿医学发展在我国有较为特殊的需求和动力。我国是一个人口大国,每年出生人数多达两千多万。现代新生儿医学登陆我国之后的 30 余年,正是我国社会、经济、文化、卫生事业快速进步的时期。一方面生活模式的改变导致疾病谱的改变,早产儿的发生率由 20 世纪 90 年代初的 5% 左右上升到 8% 左右,已经接近发达国家。另一方面卫生事业和医疗保险的发展促进医疗保健的需求增加,在 20 世纪 90 年代初可能任其自然存亡的极早产儿和超早产儿,现在沿海和内地大部分地区都能寻求住院救治。再一方面新生儿重症监护室(neonatal intensive care units,NICU)的内涵和技术不断进步,我国早产儿救治存活率,大多数地区对 32 周以上者达到了足月儿同等水平,部分地区对 28 周以上的极早产儿已经追赶上发达国家水平,一批顶级的 NICU 对 25 周以上超早产儿都已经追赶上发达国家水平。因此,在硬件装备和医学信息全球化的现代,我国 NICU 中住院早产儿患者的数量众多状况,成为早产儿医学研究和实践的绝对优势条件,早产儿学在中国面世是历史的必然。

21 世纪初,是我国新生儿医学进入提高与普及并且蓬勃进展的时期。50 张床位以上规模的 NICU 已经可见于沿海区域和内地的县城,不少单位已经开展了不同形式的新生儿转运工作,普遍出现早产儿占住院新生儿构成比过半的局面。而且,在早产儿管理水平和效果提高到一定幅度后,如何持续改善救治结果的问题也日益突现。因此,建立专门的医疗护理组织形式和队伍、对早产儿的特点以及其疾病发生发展的过程与机制、医疗护理的方法措施、后遗症防治等特殊和复杂问题进行专门研究的需求越来越强烈,催促了早产儿专门医学的诞生。

2003 年 1 月,第一军医大学珠江医院全军儿科中心开辟了早产儿监护专业病房。在新生儿科基础上组织高度专业化的设备设施和医护队伍,集中开展早产儿专业工作,在疾病的认识、观察、判断、诊疗、处置的思维和操作各方面趋于更加深入、细致、及时和准确,总体痊愈出院率、极低出生体重儿痊愈出院率提高,各种并发症和后遗症患病率降低,达到了改善救治效果的目的。

此经验得到同行广泛认可和应用,国内大、中型 NICU 相继大都设立了早产儿病房或早产儿专业组,早产儿学具备了相当数量和规模的研究和实践基地。同期,国内各地大、中型 NICU 和新生儿科各级学术组织相继推出了一批以早产儿管理为主题的国家级继续教育项目,较为系统地讨论和推广早产儿医学的理论和实践;2010年5月,由封志纯、钟梅教授主编的《实用早产和早产儿学》专著出版,系统构建了早产儿学的理论和技术体系。2010年11月,中国医师协会新生儿专业委员会成立;随后成立了其分支的三级机构早产儿专家委员会,第一届主任委员陈超教授,副主任委员毛健、李秋平、刘俐教授,委员47名,早产儿科医师第一次有了自己的专业组织,并以此依托搭建了全国早产儿协作网的工作平台。至此,我国早产儿学在形式和内容上都已经成为事实上的客观存在。

(封志纯)

参考文献

1. 黄庭标,王斌,杨军,等.早产儿监护病房八个月实践效果.中华围产医学杂志,2005,8(2):107-110.
2. 中国城市多中心早产儿呼吸窘迫综合征调查协作组.中国13家医院住院分娩早产儿呼吸窘迫综合征前瞻性调查分析.发育医学电子杂志,2016,4(2):106-118.
3. 中国城市多中心早产儿呼吸窘迫综合征调查协作组.住院分娩早产儿呼吸窘迫综合征:中国13家医院的回顾性调查.中华围产医学杂志,2016,19(10):743-754.
4. 魏克伦,杨于嘉,姚裕家,等.中国城市早产儿流行病学初步调查报告.中国当代儿科杂志,2005,7(1):25-28.
5. 李娟,王庆红,吴红敏,等.2005年中国城市产科新生儿出生状况调查.中国当代儿科杂志,2012,14(1):7-10.
6. 孔祥永,黄俊谨,陈颖,等.2010年至2012年新生儿监护病房胎龄小于32周极早产儿的病死率及并发症.中华实用儿科临床杂志,2013,28(20):1566-1570.
7. NICU早产儿用氧及ROP防治现状调查组.16家三甲医院NICU早产儿用氧及ROP防治现状调查.中华儿科杂志,2012,50:167-171.
8. 洪小杨,周更须,刘颖悦,等.体外膜肺氧合支持下转运心功能衰竭新生儿一例.中华儿科杂志,2016,54(9):708-709.
9. 许煊,封志纯,洪小杨,等.体外膜氧合支持治疗成功小儿重症肺炎合并心肺功能衰竭一例.中华儿科杂志,2009,47(11):852-855.
10. 封志纯,钟梅.实用早产和早产儿学.北京:军事医学出版社,2012,3-6.

第四节　早产儿学的任务

早产儿学是临床医学的分支。医学科学的属性决定了其宗旨是保障早产儿的生命健康,提高早产儿的生命质量。其任务范围甚广,涉及基础早产儿学、预防早产儿学和临床早产儿学,既有基础,又有预防和医疗,还有医学教育和科学研究。研究和临床结合、预防和治疗结合,提高救治成功率,降低死亡率,降低致残率。

一、基础早产儿学

一是胎儿医学基础。一方面研究胎儿发育过程形态、功能以及影响因素,掌握和了解不同胎龄出生的早产儿的生存能力和薄弱环节,是认识早产儿发育性疾病的科学基础。另一方面研究胎儿时期发生的疾病的致病因素、病理机制,是认识胎源性疾病和母源性疾病的科学基础。再一方面研究胎儿畸形遗传病因以及环境和遗传因素相互作用的规律,是筛查和诊断胎儿出生缺陷的遗传学基础。二是早产儿疾病学基础。一方面研究早产儿出生后各种病症(如:水、电解质与酸碱平衡紊乱,体温异常,脏器功能障碍以及早产儿脑病、早产儿视网膜病、早产儿支气管肺发育不良等)的病理学、病理生理学、系统功能监测和支持以及临床药理学、伦理学的基础理论和知识,是疾病防治的科学基础。另一方面研究早产儿出生以后形态和功能"发育追赶"(如:早产儿营养平衡、神经发育等)的基础理论和知识,是保障生存质量的科学基础。

二、预防早产儿学

一是有关早产儿人群的公共卫生学研究,如流行病学、生命统计学、劳动卫生学、环境卫生学、食品卫生学等研究,为探寻病因、评价干预方法和卫生政策提供科学客观依据。二是研究早产儿疾病特别是发育相关性疾病、胎源性疾病、母源性疾病、院内感染等预防的理论和方法,成功的范例,如:产前肾上腺皮质激素或外源性 PS 应用预防 NRDS、合理用氧预防 ROP 等,有效地减少相关疾病的发生。三是研究胎儿医学临床技术和方法,包括:多科联合的胎儿产前诊断,多科联合的胎儿宫内治疗,如胎儿 - 胎儿输血综合征的宫内诊断和输血等治疗,成功地减少早产儿出生后的病症与损伤。

三、临床早产儿学

早产儿学具有重症医学科学的性质。因此,除了疾病诊断和治疗的理论知识和技术方法的研究之外,还特别重视早产儿生命支持以及改进早产儿生存质量的理论知识和技术方法研究。前者包括器官功能的监测、维护和替代技术系统,如心肺复苏、人工气道建立与管理、机械通气、支气管镜诊疗、深静脉及动脉置管、血流动力学监测、心包穿刺及胸腔穿刺闭式引流、电复律与心脏除颤、腹膜透析、持续血液净化和体外膜氧合治疗等。后者包括 ROP、BPD、PWMI 等后遗症的诊断处置和发育促进及追赶的理论和技术方法,如 ROP 诊疗、安全氧疗、床边颅脑 B 超检测、侧脑室穿刺术及脑脊液引流、神经细胞营养、精神行为训练、营养支持等。

此外,早产儿学是一门新兴的、快速发展中的重症医学学科。早产儿学科规范化建设的任务非常繁重。根据区域卫生规划的需求,对新生儿病房实行分级建设和管理可以促进其技术条件和能力的科学化、系统化和标准化,保证早产儿医疗服务质量;同时可以起到使其相互间综合业务实力具有科学可比性的作用,有利于公众知情,有利于构建规范的区域性新生儿重症转运系统,有利于多中心临床研究,有利于卫生行政部门科学决策和监督;从而有力促进我国早产儿医疗服务整体水平的提高,并切实保护患儿和医务人员的合法权益,保障我国早产儿医学的健康发展。

(封志纯)

参考文献

1. BERARDI A, ROSSI C, SPADA C, et al. Strategies for preventing early-onset sepsis and for managing neonates at-risk: wide variability across six Western countries. Maternal-Fetal & Neonatal Med, 2018: 1-7.
2. COTTEN C M. Adverse consequences of neonatal antibiotic exposure. Current Opinion in Pediatrics, 2016, 28 (2): 141-149.
3. JOSEPH S, JOCHEN P, LEE H C, et al. Variations in Neonatal Antibiotic Use. Pediatrics. 2018, 142 (3): e20180115.
4. FRANCESCO P, ANTONIO P, CARLOTTA S. Genetic diagnosis in neonatal-onset epilepsy: back to the future. European Paediatric Neurol, 2018, 22 (3): 354-357.
5. STALS K L, WAKELING M, BAPTISTA J, et al. Diagnosis of lethal or prenatal-onset autosomal recessive disorders by parental exome sequencing. Prenatal Diagnosis, 2018, 38 (1): 33-43.
6. GALE C. Family Integrated Care for very preterm infants: evidence for a practice that seems self-evident?. Lancet Child & Adolescent Health, 2018, 2 (4): 230-231.
7. LUNDBERG B, LINDGREN C, PALME-KILANDER C, et al. Hospital-assisted home care after early discharge from a Swedish neonatal intensive care unit was safe and readmissions were rare. Acta Paediatrica, 2016, 105 (8): 895-901.
8. GARNE HK, BRØDSGAARD A, ZACHARIASSEN G, et al. Parent perspectives of neonatal tele-homecare: A qualitative study. Telemed telecare, 2019, 25 (4): 221-229.
9. LIEM TBY, SLOB EMA, TERMOTE JUM, et al. Comparison of antibiotic dosing recommendations for neonatal sepsis from established reference sources. Int J Clin Pharm, 2018, 40: 436-443.
10. BELDERBOS M, LEVY O, BONT L. Neonatal innate immunity in allergy development. Current opinion Pediatrics, 2009, 21 (6): 762-769.
11. 国家卫生和计划生育委员会. 危重新生儿救治中心建设与管理指南. 发育医学电子杂志, 2018, 6 (1): 7-14.
12. 中国医师协会新生儿科医师分会. 中国新生儿病房分级建设与管理指南(建议案). 发育医学电子杂志, 2015, 2 (4): 193-202.

2 | 第二章
早产儿监护病房的
组织管理与质量控制

早产儿已逐渐成为新生儿领域的重要问题。随着对早产儿管理特异性认识的不断提高,人们意识到早产儿严重疾病需要特殊的医疗条件支撑。2004年,美国儿科学会针对其NICU界定的不规范性,提出了一项政策性建议,主要包括以下四点:①应建立区域化的围产期医疗服务,使每个新生儿都能在满足其医疗卫生服务的机构内接受适当的治疗,以达到最优化的结果;②为新生儿提供医疗服务的机构应统一按要求进行分级;③应针对各级新生儿医疗服务水平制定统一的国家标准,包括对设备、人员、设施、服务、心理辅导及新生儿转运在内的医疗服务进行管理;④应具有新生儿治疗结果的统计数据,包括死亡率、发病率以及短期或远期预后等,为各级新生儿医疗服务规模设置和质量控制提供参考。2009年,原卫生部颁布了《新生儿病室建设与管理指南(试行)》,为指导和加强医疗机构新生儿病室的规范化建设和管理,提高新生儿疾病的诊疗水平,保证医疗质量和医疗安全提供了指南性的文件。

第一节　早产儿监护病房组织管理

近年来,随着我国分娩量的逐渐增减,早产儿的出生率和存活率也逐渐提高,早产儿病房的建设日益受到关注。从发育学角度来看,早产儿有别于足月新生儿。早产的含意不单纯是提前分娩,更主要的是与之有关的器官功能发育未成熟。早产儿在形态和功能上实际上等同于尚未离开母体的胎儿,不成熟的机体在脱离母体后作为独立个体适应外界的能力、所涉及的疾病及其演变机制与过程、医疗护理的方法措施及预后等规律都有别于足月新生儿。因此,建立相对独立的早产儿重症监护病房(preterm infant intensive care unit,PIICU),按早产儿病理生理特点,组织更专业的加强医护力量,可以进一步提高早产儿管理质量,减少合并症的发生,极大限度地继续改善救治的效果。PIICU也逐渐发展成为一种综合性多学科的救治模式,是对病情不稳定的危重早产儿给予持续护理、复杂的处置、连续的呼吸支持和其他较强的干预的过程。如何在增加物力、人力投入的同时,保证PIICU的医疗质量是不可回避的问题。因此,PIICU必须是配备医疗救护设备、可以控制室内环境和人员出入的独立区域,其规划应该基于早产儿、家属和医务人员的医疗、教育、情感和社会等需求。

一、PIICU 的分级建设与管理

随着新生儿医学的发展,欧美等发达国家均对NICU实行分级管理,不同级别的NICU以高级别NICU为核心,形成地区级甚至国家级的NICU网络,以实现医疗资源的良性分布和合理利用。美国儿科学会推荐的大学附属医院NICU分级标准一般分为三级六等。其中最高的Ⅲ级C等必须隶属于大学或研究所,并具有体外膜氧合(extracorporeal membrane oxygenation,ECMO)和完成大型手术(例如需要体外循环的严重先天性心脏病修补术)的能力。各级NICU之间患儿实现合理的双向分流,从而保证患儿得到最好的治疗,医疗资源得到最充分的利用。国内新生儿医

学发展迅速,但新生儿专科技术水平参差不齐,对新生儿病房进行分级管理势在必行。目前,我国的 NICU 分级建设与管理指南已由中国医师协会新生儿分会《中国新生儿病房分级建设与管理指南》工作小组,组织了国内不同地区的 109 家各级医院 NICU 现状进行了调查,并在此基础上借鉴国外标准,经广泛征求同行意见,制订了《中国新生儿病房分级建设与管理指南(建议案)》(表 2-1)。该标准的实施,对促进 NICU 技术条件和能力的科学化、系统化和标准化,对规范和完善我国的 NICU 建设,保证新生儿医疗护理服务质量将发挥重要作用。刚脱离母体的处于危重状态下的早产儿,对 NICU 要求更高。所以 PIICU 应当具备与医疗机构规模、类别、级别、功能任务相适应的病区、设施、仪器设备和技术力量,保障早产儿诊疗工作安全、及时、有效地开展。

1. I 级新生儿病房　为低风险患儿提供基础级别的治疗和监护,能在每次分娩中完成新生儿复苏及健康新生儿出生后的常规治疗、护理和评估。

表 2-1　新生儿病房分级建设与管理指南(建议案)的技术要求

I 级	健康新生儿室:新生儿基础护理
	具备分娩时新生儿复苏能力
	健康新生儿评估及生后护理
	能够为那些生命体征平稳的接近足月(胎龄 35~37 周)新生儿提供护理并保持其稳定状态
	能够稳定胎龄<35 周或有疾病新生儿的病情,直至患儿被送到具备专业新生儿护理的机构
II 级	特护婴儿室:新生儿特别护理
	根据能够提供辅助通气(包括持续正压通气)分为 2 个级别
	II 级 A:具有在将早产儿和 / 或患病新生儿转运至有监护条件的新生儿监护医疗机构前,对其进行复苏和稳定病情的能力
	能够对胎龄>32 周、出生体重 ≥ 1 500g 的新生儿提供监护
	1. 因生理不成熟出现呼吸暂停、体温不升或喂养困难
	2. 患儿病情适中并有望快速治愈预计不需要紧急转运到更高级别 NICU
	对因严重疾病在 III 级 NICU 中治疗后处于恢复期的婴儿提供监护
	II 级 B:具备 II 级 A 等的治疗能力并能提供短时间的机械通气(<24h)或持续呼吸道正压通气(CPAP)
III 级	新生儿重症监护病房:分为 3 种等级
	III 级 A:具备以下能力
	护理出生体重>1 000g、胎龄>28 周的极低出生体重早产儿
	能够持久提供常规机械通气
	能够实施一些诸如留置中心静脉导管和腹股沟疝修复等小型手术
	III 级 B:具备以下能力
	为超低出生体重儿、超早产儿(体重 ≤ 1 000g,胎龄 ≤ 28 周)提供全面护理
	按需提供高级呼吸支持,包括高频通气和吸入一氧化氮(NO)治疗
	能迅速方便得到儿科各专科的专业治疗
	有能力进行高级影像检查并能快速判读,包括计算机 X 线体层摄影、磁共振成像、超声心动图等
	拥有儿童外科医师和麻醉师以便于能就地或在邻近的机构实施大手术,如动脉导管未闭修补术、腹壁修补术、坏死性小肠结肠炎合并肠穿孔、气管食管瘘和 / 或食管闭锁、脊髓脊膜膨出等先天畸形的手术治疗
	III 级 C:具备以下能力
	具备 III 级 B 等 NICU 能力的单位,且其属于能使用体外膜氧合(ECMO)、能在体外循环支持下,对复杂性先天性心脏畸形进行修补术的机构

2. Ⅱ级新生儿病房 能治疗护理那些需要快速解决的问题中的中度疾病的患儿。这些患儿处于早产、疾病或管理相关的并发症。对早产儿来说，在Ⅱ级 NICU 监护的应该限于胎龄>32 周、出生体重≥1 500g，或因为严重疾病在 NICU 中治疗后处于恢复期的患儿。Ⅱ级 NICU 根据其提供机械通气的能力水平而分为Ⅱ级 A 和Ⅱ级 B 两个等次。

3. Ⅲ级 NICU 以能不断获得人员配备(新生儿专家、新生儿专业护士、呼吸治疗师)和根据病情需要提供先进的生命技术支持为标准。Ⅲ级 NICU 根据其处理复杂问题的能力分为Ⅲ级 A、Ⅲ级 B 和Ⅲ级 C 三个等次。胎龄>28 周、出生体重>1 000g 的早产儿可在Ⅲ级 A 等 NICU 中监护和治疗。Ⅲ级 A 等 NICU 能提供常规机械通气的持续生命支持，但不能应用如高频通气等更先进的呼吸支持技术。超早产儿(胎龄<28周)或超低出生体重儿(出生体重<1 000g)，或有严重复杂疾病的、风险的早产儿，这些患儿需要在更高等级的Ⅲ级 B 等 NICU 中进行救治。Ⅲ级 B 等 NICU 具有更全面的、更专业化的人员配备，先进的呼吸支持和生命监护设备，如高频通气和一氧化氮(nitric oxide, NO)吸入。最先进的 NICU 是Ⅲ级 C 等，可设立在儿童医院内，也可以是三级综合性医院，但需能够实施体外膜氧合及在体外循环下能进行严重复杂的心脏畸形外科手术。允许Ⅲ级 C 等 NICU 发展成为能满足最佳治疗效果需求的新生儿救治中心，以避免在较近范围内多个相同医疗机构提供昂贵的重复服务。

二、PIICU 管理的质量控制

1. 制度建设 PIICU 应建立健全并严格遵守执行的各项规章制度、岗位职责和包括临床相关诊疗技术规范、操作流程在内的临床路径，保证医疗服务质量及医疗安全，促进工作质量的持续改进。PIICU 管理的基本制度应包括医疗质量控制制度，临床医疗、护理操作常规；抗感染药物的使用制度；血液和血制品使用制度；抢救设备操作与使用制度；医院感染管理制度；不良事件报告与管理制度；病例(疑难危重症、死亡病例)讨论制度；医患沟通制度；三级查房制度与会诊制度。特别是应建立 PIICU 的质量管理制度，完善质量管理流程和关键环节的管理，加强对早产新生儿诊疗不良事件的报告、调查和分析，提高医疗质量。

2. 人员职责管理和质量控制

(1)人力配置专业化：科主任和学科带头人、护士长的资格、实际水平、能力和工作状况都应达到一定标准，人员结构要合理。在 PIICU 的运行中，医护人员的个人资质是控制的重点，因而人员素质对 PIICU 的工作质量和安全起到至关重要的作用，因而要实行人员准入制。

(2)明确岗位职责：在科主任的领导下，各级各类人员职责、岗位职责要明确，各岗工作要有规范的流程，可操作性强。对新上岗的人员要有培训制度；各级各类人员岗位需具备的职业技术能力要有明确的达标要求，并有定期的评价和改进措施。具有健全的规章制度和应急预案，做到人人知晓，落实到位，具有健全的组织体系和持续的质量改进措施。具有早产儿常见病和多发病的诊疗和护理常规以及具体的资料，并且具体操作要落实到每个医护人员。

(3)质量管理督导：每周、每月都认真填写完成质量控制的报表。考核的内容主要有：医护人员知晓与履行质量管理与医疗核心制度的情况；三级检诊，主要是主治医师以上人员的查房频率，及时记录其对患儿的诊疗意见，并得到落实的程度；查看值班医师交接班记录本的完整性以及与病历记录的一致性；知情、告知、沟通是否到位；有合理使用"抗生素"、"胃肠外营养"制度并能认真执行；对呼吸机的使用有制度、记录和知情同意，对撤机有指征和流程；危重、死亡病例讨论制度与记录。

(4)运行病历的监控与管理：重点是检查与医疗质量和患儿安全相关的内容。加强对 PIICU 运行病历的监控与管理是 PIICU 环节质量管理的重要途径，直接反映出医疗质量与患儿安全的信息，因而不但要有 PIICU 医护文书的书写规范及质量管理制度，而且要有严格的培训举措。主要内容包括：①病历记录及时、完整、无缺项，特别是首次病程记录、抢救记录、输血记录和首次上级医师查房要及时完成；②抗菌药物和胃肠外营养使用合理；③临床实验室检验和医技检查项目及时得当，对异常信息能作出正确分析和处理，特别是对危急值的处理要及时准确把握；④上级医师查房、会诊、疑难病例讨论等诊疗记录要完整；⑤各种知情同意书和签字单记录完整，告知充分，保存完好；⑥病情变化时及时告知家属(或委托人)并有记录。

3. 护理质量控制 每位监护室的护理人员都应熟悉各种监护仪的性能及操作规程，保证安全使用。执行医嘱要准确及时，并做好记录，护理文书书写要规范。熟练掌握所分管患儿的病情，护理特点，严密观察病情，及时发现病情变化并及时处理，保证各管道通畅，更换及时。切实做好基础护理，保持患儿的口腔、脐部、会阴、臀部、皮肤、耳后清洁干燥，无压伤。危重患儿的各项特殊检查,要有家长签字,医护人员陪同进行。出院和转出患儿要让家长看清腕带姓名、住院号及全身皮肤情况,由护理人员陪送至病房或交给患儿家长,仔细交代病情和患儿用药情况并签字。

4. PIICU 感染的防控 PIICU 应当加强医院感染的管理(详细见本章第六节),建立并落实医院感染预防与控制相关规章制度和工作规范,并按照医院感染控制原则设置工作流程,降低医院感染危险。严格执行医院感染监控和报告制度,定期对空气、物体表面、医护人员的手、使用中的消毒剂进行细菌学监测,并有记录。监测结果不合格时,应分析原因并进行整改。医务人员在进入监护病房时要穿专用工作服、拖鞋、戴帽子、口罩、洗手,洗手方法要正确,有洗手标示,配有速效手消毒剂。在实施诊疗的过程中,要严格执行无菌技术操作规程,实施标准预防。患有感染性疾病的工作人员应调离PIICU,防止交叉感染。严格探视制度,限制探视人数,探视者应戴口罩、帽子、换血或穿鞋套,与患儿接触前要洗手,非本科室工作人员不能擅自进入。奶具要专用,一人一用一消毒,并做好记录。暖箱每天消毒、擦拭,每周更换一次,用后终末消毒并做好记录。听诊器与体温计专人专用,用后严格消毒。

5. 安全管理

(1)安全管理要有专人负责,有健全的安全管理制度,每周检查,每月大检查一次,并有记录。

(2)PIICU 应当制定并完善各类突发事件的应急预案和处理流程,快速有效应对意外事件,提高防范风险的能力,确保医疗安全。

(3)熟悉各种仪器的性能及操作规程,保证安全使用,各种仪器有专人保管,保持性能良好。

(4)操作严密做好查对,输血有两人核对并签名,抢救病人时口头医嘱护士要复述,医师确认后执行,医师

要及时补记抢救医嘱,及时书写抢救记录。贵重药品、抢救药品有专人管理,班班交接,并做好登记。正确识别患儿,在手腕和脚腕上佩戴证明身份的腕条,上面写有患儿的姓名和一般资料,严格执行查对制度,确保患儿安全。

(5)严密的保安系统,病区可配有录像设备,护士可以通过护士站的录像设备观察门、走廊及病区每一个角落的情况。遇有安全问题,可查阅当天录像资料。

(6)做好水、电、暖的管理,掌握灭活操作程序及火警号码。

6. PIICU 的环境质量控制 目前多推荐 PIICU 的室内环境达到或接近手术室或层流病房的标准。环境清洁、安静、空气新鲜,阳光充足,各种物品放置有序。温度和湿度适宜,室内温度一般在 $22\sim26℃$,相对湿度在 $30\%\sim60\%$。允许的噪声标准是每小时声效等级45db。火警仅限使用闪灯显示,而不能使用音响信号,在其他可使用音响信号的区域,音量应该可调节。

(孔祥永 封志纯)

参考文献

1. STARK AR. American Academy of Pediatrics Committee on Fetus and Newborn. Levels of neonatal care. Pediatrics, 2004, 114 (5): 1341-1347.

2. 新生儿专业现状调查组. 中国 109 家医院新生儿专业现状调查. 中华儿科杂志, 2012, 50 (5): 322-330.

3. 中国医师协会新生儿专业委员会. 中国新生儿病房分级建设与管理指南(建议案). 中华实用儿科临床杂志, 2013, 28 (3): 231-237.

4. 国家卫生和计划生育委员会妇幼司. 国家卫生计生委办公厅关于印发危重孕产妇和新生儿救治中心建设和管理指南的通知. 2018.

5. 卫生部办公厅. 新生儿病室建设与管理指南(试行). 2009.

第二节 早产儿监护病房设施与设备

一、PIICU 的主要设施

1. PIICU 规模 早产儿床位数应由各医疗机构自行决定,按所服务地区人口的多少、地区医疗条件、所属医院转运量而定,在很大程度上亦决定于本地早产儿的分娩量以及监护室的技术实力和级别,做到既

能充分发挥医护人员的作用,提高仪器设备的使用率,又能充分满足社会需求,获得最好的社会效益和经济效益。

2. PIICU 的布局 PIICU 可以是医院内的一个独立的病区,有自己独立的出入门户和可以控制的环境,应与产房、婴儿室或母婴同室病房相邻近,若与手术室、急诊室、化验室和放射科靠近则更为理想。主

要由监护病房、恢复期病房、隔离病房和辅助用房等组成。

(1)监护单元设施：由抢救单位组成，一个抢救单位包括一个抢救床位和一个生命岛(包括一套重症监护仪器设备)等，是 PIICU 中最基本的构成单位，它可以给危重早产儿提供连续的生命支持和监护。每个抢救单位占用面积需 8~10m²，抢救床位之间相隔 0.8~1.0m，抢救床位应提供生命信息监护与生命支持系统两大部分。监护单元的床位安排有集中式和分散式两种布局。集中式是将所有抢救单位集中在一个大房间内，病房中央部位可设立中央监护台，既便于临床观察，又无需太多工作人员。缺点是噪声大，工作人员步行活动多，不利于医院感染的防控。分散式是将抢救单位分散于几个小房间内，各个小房间用玻璃墙分开，可以减少噪声影响和工作人员的步行活动，有利于观察和护理患儿；另一方面也便于父母和家庭其他成员的探视和保护隐私。

(2)恢复期病房：为保证抢救床位的周转，充分利用仪器设备和人力资源，应设立恢复期病房。一方面可让出抢救单元供危重患儿使用，另一方面对恢复期患儿可继续进行观察和治疗，其床位数可与抢救床位相等或更多。

(3)隔离病房：为避免交叉感染，最好设立 1~2 间隔离病房，供特殊使用。需要隔离的患儿主要有：①呼吸道传染病；②新生儿腹泻病；③破伤风(tetanus)；④性传播疾病，如：淋病(gonorrhea)、梅毒(syphilis)、人类免疫缺陷病毒(human immunodeficiency virus，HIV)感染等。

(4)家庭式设施：目前发达国家的 NICU 设置已经由封闭式监护病房向以家庭为中心的独立病房过渡。国内目前限于经济状况和医疗资源限制，仍为封闭式病房。因此，在发达地区的三级 NICU，不妨在这方面率先进行一些尝试，以便为我国将来 NICU 模式的转变积累经验。鼓励患儿家属在母婴室内留宿陪护，应配备包括家属休息区、哺乳室和家庭教育、出院指导区域等设施。

(5)辅助设施：病室中除有医师办公室和护理工作站外，还应有治疗室、消毒室、仪器室、储藏室、接待室、工作人员休息室、配奶间、婴儿洗澡间及相应工作台。工作台应该设有感应式水龙头供洗手用，并设有患儿洗澡用具，配备存放奶及冷藏药物的冰箱、电话机、病室内对讲系统及计算机系统。病室应有存放病历小推车，病室入口处应设有放置隔离衣柜，衣架及感应式水龙头以便工作人员入室更换衣服及洗手用。

二、仪器设备

1. **抢救床位** 多采用远红外线辐射抢救台和暖箱。

2. **生命岛** 是指抢救床旁有很多分格和架子的大柜，早产儿抢救所需物品全部集中存放于大柜中，包括心电监护仪及其电极、传感器、T-piece 复苏器或复苏囊、面罩、喉镜及气管导管，一次性吸痰管、一次性手套、一次性注射器、体温计、尿布、敷料、胶布等。每天有专人负责检查和补充消耗物品。

3. **中心供气设备** 条件完备的 PIICU，氧气、压缩空气和负压吸引都由中心供应。其优点：①安全方便；②氧源供应稳定，不必担心更换氧气时患儿吸入氧浓度的波动；③减少室内噪声，避免工作人员疲惫；④不需搬运氧气瓶，有利于消毒隔离。

4. **主要监护设备**

(1)心肺监护仪：监护心率、心电波形、呼吸次数，并具有呼吸暂停报警功能。

(2)呼吸暂停监护仪：仅用于呼吸暂停发作监护用。

(3)血压监护仪：为无创性电子血压监护，能同时监测脉率及血压(包括收缩压、舒张压、平均动脉压)。

(4)体温监测：具有测皮肤、直肠温度的功能。

(5)测氧仪：可测定吸入氧浓度。

(6)经皮二氧化碳分压($TcPCO_2$)测定仪。

(7)经皮血氧饱和度监测仪：能同时测定脉率及血氧饱和度。

(8)微量血糖仪、经皮胆红素测定仪、透光灯(纤维光源，诊断气胸、消化道穿孔)、电子磅秤。

5. **主要治疗设备**

(1)每床配备完善的功能设备带，提供电、气、负压吸引等功能支持。

(2)配备足够数量的呼吸机：三级以上医院的 NICU 可每抢救单位配备一台，三级以下医院的 NICU 可根据实际需要配备适当数量的呼吸机。为便于转运患儿，至少应有便携式呼吸机一台，或配有 T-piece 复苏器若干台，不仅可以用于新生儿转运，也可用于产房或床旁复苏。

(3)每床配备早产儿专用复苏囊与面罩。

(4)输液泵、输血泵和微量注射泵每床均应配备，其中微量注射泵每床最少 2 套以上。另配备一定数量的肠内营养注射泵。

(5)血气分析仪一台。

(6)床旁 X 线机、超声仪。

（7）心肺复苏抢救装备车 1~2 台。

（8）蓝光治疗仪和治疗毯。

（9）各种插管：气管导管（2.0~4.0mm），周围动、静脉内插管，脐动、静脉插管分 3.5Fr、5Fr、8Fr，胃管分 5Fr、8Fr，吸痰管分 6Fr、8Fr，胸腔闭式引流器及负压吸引装置。

（10）亚低温治疗仪：用于晚期早产儿的缺氧缺血性脑病的治疗。

（11）其他设备：有条件的监护室可配备持续肾脏替代治疗仪、振幅整合脑电图等设备，Ⅲ 级 C 等 PIICU 还应配备 ECMO、NO 吸入治疗仪及介入治疗和体外循环设备。

（孔祥永　封志纯）

参考文献

1. 孔祥永, 封志纯, 李秋平, 等. 新生儿转运工作指南 (2017 版). 中华实用儿科临床杂志, 2017, 32 (20): 1543-1546.
2. 中国医师协会新生儿专业委员会. 中国新生儿病房分级建设与管理指南 (建议案). 中华实用儿科临床杂志, 2013, 28 (3): 231-237.

第三节　早产儿监护病房患儿管理评估

早产和早产儿的管理已经成为围产医学的重要内容和挑战，近年来我国早产儿的发生率有逐年上升趋势，2005 年中华医学会儿科学分会新生儿学组组织的新生儿调查资料显示，早产儿发生率由原来的 5% 上升为 8.1%。中国香港地区的早产儿发生率为 7.45%，美国为 7.1%~17.9% 不等。大部分的围产期死亡均发生在早产儿。国内报道早产儿死亡率为 12.7%~20.8%，胎龄越小，体重越低，死亡率越高，尤其是出生体重<1 000g 的超低出生体重儿死亡率更高。因此，为使早产儿达到最好的治疗效果，降低病死率和并发症的发生率，PIICU 中对患儿的管理就显得十分重要，包括维持正常体温、合理的液体疗法、良好的营养支持、呼吸管理、治疗动脉导管开放及稳定循环功能维持合适的血液和组织灌注等。

一、体温管理

早产儿皮下脂肪少，体表面积相对较大，能量储备较少，极易导致低体温，将传统的足月儿体温维持方法用于早产儿是不适合的，因此推荐使用早产儿特殊的保温措施，使任何时候早产儿的体温均要维持在 36.5~37.5℃。在 PIICU 为便于操作常使用辐射保暖台，但与暖箱相比，即使使用热量保护罩或塑料薄膜覆盖，远红外辐射台也会使皮肤不显性失水增多，因此使用时间应尽可能缩短。早产儿要使用伺服调节暖箱，保持皮肤温度 36.5℃ 可以减少新生儿病死率。

二、呼吸管理

早产儿呼吸中枢调节功能差、胸廓较柔软、肺发育不成熟、小支气管软骨少，肺泡换气面积相对小、肺表面活性物质（PS）产生不足、肺扩张能力有限及肺血管阻力高，故肺顺应性差，功能残气量低，通气 / 血流比值异常，因而容易发生 RDS、呼吸暂停和 BPD 等。

1. **PS 治疗**　过去 20 年，PS 治疗革命性地改变了新生儿特别是早产儿的呼吸治疗。有关 PS 使用的很多方面都已被多中心随机试验证实，其中很多已进行 Meta 分析。研究报道，预防性或治疗性使用 PS 都可以降低气胸的发生，减少呼吸机的应用或缩短呼吸机治疗时间，减少新生儿死亡。现在的临床研究主要针对 PS 治疗的最佳剂量、最佳使用时机、最佳使用方法和最佳制剂等方面，但许多研究都是在产前激素和持续气道正压通气（continuous positive airway pressure，CPAP）使用率很低的时期进行的。PS 治疗的剂量至少 100mg/kg，有些药代动力学和临床数据显示 200mg/kg 半衰期更长，即刻效果更佳。对于 RDS 的治疗，其目标是对所有可能发生 RDS 的患儿尽可能早地给予 PS 治疗，对极高危的患儿即使胸片未确诊 RDS 在产房就可以给予预防性应用。使用 PS 后一段时间，可能需要再次使用，随机对照试验显示两剂效果优于单剂。

2. **无创机械通气**

（1）鼻塞 CPAP：是目前最常用的无创机械通气方法，早期应用可减少气管插管和机械通气的时间。目前多主张在使用 PS 后,通过 "INSURE"(intubation surfactant-extubation)技术(气管插管 - 使用 PS- 拔管使用 CPAP),部分患儿能避免机械通气,这一技术已经被随机对照试验证实能减少气管插管机械通气和之后 BPD 的发生。

(2)非侵入性经鼻正压通气(non invasive positive pressure ventilation,NIPPV):包括同步间歇通气和强制间歇通气,如双水平气道正压通气(Duo positive airway pressure,DuoPAP 或者 bi-level positive airway pressure,BiPAP),都是目前较常用的无创双水平正压通气模式,也是帮助早产儿撤机的一种新的治疗方法。与普通 CPAP 比较,NIPPV 可以降低呼吸功,增加潮气量和呼气末正压,增加功能残气量,提高撤机成功率,可以降低 BPD 的发生。

3. **气管插管机械通气** 机械通气的目标是维持理想的血气分析结果,使血流动力学稳定,并降低肺损伤和其他不良反应,如把神经系统损伤相关的低碳酸血症降至最少。机械通气可以减少早产儿的死亡。机械通气分为间歇正压通气(intermittent positive pressure ventilation IPPV)和高频振荡通气(high frequency oscillatory ventilation,HFOV)。机械通气的原则是以适合的呼气末正压(positive end-expiratory pressure,PEEP)或高频通气的持续膨胀压(continuous distending pressure,CDP)在整个呼吸周期达到最佳的肺容量从而稳定肺部情况。各种类型的机械通气都可能造成肺损伤,急性肺损伤可表现为气漏,如气胸、肺间质气肿,慢性肺损伤可导致 BPD。应尽可能避免低碳酸血症,它与 BPD 和脑室周围白质软化发生有关。气管插管和机械通气与 BPD 的发生以及神经系统不良预后直接相关。避免或缩短机械通气的各种干预手段包括咖啡因治疗、使用或不使用 PS 的 CPAP 或 NIPPV、INSURE 技术、可允许性高碳酸血症及早期积极拔管等。在极早产儿撤机过程中,使用患儿触发或同步通气模式能缩短机械通气时间,但并不能提高远期存活率或减少 BPD 的发作。控制潮气量的机械通气模式(如容量保证)能避免有害的过度通气,减少低碳酸血症的发生,能缩短机械通气时间,降低气胸的发生,并有降低 BPD 发生的趋势。

三、循环系统的异常和管理

1. **动脉导管未闭(PDA)** PDA 对每个早产儿可能都会带来临床问题,常引起肺出血、充血性心力衰竭,预后较差。预防性使用吲哚美辛可以减少 PDA 和脑

内出血(intraventricular hemorrhage,IVH),但对远期疗效不明显。如果出现 PDA 早期表现,如低血压(特别是舒张压降低)和脉压增大可以使用吲哚美辛或布洛芬治疗。吲哚美辛和布洛芬治疗 PDA 疗效相仿,但布洛芬对肾脏的副作用较小。目前使用吲哚美辛或布洛芬或外科手术结扎方式治疗 PDA 的近期和远期疗效尚缺乏足够数据证实。必须根据临床症状和超声心动图结果,个体化评价决定采用药物或外科手术治疗无症状或有症状的 PDA。

2. **低血压和组织灌注的维持** 低血压和低心输出量是导致组织灌注不足的主要原因,与脑损伤的发生有关,低血压伴有组织低灌注应积极治疗。早产儿血压正常值尚无定论,但大多数医师认为应维持平均动脉压大于相应的胎龄周数。在早产儿,特别在生后 3 天内,收缩压与心输出量并不成正相关。组织灌注不足可以通过临床症状,例如心率、毛细血管充盈时间和皮肤颜色来判断,但这些症状并不总是很可靠。其他指标,如尿量减少和明显的代谢性酸中毒虽然更为可靠,但晚期才会出现。有些 NICU 使用床旁超声心动图和近红外波谱(near infrared spectroscopy,NIRS)分析仪来判断低心输出量的机制以及更准确地评估脑组织低氧合情况。如果考虑或怀疑低血容量,首选 10~20ml/kg 生理盐水扩容,而非胶体液。如果动脉导管开放,存在大的左向右分流,组织灌注较差,要考虑使用吲哚美辛或布洛芬。多巴胺治疗早产儿低血压在短期内比多巴酚丁胺更有效,但如果是心功能不全或低心输出量导致的低血压最好选用多巴酚丁胺。常规治疗失败者可选用氢化可的松治疗低血压。有关组织灌注以及治疗低血压后近期和远期的不良反应有待进一步的研究。

四、补液和营养管理

早期营养支持是 RDS 患儿全身治疗非常重要的一部分。最初,经过肠道喂养的奶量有限,主要通过肠道外营养来供给早产儿足够的热卡和氨基酸,防止负氮平衡,通过增加蛋白合成和氮平衡来促进早期生长。在临床实践中,考虑到脱水、近期体重丢失和电解质的情况,早期固定的液体摄入方案常需个体化处理。在体重小于 1 000g 的早产儿,最大体重丢失与 RDS 的严重性或其他疾病不相关。中度的限液会增加体液丢失,但可以减少动脉导管开放(PDA)和坏死性小肠结肠炎的发生。早产儿需置于暖箱,根据胎龄和生后日龄选择较高的相对湿度(40%~60%),可减少皮肤不显性失水。生后

5 天,体重丢失 15%(每天 2%~4%)是正常的。一般约在生后第 12 天,常常可以回到出生体重。

早期的随机试验显示胎龄 28~30 周早产儿使用肠道外营养可以提高 40% 存活率,缩短住院时间。在生后第 1 天给予糖、氨基酸和脂肪乳剂的全营养支持是安全的,并可以迅速增加到氨基酸 3.5~4g/(kg·d),脂肪乳 2.5~3.0g/(kg·d)。为了维持血糖正常和促进最佳生长,碳水化合物、葡萄糖应按照 6~18g/(kg·d)的范围摄入。10% 的葡萄糖按 100ml/kg 的液量摄入可以获得 10g/kg 的葡萄糖。但这 40kcal/kg 的能量仅能维持生后第 1 天基本代谢。如果要生长,除了蛋白质的摄入,还需要 110kcal/kg 的能量。应该监测是否耐受静脉脂肪乳剂使用,它会增加肺血管阻力以及降低氧合。尽早使用微量母乳喂养 ≤20ml/(kg·d),以促进胃肠道功能成熟,减少喂养不耐受,缩短全肠道喂养时间,增加体重和缩短住院时间,微量法喂养并不会增加 NEC 的危险性。

五、黄疸管理

早产儿由于肝脏功能不成熟,蛋白质合成功能低下,血清白蛋白含量低,对胆红素代谢不完全,生理性黄疸持续时间长且较重。又由于血 - 脑屏障功能发育不完善,易出现酸中毒、缺氧等发生核黄疸的高危因素。因此应密切监测并及早干预,积极预防核黄疸。

六、贫血管理

由于早产儿促红细胞生成素量少且活性低下,红细胞寿命短,故出生早期即有贫血(非失血性)。采血检验导致的医源性失血亦不在少数。在早产儿达到全肠道营养后要尽早补充铁剂,可减少贫血的程度,减少甚至避免输血。对于急性失血的早产儿,失血量超过 10% 即可给予输血。贫血出现临床症状如呼吸急促、心率增快、喂养不耐受、呼吸暂停和体重增长缓慢等,应给予输血。早产儿延迟 30~45 秒断脐可以增加 8%~24% 的血容量,特别是顺产者。研究发现无论是否给予催产素,延迟断脐都可以增加血细胞比容,减少早产儿后期输血和脑室内出血的发生。

七、预后

近年来,随着 NICU 的建立、新生儿医学的发展以及医护条件的不断完善,早产儿的存活率和生存质量逐渐提高。但胎龄越小,体重越低,死亡率越高。存活者并发症的发生率与胎龄及出生体重亦成负相关,主要包括 BPD、脑室内出血(intraventricular hemorrhage,IVH)/ 脑室周围白质软化(periventricular leukomalacia,PVL)、NEC、ROP 和败血症等,后遗症主要有脑积水、脑瘫、体格发育落后、智力低下、认知功能障碍及社会适应能力障碍等。

(孔祥永 封志纯)

参考文献

1. 中国城市多中心早产儿呼吸窘迫综合征调查协作组. 住院分娩早产儿呼吸窘迫综合征: 中国 13 家医院的回顾性调查. 中华围产医学杂志, 2016, 19 (10): 743-754.

2. 邵肖梅, 叶鸿瑁, 丘小汕. 实用新生儿学. 5 版. 北京: 人民卫生出版社, 2018.

3. 孔祥永, 杨慧霞, 封志纯, 等. 早产儿呼吸窘迫综合征早期防治的专家共识. 中华围产医学杂志. 2017, 20 (8): 560-562.

4. SWEET DG, CARNIELLI V, GREISEN G, et al. European consensus guidelines on the management of respiratory distress syndrome-2016 update. Neonatology, 2017, 111 (2): 107-125.

5. POLIN RA, CARLO WA. Committee on Fetus and Newborn; American Academy of Pediatrics. Surfactant replacement therapy for preterm and term neonates with respiratory distress. Pediatrics, 2014, 133 (1): 156-163.

6. SUPPORT Study Group of the Eunice Kennedy Shriver NICHD Neonatal Research Network, Finer NN, Carlo WA, et al. Early CPAP versus surfactant in extremely preterm infants. N Engl J Med, 2010, 362 (21): 1970-1979.

7. SINHA SK, DONN SM. Newer forms of conventional ventilation for preterm newborns. Acta Paediatr, 2008, 97 (10): 1338-1343.

8. BELL EF, ACARREGUI MJ. Restricted versus liberal water intake for preventing morbidity and mortality in preterm infants. Cochrane Database Syst Rev, 2008, 1: CD000503.

9. BRAEGGER C, DECSI T, DIAS JA, et al. Practical approach to paediatric enteral nutrition: a comment by the ESPGHAN committee on nutrition. J Pediatr Gastroenterol Nutr, 2010, 51 (1): 110-122.

10. BRAEGGER C, DECSI T, DIAS JA, et al. Practical approach to paediatric enteral nutrition: a comment by the ESPGHAN committee on nutrition. J Pediatr Gastroenterol Nutr, 2010, 51 (1): 110-122.

11. GAROFALO M, ABENHAIM HA. Early versus delayed cord clamping in term and preterm births: a review. J Obstet Gynaecol Can, 2012, 34 (6): 525-531.

第四节 重症早产儿的评估

早产儿监护病房是医院中危重早产儿集中管理的病区,它注重疾病演变的过程和诊疗的整体性,应用先进的诊断和监护技术,对病情进行连续、动态和定量的观察,通过有效的干预措施,对早产儿进行积极的治疗。识别及评估危重早产儿主要指出生初始的评估和住院后过程中及时识别早期发生病情变化的早产儿。无论哪种原发疾病,当疾病恶化时,最终的共同路径是发生心肺功能衰竭,新生儿科医师应能根据早产儿临床表现快速判断出病情变化,并及时处理,通常可以预防心跳呼吸停止的发生,改善患儿预后。对于已出现休克、严重意识障碍、器官功能衰竭、严重水电解质紊乱、弥散性血管内凝血、坏死性小肠结肠炎的早产儿,其危重病情明显,相对容易识别;而对于"潜在危重症"的识别有一定难度,如呼吸功能不全(潜在呼吸衰竭)和代偿期休克。这类患儿若早期未被及时识别,其病情可能短期内急转直下,导致严重后果。

新生儿危重评分是 20 世纪 90 年代发展起来的评价新生儿病情的方法,对于估计病情严重程度、预测死亡风险、评价治疗效果、指导危重新生儿转运等均有重要意义。早在 1988 年,英国四家Ⅲ级新生儿病房创建了婴儿临床危险指数(clinical risk index for babies,CRIB)评分系统,用以评估胎龄 ≤32 周早产儿死亡率。在德国,通过应用 logistic 回归对 VLBW 早产儿预后进行分析,制定了 Berlin 评分。此后,一些更复杂的评分如新生儿急性生理学评分(score of neonatal acute physiology,SNAP)、新生儿急性生理学评分-Ⅱ(SNAP-Ⅱ)、新生儿急性生理学评分围产期补充(score of neonatal acute physiology perinatal supplement,SNAPPE)、新生儿危重病例评分(neonatal critical illness score,NCIS)和新生儿治疗干预评分系统(neonatal treatment intervention scoring system,NT-ISS)相继出现。这些评分系统各具其特点,在评估疾病的死亡、预后的判断中发挥着重要作用。

一、婴儿临床危险指数(CRIB)

CRIB 评分系统最初在英国四家Ⅲ级新生儿病房使用,用以预测出生体重<1 500g 或胎龄 ≤32 周早产

儿的死亡率。其项目包括胎龄、出生体重、先天性畸形、生后最初 12 小时的最大碱缺失、生后最初 12 小时的适合最低吸入氧浓度、生后最初 12 小时的最高适合吸入氧浓度六项。评分范围 0~23 分,分值越高,病情越危重,死亡风险越大。CRIB 的主要优点为资料容易收集,每个患儿只需要 5 分钟就可以计算出分值。另一个优点是 CRIB 在生后 12 小时内评估,受治疗效果的影响较小。早期的 CRIB 评分提示,CRIB 对死亡的预测价值较单一的出生体重更高。但也有研究指出,CRIB 对院内病死率的预测价值与出生体重基本相同。另外也有报道指出,CRIB 同胎龄相似,优于出生体重,对<1 500g 的早产儿发生严重 IVH 有较高的诊断价值。

二、婴儿临床危险指数-Ⅱ(CRIB-Ⅱ)

CRIB-Ⅱ是改良后的 CRIB 评分,它包括胎龄、出生体重、性别、最大 BE 值、入院时体温五项指标。评分范围 0~27 分,分值越高,病情越危重,死亡风险越大。除入院时体温易受护理相关因素影响外,其余指标均受治疗的影响小。该评分倾向于评价极早产儿伴体温低下患儿的预后。同 CRIB 一样,CRIB-Ⅱ亦不能用于病情的动态监测。有研究认为,与 CRIB、出生体重、胎龄相比,CRIB-Ⅱ对极低出生体重儿(VLBW)死亡风险的预测并不高。也有研究指出,CRIB、CRIB-Ⅱ预测 VLBW 医院病死率的能力相近,其研究结果的不一致可能与研究例数、治疗模式有关。另据研究报道,CRIB-Ⅱ与 VLBW 早产儿(体重 ≤1 250g)的长期(3 岁时)神经发育结果明显相关。CRIB-Ⅱ评分能预测主要的神经发育障碍(脑性瘫痪、严重感音神经性听力损失、失明、严重癫痫发作、认知功能障碍)。出生 1 小时内的 CRIB-Ⅱ分值 ≥13 预示主要的神经发育障碍,其敏感度和特异度分别达 83% 和 84%。

三、新生儿急性生理学评分(SNAP)

SNAP 源自 1990 年对波士顿的 3 个新生儿中心的 1 643 例(其中 154 例出生体重<1 500g)新生儿的

研究,它由生命体征、血气指标、外周血象、血生化指标的27个项目组成。具体如下:出生24小时内收集的血压、心率、呼吸次数、体温、氧分压(PaO₂)、PaO₂/FiO₂比值、PaCO₂、氧合指数(oxygenation index,OI)、血细胞压积、白细胞计数、未成熟中性粒细胞/中性粒细胞比率(I/T比值)、中性粒细胞绝对计数、血小板计数、血尿素氮、肌酐、尿量、未结合胆红素、结合胆红素、钠、钾、离子钙、总钙、血糖、碳酸氢根、pH值、呼吸暂停、大便潜血等项目,包括每一个系统和部分检验结果。评分范围0~118分,轻度:0~9分;中度:10~19分;重度:>19分。分值越大,病情越危重。根据每一个参数,分别评为0、1、3或5分,该评分可用于任何胎龄的新生儿,但对胎龄比较小的极早产儿和超早产儿的评估敏感性较低,且涉及的指标较多,资料不易获得,使用起来也相对较复杂。SNAPPE是在SNAP的基础上增加了出生体重、小于胎龄儿和5分钟Apgar评分<7三项。由于增加了围产期因素,SNAPPE能够更好地预测病死率,主要应用于美国和加拿大,评分范围0~163分,分值越高,死亡风险越大。SNAP和SNAPPE均是以反映生理状况来预测病死率的。SNAP和SNAPPE评分系统能评估机体许多器官和系统的功能,能够很好地预测患儿的结局和死亡,但其资料的收集要比CRIB评分复杂得多。近来,有关胎盘病理与早产儿出生24小时内危重程度关系的报道指出,有核红细胞升高、胎盘中胎儿血栓性血管病与早产儿出生24小时内较高的SNAPPE分值有相关性。该发现对提前预测早产出现病情有一定临床价值。

四、新生儿危重病例评分(NCIS)

NCIS是2001年发表的国内统一的新生儿危重评分法。内容由2部分组成:①新生儿危重病例评分法;②新生儿危重病例单项指标。NCIS所包含的10个指标均为NICU中常规检查项目,简便易行。10个指标总分值根据分值>90分为非危重、70~90分为危重、<70分为极危重,将病情严重程度分为3个等级。分值越低病情越重,总分值<70对死亡预测特异性较高。其中,新生儿危重病例单项指标不能代替新生儿危重病例评分法。以新生儿危重病例单项指标评价病情,危重病诊断准确率高,但同时漏诊率也较高。有报道显示,NCIS对早产儿死亡风险也有很好的预测价值,而与CRIB和CRIB-Ⅱ比较,NCIS的预测准确性更高。与国际公认的SNAP比较,NCIS在判定住院新生儿疾病危重程度上无差异,两者均能准确地判断病情。NCIS指标少,且数据收集较容易,推广NCIS更符合我国国情。

NCIS完全可以反映转运新生儿的病情危重程度。在转运指征上,有研究指出:提倡评分<80(项目齐全则<90)作为NICU转运指标。对于基层医院无条件开展评分者,可以以新生儿危重病例单项评分作为转运指标。但首次评分应尽可能地选择较多的指标,在条件好的医院,仍建议使用10个指标的NCIS。因为首次评分对患儿病情的评估极为重要,与预后相关性高。

五、对早产儿危重程度和病死率的评估

虽然SNAP和SNAPE对足月儿和早产儿均适用,但鲜有用于早产儿死亡风险预测的报道。2009年,英国组织的一项以3 268名胎龄在22~32周的早产儿为对象的研究,结果显示CRIB和CRIB-Ⅱ对全部样本病死率预测的受试者操作特征(receiver operating characteristic,ROC)曲线下面积A(area)值分别为0.920及0.921。分层研究显示,胎龄22~27周早产儿CRIB和CRIB-Ⅱ的A值分别是0.830和0.807,胎龄27~32周早产儿的CRIB和CRIB-Ⅱ的A值分别为0.839~0.826,显示CRIB-Ⅱ的准确性较CRIB高。新生儿呼吸窘迫综合征是早产儿常见的并发症,SNAP评分结合ACoRN评分(acute care of at risk newborns respiratory score)可以帮助基层医院医师尽早发现呼吸窘迫的早期征象,作出转院决定。另外,在预测早产儿视网膜病方面,虽然较高的SNAPE-Ⅱ评分与早产儿视网膜病的发生存在关联,但用于预测其发病率的准确性过低。SNAPE-Ⅱ还可以较好地预测接受腹腔引流后的穿孔性NEC患儿的病死率,引流后评分高者病死率随之增高,与是否接受手术无关。这可以用于指导穿孔性NEC患儿的治疗,但仍需要大量样本的验证。

(孔祥永　封志纯)

参考文献

1. 邵肖梅, 叶鸿瑁, 丘小汕. 实用新生儿学. 5版. 北京: 人民卫生出版社, 2018.

2. TERZIC S, HELJIC S. Assessing mortality risk in very low birth weight infants. Med Arh, 2012, 66 (2): 76-79.

3. MANKTELOW BN, DRAPER ES, FIELD DJ. Predicting neonatal mortality among very preterm infants: a comparison

of three versions of the CRIB score. Arch Dis Child Fetal Neonatal Ed, 2010, 95 (1): F9-F13.

4. DAMMANN O, SHAH B, NAPLES M, et al. Interinstitutional variation in prediction of death by SNAP-II and SNAPPE-II among extremely preterm infants. Pediatrics, 2009, 124 (5): e1001-1006.

5. 中华医学会急诊学分会儿科学组, 中华医学会儿科学分会急诊学组、新生儿学组. 新生儿危重病例评分法 (草案). 中华儿科杂志, 2001, 39 (1): 42-43.

6. 叶荣明, 余加林, 华子瑜. 危重新生儿评分在新生儿双程转运中的应用分析. 中国实用儿科杂志, 2004, 19 (1): 39-41.

第五节 导管相关性血流感染

近年,随着国内 NICU 发展,收治危重早产儿、极低出生体重儿、超低出生体重儿增加,血管介入性导管技术广泛应用于临床,为患儿进行输液、营养支持、血透以及血流动力学监测等,但与之相关的各种并发症也随之而来,最常见的是导管相关性血流感染(catheter related bloodstream infection, CRBSI),已成为导致原发性菌血症的主要原因之一。它发病率高,是临床上比较棘手的问题。对于患儿来说,严重威胁患儿安全、延长了住院时间、增加住院费用且死亡率明显增加。对于医院来说,则增加了医护人员的工作量、降低了病床的周转率,有可能使医院面临医疗纠纷。因此,早期诊断 CRBSI,了解高危因素,早期诊断感染的存在,从而采取有效的治疗及预防措施是非常必要的。国外研究显示医疗措施的改进可降低 CRBSI 发生率。一般情况下,为抢救超低出生体重儿的存活,留置血管内导管是必需的医疗操作。但是,置管患儿存在发生感染的危险,包括局部感染、CRBSI、血栓性静脉炎、心内膜炎和其他血行性播散性感染等。CRBSI 的发生率与导管种类、导管相关医疗操作的频率、患儿病情等因素相关。

CRBSI 是指留置在血管内导管装置的患儿出现菌血症,经外周静脉抽取血培养至少一次结果阳性,同时伴有感染的临床表现,且除导管外无其他明确的血行感染源。美国疾病控制中心(Centers for Disease Control, CDC)报道,美国平均 CRBSI 感染率为 5.3/1 000 导管留置日,感染患儿中平均病死率为 12%~25%。中国台湾省报道,NICU 中 CRBSI 的感染率为 13.7%。新生儿 CRBSI 的发生率文献报道差异较大,从 0.93%~25% 不等,与各地经济发展不平衡、医院情况、统计年代不同、早产儿和低出生体重儿的构成比等因素有关。由于早产儿人群的特殊性,不能使用成年人 CRBSI 诊断标准,而国内外目前均无新生儿 CRBSI 定义,结合国内外文献,对新生儿 CRBSI 的定义诊断标准归纳如下: 在置管期间发生的血流感染,且除外其他病灶感染所致。

CRBSI 反映了病原体和宿主之间复杂关系。其临床表现是机体对病原体的宿主反应导致。实验微生物学检查显示: 外周静脉血培养或真菌阳性; 或者从导管段和外周血培养出相同种类、相同药敏结果的致病菌。

一、发生 CRBSI 的高危因素

1. **早产儿自身的特点** 首先,早产儿皮肤黏膜屏障功能较差,皮肤含水量高、pH 值高,有利于细菌的繁殖,且皮肤娇嫩、完整性易遭到破坏,有利于细菌入侵。其次,早产儿免疫功能低下,一些免疫球蛋白不能通过胎盘传给新生儿,新生儿自身的免疫球蛋白产生较少,所以早产儿对多种病原微生物高度易感,尤其是细菌,如某些细菌对成人无致病性,但在早产儿体内就可以引起感染,而且胎龄越小、日龄越小,免疫及抗感染的能力越差。研究报道,出生体重和胎龄是 CRBSI 发生的独立相关危险因素,胎龄<32 周、出生体重<1 500g,与 CRBSI 的发生明显相关。

2. **导管相关因素**

(1)导管留置时间: 深静脉置管导管的留置时间并没有明确的规定,而且定期更换导管并不能降低 CRBSI 发生的风险。据研究报道,在 NICU 中,经外周静脉穿刺的中心静脉导管(peripherally inserted central catheter, PICC)留置时间是 CRBSI 发生的一个独立危险因素,在 PICC 置管后的最初 18 天内,CRBSI 的发生率以每天 14% 递增,置管后 19~35 天,CRBSI 的发生率不再增加,而置管后 36~60 天,CRBSI 的发生率以每天 33% 递增。但另据报道,延长 PICC 导管留置时间,CRBSI 的发生率并没有增加,这可能与充分的营养支持、其他有创操作的减少及患儿皮肤成熟度的增加有关。此外也有关于导管留置 9 天或更短时间内发生 CRBSI 的报道。提示无论导管留置时间长短,均有可能发生感染,而严格的无菌技术和细致的观察护理才是预防感染发生的关键。

（2）敷料选择：目前还没有指南规定哪种敷料能更好地预防 CRBSI 发生。但研究表明使用纱布比透明膜能更好地预防 CRBSI 发生，尤其是使用含消毒剂纱布（氯己定等）。但也有报道，新生儿 PICC 导管使用半透明膜或透明膜覆盖未见 CRBSI 的发生率增加。

（3）置管部位：根据美国 CDC 的指南，经外周中心静脉穿刺时，首选上肢近心端的静脉。由于右侧静脉距上腔静脉较近，一般首选右上肢贵要静脉、次选头静脉、肘正中静脉、头皮静脉、腋静脉、股静脉等。研究表明，经股静脉置管的 CRBSI 发生率比选择其他部位静脉高。

（4）脂肪乳剂的应用：危重新生儿尤其是早产儿，由于其疾病状态、胃肠功能发育不成熟、吸吮功能差、体重较轻等原因，常常需要补充脂肪乳和氨基酸等肠外营养治疗。脂肪乳剂可以使中性粒细胞功能受抑制，细菌和真菌又容易在脂肪乳剂中生长。且由于脂肪乳中溶质含量高，极易沉积在导管中造成堵管，导管原有的光滑性会受到破坏，导致细菌停留与繁殖，使 CRBSI 更容易发生。

（5）医护人员的活动：医护人员对 CRBSI 相关危险因素的认识不足，缺乏警惕性，不能严格执行无菌技术、技术不熟练，对导管的频繁操作、护理人员人力不足等都可增加 CRBSI 发生的风险。

二、早产儿 CRBSI 的临床特点和诊断依据

尽管对于早产儿 CRBSI 的诊断尚未达成共识，但是据目前文献报道，从临床体征、血流动力学参数、组织灌注、炎性反应指标等几个方面可以预测早产儿 CRBSI 的发生。

1. **临床表现** ①体温不稳定；②心率>180 次/min 或<100 次/min；③呼吸>60 次/min，伴呼吸窘迫或经皮氧饱和度下降；④精神萎靡等意识改变；⑤糖不耐受，血糖>10mmol/L；⑥喂养不耐受。

2. **组织灌注指标** ①毛细血管再充盈时间（capillary refill time，CRT）>3 秒；②血乳酸水平>3mmol/L。

3. **实验室指标** ①白细胞升高（>25×10⁹/L）或白细胞降低（<5×10⁹/L），幼稚粒细胞比例>10%，幼稚粒细胞/粒细胞总数（I/T）>0.2；②血小板降低<100×10⁹/L；③ CRP>10mg/L，或大于正常值 DE 2 个标准差以上；④前降钙素>8.1mg/L，或大于正常值 2 个标准差以上；⑤ IL-6、IL-8>70ng/L。

三、CRBSI 防控措施

1. **手卫生** 医护人员的手是医院感染的重要传播途径，"洗手"是预防病原菌传播的最重要措施之一。关于 NICU 的护士和周围社区家庭成员手部带菌状况的调查显示，两者手部的带菌数量差别不大，但细菌种类却有很大差异，护士手部的耐药菌群要显著高于家庭成员。根据美国 CDC 2011 版 CRBSI 防控指南，在为新生儿进行深静脉置管过程中应做到：①在触摸导管部位前、后，以及插入、重置、接触、护理导管及更换敷料前后，均应严格遵守手卫生，可使用传统的皂液和水，或者用乙醇擦手液。在对置管部位进行消毒处理后，不应再触碰，除非采取无菌操作。②进行动脉导管、中心静脉导管及经外周中心静脉置管时，必须佩带无菌手套。③更换敷料时佩带无菌手套，对于早产儿，除非敷料被污染或不再完整，不要常规进行穿刺部位的护理和更换敷料。

2. **皮肤消毒** 研究显示，进行深静脉置管时，采用 2% 的氯己定消毒皮肤与采用 10% 的碘酊或 70% 的乙醇消毒皮肤相比，更能有效减低 CRBSI，且氯己定比其他消毒剂的效果好，对革兰氏阳性、阴性细菌均有效，其消毒速度快。根据美国 CDC 防控指南，在进行置管和更换敷料前，应用含氯己定浓度>0.5% 乙醇溶液进行皮肤消毒，若患儿对氯己定使用禁忌，则可选用碘酊、聚维酮碘或 70% 乙醇溶液；氯己定在<2 个月婴儿的应用安全性和有效性尚无推荐意见。

3. **置管部位选择** 静脉导管穿刺的位置对于一个人是否感染 CRBSI 有决定性的影响。贵要静脉直、粗、静脉瓣少，当手臂与躯干垂直时为最直和最直接的途径。经贵要静脉穿刺，发生机械性静脉炎与导管异位的概率均为最低，故应首选贵要静脉，其次为肘正中静脉，第三为头静脉。如上肢穿刺不成功，再考虑头皮静脉（颞浅静脉或耳后静脉）。股静脉置管容易发生肢体血管栓塞和 CRBSI，故尽量不选择股静脉。尽管左右侧置管在穿刺、送管、导管异位方面无明显区别，但由于右侧静脉到上腔静脉的距离相对较短，故临床上首选右侧。所以，最理想的置管部位为右侧贵要静脉。

4. **置管时提供最大无菌屏障** 在放置、更换导管时，应进行最大无菌屏障措施，包括戴无菌帽、无菌手套、口罩，穿无菌手术衣，使用覆盖全身的无菌单等。据报道，全覆盖要求采用一张无菌单将患儿从头到脚整体覆盖，只露出穿刺部位，可以把置管过程中 CRBSI 的感染率降低 6 倍。

5. 每天评估是否保留导管　CRBSI 的发生率与导管留置时间直接有关,通常发生在新生儿抗生素治疗后 2~3 周。医护人员应每天评估患儿是否需要保留导管,检查导管置入部位,视诊或触诊是否有发热、发红,评估是否有炎症感染。血培养结果阳性,定量或半定量培养发现细菌定植,应拔除导管。根据美国 CDC 2011 版 CRBSI 防控指南要求:①无需常规更换导管以防 CRBSI;②儿童仅在有特别指征时才更换 PICC 导管;③切勿仅因单纯发热而拔除导管,应根据临床表现综合评估拔除导管的必要性。在更换导管时,不主张在原来部位置入新管,宜在其他部位重新置管。

(孔祥永　封志纯)

参考文献

1. 董建英, 宋峰, 张秀英. 新生儿 PICC 导管相关性血流感染的危险因素及集束化干预措施. 中华现代护理杂志, 2012, 18 (14): 1726-1728.
2. TILTON D. Central venous access device infections in the critical care unit. Crit Care Nurs Q, 2006, 29 (2): 117-122.
3. SU BH, HSIEH HY, CHIU HY, et al. Nosocomial infection in a neonatal intensive care unit: a prospective study in Taiwan. Am J Infect Control, 2007, 35 (3): 190-195.
4. FRANCESCHI AT, DA CUNHA ML. Adverse events related to the use of central venous catheters in hospitalized newborns. Rev Lat Am Enfermagem, 2010, 18 (2): 196-202.
5. 陶连琴, 朱婧, 谢微徽, 等. 新生儿血管内导管相关感染的临床分析. 中国新生儿科杂志, 2011, 26 (2): 102-105.
6. SENGUPTA A, LEHMANN C, DIENER-WEST M, et al. Catheter duration and risk of CLA-BSI in neonates with PICCs. Pediatrics, 2010, 125 (4): 648-653.
7. SMITH PB, BENJAMIN DK, COTTEN CM, et al. Is an increased dwell time of a peripherally inserted catheter associated with an increased risk of bloodstream infection in infants? Infect Control Hosp Epidemiol, 2008, 29 (8): 749-753.
8. TSAI MH, CHU SM, LIEN R, et al. Complications associated with 2 different types of percutaneously inserted central venous catheters in very low birth weight infants. Infect Control Hosp Epidemiol, 2011, 32 (3): 258-266.
9. 何玺玉, 陈贤楠. 儿童/新生儿血流感染的定义及诊断. 实用儿科临床杂志, 2009, 24 (18): 1385-1387.

第六节　早产儿监护病房医院感染控制

由于早产儿发育不成熟的特点、易患有较为严重的疾病以及接受侵入性操作较多等因素的存在,使得他们成为医院感染的高危易感人群,特别是超早产儿、极低和超低出生体重儿发生感染的危险性更高。据文献报道,NICU 中医院感染的发生率在 8%~40% 左右,早产儿、低出生体重儿直接死因的 30% 系感染引起。因此,在 PIICU 加强医院感染的预防和控制,显得尤为重要。

一、PIICU 发生医院感染的相关因素

1. 早产儿免疫防御功能低下和基础疾病的严重程度　PIICU 医院感染率高与收治的患儿病情危重程度、免疫防御功能低下密切相关。早产儿宿主防御功能低下主要表现为:与吞噬细胞功能有关的调理因子缺乏;缺少 IgA、IgM 等免疫球蛋白;常居菌群较迟形成,屏障功能较差,尤以超低、极低出生体重儿更为明显。胎龄越小,出生体重越低,感染率越高,病情易恶化。早产儿也因环境污染而易发生感染或败血症,早期败血症几乎都因垂直感染而引起,见于胎膜早破(premature rupture of membranes,PROM)、羊水污染、过期妊娠、母体感染、死胎等,PROM 中特别是早产 PROM 与感染有关。

2. 侵入性操作是造成医院感染的直接因素　为了提供更好的营养支持和药物治疗,常需要对危重患儿进行中心静脉置管,如脐静脉置管、中心静脉置管等,而这些侵入性操作往往与血行感染有关。中心静脉置管以及持续时间是早产儿尤其是极低出生体重儿发生晚发性败血症最重要的危险因素,这在上一节中已做重点论述。机械通气是抢救危重患儿生命的重要手段,但由于气管插管操作过程本身易造成气道损伤;机械通气时气体直接进入气道,机体失去了上呼吸道的黏膜屏障功能;机械通气时口咽部及胃肠病原菌的定植和吸入亦是引起肺部感染的重要原因,接受机械通气治疗的患儿都同时插有胃管,胃管可抑制吞咽反射,造成胃食管反流,导致胃肠内病原菌向口咽部移位和被吸入。

3. 肠外营养　肠外营养是早产儿晚期败血症的非

常显著的危险因素之一。研究报道,营养成分中的脂肪乳会增加凝固酶阴性葡萄球菌、念珠菌以及马拉色菌属等菌败血症的发生。脂肪乳可促进一些需要脂肪乳来生长的细菌尤其是马拉色菌属的繁殖。在体外脂肪乳可抑制白细胞介素 -2 活化淋巴细胞,从而减少细胞因子的产生,并且降低中性粒细胞的吞噬功能。应用脂肪乳的剂量越大,时间越长,这种抑制作用越明显,发生感染的概率就越大。肠外营养导致晚期败血症的另一个可能的原因是由于延迟了肠内喂养,影响肠道正常菌群的建立,破坏了肠黏膜上皮的屏障功能,潜在的病原菌可能穿过结构不完善的肠道黏膜入血导致感染。

4. 不合理使用抗生素　可导致耐药菌株增加,使医院感染难于控制。抗生素使用时间过长是新生儿特别是早产儿晚期败血症的另一个危险因素,也会增加发生真菌性败血症的危险。应用第三代头孢菌素可能会导致超广谱 β- 内酰胺酶(extended spectrum beta-lactamases,ESBLs)阳性肠杆菌的出现。

5. 其他　如病房面积较小,再加上较多的仪器设备,使得环境拥挤,这也是导致医院感染的因素之一。医护人员手上常有革兰氏阴性菌和金黄色葡萄球菌定植,不洗手即可能通过操作传播病原菌。加强洗手或者使用消毒液对手进行有效的消毒可以去除医务人员手上的病原菌定植。然而,洗手有可能是不充分的,洗手程序有时会被省略,而手部的消毒液也很有可能被污染,如国外就有关于肥皂水引起黏质沙雷菌暴发流行的研究报道。在 20 世纪,人们已经意识到医务人员的长指甲有可能是潜在的细菌或真菌等病原体集聚的地方,医院感染的暴发流行很多情况下与此有关,因此,目前的工作常规禁止医务人员留长指甲、佩戴人工指甲、戒指或手镯等。

二、PIICU 医院感染的预防措施

1. 制定相关制度　应严格贯彻执行国家卫生和计划生育委员会(原卫生部)颁布的《医院感染管理规范》和《消毒技术规范》。根据自己 PIICU 的实际情况,制定严格的 PIICU 感染控制制度,主要包括:卫生管理制度、消毒隔离制度、PIICU 人员管理制度及业务培训制度、仪器设备和固定装置管理制度及配奶间管理制度等。PIICU 内感染监控工作要由专人负责,一般为护士长来全面负责,同时要制定 PIICU 内的各项规章制度和监测项目,使 PIICU 医院感染控制工作制度化、规范化、程序化。

2. PIICU 布局与环境　PIICU 应设在环境清洁、相对独立的区域,建筑材料与手术室相似,便于清扫、消毒。进入 PIICU 前先经过缓冲间,并备有更衣和更鞋柜、浴室。为了保证手的清洗和消毒,洗手的设备尤为重要,是保证洗手后不再污染的重要因素,洗手池必须数量充足,位置合理,便于使用,水龙头最好用感应或肘、脚、膝操作开关。PIICU 门口最好有风淋设施,以去除衣物上的部分附着污染物。空气应新鲜,室温控制在 24~26 ℃,相对湿度 55%~65%,室内放置空气净化器,并使用空气清菌片,保持病室内空气清新。目前认为最佳选择是建立层流病房,把早产儿与足月儿分别管理,以利于采取保护措施,有效降低医院感染的发生率。

3. 严格无菌观念　重视医务人员手卫生,洗手要遵照标准的洗手程序,在紧急情况下可以用消毒剂来替代洗手达到手部的清洁卫生,每个患儿的暖箱旁应放置消毒擦手剂。传统认为用流动水洗手是控制医院感染传播的最主要方法,它通过避免直接接触来减少医院感染发生。但医护人员经常不能完全按照程序要求进行洗手或者有时因洗手的时间过短而达不到有效的清洁目的。国外一项研究发现,在一所教学医院里,医师、护理员以及其他医疗人员洗手的顺应性较护士还要差一些。洗手后还要使用消毒剂进行皮肤清洁,消毒剂对皮肤的刺激比肥皂水弱,而且不需要走到洗手池去洗,顺应性也较高,被认为是优于传统的洗手方式。

4. 侵入性操作应严格掌握适应证　PIICU 中许多严重的医院感染都是由于侵袭性操作导致的,机械通气可导致呼吸机相关肺炎,中心静脉置管与晚期败血症高度相关已成为医务人员的共识。静脉治疗要严格执行无菌操作,尤其是在放置 PICC 管和中心静脉置管时,应严格按照操作规程,改善中心静脉导管的应用方法。在应用侵入性治疗和检查时,要严格掌握适应证并加强对侵入性装置的维护和护理,尽可能缩短侵入性干预的时间,一旦病情恢复,及时撤除。大部分的研究表明导管放置时间长短和发生败血症的概率是成正相关的。

5. 益生菌在早产儿防治中的应用　早产儿的肠道菌群定植是一个复杂的过程,是营养因素、免疫因素和环境因素综合作用的结果。目前对于益生菌作用的认识主要在调节肠道菌群、帮助消化吸收和刺激免疫系统等方面。研究证实应用益生菌可以减少发生坏死性小肠结肠炎的风险,能改善早产儿免疫系统,预防早产儿败血症。益生菌一方面可提高肠道非免疫防御屏障包

括肠道通透性和改善肠道微生态，并激活内源性细菌代谢。另一方面是加强肠道稳定性，减轻肠道炎症反应，可以明显减少败血症的发生率。但目前关于益生菌在早产儿临床应用中的安全性和有效性的数据较少，且应用后在医源性定植的长期后果方面仍有争议，故仍需要更进一步的研究验证，对益生菌菌种的安全性作出合理评估，以期能更好地评价早产儿运用益生菌的临床价值。

三、PIICU 医院感染的诊断和治疗

1. 早期诊断　是控制医院感染，防止其扩展的重要手段。但早产儿感染往往缺少特有症状，应注意观察以下几点：①皮肤颜色的变化；②喂养困难、哺乳量减少或拒食；③脉搏血氧饱和度（SpO_2）不稳定。除了临床症状有高度感染的新生儿外，即使症状不明显也要定期检查，监视感染状况，主要观察 C-反应蛋白（C-reactive protein，CRP）、降钙素原（procalcitonin，PCT）、血小板、白细胞计数，如怀疑有感染发生，应作细菌培养、尿培养，必要时腰椎穿刺脑脊液检查。目前，尚未发现能令人十分满意的判断感染的检测方法，微生物检查的结果需要几天的时间，而且阴性结果并不能排除临床感染的存在以及与此相关的高死亡率。CRP 和 PCT 比较适用于早产儿感染的鉴别诊断，CRP 在炎症发生 6 小时后有上升趋势，可用于早期败血症的诊断。CRP 在治疗开始后迅速消退。与其他炎症诊断指标相比，PCT 是一种改进的实验室指标，它对新生儿出生后败血症的诊断具有高度的灵敏度和特异性。PCT 也可用于对治疗结果的评价。因此，CRP、PCT 适用于高危分娩、早期败血症、机械通气并发感染的检测，但要注意假阳性或假阴性发生。

2. 合理应用抗生素　是 PIICU 中影响医院感染发生的最重要的因素。在明确有感染的情况下，尽可能使用窄谱抗生素。广谱抗生素，尤其是影响胃肠道及皮肤定植正常菌群的抗生素，可以杀灭正常的益生菌，导致有害菌或耐药菌的定植，如头孢哌酮。应严格掌握抗感染药物临床合理应用原则，根据病情按照一线、二线、三线应用抗感染药物，同时做好记录。杜绝滥用抗生素，尽可能减少或限制三代头孢菌素及万古霉素的使用，只有当发生严重的、威胁生命的感染并且目前的抗生素不能足够有效地杀灭致病菌时才用，在治疗细菌感染时，疗程要足够，一旦感染治愈要及时停药。

3. 预防性使用抗真菌药物　对于新生儿特别是早产儿因为某些特殊的高危因素如中心静脉置管或各类插管、使用呼吸机支持等均可能继发感染甚至致真菌感染，预防性应用抗真菌药物的研究是很有价值的。目前较常用的药物为氟康唑，预防性应用氟康唑和降低侵入性真菌感染是相关的，使超低出生体重儿的真菌感染率由 7% 下降到 2%。另有研究报道，预防性使用氟康唑可以降低真菌感染的发生率，但在死亡率上却无明显下降，提出在预防性应用氟康唑降低真菌感染发生率时，应关注氟康唑使用的副作用。部分病例还可能会出现抗氟康唑的耐药菌株，或是部分菌株变异后产生的曲霉菌属也可能产生耐药作用。

4. 密切监测医院感染　采取严密措施对医院感染进行监测是维护一个安全的医疗环境的重要内容。对医院感染的发生进行动态监测有助于明确各种干预措施对感染的影响，有助于早期识别感染，发现感染的流行趋势。有条件时，应对早产儿定期进行细菌学监测，掌握细菌定植的规律和耐药的情况，尤其在医院感染流行时，进行感染监测更是十分必要。

总之，医院感染严重威胁着早产儿的生命安全，预防、监测和控制早产儿医院感染是非常重要的工作。实践证明，要想有效地控制 PIICU 的医院感染，不但需要制定完善的规章制度，还要有严格的管理，提高医务人员的素质及抗感染意识。

（孔祥永　封志纯）

参考文献

1. EFIRD MM, ROJAS MA, LOZANO JM, et al. Epidemiology of nosocomial infections in selected neonatal intensive care units in Colombia, South America. J Perinatol, 2005, 25 (8): 531-536.
2. COUTO RC, PEDROSA TM, TOFANI CDE P, et al. Risk factors for nosocomial infection in a neonatal intensive care unit. Infect Control Hosp Epidemiol, 2006, 27 (6): 571-575.
3. RABIER V, BATAILLON S, JOLIVET-GOUGEON A, et al. Hand washing soap as a source of neonatal Serratia marcescens outbreak. Acta Med Okayama, 2008, 62 (4): 261-268.
4. PITTET D, HUGONNET S, HARBARTH S, et al. Effectiveness of a hospital-wide programme to improve compliance with hand hygiene. Infection Control Programme. Lancet, 2000, 356 (9238): 1307-1312.
5. 孔祥永, 封志纯. 新生儿重症监护病房院内感染的控制. 中国小儿急救医学, 2009, 16 (2): 198-199.
6. LIN HC, SU BH, CHEN AC, et al. Oral probiotics reduce the incidence and severity of necrotizing enterocolitis in very low birth weight infants. Pediatrics, 2005, 115 (1): 1-4.

2章

7. HEALY CM, BAKER CJ, ZACCARIA E, et al. Impact of fluconazole prophylaxis on incidence and outcome of invasive candidiasis in a neonatal intensive care unit. J Pediatr, 2005, 147 (2): 166-171.

8. LONG SS, STEVENSON DK. Reducing Candida infections during neonatal intensive care: management choices, infection control, and fluconazole prophylaxis. J Pediatr, 2005, 147 (2): 135-141.

3 | 第三章
危重早产儿转运网络

1950年,美国成立新生儿转运系统(neonatal transport system,NTS),1976年优生优育基金会题为"改善妊娠结局"的报告中首次提出了围产保健区域化概念,促进了高危新生儿转运工作的全面发展。半个世纪以来,新生儿转运已成为新生儿抢救工作中的重要内容。NTS是以三级医院为中心,向周围辐射,集转运、通讯联络和培训为一整体的特殊医疗系统,故近年来又称新生儿转运网络(neonatal transport network,NTN)。我国的新生儿转运工作起步较晚,20世纪80年代后期和90年代初,随着国内新生儿监护病房(NICU)的建立,新生儿转运随之也开始启动。

随着新生儿学科和危重新生儿转运网络的迅速发展,早产儿救治水平被视为新生儿医学水平的标志,早产儿救治工作在国内外越来越被重视,其标志是部分医院建立了专门的早产儿重症监护病房(preterm infant intensive care unit,PIICU)。早产儿的转运属于危重新生儿转运的一部分,故与后者有许多共同之处,但亦有其特殊性。和足月新生儿不同的是,在大多数情况下其转运需求是可以预知的,例如一个孕28周早产的母亲,当然也可以选择宫内转运。在转运过程中,早产儿发生呼吸窘迫综合征、呼吸暂停、低体温、低血糖和酸中毒的风险都明显高于足月新生儿,要求对早产儿转运的特殊问题应予以重点关注。

第一节　转运组织和转运单位的准备工作

转运组织管理是指为了达到有序、成功地转运救治早产儿的目标,而有计划地协调有关各方分工合作关系的活动及其形成的规范,其宗旨是促进整个转运过程,适宜的组织管理具有效率放大功能。早产儿转运是转运单位、现场单位和患儿家庭多方参与的常备性工作,因而,转运组织与管理工作和转运单位的监护救治能力、转运过程的监护救治能力一样,是危重早产儿转运工作成败的保障因素之一。

一、建立区域性新生儿转运网络

区域性新生儿转运网络(regional neonatal transport network,RNTN)是指以三级NICU为转运网络中心,向周围辐射,集现场急救、转运、通讯和培训为一体的特殊医疗服务系统,主要通过有计划、有组织的对基层医院中的危重新生儿进行就地抢救,待病情稳定后再转运至高级NICU,使危重患儿得到更好的诊疗和监护,从而

降低新生儿病死率和致残率。新生儿转运已成为新生儿重症救护工作中的重要内容,早产儿已经成为NICU的主要对象,发达国家较早建立的区域性危重新生儿转运系统已证明对保障母婴健康至关重要。因此,结合我国以及本地区的实际情况,进一步规范RNTN的组织、内容和方法,建立我国现阶段较适宜的网络模式是非常必要的。由于NICU需要投入大量的资金和人力,如果每家医院均设立NICU,会因为床位使用率较低而造成卫生资源的浪费,所以应设立区域性的NT中心。NT中心的服务范围要综合考虑地理形态、人口密度、气候条件、人情习俗、区域经济和可提供适当服务的NICU数量等因素。范围过小可导致卫生资源的浪费,范围过大可能导致NT中心超负荷运转。再者,目前条件下,由于转运工具仍以救护车为主,所以RNTN所服务的区域还应避免因路途遥远、转运时间过长而增加转运风险,更应避免舍近求远的现象。

危重新生儿转运不是一个简单的运送过程,而是

一个连续的监护治疗过程,相当于一个流动的NICU。需要强调的是,对于胎龄<32周的早产儿或出生体重<1 500g的极低和超低出生体重儿,应首选直接转运至三级NICU,有条件时应积极开展宫内转运。需要更高级呼吸支持,包括高频通气和吸入一氧化氮(nitric oxide,NO)治疗以及需要实施较大外科手术(如动脉导管未闭修补术、腹壁修补术、坏死性小肠结肠炎合并肠穿孔、气管食管瘘和/或食管闭锁、脊髓脊膜膨出等先天畸形的手术治疗)的晚期早产儿也应转运至三级NICU进行救治。NT中心的等级认定不是依据所在医疗保健单位的行政层次或等级,而是完全依据NICU的救治技术层次,即参考中国医师协会新生儿专业委员会发布的《中国新生儿病房分级建设和管理指南(建议案)》建立的三个不同等级的三级新生儿病房即A、B、C等NICU。三级NICU是RNTN的核心基地,其规模、设施、人员、技术的层次和质量水平决定RNTN工作的层次和质量水平。

二、转运网络类型

1. **行政性组织** 组成和活动依赖区域性卫生行政部门的行政文件或命令,网络内各级医疗保健单位存在着行政区域的上下级管辖关系,又称指令性组织。其优点是依托现存的区域性卫生保健组织结构和行政命令的权威性,便于组织和维持。缺点是由于NICU的救治技术层次、布局并非与现有医疗保健单位的层次、布局相吻合,NICU层次的提高也并非完全取决于行政干预和资金投入,尚有人才、管理等多种活跃的有关因素作用;而且,随着市场经济的发展,人们按意愿选择就医的自主性必将更强;所以单纯的依赖行政命令的危重新生儿转运组织在巩固和发展方面会面临着越来越激烈的挑战。

2. **功能性组织** 组成和活动依靠网络单位对作为各级网络中心的NICU所提供的优良救治和服务质量的认同,网络内各级医疗单位不存在任何行政区域的上、下级管辖关系,没有任何行政命令的约束,其维系力量完全依赖于转运中心的技术权威性及其对网络单位的业务支持,又称指导性组织。优点是转运组织的凝聚力来源与提高救治水平总目标一致,竞争的压力转化为发展的动力,且适应医疗保健体制改革的大趋势,有利于促进转运工作的不断进步。缺点是在目前医疗卫生体制下,难免受到行政命令的干扰,产生重重困难。建立打破部门、地区辖属关系的界限,行政命令与功能选择相结合,更有利于组建高质、高效的转运组织。

三、转运机构组织

根据一个国家的新生儿和产科监护的组织结构及地理状况,需转运的新生儿数量和所提供的医疗服务性质,转运机构将存在极大的不同。例如,在法国,大量婴儿出生在与新生儿医疗机构相互分离的产科医院,因此新生儿转运数量巨大,但典型的是陆路转运。在澳大利亚的一些地区,长距离的空中转运是其唯一可实施的选择。这些固有的差异对一个国家和地区如何选择新生儿转运机构组织有重大影响。两个最常见的模式为:①独立的转运机构;②作为新生儿重症监护机构的一部分。因为很多妇产科医院未设立NICU,很多三甲综合医院也未设立相应级别的NICU,所以目前在我国多采用的是后者。在澳大利亚和美国,新生儿转运成为一个独立且更需要专业医师参与的工作。这允许转运机构集中于他们的核心活动,并以其服务的质量带来益处。独立转运机构的优点正在被普遍接受。但无论选用什么样的结构形式,基本原则都是保证转运患儿的安全,转运要及时,不能有拖延。

四、转运单位的准备工作

1. **转运管理制度** RNTN具有服务面广、工作量大、应急性强和技术精细的特点,要求转运单位:①装备精良,具备高速移动中监护救治新生儿的高超技术条件;②运筹周密,保证安全和快速的效果。完善的管理体系是顺利完成危重新生儿转运工作的保障因素之一,发达国家和地区将危重救护转运系统归入军队体系,主要是因为军队卫勤学的伤病员紧急救护运送技术体系以装备优良、技术过硬、服务精心、制度严明、反应快速为特征,是包括新生儿转运在内的所有急救转运系统的最佳运作体系。因此,转运单位的组织管理工作有必要遵从军队卫生勤务学的原理和要求进行。

(1)值班:各转运小组的医师、护士和司机应随时待命,保证通讯设备通畅,接到转运通知后应在10分钟内到达转运处集结,领取并检查转运设备。

(2)登记:设新生儿转运出车登记本、新生儿转运病情简介表和新生儿转运途中观察记录表,分别由调度和转运人员及时填写,作为转运档案和病史用于评价转运小组的工作。

(3)路线:不定期根据各方向路线交通情况设计、调整、规定具体路线,保证行车通畅。新司机上岗前应予一定培训时间以熟悉道路及转运工作流程。

(4)培训:转运队员必须接受专门的培训。除培训新生儿专科技能外,培训计划还应包括每个转运队员的职责、组织协调和沟通能力、转运对患儿的生理影响、相关设备在不同环境条件下(如航空转运时)的使用与维护等相关知识。

2. 装备

(1)交通:转运中心应配备1台以上装备完善的新生儿转运专用救护车。为了实现更快速、较长距离转运,有条件的可开展航空转运(如直升机或民航班机),以直升机或固定翼飞机包机作为转运工具应该是未来我国新生儿转运的发展趋势。

(2)通讯:转运中心最少应设两条专线电话和1部移动电话,24小时值班接受转运信息。转运医护人员分别配置移动电话1部,保证信息联络通畅。

(孔祥永　封志纯)

参考文献

1. 孔祥永, 高昕, 尹晓娟, 等. 区域性综合主动型新生儿转运网络组织的应用研究. 中华儿科杂志, 2010, 48 (1): 4-8.
2. 孔祥永, 封志纯, 李秋平, 中国医师协会新生儿专业委员会. 新生儿转运工作指南 (2017 版). 中华实用儿科临床杂志, 2017, 32 (20): 1543-1546.
3. CHIEN LY, WHYTE R, AZIZ K, et al. Improved outcome of preterm infants when delivered in tertiary care centers. Obstet Gynecol, 2001, 98 (2): 247-252.
4. 国家卫生和计划生育委员会妇幼司. 国家卫生计生委办公厅关于印发危重孕产妇和新生儿救治中心建设和管理指南的通知. 2018.
5. LUI K, ABDEL-LATIF ME, ALLGOOD CL, et al. Improved outcomes of extremely premature outborn infants: effects of strategic changes in perinatal and retrieval services. Pediatrics, 2006, 118 (5): 2076-2083.

第二节　转运团队组成和转运模式选择

一、转运队伍

1. 组成　转运中心应设立专门的新生儿转运队伍,由新生儿科医师、注册护士和司机至少各一名组成转运小组。根据区域内转运工作量的大小,有时需设立多个转运小组以保证转运工作的及时和顺利完成。许多研究均证明,专业的新生儿转运队伍精通转运医疗并在新生儿急救医学方面经过专业的训练,而且他们也具有充分的准备和新生儿急救或复苏所需的专业化的设备,从而降低转运风险。从广义上讲,转运队伍应包括转运管理人员和转运医护人员,前者是危重新生儿转运的后勤保障,而后者则是直接参与转运,不仅是转运的执行者,而且是组织者和决策者,在转运工作中起主导作用。

2. 技术　负责转运的医师和护士应接受专业化的培训,不但要有丰富的专业知识和操作技能,还应具备良好的团队组织、协调和沟通能力。

3. 转运医师和护士必须掌握以下技术　①能识别潜在的呼吸衰竭,掌握气管插管和T-组合复苏器的使用技术;②熟练掌握转运呼吸机的使用与管理;③能熟练建立周围静脉通道;④能识别早期休克征象,掌握纠酸、扩容等技术;⑤能正确处理气胸、窒息、惊厥、低血糖、发热、呕吐等常见问题;⑥能熟练掌握儿科急救用药的剂量和方法;⑦掌握转运所需监护、治疗仪器的应用和数据评估。

二、转运模式的选择

1. 综合主动型转运模式　医院间的新生儿转运的发展共经历了三种模式:①通过本院的急诊医疗服务转运;②通过本地急救站急救车及其医护人员转运;③通过专业的新生儿专业医护人员转运。前两种转运模式,起源于转诊医院,被称为单向转运。表面上看,这种模式简单易行,但单向转运却有着重大的缺点。许多的急诊医疗服务的救护车并没有足够的新生儿急救或复苏所需的装备,负责转运的人员也一般不具备新生儿专业知识和技能,不能够对危重症新生儿提供初步救治,也不能处理或预防在转运途中病情的恶化。通过专业的新生儿专业医护人员主动转运可以解决单向转运所带来的诸多问题,即由接受单位派来的专业医疗队伍接回病人,主动将“流动的NICU”送到危重患儿身边的转运服务系统,转运的服务范围包括了产房待产、新生儿转运和宫内转运在内的全方位服务。国内部分地区新生儿转运经过近二十年的实践,已经形成了以主动转运、全过程及全方位服务,陆空途径结合为特征的综合主动型转运服务模式,也已证明这种区域性的综合主动型新生儿转运网络模式是适应目前我国国情的最优化 RNTN 模式。

2. 积极开展宫内转运 所谓宫内转运是指将高危产妇在分娩前转运至三级 NICU 中心进行分娩,具有高危妊娠因素的孕妇应宫内转运至上级 NT 中心进行分娩。国内外实践均证明,宫内转运是一种最安全和便利的转运方式,能够使母亲和新生儿均得到及时有效的救治,是降低孕产妇和新生儿死亡率最理想的方式,是目前转运的新趋势。但由于各种原因,国内开展宫内转运的工作并不普遍,其原因在于有些高危因素往往在妊娠期难以预测或直至分娩时才出现,某些孕妇并不能做到规律产检。因此,如果未能进行宫内转运,当高危产妇分娩或早产时转运队伍可提前到达现场,及时参与复苏抢救,可以达到宫内转运同样的效果。

(孔祥永 封志纯)

参考文献

1. 孔祥永, 高昕, 尹晓娟, 等. 区域性综合主动型新生儿转运网络组织的应用研究. 中华儿科杂志, 2010, 48 (1): 4-8.
2. 孔祥永, 封志纯, 李秋平, 中国医师协会新生儿专业委员会. 新生儿转运工作指南 (2017 版). 中华实用儿科临床杂志, 2017, 32 (20): 1543-1546.

第三节 仪器与药物配置

一、仪器配置

转运基本设备应配置在转运车上,包括转运温箱、转运呼吸机、监护仪、输液泵和供氧设备等,详细目录见表 3-1。特级 NT 中心最好能配置 NO 治疗仪、便携式血气分析仪、亚低温治疗和体外膜氧合 (extracorporeal membrane oxygenation, ECMO) 设备,以备需要时使用。

二、药物配置

应配置基本的急救药物,包括生理盐水、葡萄糖、肾上腺素和抗心律失常药物等。根据患儿的不同病情或转出医院的要求,还应配备相应的药物(如肺表面活性物质等),详细目录见表 3-1。

表 3-1 危重新生儿转运推荐的仪器设备和药物配置

转运设备		药物配置
基本设备	**便携设备**	
转运暖箱	喉镜及各型号镜片	5%、10% 及 50% 葡萄糖注射液
转运呼吸机	气管导管	生理盐水注射液
心电监护仪	吸痰管和胃管	肾上腺素
脉搏氧监护仪	吸氧管	5% 碳酸氢钠
微量血糖仪	复苏囊及各型号面罩	阿托品
氧气筒(大)	输液器	多巴胺
负压吸引器	静脉注射针	利多卡因
便携氧气瓶	胸腔闭式引流材料	呋塞米
输液泵	备用电池	甘露醇
T- 组合复苏器	听诊器	苯巴比妥钠注射液
急救箱	固定胶带	葡萄糖酸钙注射液
	体温计	前列腺素 E
	无菌手套	氨茶碱
		肝素
		无菌注射用水
		皮肤消毒制剂

(孔祥永 封志纯)

参考文献

1. 孔祥永, 封志纯, 李秋平, 中国医师协会新生儿专业委员会. 新生儿转运工作指南(2017版). 中华实用儿科临床杂志, 2017, 32(20): 1543-1546.

第四节　转出医院的准备工作

一、一般准备

符合转运指征者,由主管医师向转运中心提出转运的请求,并负责完成以下工作:①保持与上级 NT 中心电话联系;②填写新生儿转运单;③告知家长转运的必要性,在转运途中患儿可能发生的危险,征得患儿家长知情同意,签订转运同意书;④经济准备;⑤再次通知上级 NT 中心,正式启动转运程序;⑥在转运队伍到达之前,对患儿进行初步复苏急救,稳定病情。

二、技术准备

如需要,应积极进行转运前急救,处理方法参考 STABLE(sugar, temperature, assisted breathing, blood pressure, labworks, emotional support)程序,简介如下:① S 指注意维持血糖稳定:可足跟采血,应用快速血糖仪检测,确保患儿血糖维持在 2.5~7.0mmol/L;② T 指保持体温稳定:确保患儿的体温维持在 36.5~37.2℃,在做各项操作及抢救时都应注意保暖;③ A 指保证呼吸道通畅:清除患儿呼吸道内的分泌物,视病情需要给氧,必要时进行气管插管维持有效的通气,此时应适当放宽气管插管的指征;④ B 指维持血压稳定:监测患儿的血压、心率及血氧饱和度,血压偏低时可使用生理盐水扩容,也可应用多巴胺及多巴酚丁胺维持血压;⑤ L 指确保患儿各项实验室指标处于正常值范围:应用便携式血气分析仪监测患儿的各项指标,根据结果进行纠酸和补液,确保水、电解质及酸碱平衡;⑥ E 指情感支持:待患儿病情稳定后,由医师向患儿的法定监护人讲明目前患儿的病情及转运途中可能会发生的各种意外情况,稳定患儿家属的情绪,使其主动配合,争取抢救时间。

(孔祥永　封志纯)

参考文献

1. 孔祥永, 封志纯, 李秋平, 等. 新生儿转运工作指南(2017版). 中华实用儿科临床杂志, 2017, 32(20): 1543-1546.
2. BELLINI S. Postresuscitation Care and Pretransport Stabilization of Newborns Using the Principles of STABLE Transport. Nurs Womens Health. 2015, 19(6): 533-536.

第五节　转运途中的监护与救治

转运过程中应尽量保持重症监护的连续性,转运期间的监测治疗水平应确保患儿的生命安全,尽可能使患儿得到相当于 NICU 的医疗护理,力争做到转运前后监测治疗的无缝衔接。监护的重点是生命体征,这对于保障危重新生儿的生命,阻止病情恶化起重要的作用。随着转运的不断发展,转运设备也不断完善,途中监护水平不断提高,但转运医护人员绝不能掉以轻心,由于路途颠簸,各种仪器设备受干扰严重,尤其是报警设备常出现假报警或不报警等情况,因此,即使具备各种先进设备,转运途中医护人员仍应定期查看患儿,确保转运途中万无一失。

转运过程中还应注意预防各种“过低症”,如低体温、低血糖、低氧血症和低血压等,重点应注意以下问题:①将患儿置于转运暖箱中保暖,转运暖箱应与救护车的纵轴方向相同,锁定暖箱的箱轮,以减少途中颠簸对患儿脑部血流的影响。在车厢空调有效的环境里,也可以由转运护士将患儿抱在怀中,这种方法也可以减少震动的影响,并起到保暖的作用;②注意体位,防止颈部过伸或过屈,保持呼吸道的通畅,要防止呕吐和误吸;③连接监护仪,加强对体温、呼吸、脉搏、经皮血氧饱和度、血压、肤色、输液情况的观察;④如需机械通气,推荐使用 T- 组合复苏器或转运呼吸机进行辅助通气,注意防止脱管和气胸等并发症;⑤控制惊厥、纠正酸中毒、低血糖等,维持途中患儿内环境稳定;⑥途中如果出现病情变化,应积极组织抢救,如有必要应及时按交通规则妥善停驶车辆,同时,通过移动电话与 NT 中心取得联络,通知 NICU 值班人员作好各方面的抢救与会诊准备;⑦填写转运途中记录单:转运人员必须填写完整的转运记录单,内容包括转运途中患儿的一般情况、生命体征、监测指标、接受的治疗、突发事件及处理措施。

(孔祥永 封志纯)

参考文献

1. 孔祥永, 封志纯, 李秋平, 中国医师协会新生儿专业委员会. 新生儿转运工作指南 (2017 版). 中华实用儿科临床杂志, 2017, 32 (20): 1543-1546.

2. RETNAVEL N. Safety and governance issues for neonatal transport services. Early Hum Dev, 2009, 85 (8): 483-486.

3. American Academy of Pediatrics; American College of Emergency Physicians; American College of Surgeons Committee on Trauma; et al. Equipment for ground ambulances. Prehosp Emerg Care. 2014, 18 (1): 92-97

4 第四章 早产儿发育支持护理、出院准备与随访

随着新生儿重症监护室(neonatal intensive care unit,NICU)建设和围产医学的飞速发展,特别是肺表面活性物质替代、产前激素使用和呼吸支持技术的革新,早产儿救治存活率近年来飞速提高。但早产儿存活后的远期生活质量问题仍未完全解决,尤其是 28 周以下超早产儿,仍存在支气管肺发育不良、脑瘫、智力低下、早产儿视网膜病等诸多后遗症可能。这些不良预后在一定程度上与早产儿过早脱离母体暴露于与宫内迥异的环境中,受到多种不利因素的影响有关。为尽可能改善早产儿的生存质量,发达国家自 20 世纪 80 年代即提出了发育支持护理(developmental supportive care,DSC)概念,注重从生理、环境和心理的全方位的护理支持,以尽可能营造类似宫内的发育环境,减少不利因素对早产儿发育的影响。经过几十年来不断的发展和改进,DSC 已成为发达国家 NICU 的常规化护理措施,对提高早产儿存活率,减少致残率起到了至关重要的作用。我国在 DSC 方面起步较晚,21 世纪初才开始有 DSC 的零星介绍。许多 NICU 对 DSC 的理解和执行方面仍远远不够,一定程度上影响了我国早产儿的救治质量和远期预后,值得关注。

第一节 早产儿住院期间的发育护理支持与父母访视教育

早在 19 世纪中期,Florence Nightingale 提出的"为疾病痊愈提供最佳的环境"这一护理科学的基本原则中,已经可以看到 DSC 的萌芽。至 20 世纪 80 年代,新生儿护理和儿科护理领域的先驱,美国哈佛大学 Als 及其团队,首次描述了早产儿脑发育与 NICU 技术环境之间的复杂关系,奠定了 DSC 的基础。Als 建立了一个富有组织性的发育支持护理系统——新生儿个性化发育护理及评估程序(newborn individualized developmental care and assessment program,NIDCAP),该程序建立在早产儿行为评估(assessment of preterm infant behavior,APIB)的基础上,通过观察和评估早产儿的生理反应及系列行为,提供个性化护理和有益刺激,最大限度减少有害刺激的影响,并积极鼓励并指导父母参与婴儿的照顾。此后,基于提供最佳的发育环境的 DSC 理念和技术手段得到蓬勃的发展和广泛的应用,并被多项系统回顾和 Meta 分析显示可显著缩短住院时间和到达全胃肠喂养时间,改善体重增长,减少住院费用,提高神经系统远期预后。

一、DSC 的理论框架

DSC 的理论基础是早产儿发育与 NICU 技术环境之间的密切关系,DSC 的重要内容包括提倡最小化干预原则,注重患儿生理和心理全方位的体验,强化家庭尤其是父母的重要作用等。为更好地突出 DSC 的核心内容和帮助理解患儿发育与环境、父母及医疗干预者之间的关系,Gibbins 等于 2008 年建立了一个宇宙型 DSC 模型(the Universe of Developmental Care model,UDC),如图 4-1 所示,以此来在以病人-家庭为中心的 DSC 实践中强调和创造一种启发式的护理实践框架。

这种框架提醒护理者注意躯体/器官发育与环境之间存在的各种共享界面,这种界面就是发育与环境真实交汇的地方。理想的发育与环境之间的关联状况既不是两个互相碰撞的界面,也不是相互独立存在缝隙的界面,而是紧密连接、循环运转,类似于宇宙天体运行的模型。而护理者的核心工作就是处理好各个界面,维持这种体系的稳定,最大限度地发挥环境对发育的保护和促进作用,减少其对发育的不利影响。在这个模型中,病人是医护诊疗的宇宙中心,其核心部分为睡眠和觉醒周期影响下的各系统运行和发育,外围则是包括呼吸支持、体温调节、喂养、感染控制、皮肤护理、姿势、舒适度、安全度和监控评估在内的护理界面卫星环。这些护理措施的运行应尽可能柔和、平滑、稳定,以最大限度地降低对核心器官发育的影响。在这些护理界面中,家庭被放在非常重要的位置,而医护人员和环境则被描述为处于相对外围的卫星。而联系整个天体中各个环节的,是教育。对医护人员和家属的教育被放在非常重要的位置。这个DSC宇宙模型,很好地体现了个体发育与环境的天人合一、和谐相长的最高法则。

二、DSC 的生理学基础

1. 早产儿各系统发育不成熟　早产儿实际上仍为胎儿,各个器官和系统发育不成熟,过早暴露于宫外环境中,很容易因转换不良而发生各种问题。如体温控制能力不成熟易发生低体温、生发基质易发生颅内出血,吸吮、吞咽、呼吸协调能力差易发生吸入及呼吸暂停,免疫功能不成熟易发生感染,对抗或应对外界刺激的能力弱,无法维持适当体位等。

2. 子宫内外环境变化　子宫是胎儿发育的最佳环境,温暖、安静、幽暗,羊水的缓冲可使胎儿在子宫内非常舒适而不易受伤。母亲有规律的昼夜作息有利于胎儿脑发育。胎儿在羊水中的运动可刺激肌肉发育。胎儿在子宫内无侵入性刺激,且在子宫包裹中有安全感。而过早娩出后,早产儿暴露在与子宫内完全不同的环境中,未成熟的器官被迫提前承担生命所需,加上NICU内诸多有害因素如噪声、光线、缺乏安全感、昼夜无规律以及各种侵入性干扰和疼痛刺激,早产儿的正常发育将受到重大影响。

3. NICU 技术环境对早产儿的影响

(1) 噪声:NICU内人员、设备众多,噪声水平明显高于普通病房。日常NICU噪声水平在50~72分贝(decibel,dB),一些仪器的报警和开关箱门以及医务人员大声说话噪声水平甚至可高达100dB以上。这种明显高于宫内环境的噪声,可造成早产儿心率和呼吸节律改变、血压及氧饱和度波动、睡眠受到侵扰。突然出现

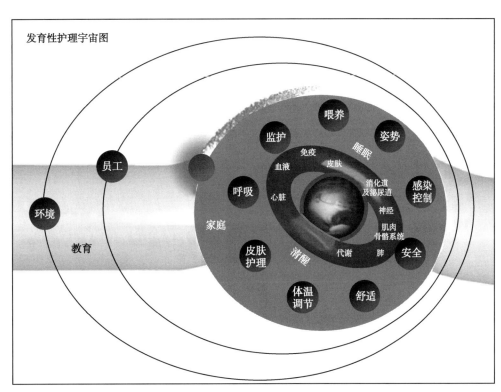

图 4-1　早产儿发育性护理宇宙模型
引自:Coughlin M, Gibbins S, Hoath S. J Adv Nurs, 2009, 65(10):2239-2248。

的冲击噪声超过 82dB 可造成早产儿听力障碍甚至丧失。反复的噪声刺激,还会对颅内压造成影响,干扰正常激素分泌,降低免疫力。

(2)光线:与幽暗的宫内环境不同,NICU 内为便于监护和诊疗,多持续保持较强光照。早产儿被迫长期处于强光刺激下,可造成其生理和行为学的改变,加剧早产儿的不安定性。长期的强光刺激,可干扰其正常的睡眠周期,引起内分泌紊乱,从而引发呼吸暂停、心率增快、烦躁不安、体重增长不良等,远期可发生神经行为落后。

(3)体位:体位对早产儿发育非常重要,宫内由于子宫的束缚,胎儿很有安全感,且有利于保持肌肉张力和关节正常。NICU 内早产儿如长期采取仰卧位,肌肉关节长期伸展,容易导致缺乏安全感、体位畸形和偏头综合征等,对远期发育有较大影响。

(4)侵入性操作:早产儿在 NICU 内需要接受多种检查和操作,这些操作多为侵入性且无法告知,这将对早产儿正常的睡眠造成严重干扰,并容易导致疼痛,影响其生理状态和行为发育。

(5)与家人分离:传统的 NICU 环境引起早产儿与父母不同程度分离,这一方面导致早产儿产生不安全感,影响其亲情交流和行为发育,另一方面也使父母产生剥离、失控、不确定和恐惧的感觉。

三、DSC 的核心措施

为最大限度地保护和促进早产儿正常发育,减少不利因素影响,目前得到认可的 DSC 的核心措施主要可概括为以下 5 个方面:①睡眠保护;②疼痛 / 压力的评估与管理;③日常生活中的发育支持行为;④以家庭为中心;⑤有利于恢复的环境支持。

(一)睡眠保护

睡眠是一切生理活动的基础。没有充分的睡眠,婴儿的生长发育尤其是脑发育将受到重要影响。只有当一个个体在生理、行为和心理上均已充分准备,我们给予的诊疗护理才可能是无干扰和无危害的。在生后,应注意保护早产儿睡眠,减少声、光刺激,操作应尽量在其清醒时进行,集束化护理,减少对其睡眠的干扰。此外,对家属应进行积极培训,采取袋鼠式护理等措施促进睡眠。注意睡眠中姿势及监测,防止出现呼吸暂停、猝死等危险(表 4-1)。

表 4-1　早产儿睡眠保护的主要措施

要点	主要措施
早产儿睡眠 - 清醒周期	1. 所有的非紧急诊疗措施均应在患儿清醒时进行 2. 评估并记录患儿的睡眠和清醒周期 3. 依据患儿的睡眠 - 清醒周期个体化地安排诊疗措施
睡眠促进护理措施	1. 将促进睡眠的护理活动(如舒适包裹、包裹式沐浴、肌肤接触等)整合至患儿的日常护理计划中 2. 所有的护理活动均按照患儿的状态进行适时修改 3. 将声音、光线水平维持在推荐范围内,夜间调暗光线以促进夜间睡眠
家庭教育和睡眠安全	1. 做好家庭教育,使父母熟悉保障患儿舒适安全睡眠的护理知识 2. 父母应积极参与以促进患儿睡眠 3. 注意仰卧位睡眠姿势的教育以减少猝死

(二)疼痛 / 压力评估和管理

包括以下措施:①采用疼痛 / 压力评估工具进行日常的疼痛 / 压力评估;②在进行相关操作前、中、后,进行疼痛 / 压力管理,做好记录并确认操作后疼痛评分恢复至操作前水平;③让父母参与和分享疼痛 / 压力管理计划(表 4-2)。

表 4-2　早产儿疼痛 / 压力评估和管理

要点	主要措施
采用疼痛 / 压力评估工具进行日常的疼痛 / 压力评估	1. 对每个患儿至少每 4 小时进行一次疼痛和 / 或压力的评估 2. 所有操作和护理时应进行疼痛和压力的评估 3. 应利用有效的评估工具
在进行相关操作前、中、后,进行疼痛 / 压力管理,做好记录并确认操作后疼痛评分恢复至操作前水平	1. 在进行所有的压力和 / 或疼痛性操作前使用非药物和 / 或药物性措施减轻压力和疼痛 2. 诊疗活动应柔和使疼痛和压力减至最小 3. 记录患儿对减轻疼痛 / 压力措施的反应
让父母参与和分享疼痛 / 压力管理计划	1. 父母参与其住院患儿的疼痛 / 压力管理计划的制订和实施 2. 进行识别疼痛 / 压力的家庭培训 3. 鼓励家庭给予他们的孩子舒适的护理

（三）日常生活中的护理行为

在日常生活中,对早产儿以下三方面的护理尤为重要:①喂养;②体位;③皮肤护理(表4-3)。

表4-3 早产儿日常生活中的护理要点

要点	主要措施
姿势:提供安全、舒适、符合生理稳定并有利于神经发育的姿势	1. 每一个婴儿在接受所有护理操作时,应放置于稍前屈、适当约束的直位 2. 应根据婴儿互动来调整姿势以促进形体对称发育 3. 当确认婴儿仰卧上半身生理前屈时,逐步移除姿势辅助物品,使婴儿仰卧睡觉,趴着玩
喂养:喂养应是符合婴儿需求的、个体化的,对营养、功能及发育适合的,以确保安全	1. 视情形给予每一个非经口喂养的婴儿非营养性吸吮 2. 每次经口喂养前评估其喂养意愿并记录喂养质量 3. 提供强调母乳喂养益处的教育,支持家属的选择
皮肤护理:记录皮肤的完整性、保护和护理措施	1. 婴儿洗澡的频率最多每3天1次 2. 使用可靠的评估工具,每班至少评估皮肤完整性1次,并记录(Braden Q量表或相似的工具) 3. 在应用和去除带黏性的物品如输液贴等时,应注意保护皮肤表面

（四）家庭为中心

家庭中心护理协会认为以家庭为中心,必须遵循以下准则:①不限制家庭与婴儿的接触;②评估家属成员的心理、身体状况,是否有能力和信心照顾好孩子;③患儿父母及其监护人有24小时接近孩子的机会(表4-4)。

（五）有利于疾病恢复的环境

有利于患儿恢复的环境包括以下三方面:①提供安静、幽暗及隐私的环境;②团结协作的医疗团队;③提供循证医学的政策、规程和资源以维持有利于恢复的环境(表4-5)。

表4-4 早产儿以家庭为中心的护理模式

要点	主要措施
患儿父母及其监护人有24小时接近孩子的机会	1. 家庭有机会参加医学查房和交班 2. 家庭有机会在侵入性操作和/或复苏时在场 3. 支持家庭袋鼠式护理、抱孩子、喂养、穿衣服、洗澡、装扮、唱歌和其他护理活动
每周评估记录家属成员的心理、身体状况,是否有能力和信心照顾好孩子	1. 心理卫生人员每周对家庭进行辅导 2. 临床护理人员询问家属对孩子的观察和印象,并记录在患儿的病历中 3. 医护人员每周和家属分享一次客观的患儿信息
家庭和获得资源的支持,以协助短期和长期的养育,决策制定和谋求父母的幸福	1. 邀请家属参加一个新生儿重症监护家庭支持小组 2. 提供不同形式的针对不同文化特点的关于婴儿安全和护理的家庭教育 3. 向家庭提供社会、精神、经费需求方面的资源

表4-5 有利于早产儿疾病恢复的环境

要点	主要措施
安静、幽暗及隐私的环境可增加安全感,促进睡眠	1. NICU内持续的背景噪声和瞬时噪声不能超过每小时持续噪声水平45dB和每小时L10级别(噪声水平超过45dB的时间大于10%)50dB的水平。瞬时噪声或最大噪声不应该超过65dB 2. 每个患儿床边空间的环境光线水平应策略并调教至介于10~600lx和1~60英尺(1英尺=0.304 8米)烛光之间 3. 注意每个病床的身体和声音隐私
一个合作的诊疗团队可有助于团结、警觉和关心	1. 每周至少进行一次多学科的护理查房 2. 直接婴儿护理者应展示护理行为,包括手消毒、培养药敏、开放的倾听能力和人际关系的敏感处理 3. 加强医护人员合作
随时提供循证医学的政策、规程和资源以维持有利于恢复的环境	1. 为所有的护理人员提供发育护理核心措施规范 2. 支持发育护理的资源支持定义为可始终提供核心护理措施 3. 发育护理中工作人员的职责在于可施行核心护理操作

4 章

四、DSC 具体措施

1. 建立良好的睡眠周期 应根据婴儿的睡眠和清醒周期,建立个体化的 24 小时的护理计划。所有的医疗护理操作,尤其是侵入性操作,应该尽量不打扰患儿的睡眠。可在患儿清醒时集束性操作和护理。尤其应避免在睡眠时突然惊扰患儿,尽量提供完整的睡眠时间;发现患儿疲惫时,给予休息时间;经常观察患儿是否有异常行为,及时抚慰。可采取袋鼠式护理及适当约束的姿势,促进睡眠。

2. 改善 NICU 环境 NICU 的环境对于早产儿的正常发育和疾病恢复至关重要。NICU 设计应充分考虑到安全、便利、幽静、隔离、舒适等多重因素,以为患儿的治疗和恢复提供最佳的环境支持。

(1) 适宜的温度和湿度:NICU 内温度和湿度应保持在合适范围。病室湿式清扫,定时开窗通风,密闭式环境应有换气通风和空气净化系统。温度保持在 24~26℃,湿度 55%~65% 为宜。应注意维护空调送风系统的良好状态,保持空气新鲜,避免不良气体影响早产儿情绪,使患儿充分感受到环境的舒适。

(2) 降低噪声水平:NICU 设计应充分考虑噪声水平,尽量采用吸音材料,避免使用木地板等易造成较大噪声的材料。NICU 内各种仪器如电话、监护仪、呼吸机等的报警音量应设置在合理水平,避免过高,如有报警应及时关闭并查找原因。各种仪器和线路连接应注意,避免仪器倾倒跌落造成巨大声响。NICU 医护人员查房和进行诊疗活动时,应注意动作轻柔、说话细声,避免制造大的噪声。NICU 暖箱内的噪声水平应注意定期检测,可采用棉制暖箱罩减少箱内噪声,关闭箱门时应柔和。NICU 内背景噪声应控制在 45dB 内,瞬时噪声水平控制在 50dB 以内,最大噪声不应超过 60dB。

(3) 减少光线刺激:NICU 内应以柔和的光线为主,白天使用窗帘,夜间尽量不用强光,最好取消监护病房刺眼、产生阴影的日光灯。照明应借助间接的台下灯光,也可使用地灯来评估早产儿,促进早产儿稳定的睡眠和休息。每个患儿床边空间的环境光线水平应调校至介于 10~600lx 或 1~60 英尺烛光之间。夜间暖箱上遮盖布罩(必须在有监护设备的情况下),采用一种黑暗和周期性光照相结合的环境,以利于早产儿生长。对需要适当光照以方便诊疗的早产儿,可使用眼罩。

3. 减轻疼痛 疼痛是影响早产儿发育和近、远期生活质量的重要因素,有人建议将其作为第五生命体征。早产儿在 NICU 内需要接受许多侵入性操作,如采

血、静脉穿刺、气管插管、留置胃管、眼底检查、外科手术等,这些操作都可以导致比较严重的疼痛。另外,不良环境如不当的光线、噪声等都与疼痛密切相关。对于早产儿,即使是体位更换、查体、换尿布等,都能引发疼痛。反复的刺激可使疼痛外周感受器敏感化,导致痛觉过敏反应,引起一系列的生理反应,如心率增快、血压增高、颅内压增高、血氧饱和度下降,还可引起脑血流的变化,导致灌注再损伤,甚至诱发早产儿脑室内出血和脑室周围白质软化。另外,疼痛刺激还可以促进儿茶酚胺、生长激素等的释放,造成高血糖状态,使血糖波动,免疫力下降,代谢性酸中毒,影响睡眠和食欲,导致体重增长缓慢。反复的疼痛刺激还可引起痛觉的改变,慢性疼痛综合征和躯体不适,远期可导致儿童期注意力不集中,学习困难,认知行为障碍和适应能力差等问题,与成年发生神经症状或心理障碍疾病有直接关系。

NICU 医护人员和参与照顾患儿的家属应高度注意疼痛的评估和管理,应尽量减少不必要的检查操作和接触。如操作必需,应动作尽量轻柔,注意操作中的镇痛处理。尽量减少患儿的搬动,治疗护理前应轻柔唤醒或触摸患儿,使其有准备。尽量集束化操作,避免过多、过频和过强的刺激。目前已有多种疼痛评估量表可进行新生儿疼痛的评估,在操作中可选择使用。注意操作时患儿舒适体位,给予抚触、非营养性吸吮(安慰奶嘴)或口服糖水均有助于减轻疼痛感;对可导致剧烈疼痛者,应给予使用吗啡等止痛剂。

4. 体位护理 舒适的体位能促进早产儿自我安抚和自我行为控制,有利于早产儿神经行为和肌肉骨骼的发展。在安置早产儿体位时主要注意以下几点:①适当屈曲体位:可采取鸟巢式护理,用毛巾或床单制作早产儿的卧具,予以适当约束,使其手、脚能感觉边际,有安全感;另外,包裹婴儿时要确定婴儿的手能触及面部,以利头手互动,提高自我安慰度,鼓励吮指动作。②注意头颅塑形:可使用水枕或特制的早产儿用枕头,避免因长期习惯性侧睡导致的偏头综合征,因其可导致远期的智力发育落后。③睡眠姿势:应采用仰卧位,尽管国外有资料报道俯卧位可以减少早产呼吸暂停的发作和周期性呼吸,改善早产儿潮气量及动态肺顺应性,降低气道阻力。但俯卧位容易引起窒息和猝死,应特别注意,不宜作为长时间睡眠姿势。

5. 非营养性吸吮 非营养性吸吮可提高早产儿安慰度,促进早产儿胃肠道的发育。胎儿在 27 周时已有吸吮动作,非营养性吸吮与营养性吸吮不同,由快速吸吮和短暂的休息期组成。Meta 分析显示非营养性吸吮有助于从管饲到瓶饲的过渡,加速进入全胃肠道喂养时

间,可明显减少住院天数,并有助于缓解患儿足跟采血时的哭闹,减轻胃管喂养时的防御反应。

6. 鼓励亲子交流　DSC 的核心是家庭,父母应在患儿的护理中承担最重要的角色。父母的参与,不仅可促进早产儿生理和心理的正常发育,也可减轻家长自身的焦虑和压力。应向家长提供患儿治疗相关信息,鼓励和创造条件让父母亲自参与患儿的护理,指导父母进行袋鼠式护理,增进父母与孩子之间的情感交流,以建立父母照顾患儿的信心,为患儿出院后护理打下基础。积极提倡母乳喂养,有条件应建立母乳库。父母可参与诊疗计划的决策,尤其是重要诊疗措施的实施。此外,鼓励父母(或其他家庭成员)参与 NICU 家庭支持小组的活动,促进护理质量的持续改进。出院后应通过电话咨询、门诊测评和家庭访视等方式,使家庭了解早产儿不同阶段的发育状况及现阶段的发展目标,及时进行环境和护理行为调整,帮助父母正确对早产儿实施发育支持护理。

7. 抚触　正确的早产儿抚触可增进父母与婴儿之间的交流,使双方获得情感、心理上的安慰,并产生良好的生理心理效应。抚触可提高迷走神经的兴奋性,增加胃泌素和胰岛素分泌,促进消化吸收。温柔的抚触可安抚患儿,促进睡眠,减少了婴儿的焦虑及恐惧不安,有利于体重增长和免疫力提高。但值得关注的是,抚触绝非简单的按摩。需要选择合适的时机,并注意正确的手法,实施过程中应注意观察患儿的反应和情绪变化,灵活调整,且不可机械操作,否则不仅对早产儿造成干扰,且增加感染机会和不适,效果适得其反。

五、家长访视培训

早产儿护理要求较高的知识和技能,故家长要较好地完成早产儿的护理任务,必须接受专业护理知识的培训。培训的内容应包括以下主要内容:

1. 主要护理者的选择　应根据家庭实际情况选择至少两个主要的护理提供者。该护理提供者必须具有一定的身体和心理条件,并具备一定的护理知识,有能力和信心完成护理任务。

2. 洗手　早产儿感染风险极高,洗手对于预防早产儿感染,减少再次住院风险具有重要作用。护士在家长首次进入 NICU 前,就应该对家长进行洗手的规范培训,使其明确洗手的重要意义,掌握洗手的方法和时机。

3. 行为线索　了解早产儿一般行为的发育特点和意义。

4. 基础婴儿护理　如如何抱持、洗澡、皮肤护理等,掌握基本的婴儿护理知识。

5. 喂养　掌握早产儿喂养的技巧,强调母乳喂养的意义。根据早产儿的状况,选择不同的喂养途径,如经口喂养、鼻饲喂养等。掌握母乳添加剂的使用方法,无母乳时,应了解早产儿配方奶的冲配方法,熟悉非营养性吸吮的方法和意义。

6. 睡眠和清醒周期　掌握观察和记录早产儿清醒、睡眠周期的方法,了解影响早产儿睡眠的因素,并知道如何促进早产儿睡眠。了解早产儿睡眠的最佳姿势是仰卧位,防止新生儿猝死的发生。

7. 大小便形状　明白大小便形状、颜色和量的意义,了解如何更换尿片和进行会阴部的护理。

8. 疾病信号的识别　掌握常见早产儿疾病信号如发热、厌食、呼吸暂停、发绀、黄疸、腹胀等的识别方法。

9. 药物和医疗设备　对需要在家中继续治疗的技术依赖患儿,应掌握药物的使用方法,了解设备的使用、维护和基本故障处理,并熟悉应急处理程序。

10. 居家和外出安全教育　包括婴儿床的配置、环境设施、外出时车上婴儿的安置方法等,避免意外风险的发生。

总之,对早产儿实施 DSC 至关重要,不仅可减轻早产儿的痛苦和压力,提供最佳的疾病恢复条件和生长发育环境,还可促进家庭的情感交流,帮助家长熟悉早产儿护理的要点,建立独自护理的信心。早产儿 DSC 绝非仅限于 NICU 内,而是一个长期的过程,出院后在家庭中仍需延续发育性支持护理,以利于早产儿的追赶性生长,以获得良好的远期预后。

(李秋平　封志纯)

参考文献

1. 李秋平, 封志纯. 我国的新生儿重症监护——还有多少路要走? 中华围产医学杂志, 2012, 15 (5): 257-263.

2. ALS H. Towards a synactive theory of development: promise for the assessment of infant individuality. Infant Mental Health J, 1982, 3: 229-243.

3. ALS H, BUTLER S, KOSTA S, et al. The Assessment of Preterm Infants' Behavior (APIB): furthering the understanding and measurement of neurodevelopmental competence in preterm and full-term infants. Ment Retard Dev Disabil Res Rev, 2005, 11 (1): 94-102.

4. COUGHLIN M, GIBBINS S, HOATH S. Core measures for developmentally supportive care in neonatal intensive care units: theory, precedence and practice. J Adv Nurs, 2009, 65 (10): 2239-2248.

5. 单若冰, 郭莉. 新生儿重症监护室环境对早产儿的不良影响和对策. 中国围产医学杂志, 2005, 8 (1): 63-65.

6. LASKY RE, WILLIAMS AL. Noise and light exposures for extremely low birth weight newborns during their stay in the neonatal intensive care unit. Pediatrics, 2009, 123 (2): 540-546.

7. BELLIENI CV. Pain assessment in human fetus and infants. AAPS J, 2012, 14 (3): 456-461.

8. SMITH JR. Comforting touch in the very preterm hospitalized infant: an integrative review. Adv Neonatal Care, 2012, 12 (6): 349-365.

第二节　早产儿出院准备

经过在 NICU 内的治疗，早产儿病情恢复后将出院回归家庭，这个过程是自宫内环境向宫外环境转换之后的第二个转换——医院环境向家庭环境的转换。由于早产儿发育未成熟，生活能力低下，加上各种疾病的影响将延续较长时间，与正常足月儿比较，出院后仍存在相对较高的风险，再次入院率较高，故早产儿出院准备需要非常审慎，需要早产儿自身、医院和家庭均作好充分的准备。出院前应严格评估早产儿是否达到出院的标准，并对家长进行充分的宣教，告知其护理要点和随访方案，以保证出院后的安全。

一、出院标准

1998 年，美国儿科学会（American Academy Of Pediatrics, AAP）发布了有关高危新生儿出院标准。2008 年 11 月，AAP 对该标准进行了更新，该标准将高危新生儿分为以下 4 类：早产儿；需要特殊健康护理或者需要特殊设备的婴儿；有家庭危险因素的婴儿；预期性夭折的患儿。对早产儿而言，目前还没有明确的出院体重标准，即使体重不足 2kg，如其他状况良好，也可安全出院。出院需根据生理性成熟和婴儿状况的稳定性来决定，其基本要求是已解决需要留院治疗的内外科疾病，此外以下几点也至关重要：①体重增长和喂养良好；②能保持体温稳定；③家长以及护理人员应接受培训；④出院前的医疗维护；⑤出院后环境准备；⑥支持团队和后续支持。

（一）体重增长和喂养情况

早产儿出院时体重并无明确标准，部分医院采用体重 2kg 或 1.8kg 作为出院体重标准，但其实体重的增长情况对能否安全出院更为重要。一般出院前，要求持续一段时间能达到每天体重增加 15~30g，该速度可满足生长追赶的需求。除体重增长外，必须能达到全胃肠喂养，不管采用何种喂养途径（经口、管饲、胃肠造口），家长必须具备喂养婴儿的能力。

（二）体温保持稳定能力

早产儿出院前，必须具有在开放环境中（如婴儿床中）保持体温稳定的能力，且体重可保持稳定增长。如婴儿穿着得当，在开放环境中观察至少 48 小时保持体温在正常范围，可视为具备保持体温稳定的能力。

（三）家长及其他看护人员的培训

早产儿出院前，家长和其他指定看护人员必须接受充分的训练，必须对早产儿护理各个方面都处理自如，包括药物的管理和设备使用（如监护器、雾化器等）。这些能力均需在早产儿出院前熟练掌握。

（四）出院前医疗维护

在出院前，应进行相关的医疗评估，包括完成听力、眼底和代谢性疾病的筛查，对贫血进行评估，以及完成后续的护理。住院时间较长的早产儿可能需要在出院前接受适合年龄的免疫接种。如果出院前听力测试异常或眼底异常，应在出院之后预约听力专家和眼科专家进行及时复查。对一些特殊疾病如 BPD、代谢性疾病等，应该在出院前充分评估患儿情况，是否具备出院由家属照顾的条件，并充分进行家长的培训和家庭环境设施的准备后方可出院。

（五）出院后环境

早产儿出院后，家庭环境是否具备照顾的条件非常重要。国外在早产儿出院前,常常需要进行家庭环境的在线评估,并将其作为出院计划的一部分。评估的内容包括是否具备照顾早产儿的能力,是否有可能发生忽视儿童以及虐待儿童的情况。住院期间家长探访的频率和参与护理的程度也可作为重要的评估指标。如果父母缺乏照顾孩子的基本素质,夫妻不和,既往或现在有药物滥用或者犯罪行为的,应由医院和其他社会组织的积极参与解决。在出院后仍需接受延续治疗如家庭氧疗、雾化吸入等的,家庭应配备必需的医疗设施,并进行正确的摆放和操作培训,并保持与医护人员的联系通畅以备在紧急情况下求救。

(六) 支持团队和出院后支持

早产儿出院前,应制订详细的出院计划和出院后随访计划。早产儿随访应由专业人员进行,有条件情况下,社区医师应该参与早产儿家庭的上门诊视。国外私人医师(primary-care physician,PCP)在早产儿出院后家庭支持中起到非常重要的作用。一般 PCP 在母亲怀孕时就确定下来,PCP 需要熟悉早产儿的护理,能够安排咨询专业医师,在早产儿出院后能提供不间断健康护理的照顾。PCP 最重要的任务是确保适当的营养摄入以及患儿的生长发育。产科和儿科主治医师应在宝宝出生后不久开始与 PCP 进行口头或书面交流等等。我国目前尚未建立完善的社区医疗体系,早产儿出院后仍多需回医院随访。尤其是需要在家庭中继续接受较高要求的治疗护理的婴儿,医务人员在该环节中提供的服务还远远不够,一定程度上影响了这些患儿的恢复和预后,有待改进。

(七) 有特殊医疗技术需要和依赖的新生儿出院前准备

随着医疗技术和健康管理的进步,目前已有越来越多处于技术依赖中的新生儿早期出院回归家庭,这些新生儿出院时可能还有许多没有解决的问题,比如需要营养支持(如管饲喂养甚至静脉高营养),需要呼吸支持(从吸氧到经气管切开辅助通气),需要进行体内外的医疗设备的维护(例如脑室-腹腔分流术、心肺监测、导尿管等),需要特殊的护理如造瘘口护理等等。这些均需要在出院前对父母及其他参与护理人员进行较高要求的培训,使其熟悉并理解特殊护理操作的要点和潜在可能的风险。对受教育程度较低,家庭不和睦,或者有药物滥用和家庭暴力等情况

的家庭,往往影响技术依赖早产儿的护理质量和远期预后。

二、出院计划的制订

有明确的出院计划对于保证早产儿出院后安全,改善其远期预后具有重要意义。2008 年 AAP 新生儿出院指南中,对出院计划进行了重点阐述,指出出院计划应该包括以下 6 个关键的组成部分:

1. 父母的教育培训　培训内容包括对患儿病情的认知、回家后护理的技能、可能潜在的风险和应急措施、后期随访的安排等。

2. 在医院已完成的治疗过程总结　对患儿在住院期间的检查、治疗、转归等进行全面的总结。

3. 制订未解决的医疗问题的管理计划　针对住院期间尚未彻底解决的问题如支气管肺发育不良等,制订出院后详细的管理计划。必须列出详细的问题清单、目前治疗的情况、可能存在的危险和措施等。

4. 制订综合性的家庭治疗计划　针对患儿的个体情况,制订详细的家庭治疗和护理计划,包括以下几个方面:①家庭看护人的确定与培训;②最佳的营养和随访方案;③在家需用到的设备、日常用品和资源的清单;④推荐相关家庭健康治疗专家和社区资源,以在出院后继续提供评估、治疗和相关知识咨询;⑤对家庭环境进行评估以确定它是否适合早产儿的治疗护理,需要作哪些改进;⑥家庭紧急情形的处理预案;⑦费用计划。

5. 家庭成员及环境的评估和后续支持　应该在出院前对主要看护人员和其他参与护理支持的家庭成员进行评估,主要评估其是否具有提供护理的身体素质和情感能力。此外还应该在出院前对日常用品、家用医疗设施、药物、复杂技术和营养支持等的情况进行评估。

6. 出院后随访、治疗的决策与安排　应该由新生儿医师主导制定,但一些特殊情况下可能需要外科医师、神经发育专家和其他学科的专家共同参与制定。

美国等发达国家的早产儿出院计划的制订往往需要团队协作完成,团队成员包括新生儿医师、护士、社会工作者、社区医师、社区工作人员、家庭成员等。相较之下,我国绝大多数医院对出院早产儿未有详细、清晰的计划,这一定程度上影响了这些患儿出院后的整体护理质量和远期预后。

(李秋平　杨永辉　李晓香)

参考文献

1. American Academy of Pediatrics. Committee on Fetus and Newborn. Hospital discharge of the high-risk neonate--proposed guidelines. Pediatrics, 1998, 102 (2 Pt 1): 411-417.
2. American Academy of Pediatrics Committee on Fetus and Newborn. Hospital discharge of the high-risk neonate. Pediatrics, 2008, 122 (5): 1119-1126.
3. CRANE JM, KEOUGH M, MURPHY P, et al. Effects of environmental tobacco smoke on perinatal outcomes: a retrospective cohort study. BJOG, 2011, 118 (7): 865-871.
4. FUJIWARA T, ITO J, KAWACHI I. Income inequality, parental socioeconomic status, and birth outcomes in Japan. Am J Epidemiol, 2013, 177 (10): 1042-1052.
5. HWANG SS, BARFIELD WD, SMITH RA, et al. Discharge timing, outpatient follow-up, and home care of late-preterm and early-term infants. Pediatrics, 2013, 132 (1): 101-108.

第三节　早产儿出院后随访

围产医学的飞速发展,带来了早产儿存活率的惊人进步。目前,在发达国家,大部分25周以上胎龄的早产儿经过积极的救治最终存活。但值得关注的是,这些超未成熟早产儿存活后依然存在慢性肺部疾病、早产儿视网膜病、神经发育落后、脑瘫等不良预后可能。故对这些早产儿出院后,仍需要进行长期的随访,以发现和纠正可能存在的问题,尽可能减少不良预后的发生。同时,新技术的大量应用,也需要通过建立完善的随访体系,来建立标准化的科研方案,通过前瞻性、纵向的研究,包括描述性研究、队列研究、临床观察和多中心临床实验等,来检验和评价临床诊疗措施的效果,实现可持续性改进。美国等发达国家在20世纪80年代就开始建立了较为完善的早产儿随访网络。我国在20世纪90年代开始有零星的早产儿随访的报道,但至今尚未建立规范的早产儿随访信息网络,导致我国在早产儿预后的整体评估方面仍远远落后于发达国家。

早产儿随访的主要目标为:①对其生长状况进行持续评估;②评估营养是否充足;③提供预防保健;④定期检查婴儿、儿童或青少年的体格,智力和行为的发育。

一、生长评估

早产儿因提前娩出,生后易出现生长落后,有一个追赶生长的过程。能否尽快完成追赶生长,对早产儿远期预后影响很大,故生长评估是早产儿随访的重要内容。生长评估应对早产儿的体重、身高和头围绘制生长曲线并动态评估,对生长速率在低百分位数曲线内,或者生长曲线平坦甚至下降的新生儿应该高度关注。如果加强营养支持后生长落后无改善,或找不到生长落后的原因,应该及时寻求内分泌、消化内科或者营养科专家的帮助。

1. 生长速率　早产儿达到纠正胎龄后应追踪其生长曲线,其出院后常呈加速追赶生长模式。从矫正胎龄40周到产后4个月,早产儿体重增加比例大于足月的体重增加比例,为快速追赶期。出生后第一个3~4个月内,早产儿正常体重增长量为平均每天15~40g,逐渐下降至12~18月龄间的5~15g。早产儿刚出生的几个月内,身高每周逐渐增加0.8~1.1cm,而足月儿每周0.7~0.75cm。到12~18月龄的时候,身高递增下降至0.75~1.0cm/月。目前对出院后早产儿追赶生长速率的纵向数据依然缺乏。

2. 头围增长　早产儿头围增长速率与远期神经发育预后密切相关。此外头围生长评估对有染色体疾病、缺氧缺血性脑损伤或代谢性疾病的患儿也非常重要。早产儿生后前几个月头围增长一般在0.7~1cm/周,而足月儿中的平均增长速度为0.5cm/周。头围增长超过1.25cm/周提示脑室扩张(脑积水或者其他原因引起的颅内压增高,如:硬膜下出血)。如果超声检查显示脑室内出血后脑室大小稳定或者缩小,那么可能为一过性脑室扩大,发生出血后脑积水可能性较小。除颅内出血外,自闭症或遗传性或代谢性疾病也可导致头围增长过快。新生儿生后12~18个月头围增长速度最快,之后其速度明显趋缓,仅为0.1~0.4cm/月。

3. 生长迟缓　极低出生体重儿(VLBWI)和超低出生体重儿(ELBWI)生长迟缓较常见。据美国国家儿童和人类发育研究所(National Institute of Child Health and Human Development,NICHD)新生儿研究协作网数据,在生后纠正胎龄达36周时,97%的VLBWI和99%的ELBWI体重低于同胎龄儿第10百分位数。

ELBWI 的身高几乎不可能赶上足月分娩的同龄儿。这种生长迟缓在出生后于 NICU 住院时即已开始，其原因是多方面的。由于生长迟缓亦可导致脑发育落后，故目前已成为研究焦点。对 VLBWI 和 ELBWI 应定期给予生长评估，在 NICU 内其体重每天应至少增长 20g，如未能达到这一增长速率，应予以高度关注，并评价营养情况和是否存在导致生长迟缓的疾病如 BPD、先天性心脏病、严重的中枢神经系统损害、出生缺陷、短肠综合征、消化道畸形、慢性肾脏疾病、染色体疾病以及先天性代谢异常等，并针对病因积极处理。

早产儿完成追赶性生长的年龄目前仍存在争议；一般认为追赶性生长直到 2.5~3 岁才能完成。小于胎龄儿体重追赶应更快，但是此类患儿许多追赶性生长不佳，这可能与内分泌障碍有关，应进行内分泌专科排查，部分患儿对重组人类生长激素治疗有效。研究发现早期生长过快与成人期疾病如肥胖、高血压、糖尿病等相关，故仍需进一步研究来确定追赶生长的最佳时间。

二、营养评估

营养是早产儿生长发育的基础，出院后早产儿营养评估是随访的重要内容。评估的内容应包括体格检查、既往史的询问、生长发育指标如体重、身高、头围、皮下脂肪厚度的测量等，此外还需要评估婴儿的营养摄入途径和摄入营养素比例、热量是否合适。对早产儿营养状况的评估，最好有儿童营养师的参与。如果无此条件，则随访医师应该指导家庭建立喂养记录本或营养评估表，来确切了解其摄入营养素组分和热量。

1. 口咽功能评估　早产儿由于吸吮力弱，长期需插管鼻饲，容易导致其对经口喂养的反感和抵制。吞咽反射不协调，可能出现呕吐、异常吐舌等异常，或在喂养过程中出现血氧饱和度下降甚至呼吸暂停。这些问题在 ELBWI 中非常常见，应予以特别关注。早产儿吞咽功能的建立和完善有一定的时间窗口期，应重视早产儿正常吞咽的训练，如长期未建立完善的吞咽功能，将来对其生长发育影响极大。

2. 大便评估　随访时，对婴儿大便的形状和成分也应予以关注。如婴儿出现腹胀和油性、黏液性、膨胀性或水样便，应高度怀疑肠上皮细胞吸收存在问题。此外还应考虑是否存在碳水化合物和蛋白质不耐受（不能消化或对食物过敏），需尽快检查明确诊断。如果检查结果不能明确诊断或者相关干预措施不能缓解症状，应及时儿童消化科会诊。

3. 热卡评估　热卡摄入量是营养评估的重要内容。一般热卡摄入量为 108kcal/（kg·d）可满足多数新生儿体重增长和生长发育的需求。早产儿因追赶生长，热卡需要高于足月儿，通常需要 110~130kcal/（kg·d）来维持体重增长和生长发育需要，蛋白质的需要量相应也更高。可用以下公式计算早产儿需求的热卡量：每天摄入量 =（120kcal/kg）×（符合实际身高的理想体重/实际体重）。特殊情况下可利用间接测热法，包括耗氧量法、二氧化碳产生量法和尿氮排泄法来确定新生儿的能量需要量。

4. 液体和酸碱平衡评估　对于有严重肺部、心脏、胃肠道和肾脏疾病患儿来说，体液平衡是非常重要的。液体限制可能会导致生长障碍，除非患儿的饮食为高热量配方奶，经强化的母乳或者母乳和配方奶混合。相反地，液体过量也可导致水肿，这个疾病的本身或者利尿剂治疗会影响电解质平衡。肺部或心脏疾病可致临床上严重的呼吸性酸中毒和肾失代偿性调节。利尿剂使用也会加重这个问题，这也可导致低钾和低氯血症及与早产儿慢性肺疾病有关的血液浓缩性酸中毒（支气管肺发育不良）。

5. 骨密度评估　早产儿尤其是 VLBWI，很容易发生骨质矿物质的缺乏，这种疾病可引起佝偻病或长骨和肋骨骨折。早产儿骨质缺乏的原因很多，包括骨骼生长过速而钙摄入不足，维生素 D 缺乏，利尿剂使用导致远期的钙磷代谢异常（如：总钙和离子钙降低），肾脏疾病钠盐丢失、碳酸氢盐过量丢失，钙和磷保留减少等。故随访时，应将骨密度测定作为重要的内容，并适量补充钙剂和维生素 D 等防止骨质缺失的发生。

6. 其他　早产儿追赶生长的过程中，还很容易出现特殊维生素、铁和微量元素、左旋肉碱、必需脂肪酸、蛋白质的不足，引起贫血、皮炎、腹泻、生长迟缓、发育不良、免疫力低下、反复感染等诸多症状，随访中应予以高度关注。一般情况下，早产儿配方奶和强化的母乳喂养可提供足够的营养素。但如单纯早产儿母亲母乳喂养，不添加强化剂，容易出现多种营养素的缺乏，尤其是蛋白质相关营养不良，可导致生长缓慢、低蛋白血症、水肿、嗜睡，削弱伤口愈合能力和增加感染概率。故应高度关注母乳强化剂的使用。

三、预防保健

有关预防保健方面的内容也是早产儿随访的一部分，除了对生长和营养的评估外，还包括早产儿安全问题教育、免疫接种等。

1. 早产儿安全问题教育　其重要内容是汽车安全

座椅测试和正确使用儿童座椅的教育。早产儿处于普通汽车座位上时可发生间歇性心肺功能不稳定，故出院前，应测试在座位上有无气道梗阻和呼吸暂停。国外很多研究推荐对所有胎龄小于 37 周的新生儿进行至少持续 90 分钟的标准测验，测试失败阈值为心动过缓，心率小于 80 次 /min 持续大于 10 秒和饱和度小于 90% 持续大于 10 秒。儿童安全座椅可防范致命的车祸损伤，许多国家已立法强制使用。早产儿出院前，应对其父母及其他护理人员进行儿童安全座椅使用的指导。国内目前对此关注甚少，有关研究还待进行。此外，早产儿较易发生猝死综合征。故应教育父母如何预防回家后发生婴儿猝死，其中是睡眠姿势非常重要。美国儿科学会（AAP）建议：不论是足月儿，还是早产儿，最佳睡觉姿势为仰卧位，俯卧位仅限于患儿清醒且有人监护情况下，否则可能导致猝死发生。但长期仰卧较易发生扁头或斜颈，应注意采取适当措施预防。

2. **免疫接种** 免疫接种对早产儿非常重要。接种时间应视病情而定，可在出院前开始，也可在随访中开始。由于 VLBWI 免疫接种发生呼吸暂停、发热、心肺功能变化等风险相对较大，故目前对 VLBWI 的免疫接种往往晚于推荐建议的免疫接种时间。目前对 ELBWI 是否会在生后两个月内［如，一个 23 周出生的新生儿在出生后两个月（即孕 31 周时）］对免疫做出应答仍存在争议。一些研究认为免疫接种应该在矫正胎龄 35 周时才能进行且这个时间免疫应答增强。故目前对 VLBWI 和 ELBWI 最佳免疫接种时间和程序仍有待深入的研究。

四、相关疾病的评估和管理

早产儿出院回家后，仍可能存在许多需要关注的疾病，在随访中需进行评估、指导和管理。

1. **贫血** 贫血是早产儿出院后一个非常常见而重要的问题，需予以重视。出生后，血红蛋白浓度快速下降，与足月新生儿比较，早产儿下降更明显。ELBWI 血红蛋白会下降到相当低的水平。故随访时，应该知道出院时患儿的血红蛋白值、血细胞比容和网织红细胞计数。随访医师应该从出院起定期(1~2 周 / 次)检测血红蛋白水平、血细胞比容和网织红细胞计数，直至贫血纠正，应该知道早产儿贫血的症状和体征，并掌握输血的指征和铁剂等营养的方法。

2. **呼吸暂停和心动过缓** 早产儿严重呼吸暂停和心动过缓的发生与胎龄成反比。引起呼吸暂停的原因包括呼吸中枢发育不成熟、气道高反应引起的梗阻、吞咽呼吸不协调等。早产儿出院后仍可能出现呼吸暂停或心动过缓，除以上病因外，随访医生还应考虑其他诊断的可能，包括严重贫血、严重的胃食管反流（gastroesophageal reflux，GER）、慢性肺疾病（chronic lung disease，CLD）引发的缺氧和支气管痉挛、感染（尤其是呼吸道合胞病毒感染）、脑室 - 腹腔分流术故障或感染、癫痫等。部分 ELBWI 在家庭中还需要进行监护，如果早产儿出院后再次发现呼吸暂停，应该积极查找原因，必要时应再次收入院治疗。

3. **早产儿慢性肺疾病** 最初被称为支气管肺发育不良，近年来以新型 BPD 较为常见。在出生体重为 500~600g 的新生儿中，BPD 的发生率超过 60%。而在体重小于 500g 的早产儿中，其发生率已接近 100%。很多 BPD 早产儿出院后仍需接受家庭氧疗和多种药物治疗，这些婴儿存在发生心肺并发症的高风险。为阻止肺心病的发生，出院后应防治间歇性和持续性低氧血症和明显的高碳酸血症。对这些患儿，应该在出院后进行家庭监测和氧疗。家庭氧疗是一项安全、经济而有效的治疗方法，可降低慢性肺疾病患儿相关并发症如肺心病的发生，促进患儿的生长发育。家庭氧疗时必须用血氧仪监测血氧饱和度以防止低氧血症或高氧血症。BPD 的辅助疗法还包括吸入支气管舒张剂、激素、口服糖皮质激素和利尿剂等。对这些患儿应定期予以随访并给予相应的评估和治疗指导。

4. **消化道疾病** 早产儿从 NICU 出院后，面临的两个主要的肠道问题是胃食管反流（GER）和新生儿坏死性小肠结肠炎（NEC）有关的并发症。早产儿或足月儿有如下任何一种临床表现，应怀疑有反流性食管炎（reflux esophagitis）可能：①喂养后反复出现恶心和呕吐；②喂养后有呼吸暂停；③喂养时或喂养后有哭闹；④喂养时或喂养后，头颈部后仰；⑤需鼻饲胃管或口胃管；⑥反流。GER 与食管或十二指肠闭锁、膈疝、缺氧缺血性脑损伤、存在或不存在慢性肺疾病的早产儿以及许多其他新生儿问题相关。目前其检查诊断方式仍存在争议，常用检查包括食管钡剂造影、胃食管放射性核素闪烁扫描、食管 24 小时 pH 值监测（主要经双重高低探测）和食管内镜活检或非活检检查。目前主要治疗手段包括胃肠道动力药（如：甲氧氯普胺、红霉素）、H₂ 受体阻滞剂或质子泵抑制剂、喂以稠厚乳汁和体位治疗，对一些严重患儿可行胃底折叠术。GER 早产儿需要医师与家庭的共同努力来给予最佳的治疗护理。

NEC 是早产儿常见合并症。对曾患过 NEC 的出院早产儿，随访中需要注意以下可能出现的问题：吸收障碍、肠蠕动减慢、喂食的同时需要用静脉营养、胆汁瘀积、胆道感染、胆道结石、不完全或完全性肠梗阻、短肠综合征等,对曾行造瘘手术的患儿应注意指导家属进行正确的造瘘口护理;随访医师必须及时发现有消化道疾病患儿的生长发育迟缓和水电解质酸碱平衡紊乱,这些患儿常常容易发生各种感染,值得警惕。

5. 中枢神经系统疾病　早产儿出院时可能存在的最常见和最严重的中枢神经系统疾病是出血后脑积水、脑脊膜炎脑积水、早产儿脑室周围白质软化(periventricular leukomalacia,PVL)和癫痫(epilepsy)。这些疾病导致患儿存在远期神经系统后遗症风险。NICU随访门诊应该对这些患儿进行随访。

(1)脑出血后并发症:脑室内出血(intraventricular hemorrhage,IVH)是早产儿常见合并症,出生体重为500~600g的早产儿有35%有严重的脑室内出血。IVH会导致出血后脑积水,而白质内出血可导致脑梗死和脑穿通畸形。早产儿中,这种贯通和出血后脑积水是影响中枢神经系统发育的重要因素。既往认为Ⅲ度IVH或Ⅳ度脑室旁白质出血预后最差,Ⅰ度室管膜下基质出血或Ⅱ度IVH预后一般较好。但近年来研究发现,即便是Ⅰ度室管膜下基质出血,也可能对远期发育存在影响,故长期的跟踪和随访非常重要。对IVH患儿需要定期测量头围,复查颅脑超声并行神经发育评估。如果出血后脑积水严重,需进行脑室-腹腔分流术。对进行了分流术患儿,随访时应注意观察有无术后感染或分流器故障。分流器故障主要是由近端或远端套管堵塞引起的,可导致颅内压增高,出现食欲缺乏、呕吐、应激、嗜睡、呼吸暂停、癫痫发作等症状和体征。如果存在发热和败血症症状,应怀疑存在分流术后感染和脑膜炎的可能,并及时就诊。对这些患儿,长期的神经评估和康复训练也是非常重要的。

(2)脑室周围白质软化:脑室周围白质软化(PVL)是由白质缺血性脑梗死引起,最常见的是在侧脑室周围。与PVL高度相关、典型的远期神经发育异常是脑瘫(婴儿运动功能障碍或痉挛性瘫)。PVL通常也是定期神经发育门诊随访的原因。对PVL患儿,应行早期干预和康复治疗。纠正胎龄已足月的早产儿,如果脑MRI异常,常提示神经系统预后不良,也应该早期康复治疗。

(3)惊厥:新生儿期惊厥发作史和远期的神经和精神发育障碍有关。新生儿期惊厥的原因包括缺血性脑损伤、直接脑创伤、颅内出血、代谢异常、畸形和感染。新生儿惊厥神经发育结局与惊厥病因有关,但有时很难明确惊厥的确切原因。目前对新生儿惊厥的治疗主要为各种镇静剂,也有报道左乙拉西坦可安全使用于新生儿惊厥。新生儿惊厥发作治疗的疗程仍存在争议,部分原因是抗惊厥药可抑制大脑发育。如果婴儿没有疾病相关的症状和体征,脑电图仪也没有惊厥放电记录,也需排除亚临床癫痫。新生儿专家应该对有持续性惊厥或难于控制性惊厥的NICU出院患儿进行评估。这些新生儿应定期至神经发育随访门诊进行检查,并早期进行康复治疗。在抗惊厥药停止后数月内,必须随访监测惊厥有无复发。

6. 早产儿眼病　早产儿视网膜病变(ROP)是早产儿出院后随访的重要问题。ROP能引起的最严重的并发症是致盲,对超低出生体重早产儿风险较高。我国已制定相应的ROP筛查治疗指南,目前仍未建立完善的筛查和治疗体系,ROP发病率和致盲率均较高。故应按指南施行筛查,直到视网膜完全血管化。对已确诊为ROP的早产儿,更易患青光眼、斜视、弱视等问题,需要眼科密切跟踪。

7. 听力问题　上海孙建华等对1999年12月~2001年8月入住该院NICU的248例听力障碍高危儿,在病情稳定后或出院前用听性脑干反应进行听力评价,发现该组新生儿初次检查听力异常的发生率为29.03%,其中3例系重度以上听力障碍,听力障碍的发生率在窒息组为40.00%;高胆红素血症组为26.37%;早产儿组高达34.09%,出生体重<1 500g者阳性率尤高;接受机械通气组为40.00%;应用耳毒性药物组为41.30%。研究显示,和正常新生儿比较,早产儿听力丧失的发生率更高。许多因素可导致听力丧失,如低氧、某些药物单独和联合使用、感染。对早产儿听力筛查未过关的,出院后仍需要定期复查,如有问题应针对原因及时治疗。

五、发育随访

虽然NICU的发展提高了早产儿的生存率,但是某些并发症发病率并未随之减少。死亡率降低并不等同于减少了伤残率。主要功能障碍的发生概率,如中度-重度智力障碍、感觉神经障碍(如:听力丧失,失明)、脑瘫和癫痫等,在低出生体重儿中为6%~8%;VLBWI为14%~17%;ELBWI为20%~34%。出生体重越低,残疾发生率越高,出生胎龄和残疾患病率也成反比。除以上主要功能障碍外,不伴有运动障碍的认知障碍,包括学习障碍、低智商、注意力缺陷多动症(attention deficit hyperactivity disorder,ADHD)、特定神经心理学缺陷(如:视觉运动协调能力,执行性功能障碍)、行为问题(自闭症,社会化困难)等,已经成了主要的神经系统后遗症。25%~40% VLBWI 需要接受特殊教育服务，20% VLBWI 需要一个能自我控制学习障碍的环境，而16%~20% VLBWI 儿童在学校会存在留级现象。早产儿的最终预后，不仅与胎龄、体重、疾病状况有关，还与后期家庭情况、父母教育水平、社会状况及干预程度有关。只有通过长期随访研究才能明确最终结果，因为神经系统许多认知障碍在早期不能被确定。这进一步证实了纵向随访的必要性，应针对不同患儿制订个体化的随访方案。

在制订随访计划时，应该考虑出生体重和胎龄因素。应根据胎龄将早产儿分为三组：超早产儿：胎龄小于 28 周 (EPT)；极早产儿：胎龄 28~32 周 (VPT)；早产儿：胎龄 33~36 周。应根据具体情况给予不同等级的随访，总体而言，胎龄越小，需要的随访等级越高。美国国家儿童和人类发育研究所 (National Institute of Child Health and Human Development, NICHD) 暨美国国家神经紊乱研究所 (National Institute of Neurological Disorders, NINDS) 研讨会将随访力度分为 4 级：

一级随访：由指定的 NICU 工作人员进行电话追踪或者使用量表如认知适应测试和临床语言听力进程量表 (cognitive adaptation test/clinical linguistic and auditory milestone scale, CAT/CLAMS) 或年龄阶段问卷等进行调查。如有需要再制订下一步随访计划。

二级随访：应包括一次门诊的随访，使用上述的筛查工具或进行亲自的测试，如使用贝利婴儿神经发育量表 (Bailey infant neurodevelopmental scale, BINS)。其他的综合医疗保健人员，比如营养学家和物理、职业和语言治疗师会或者不会参与评估。

三级随访：在一次单独随访中需进行综合评估。

四级随访：需要一个多学科综合团队的连续评估。

随访频率应随着随访水平递增。对存在发生神经发育问题风险或已经发现了神经发育异常的患儿，从 NICU 出院后不久开始，就应开始进行密切的评估和干预。随访应注意最佳随访年龄和随访等级，不同的年龄阶段，其发育的重点不同，随访内容亦有所不同。以下为不同年龄阶段的随访重点：

1. **矫正月龄 6 个月** 在矫正年龄 6 个月时进行随访，是早期发现严重的功能障碍指标一个关键的窗口期，也提供了早期接触家庭和强化彼此联系的机会，有助于确保儿童能接受早期干预。该年龄阶段，许多医学和 / 或生物学问题对孩子的影响减弱，但疾病恢复，喂养困难和随后的住院治疗仍可能对神经发育评估产生影响。这个阶段评估的重点包括音调、感觉神经功能（如：听觉和视觉）、粗大和精细动作的协调能力、早期语

言功能、互动能力和一些认知能力等。

2. **矫正月龄 12 个月** 对该阶段婴儿而言，环境因素还不是这个时期的主要影响因素，且生物医学问题如慢性肺疾病对氧疗的依赖逐渐减轻，这些因素对测试的影响减少了。在矫正月龄 12 个月时，出现了不同的行为，可以对认知过程和语言发育能力进行评估。但在这个年龄阶段，认知和运动功能仍相当复杂，并且这个时期的发育也存在个体差异。这一阶段一些出现在出生后第一年的神经异常如阵发性早产儿肌张力障碍可能已得到改善，但也有些新生儿神经发育异常随着时间的推移将会加重。

3. **矫正月龄为 18~24 个月** 到矫正月龄为 18~24 个月的时候，环境因素对评定结果产生了越来越多的影响，认知和运动能力偏离，语言和推理技能发展，此期预测早期学校表现的能力提高。但许多智能测试在这个年龄仍不够可靠，仅限于对发育测试进行评估。许多较轻微的神经损伤可能会被低估。测试的取舍可能会导致结果失效或产生假阳性结果。在年龄计算上，虽然还存在争议，但一般还是主张在 2 岁时仍以矫正年龄（年龄减去早产提前出生孕周）来评价，而非实际出生后的年龄。

4. **3~4 岁** 在 3~4 岁时可进行首次智力评估。智力包括：构思，早期认知技能，执行能力和注意力早期指标，视觉运动整合能力。该阶段可区分进行语言和非语言技巧评估。在这个年龄根据评估分数预测智商是可行的。从这个年龄开始，环境和社会支持以及其他因素对测试结果影响很大。

5. **6 岁和 8 岁** 6 岁时，附加的一些测试和程序可以用来对注意力问题、学术技能、社交能力和神经心理功能进行评估。而在 5 岁时，有用的、可供选择的测试很有限。在 8 岁时（大约小学三年级），对其智力、神经心理功能、学习障碍、在校表现及社会和行为调整能力方面可进行充分评估。和更小的时候比较，这个时候的 IQ 分数预测能力更高。

六、早产儿随访中常见的不良后果

除外中度 - 重度的功能障碍，高危儿也可能会出现其他不良结局，包括如下：

1. **运动和神经发育迟滞** 运动和神经系统功能异常是早产儿随访需要重点关注的问题。高危因素不同，结局也不一样。围产期因素和这些功能障碍存在直接相关。阵发性肌张力障碍在早产儿中的发生高峰在矫正月龄为 7 个月的时候，其患病率为 21%~36%。值得

注意的是,有肌张力障碍的小儿存在发生认知和运动问题的高风险,较常见的是神经系统软体症(如运动、感觉或综合功能,但非局部脑功能障碍)。这些缺陷增加了低智商发生的风险或正常智商儿童的学习障碍(特别是阅读)的发生风险。涉及需视觉引导的手臂运动的上肢运动功能(如弹跳、抓握、投掷等),最容易受到影响,其机制可能为相关运动神经束周围环路受损,但这些异常只能在生命晚期才能被发现。运动受损更易自我修正,但是认知异常却不能。

2. 智商低下　早产儿智商(intelligence quotient,IQ)低下较为常见。在 20 多年前进行的一项 Meta 分析中,低出生体重儿的平均 IQ 分数比对照组低 5~7 分。最近更多的包括严重残疾患儿在内的对比显示:早产儿的 IQ 分数相对降低了 0.3~0.6 个标准差(standard deviation,SD),这相当于 IQ 分数减少了 3.8~9.8 分,也有下降了 12~17 分的报道。最近一项对 16 个研究进行的 Meta 分析显示:VPT/VLBW 婴儿 IQ 得分比足月分娩的同龄人要低 10.9 分(0.66 SD)。IQ 得分与出生胎龄梯度相关:婴儿出生体重越小或孕周越小,其组内 IQ 均值就越低。与智商达平均水平或以上的同龄儿相比,早产儿智力明显处于劣势。

3. 学习障碍　半数以上 VLBWI 及 60%~70% ELBWI 在学校需要特殊帮助。到初中时,ELBW/EPT 中有阅读、拼写、写作和数学等学习问题者比足月出生同龄儿多 3~5 倍,尤其是在数学和书面表达方面。总的来说,在数学学习、书面表达、拼写和阅读障碍方面,障碍程度呈递减趋势。

VLWB/VPT 儿童,大约 16%~20% 需要留级,而 20% 有学习障碍的儿童需要排在专门的教室学习。尽管也有 1/3 的儿童被安排在普通教室,但是这些孩子的表现要至少低一个水平。而且同样存在胎龄梯度:小于 32 周者,25%~40% 需要留级,32~33 周为 20%~30%,34~36 周为 17%,≥37 周 2.3%~8%。

许多早产儿之后发展为非语言型学习障碍(non-verbal learning disabilities,NVLD)。环境、性别和遗传因素对这些问题也有影响,学习障碍也可能和医学生物危险因素以及环境危险因素有关。在出生时存在高危因素的儿童中,学习障碍发生率增加了 4 倍。尽管有的儿童智商是正常的,但是他们中的 1/3 存在一种以上的学习障碍。

4. 语言困难　语言障碍也是早产儿随访中常见的问题。和足月婴儿相比,早产儿在词汇、接受语言能力、言语流畅性和诗歌记忆方面一般能达到平均水平,但在相对复杂和精妙的口头表达和处理方面,早产儿则

明显不足,如句子理解、抽象语言能力、动词语言生成、平均语言长度、听觉识别能力、理解复杂指令的能力、组织能力、语言处理和推理等。最近的一项 Meta 分析发现和足月儿比较,极早产儿的学龄期语言测试分数低 5.7~11.6 分,这也影响到了他们的社会和学习功能。

5. 视觉运动问题　大多数的 VLBW/VPT 和 ELBW/EPT 婴儿出现了晚期视觉运动功能问题,以下技能会受到影响:复制、知觉匹配、空间处理、手指轻敲测试、钉板练习表现、视觉记忆力、空间组织和视觉后记忆、书写速度和易读性。此外,相较普通人,早产儿左撇子更多,他们中需要佩戴眼镜的人数是健康足月婴儿的 3 倍。这些缺陷也会导致书写表达能力问题。

6. 执行功能受损　执行功能涉及到许多相关过程的协调,实际上也可将其认为是一种感觉统合的能力,这种能力对认知功能、行为发育及社会功能非常重要。早产儿很容易出现执行功能障碍,尤其是脑白质受损时。在活动启动,产生灵活的想法和解决问题方法方面,以及在短期记忆或工作记忆上储存信息,规划一系列的行动,言语流畅性和组织信息方面,VLBW/VPT 面临的难度较其他儿童大 2~3 倍。执行功能障碍也会对 IQ、学业、动态智力和社会能力产生影响。

7. 注意力缺陷多动症(ADHD)　早产儿更容易发生 ADHD,VLBW/VPT 和 ELBW/EPT 中 ADHD 是足月组的 2.6~6 倍。早产儿和 ADHD 的发生之间存在直接关联并受到环境的影响。除 ADHD 外,害羞、优柔寡断、退缩行为、焦虑、抑郁和社会技能障碍在早产、低出生体重儿中也发生更多。早产儿容易存在特殊行为表型,包括注意力不集中、焦虑、社交困难等,有这些表现的孩子童年期发展为身心障碍的风险可增加 3~4 倍。

8. 孤独症谱系障碍(autism spectrum disorder,ASD)　低出生体重和早产是 ASD 的危险因素。Limperopoulis 等发现,婴幼儿孤独症修正量表(modified checklist for autism in toddlers,M-CHAT)测量 91 个极低出生体重幼儿,20% 为阳性。虽然 M-CHAT 不能确诊 ASD,但这些阳性结果仍令人担忧。另外多项研究的数据均显示,与同龄儿相比,低出生体重儿或者早产儿中 ASD 发生风险明显增高,为普通人 2~3 倍。除 ASD 外,ASD 合并精神发育迟缓、智力障碍以及发育障碍也呈增加趋势。以上数据表明,在 NICU 后期随访的 18~24 个月期间,对早产儿进行 ASD 筛查是非常必要的。

9. 晚期早产儿问题　出生胎龄 34~36 周的晚期早产儿由于胎龄相对较大,易被忽略,但实际上对这个占早产儿约 3/4 的群体也应该予以关注,晚期早产同样会对神经发育产生不良影响。因为在孕期最后 6~8 周,

大脑体积将增加 35%，脑白质体积将增加 5 倍，神经元连接、树突分支、突触连接形成和神经化学和酶促过程也未成熟。研究发现，在上幼儿园和一年级时，晚期早产儿阅读和数学得分均较足月生同龄儿低，而从幼儿园到五年级的阅读能力也处于较低水平。晚期早产儿需接受特殊教育的可能性增加了 1.4~2.1 倍，发生精神发育迟缓 / 智力障碍、心理障碍、发育障碍和情绪障碍的危险性也比足月儿要高。因此，对晚期早产儿同样不容忽视，随访依然是必需的。

七、早产儿发育随访的常用测量工具

除一般的体格测量外，对早产儿发育的评估不能仅限于单纯的 IQ 和成绩测试，而应该对其体格、运动、智力、心理、行为等进行综合的测试和评估。应针对其不同的年龄阶段发育特征，有重点地采取不同的评估工具。

1. **综合认知评测工具** 综合认知评估方案的选择因年龄而异。对于月龄 6 个月、12 个月和 13~24 个月，可以使用贝利婴幼儿发育量表（第 3 版），重点针对语言认知、运动、社会情感和适应进行评估。

3~4 岁患儿可选择工具：DAS-Ⅱ（发育异常评定量表-Ⅱ）、贝利婴幼儿发育量表（BSITD）（小于 42 月龄）、斯坦福 - 比奈智力量表（S-BIS）第 5 版、韦氏学龄前儿童智力量表（WPPSI）第 3 版、Bracken 基本概念测评量表 -3（BBCS-3）、考夫曼儿童成套评估测验（K-ABC）第 2 版、执行功能行为评定量表（BRIEF）- 学前儿童问卷。

6 岁儿童适用测试工具：简明韦氏儿童智力量表 -Ⅱ、斯坦福 - 比奈智力量表（S-BIS）第 5 版、韦氏儿童智力量表第 4 版、视觉 - 运动整合发育测试、神经心理发育测试（NEPSY-Ⅱ）、持续性注意测试（CPT）、执行功能行为评定量表（BRIEF）、考夫曼儿童成套评估测验（K-ABC）第 2 版、多动症（ADHD）评定量表。

8 岁儿童适用测试工具：韦氏儿童智力量表第 4 版、简明韦氏儿童智力量表 -Ⅱ、斯坦福 - 比奈智力量表（S-BIS）第 5 版、神经心理发育测试（NEPSY-Ⅱ）、执行功能行为评定量表（BRIEF）、持续性注意测试（CPT）、记忆和学习广度评估、儿童记忆量表、加利福尼亚言语学习测验（儿童版）、多动症（ADHD）评定量表。

2. **神经心理学认知测评工具** 适用于 6、12 和 18~24 个月：贝利婴儿神经发育筛查量表、年龄和阶段问卷（ASQ-3）、认知、适应测验 / 临床语言、听力进程量表、贝利婴儿神经发育筛查量表第 3 版。

适用于 3~4 岁的测试方案：考夫曼简约智力测验第 2 版（4 岁）、斯坦福 - 比奈智力量表（S-BIS）第 5 版、简明成套 IQ 测试、考夫曼儿童成套评估测验（K-ABC）第 2 版、视觉 - 运动整合发育测试。

适用于 6 岁的测试方案：简明韦氏儿童智力量表 -Ⅱ、斯坦福 - 比奈智力量表（S-BIS）第 5 版、简明成套 IQ 测试、考夫曼简约智力测验第 2 版、韦氏儿童智力量表第 4 版、持续性注意测试（CPT）、视觉 - 运动整合发育测试。

适用于 8 岁的测试方案：简明韦氏儿童智力量表 -Ⅱ、斯坦福 - 比奈智力量表（S-BIS）第 5 版、简明成套 IQ 测试、考夫曼简约智力测验第 2 版、神经心理发育测试（NEPSY-Ⅱ）、持续性注意测试（CPT）、视觉 - 运动整合发育测试。

八、NICU 住院期间及出院后对父母的 心理疏导

由于对孩子的生存和预后充满未知和担忧，早产儿的父母往往承受较大的心理压力。对于很小的早产儿或者有先天严重畸形的新生儿，其父母通常都会问这两类基本问题："我的孩子能活下来吗？""我的孩子将来能正常吗？"这些问题很难回答，因为每个婴儿的情况都不一样。但这些问题实际上折射出父母的巨大忧虑和早产对其导致的巨大精神创伤。在积极救治患儿的同时，医护人员应及时、有效并富有同情心地与患儿父母及家属进行沟通，安抚其焦虑的情绪。

医护人员的沟通不仅仅在于向父母传递患儿的确切信息，也是为了更好地争取父母的配合，从而为患儿的救治创造最好的条件。医护人员应该提高沟通的技巧，以赢取父母的最大信任。同时，也可以成立父母支持小组，以帮助父母应对一些不确定因素带来的压力。出院时，工作人员应确定家长已经了解了婴儿的目前的状况和可能的预后；应该确定和沟通需要密切随访的医疗状况，并且应制订护理计划。随访人员必须理解并接受护理中的文化差异，认真听取家长的问题，关注和解答他们那些隐含的担忧，并可能用通俗易懂的语言予以详细的解答。对患儿的病情和预后的交代，既要客观，又要注意方法，使家长认识到潜在的风险，并积极乐观地给予孩子最好的干预。应避免父母的过于乐观或过于悲观的情绪，这对患儿的远期恢复均不利。

在随访过程中，应加强多学科神经发育评估，对发育异常患儿可根据需要定期组织胃肠病专家、营养学家、神经病学专家、康复专家、整形外科医师、理疗师、职业治疗师和语言治疗师等对患儿的预后进行讨论评估。

稳定和谐的家庭环境可改善患儿预后,家庭分裂则是导致患儿不良预后的独立危险因素。应积极鼓励家庭参与早产儿的护理,并始终牢记父母才是孩子最好的护理者。

(李秋平　李晓香　杨永辉)

参考文献

1. 李秋平, 封志纯. 我国的新生儿重症监护——还有多少路要走? 中华围产医学杂志, 2012, 15 (5): 257-263.
2. LEMONS JA, BAUER CR, OH W, et al. Very low birth weight outcomes of the National Institute of Child health and human development neonatal research network, January 1995 through December 1996. NICHD Neonatal Research Network. Pediatrics, 2001, 107 (1): E1.
3. LUCAS A. Long-term programming effects of early nutrition--implications for the preterm infant. J Perinatol, 2005, 25 (Suppl 2): S2-S6.
4. AAP. Changing concepts of sudden infant death syndrome. Changing concepts of sudden infant death syndrome: implications for infant sleeping environment and sleep position. American Academy of Pediatrics. Task Force on Infant Sleep Position and Sudden Infant Death Syndrome. Pediatrics, 2000, 105 (3 Pt 1): 650-656.
5. LEMONS JA, BAUER CR, OH W, et al. Very low birth weight outcomes of the National Institute of Child health and human development neonatal research network, January 1995 through December 1996. NICHD Neonatal Research Network. Pediatrics, 2001, 107 (1): E1.
6. RAMANTANI G, IKONOMIDOU C, WALTER B, et al. Levetiracetam: safety and efficacy in neonatal seizures. Eur J Paediatr Neurol, 2011, 15 (1): 1-7.
7. 孙建华, 李菁, 黄萍, 等. NICU 高危新生儿早期的听力研究. 中华儿科杂志, 2003, 41 (5): 357-359.
8. HACK M, KLEIN NK, TAYLOR HG. Long-term developmental outcomes of low birth weight infants. Future Child, 1995, 5 (1): 176-196.
9. BENNETT FC, SCOTT DT. Long-term perspective on premature infant outcome and contemporary intervention issues. Semin Perinatol, 1997, 21 (3): 190-201.
10. SAIGAL S, DEN OUDEN L, WOLKE D, et al. School-age outcomes in children who were extremely low birth weight from four international population-based cohorts. Pediatrics, 2003, 112 (4): 943-950.
11. Follow-up care of high-risk infants. Pediatrics, 2004, 114 (suppl 5): 1377-1397.
12. BRESLAU N, CHILCOAT HD. Psychiatric sequelae of low birth weight at 11 years of age. Biol Psychiatry, 2000, 47 (11): 1005-1011.
13. BRACEWELL M, MARLOW N. Patterns of motor disability in very preterm children. Ment Retard Dev Disabil Res Rev, 2002, 8 (4): 241-248.
14. AYLWARD GP, PFEIFFER SI, WRIGHT A, et al. Outcome studies of low birth weight infants published in the last decade: a meta analysis. J Pediatr, 1989, 115 (4): 515-520.
15. AYLWARD GP. Neurodevelopmental outcomes of infants born prematurely. J Dev Behav Pediatr, 2005, 26 (6): 427-440.
16. SAIGAL S, DEN OUDEN L, WOLKE D, et al. School-age outcomes in children who were extremely low birth weight from four international population-based cohorts. Pediatrics, 2003, 112 (4): 943-950.
17. AYLWARD GP. Neurodevelopmental outcomes of infants born prematurely. J Dev Behav Pediatr, 2005, 26 (6): 427-440.
18. EDGIN JO, INDER TE, ANDERSON PJ, et al. Executive functioning in preschool children born very preterm: relationship with early white matter pathology. J Int Neuropsychol Soc, 2008, 14 (1): 90-101.
19. JOHNSON S, MARLOW N. Preterm birth and childhood psychiatric disorders. Pediatr Res, 2011, 69 (5 Pt 2): 11R-8R.
20. LIMPEROPOULOS C, BASSAN H, SULLIVAN NR, et al. Positive screening for autism in ex-preterm infants: prevalence and risk factors. Pediatrics, 2008, 121 (4): 758-765.

第四节　早产儿的家庭护理

大量研究显示,父母在孩子出院后应当加强对低出生体重儿护理知识的学习,提升自信和护理技能,这一点在孩子出生后的前几个月尤为重要。父母想要通过医生的指导和帮助让孩子有一个良好的成长开端。尽管研究已经证明对 NICU 出院存活的早产儿进行全面、适当、长期的随访十分重要,但一项针对极低出生体重儿随访研究的荟萃分析显示,大部分患儿没有接受到足够的随访,因此推断那些缺乏医疗资源和社会关注的儿童更有可能成为随访所忽略的对象。出院回家后,面对脆弱的小生命,父母往往会不知所措。父母想要了解孩子的病情、治疗方案和预后,他们也非常想了解有关早期临床干预和随访的信息。父母若是不了解孩子的预期发育过程、缺乏正确的育儿方法,将很难促进孩子在语言及各方面的发育。为了使父母能够对婴儿的发育过程中潜在反应作出适当的回应,我们应当就婴儿的成长发育和情感支持这两方面对父母作出相应的指导,这一做法已经被公认为是一种预防性干预手段。

尽管早产儿家庭面临着巨大挑战,医疗保健人员始终对这些家庭给予了极大的关注,尤其是出院后的新生儿。社区医生和其他照料者在处理与早产相关的复杂健康和发育问题时可能会感到措手不及,导致这一现象出现的原因可能是新生儿医生、初级保健临床医师和婴儿家长之间未建立完善的沟通。因此,社区初级保健医生很难满足患儿父母的社会心理需求。事实上,在制订早产儿出院后的随访计划时,社区支持和社会心理因素往往可能被排除在早产儿出院计划之外。

一、理解早产儿的行为

低出生体重儿和早产儿面临着各种健康和发育问题。相比正常出生体重儿/足月产儿,低出生体重儿和早产儿更有可能在出生后的头几年内出现严重并发症、慢性病、发育迟缓症,对医疗资源的需求增加。早产儿的生长发育受诸多因素的影响,这些因素包括:胎龄、出生体重、NICU 期间使用呼吸机的时间、慢性肺病的发病率和严重程度、对氧的需求、脑白质损伤、脑室内出血状态、新生儿在重症监护室的住院时间、每日体重增长,因此早产儿行为的可变性并不是一般传统视角能够解释的。

大部分早产儿在预产期前后就出院了,然而到目前为止我们也不能清楚地了解早产儿出院时的实际发育能力。早产儿对周围环境刺激高度敏感。例如,研究表明,虽然妊娠 34 周和 37 周出生的婴儿可以通过视觉跟踪、听和定位声音,甚至似乎对母亲的声音有偏好,但他们明显比足月出生的婴儿反应更强,也更容易出现行为上的混乱。因此,早产儿有潜在的能力表现出那些足月儿能表现出的能力,并偶尔地对刺激做出相应的反应。然而,早产儿要想表现出这样的能力,就要更依赖于他们的生理、运动和状态系统,而要让这些系统得以运行,良好的护理环境必不可少。因此,儿科医生的任务就是把每一个早产儿当作独立的个体,尽可能了解他们独特的行为模式、激发他们的能力、帮助他们应对生存挑战并完成出生后前几个月的发育目标。

二、早产儿的发育目标

新生儿和婴儿在生命的最初几周和几个月是自我

调节功能逐渐形成,我们可以根据观察新生儿能否对周围环境有所反应并做出适应环境的行为来判断他们是否已具备完善的自我调节功能。完善的自我调节系统,必须充分将自主神经系统、运动系统、行为状态和反应性这四个行为层面融合在一起(表 4-6)。从发育的角度来看,新生儿在努力适应这个陌生世界的同时也面临着一系列不同层次的发育挑战,这包括新生儿依次调节四个行为层面的能力。首先要调节的是生理调节系统或者说是自主神经调节系统,接下依次调节运动系统和行为状态调节,最后要调节的是情绪调节系统,也就是反应系统,这四个系统在新生儿出生后的前两个月呈现出一种阶段性的发育。我们必须在婴儿进入下一发育阶段之前完成前一阶段的发育任务。然而,新生儿只有在得到良好照料的前提下才能够顺利发育并对周围环境做出反应。在这种模式下,人们认为婴儿主要通过其行为来交流。因此,看护者可以根据婴儿在上述任意一种行为层面下所表现出的行为来判断他们正处于自我调节的哪一发育阶段,并且可以看出是否发育成熟。新生儿在发育阶段所面临的种种挑战使儿科医生意识到他们应当指导、帮助新生儿父母处理这些问题,并通过双方的共同努力使新生儿顺利度过这个重要的发育阶段。

表 4-6　作为自我调节和成熟度指标的四个行为层面(AMOR)

行为层面	具体行为
自主神经调节	呼吸模式:有规律的、无规律的、快的、慢的、呼吸暂停 肤色变化:粉色、苍白、发红、肤色不均、肤色黯淡、肤色发绀 脏器功能:肠蠕动、抖动、抽搐
运动调节	语调:正常、低、高、波动 姿势:弯曲的、伸展的 机动成熟:条件反射、动作流畅、抖动、腋下反射弧
行状态调节	意识清醒下的状态过渡模式:熟睡、浅睡眠、嗜睡、警觉、哭泣
情绪调节	警觉状态的质量和持续时间、对刺激的反应、对人脸及声音的定位

早产儿的自我调节功能在持续时间上有局限性。与足月产儿相比,外界刺激更易使早产儿达到失去自我调节能力的感觉阈值。例如,支气管肺发育不良的患儿也许能够循着某个声音传来的方向望去,也可能盯着妈妈的脸看,但前提必须是该刺激刚好与他的感觉阈值相同步。婴儿在第一次听见父母的声音时会暂时地停止呼吸,紧接着便看向父母。而父母则通过孩子的这一系

列的反应得知孩子正努力对听到的声音做出反应。与此同时，父母也意识到在孩子可以和他们进行真正意义上的互动之前，他们应当使自己发出的声音适应孩子的反应能力。在这种情况下，如果父母能够暂时先不再发出声音，给孩子留点反应的时间，那么孩子就有时间调整呼吸，并对父母的声音做出相应的反应。然而，有时孩子最初的某种行为是缺乏安全感或是对周围的刺激感到紧张所导致的，如果父母不能理解这点反而不断要求孩子对他们的声音做出反应，那么孩子可能就会闭上眼睛试图躲避听到的声音。看护者的照看方式以及婴儿完成自我调节的护理需求对健康保健专家和婴儿的父母来说都具有指导意义，同时也有助于为每个婴儿量身制定发育目标。

我们认为当婴儿的自我调节能力能够适应社会、环境的需要时，他就具备了一定的组织能力，所谓的"趋向行为"也正是在这个阶段得以体现。然而，若外界的刺激超出了婴儿自我调节能力的阈值，他们的行为就会变得毫无组织性，并表现出"逃避行为"。例如，有组织的生理反应通常表现为：呼吸均匀、肤色红润、消化稳定；相反地，行为缺乏组织性的婴儿通常呼吸不规律、肤色不佳、消化不稳定。在运动系统中，有组织的行为包括：动作流畅和肌肉屈伸平衡；而动作不流畅和过度的伸肌运动则是行为无组织的体现。婴儿若是具有良好的组织状态系统，他通常会表现出多种明确的状态，并能从一种状态平稳、流畅地过渡到下一种状态。相反，组织性不够好的婴儿所呈现出的状态相对较少，这些状态往往缺少连贯性且频繁改变。组织能力良好的婴儿可以在短时间内保持警觉性并很好地调节互动；而组织能力较差的婴儿在互动时可能会紧张，要么不够警觉，要么过度警觉，而且当互动过于紧张激烈时他们也不能够躲避。我们很有必要让孩子的父母了解这些信息，让他们明白自己的行为并没有引起孩子的感官超负荷；相反，无论从时间长短还是质量上看，早产儿在不同条件、环境下的自我调节能力仍然是有限的。父母可以透过孩子所表现出的行为线索调整交流方法，为更合适的亲子互动创造机会。

如果环境、社会需求有助于打破婴儿自我调节能力限制，且我们考虑到婴儿的感觉阈值，那么这时候就正需要个体化干预策略。从这个角度看，采取干预手段的目的是促进长期的组织能力发育，进而减少无组织行为的发生并增强婴儿个体的自我调节能力。例如，组织能力良好的足月新生儿和婴儿在入睡前会一只手靠着后脑勺上或耳朵后，另一只手放在嘴边。然而，组织能力欠佳的早产儿也会尝试去做相同的动作，但有可能并不能够顺利地一直维持舒服的姿势。基于这些观察，儿科医生和父母可以采取一些措施帮助孩子安定下来并有组织地入睡，比如，把孩子放入襁褓中、把孩子的手放在他的嘴边、伸出手指给孩子抓着或者把孩子的腿屈起来搭在手上。父母只有充分地了解孩子的发育状态、发育优势和发育困难，才能满足他们的个体需要。

三、期望中的宝宝：对父母和家庭的影响

就早产儿父母来说，他们本身也被认为是"早产父母"。当父母一边哀叹自己的孩子并不是他们所想象或期望的样子，又一边尽力与现实中的孩子培养感情时，所谓的预期性悲伤就随之产生了。

母亲感到焦虑和压抑的原因往往是她们认为孩子早产完全是母亲自身的过失。除此之外，母亲认为早产违背了她自己的期望，使她想拥有一个完美宝宝的梦就此破碎了。父母对婴儿的认知在产后便立刻开始加固，而且父母对婴儿行为的认知在建立亲子关系的过程中至关重要。

多位研究者指出母亲与低出生体重儿之间存在着互动障碍。早产儿父母感到互动困难很大程度上不仅仅是因为孩子不像他们所期待的那样健康、有活力，还因为不同于足月儿，早产儿的反应不够灵敏，很少能够发出父母可以理解的交流信号，而且不爱笑反而更易焦躁。早产儿发出的交流信号往往更难以理解，这也就造成父母和孩子之间的交流障碍。无论父母能否持续地还是偶然地捕捉并理解孩子发出的交流信号，这种能力在培养安全感和依恋关系的过程中显得极为重要，因此父母对孩子所发出的交流信号的敏锐程度也是一项重要的临床问题。父母一旦觉得难以理解孩子的行为，他们不仅会产生一种失败感还会比先前更加抑郁，互动障碍也随之产生了，最终亲子依恋关系变得不堪一击。帮助父母识别婴儿发出的信号并对婴儿的反应做出反馈有助于父母以自信的姿态与孩子共建情感关系。

我们的研究目标之一就是帮助父母改变对孩子的现实认知，从而发展适应孩子客观行为模式现实认知。影响父母对孩子的认知是一个复杂的过程，因为父母对孩子行为的认知往往来源于自身经历和潜意识。鉴于无法在短时间内更正这种歪曲的认知，我们可以让父母观察孩子独有的行为模式和互动方式，从而防止产生适应不良的互动模式。因此，儿科医生对家长的主要态度是尊重和支持。临床医生必须能够感性地倾听家长的问题和意见。要注意一个母亲的口头阐述对她的孩子是至关重要的，因为这些属性在决定母婴关

系的演变中发挥重要作用。我们应该给父母提供机会，让他们分享自己对婴儿的看法，讲述他们成为父母的经历。

总之，虽然早产和低出生体重是发育不良的危险因素，但危及教育质量的环境风险因素更可能具有更大的风险。因此，我们认为，实施适当的干预措施，其目的是为了提高亲子互动和发展亲子关系，从而提高促进孩子的认知和社会情感的发展。

四、儿科保健指导者的角色：预期指导

儿科医生在解决早产儿和早产儿父母的需求方面有着独特的地位，在早产儿生命最初的几个月为早产儿父母提供需求及帮助（表4-7）。由于第一年的就诊次数频繁，初级儿科医生有很大的机会与早产儿家庭建立互助关系。家庭中心护理医疗家庭模式，得到了美国儿科学会大力支持，提倡初级儿科医师应该是早期干预健康团队一个重要的成员，"因为他或她有着独特的训练、兴趣和承诺" 以及提供以家庭为中心的、连续的、富有同情心和专业敏感性的医疗服务。"

表4-7 初级保健人员在早产儿护理中的作用

在婴儿从新生儿科重症监护病房出院回家之前与家庭成员建立一种支持关系，用家庭关系网解决婴儿发育过程中的问题：

使用标准化的发育筛查工具来测量认知、语言、运动发展。使用新生儿行为观察量表（NBO）（表4-9）来向家长提供更多的发育信息，与家长之间建立联系，辅助完成从新生儿重症监护病房到家庭的转变。

如果发现发育迟缓，与或不与其他学科参与早期干预，如神经学、整形外科学、神经发育专家、听力学；与社区早期干预服务机构建立一种合作伙伴关系，观察婴儿行为上的问题，评估产妇健康。

筛查婴儿的行为问题

评估产妇产后健康状况
  产后抑郁的筛查
  家庭问题的筛查

讨论家庭中关于早产儿的一般的医疗保健问题，包括：
  睡眠模式、婴儿哭泣的原因和处理
  喂养的问题
  婴儿性格的问题

除了监测早产相关的重要的健康问题，儿科医生的特有的职责还需检测婴儿发育和行为问题以及父母的医疗和心理健康。使用标准化的发展检测仪器用来检测早期认知、语言和运动发育，不仅能够识别是否存在发育迟缓，而且初级护理者、护士、指导专家还可以提供合适的机会为婴儿生长的预期做出指导。发育迟缓的儿童可以被技师送往合适的社区早期干预服务机构。同样的，对产妇健康的检查，包括产后抑郁或任何相关困扰，也是作为儿科医生日常关注的一部分。

早产儿的父母需要对一般的医疗健康问题进行咨询，包括睡眠、哭闹、喂养和婴儿性格，因为父母的焦虑程度往往在最开始充满压力的新生儿科重症监护室开始被放大。同样，从NICU到家庭过渡往往被描述为是有着巨大的困难与压力，因为在NICU，那里有不断监测婴儿健康状态以及提供巨大的社会和情感支持。另外可能来自双胞胎、三胞胎增加了护理的难度，充满了独特的挑战性。因此，"医疗家庭"是非常重要的，应从在NICU住院期间开始，父母在婴儿出院前与他们的医生做好沟通。NBO量表由医生帮助父母从NICU到家庭的过渡，可以帮助家长更好地了解孩子的行为和性格、他们反应性的阈值、睡眠模式、喂养信息以及互动准备，从而帮助孩子和其新环境之间建立一种"和谐"的关系。

五、预期指导：早产儿具体的护理照顾问题

1. **睡眠问题** 在生理上，早产儿更可能有呼吸暂停的病史，可能与慢性肺疾病有关，可能需要氧疗或家庭心肺监测设备。研究显示，脑电图监测显示早产儿睡眠组织不成熟。这些婴儿往往呼吸音较重，伴有打鼾和呼噜声，所以担心呼吸困难的家长更有可能在夜间因为婴儿的睡眠问题而失眠。另外，在较为忙碌的NICU的婴儿，由于没有正常的昼夜循环，可能会睡得更少且体重不增加，在NICU减少夜间照明的婴儿同样如此。因为这个原因，早产儿的家长更有可能提到孩子有睡眠问题，经常地抱怨宝宝分不清昼夜。一旦宝宝出院回家，需要一些时间来解决睡眠问题。早产儿同样需要额外的热卡的摄入，这就要求了夜晚额外的喂养，或是有胃食管反流呕吐问题，导致家长频繁的惊醒和无法入睡。

婴儿的睡眠问题与母亲的创伤后反应有关。一个早产儿的父母更有可能留在他们的婴儿身边，直到他或她睡着了，或在孩子醒着时把婴儿抱到自己的床上。

儿科医生的作用是识别睡眠障碍的存在，试图找出这些问题的根源，并建议家长采取可能的干预策略（表4-8）。在向家长解释早产儿相对足月儿需要更长时间来解决睡眠问题，早产儿常见问题的解决会对焦虑的家长有所帮助。

表 4-8　睡眠障碍的病因和干预措施

睡眠问题	可能原因	干预措施
昼夜颠倒(白天睡觉晚上醒)	NICU 忙碌的环境	夜间黑暗、安静的环境减少白天睡眠时间
经常觉醒	神经发育不成熟	帮助父母学习识别和预测婴儿睡眠周期
	觉醒强化	睡眠训练指导: 常规睡眠时间 鼓励自我清醒的技巧
多胎:多胎婴儿之间互相影响	不同的睡眠周期	排查原因(可能包括合睡、不同睡眠地点)

2. **抚触**　在 NICU 积极抚触的重要性是被公认的,所以鼓励家长与早产儿保持皮肤接触,"袋鼠式护理"。研究证明皮肤接触或袋鼠式护理对早产儿和父母同样有积极作用。一篇关于皮肤接触 Meta 分析显示皮肤接触对新生儿行为评定量表(neonatal behavior assessment scale,NBAS)分数中适应性、运动成熟性、范围状态和压力影响均有所改善。同样,按摩疗法已用于较大的婴儿,结果表明,它可以促进早产 / 低出生体重婴儿的体重增长和减少住院时间。Field 等人研究显示,与对照组婴儿相比,定期接受按摩的早产儿(15 分钟一次,一天 3 次,共 10 天)体重平均增加 47% 以上。重要的是,没有关于按摩不良的影响报道。出院回家后,按摩治疗由专业人员教会给父母。此外,婴儿携带用品的使用在婴儿生长到一定大小的时候可能是另一种继续这种密切联系的方式。

3. **喂养问题**　喂养问题在早产儿 1 岁时很常见。对父母来说,家长可能无法理解良好的情绪和文化对体重增长的重要性。儿科医生应该审查父母的喂养计划,包括他们的需求和优先选择(例如母乳喂养)。NICU 家长对婴儿喂养的量、体重增长和发育很重视。理想情况下,一开始应该教会父母合理的喂养技巧以及如何识别婴儿饥饿、喂养期间的喂养耐受能力、何时应该停止喂养,以及这些反应在最初几个月的成长发育中会如何变化。

喂养问题可以分为医源性、口腔和行为问题而导致。喂养问题是常见的,特别是有长时间机械通气和鼻胃管喂养病史患儿。对于存在喂养问题的患儿,适当的经口喂养治疗在培养积极的喂养经验和降低口腔敏感性方面是必不可少的。喂养问题通常是多方面的,医疗问题,如胃食管反流导致喂养相关的疼痛等。同样,有证据表明,护理人员和家长的喂养方式或方法可能会导致口腔厌恶产生。

儿科医生应询问家长适当的喂养相关开放式问题,从而探寻喂养问题的原因。详细的喂养史,包括:父母的感知困难,喂养方式和描述的频率,持续时间和喂养的环境。越早发现并治疗喂养困难,长期的口腔厌恶情绪就越少发生。因严重的慢性呼吸道疾病无法采取适当的方法摄入热卡的婴儿,在 NICU 住院或出院回家后有体重增加困难的婴儿,胃造瘘管(G- 管)的放置是有必要的。经验丰富的口腔治疗师会与父母建立一个持续的积极的口腔运动刺激计划,以便减少对胃造瘘管依赖时间。

4. **哭泣**　婴儿前三个月过多的哭闹是家长向儿科医生普遍反映的最常见问题之一。研究显示早产儿比足月儿的这一问题更为严重。Sobotkova 等人报道了 6 周和 3 个月大的早产儿母亲反映婴儿哭闹问题与足月儿母亲相比更多。Barr 等人比较了健康足月儿和健康早产儿的哭泣方式,发现早产儿比出生胎龄超过 40 周的足月儿哭闹的更为严重,在生后 6 周时达到高峰。这种较低的哭闹阈值可能反映了早产儿缺乏调节行为状态的能力。多项研究发现,早产儿不仅哭闹更多,而且早产儿的哭闹被认为比足月儿的哭闹更难以理解。过度的哭闹反过来降低母亲的应对能力。

那么,儿科医生如何帮助早产儿父母积极应对过度哭闹的婴儿? 首先,提醒父母,随着时间的推移,他们的婴儿的哭声会越来越强大,听起来更像是一个足月婴儿的哭声。因此,临床医生可以借此机会帮助父母仔细听哭声以更好地认识到哭泣的力度和强度,因为这是孩子健康发育的可靠指标。第二,我们可以帮助家长意识到,哭意味着他们的宝宝沟通正常。当出院时,儿科医生可以帮助他们预测这些哭泣的情节,建议他们做以下尝试。

把婴儿床或摇篮放在家里光线或声音不太刺激的地方。这将有助于婴儿睡眠,从而减少来自外界刺激水平。

确保婴儿床里有毛毯卷或支架,为婴儿提供可能需要的边界,使其睡得更久,以便储备能量。

在一天中,试着找出婴儿哭闹的早期预警信号,这些早期预警信号表明刺激过度。尝试了解婴儿对某些更容易导致哭闹的特定情况的反应。例如,如果在换尿布时经常哭闹,照看者可以学习降低刺激水平或注意其对不同处理水平的耐受性。

毫无疑问,照顾一个哭了很久的婴儿,其父母是非常紧张的。许多早产儿的父母会感到沮丧。因此,认识到父母的需要,特别是在谈及他们面对婴儿过度哭闹时的无助感以及经验的不足,这一点是尤为重要的。预期指导的最佳形式可能是帮助父母意识到有一个社会支持网络,无论是合作伙伴、父母、朋友或邻居,也许是在这个时候他们最重要的预防性干预的形式。

六、实足年龄或矫正年龄：父母的困境

早产儿行为变化的一个主要来源，也是困扰许多父母的一个问题，是如何估计婴儿的年龄，也就是说，是使用"矫正年龄"的概念，还是简单的使用婴儿的实际"出生年龄"？大多数早产儿出院时还在预产期内。有些可能实际年龄是生后4周，而有些可能是实际年龄是3个月，但他们矫正胎龄可能是一致的。父母不确定使用哪一种年龄分类作为他们婴儿的发育的指标，使用婴儿的实际年龄，结果往往是家人或者陌生人对婴儿的评论是"那么小"，而使用矫正年龄则需要父母提供婴儿的早产病史，这是他们目前可能倾向于避免的话题。父母也经常觉得他们的婴儿的发育与年龄不符，不知道在某一阶段应该期盼得到什么样的发育状态。

一旦婴儿出院，儿科医生成为对父母帮助的一个主要信息来源，以减轻他们对孩子未来的忧虑，帮助父母了解婴儿的发育状况。儿科医生提醒早产儿父母婴儿的矫正年龄和指出早产儿与足月儿之间的一些基本差异对其是非常重要的。早期干预服务机构可以协助儿科医生帮助父母解决这些问题。一个简单的指导计划是随着时间的推移监测身长发育情况，对早期运动技能的获得，观察到的技能的质量而不是数量。例如，虽然早产儿坐起时间可能迟缓，但其可能会有很好的运动功能，如旋转、触碰、转移物品或玩自己的脚。儿科医生对婴儿运动发育的评估，显示其健康发育的迹象，这一点可以让其父母放心。

七、激励和互动：促进父母与婴儿间和谐的关系

早产儿对社会和环境刺激的过度反应是有充分的证据。父母和儿科医生需要认识到，刚出院回家的早产儿会在出院后的几个月里对刺激保持敏感。因此，出院后在医院或在儿科医师办公室给予父母的前瞻性指导应包括关于防止过度刺激和帮助敏感婴儿自我调节的信息。

早产儿，即使在足月龄，多器官自我调节能力也很有限。当婴儿表现出通过失控和筋疲力尽而表达过度的刺激时，儿科医生可以给父母最简单的建议就是减少刺激量。例如，对于一个年幼的早产儿，当其被抱着或有人和他讲话，他很难在同一时间看着他的照看者。建议照看者在与其互动时考虑方式。儿科医生建议照看者控制表达方式的数量，如抱着婴儿时（不是摇晃）可以对其微笑，但不要在同一时间与他说话。如果与婴儿建立眼神接触并看起来很轻松，照看者可以边看着婴儿边用柔和的声音与其讲话，以确定目前的声音是否合适。为了帮助早产儿在各种环境中保持自我调节能力，在出院回家后的头几个星期，可以带着婴儿到杂货店或购物中心。父母经常问哪些玩具适合他们的早产儿。在最初的2~3个月中，父母自己是最好的"玩具"。在这个年龄段的婴儿最感兴趣的是面孔，特别是他们父母的脸，婴儿会喜欢看他们，而不是任何玩具。父母应避免连续刺激（光或声音）的电池玩具，并应避免婴儿接触电视，这是根据美国儿科学会概述的指导计划而定的。早期干预服务提供商通常非常了解什么玩具适合非常小的婴儿，可以在儿科医生推荐适合婴儿发育阶段的玩具方面提供帮助。

早产儿的父母经常反映婴儿在半夜最易觉醒。典型家庭环境设置的噪声和光照水平所营造的平静环境／安静环境可能是警觉性增加的原因。白天改变婴儿所在房间的照明强度，拉下窗帘或调暗灯光，可以帮助婴儿达到并保持警觉状态。用襁褓包裹婴儿，并通过手指握住提供抓住机会，可以帮助婴儿保持较长时间的放松姿势，并有助于婴儿努力对父母的声音做出回应。一般来说，一个平静的日常事件将有助于早产儿的能力发展。

在白天，婴儿应该在一个安静的家庭环境，睡在一个没有电视或交谈声音的房间。限制访客和照看着的数量将有助于围绕婴儿的睡眠／苏醒周期和喂养时间表建立可预测的日常计划。

八、照顾早产儿的家庭——基本护理关系

研究表明，低出生体重、早产的孩子存在一些发育问题风险，表明这些婴儿比正常体重／足月儿更可能出现明显的并发症、慢性疾病、发育迟缓，并在生后第1年可能需要更多的医疗服务。然而，循证医学研究表明，高危儿实施干预会促进其以后的生长发育。我们建议，特别对早产儿而言，一个以家庭为中心的个体化的生长发育体系和对其父母的支持，可以防止当早产儿难以适应护理环境需求时出现一系列的复杂问题。

对于早产儿，从出生到出院的第一个月是其对新环境和亲子关系发展适应的主要过渡阶段。这是最早的互动模式形成的时期，早产儿和父母通过交流沟通信号来达到彼此满意的情感调节水平。我们相信，这一时期儿科医生提供一个独特的机会提供预防性干预和帮助早产儿父母，特别是在环境压力之下。从医院到家庭的过渡为儿科医生提供了一个支持性干预的切入点，

从而降低本身存在的风险。对于感到焦虑或无助的家庭，或没有支持的家庭，这种以婴儿 - 家庭为中心的个性化方式向父母提供可靠的发育信息，使父母更好地了解婴儿的需求，从而提高他们作为父母感的能力。同时可以作为家庭和家庭医疗保健提供者之间的一个桥梁，并增加非正式的社区帮助和更正式的家庭资源服务。

医生和家庭之间有联系的背景下，这种儿科护理是有效的。Inui 认为，家庭和初级保健体系的紧密联系有助于提高贫困地区医疗资源利用。皮尤研究中心强调以儿科专业人员与患儿的沟通为中心，包括他们在决策过程中以父母作为合作伙伴，尊重、关心、调节和基本的积极态度是整个"治疗"过程的关键。父母越是担心或焦虑，这种可靠的情感环境就变得越重要。父母试图去了解婴儿，我们为父母提供更有希望和支持的关系。对于一个无助和脆弱的早产父母来说，"与"一个支持和关心他们的临床医师的"见面"可以是增强父母价值感的第一步。反过来，这也是帮助父母更积极地投入到婴儿身上的一个重要条件。

九、早产儿父母支持的模式：NBO 系统

NBO 系统是一个无缝模型，将帮助父母实现从医院到家庭的转变，为其提供婴儿成长的持续信息，并帮助父母应对作为父母将面临的挑战。NBO 的开发尤其是对儿科医生，作为一个交流工具，帮助父母促进亲子关系和培养医生 - 家庭关系的形成。NBO 系统包括 18 个行为项目。它可以被描述为一个简短的、结构化的观察技术，使儿科医生能够观察新生儿的行为，如睡眠行为、婴儿的互动能力和刺激阈值、行为能力、哭闹、安抚、状态的调节。然后，医生可以根据婴儿当前的功能水平提供干预措施，并根据这些观察结果为父母提供预期性指导（表 4-9）。例如，互动的项目，记录婴儿对面部或声音的反应，可以向父母显示婴儿在不知所措的情况下刺激阈值，提供最适合的互动方法。在 NBO 系统下，对哭闹和安抚的观察，可以使医生能够为父母提供如何处理哭闹和如何最好地安抚婴儿的具体指导方案。

表 4-9 新生儿行为观察系统（NBO）

姓名：_____ 宝宝性别：_____ 出生日期：_____ 日期：_____
孕龄：_____ 体重：_____ Apgar 评分：_____ 胎次：_____
喂养方式：_____ 设置：_____ 辅导者姓名：_____

观察记录

行为	3	2	1	干预措施
1. 灯光习惯	轻松	有困难	很困难	_____睡眠调节
2. 声音习惯	轻松	有困难	很困难	_____睡眠调节
3. 语调：胳膊或腿	强	较强	弱	_____语调
4. 嘴角反射	强	较强	弱	_____饲喂
5. 吮吸	强	较强	弱	_____饲喂
6. 手握	强	较强	弱	_____力量/接触
7. 肩膀和脖子语调	强	较强	弱	_____强韧度
8. 爬	强	较强	弱	_____睡眠姿势安全
9. 对脸和声音的反应	较强反应	中等	无反应	_____社交互动
10. 视觉反应（对脸部）	较强反应	中等	无反应	_____社交准备
11. 语调方位	较强反应	中等	无反应	_____声音识别
12. 声音方位	较强反应	中等	无反应	_____听力&注意力
13. 视觉追踪	较强反应	中等	无反应	_____视觉/刺激
14. 哭	很少	中等	很多	_____哭
15. 安抚	很容易	中等	困难	_____安抚
16. 状态调节	控制很好	中等	不受控制	_____喜怒无常
17. 对压力反应：颜色，震动，惊吓	控制很好	中等	非常有压力	_____压力阈值
18. 活动水平	调节很好	中等	很高/很低	_____需要支持

行为管理（力量和挑战）
干预指导（关键词）

NBO 系统的目的是帮助临床医生捕捉和描述婴儿生后最初几个月行为适应的复杂性和独特性,确定婴儿的优势和关注的领域,然后发现这些行为是如何融入一系列的行为状态和个性之中。此外,医生可以使用 NBO 系统来确定更容易让婴儿适应新环境的照顾技能。因为 NBO 系统的概念是一个互动的行为观察,NBO 系统总是在父母在场的情况下进行管理,因此它可以为父母和临床医生提供一个平台,共同观察和解释新生儿的行为。完整的 NBO 系统评估大约需要 5~10 分钟,从出生第一天到矫正胎龄 3 个月都可以进行。其设计灵活,可与医院、诊所或家庭的常规儿科检查相结合,符合临床实践的要求。研究表明,NBO 系统可能是一种有效的工具,可以帮助儿科医生帮助父母更好的了解和理解其婴儿的生长发育,可以有效地促进临床医生和父母之间的积极有效的关系。

十、总结

以家庭为中心的护理可以降低应力水平和家庭功能障碍的风险,并促进父母和孩子之间的积极关系。以婴儿为重点、家庭为中心的儿科护理模式可以提高孩子的认知、社会和情感发育。以婴儿为中心的方式基于确定婴儿的优势和识别婴儿将来可能面对的挑战,帮助家长更好地了解婴儿的个性和气质,从而在加强亲子关系中发挥强大的作用。此外,儿科医生、护士或专职医疗保健专业人士可以借 NBO 系统帮助家长更好地理解他们婴儿的发育,提供预期指导,以满足早产儿的需要。

建立临床医生和家庭之间的信任关系是以家庭为中心的护理发展的基石,一个以婴儿为中心的方法可能最适合解决父母在婴儿前几个月从 NICU 出院后所经历的压力。以婴儿为中心这种方法的本质是根据婴儿的个体化,为个性化发展提供信息,为未来的护理指导奠定一个持久的基础。

(白瑞苗 李占魁)

参考文献

1. NUGENT JK, KEEFER CH, MINEAR S, et al. Understanding newborn behavior and early relationships: the newborn behavioral observations (NBD) system handbook. Baltimore: in press, Paul H. Brookes Publishing.

2. EISENGART SP, SINGER LT, FULTON S, et al. Coping and psychological distress in mothers of very low birthweight young children. Parenting Sci Pract, 2003, 3: 49-72.

3. MINDE K. The assessment of infants and toddlers with medical conditions and their families//OSOFSKY J, FITZGERALD H, editors. Handbook of infant mental health, vol 2. New York: Wiley and Sons, 2000.

4. GRAY JE, SAFRAN C, DAVIS RB, et al. Baby CareLink: using the internet and telemedicine to improve care for high-risk infants. Pediatrics, 2000, 106: 1318-1324.

5. RUTTER M. Psychosocial resilience and protective mechanisms//Rolf J, editor. Risk and protective factors in the development of psychopathology. New York: Cambridge University Press, 1990.

6. MELNYK BM, FEINSTEIN NF, FAIRBANKS E. Effectiveness of informational/behavioral interventions with parents of low birth weight (LBW) premature infants: an evidence base to guide clinical practice. Pediatr Nurs, 2002, 28: 511-516.

7. NUGENT JK, BRAZELTON TB. Preventive mental health: uses of the Brazelton Scale//OSOFSKY J, FITZGERALD H, EDITORS. WAlMH handbook of infant mental health. New York: Wlley, 2000.

8. ESCOBAR GL, LITTENBERG B, PETITTI DB. Outcome among surviving very low birthweight infants: a meta-analysis. Arch Dis Child, 1993, 66: 204-211.

9. KLEBERGA, WESTRUP B, STJERNQVIST K. Developmental outcome, child behaviour and mother-child interaction at 3 years of age following Newborn Individualized Developmental Care and Intervention Program (NIDCAP) intervention. Early Hum Dev, 2000, 60: 123-135.

10. MOURADIAN LE, ALS H, COSTER WJ. Neurobehavioral functioning of healthy preterm infants of varying gestational ages. J Dev BehavPediatr, 2000 21 (6): 408-414.

11. DIETER IN, FIELD T, HERNANDEZ-REIF M, et al. Stable preterm infants gain more weight and sleep less after five days of massage therapy. J Pediatr PsychoI, 2003, 28 (6): 403-411.

12. FIELD TM, SCHANBERG SM, SCAFIDI F, et al. Tactile/kinesthetic stimulation effects on preterm neonates. Pediatrics, 1986, 77: 654-658.

13. SOBOTKOVA D, DITTRICHOVA J, MANDYS F. Comparison of maternal perceptions of preterm and full term infants. Early Dev Parent, 1996, 5 (2): 73-79.

14. BARR RG, ROTMAN A, YAREMKO J, et al. The crying of infants with colic: a controlled empirical description. Pediatrics, 1992, 90 (1): 14-21.

15. INUI TS. What are the sciences of relationship-centered primary care？ J Fam Pract, 1996, 42 (2): 171-177.

第五节　早产儿出院后的初级保健

4 章

由于围产医学的飞速发展,早产儿存活率已大幅提高,在发达国家,大部分胎龄 25 周以上的早产儿已能够存活。随着更多早产儿的存活,其出院后的筛查、免疫接种、口腔保健、汽车座椅指导,以及针对发育落后儿童的早期干预等,已日渐重要。

一、早产儿筛查

(一) 筛查时间

不论胎龄,早产儿的首次筛查与足月儿一样,通常在生后 72 小时内进行。美国每个州对早产儿的随访筛查略有不同。在马萨诸塞州,建议 NICU 的早产儿在生后 2 周龄或出院时进行第二次检测。对于出生体重不足 1 500g 的早产儿,在生后 2、4、6 和 10 周龄时需复测,直至体重达到 1 500g。如在住院期间曾输血或检测结果异常,将于出院后复查。有时,一个异常的结果常导致多种筛查阳性,反之,一个阳性筛查结果需多次复查来验证,因为有些检测可能呈假阳性。初级保健师需警惕可能受早产影响的特殊检查。

(二) 可能因早产而受影响的特殊检查

1. **先天性肾上腺增生**　先天性肾上腺增生的病因是 21- 羟化酶缺陷,可利用酶免疫测定或放射免疫分析检测基础 17- 羟孕酮(17-OHP)水平。早产儿常出现生理性 17-OHP 增高,有时需根据早产儿的体重来调整 17-OHP 的参考值。需根据不同体重,给出正常、临界以及异常的参考值。例如,体重大于 2 250g 的婴儿,若超过 90ng/ml 则为异常,体重小于 1 250g,超过 160ng/ml 则为异常。住院期间的婴儿常常会高于正常值。

当一个早产儿出现 17-OHP 增高,临床医师需要警惕患儿是否有外生殖器两性畸形(女婴男性化)。当临床高度怀疑此病,或筛查高于参考值时,新生儿科医师需要检测血清 17-OHP 水平,通过检测电解质来评估是否有失盐表现,并考虑请内分泌科医师会诊。如果查体正常,17-OHP 处于临界值,建议尽快复查;如果复查后 17-OHP 仍处于高值,则应立即请内分泌科会诊。

早产儿或处于疾病期的婴儿,常因受母体或生后甾体类影响,出现 17-OHP 的假阳性。

2. **先天性甲状腺功能减退**　可通过放射免疫分析或荧光免疫分析方法来测定甲状腺素、促甲状腺素。不同年龄的甲状腺功能可能不同,因此,每个样本的结果均需要参照各个年龄段的正常参考范围。由于发育不成熟、暂时性甲状腺功能障碍或永久性甲状腺功能减退,早产儿的甲状腺功能筛查常出现异常结果。

由于新生儿的甲状腺功能常出现假阴性,故初级保健师需警惕可能提示甲状腺功能异常的症状或体征,例如黄疸消退延迟、后囟较大、干燥且有斑点的皮肤、低体温、心动过缓、体重增加不良、便秘、甲状腺肿块。如果婴儿出现诸如此类的症状体征,初级保健师需考虑是否做进一步检查。

3. **囊性纤维化(cystic fibrosis,CF)**　免疫反应性胰蛋白酶(immunoreactive trypsin,IRT)检测是一种免疫分析方法,用于新生儿 CF 的筛查。检测器具及抗体不同,其正常参考范围也不同。胰腺炎及其他因素,如产程延长、膈疝、围产期压力均会影响 IRT 的结果。汗液检测及脱氧核糖核酸(deoxyribonucleic acid,DNA)检测是最可靠的诊断 CF 的依据。

4. **高胱氨酸尿症**　串联质谱可用于高胱氨酸尿症的筛查,常可见甲硫氨酸增高(大于 2mg/dl)。早产儿因较高的蛋白质摄入以及肝功能不成熟,可能出现假阳性。

(三) 摄入对筛查的影响

喂养不充分或氨基酸摄入不充分,将影响枫糖尿症、苯丙酮尿症等氨基酸代谢异常疾病筛查结果的准确性。完全肠外营养也可能影响筛查结果。未接受乳糖饮食或正接受静脉输液的婴儿,其半乳糖血症的筛查也不准确。

(四) 输血对筛查的影响

输血也会影响筛查结果,例如:血红蛋白病、半乳糖血症的筛查。输血可能导致低出生体重儿血液稀释,从而引起 17-OHP 假阴性。

尽可能在输血前完善各项筛查,如果没能在输血前完善,最好在最后一次输血后 2~3 天复查。在笔者单位的 NICU,会在最后一次输血后的 2 个月进行再一次复查。

(五)初级保健师的职责

初级保健师应了解所在地区的筛查计划。接到筛查结果以前,不能假定结果正常。找不到送检的初级保健师、寄送结果时信息有误等,都是导致无法接到异常筛查结果的常见原因。有时 NICU 的主管医师并不是新生儿的初级保健师,因此常常需初级保健师提供一份最近的、官方的正式筛查报告。

初级保健师需警惕早产儿的假阳性及假阴性结果,并遵照本章以及所在地区的建议。曾输血治疗的早产儿或收到正常结果的婴儿,仍需要随访。

如果以前的数据已经不正常,或近期筛查前曾接受过输血,应复查。一旦出现异常结果,有必要进一步完善更具体、更敏感的测试。如果结果异常,初级保健师应安排恰当的随访计划,并提供恰当的指导及转诊。某些测试可识别无症状携带者,初级保健师需进行合理的指导,因为这种携带可能会对女婴未来的怀孕、家庭其他成员产生影响。

(六)可为家庭及临床医师提供资源的网站

1. **美国儿科学会(American Academy of Pediatrics,AAP)** 为初级保健师提供 AAP 关于新生儿基因筛查方面的政策及新生儿筛查系统的发展状况。

2. **Action Sheets** 此资源来自美国医学遗传学院(American College of Medical Genetics,ACMG)、母婴卫生局(the Maternal and Child Health Bureau)、卫生资源和服务管理局(Health Resources and Services Administration,HRSA)。它为初级保健师提供了更多关于新生儿筛查的细节。其首页提供了关于随访的基础和临床信息。第二页提供的网站列表有助专科医师会诊及讨论。

3. **疾病控制和预防中心、实验科学部(Centers for Disease Control and Prevention,Division of Laboratory Sciences)** 此网站提供了关于新生儿筛查质量保证的幻灯片。

4. **美国出生缺陷基金会(March of Dimes)** 此网站为家庭提供了新生儿筛查中常见疾病的描述。

5. **国家家庭医学计划中心(National Center of Medical Home Initiatives)** 此网站为临床医师提供了筛查列表、国家数据以及众多其他资源。

6. **国家新生儿筛查和遗传资源中心(the National Newborn Screening and Genetics Resource Center)** 此组织由美国母婴卫生局、遗传卫生部、得克萨斯大学位于圣安东尼奥的健康科学中心合作建立。为卫生保健专业人士、家庭以及政府官员提供了有关新生儿筛查和遗传的信息及资源。

7. **中国医师协会新生儿科医师分会和中华医学会儿科学分会官方网站** 提供大量中文资源。

二、汽车座椅对早产儿的安全

当早产儿准备出院时,出院医师必须做一个重要决定:这个婴儿能否安全地使用汽车座椅。与大部分足月儿不同,早产儿被置于汽车座椅时有发生氧饱和度下降的风险。包括呼吸暂停、频繁的周期性呼吸、心动过缓和 / 或氧饱和度下降。维持早产儿氧饱和度在 93% 以上,能降低猝死率并有利于生长发育。如果未发现这些不良事件,反复发生的氧饱和度下降可能导致低氧血症,缺氧可能与行为、认知及运动的不良预后有关。由于不同的肤色和血细胞比容,家长可能并不能察觉到这些异常。

美国儿科学会(AAP)建议每个胎龄不足 37 周的婴儿于出院前在安全座椅内观察一段时间。这段时间称为"婴儿汽车座椅挑战"(infant car seat challenge,ICSC),这已成为全美大约 75% 医院的标准做法。继美国之后,其他国家也已制订出 ICSC 的测试方案。

在美国,很多医疗机构虽然遵照 AAP 的建议对早产儿实施 ICSC,但关于如何测试,目前仍没有一个标准的指导方案。由于缺乏标准方案,许多新生儿医疗机构发展形成了自己的测试标准及流程。这导致了婴儿的选取、通过与未通过的标准、测试时间等的不一致。我们推荐使用图 4-2 的流程。简言之,胎龄少于 37 周的婴儿需在汽车座椅内观察 90 分钟。如果婴儿出现超过 20 秒的呼吸暂停、不规则呼吸、氧饱和度低于 93% 超过 20 秒,或心率低于 80 次 /min 超过 10 秒,则未通过测试,不能置于汽车座椅内出院。

10 个对 ICSC 的研究发现,15%~20% 的婴儿测试时出现氧饱和度降低。如表 4-10 所示,这些研究已列举出一些导致氧饱和度降低的危险因素。孕周、姿势、肌张力、座椅内的时间都是重要因素。初级保健师需尤其重视具有不止一个危险因素的婴儿。

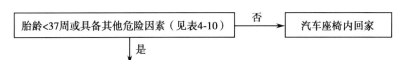

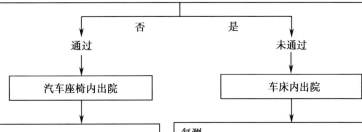

胎龄<37周或具备其他危险因素（见表4-10）　否　→　汽车座椅内回家

是

婴儿汽车座椅选择：
- 美国儿科学会建议，早产儿汽车座椅的安全带槽下端至汽车座位面的距离应当有10英寸、裆带至座椅背面的距离<5.5英寸；
- 婴儿专用汽车座椅应具备5点式或3点式固定系统（restraing system）；
- 超过5年使用期的儿童汽车座椅被认为已经过期，不建议使用。

婴儿汽车座椅挑战
- 按照美国儿科学会的建议放置婴儿；
- 监测呼吸、心率、氧饱和度90分钟，注：若考虑开车回家，应延长测试时间。

呼吸暂停>20秒*；氧饱和度下降，<93%超过20秒；心动过缓，<80次/min超过10秒；不规则呼吸=间歇性呼吸急促或周期性呼吸（频繁暂停时间<3秒），尤其是氧饱和度短暂下降至低于93%

否　　　　　　　是

通过　　　　　　　未通过

汽车座椅内出院　　　　　　　车床内出院

患儿父母教育
- 不能保证婴儿未来不出现问题
- 汽车座椅内的时间应限制在1小时内
- 需寄回汽车座椅注册信息卡，以确保能接收座椅召回信息；
- 足够的衣物为早产儿保暖，确保卡扣不会太松。

复测：
- ICSC测试前未监测仰卧位，和/或已确诊的胃食管返流时，需于车床内复测；
- 如果未通过车床测试，婴儿需留院5~7天后复测，或带监护设备出院回家；

患儿父母教育
- 婴儿置于车床后需由成人监护；
- 在婴儿能坐立时完全抬头前，不能替换其他座椅装置；
- 车床注册信息卡需寄回，以确保能接收车床召回信息；
- 足够的衣物为早产儿保暖，确保卡扣不会太松。

在以下情况下可转为汽车座椅：
1. 出院1~2月后通过ICSC测试；
2. 如果未通过测试，在婴儿能坐立时完全抬头前，不能替换其他座椅装置。

图4-2　婴儿汽车座椅安全性建议

表4-10　氧饱和度降低的危险因素

危险因素	说明
早产	早产儿更易发生,且更频繁
座椅位置	座椅越直立(超过45°)越易发生
肌张力	肌张力降低的婴儿有更显著的风险
姿势	头部过度屈曲使上呼吸道变窄后易发生氧饱和度降低
时间	不论是早产儿或足月儿,座椅内坐得越久越易出现问题
睡眠	汽车座椅内入睡的婴儿主动睡眠时间增加,主动睡眠时周期性呼吸风险增加。另外睡眠时的放松状态可能导致不良姿势
遗传疾病	遗传疾病可能影响肌张力及呼吸,两者均是导致氧饱和度下降的危险因素
性别	一些研究发现性别没有显著差异,而另一些研究发现男性与氧饱和度降低之间有弱相关

如果未通过 ICSC 测试，AAP 建议使用碰撞测试车床。另外，由于 ICSC 的稳定性测试尚未完成，使用车床时也应考虑那些引起氧饱和度下降的危险因素。车床为稳定婴儿头部而设计，例如加入头带装置，但并不能完全避免氧饱和度下降。

尽管 AAP 暂无推荐的 ICSC 测试方案，但作为出院指导医师，应考虑对仰卧位未行心电监测的婴儿做此测试。对已确诊或疑诊胃食管反流的婴儿尤其重要。如果未通过测试，则需继续住院观察 5~7 天后复测，或给予院外的心电监护。

判断婴儿是否能从车床过渡至汽车座椅是初级保健师的职责，但目前缺乏这方面的研究。出院后 1~2 个月复测 ICSC 是决定是否能安全过渡至汽车座椅的一种方法。如果测试未通过，建议仍使用车床，直至婴儿能坐立并能完全抬头。

即使通过 ICSC 测试，成年人的监管仍至关重要。只要有可能，需有一位成人于汽车后排监护婴儿。另外，出院后 2 个月内应限制婴儿乘汽车出行，出行时间应短于 1 小时。如果无法避免长时间的汽车出行，建议每隔 1 小时停车，并从座椅内取出婴儿。应避免早产儿在汽车座椅内长时间的睡眠。

初级保健师可在 AAP 网站内检索最新的关于 ICSC 的信息。此外，美国国家公路交通安全管理局（National Highway Traffic Safety Administration，NHTSA）网站提供了丰富的汽车座椅安全信息。

为家庭及临床医师提供的资源：

1. 汽车安全工程（The Automotive Safety Program） 提供关于转运有特殊需求儿童的培训课程及信息。

2. 汽车安全座椅的可行性（Available Car Safety Seats） 提供多种不同的汽车座椅。

三、免疫接种

预防传染病是儿童预防保健最重要的目标之一。许多疾病的免疫能力可以主动和／或被动的获得。接种疫苗在主动免疫中起了关键作用。由接种疫苗获得主动免疫有很多益处，接种人并不会经历急性疾病及其并发症。在孕晚期的后半段，被动免疫可通过母源抗体的胎盘转移而获得。

因为早产儿没有接受被动免疫，因此缺乏足够的免疫防御，更可能罹患这些可通过接种疫苗来预防的疾病及其并发症。因此应确保早产儿按照接种计划完成各个年龄阶段的主动免疫。本章节重点介绍对早产儿接种疫苗的具体建议，包括各类疫苗、接种时间表、剂量、实施方法以及潜在并发症。

（一）流行病学

早产儿不太可能按时进行免疫接种，这会增加传染病感染风险。疾病预防与控制中心（Center for Disease Control，CDC）的一篇研究比较了早产儿、低出生体重儿与足月儿的免疫接种率。6 月龄时，52%~65% 的低体重儿（出生时体重小于 1500g）按时接种，65%~76% 的足月儿按时接种。在 24 月龄时，低体重儿（78%~86%）按时接种率仍低于足月儿（84%~89%）。尽管美国儿科学会推荐早产儿应按照足月儿的接种日程、按实际年龄按时进行免疫接种，但初级保健师们仍会纠结是否为那些曾有复杂病史的早产儿按时接种。一些初级保健师及早产儿家长错误地认为，应按照诸如出生体重、目前体重、早产程度等因素调整接种日程。然而，出生孕周并不影响机体对抗体的反应。实际上，按时接种的早产儿对大多数抗体的反应与足月儿相似。尽管如此，早产儿仍然常常被推迟接种。

（二）特异性疫苗推荐

1. 乙肝疫苗 早前建议首剂乙肝疫苗（hepatitis B vaccine）需在体重达到 2 000g 时接种，目前已作废此建议。多中心的国际研究已经证实，不论胎龄及出生体重，生后 30 天内接种乙肝疫苗的早产儿能完成其血清转换。目前，美国儿科学会（American Academy of Pediatric，AAP）、免疫实践咨询委员会（Advisory Committee on Immunization Practices，ACIP）、美国家庭医师协会（American Academy of Family Physicians，AAFP）建议所有孩子均应接种三剂乙肝疫苗。HBsAg 阴性母亲出生的婴儿，首剂接种应于出院时、1 月龄时或体重满 2 000g 时，以先到为准。如果母亲 HBsAg 阳性，或母亲乙肝状态不明确且婴儿体重少于 2 000g，需在生后 12 小时内给予乙肝疫苗及乙肝免疫球蛋白。而这一剂不作为首剂，满月时需再次接种乙肝疫苗，此剂算首剂，其后两剂按时依次接种。因此，母亲乙肝状态不明确且出生体重低于 2 000g、母亲 HBsAg 阳性的所有婴儿，总共需接种 4 剂乙肝疫苗。最后一剂不应在 6 月龄以前接种。表 4-11 提供了接种乙肝疫苗的一些信息。

2. 百白破疫苗（DTaP）、B 型流感嗜血杆菌疫苗、灭活脊灰病毒疫苗 无论胎龄体重，所有情况稳定的早产儿和／或低出生体重儿均应于 2 月龄常规接种全剂量百白破疫苗（DTaP）、B 型流感嗜血杆菌（Hib）、经美国食品药品管理局（Food and Drug Administration，FDA）认可的脊灰灭活疫苗。对于这类婴儿，这些疫苗不建议推迟接种。尽管一些研究发现低出生体重儿、极低出生体重儿及极早产儿（<29 周）对一些疫苗的免疫反应会减弱，但实际上大多数这类婴儿接种后能产生足够免疫力预防这类疾病。考虑到这类疾病可能会带来的严重后果，不应推迟接种。

表 4-11　早产儿及低出生体重儿的乙肝免疫预防

母亲乙肝状态	婴儿体重 ≥ 2 000g	婴儿体重 < 2 000g
HBsAg 阳性	乙肝疫苗 +HBIG（生后 12 小时）； 于 0、1、6 月龄接种 3 剂疫苗； 于 9~15 月龄测 anti-HBs、HBsAg； 若 HBsAg 及 anti-HBs 阴性，则以 2 个月间隔复种 3 剂并复查	乙肝疫苗 +HBIG（生后 12 小时内）； 于 0、1、2~3、6~7 月龄接种 4 剂疫苗； 测 anti-HBs、HBsAg 于 9~15 月龄； 如果 HBsAg、anti-HBs 阴性，则以 2 个月间隔复种 3 剂后复查
HBsAg 不确定	乙肝疫苗（生后 12h 内）+HBIG（生后 7 天内、若检测后母亲 HBsAg 阳性）； 立即检测母亲 HBsAg，若阳性，参照上表	乙肝疫苗 +HBIG（生后 12h 内）； 立即检测母亲 HBsAg，如果生后 12 小时内没有结果，需给予 HBIG；若为阳性，参照上表
HBsAg 阴性	生后立即接种乙肝疫苗； 3 剂疫苗接种时间分别为 0~2、1~4、6~18 月龄； 可于 6~8 周龄时接种乙肝联合疫苗； 如果需要，可随访 anti-HBs 和 HBsAg	若情况允许，首剂可于 30 天内或于出院时接种（生后 30 天内出院）； 于 1~2、2~4、6~18 月龄时接种 3 剂疫苗； 可以于 6~9 周龄时接种乙肝联合疫苗； 如果需要，可随访 anti-HBs、HBsAg

注：引自 Saari TN. American Academy of Pediatrics Committee on Infectious Diseases：Immunization of preterm and low birth weight infants.Pediatrics，2003，112（1）：196。

HBs：antibody to HBsAg，乙肝表面抗原抗体；HBIG：hepatitis B immune globulin，乙肝免疫球蛋白；HBsAg：hepatitis B surface antigen，乙肝表面抗原。

极早产与极低体重儿不参照此表；一些专家推荐 3 剂接种后 1~3 个月做血清学检测。

3. 肺炎球菌结合疫苗（pneumococcal conjugate vaccine，PCV）　所有早产儿及低出生体重儿患侵袭性肺炎球菌疾病的风险增加，故所有情况稳定的早产儿均应于 2 月龄接种全量的肺炎球菌结合疫苗（PCV）。

4. 流感疫苗　所有早产儿流感病毒感染及并发症的风险极高，故应于 6 月龄接种流感疫苗；流感季初或正值流感季时，更应尽早接种。首次接种流感疫苗的早产儿及低出生体重儿需接种两剂，间隔时间为 1 个月。FluMist 是一种滴鼻减毒活疫苗，由 FDA 批准，可用于 5~49 岁的健康个体。因为没有免疫缺陷病人接种减毒流感疫苗的数据，故建议接种灭活疫苗。在流感严重暴发时，如果灭活疫苗短缺，可将减毒喷鼻疫苗用于家庭。

5. 甲肝疫苗　甲肝疫苗（hepatitis a vaccine，HAV）目前普遍推荐用于所有 1 岁儿童（12~23 月龄）。一个系列的两剂疫苗需至少间隔 6 个月接种。目前有两种 HAV：Havrix 和 Vaqta。Havrix 含有防腐剂，Vaqta 则不含。尽管两种疫苗相似，但 AAP 推荐两剂使用同一个种类的产品。

（三）接种时机

病情稳定的早产儿及低出生体重儿均应像足月儿一样，按实际年龄接种所有常规疫苗。大多数情况下，出生胎龄及体重不影响早产儿及低出生体重儿的接种时间。如果在 NICU 已启动常规接种计划，应将接种文件提供给初级保健师，并做口头交代。对于推迟接种的婴儿，应考虑追赶接种。

（四）剂量

对于早产儿及低出生体重儿，疫苗剂量不应减少或分次注射。很多接种人员为了避免一次性给予 3~4 种疫苗，因而推迟某些疫苗的接种。疾病预防与控制中心（CDC）建议不应顾虑每次可能接种多种疫苗，应按照接种计划按时按量接种。如果接种联合疫苗（表 4-12），按照免疫实践咨询委员会（ACIP）、美国儿科学会（AAP）、美国家庭医师协会（AAFP）的推荐表可减少接种次数。联合疫苗管理及接种成本降低、病人依从性高、存储便利，且便于记录及跟踪。但是，联合疫苗的不足是不同疫苗的组分叠加。

（五）接种管理

早产儿的首选注射点是大腿前外侧。进针深度取决于婴儿肌肉等情况，对于足月儿，可能小于 7/8~1 英寸（1 英寸 = 2.54 厘米）。

表 4-12 联合疫苗

名字	内容
TriHIBit	DaTP-Hib
Pediatrix	DaTP-HepB-IPV
Comvax	Hib-HepB

DTaP：白喉、破伤风、百日咳联合疫苗；HepB：乙肝疫苗；Hib：B型嗜血杆菌疫苗；IPV：灭活脊髓灰质炎疫苗。

儿童免疫接种时间表每年将持续更新。持续查询更新及推荐是初级保健师每年的常规工作。

（六）潜在并发症

初级保健师应注意免疫接种引起的并发症。一般来说，早产儿对疫苗的反应与足月儿相似。C-反应蛋白及白介素-6的升高，与菌血症相关，免疫接种的早产儿也有这样的反应。但百日咳疫苗接种后不会引起增高。尽管小于31周的低出生体重儿曾有接种旧型百白破（DTP）疫苗后出现呼吸暂停的报道，但接种新型百白破联合疫苗（DTaP）后未发现呼吸暂停。曾有报道早产儿接种旧型百白破疫苗（DTP）、B型嗜血杆菌疫苗（Hib）、肺炎球菌结合疫苗（PCV）后发生良性惊厥的频率较接种此类疫苗的足月儿更频繁。对于已经出院的新生儿，家长应意识到有发生不良反应的可能性，一旦出现症状，立即联系初级保健师。

（七）结论

初级保健师有责任确保早产儿按时接种疫苗。由于免疫接种推荐可能更新，初级保健师应有定期更新疫苗接种时间表的意识。此外，他们还应告知患儿家长接种疫苗的重要性。因为越来越多低胎龄的早产儿存活下来，确保早产儿的正确接种比以往任何时候都更重要。

（八）为家庭及临床医师提供的资源

1. **美国儿科学会免疫接种倡议（AAP Immunization Initiative）** 此为美国儿科学会下属网站，为家长及临床医师提供免疫接种信息。

2. **疾病预防与控制中心（Center for Disease Control and Prevention，CDC）** 为家庭提供多种语言版本的信息。

3. **国家免疫计划（National Immunization Program）** 此为CDC下属网址，提供免疫接种时间表。

4. **国家免疫信息网络工作组（National Network for Immunization Information）** 该组织向公众、卫生专业人员、政策制定人员和媒体提供最新的免疫接种信息，并帮助他们理解相关信息，同时发布最新决策。

5. **中国国家卫生健康委员会官方网站** 发布有中国儿童预防免疫接种程序表（2021版）。

四、早产儿口腔保健

不论是早产儿还是足月儿，口腔保健都是初级保健里常常被忽视的方面。美国儿科学会关于口腔保健政策的声明建议所有婴儿应于6月龄时接受初级保健师的口腔健康评估。美国儿科学会（AAP）以及美国儿童牙科学会（American Academy of Pediatric Dentistry，AAPD）[由美国牙科学会（American Dentistry Academy，ADA）和牙科学会（Academy of General Dentistry）提供支持]建议早产儿应于6月龄（不晚于12月龄）第一颗牙萌出后，于牙科医师处做牙科风险评估。然而，这些建议并未广泛实行。医疗保健管理、家庭社会经济地位、文化、初级保健师落后的牙科知识等，都是未能广泛实行的原因。

早产对婴儿生长发育的各个方面均有影响。早产儿所在医院的医疗技术对早产儿的口腔发育也有影响。可能与早产相关的口腔问题包括乳牙釉质缺陷、萌出延迟、牙冠大小以及口腔气管插管引起的口腔发育缺陷等。牙釉质缺陷易导致早产儿、低出生体重儿龋齿。

乳牙的发展始于子宫内孕4~6周，并持续至青春期。由于乳牙在孕期持续发展，且恒牙亦于产前数月开始形成，故早产可能影响牙齿形成。牙列发育缺陷的病因目前知之甚少。口腔问题亦与整体健康状态相关。牙科发育的必要营养素包括钙、磷、氟化物、维生素A、C和D。早产儿是营养不良、矿物质缺乏、代谢紊乱高风险人群，而这些因素又会引起牙釉质的缺陷和发育不全。

蛀牙仍是儿童最常见的慢性疾病。早产儿是出现牙科问题的高危人群，初级保健师的职能是促进其健康、减少潜在问题。初级保健师通常是婴儿的第一位口腔检查者。他们需要对家族史、喂养方法、营养、维生素、氟化物补充剂、药物等做全面评估。初级保健师需要对婴儿进行全面的口腔评估，并教育家庭养成良好的口腔卫生习惯（表4-13、表4-14）。评估内容包括检查牙齿的萌出、软组织、牙齿菌斑、白斑或空腔。早产儿应于1岁前于儿科口腔医师处就诊。

表4-13 家长及护理人员的预期指导

指导项目	指导内容
口腔卫生	每天用氟化物牙膏刷牙2次 每天至少使用牙线1次 每晚用0.05%氟化钠且不含酒精的漱口水冲洗
饮食	每餐需含果汁 30月龄以前,避免饮用碳酸饮料
氟化物	使用美国牙科学会推荐的氟化物牙膏
龋齿预防	定期接受口腔检查 避免共用餐具,并清洁奶嘴 母亲使用木糖醇口香糖可预防龋齿、避免定植变形链球菌的母婴传播

引自:American Academy of Pediatrics.Section on Pediatric Dentistry:Oral health risk assessment timing and establishment of the dental home.Pediatrics,2003,111(5):1113-1116。

表4-14 0~3岁儿童的预期指导

指导项目	指导内容
口腔卫生	进食后用湿布擦嘴 服用含蔗糖药物后清洁牙齿 牙齿萌出后,每天刷牙两次 当牙齿萌出并靠拢后,每天使用牙线一次
饮食	只在进餐时提供果汁(每天限一次) 避免碳酸饮料 睡觉时除了水,不提供其他饮品 安慰奶嘴上不蘸蜂蜜或糖
氟化物	2岁以下儿童使用无氟牙膏

引自:American Academy of Pediatrics.section on Pediatric Dentistry:Oral health risk assessment timing and establishment of the dental home.Pediatrics,2003,111(5):1113-1116。

为家庭及临床医师提供的资源:

1. 美国儿童牙科学会(AAPD)。

2. 美国儿科学会(AAP)。

3. **美国牙科学会(ADA)** 致力于大众口腔健康、道德、科学及职业发展的专业协会。

4. 牙科学会(Academy of General Dentistry) 此专业协会致力于卓越的口腔保健、持续的终生学习。

五、早期干预

早产儿常常需要接受早期干预(early intervention,EI)。根据美国2004年残疾人教育法(Individuals with Disabilities Education Act,IDEA),要求为有需要的婴儿及儿童提供特殊教育及特殊教育的相关服务。

(一)入选标准

IDEA规定必须为小于3岁的发育落后或极可能发育落后的儿童提供EI服务。测量2岁以内儿童发育落后的工具以及分度方法并不可靠,IDEA常常需要借助"临床共识"来决定是否提供EI。"临床共识"通常来自于多学科协作小组(multidisciplinary team,MDT)的共识,MDT由家长以及各学科的医师构成。

尽管IDEA提供了基本的指南,但每个州都有自己的标准来定义发育落后及落后程度。因此各个州的EI入选标准很不一致。初级保健师可以参考由全国残障儿童资讯及资源中心(National Dissemination Center for Children with Disabilities,NICHCY)提供的资源表(State Resource Sheet),来制定EI入选标准。

不良的预后可能与生物学、医学、环境等危险因素相关。表4-15列举了一些相关的危险因素。IDEA要求每个州为具备已知风险的儿童提供EI,但并未要求为具备生物学或医学风险的儿童提供。IDEA近期修订了指南,要求为部分具备环境风险的儿童提供EI。对于未接受EI,但具备危险因素的儿童,需由多学科协作小组(MDT)会诊决定是否应接受EI。一些州会为那些同时具备3~5个危险因素的儿童提供EI。

早产儿不会自动被纳入EI服务对象。一些州将具备某些条件的早产儿自动纳入EI范围。例如,在马萨诸塞州,出生体重低于1 200g、孕周小于32周、NICU住院时间超过5天、6月龄内总住院时间超过25天的婴儿,需接受EI。

(二)早期干预(EI)

一旦涉及EI,需经多学科协作小组(MDT)会诊评估是否将其纳入EI服务范围。多学科协作小组会为纳入EI的儿童制订个性化的家庭服务计划(Personalized family service plan,IFSP),其中概述了未来一年将提供的服务内容。EI可单独或分组,通过家访、诊所、幼儿园、公共卫生中心等方式实施。并为家长提供相关信息、培训等支持服务。

表 4-15 发育落后的危险因素(IDEA 推荐)

	可能情况(不需全部包括)	IDEA 指南
已知风险	染色体异常 遗传或先天性疾病 严重的感觉缺失(包括听力及视力) 先天性代谢障碍 神经系统发育异常 先天性感染 毒物所致的继发疾病或紊乱(包括胎儿酒精综合征) 依恋障碍	推荐给予 EI,不论是否已有发育落后
生物学或医学风险	低出生体重(<2 500g) 脑室内出血 慢性肺部疾病 发育障碍	不要求,但多学科协作小组(MDT)常常会做全面的会诊,以确定是否需要给予 EI
环境风险	已证实的虐待或忽视儿童 产前药物暴露所致的戒断综合征 其他非法药物滥用所致的影响	推荐给予 EI,不论是否已有发育落后
	父母药物滥用 家庭与社会脱节 父母年龄 父母受教育程度 可能的虐待或忽视儿童	不要求,但多学科协作小组(MDT)常常会做全面的会诊,以确定是否需要给予 EI

EI 服务者包括发育专家、护士、物理治疗师、社工、心理学家、语言专家等。EI 重点集中在以下内容:

1. 体格发育。
2. 认知发育。
3. 交流。
4. 社交及情绪培养。
5. 适应性培养。

初级保健师应尽早为那些符合 EI 入选标准但未被医院纳入 EI 的婴儿,于出院后办理 EI 转诊。

(三) 早期干预(EI)的优势

家庭环境对预后的影响是显而易见的。早期接触简单的日常单词能促进词汇量的发展。EI 强调阅读及相关适应性活动的重要性,并建议家长为孩子提供良好的环境。来自婴儿健康及发育项目(Infant Health and Development Program)的数据表明,3 岁以内接受良好的环境支持及家长相关教育的婴幼儿,发育得分高于接受标准治疗的对照组。早期儿童发展项目可降低留级

及特殊教育的概率。

(四) 早期干预的潜在问题

有时,部分儿童未能及时纳入相应的 EI,其可能原因如下:

1. **初步推荐** 出院的医院未给予推荐。
2. **家长不愿参与** 家长对 EI 的误解。家长可能认为 EI 是专为"残疾"儿童设置,他们的孩子可能会被贴上需要特殊教育的永久标签。此外,一些家长不愿意陌生人进入家门。
3. **不足或不当服务** 当人手不足或没有专科医师时,可能导致服务不当;某些儿童尽管存在已知的生物学风险,仍过早地退出 EI。
4. **对某些疾病缺少专项治疗** 对于诊断耳聋、失明、孤独症等疾病的儿童,通常需要特殊的 EI 服务,而很多社区的 EI 项目中不包含这类特殊专项治疗。这种情况下,所在社区需将儿童转诊至可提供这些专项治疗的社区。

(五) 初级保健师在早期干预(EI)中的作用

初级保健师应熟悉 EI 项目及其入选标准。如果出院的医院未将符合标准的婴儿纳入 EI,则初级保健师需于出院后尽快为婴儿办理 EI 转诊。接受 EI 治疗后,初级保健师需从这些家庭获得详细的 EI 治疗信息;其后,决定是否需要提供附加服务或治疗。初级保健师与 EI 项目组的良好合作,是制订 IFSP(个性化家庭服务计划)、优化儿童成长和发育的关键。

(六) 随访计划

随访常可为早产相关问题提供发育及医疗咨询。婴儿随访常常由新生儿医疗中心提供。随访能改善预后,其提供的反馈信息能改善医疗服务。随访包括以下内容:

1. 与早产相关的后遗症的管理,由于更小婴儿的存活,慢性后遗症的概率增加。
2. 密切观察可能需要转诊或需多个预防及康复中心协调的问题。
3. **监测预后** 健康状况及 NICU 出院患儿的早期干预等信息,对早期干预疗效的评估、家长对患儿的监护与辅导都至关重要。婴儿预后的相关信息对 NICU 的专业人员更是非常重要。

（七）随访结构

随访的入选标准因 NICU 及社区资源的不同而不同。大多数随访计划采用出生体重、一些特殊医学并发症相结合的参照标准，其访问形式取决于婴儿需求及社区资源。一些随访计划建议首次访问应于出院后的数周内，以评估婴儿的家庭过渡。大多数随访并不提供初级保健。在没有急性护理需求的情况下，一般自生后 6 月龄随访至 3~4 岁。随访小组可能包括儿科医师（发育专科医师或新生儿科医师）、新生儿科研究员或儿科住院医师（用于培训目的）、小儿神经专科医师、物理治疗师、心理学家、职业治疗师、营养师、语言学家及社工。

（八）随访内容

随访内容多样，包括以下内容：

1. 采用标准化测试完成发育评估，包括认知、运动、语言及社会发育。

2. 体格检查，包括详细的神经系统检查、功能性感觉神经发育评估。

3. 最佳的早期干预建议。

4. 建议采用最新指南进行感觉神经筛查，包括听力及眼科的功能评估。

5. 转诊至相应的专科，例如消化内科、肺科、神经内科、骨科、耳鼻喉科、营养科和 / 或遗传学科。

6. 转诊至 EI 不能涵盖的进一步的发育治疗，例如语言及发音、口腔运动喂养治疗（oral motor feeding therapy）、强化交流、骑马疗法（hippotherapy）和 / 或水产治疗（aquatherapy）。

7. 针对早产儿的最新的特殊免疫，例如呼吸道合胞病毒的预防、流感疫苗。

社会工作的支持是婴幼儿随访中极有价值的组成部分，包括以下内容：

（1）从 NICU 至家庭的过渡指导。

（2）指导加入适合的 EI 服务。

（3）3 岁时由 EI 转入学校的过渡指导。

（4）父母抑郁等家庭功能的评估，以及其他可能的支持性治疗的转诊。

（5）将家庭与现有社区、医院为基础的支持服务相连接，给予经济及情感上的支持。

此外，随访计划还应为初级保健师及 EI 项目提供必要的建议。

（九）家庭及临床医师的资源

1. 婴幼儿及残疾幼儿早期干预计划（Early Intervention Programs for Infants and Toddlers with Disabilities）此网站介绍 2004 残疾人教育改进法案，并提供美国各类早期干预方案的联络方式。

2. 国家残疾儿童传播中心［National Dissemination Center for Children with Disabilities（NICHCY）］每个州的资源可在州列表上找到。

3. 一些关于早期干预的常见问答可见于 National Early Childhood Technical Assistance System 网站。

（祝　甜　史　源）

参考文献

1. Committee on Genetics. Newborn screening fact sheets. Pediatrics, 1996, 98 (3): 473-501.

2. ALMANNAI M, MAROM R, SUTTON VR. Newborn screening: a review of history, recent advancements, and future perspectives in the era of next generation sequencing. 2016, 28 (6): 694-699.

3. POETS CF. When do infants need additional inspired oxygen? A review of the current literature. Pediatr Pulmonol, 1998, 26: 424-428.

4. BASS JL, CORWIN M, GOZAL D, et al. The effect of chronic or intermittent hypoxia on cognition in childhood: a review of the evidence. Pediatrics, 2004, 114 (3): 805-816.

5. NEWBURGER JW, SILBERT AR, BUCKLEY LP, et al. Cognitive function and age at repair of transposition of the great arteries in children. N Engl J Med, 1984, 310 (23): 1495-1499.

6. PERLMAN JM, VOLPE JJ. Episodes of apnea and bradycardia in the preterm newborn: impact on cerebral circulation. Pediatrics, 1985, 76 (3): 333-338.

7. LEES MH. Cyanosis of the newborn infant. J Pediatr, 1970, 77 (3): 484-498.

8. MILLER MJ, MARTIN RJ. Apnea in infancy, progress in diagnosis and implications for management. Neonat Respir Dis, 1998, 8 (1). 1-5.

9. American Academy of Pediatrics. Committee on Injury and Poison Prevention and Committee on Fetus and Newborn: Safe transportation of premature infants. Pediatrics, 1991, 87 (1): 120-122.

10. American Academy of Pediatrics. Committee on Injury and Poison Prevention and Committee on Fetus and Newborn: Safe transportation of premature and low birth weight infants. Pediatrics, 1996, 97 (5): 758-760.

11. American Academy of Pediatrics. Committee on Injury and Poison Prevention: Safe transportation of newborns at hospital discharge. Pediatrics, 1999, 104 (4): 986-987.

12. WILLIAMS LE, MARTIN JE. Car seat challenges: where are we in implementation of these programs? J Perinat Neonatal Nurs, 2003, 17 (2): 158-163.

13. Fetus and Newborn Committee, CPS. Assessment of babies for car seat safety before hospital discharge. Paediatr Child Health, 2000, 5 (1): 53-56.

14. MULLEN D, COUTTS J. Monitoring premature babies in car seats: the car seat challenge. J Neonat Nutr, 2002, 8 (4): 129-131.

15. AGASE H, YONETANI M, UETANI Y, et al. Effects of child seats on the cardiorespiratory function of newborns. Pediatr Int, 2002, 44 (1): 63.

16. BASS JL, MEHTA KA. Oxygen desaturation of selected term infants in car seats. Pediatrics, 1995, 96 (2 pt 1): 288-290.

17. BASS JL, MEHTA KA, CAMARA J. Monitoring premature infants in car seats: implementing the American Academy of Pediatrics policy in a community hospital. Pediatrics, 1993, 91 (6): 1137-1141.

18. HERTZ G, AGGARWAL R, ROSENFELD WN, et al. Premature infants in car seats: effect of sleep state on breathing. J Sleep Res, 1994, 3 (3): 186-190.

19. MERCHANT JR, WORWA C, PORTER S, et al. Respiratory instability of term and near-term healthy newborn infants in car safety seats. Pediatrics, 2001, 108 (3): 647-652.

20. SMITH PS, TURNER BS. The physiologic effects of positioning premature infants in car seats. Neonatal Netw, 1990, 9 (4): 11-15.

第六节　临床医师和患儿家庭的求助资源库

一、概述

随着医学模式的发展,医疗护理工作的内容、形式、职能和服务范围发生了变化,从强调"治愈"向强调"关怀照顾"转换,医务工作者的工作场所逐渐由医院扩大到家庭,社区,以家庭为中心的模式应运而生。并且这种模式被广泛作为儿科医疗界的一种理念予以应用。认识到患儿是属于一个家庭、一个社区、一种生命或文化的特殊形式,不仅仅对其医疗问题给予较多重视,而且充分考虑到家庭作为影响患儿健康的重要因素,综合考虑患儿及其家庭成员的生理、心理和社会各方面的状况与相互关系,建立以患儿、家庭和照顾者之间良好关系为基础、传递健康信念,尊重患者和家庭的选择权,强调三者间的合作,为患者和家庭成员提供全面的健康维护。一个早产儿的诞生到入住 NICU,甚至到出院的那天,对一个家庭来说他们会感到焦虑、不知所措、无助和无能为力。早期,父母关注的首要问题是早产儿的成活,但一旦确保存活,随后父母开始担心婴儿的发育质量,一般来说,早产儿的母亲比足月儿母亲更容易有情绪抑郁和失败的感觉,压力较大,急需医护人员从知识、技能上给予指导。因此,需要 NICU 临床医护人员在这个过程中担当指导者的角色,利用身边的信息、资源去帮助父母适应并承担照护者的角色。

二、应对早产儿家庭危机及管理

NICU 的临床医生在面对一个早产儿的同时,应该对这个早产儿家庭进行评估,评估患儿父母对目前状况的了解程度及家庭解决危机的能力,他们需要被完整的告知患儿的情况及可预知的病情发展,而对这些情况的理解程度取决父母对自身的认知能力,这与患儿父母的社会经济地位、教育程度、价值观及信仰等因素都紧密相关。遇到对于一个早产儿家庭,NICU 医护人员可以从以下几个方面进行评估。

(一)评估父母对待"早产儿"的接受及适用能力

1. 何种程度的危机会影响到这个家庭的正常生活。

2. 患儿父母是否具有积极处理危机能力的人生观、价值观甚至宗教信仰。

3. 何种程度的危机可以影响到整个家庭的经济状况。

(二) 评估患儿父母现有的支持系统

1. 什么样的专业支持对患儿父母最适合并可以利用。

2. 单亲家庭的支持团队是否可以依赖。

3. 了解患儿父母在生活中是否有最重要的人及其他支持。

4. 了解压力的起源。此种压力与日常生活联系的程度,对成功评估和干预以及后期为家长提供资源信息帮助来说是至关重要的。

(三) 根据评估结果采取措施,缓解家庭危机

1. **与患儿父母建立良好的沟通** 让父母循序渐进的了解到患儿的病情,语言尽量简要清楚,专业化词汇需要给予解释说明,并不断重复所给的信息,利于父母真正理解并明白医护人员所讲述的内容,并且注意所有工作人员提供给父母的信息要保持一致。同时医护工作者注意在交谈中评估患儿父母对患儿情况的想法和态度。

2. **缓解患儿父母的悲伤情绪** 帮助父母适应新的角色,让他们表达自己的感受,做个良好的倾听者,同时帮助家长学会观察和理解早产儿的行为。适当让父母自由的表达自己的负面想法,不评判。父母对医护人员的抱怨和怒气常常源于他们对自己孩子的无能为力、担忧和挫败感。

3. **促进父母加入患儿照护团队** 对于特殊的早产儿,鼓励父母加入照护团队,制定个性化的以家庭为中心的照护模式,为父母建立一个促进成长的支持环境,促进亲子关系的建立。

4. **帮助父母建立社会支持网络**

(1)评估患儿父母的社会支持网络系统情况,社会支持网络系统包括家庭、朋友和健康专业人员,鼓励从早产儿父母和健康专业人员的角度评判支持系统是否充足。

(2)鼓励患儿父母跟其他人分享他们的顾虑和担心。

(3)鼓励患儿父母自愿参与相关社会支持团体研究显示,具有类似经历父母建立的社会支持团体已经被证明能够缓解患儿父母的悲伤和焦虑,增强养育早产儿的信心。作为 NICU 临床医护人员应该引导早产儿家庭找到可能帮助他们的相关组织和辅助团体。

总之,积极有效的家庭系统包括家庭成员有能力适应新的环境,能够从外界得到有效反馈并认识到家庭目前的困难,作为家庭成员的一员,刚出生的孩子需要住院治疗时,有效的家庭系统能够正确面对自己所面临的困难,积极地寻找新的信息和资源,并有效的利用外界支持系统。而临床医护人员应该在这个家庭求助过程中发挥积极的作用去协助缓解家庭危机,促进亲子关系的建立,这其中还包括对具有一些先天性疾病、遗传性疾病患儿的父母,帮助他们重新定义对于"理想的"婴儿的理解,帮助父母缓解负罪感,根据患儿特点、留心不同家庭的各种特殊需求,利用我们医护人员拥有的信息和资源帮助他们寻找到有效的支持系统和辅助团体。

三、早产儿发育支持辅助系统

早产儿是一个独立的个体,有其能力及目标,即使一个非常脆弱的早产儿,临床医护人员应根据对婴儿行为表现的观察来调整照护计划,为早产儿提供持续性的,个体化的照顾。而对于家长对早产儿的关注点通常主要为 2 个方面:生长发育及神经发育。

有研究已经注意到母亲和低体重婴儿之间相互作用有困难,父母感到早产儿比足月儿反应少,更烦躁,少笑,缺少可理解的交流信号。因为早产儿交流的提示更难理解,这可能导致相互作用的紊乱。因此,促进父母与早产儿之间"和谐相处"成为重要的临床问题。

NBO 是由 J. Kevin Nugent 等美国学者在 Dr. Brazelton 新生儿行为评估量表(newborn behavior assessment scale,NBAS)的基础上发展的一种简化的新生人行为观测方法,可用于 0~3 个月的婴儿,通过 NBO 指导家长提供婴儿适宜的养育支持和发育促进,同时促进亲子关系,加强父母和医务人员的联系。旨在帮助临床医师和家长一起观察婴儿的行为能力,并根据婴儿需要找出一种成功支持婴儿生长和发育的养育方案。NBO 由 18 项神经行为的观察项目组成,描述新生儿从出生到 3 个月的适应能力和行为。NBO 观察过程中既可以观察到婴儿的能力,又给家长提供了关于婴儿行为的个性化信息,以便父母能了解他们的婴儿独特的能力和不足、从而提供必要的发育支持,满足并促进婴儿的发展需要。

NBO 的 20 个项目包括观察婴儿的:①习惯于外部光线和声音刺激的能力(睡眠保护)。发音音调和活动水平的质量。②自我调节的能力(包括哭声和情绪安抚)。③应激反应(婴儿的刺激阈值的指数)。④视觉、听觉和社会互动的能力(对生物和非生物刺激的警觉性和反应程度)。

NBO 通过观察婴儿的以上项目试图挖掘新生儿的所有行为能力,同时了解婴儿的个性、行为方面的独特和不同,旨在促进家长与婴儿积极互动,也在促进临床医师和家长之间建立积极的伙伴关系。特别强调的是,

NBO 是一种观察工具,不是评估工具,它是一种建立关系的工具,如亲子关系以及医师和家庭的伙伴关系。用于早产婴儿出院后和头几个月,提供一种积极适应的模式,观察中婴儿的力量被展示,脆弱性被识别,也能作为实践工具证明随着时间婴儿的发育进展情况。它能满足两个早期干预的目的,第一作为个性化发育支持护理的理论依据,支持家庭对他们的婴儿提供最好的养育支持,其次提供个别化干预策略能帮助他们最大限度的实现早产儿追赶目标。《新生儿行为观察(NBO)系统记录表》见附件 2。

附 1 2013 Fenton 早产儿生长曲线

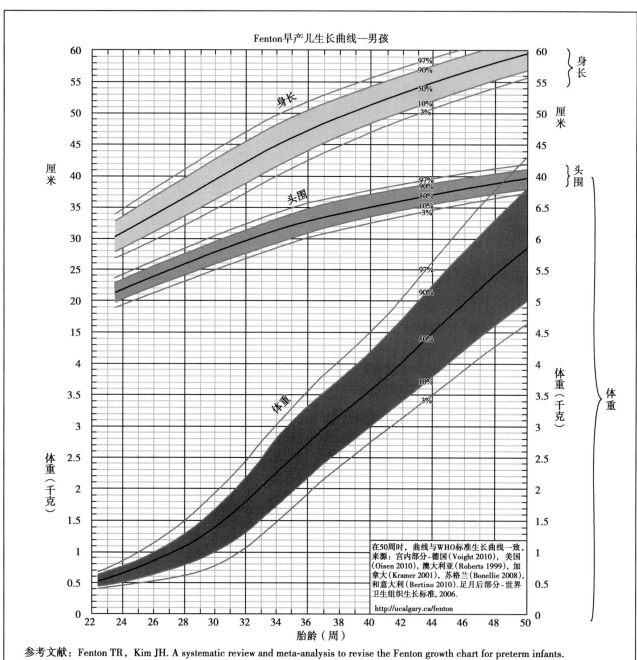

参考文献:Fenton TR,Kim JH. A systematic review and meta-analysis to revise the Fenton growth chart for preterm infants. BMC Pediatr. 2013 Apr 20; 13:59.

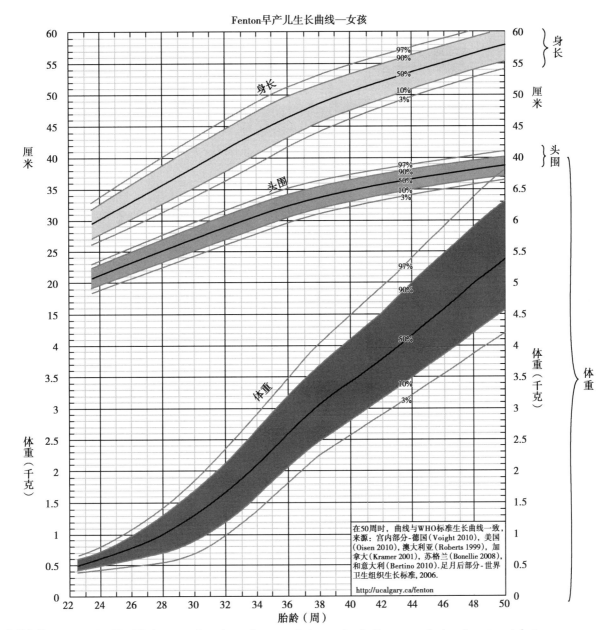

参考文献：Fenton TR，Kim JH. A systematic review and meta-analysis to revise the Fenton growth chart for preterm infants. BMC Pediatr. 2013 Apr 20; 13：59.

附 2　新生儿行为神经评分表

父 / 母姓名＿＿＿＿＿＿　住址＿＿＿＿＿＿　电话＿＿＿＿＿＿

姓名＿＿＿＿　性别＿＿＿　孕周＿＿＿＿　出生体重＿＿＿＿ g 首次检查日期＿＿＿＿＿

病历号＿＿＿＿＿＿　父母职业＿＿＿＿＿　经济收入：平均每人＿＿＿＿＿

项目		检查时状态	评分			日龄（天）			
			0	1	2	2~3	5~7	12~14	26~28
行为能力	1. 对光习惯形成	睡眠	≥11	7~10	≤6				
	2. 对声音习惯形成	睡眠	≥11	7~10	≤6				
	3. 对"咯咯"声反应	安静觉醒	头眼不转动	头或眼转动<60°	头或眼转动≥60°				
	4. 对说话的脸反应	同上	同上	同上	同上				
	5. 对红球反应	同上	同上	同上	同上				
	6. 安慰	哭	不能	困难	容易或自动				
被动肌张力	7. 围巾征	觉醒	环绕颈部	肘略过中线	肘未到中线				
	8. 前臂弹回	同上	无	慢,弱>3秒	活跃,可重复≤3秒				
	9. 腘窝角	同上	>110°	90°~110°	<90°				
	10. 下肢弹回	同上	无	慢,弱>3秒	活跃,可重复≤3秒				
主动肌张力	11. 颈屈,伸肌主动收缩手握持	觉醒	缺或异常	困难,有	好,头竖立,1~2秒以上				
	12. 手持握	同上	无	弱	好,可重复				
	13. 牵拉反应	同上	无	提起部分身体	提起全部身体				
	14. 支持反应直立位	同上	无	不完全,短暂	有力,支持全部身体				
原始反射	15. 踏步或放置	同上	无	引出困难	好可重复				
	16. 拥抱反射	同上	无	弱,不完全	好,完全				
	17. 吸吮反射	同上	无	弱	好,和吞咽同步				
一般评估	18. 觉醒度	觉醒	昏迷	嗜睡	正常				
	19. 哭	哭	无	微弱,尖,过多	正常				
	20. 活动度	觉醒	缺或过多	略较少 / 增多	正常				

附 3　国内外新生儿护理网站及学术团队

一、国内网站及学术团队

1. 中国新生儿科网

2. 中国新生儿科杂志

3. 中华医学会儿科网

4. 中华医学会儿科学分会

5. 台湾新生儿科医学会

二、国外网站及学术团队

（一）医疗护理

1. Neonatology Web Pages：新生儿学网页

2. British Association of Perinatal 英国围产医学协会

3. Fetus Net（fetal ultrasounds）：胎儿网

4. Academy of Neonatal Nursing：新生儿护理学院

5. Council of International Neonatal Nurses：国际新生儿护士理事会

6. Design Standards for Newborn ICUs：新生儿重症监护病房的设计标准

7. Neonatal Nurses Association：新生儿护士协会

（二）专业杂志

1. *Neonatal Network-Journal of Neonatal Nursing*：《新生儿网络 - 新生儿护理杂志》

2. *New England Journal of Medicine*:《新英格兰医学杂志》

3. *Seminars in Neonatology*:《新生儿科研讨会》

4. *Neonatal Journal Abstracts*:《新生儿杂志摘要》

5. *Contemporary Pediatrics*:《当代儿科》

6. *Journal of Pediatric Neurosciences*:《小儿神经科学杂志》

7. *Journal of Pediatric Psychology*:《儿科心理学杂志》

（孔祥永）

参考文献

1. SARAH COCKCROFT. How can family centered care be improved to meet the needs of parents with a premature baby in neonatal intensive care. Journal of NeonataNursing, 2012, 18 (3): 105-108.

2. BAUM N, WEIDBERG Z, OSHER Y, et al. No longer pregnant, not yet a mother: Giving birth prematurely to a very-low-birth-weight baby. Qualitative Health Research, 2012, 22 (5): 595-606.

3. GRAY PH, EDWARDS DM, O'CALLAGHAN MJ, et al. Parenting stress in mother of preterm infants during early infancy, Early Human Development, 2012, 88 (1): 45-49.

4. CHERYL LH, LINDA W, SUSAN A, et al. 以家庭为中心护理模式的探讨及安全管理. 中华循证儿科杂志, 2009, 4 (6): 481-484.

5. AMENDOLIA B. Hope and parents of the critically ill newborn: A concept analysis. Advances in Neonatal Care, 2010, 10 (3): 140-144.

6. BAKER BJ, MCGRATH JM. Parent education: The cornerstone of excellent neonatal nursing care. Newborn Infant Nur Rev, 2011, 11 (1): 6-7.

7. BOYKOVA M, KENNER C. Transition from hospital to home for parents of preterm infants. Journal of Perinatal and Neonatal Nursing, 2012, 26 (1): 81-87.

8. BRETT J, STANISZEWSKA S, NEWBURN M, et al. Asystematic mapping review of effective interventions for communicating with, supporting and providing information to parents of preterm infants. BMJ Open, 2011 (1): e000023.

9. 张巍, 童笑梅, 王丹华. 早产儿医学. 北京: 人民卫生出版社, 2018.

10. 李扬, 彭文涛, 张欣. 实用早产儿护理学. 北京: 人民卫生出版社, 2015.

第二篇
早产儿疾病的诊断与治疗基础

5 | 第五章
早产的发生与管理

早产是围产期最主要的合并症之一。尽管随着新生儿监护技术的进步,早产儿的存活率不断提高,近期和远期并发症的发生率显著下降,但早产仍是新生儿死亡的最主要的原因。每年有超过 100 万的新生儿死于早产并发症。早产还是五岁以下儿童死亡第二位直接病因。存活的早产儿视觉和听觉缺陷,慢性肺部疾病,脑瘫和儿童期发育迟缓的风险仍然很高。

早产的病因多种多样。从产科临床的角度,根据分娩完成的孕周,将早产分为医源性早产和自发性早产两大类。医源性早产是指因孕妇或胎儿的孕期并发症,如产前大出血、胎儿宫内窘迫或孕妇高血压等,必须在妊娠足月前终止妊娠。自发性早产是指自然分娩过程,包括宫颈成熟、蜕膜活化和子宫收缩等发生在妊娠足月前。其中,自发型早产占早产的半数以上。

第一节 早产的流行病学

一、早产的定义

世界卫生组织(World Health Organization,WHO)将早产定义为孕 37 周前分娩(自末次月经第一天算起)。其中,妊娠满 34 周不足 37 周称为晚期早产(late preterm);妊娠满 32 周不足 34 周称为中期早产(medium preterm);妊娠满 28 周至不足 32 周称为早早产(very preterm);妊娠不足 28 周称为极早早产(extremely preterm)。

中华医学会 2014 年公布的《早产的临床诊断与治疗推荐指南》中采用妊娠满 28 周或新生儿体重 ≥1 000g 的标准。早产分为自发性早产和医源性早产两种,自发性早产包括未足月分娩和未足月胎膜早破,治疗性早产为妊娠并发症或合并症而需要提前终止妊娠者。

目前各种早产定义大多只涉及妊娠终止时的孕周,而没有考虑新生儿出生体重。孕周和新生儿出生体重通过小于胎龄(small for gestational age,SGA)儿、适于胎龄(appropriate for gestational age,AGA)儿和大于胎龄(large for gestational age,LGA)儿几个概念关联

起来。小于胎龄儿指出生体重小于相应孕周第 10 百分位的婴儿,适于胎龄儿指出生体重在相应孕周第 10~90 百分位的婴儿,大于胎龄儿是指出生体重大于相应孕周第 90 百分位的婴儿。低出生体重(low birth weight,LBW)指出生体重低于 2 500g,极低出生体重(very low birth weight,VLBW)指出生体重低于 1 500g,超低出生体重(extremely low birth weight,ELBW)指出生体重低于 1 000g。

需要注意的是有些 37 周以后分娩的婴儿也没有完全发育成熟,因此早产孕周界限有待于进一步重新评估。

二、早产的发生

WHO 报道,2005 年早产占全部分娩的 9.6%,即当年全世界大约出生了 1 300 万早产儿。其中 1 100 万出生在非洲和亚洲。欧洲早产率最低,约为 6.2%;非洲最高,约为 11.9%;北美为 10.6%。2010 年的数据显示,当年大约有 1 500 万早产儿出生,占全世界活产分娩婴儿的 11.1%,并且这一数字还在逐年上升。从地区分布

来看,在 184 个国家中,欧洲的早产率仍然最低,约为 5%;某些非洲国家的早产率最高,约为 18%。南亚和撒哈拉以南非洲地区活产占全世界的 52%,同一地区的早产儿占全世界早产儿分娩量的 60%。

早产对发达国家同样有影响。1990—2006 年的统计数字表明,美国早产率自 1990 年的 10.6% 上升至 2006 年的 12.8%,2007—2009 年又有所下降(2007 年 12.7%,2008 年 12.3%,2009 年 12.1%)。直至 2010 年,美国早产率仍然为 12.0%,并且是全世界早产儿数量最多的十个国家之一。2011 年美国的早产率为 11.73%。有文献分析造成 2006 年美国早产发生率出现高峰的原因可能与以下因素有关:超声确定孕周的使孕龄分布曲线左移、辅助生育技术应用增加、孕 34 周以后出现医学或产科并发症时选择及时终止妊娠的意愿增加;2006 年后早产率逐年下降的原因主要是生育技术的改进减少了高阶多胎妊娠的风险、产科质量提高限制了有计划无指征晚期早产和近足月分娩、预防复发性早产措施的应用越来越多。

2010 年我国早产的发生率约为 7.8%,早产儿的数量位居全世界第二位。早产儿数量多是我国人口基数大、活产儿分娩量多的结果。

三、早产儿结局

早产是新生儿死亡和发生部分潜在的与分娩有关的近期和远期并发症的主要原因。早产儿死胎、新生儿和婴儿死亡以及身体和智力的远期发病率等不良妊娠结局与孕龄密切相关。

围产儿死亡率是指围产期内胎儿或新生儿的死亡率。美国围产儿死亡率为妊娠 20 周以后至分娩后 28 天内,每 1 000 次分娩(活产与死产之和)中,死产与出生后 28 天内死亡的新生儿之和。随着孕周的减小,围产儿死亡率显著升高。由于围产儿死亡率涉及产前保健、产时处理和新生儿管理等环节,因此围产儿死亡率反映了产科和新生儿科的监护情况。死产和早产的流行病学图形轮廓相似,特别是在 32 周之前。美国 1990—2003 年间围产儿死亡率有所下降,主要原因是孕 27 周以后胎儿死亡减少。美国国家儿童健康和人类发展研究所(National Institute of Child Health and Human Development,NICHHD)新生儿研究网络对 22 248 例超早早产儿(22 周~28⁺⁶ 周)报道,在 2000—2011 年研究期间,早产儿在住院期间的死亡率为 27%。

婴儿死亡率是指 1 年内每 1 000 次活产中,活产婴儿的死亡率。尽管通常认为先天畸形是婴儿死亡第一位的原因,这是将与早产有关的不同情况分类分析的结果。2005 年美国 90% 以上的死亡婴儿为早产儿,其中 32 周以前的早早产儿约占 80%。2005 年美国出生体重低于 1 000g 的婴儿仅占 0.8%,但其死亡人数却占婴儿总死亡人数的 55%。活产早产婴幼儿的死亡率和发病率随分娩孕龄的减小而增加。2008 年全球约 880 万 5 岁以下死亡儿童中,41%(360 万)为新生儿,其中 100 多万(12%)婴幼儿死于早产并发症。

通过对早产高风险产妇和 LBW 婴儿进行区域化管理、产前使用糖皮质激素、新生儿使用外源性肺表面活性物质以及通气技术的改进,早早产儿的结局得到明显改善。近年新生儿死亡率的下降很大程度上是由于新生儿监护的进步和治疗手段的改进。早产儿存活率随孕龄的增加而升高,三级新生儿重症监护病房中 22 周的早产儿存活率为 6%,25 周的早产儿存活率为 50% 以上,28 周早产儿存活率可以达到 90% 以上。如果除了孕龄以外,同时考虑胎儿数目、性别、产前是否暴露于糖皮质激素以及出生体重等因素,能够更加准确地预测新生儿结局。

早产儿发生与各个器官系统发育不成熟有关的特定疾病的风险较高。常见的早产儿并发症包括呼吸窘迫综合征(RDS)、脑室内出血(IVH)、脑白质软化、支气管肺发育不良(BPD)、动脉导管未闭(PDA)、坏死性肠炎(NEC)、败血症、窒息、早产视网膜病变(ROP)。各种并发症的发生率不仅与孕龄有关,还与出生体重、新生儿数目(单胎或多胎)、地理位置是否接近新生儿重症监护病房以及引起早产的母儿情况有关。严重合并症的发生率随孕龄的降低而增加,特别是在孕 30 周以前。早早产(32 周以前)尽管仅占全部分娩的 1%~2%,却与近 50% 的早产儿远期神经系统疾病和约 60% 的围产儿死亡有关。早产儿发病率特别是 VLBW 儿的发病率有很多地区差异。

与早产有关的远期后遗症包括慢性肺疾病、Ⅲ级和Ⅳ级 IVH(与脑瘫相关)、NEC 以及视觉和听觉损伤、ROP。早产儿和 LBW 婴儿的随访研究显示脑瘫、感觉神经损伤、认知和运动功能减退、学习困难和注意力缺失等问题的发生率升高。这些症状发生的危险与孕周和出生体重直接相关。例如,脑瘫,即一种出生前后发生的非进行性运动功能不良,每 1 000 例活产中约发生 2 例。早产儿发生脑瘫的相关危险是足月儿的近 40 倍。出生体重小于 1 000g 的新生儿约 8%~10% 发生脑瘫。这些婴儿也会潜在高发精神发育迟滞和视觉障碍以及神经行为障碍和学习成绩不佳。在小于 26 周的存活早产儿中,远期并发症的发生率尤其高。英国的一项研究跟踪随访了 308 名 25 周以前分娩的早产儿中的 78%,并将之与他们出生体重正常的同学进行比较。6 岁的时候这些儿童几乎全部具有某些残疾:22% 有严重的神经认知障碍(脑瘫、IQ 低于正常平均值 3 个标准差以下、失明或耳聋),24% 具有中度残疾,34% 有轻度残疾,20% 没有神经认知障碍。

四、自发性早产的临床危险因素

自发性早产的风险包括母体因素、既往妊娠史和本次妊娠风险三个方面。

全身和生殖道感染与早产有关。越来越多的证据表明,蜕膜、胎膜以及羊水的感染与早产有关。临床上只有 1%~5% 的足月妊娠合并有绒毛膜羊膜炎,但是接近 25% 的早产合并有绒毛膜羊膜炎。Guzick 等研究发现绒毛膜羊膜炎在早产中比在足月妊娠中更常见(32.8% vs. 10%)。胎膜完整早产产妇的羊水、胎盘和胎膜中常常能够发现定植于下生殖道的菌群。细菌性肺炎、肾盂肾炎和急性阑尾炎,常常导致子宫活性增加,引起早产。无症状菌尿与早产发生率增高有关。这些菌群包括解脲支原体、人型支原体、梭状杆菌、阴道加德纳菌、消化链球菌和拟杆菌。随着分娩孕周的降低,感染的临床和组织学证据越来越常见,特别是在 30~32 周之前。34 周以前分娩的产妇中,20%~60% 胎膜培养阳性。培养阳性率随孕周的下降而增加,30 周以后阳性率为 20%~30%,23~24 周培养阳性率为 60%。34 周以后感染比较少见。

细菌性阴道病(bacterial vaginosis,BV)是阴道内正常存在的乳酸杆菌被革兰氏阴性厌氧菌代替后引起的感染。BV 产妇自发性早产的风险增加 2 倍。妊娠早期感染 BV 与自发性早产的关系更加紧密。抗生素治愈 BV 后,并不能相应降低早产的风险。生殖道外感染也与早产有关,常见的是泌尿道感染和腹腔内感染,比如肾盂肾炎和阑尾炎。不仅邻近生殖器官感染与自发性早产有关,远处器官感染,特别是慢性感染也与自发性早产风险增加有关。

患牙周病的产妇早产风险增加,但是治疗牙周疾病并不能降低早产风险,因此两者之间更可能是一种共享易感性而非因果关系。泌尿生殖道和消化道都是自身免疫因素保护机体内部中重要的细菌定植部位,因此两者具有共享易感性并不奇怪。

经阴道超声测量的宫颈管长度与单胎和双胎妊娠早产的发生风险都有关系。22~24 周时宫颈管长度 ≤ 第 10 百分位(25mm,阴道内超声测量)比宫颈长度 > 第 75 百分位的产妇 35 周以前早产的风险增加 6.5 倍(95% CI 4.5-9.3),32 周以前早产的风险增加 7.7 倍(95% CI 4.5-13.4)。以往用宫颈对子宫收缩的阻力变化来解释宫颈长度和早产风险的联系,但是现在有大量的证据表明子宫收缩不是早产的启动因素,补充黄体酮可以减慢宫颈缩短的速度,减少有或没有早产史的产妇 24 周前发生早产的风险。这些研究支持以下结论:孕足月前宫颈缩短(软化和成熟)不是组织松弛后的被动结果,而是预示病理性早产开始的主动过程。

包括宫颈锥切术(conization of cervix)和宫颈环型电切除术(Loop electrosurgical excision procedure,LEEP)在内的宫颈手术史是早产的危险因素。

子宫先天性异常被认为是米勒管发育缺陷,可能会影响宫颈、宫底部或者两者兼而有之。根据畸形的种类和产科病史的不同,子宫畸形妇女的早产风险为 25%~50%。种植于子宫隔上的胎盘发生胎盘剥离出血时可能引起早产。宫内暴露于己烯雌酚产妇的 T 形子宫与早产风险增加有关。

除了吸烟以外,没有发现产妇的其他行为与早产有关。吸烟产妇早产的风险增加,吸烟妇女的早产发生率大约为 20%~30%。在美国,约 20% 的妊娠妇女吸烟,10%~15% 的早产与母亲吸烟有关,与其他早产危险因素不同的是这一因素可以在妊娠期进行干预。过多体力活动是否与早产有关尚存争议。

体重过低和过高都增加早产的风险,但是体重过低风险更大。通常认为产妇低体重,体重指数(body mass index,BMI)$< 19.8kg/m^2$ 早产风险增加。每月食用 1 次或 1 次以上鱼的产妇比很少或根本不吃鱼的产妇早产风险低。很多研究报道了各种各样的营养缺乏与早产有关,但是还没有发现补充什么营养能够减少早产的发生。

小于 17 岁和大于 35 岁的妇女早产的危险性更高。社会地位低下一直与早产风险增加有关:贫穷、受教育程度、地理上与社会地位低下者为邻、居住的州或地区缺少产前检查服务等因素都与早产率增高显著相关。这些因素都是社会因素,与医疗无关,因此不能通过改进医疗服务加以改善。社会环境对生育的影响:有研究显示,对所有不同种族的产妇而言,受教育时间小于 8 年的产妇早产的风险几乎是受教育时间 ≥ 16 年产妇早产风险的 2 倍。

在美国,种族是早产的重要危险因素。与其他所有种族的女性相比,非洲裔美国女性的早产风险都特别高。2005—2007 年,非洲裔美国妇女的平均早产风险是 18.4%，与之相比，亚洲裔美国妇女平均早产风险为 10.8%，白种人为 11.6%，西班牙裔妇女为 12.6%，美国土著妇女为 14.2%。计算了社会和医疗方面的危险因素之后，非裔美国妇女的早产风险仍然与其他种族的妇女有差距，而非洲女性不是这样。造成这种差距的原因尚不清楚。无论病因如何，即使没有其他早产的危险因素，也认为非裔美国妇女的早产风险增大。一直有报道认为紧张和抑郁与早产有中度关联，但是其引起早产的机制尚不清楚。

某些遗传因素可能引起早产的概念是建立在几个观察性研究基础之上的。首先，产妇的早产家族史会影响其自身的早产风险。Porter 等发现自己出生是早产的母亲分娩早产儿的风险增加，而且风险增加的程度反过来与她自身分娩的孕周有关。36 周出生的产妇发生早产的比值比为 1.18（95% CI 1.02-1.37），30 周出生的产妇发生早产的比值比为 2.38（95% CI 1.37-4.16）。第二个研究从对双胞胎的研究中发现遗传因素与早产有关。Treloar 对 905 对澳大利亚双胞胎女性进行了研究以确定她们是否会早产 2 周以上。这项研究中，单卵双胎比双卵双胎产妇早产的关联性强。首次妊娠早产的遗传度为 17%，任意次妊娠早产的遗传为 27%。北欧针对 1973—1993 年间单胎妊娠分娩的 888 对单卵双胎产妇和 1 141 名双卵双胎产妇进行了一项研究。单卵双胎产妇比双卵双胎产妇的妊娠时间相关性强，孕龄和早产的遗传度分别为 30% 和 36%。早产发生的家族性提示其主要的遗传方式为非孟德尔遗传，而且其遗传方式与多基因遗传更加一致。目前有很多研究以发现引起早产的基因突变为目的，但是许多基因突变与早产的关联性不能在人群中交叉复制。对早产的基因研究使对早产的病理生理学进行深入研究看到了希望，也使早产的风险识别研究看到了希望。但是目前这些基因研究潜在的益处还不能在临床工作中得到体现。

早产史也是重要的危险因素之一。在有早产史的妇女中早产复发的危险为 17%~40%，而且与以往早产的次数有关。Mercer 等报道，以往有过早产的妇女再次妊娠时自发早产的概率增加 2.5 倍。前次早产发生的孕周越早，发生自发性早产的危险越大。既往孕产史对早产最重要的影响是以往有过 16~36 周之间分娩的历史。有这样病史的产妇早产的风险增加 1.5~2 倍，但是风险根据胎儿数目、孕产次和早产的孕周不同而变化。如果以往的早产发生于双胎妊娠，并且在 34 周以前分娩，那么下次单胎妊娠时早产的风险会增加。如果前次双胎妊娠的分娩时间晚于 34 周，下次单胎妊娠时

早产的风险不会明显增加，但是如果双胎妊娠在 30 周以前分娩，那么其后单胎妊娠的早产风险将达到 40%。16~20 周之间死胎分娩终止妊娠也与其后妊娠时发生早产有关。早、中孕期终止妊娠也与其后妊娠时发生早产有关，特别是机械扩张宫颈或刮宫，或者反复在早、中孕期终止妊娠以后。自然流产或人工流产也会增加早产的风险。

辅助生育妊娠早产率增加的原因不只是多胎妊娠增多，而且单胎妊娠的早产率也增加了。所有借助辅助生育方法（包括促排卵）怀孕的单胎妊娠早产率几乎增加 2 倍。一项纳入了 15 个研究、比较了 12 283 例体外受精（in vitro fertilization，IVF）和 190 万例自然妊娠的 Meta 分析显示，单胎妊娠中 IVF 妊娠婴儿围产期死亡率、早产率、LBW 和 VLBW 发生率以及小于胎龄儿的发生率都升高将近 2 倍。就双胎和三胎妊娠而言，辅助生育妊娠后多胎妊娠的早产率并未比自然妊娠增加。因此辅助生育妊娠后单胎妊娠早产率增加的原因并不明确。有人提出上生殖道微生物定植、使用人工助孕手段妊娠夫妇精神紧张、超促排卵的副作用以及出生缺陷率升高都可能是早产发生的原因。

前置胎盘或胎盘早剥引起的阴道出血几乎与多胎妊娠一样是早产的高危因素。另外，早孕期间不明原因阴道出血的产妇早产风险增加，而且随着出血次数的增加风险增高。这可能反映了一些引起早产的因素也会增加产妇双胎妊娠一胎丢失或母血中不能解释的甲胎蛋白升高的风险。

多胎妊娠是早产最重要的危险因素之一。1/2 以上的双胎妊娠和几乎所有其他的多胎妊娠均在 37 周以前分娩。早产的风险随着胎儿数目的增多而增高，双胎（36 周）、三胎（33 周）、四胞胎（31 周）的平均孕龄比单胎（39 周）显著缩短，提示子宫过度膨胀和胎儿信号传导通过蛋白途径过早激活了分娩过程。除了自发性早产以外，多胎妊娠产妇更容易患产科并发症和合并症，从而导致医源性早产。单卵双胎死胎和胎儿生长受限的发生率比双卵双胎高。目前还不清楚单卵双胎中医源性早产比自发性早产的发生率高多少。

羊水过多与早产的危险性增高有关。母亲在孕 2 个月末和 3 个月时行腹部手术能引起子宫活动增加而引起早产。母亲的健康状况如 GDM 或妊娠前已存在的糖尿病、高血压（原发性或妊娠引起的）与早产的高发生率有关；但是，这些早产常常表明早产的发生与母亲的并发症有关而不是自发性早产的原因。

（滕莉荣　边旭明）

参考文献

1. World Health Organization. Born too soon: the global action report on preterm birth. World Health Organisation, 2012, 380 (9855): 1713. 1.
2. 胡娅莉. 早产的临床诊断与治疗指南 (2014). 中华妇产科杂志, 2014, 49 (7): 481-485.
3. MARTIN JA, HAMILTON BE, VENTURA SJ, et al. Births: final data for 2011. Natl Vital Stat Rep. 2013, 62 (1): 1-69, 72.
4. 郭战坤, 马京梅, 范玲, 等. 北京地区早产发生现状及早产儿结局的调查分析. 中华妇产科杂志, 2010, 45 (2): 99-103.
5. BLENCOWE H, COUSENS S, OESTERGAARD MZ, et al. National, regional, and worldwide estimates of preterm birth rates in the year 2010 with time trends since 1990 for selected countries: a systematic analysis and implications. Lancet. 2012 Jun; 379 (9832): 2162-2172.
6. PATEL RM, KANDEFER S, WALSH MC, et al. Causes and timing of death in extremely premature infants from 2000 through 2011. N Engl J Med. 2015 Jan; 372 (22): 331-340.
7. MATHEWS TJ, MACDORMAN MF. Infant mortality statistics from the 2005 period linked birth/infant death data set. Natl Vital Stat Rep. 2008, 57 (2): 1-32.
8. Centers for Disease Control and Prevention. Preterm birth. 2016.

第二节　早产的发病机制

早产和足月分娩具有共同的解剖、生理和生化特征，这些特征也是正常分娩的路径，包括：子宫收缩增加、宫颈成熟、胎膜或蜕膜活化。足月分娩是生理性激活了上述路径，而早产是病理性激活了上述路径。

尽管分娩过程短暂，但是分娩前各个主要器官的准备过程相对较长。宫颈的变化需要经过几周的时间，临产前子宫肌的收缩性逐渐增加，宫颈阴道部黏液中胎儿纤维连接蛋白的出现反映细胞外基质发生了降解，预示蜕膜和胎膜活化。

早产可以被理解为一个临床表现为早产临产、胎膜早破、宫颈缩短扩张的综合征，这一综合征由多种病因造成，可以单独有某一种或同时具有多种临床表现，这些过程可能导致宫颈缩短。

一、宫颈变化（成熟）

宫颈是妊娠和分娩时的重要结构，妊娠期间宫颈必须保持结构完整，分娩时又必须过渡为允许胎儿通过的结构。这种变化不是急性发生的，引起分娩的生理性变化在妊娠期发生，这一过程中宫颈会发生一系列生物化学和生物力学变化，称为宫颈成熟。

足月分娩和早产时宫颈成熟的分子过程不同，不同原因早产的宫颈成熟的分子过程也不相同。尽管胶原是维持宫颈张力的重要因素，糖胺聚糖（glycosaminoglycan，GAGs）也是决定组织弹性特点的重要决定因素。糖胺聚糖是具有长分支的多糖，是细胞外基质的重要组成成分，有很多作用：帮助组织水化保持组织的黏性特点，稳定细胞外基质的整体结构。另外，小的富含亮氨酸的蛋白多糖（与核心蛋白相连的GAGs）如核心蛋白聚糖可以与可溶性生长因子和炎症介质相互作用。宫颈上皮细胞间的紧密连接既是组织的支持结构，也调节组织水分的结构。宫颈上皮具有多种功能，包括：细胞增殖、细胞分化、保持水分平衡、组织不受外界伤害以及通过细胞间的紧密连接进行可溶性物质的运输。在动物模型和足月分娩的妇女中，保持上皮完整性和维持上皮功能的重要分子也是导致宫颈成熟的重要成分。宫颈成熟时细胞外基质的变化包括炎症细胞（巨噬细胞、中性粒细胞、肥大细胞、嗜酸性粒细胞等等）在宫颈基质中聚集，这一过程与炎症反应相似。这些细胞产生细胞因子和前列腺素从而影响细胞外基质的代谢。前列腺素能促进宫颈的生理性成熟，并且已经作为促进宫颈成熟的引产药物在临床广泛应用。雌孕激素都对宫颈成熟有影响，前者通过刺激胶原降解促进宫颈成熟，而后者可以阻断雌激素的作用。而且服用孕激素受体拮抗剂可以促进宫颈成熟，服用孕酮能够延缓甚至逆转宫颈成熟过程。另外一种影响宫颈成熟的介质是一氧化氮，它也具有炎症介质的作用。

宫颈成熟过程通常在临产前发生，是一个渐进的过程，持续几周。临床查体发现宫颈变软以及超声检查发现宫颈管缩短或成漏斗形都证实早产常常在孕中期和孕晚期宫颈成熟过程进行几周后发生。

二、子宫收缩力增加

临产的标志之一是子宫从长时间地不协调收缩过渡到协调性地短时间收缩,从而产生巨大的宫腔压力最终导致分娩。协调宫缩可以发生在正常临产过程中,也可以发生在炎症作用以后,比如母亲感染或者进行腹部手术以后。缩宫素由蜕膜和下丘脑室旁核分泌,提示缩宫素具有内分泌和旁分泌两种分泌途径。血浆中缩宫素的浓度能反映子宫收缩情况,提示缩宫素介导了子宫收缩的昼夜节律。

细胞间通讯是临产的另一个重要特征,临产前子宫肌细胞间缝隙连接建立,分娩后消失。足月产和早产产妇缝隙连接模式和连接蛋白43在子宫肌肉中的表达相似,提示该蛋白可能是临产时引起宫缩的重要分子之一。

三、蜕膜和胎膜活化

蜕膜和与之紧密相连的胎膜在妊娠最后几周发生解剖和生物化学变化,最终引起胎膜自发破裂。足月前这一过程启动会导致早产胎膜早破(premature rupture of membranes,PROM),40% 的早产发生之前都有这一前驱症状。组织学研究显示早产 PROM 时胶原Ⅰ、Ⅲ和Ⅴ含量降低,生腱蛋白含量升高,正常胶原波浪状结构破坏,提示 PROM 是临产的前驱过程。细胞外连接物质(比如纤维连接蛋白)降解过程使胎膜能够在胎儿娩出后与蜕膜分离。通过对胎儿纤维连接蛋白的研究发现,细胞外基质降解是正常分娩的动因之一。22~37 周时宫颈阴道分泌物中胎儿纤维连接蛋白的存在是蜕膜-绒毛膜连接面瓦解的证据,与早产风险增加有关。

胎膜蜕膜活化的精确机制尚未明了,但是有人提出了基质降解酶和细胞凋亡假说。有文献报道,早产胎膜早破产妇羊水中基质金属蛋白酶(matrix metalloproteinase,MMPs)及其组织金属蛋白酶抑制剂(tissue inhibitor of matrix metalloproteinases,TIMPs)水平增高。细胞凋亡可能也在胎膜破裂中起重要作用。其机制为凋亡基因表达增加、抗凋亡基因表达减少。羊水中 MMP-9 可能介导了这一过程。

四、分娩发动的胎儿因素

在动物和人类中都发现胎儿信息参与了分娩发动。孕羊的下丘脑室旁核被破坏后会导致孕期延长。人类与之相对应的现象是胎儿为无脑儿时,产妇孕期延长。目前的证据是胎儿一旦发育成熟,胎儿大脑特别是下丘脑会增加促肾上腺皮质激素释放激素(corticotropin releasing hormone,CRH)的分泌,反过来刺激胎儿肾上腺皮质激素(adrenocortical hormone,ACTH)的分泌。羊在皮质醇增加、灵长类动物在硫酸脱氢表雄酮增加时会激活正常临产途径。母体有严重焦虑或抑郁都能激活母体 HPA 轴,且与早产率升高有关。有人提出胎儿炎症反应综合征在早产发动中起作用。

临床上对疾病的分类主要基于临床表现,而不是基于疾病的发生机制。早产可能是感染、血管损伤、子宫张力过大、异常免疫识别、紧张或其他病理过程的常见临床表现。通常在一个病人身上会同时出现一种以上引起早产的因素。因此,早产是一个并非通过单一方法能够诊断或治疗的综合征。早产临产综合征具有以下特征:多因素致病、慢性发病、胎儿参与早产过程、临床表现是个体对环境适应的结果、可能与基因-环境间的相互作用有关。早产综合征涉及的病理过程包括宫内感染、子宫缺血、子宫张力过高、异常同种移植反应、免疫介导因素、宫颈功能不全和内分泌失调。

(滕莉荣　边旭明)

参考文献

1. MOROZ LA, SIMHAN HN. Rate of sonographic cervical shortening and biologic pathways of spontaneous preterm birth. Am J Obstet Gynecol. 2014, 210 (6): 555. e1-5.

2. BERKOWITZ GS, KASL SV. The role of psychosocial factors in spontaneous preterm delivery. J Psychosom Res. 1983, 27 (4): 283-90.

3. LOBEL M, DUNKEL-SCHETTER C, SCRIMSHAW SC. Prenatal maternal stress and prematurity: a prospective study of socioeconomically disadvantaged women. Health Psychol. 1992, 11 (1): 32-40.

4. COPPER RL, GOLDENBERG RL, DAS A, et al. The preterm prediction study: maternal stress is associated with spontaneous preterm birth at less than thirty-five weeks'gestation. National Institute of Child Health and Human Development Maternal-Fetal Medicine Units Network. Am J Obstet Gynecol. 1996, 175 (5):1286-1292.

5. WADHWA PD, SANDMAN CA, PORTO M, et al. The association between prenatal stress and infant birth weight and gestational age at birth: a prospective investigation. Am J Obstet Gynecol. 1993, 169 (4): 858-65.

6. KOGAN MD, ALEXANDER GR. Social and behav-

ioral factors in preterm birth. Prenat Neonat Med. 1998, 3 (1): 29-31.

7. MURPHY CC, SCHEI B, MYHR TL, et al. Abuse: a risk factor for low birth weight？ A systematic review and meta-analysis. CMAJ. 2001, 164 (11): 1567-72.

8. DOLE N, SAVITZ DA, HERTZ-PICCIOTTO I, et al. Maternal stress and preterm birth. Am J Epidemiol. 2003, 157 (1): 14-24.

9. DING XX, WU YL, XU SJ, et al. Maternal anxiety during pregnancy and adverse birth outcomes: a systematic review and meta-analysis of prospective cohort studies. J Affect Disord. 2014, 159: 103-110.

第三节　早产的诊断与治疗

一、早产的诊断

几十年以来,临床上对早产的诊断都建立在出现规律、有痛感的宫缩同时伴有宫颈扩张或缩短的基础之上。我国 2014 年公布的《早产的临床诊断与治疗推荐指南》中也将早产临产定义为"妊娠满 28 周 ~<37 周,出现规律宫缩(每 20 分钟 4 次或 60 分钟内 8 次),同时宫颈管进行性缩短(宫颈缩短 ≥80%),伴有宫口扩张。但是宫缩的持续时间比严重程度对早产的预测更准确。实际上 50% 住院治疗的早产产妇最终都会足月分娩。不能将"真正的早产"与"假临产"加以区分,阻碍了对"真正的早产"的治疗,因为 50% 未经治疗的产妇(或安慰剂治疗的产妇)最终并未发生早产。目前还没有更好地能够指导是否开始治疗的早产的诊断标准。

临床上对早产分娩的评价始于对可能引起早产的原因的评估,首先要发现威胁母儿健康的情况。产妇的紧急情况比如:肾盂肾炎、肺炎、哮喘、阑尾炎、外伤、高血压、子痫前期、胎盘早剥、前置胎盘以及绒毛膜羊膜炎都可能需要终止妊娠。胎儿的因素可能是心动过速等紧急情况,也可能是胎儿生长受限、羊水过少等慢性情况,需要根据疾病的严重程度和宫内、外的治疗方法而决定是否需要终止妊娠。如果有早产胎膜早破或宫颈功能不全等需要特别治疗的情况也要及时发现并采取相应的治疗手段。

第二步要做的是评价早产诊断的准确性,权衡保胎治疗和分娩的利弊。这时需要考虑以下问题:①孕周以及孕周是否准确;②如果产程没有进展(宫颈消失>80%,扩张>2cm),引起早产的原因是什么,早产的诊断是否准确;③是否需要做宫颈超声、胎儿纤维连接蛋白或羊水感染等诊断实验;④当前医疗机构中该孕周预期的新生儿发病率和死亡率是多少;⑤需要阻断分娩过程吗;⑥需要将产妇转诊到更合适的医院吗;⑦是否检测了胎儿肺成熟度;⑧能够采取什么措施减少围产期发病率和死亡率;⑨是否应该使用宫缩抑制剂、糖皮质激素或抗生素。

如上文所述,人类足月产和早产的分娩动因尚未完全明确。但是,自发性早产病理生理研究的深入有助于确定各种各样的可以预测早产的生化标志物。目前最常用的生化标志是胎儿纤维连接蛋白。胎儿纤维连接蛋白是一种细胞质中的糖蛋白,当在阴道或宫颈中出现时,是胎膜破裂的标志。胎儿纤维连接蛋白在孕 20 周左右至近足月时的宫颈阴道分泌物中缺失。在产前常规检查或诊断早产的妇女中,宫颈阴道分泌物中胎儿纤维连接蛋白水平升高与早产危险增加强烈相关。在临床中应用,胎儿纤维连接蛋白检查的阴性结果更加重要。在可疑早产的妇女,如果检测阴性,只有少于 1% 以下的产妇会在未来的 1~2 周内分娩。如果这项实验阳性,在以后的 1~2 周内早产的危险增高近 20%。

随着产程的进展,宫颈缩短,变软,前移,扩张。这些变化在分娩前几周发生,无论孕周大小。宫颈评分是测量宫颈成熟度的传统方法,这一方法不够准确。比如,如果宫颈外口闭合,就不可能评价宫颈内口的情况。阴道超声为评价宫颈状况提供了一条更客观的途径。在症状不典型的妇女,超声描述的宫颈缩短和扩张的情况,具有很高的预测早产的价值。Okitsu 和其他研究人员注意到,宫颈长度的改变大约发生在分娩 10 周前。但是,能够量化的测量值的改变发生在分娩的 3~4 周前。如果测量方法得当,经阴道超声测量宫颈长度在 3cm 以上的产妇发生早产的可能性较小。

早产治疗的主要目的是减少新生儿的发病率和死亡率,而早产儿的发病和死亡是因为其呼吸系统、消化系统、凝血系统以及中枢神经系统发育不成熟造成的。胎儿肺发育不成熟是发生新生儿严重疾病最重要的原因,而且肺是产前能够直接进行功能检测的唯一胎儿器官。对有早产可能的产妇进行羊水检查可以评价几个方面的情况:①胎儿肺成熟度检查:如果产妇预产期不准确(比如产前检查开始时间比较晚,或者胎儿比孕周大)可以采用羊水检查胎儿肺成熟度帮助制定临床处理决策。②感染检查:即使胎膜完整,早产产妇也可能有隐性羊膜腔内感染。可以进行羊水葡萄糖水平测定、革兰氏染色、细胞计数和培养评价宫内感染情况,然后决定是否使用抗生素治疗、继续保胎还是分娩。③胎儿染色体核型检查:早产可能跟与胎儿非整倍体异常有关的胎盘功能不全有关。荧光原位杂交技术可以在48小时之内诊断常见的非整倍体异常。但是,如果除了早产没有其他征象提示胎儿可能为非整倍体,那么羊水检查胎儿染色体核型的指征就不够充分。

二、早产的治疗

早产的治疗不能改善胎儿的宫内生长情况和营养情况,但是可以推迟分娩时间从而达到以下几个能够减少新生儿发病率和死亡率的目的:①产前将母亲和胎儿转运到更合适的医院;②分娩时使用抗生素避免新生儿 B 族溶血性链球菌(group B Streptococcus,GBS)感染;③产前使用糖皮质激素减少新生儿由于呼吸窘迫综合征、脑室内出血和其他原因造成的新生儿发病率和死亡率;④ 32 周之前使用硫酸镁减少脑瘫的发生。

(一) 主要治疗手段

1. **卧床休息** 卧床休息代表了大多数早产的常见干预措施之一。但是,一项研究发现美国有 20% 的妊娠每周至少一次被建议卧床休息。不幸的是,没有一项前瞻性随机性研究独立地评价卧床休息对早产的治疗效果。另外四项对住院病人进行的随机性研究中,卧床休息对于双胎早产的治疗和 / 或预防,两个研究显示无效,另外两个则显示早产率增加。因此,尽管体力活动减少看起来很适合有早产危险的孕妇,但是没有证据证实,卧床休息特别是完全卧床休息,会减少早产的发生。实际上,对于双胎妊娠,这种干预可能反而有害。因此,没有证据证明卧床休息应该是预防或治疗早产的标准手段。

2. **补液 / 镇静** 另一个早产初始治疗时常用的方法是口服或静脉补液。一些内科医师试图用这种方法区分真实的早产和假临产。针对补液在治疗早产中的机制提出了几种理论。第一,在动物实验中,补液通过

Henry-Gauer 反射抑制抗利尿激素的释放。第二,妊娠妇女可能比正常时血浆容量减少。很少有研究前瞻性评价补液疗法。Pirco 等进行了一个 48 名早产妇女参加的前瞻性研究,发现补液没有益处。Guinn 等在一项包括 179 名早产妇女参加的前瞻性研究中报道了相似的结果。这项调查中的病人被随机分配为观察、静脉补液或者单剂量皮下注射特布他林三组。三组产妇在分娩的平均时间和早产发生率方面没有显著差别。因此,静脉补液似乎不能减少早产,而且不推荐常规应用补液的方法治疗早产或者区分真性和假性早产。

镇静也是一种区分真性和假性早产的常用方法。与补液相似,仅有有限的证据表明镇静在临床上有效。Helfgott 等对 119 名早产妇女进行了一项前瞻性对照研究,随机分配她们分别使用补液镇静或单纯卧床休息进行治疗。随机进行补液和 / 或镇静治疗组静脉滴注500ml 乳酸林格液,静滴时间为 30 分钟以上以及肌内注射 8~12mg 吗啡硫酸盐。补液和 / 或镇静治疗与单独卧床休息在降低剖宫产率和早产的发生率方面并没有明显差异。因此,文献并不支持早产的初始治疗时用补液和 / 或镇静的方法。在很多情况下,静脉输注液体在静脉给予宫缩抑制剂之前开始。大量的液体负荷可能增加液体过量和之后水中毒的风险。

3. **宫缩抑制剂** 许多研究表明宫缩抑制剂可以延迟分娩 48 小时从而赢得充裕的产前使用糖皮质激素的时间,或者可以延迟分娩一周从而赢得充裕的胎儿宫内成熟的时间。但是没有研究证明任何一种宫缩抑制剂能够减少早产发生率。Meta 分析表明钙通道阻滞剂可以延迟分娩 2~7 天,风险效益比值最好;β 拟交感药可以延迟分娩 48 小时,但是副作用较大;环氧化酶抑制剂(cyclooxygenase inhibitor,COX) 有效性的证据不够充分;硫酸镁无效。对单一宫缩抑制剂进行的 Meta 分析研究结果只报道药物能够延迟分娩的时间而不能降低早产发生率,对于延迟分娩后新生儿预后改善情况的报道较少。因此应用这类药物最重要的理由是可以延迟分娩 48 小时使产前得以将产妇转运到更合适的医院、应用糖皮质激素降低新生儿发病率和死亡率。

(1)β 拟交感药:已知人体有三种 β- 肾上腺素能受体:β_1 受体存在于心脏、小肠和脂肪组织;β_2 受体存在于子宫、血管、气管和肝脏;β_3 受体主要存在于白色和褐色脂肪组织。激活 β_2 受体引起子宫平滑肌松弛。β_2选择性药物可以用来治疗早产,尽管其具有 β_2 受体选择性,但是在使用有效治疗剂量时,常常会激活全身所有 β 受体,从而引起许多与使用 β 拟交感药有关的副作用。

利托君是美国 FDA 于 1980 年认证的肠外宫缩抑制剂,但是由于母体副作用频发,未能得到广泛应用。Barden 和 Merkatz 等早期进行的研究曾证明该药与其他宫缩抑制剂作用相似但副作用较少。早期研究还显示利托君可以延长妊娠时间并且减少新生儿发病率和死亡率。但是之后的报道并不乐观。加拿大进行了一项多中心的大样本实验,使用安慰剂进行比较。结论是:利托君可以延迟分娩 24 小时,但并不能明显改善其他围产儿预后。King 等进行的一项涉及 16 项临床实验和 890 位产妇的 Meta 分析得出结论,用利托君治疗的妇女很少在治疗开始后 24 和 48 小时内分娩,但是在减少呼吸窘迫综合征的发生率、出生体重小于2 500g、减少围产儿死亡方面的作用并不显著。这些研究全部在出生前普遍使用类固醇前完成。

尽管利托君既可以口服也可以静脉给药,治疗通常从静脉注射开始。推荐的初始注射速度是每分钟50~100μg,最大速度可以达到 350μg/min。宫缩的停止后点滴速度可以减慢。用药期间必须严格监测产妇的液体平衡、心脏状况、电解质和血糖。各种 β 受体激动剂治疗的禁忌证包括患有糖尿病、基础心脏疾病、应用洋地黄、甲亢、严重贫血和高血压。

许多药物在母体方面的副作用都是由于激活全身β 受体造成的。严重的母体副作用包括肺水肿、心肌缺血、心律失常,甚至产妇死亡。肺水肿的发生率大约为0.3%,这一副作用的易患因素包括多胎妊娠、液体正平衡、输血、贫血、感染、羊水过多和患有基础心脏病。同时用皮质类固醇使肺水肿的病情变得更加复杂。但是,由于两种产前最常用的类固醇——倍他米松和地塞米松,都具有很小的盐皮质激素活性,因此这两种药物不太可能显著增加肺水肿的发生率。利托君导致产妇死亡的报道一般都与肺水肿或心律失常有关。因此,用药过程中需要严密监测产妇脉搏、血压和呼吸情况,如果发生呼吸窘迫或者心率大于 130 次/min 钟,强烈建议停止治疗。利托君在代谢方面的副作用包括由于胰岛素水平升高和葡萄糖积聚导致钾进入细胞内造成的低血钾。这一情况通常会在停止治疗后 6~12 小时消退。

胎儿心血管并发症主要是包括心律失常,如室性期前收缩和房性期前收缩,通常在停止治疗后 2 周消失。有人描述利托君治疗的母亲胎儿心隔肥厚,肥厚的程度与治疗时间长短有关,常常在停止治疗后 3 个月消失。新生儿低血糖是另一个与 β 拟交感药物有关的并发症,常发生于在接受治疗后两周内分娩的新生儿。低血糖是一过性的。在一项对 2 827 例早产妇女所做的回顾性研究中,接受 β 受体激动剂治疗的母亲新生儿脑室出血的发生率增加 2 倍,但是这一结论未被其他实验证实。

特布他林是目前妊娠中最常用的 β₂ 选择性 β 受体激动剂而且能口服、皮下注射或者静脉给药。Ingemarsson 对 30 个早产产妇采用静脉特布他林治疗,成功率 80%,安慰剂成功率 20%。但是以后的研究没有报道有相似的成功率。与利托君相似,特布他林可以暂时抑制早产分娩,但不能减少早产的发生率。开始的滴速为 5~10μg 分钟,需要时可以每 10~15 分钟增加一次直到最大剂量 80μg/min。特布他林可以作为一线宫缩抑制剂治疗早产,皮下注射每次 0.25mg,每 20~30 分钟 1 次(共 4~6 次)。Lam 和其他研究人员比较泵入和口服特布他林治疗,Guinn 和其他研究人员进行了一项双盲随机临床实验比较特布他林持续泵入和口服治疗。这些研究证明用特布他林泵入没有明显降低早产发生率和改善新生儿预后。口服特布他林多用于抑制的宫缩复发。常用口服剂量为 2.5~5mg,每 4~6 小时一次,根据产妇的反应和脉搏调节剂量。大多数研究没有显示口服特布他林能够降低早产发生率。FDA 警告:不应该对孕妇长时间(超过 48~72 小时)静脉输注或泵入特布他林来预防或治疗早产,因为其有可能引起严重的母体心脏问题和死亡。另外,口服特布他林不能用于预防和治疗早产。

(2)硫酸镁:硫酸镁作为宫缩抑制剂的基础是 20 世纪 60 年代观察到硫酸镁能够在体内和体外减少人类子宫收缩。Sreer 和 Petie 进行了一项包括 71 位早产产妇的随机性研究中。分组后,产妇分别给予硫酸镁、乙醇或葡萄糖治疗。硫酸镁组接受 4g 负荷量以后按每小时2g 维持,24 小时无宫缩为治疗成功,硫酸镁组成功率为77%,乙醇组为 45%,安慰剂组为 44%。Miller 等进行了一项硫酸镁和特布他林的随机性研究,证明硫酸镁与特布他林疗效相似而且副作用较少。口服硫酸镁未显示在逆转早产过程或预防其发生方面有效。2014 年一项系统评价比较硫酸镁与对照组(观察或安慰剂对照)的疗效,结果显示:给予硫酸镁并不能降低用药后 48小时内的分娩减少,也不能改善新生儿和母体结局。这些研究没有在产前常规给予皮质类固醇。

硫酸镁通常静脉应用负荷量为 4~6g 点滴 30 分钟以上,紧接着以每小时 1~3g 维持。血清镁水平 5~8mg/dl被认为是抑制肌肉收缩的治疗剂量。一旦宫缩停止,可以用最低有效剂量维持 24 小时后停药。硫酸镁的副作用与药物剂量相关。常见的副作用包括面部潮红、恶心、头痛、头晕、视物模糊。血清镁水平超过 12mg/dl(10mEq/L)时腱反射消失。一般说来,呼吸抑制出现在腱反射消失之后。镁中毒性可以通过快速输注 1g 钙来逆转。

使用硫酸镁的绝对禁忌证包括肌无力和心脏传导阻滞。相对禁忌证包括肾衰竭和新近发生的心肌梗死。同时应用钙通道阻滞剂和硫酸镁理论上会导致极度低血压，因此应当避免两者同时使用。由于有发生肺水肿的风险，必须定期计算液体出入量。

镁可以通过胎盘，开始治疗后几小时之内胎儿血中镁浓度达到稳定水平。脐带血中镁浓度低于 4mg/dl 时没有神经系统或出生后 Apgar 评分异常的报道。脐血中浓度为 4~11mg/dl 时，会引起胎儿呼吸和运动抑制，胎儿和新生儿血清钙水平不变或轻度降低。系统回顾和 Meta 分析结果表明，有早产风险的产妇产前应用硫酸镁可以减少新生儿脑瘫的发生率。早产和低出生体重是引起脑瘫最重要的危险因素。硫酸镁对早产儿的神经保护作用的机制尚不明确，可能的作用方式包括：通过稳定血压和改善脑血流稳定脑循环；通过稳定神经膜和阻碍兴奋性神经递质传导预防兴奋性损伤；通过抗氧化反应保护神经免受氧化损伤；通过抗炎症反应保护神经免受炎性损伤。产前应用硫酸镁不能减少脑室内出血或囊性脑白质损伤的发生率，但是与早产儿小脑出血减少相关。产前应用硫酸镁对早产儿的神经保护作用与美国妇产科学会的推荐意见一致。

总之，尽管母亲和新生儿在使用硫酸镁时都可能发生并发症，但是与β拟交感药相比并发症似乎比较少见并且症状较轻。硫酸镁在临床上应用时间久、临床医师们都很熟悉，但是其对早产的疗效缺乏数据支持。硫酸镁可能在减少脑瘫风险方面具有积极作用。

(3) 前列腺素合成酶抑制剂：前列腺素是膜磷脂经过磷脂酶 A 和环氧酶（前列腺素合成酶）合成的 20 碳环羧碳酸。这个代谢途径显示了药物治疗的一个重要靶点。有许多抑制前列腺素合成酶活性的药物（如阿司匹林、布洛芬、吲哚美辛）。在这些药物中，对吲哚美辛研究进行的研究最多。

吲哚美辛作为宫缩抑制剂由 Zuckerman 首次应用，他使用吲哚美辛对 50 例早产产妇进行了治疗，其中 40 例宫缩至少抑制了 48 小时。第一个前瞻性随机双盲对照研究是由 Niebyl 进行的。这个研究纳入了 30 例早产产妇，吲哚美辛组只有 15 人在 24 小时后治疗失败，与之相比，安慰剂组 15 人中 9 人治疗失败。Morales 把吲哚美辛与利托君作了随机性研究，发现两者都能延迟分娩 48 小时~7 天，由于母亲并发症终止用药的情况在利托君组更常见（24% vs. 0%）。同一作者在吲哚美辛和硫酸镁的对比实验中得出了相同的结论。

吲哚美辛通常口服或置肛。负荷量 50~100mg，继而以每 24 小时总量不超过 200mg 维持治疗。吲哚美辛血药浓度认为高峰在口服用药后 1~2 小时出现，直肠用药达到血浓度峰值稍快。大多数研究认为吲哚美辛的使用时限不应超过 24~48 小时，因为使用时间过长会发生羊水过少和胎儿动脉导管闭合。母体并发症并不常见，可有胃肠道不适，可通过进食或服用抗酸药物减轻症状。母亲使用吲哚美辛的禁忌证包括溃疡病、对吲哚美辛或其类似物过敏、肝病、肾功能不全或药物性哮喘。胎儿禁忌证包括治疗前羊水过少和需要依靠动脉导管维持循环的胎儿充血性心脏病。

吲哚美辛能通过胎盘，胎儿血药浓度在用药后 5 小时稳定。有报道吲哚美辛对胎儿有副作用，如胎儿尿量减少、长期用吲哚美辛治疗可引起羊水过少。因此对使用吲哚美辛治疗的病人应严格检测羊水指数，如果羊水指数降低到 5cm 以下，需要停药。羊水过少可以在停药后 48 小时后缓解。但是有产前用吲哚美辛引起新生儿长期无尿、肾小球萎缩、死亡的报道。这些婴儿大多每天暴露于吲哚美辛 200mg 达 48 小时以上而没有充分评价羊水情况。另一个重要的并发症是动脉导管闭合。动脉导管闭合通常是一过性的，在停药后可以重新开放，但是也有用药后发生动脉导管永久性闭合导致不可逆性右心衰竭的报道。32 周之前用药，这一并发症的风险从 5% 升高到 10%；32~35 周用药 48 小时，这一并发症的风险升高到 50%。因此，对于长期使用吲哚美辛治疗的产妇，应该监测动脉导管的开放情况，如果搏动指数小于每秒 2cm，应该考虑停药。动脉导管闭合的发生率随孕周的增加而上升，有学者建议吲哚美辛只能在 32 周以前使用。

另外一个产前暴露于吲哚美辛并且在 30 周前分娩的胎儿并发症是坏死性肠炎。Norton 等进行了一个对 57 个 30 周以前分娩并且近期暴露于吲哚美辛的胎儿与 57 个对照组的胎儿的前瞻性研究。坏死性肠炎在吲哚美辛组的发生率是 29%，对照组是 8%。另外，吲哚美辛治疗组中脑室内出血和动脉导管闭合的高发生率也值得注意。治疗时间和疗效以及暴露时间与分娩的关系没有报道。尽管可能会发生一些严重胎儿并发症，但吲哚美辛母体耐受性好，只要使用得当（治疗少于 48 小时，孕周小于 30~32 周），仍然可以作为一种相对安全而有效的宫缩抑制剂。通常把吲哚美辛作为硫酸镁治疗早产失败后的二线宫缩抑制剂。

(4) 钙通道阻滞剂：钙通道阻滞剂可阻止钙离子通过细胞膜，从而抑制肌肉收缩，降低心脏、血管、子宫组织的活性。迄今为止，大多数钙通道阻滞剂治疗早产的临床评价用药都是硝苯地平。Ulmsen 等首先报道了 10 例用硝苯地平治疗早产的情况，三天后，所有接受治疗的病人宫缩停止。Read 和 Wellby 研究报道，与利托君和安慰剂相比，硝苯地平能够显著延迟分娩。Ferguson 等证实，硝苯地平在延长孕周方面与利托君同样有效，但是导致治疗停止的副作用远比利托君少。几个后来的研究和分析也显示，硝苯地平比利托君更安全而且在延迟分娩方面至少与利托君一样有效。有报道认为硝苯地平在延迟分娩方面与硫酸镁同样有效。

硝苯地平可以口服或者舌下含服。通过胃肠道很快吸收，舌下含服后 5 分钟即可在血中检测到。硝苯地平可以通过胎盘，胎儿血中药物浓度与母血中平行。一般首次负荷量为口服 20mg，以后每 6~8 小时服用 10~20mg。治疗早产时不建议舌下含服，因为舌下含服比口服吸收快得多，会引起低血压。硝苯地平或任何其他的钙通道阻滞剂的禁忌证包括低血压、充血性心力衰竭和动脉狭窄。如前文所述，目前应用的钙通道阻滞剂和硫酸镁或 β 受体激动剂同用时，可能会引起低血压，因此应该尽量避免与这两种药物同时使用。产妇口服硝苯地平的副作用是血管舒张引起的，包括头晕、轻度头疼、面部潮红、头晕和外周水肿。这些副作用的发生率大约为 17%，副作用严重需停药的病人约为 2%~5%。

目前评价钙通道阻滞剂对胎儿的影响的研究很有限。一个值得注意的副作用是在动物报道中钙通道阻滞剂能影响子宫胎盘血流量。但是，几项检测使用硝苯地平产妇的子宫胎盘血流量的研究证明，硝苯地平对胎儿和子宫胎盘血流量没有显著的影响。

由于硝苯地平使用方便，母儿副作用小，已经成为临床使用越来越多的一种宫缩抑制剂。

（5）催产素受体拮抗剂：在动物模型中，已证明催产素受体拮抗剂能有效抑制外源性和内源性宫缩。在人群的研究始于 20 世纪 80 年代后期。Akerlund 等报道了 13 例短期静脉使用催产素受体拮抗剂的产妇，早产过程全部被阻断，其中 10 个人后来需要 β 受体拮抗剂治疗。Andersen 等报道了 12 例用催产素受体拮抗剂治疗的产妇，其中 9 例宫缩消失。阿托西班是一种选择性催产素受体拮抗剂，也是研究最多的催产素受体拮抗剂，在欧洲使用广泛，但是在美国没有上市。它是无活性的催产素类似物，可与催产素受体结合，能抑制催产素引起的宫缩。阿托西班一般静脉给药，开始剂量为 6.75mg 负荷量，以后每分钟 300μg 用 3 小时，然后 100μg/min 直到 18 小时。

几个前瞻性随机性双盲临床试验证实，阿托西班可以减少有早产风险产妇的宫缩而不引起母儿以及新生儿明显的副作用。Goodwin 等证明，与安慰剂相比，阿托西班输注 2 小时能显著抑制宫缩频率。Romero 等在一项前瞻性随机双盲实验中纳入了 501 名产妇，证明阿托西班比安慰剂显著延迟分娩 24 小时、48 小时和 7 天，但是围产期预后没有改善。Moutquin 等比较了阿托西班和利托君治疗早产的有效性，这个随机实验纳入了 212 名产妇，结果证明阿托西班的抑制宫缩效果与利托君相似，但是阿托西班的副作用很少；新生儿预后方面两者没有区别。一项国际范围内阿托西班与 β 受体拮抗剂的比较研究中，阿托西班的疗效与 β 受体拮抗剂类似，但母亲心血管副作用在阿托西班组明显较少。这些数据表明，阿托西班在早产治疗中，可以延迟分娩 24~48 小时。但是，这种延迟改善新生儿预后的效果不大。FDA 没有通过阿托西班治疗早产的认证是因为考虑到在 28 周以前使用阿托西班时胎儿的安全性。催产素受体拮抗剂在早产治疗中的作用仍需进一步的研究说明。

（6）一氧化氮供体：一氧化氮是一种强有力的内源性激素，能松弛血管、肠道和子宫平滑肌。因此有学者研究用一氧化氮供体（如硝化甘油）治疗早产。Lees 等在 245 名妇女中比较了经皮肤给予硝化甘油和利托君治疗 24~36 周发生的早产。两者在抑制宫缩和新生儿预后方面没有差异。Clavin 等在 34 名产妇中进行了一项随机研究，比较静脉应用硝化甘油和静脉应用硫酸镁的效果。两种药物在抑制宫缩方面没有差异；但是，接受硝化甘油治疗的 15 人中有三个发生了严重的低血压。El-Saayed 等在 31 名 35 周以前的孕妇中比较了静脉应用硝化甘油和硫酸镁的效果。宫缩抑制失败（宫缩 12 小时或更长时间）在硝化甘油治疗的病人中比用硫酸镁治疗的病人显著增加。重要的是，硝化甘油治疗组中 25% 的病人因出现了明显的低血压而停药。基于这些一氧化氮供体对中枢和周围循环中的影响，在妊娠病人中应用这类药物时应谨慎。临床应用这些药物治疗早产尚处于实验阶段。

30 多年以前，英国医学杂志的一篇评论指出，治疗早产应用宫缩抑制剂常常是不必要、无效而且常常是有害的。今天仍然如此。对大多数病例来说，宫缩抑制剂似乎能暂时抑制宫缩，但是不能减少早产的发生率。更重要的是，单独应用宫缩抑制剂对于改善新生儿或胎儿的预后没有什么或者根本没有作用。尽管如此，对某些产妇而言，宫缩抑制剂的确延迟了分娩，为成功应用皮质类固醇争取了足够的时间。因此，作为常规，如果应用宫缩抑制剂，应该同时应用皮质类固醇。由于通常满 34 周或以后不会再使用皮质类固醇，并且孕周大的早产儿围产期预后较好，因此大多数权威人士不主张在 34 周后使用宫缩抑制剂。对于宫缩抑制剂使用的孕周的下限尚没有一致意见。

4. 抗生素　早产，特别是孕 30 周以前的早产，与上生殖道的隐性感染有关。这些隐性感染的菌群能刺激炎症反应，最终诱发早产。所以抗生素有预防或治疗自发性早产的可能性。许多抗生素治疗支原体、脲原体和 B 组链球菌感染早产病人的前瞻性研究并未显示早产率显著下降。近年来细菌性阴道病与早产的关系越来越受关注，因此有学者提出可以在没有早产症状的 BV 孕妇中使用抗生素预防早产，但是实验的结果不尽相同。同样，文献报道抗生素治疗早产的效果也是各种各样的。一项 Meta 分析总结了 8 个安慰剂和抗生素治疗早产延长孕周的临床随机对照实验，结果显示安慰剂和抗生素治疗相比，早产、呼吸窘迫综合征或新生儿败血症的发生率没有明显差异，但是抗生素可以显著降低母亲感染和新生儿坏死性肠炎的发生。

B 组链球菌是新生儿发病和死亡的重要原因之一，特别是在早产儿，但是它在早产发生中的作用尚未明确。大约 10%~20% 的妊娠美国妇女 B 组链球菌阳性。B 组链球菌会导致新生儿败血症甚至死亡。新生儿感染通常由胎膜破裂后经母亲的阴道获得，感染的入口是胎肺，然后发生败血症。应用抗生素的目的是预防 B 组链球菌从母亲传染给胎儿以及随后发生的新生儿败血症，而不是预防早产。因此，除非证明 B 组链球菌阴性，所有早产妇女都应接受 B 组链球菌预防治疗。

总之，目前认为，早产的孕妇应该应用抗生素预防新生儿 GBS 感染。抗生素治疗对于胎膜完整的孕妇而言，不能延迟分娩。早产孕妇的抗生素治疗应该只限于预防 GBS 感染、胎膜早破的孕妇和针对某种特定病原体的治疗（比如泌尿系感染）。

5. 皮质类固醇　出生前应用皮质类固醇预防新生儿呼吸窘迫综合征起源于 Liggins 和 Howie 在 20 世纪 60 年代晚期的动物实验。他们观察到将糖皮质激素用于早产妊娠绵羊后，出生的羔羊肺成熟很快而且出生后呼吸系统问题较少。之后，他们在人体进行了第一例出生前糖皮质激素治疗，并发现用倍他米松 12mg 两次相隔 24 小时可以显著降低呼吸窘迫综合征的发生率，同时也降低了 34 周前出生的新生儿围产期死亡率。这种有益的效果只在首次用过糖皮质激素 24 小时以后和 7 天以前才能看到。

从那时起，相继进行了很多前瞻性随机研究。

Crowley 对这些实验进行了后续研究，认为产前糖皮质激素治疗显著降低了新生儿呼吸窘迫综合征的发生率和严重程度，新生儿死亡率也显著下降，脑室内出血和新生儿坏死性肠炎的发生率也显著下降。这些益处似乎在治疗开始后 24 小时~7 天内分娩时能达到高峰。

尽管如此，整个 20 世纪 80~90 年代都未在产前应用皮质类固醇。美国全国健康协会在 1994 年召开产前类固醇和议发展会议，讨论产前皮质类固醇治疗的潜在危险和益处。会议得出结论，产前使用皮质类固醇（倍他米松或地塞米松）显著降低了新生儿呼吸窘迫综合征、脑室内出血和新生儿死亡的危险。专家小组推荐，所有妊娠 24~34 周有早产危险的女性都应作为产前皮质类固醇治疗的对象。另外，由于 24 小时内进行治疗也可以显著降低呼吸窘迫综合征、脑室内出血和死亡风险，因此除非分娩迫在眉睫，都应在产前应用皮质类固醇。对于胎膜早破的产妇，30~32 周以前可以予以皮质类固醇治疗，因为这一孕周出生的新生儿脑室内出血的危险很高。有研究表明，接受多疗程皮质类固醇治疗母亲的新生儿预后较差，而且一项随机性实验显示，这种用法没有好处，强烈建议停止直到 34 周前重复剂量的治疗，除非正在进行的随机性临床实验证明这种用法的好处。对在宫内暴露于产前单疗程皮质类固醇的婴儿的长期随访还未证明在以下方面有副作用：生长、身体发育、运动或认知能力或 3~6 年内的学习成绩。因此，单疗程应用皮质类固醇对于改善早产病人新生儿的预后似乎是一种有效而安全的治疗方法。

通常用来促进胎儿成熟的类固醇是倍他米松（12mg 肌内注射，每 24 小时一次，共 2 次）和地塞米松（6mg 静脉注射，每 6 小时一次，共 4 次）。这两种糖皮质激素被认为最适合产前应用，因为它们能够通过胎盘屏障，半衰期长，盐皮质激素的活性很小。但是，一项研究表明，倍他米松在减少脑室出血和脑室周围白质软化方面的作用更有效。因此，在尚缺乏其他数据之前，倍他米松单疗程应用似乎是更好的选择。

（二）产时处理

早产分娩时常常伴有胎先露异常、高血压、绒毛膜炎、羊水过少或胎儿生长受限等胎儿高风险的情况。早产引产时由于子宫下段和宫颈还没有完全成熟，导致潜伏期较长。

产时胎儿监护显著降低了早产儿死产和新生儿癫

痫发作的发生率。与足月儿一样,早产儿胎心率也与胎儿酸中毒有关。妊娠过程中,随着胎儿副交感神经系统逐渐发育成熟,平均胎心率逐渐从 22 周时 160 次 /min 下降至足月时 140 次 /min。与足月胎儿一样,早产儿胎心率同样代表了胎儿的健康状况。

早产分娩时产程较足月分娩短,活跃期和第二产程可能特别快。助产时要特别注意控制出头速度,以免出头过快。分娩前,要提前通知新生儿医师准备好人员和设备。早产儿,特别是早早产儿,对于产伤的耐受性比足月儿弱,而且比足月儿更容易遭受软组织损伤、神经损伤和创伤性颅内出血。因此,要尽量避免对这些婴儿造成创伤,尤其是在剖宫产使用产钳时。

对所有早产或极低体重儿都施行剖宫产是不合适的。在调整了混杂因素以后,剖宫产的益处消失。一项比较 24~36 周间采取不同分娩方式的产妇和新生儿的预后研究发现,剖宫产产妇发病率升高,剖宫产对胎儿的益处并不明显。

早产的产妇比足月产的产妇更容易发生臀位,而且孕周越早,越容易发生忽略性臀位。臀位的胎儿,尤其是 32 周以前的臀位胎儿,经阴道分娩时易发生脐带脱垂、肌肉创伤和头颅内陷。为了避免后出头困难、产伤和新生儿窒息,臀位通常会进行剖宫产,而且实际上几乎所有臀位早产儿都经剖宫产分娩。以往认为剖宫产对臀位分娩有益的回顾性研究是现在早产臀位常规进行剖宫产的理论依据,但是那些数据并非那么可靠。剖宫产的手术切口必须足够大才能减少分娩损伤。剖宫产的目的是避免阴道分娩造成的母儿损伤,因此由于切口不够大造成困难剖宫产是不合逻辑的。由于许多产科医师处理臀位分娩的经验有限,而且文献报道的阴道分娩的发病率和死亡率越来越多,剖宫产似乎是臀位分娩更适宜的分娩方式。

一项比较不同分娩方式对"高危"VLBW(如子痫前期、阴道出血、胎心率异常)和"低危"VLBWI(如早产、宫颈功能不全)的影响的研究显示,剖宫产对低危组没有好处,但是显著提高了高危组的新生儿存活率。考虑到这些因素,VLBW 的最佳分娩方式有时候可能是在临产前进行剖宫产。

如何决定剖宫产的最早孕周是一个复杂的问题。考虑的因素应该包括孕周、所在医院的新生儿存活率和近期、远期的新生儿发病率。在充分告知后,父母的意愿应当作为处理时重点考虑的问题。

总之,早产儿的适宜分娩方式选择应该建立在与足月儿产科指征标准相似的基础之上。

(滕莉荣 边旭明)

参考文献

1. 胡娅莉. 早产的临床诊断与治疗指南 (2014). 中华妇产科杂志, 2014, 49 (7): 481-485.
2. CROWTHER CA, HAN S. Hospitalisation and bed rest for multiple pregnancy. Cochrane Database Syst Rev. 2010, 7 (7): CD000110.
3. STAN CM, BOULVAIN M, PFISTER R, et al. Hydration for treatment of preterm labour. Cochrane Database Syst Rev. 2013, 4 (11): CD003096.
4. SOSA CG, ALTHABE F, BELIZÁN JM, et al. Bed rest in singleton pregnancies for preventing preterm birth. Cochrane Database Syst Rev. 2015 30 (3): CD003581.
5. PERRY KG JR, MORRISON JC, RUST OA, et al. Incidence of adverse cardiopulmonary effects with low-dose continuous terbutaline infusion. Am J Obstet Gynecol. 1995, 173 (4): 1273-1277.
6. LAMONT RF. The pathophysiology of pulmonary oedema with the use of beta-agonists. BJOG. 2000, 107 (4): 439-444.
7. US Food and Drug Administration. FDA Drug Safety Communication: New warnings against use of terbutaline to treat preterm labor. 2011.
8. MACONES GA, SEHDEV HM, BERLIN M, et al. Evidence for magnesium sulfate as a tocolytic agent. Obstet Gynecol Surv. 1997, 52 (10): 652-658.
9. COSTANTINE MM, WEINER SJ, Eunice Kennedy Shriver National Institute of Child Health and Human Development Maternal-Fetal Medicine Units Network. Effects of antenatal exposure to magnesium sulfate on neuroprotection and mortality in preterm infants: a meta-analysis. Obstet Gynecol. 2009, 114: 354-364.
10. DOYLE LW, CROWTHER CA, MIDDLETON P, et al. Antenatal magnesium sulfate and neurologic outcome in preterm infants: A systematic review. Obstet Gynecol. 2009, 113 (6): 1327-1333.
11. DOYLE LW, CROWTHER CA, MIDDLETON P, et al. Magnesium sulphate for women at risk of preterm birth for neuroprotection of the fetus. Cochrane Database Syst Rev. 2009, 21 (1): CD004661.
12. ZENG X, XUE Y, TIAN Q, et al. Effects and Safety of Magnesium Sulfate on Neuroprotection: A Meta-analysis Based on PRISMA Guidelines. Medicine (Baltimore). 2016, 95 (1): e2451.
13. MARRET S, DOYLE LW, CROWTHER CA, et al. Antenatal magnesium sulphate neuroprotection in the preterm infant. Semin Fetal Neonatal Med. 2007, 12 (4): 311-317.
14. COSTANTINE MM, DREVER N. Antenatal exposure to magnesium sulfate and neuroprotection in preterm infants. Obstet Gynecol Clin North Am. 2011, 38 (2):

351-366.

15. CROWTHER CA, HILLER JE, DOYLE LW, et al. Effect of magnesium sulfate given for neuroprotection before preterm birth: a randomized controlled trial. JAMA. 2003, 290 (20): 2669-2676.

16. ROUSE DJ, HIRTZ DG, THOM E, et al. A randomized, controlled trial of magnesium sulfate for the prevention of cerebral palsy. N Engl J Med. 2008, 359 (9): 895-905.

17. MARRET S, MARPEAU L, ZUPAN-SIMUNEK V, et al. Magnesium sulphate given before very-preterm birth to protect infant brain: The randomised controlled PREMAG trial. BJOG. 2007, 114 (3): 310-318.

18. MITTENDORF R, DAMBROSIA J, PRYDE PG, et al. Association between the use of antenatal magnesium sulfate in preterm labor and adverse health outcomes in infants. Am J Obstet Gynecol. 2002, 186 (6): 1111-1118.

19. GANO D, HO ML, PARTRIDGE JC, et al. Antenatal exposure to magnesium sulfate is associated with reduced cerebellar hemorrhage in preterm newborns. J Pediatr. 2016, 178: 68-74.

20. MCPHERSON JA, ROUSE DJ, GROBMAN WA, et al. Association of duration of neuroprotective magnesium sulfate infusion with neonatal and maternal outcomes. Obstet Gynecol. 2014, 124 (4): 749-755.

5章

第四节　早产的预防

按照公共卫生模式,早产的预防可以分为三级预防(在早产发生以后采取治疗措施减少围产期发病率和死亡率)、二级预防(识别并治疗有早产风险的个体)和一级预防(在人群中预防和减少引发早产的风险)。如前文所述三级预防可以改善围产期预后,但是对早产的发生率没有影响。为识别可能发生早产的孕妇并消除其早产风险所采取措施的敏感性还不是很高。直到目前为止,还没有能够有效地减少早产发生率的方法。

识别和消除或降低诱发早产风险的措施可以从孕前开始。40% 的早产的危险因素存在于孕前,但是对这些女性孕前采取医疗干预措施的成效并不尽如人意。孕前干预措施包括手术纠正苗勒管畸形和孕前经腹宫颈环扎。研究表明备孕期间进行家庭访问对于减少低体重儿和早产的发生率没有作用,有早产史的妇女孕前服用抗生素也不能降低早产的发生风险。

通常建议有早产风险的孕妇卧床休息、减少性生活次数来预防早产,但是缺乏证据支持。

有研究认为孕期服用 ω-3 多不饱和脂肪酸(polyunsaturated fatty acids,PUFA)可以降低早产发生率,但是这一结论尚存争议。有一项研究显示,每月吃鱼>1 次的孕妇比每月吃鱼 ≤ 1 次孕妇的早产率低。服用维生素 C 和维生素 E 以及钙不能降低早产的风险。

有些研究报道加强产前检查能够降低早产发生率,但是这些都是回顾性研究,说服力不强。

牙周疾病与早产风险增高有关,但是有研究表明治疗牙周疾病不能降低早产风险,说明两者之间并非因果关系。

现在已经证明妊娠期筛查并使用抗生素治疗生殖道感染对预防早产无效。二次分析结果显示使用抗生素对有早产史的细菌性阴道病产妇进行治疗能够降低早产风险,但是综述和 Meta 分析的结果显示无效。甚至有研究显示孕期筛查和治疗细菌性阴道病可能造成"非故意的潜在损害"。还有研究对胎儿纤维连接蛋白检测阳性的产妇进行抗生素治疗,结果发现接受抗生素治疗的产妇的早产发生率升高。

基于一些尚未完全明确的作用机制,人们开始进行孕酮治疗早产的研究。这些作用机制包括孕酮可以减少细胞间缝隙连接的形成、由于对缩宫素的拮抗作用使平滑肌舒张、维持宫颈完整以及抗炎症反应。Keirse 复习了1990 年以前有关复发性流产和早产的研究,进行了 Meta 分析,发现没有证据支持 17α- 羟孕酮对流产有保护作用,但是该药物能够减少早产的发生率。后续的随机实验证实,有前次早产史和 / 或宫颈长度缩短(24 周前小于15~20mm)的产妇,在孕 16~36 周期间每周肌内注射 17α-羟孕酮 250mg 或每天阴道内使用孕酮栓剂或乳膏治疗,早产率可以减少大约 40%。几个随机安慰剂对照实验表明,使用孕酮对多胎妊娠的早产率没有影响,提示孕酮减少单胎妊娠早产率的作用机制与子宫受牵拉无关。

重要的是,补充合成孕激素并非对于所有有早产史产妇都有作用,说明这一治疗没能阻断某些引起复发性早产的途径,还说明许多有早产史的产妇即使不采取治疗措施,也能妊娠至足月。未经治疗的产妇自发性早产复发的风险与 22~24 周时宫颈长度有关,宫颈长度小于 25mm 时风险大于 35%,宫颈长度 25~35mm 时复发风险为 15%,宫颈长度 35mm 以上时复发风险小于 10%。一项补充孕酮与减少复发性早产关系的研究显示,宫颈长度而不是前次早产史更适合作为开始使用孕酮治疗的标准。但是除非有新的研究证明 24 周前宫颈长度正常的产妇无需进行这一治疗,否则早产史仍然是孕酮治疗的指征。目前还没有孕酮治疗的最佳策略。

越来越多的证据表明黄体酮能够有效减少宫颈长度缩短产妇早产的发生率,无论其有没有早产史。这些证据对以往认为需要进行宫颈环扎的产妇的临床处理产生了影响。有学者认为,应该对有宫颈损伤史、子宫畸形和 / 或宫颈进行性缩短长度小于 25mm 的产妇实施宫颈环扎术,无论其是否正在使用孕酮治疗。如果宫颈长度<15mm 或者胎膜可见,强烈推荐进行宫颈环扎。

早产是一种综合征,是几种路径激活以后共同作用的结果,并且几种路径常常重叠。降低新生儿发病率的产科治疗例如糖皮质激素和针对 GBS 的抗生素应用是有效的三级预防手段,但是不能降低早产的发生率。新的进展包括通过详细复习既往孕产史发现高风险产妇、有选择地或者普遍使用宫颈超声筛查识别需要使用孕酮治疗的产妇、选择性进行宫颈环扎。需要根据指南和文献中推荐的医源性早产的指征和时间终止妊娠,从而进一步降低死产率和与晚期早产相关的发病率。

(滕莉荣　边旭明)

参考文献

1. CROWTHER CA, HAN S. Hospitalisation and bed rest for multiple pregnancy. Cochrane Database Syst Rev 2010: CD000110.
2. STAN CM, BOULVAIN M, PFISTER R, et al. Hydration for treatment of preterm labour. Cochrane Database Syst Rev 2013: CD003096.
3. SOSA CG, ALTHABE F, BELIZÁN JM, et al. Bed rest in singleton pregnancies for preventing preterm birth. Cochrane Database Syst Rev 2015: CD003581.
4. FLENADY V, HAWLEY G, STOCK OM, et al. Prophylactic antibiotics for inhibiting preterm labour with intact membranes. Cochrane Database Syst Rev 2013: CD000246.

6

第六章
早产儿母源性疾病

第一节　胎盘早剥早产儿

妊娠 20 周以后或分娩期,正常位置的胎盘在胎儿娩出前部分或全部从子宫壁剥离,称为胎盘早剥(placental abruption)。胎盘早剥的发生率在国外为 1%~2%,国内为 0.46%~2.1%。胎盘早剥是妊娠晚期严重并发症,具有起病急而隐匿、进展快的特点,是妊娠中晚期出血的主要原因之一。在胎儿时期,胎儿、脐带、胎盘和孕妇是有机的统一体,因此,胎盘早剥对母儿生命健康威胁均大,若处理不及时会危及母儿生命,存活者可发生一系列并发症。

一、胎盘早剥的病因

确切病因和发病机制尚不完全清楚,可能与以下因素有关。

1. 孕妇血管病变　孕妇患有严重妊娠期高血压疾病、慢性高血压、慢性肾脏疾病或全身血管病变时,胎盘早剥的发生率高。妊娠合并上述疾病时,底蜕膜螺旋小动脉痉挛或硬化,引起远端毛细血管变性坏死甚至破裂出血,血液流至底蜕膜层与胎盘之间形成胎盘后血肿,致使胎盘与子宫壁分离。其中妊娠期高血压疾病是目前公认的引起胎盘早剥的最重要的病因,妊娠期高血压疾病的病理过程为滋养细胞功能受损、子宫螺旋动脉重铸不良、母胎免疫反应失衡、血管内皮细胞损伤和氧化损伤等导致胎盘细胞凋亡和自噬,滋养层细胞分化异常、绒毛植入过浅、螺旋动脉平均直径仅为正常孕妇的2/5,其中子宫螺旋小动脉血管重铸,管径狭小,引起血流动力学变化,直接影响子宫-胎盘的灌注,胎盘附着部位的底蜕膜螺旋小动脉发生痉挛或硬化,远端毛细血

管缺血坏死而破裂出血,形成血肿,导致胎盘早剥。且这类高危产妇常伴有血液浓缩、高凝状态,特别是重症患儿可合并 HELLP 综合征,凝血功能严重受损,凝血和纤溶亢进,处于亚临床 DIC 状态。

2. 机械性因素　外伤,尤其是腹部直接受到撞击或挤压;脐带过短(<30cm)或脐带因绕颈、绕体相对过短时,分娩过程中胎儿下降牵拉脐带造成胎盘剥离;羊膜腔穿刺时刺破前壁胎盘附着处,血管破裂出血引起胎盘剥离。

3. 宫腔内压力突然骤减　双胎妊娠分娩时,第一胎娩出过速;羊水过多时,人工破膜后羊水流出过快,均可使宫腔内压力骤减,子宫骤然收缩,胎盘与子宫壁发生错位剥离。

4. 子宫静脉压突然升高　妊娠晚期或临产后,孕妇长时间仰卧位,巨大子宫压迫下腔静脉,回心血量减少,血压下降。此时子宫静脉瘀血,静脉压升高,蜕膜静脉床瘀血或破裂,形成胎盘后血肿,导致部分或全部胎盘剥离。

5. 其他　一些高危因素,如高龄、经产妇、多胎、吸烟、可卡因滥用、叶酸缺乏、孕妇有血栓形成倾向、子宫肌瘤(尤其胎盘附着部位肌瘤)、胎膜早破和羊膜腔炎等与胎盘早剥发生有关。有胎盘早剥病史的孕妇再次发生胎盘早剥的危险性比无胎盘早剥病史者高 10 倍。孕妇代谢异常如妊娠期糖尿病与胎盘早剥密切相关。此时,由于血液流变性障碍、微循环障碍和代谢紊乱,引起组织水肿、缺血和缺氧,高血糖环境在体内产生氧化应激导致胎盘血管内皮功能障碍,滋养细胞功能和分化异常,胎盘中氧化应激失衡能引起缺血缺氧损害,患有妊

娠期糖尿病的孕妇其妊娠期高血压、子痫前期、胎盘早剥以及胎膜早破的发生比例同样高于正常孕妇,并潜在性危害胎儿。胎膜早破时胎盘早剥的发生率是未发生胎膜早破产妇的 3 倍,可能与羊膜腔感染、大量中性粒细胞浸润、蜕膜凝血功能障碍或蜕膜细胞黏附性减弱有关,最终导致底蜕膜与子宫壁分离。

二、胎盘早剥的病理改变

胎盘早剥的主要病理改变是底蜕膜出血并血肿形成,使胎盘从附着处分离。按照病理类型,可分为显性、隐形及混合型三种。如底蜕膜出血量少,出血很快停止,多无明显临床表现,仅在产后检查胎盘时可发现胎盘母体面有凝血块及压迹。如底蜕膜继续出血,形成胎盘后血肿,胎盘剥离面随之扩大,血液冲开胎盘边缘并沿胎膜与子宫壁之间经宫颈管向外流出,称为显性剥离(revealed abruption)或外出血。如胎盘边缘仍附着于子宫壁或由于胎先露部固定于骨盆入口,使血液积聚于胎盘与子宫壁之间,称为隐性剥离(concealed abruption)或内出血。由于子宫内有妊娠产物存在,子宫肌不能有效收缩以压迫破裂的血窦而止血,血液不能外流,胎盘后血肿越积越大,子宫底随之升高。当出血达到一定程度时,血液终会冲开胎盘边缘及胎膜而外流,称为混合性出血(mixed bleeding)。偶有出血穿破胎膜溢入羊水中称为血性羊水。

胎盘早剥发生内出血时,血液积聚于胎盘与子宫壁之间,随着胎盘后方血肿压力的增加,血液浸入子宫肌层,引起肌纤维分离、断裂甚至变性,当血液渗透至子宫浆膜层时,子宫表面呈现紫蓝色瘀斑,称为子宫胎盘卒中(uteroplacental apoplexy),又称为库弗莱尔子宫(Couvelaire uterus)。有时血液还可渗入输卵管系膜、卵巢生发上皮下、阔韧带内。子宫肌层由于血液浸润,收缩力减弱,造成产后出血。

三、胎盘早剥的病理生理

严重的胎盘早剥可引起一系列病理生理改变。从剥离处的胎盘绒毛和蜕膜中释放大量组织凝血活酶,浸入母体血液循环,激活凝血系统,导致弥散性血管内凝血(DIC)。肺、肾等脏器的毛细血管内微血栓形成,造成脏器缺血和功能障碍。胎盘早剥持续时间越长,促凝物质不断浸入母血,激活纤维蛋白溶解系统,产生大量的纤维蛋白原降解产物(fibrinogen degradation product, FDP),引起继发性纤溶亢进。发生胎盘早剥后,消耗大量凝血因子,并产生高浓度 FDP,最终导致凝血功能障碍。

四、胎盘早剥对胎儿—新生儿的影响

胎盘早剥可对胎儿—新生儿造成多方面的严重不良影响。

1. **死胎、死产和围产期死亡率增加** 这是对胎儿—新生儿最严重的危害。如果早剥面积不超过 1/3,胎儿存活率较高。但如果胎盘剥离的面积虽然很小,但一直没有被发现,则胎盘早剥可阻断胎儿的氧气和营养供应,增加胎儿出现发育障碍的概率及胎死宫内的风险。有时虽早剥面积较小,但在脐带根部或附着附近处影响或阻断了胎儿血液供应,可导致产程中胎儿死亡。如早剥面积超过 1/2,则可导致胎儿因缺氧发生严重宫内窘迫或失血而死亡。有胎盘早剥者围产期死亡率 2%~12%,是无胎盘早剥者的 15~25 倍。

2. **胎儿生长受限** 患存在糖尿病、高血压等胎盘早剥高危因素的孕妇,胎盘病理学检查发现其胎盘绒毛成熟不良、绒毛血管增厚、绒毛间质毛细血管充盈过度,氧自由基形成过多,引起脂质过氧化反应,影响胎盘生长,子宫胎盘血流量减少,造成胎儿营养物质吸收与运输障碍,胎儿宫内营养供给不足及慢性宫内缺氧,从而导致胎儿生长受限。娩出的胎儿多为低出生体重儿,小于胎龄儿的比例增加。

3. **早产** 胎盘早剥急性大出血本身可诱发和导致早产外,由于大出血需要迅速终止妊娠以防止对母儿的严重损害,也导致了医源性早产;胎盘早剥时还通过大量组织因子释放,激活凝血酶,通过子宫收缩作用,诱导产生基质金属蛋白酶、IL-8、IL-6 产生,导致细胞外基质的退化,介导胎膜破裂,从而诱发早产。据文献报道,有胎盘早剥史的新生儿中 90% 以上为早产儿。由于早产患儿成熟度低、出生体重低及与之相关的多种病理生理变化的综合作用,致早产儿特有疾病如 RDS、呼吸暂停、硬肿症、室管膜下生发基质出血—脑室内出血等的发生率显著增高,影响预后。

4. **胎儿—新生儿缺氧缺血性损害** 胎盘剥离子宫壁必然影响胎儿血液供应,导致胎儿呼吸循环系统功能障碍、胎儿宫内窘迫和新生儿窒息,进而导致缺氧缺血性多脏器损害,如严重酸中毒、缺氧缺血性脑病、颅内出血、缺氧缺血性心肌损伤、窒息性休克、急性肺损伤及心肾衰竭等。据报道,胎盘早剥患儿缺氧缺血性脏器损害的发生率高达 60% 以上。近年发现胎盘早剥新生儿可有严重神经系统后遗症,表现为显著神经系统发育缺陷、脑性麻痹等,除与胎盘早剥导致早产率增加有关外,窒息缺氧所导致的脑损伤也是重要原因之一。由于胎儿窘迫和出生时窒息,低氧血症刺激胎儿呼吸中枢,致羊水被吸入呼吸道,致吸入综合征发生率显著增高。

5. 贫血与休克 重度胎盘早剥产妇出血量多,也必然导致胎儿失血,患儿常出现严重的贫血表现,甚至低血容量性休克。据报道,有胎盘早剥病史的新生儿,贫血与休克的发生率高达 60% 左右。轻型胎盘早剥产妇出血量少,新生儿受累的病理变化表现不突出而易被忽视;而重度胎盘早剥出血时间早、出血量大,可发生急性大出血,所生新生儿除贫血外,常有严重的内环境紊乱和低血容量性休克。

6. 凝血功能障碍与 DIC 凝血功能障碍是胎盘早剥早产儿隐袭而又凶险的病理变化,也是导致患儿死亡的主要原因。根报道,80% 胎盘早剥新生儿存在不同程度的凝血障碍,其中多数发展为 DIC。胎盘早剥一旦发生,剥离处胎盘绒毛和坏死的蜕膜组织释放出大量组织凝血活酶,进入母亲和胎儿体内,激活外源性凝血系统而启动 DIC;胎盘早剥发生后的其他病理生理变化,如早产、缺氧、酸中毒、细胞因子、血管内皮细胞损伤等也均参与 DIC 的发生。由于胎儿、早产儿自身的调节与保护机制不完善,少量促凝物质进入血液即可能引起严重甚至危及生命的 DIC。重症胎盘早剥产妇所生新生儿 DIC 病情重,患儿入院时多已进入消耗性低凝期或纤溶亢进期,有明显临床表现,易引起重视;而轻症胎盘早剥产妇所生新生儿 DIC 起病隐匿、进展相对迟缓,患儿入院时可能尚处于高凝期,临床表现不明显,反而常被临床医师忽略。

五、胎盘早剥的临床表现

常见典型临床表现有腹痛、阴道流血、血性羊水、腰酸、腹背痛、胎心改变。严重时可出现面色苍白、冷汗、四肢发凉、脉搏细弱、血压下降等休克表现,甚至胎心消失,胎死宫内。不典型的临床表现有自发性早产、先兆临产、胎心异常等。根据病情严重程度,分为 3 度:

Ⅰ度:多见于分娩期,胎盘剥离面积小,患者常无腹痛或腹痛很轻微,贫血体征部明显。腹部查体子宫软,大小与妊娠周数相符,胎位清楚,胎心正常。产后检查胎盘可见胎盘母体面有凝血块及压迹。

Ⅱ度:胎盘剥离面为胎盘面积的 1/3 左右。主要症状为突然发生的持续性腹痛、腰酸或腰背痛,疼痛程度与胎盘后积血量成正比。无阴道流血或流血量不多,贫血程度与阴道流血量不相符。腹部检查见子宫大于妊娠周数,子宫底随胎盘后血肿增大而升高。胎盘附着处压痛明显(但当胎盘位于后壁时则不明显),宫缩有间歇,胎位可扪及,胎儿存活。

Ⅲ度:胎盘剥离面超过胎盘面积的 1/2。临床表现进一步加重。患者可有恶心、呕吐、面色苍白、四肢湿冷、脉搏细数、血压下降等休克症状,且休克程度大多与阴道流血量不成正比。腹部检查见子宫硬如板状,子宫收缩间歇时不能松弛,胎位扪不清,胎心消失。如患者无凝血功能障碍为Ⅲa,有凝血功能障碍为Ⅲb。

六、胎盘早剥早产儿的临床表现

死胎、死产和围产期死亡率增加,患儿常为低出生体重儿,常表现为多器官系统损害。血液系统可有贫血、低血容量性休克、DIC 等,循环系统可有缺氧缺血性心肌损害、心力衰竭等,中枢神经系统可有缺氧缺血性脑病、室管膜下生发基质出血 - 脑室内出血、脑血栓形成与栓塞等,呼吸系统可有窒息、吸入综合征、急性肺损伤、呼吸窘迫综合征、呼吸暂停等,其他如肾衰竭、硬肿症、酸中毒等均常见。

七、胎盘早剥的诊断

典型者根据临床表现不难诊断,但不典型者容易误诊。

B 超检查是发现和诊断胎盘早剥的重要手段,可以发现胎盘与子宫壁之间出现边缘粗糙、形态不规则的液性暗区,可见散在斑点状高回声、不均质低回声或杂乱回声,有时仅表现为胎盘异常增厚,呈不均质增强回声。但 B 超有明显的局限性,有报道认为超声诊断胎盘早剥诊断符合率 61.4%,漏诊率 33.3%,误诊率 5.3%。

胎盘早剥容易被漏诊和误诊,原因包括:①临床症状:不典型临床表现个体差异明显,轻型的胎盘早剥,阴道流血量少,无明显腹痛和子宫强硬,仅表现为少量阴道流血伴轻微腹痛,极易与先兆早产、先兆临产相混淆,影响胎盘早剥的早期诊断。②胎盘位置的影响:前壁胎盘发生早剥时,胎盘后积血刺激,孕产妇有明显腹痛发作。而处于后壁的胎盘发生剥离时,腹部体征常不典型,仅表现为轻微腰痛,且后壁胎盘因超声分辨力差,极易漏诊。因此,在临床工作中,后壁胎盘孕妇分娩时,如宫缩强烈,子宫张力高,产程中严密监测患者的生命体征及胎心率,高度警惕胎盘早剥的可能。③B 超检查的影响:超声检查是产前诊断胎盘早剥的重要手段。胎盘剥离时,如果是以显性出血为主,血液外流或底蜕膜出血量少,B 超图像上往往无特征性表现;如果是以隐性出血为主,胎盘后血肿形成,超声可以显示出胎盘基底部与子宫壁之间出现单个或多个液性暗区,胎盘异常增厚等。

诊断主要依据胎龄和孕母有胎盘早剥的病史,必要时需进行胎龄评估。

八、胎盘早剥早产儿的管理

1. 凡产前诊断明确者,在分娩时新生儿医师应到产房或手术室做好新生儿复苏与抢救准备。

2. 早产儿出生后全面细致体格检查,并转入监护病房监护,对心、脑、肺、肾、血液系统及凝血功能等进行全面的监护;有异常者,按照相应疾病予以积极处理。

3. 所有患儿出生后常规给予小剂量肝素预防 DIC,并动态监测凝血功能,对符合 DIC 诊断标准者给予相应治疗。

胎盘早剥的病因尚未完全明确,应加强高危孕产妇的管理,建立健全孕产妇三级保健制度,积极治疗妊娠期高血压疾病、慢性高血压、肾脏疾病等;对孕妇的病史、孕产史、妊娠期用药情况,既往胎盘早剥的病史充分关注。行外转胎位术纠正胎位时动作要轻柔。羊膜腔穿刺时应在超声引导下进行,以免误穿胎盘。应在宫缩间歇期行人工破膜。应鼓励孕妇在妊娠期或分娩期作适量活动,避免长时间仰卧,避免腹部外伤等。

高度怀疑胎盘早剥但 B 超无特征性改变时,可借助磁共振,存在可疑的血红蛋白下降,凝血酶原时间、纤维蛋白原改变时间应考虑胎盘早剥的可能;同时快速评估孕产妇和胎儿的一般状况,根据严重程度、潜在病因及胎龄进行个体化治疗。一旦确诊,根据孕产妇的胎产次、孕周、胎儿宫内情况、病情的轻重及产程进展等决定终止妊娠的方法和时间,争取胎儿存活,避免凝血功能紊乱,减少母婴并发症和病死率。

胎龄<34 周,母婴情况稳定,病情无明显加重,尽可能延长孕周,产前促进胎肺成熟进行保守治疗。当胎盘早剥发生在近足月或足月时,应及时终止妊娠。有如下情况者均应及时行剖宫产:重型胎盘早剥,特别是初产妇不能在短时间内结束分娩者;轻型胎盘早剥,但发生胎儿宫内窘迫;重型胎盘早剥,胎死宫内,产妇病情恶化但不能立即分娩;破膜引产后,产程无进展者。

取出胎儿胎盘后,立即注射宫缩剂,按摩子宫以促进止血。如果发生子宫胎盘卒中,用温盐水纱布覆子宫,同时应用宫缩剂、按摩子宫等处理,必要时行子宫动脉上行支结扎、填塞宫腔等。若合并难以控制的大出血,积极防治 DIC、肾衰竭、低血容量休克,必要时及时行子宫切除术。

(邱如新 刘 敬)

参考文献

1. 杨璐, 赵文利, 李秋平, 等. 胎盘早剥新生儿临床特征及凝血指标分析. 重庆医学, 2013; 42 (28): 3350-3352.
2. 邵巧仪, 刘敬, 封志纯. 胎盘早剥对新生儿凝血功能的影响及临床意义. 中国妇幼健康研究, 2009; 20 (6): 660-662.
3. 许靖, 李秋平, 孔祥永, 等. 胎盘早剥晚期早产儿临床特征及干预分析. 中国实用儿科杂志, 2012, 5 (27): 371-374.
4. 封志纯, 王斌, 陶少华, 等. 不同程度胎盘早剥产妇所生新生儿的临床特征. 中华围产医学杂志, 2001, 4 (1): 22-24.
5. 王静莲, 徐太林, 张旭亚. 胎盘早剥新生儿弥散性血管内凝血的诊治及相关因素分析. 中华儿科杂志, 2004, 42 (5):391-392.
6. 胡磊. 胎盘早剥的新生儿临床特征及凝血指标变化. 中国妇幼保健, 2017; 32 (9): 1924-1926.
7. 袁社霞. 胎盘早剥新生儿临床特征及凝血指标的变化. 中国妇幼保健, 2017; 32 (7): 1522-1524

第二节　妊娠期高血压疾病母亲早产儿

妊娠期高血压疾病是很常见的,又因常合并产科出血、感染抽搐等是孕产妇及围产儿死亡的主要原因。目前按国际有关分类,妊娠期高血压疾病包括:妊娠期高血压、子痫前期—子痫、妊娠合并慢性高血压及慢性高血压伴发子痫前期。中国自 1983 年起将妊娠 20 周以后出现的血压升高、蛋白尿及水肿统称为妊娠高血压综合征。国内对 370 万人群的调查显示,妊娠高血压综合征(简称妊高征)平均发病率为 9.2%,其中按中国分类的轻度、中度、子痫前期、子痫发病率分别为 4.7%、2.6%、1.7%、0.2%。

一、发病机制

1. **免疫学说** 妊娠是成功的伴同种移植,妊娠维持有赖于母儿间的免疫平衡。一旦免疫平衡失调，即可引起免疫排斥反应而导致子痫前期。

2. 胎盘缺血学说　正常妊娠时固定绒毛滋养细胞沿螺旋动脉逆行浸润，逐渐取代血管内皮细胞，并使血管平滑肌弹性层为纤维样物质取代，使血管腔扩大、血流增加，以更好营养胎儿，这一过程称血管重塑，入侵深度可达子宫肌层的内 1/3。子痫前期时，滋养细胞入侵仅达蜕膜血管，少数血管不发生重塑，这现象称胎盘浅着床，导致早期滋养细胞缺氧影响胎儿发育。

3. 血管调节物质的异常　血浆中有调节血管的调节因子，如血管收缩因子有血管内皮素与血栓素，共同调节血管收缩和血管舒张因子有一氧化氮、前列环素、心钠素等。随正常妊娠进展。在子痫前期时，收缩和舒张因子的比值失调，导致凝血与纤溶失调，故重度子痫前期患者多有 DIC 的亚临床或临床表现。

4. 遗传学说　从临床观察可知有子痫前期家族史的孕妇，其子痫前期的发生率明显高于无家族史的孕妇。在遗传方式上目前多认为子痫前期属单基因隐性遗传。单基因可来自母亲、胎儿，也可由两基因共同作用；但多因素遗传也不能除外。

5. 营养缺乏学说　近年来认为钙缺乏可能与子痫前期发病有关。

二、病理生理学改变和对胎儿的影响

子痫前期的基本病变是全身小动脉痉挛，导致全身脏器血流不畅，微循环供血不足，组织器官因缺血缺氧而受损，严重时导致各脏器坏死，功能障碍。

1. 胎盘　子痫前期时胎盘本身无变化。但子宫肌层和蜕膜部位的螺旋小动脉痉挛、粗细不均、管腔变细，呈急性粥样硬化，管径减小导致绒毛间隙血窦缺血、胎盘血窦量明显减少，从而影响胎儿生长发育。临床表现为胎盘功能减退和胎儿生长受限，若出现螺旋动脉栓塞、蜕膜坏死和胎盘后出血，可导致胎盘早剥和早产。若胎盘多处因缺血出现梗死，则可造成死胎。

2. 脑　脑小动脉痉挛导致脑组织缺血，水肿可致脑水肿，严重时形成脑疝，在 MAP ≥ 140mmHg 时，脑血管自身调节功能丧失。脑微血管内血栓形成可致局限性或弥漫性脑梗死。当血管破裂时，可有脑出血。因子痫死亡者尸解中半数有脑水肿及脑疝。

3. 心脏　因小血管痉挛外周阻力增加，心脏后负荷增加，心率加快。有效循环减少，血浓缩和血黏稠度增加，亦增加心肌负担。冠状动脉痉挛、心肌缺血缺氧，可出现间质水肿和点状出血坏死。重度子痫前期易发生急性肺水肿与心衰。

4. 肾脏　肾小动脉痉挛，使肾血流量减少。肾缺血缺氧产生大量肾素，致 Ang Ⅱ 增多，血压进一步升高。肾缺氧还使肾小球肿胀，滤过功能减退，体内代谢废物如尿素氮和尿酸排出减少，而在体内蓄积。缺氧还使肾小球通透性增加，而肾小管回吸收功能降低致血中蛋白漏出形成蛋白尿，尿中蛋白量和病情成正比，肾缺氧重者可出现急性肾皮质坏死，表现为急性肾衰竭。

5. 肝脏　肝小动脉痉挛组织缺血缺氧，肝细胞损害，可出现血清谷丙转氨酶升高，重者发生黄疸。尸解发现肝门静脉周围有局限性出血乃至大片坏死。重度子痫前期可发生肝被膜下出血和血肿形成，甚至破裂，导致腹腔内出血而死亡。肝损害与凝血障碍同时发生，即出现 HELLP 综合征（hemolysis, elevated liver enzymes, and low platelets syndrome）（溶血、肝酶升高及血小板减少），将严重危及母儿生命。

6. 凝血机制异常　正常妊娠末期血液处于高凝状态。重度子痫前期时，由于严重血管痉挛致使各脏器缺血缺氧、血管内皮细胞和血管内红细胞破坏，不仅 PGI_2 合成下降，大量凝血物质进入血液循环，消耗母体的凝血因子和血小板。胎盘缺血释放大量凝血物质以及血液浓缩、高脂血症等均影响加重了 DIC。

三、对母亲和胎儿结局的影响

1. 对孕产妇的危害　中国子痫前期孕产妇病死率为 7.5/10 万（1989），占孕产妇死亡原因第 2 位。重度子痫前期合并胎盘早剥、凝血障碍、HELLP 综合征、肝被膜破裂、脑血管病变、肺水肿、心肾衰竭手术产及产后出血均增加孕产妇发病率及病死率。子痫的孕产妇病死率在 1%~20%，并 HELLP 综合征者 2%~4%。孕妇因抽搐可出现窒息、骨折、自伤。可发生肺水肿、急性心力衰竭、急性肾功能不全、脑疝、脑血管意外、吸入性肺炎、胎盘早剥、胎儿窘迫、胎死宫内等并发症。

2. 对胎儿的危害　重度子痫前期对由于胎盘供血不足、胎儿窘迫、FGR、早产、低出生体重、死胎、新生儿死亡的发生率增加，围产儿死亡率可高达 150‰~300‰。

四、妊娠期高血压疾病母亲早产儿结局

1. 增加早产儿发生率　妊娠期高血压疾病增加了胎盘早剥、紧急剖宫产、胎儿窘迫、胎儿生长受限而直接导致了早产儿、低出生体重儿的发生率增加，多项研究

表明妊娠期高血压疾病母亲足月儿发生率、足月儿体重、早产儿体重、平均胎盘质量、平均胎盘密度、平均出生体重与平均胎盘重量比值（MBW/MPW）等均低（少）于正常母亲组；而早产儿发生率、自发性早产率、低体重儿发生率、新生儿疾病发生率均高于正常母亲组。

2. 增加低出生体重儿、小于胎龄儿发生　妊娠期高血压疾病母亲分娩的早产儿和足月儿中，小于胎龄儿发生率较正常母亲组明显增加，并随妊娠期高血压疾病严重程度加重。可能机制如下：子痫前期并发低蛋白血症是妊娠期高血压疾病的严重阶段，是影响新生儿体重的重要因素；妊娠期高血压母亲新生儿脐血中生长因子水平较正常母亲低，而这些生长因子对于胎儿发育起着重要的影响。

3. 增加胎儿窘迫、脑损伤风险　慢性缺氧导致胎儿窘迫发生增加，同时增加了出生窒息以及窒息后各脏器损伤的发生率。早产儿脑组织对于缺氧尤为敏感，妊娠合并高血压时，治疗或未干预的孕母的血压波动会直接导致胎盘血流动力学改变，进而影响胎儿血流动力学改变。胎儿慢性缺氧，胎儿窘迫、早产等因素交互作用，增加了脑室周围白质软化（periventricular leukomalacia，PVL）的发生概率。对于早产儿而言，PVL 是缺血缺氧性脑病的一种后期改变，并且是造成早产儿脑瘫的主要原因。PVL 见于早产儿及产后窒息的存活儿童，由于缺血缺氧性脑实质损伤，引起 PVL，导致双侧痉挛性偏瘫、四肢瘫、智能低下。有研究采用颅脑超声测量妊娠期高血压疾病母亲的新生儿脑岛面积、周长及新生儿脑回宽度，并与同胎龄对照组新生儿相比较。母亲妊娠期高血压疾病可造成新生儿脑发育欠佳，可通过颅脑超声测量新生儿脑岛面积、周长及脑回宽度予以评价。

4. 对早产儿、新生儿代谢的影响　妊娠期高血压疾病影响了胎儿内分泌代谢的调节，且影响程度与临床进程有一定关系。妊娠期高血压疾病母亲所生新生儿脐血中存在食欲素，食欲素可能参与创伤应激后内环境紊乱的调控，食欲素水平随母亲妊娠期高血压疾病程度的加重而进行性升高，食欲素与胎儿生长发育明显相关。随着妊娠期高血压疾病程度的加重，脂联素的水平不断降低，脂联素可作为衡量胎儿生长发育状态的重要指标之一，提示妊娠期高血压疾病时宫内的不良环境使胎儿脂代谢发生改变，且随母亲妊娠期高血压程度的加重。妊娠高血压综合征母亲接受伊拉地平治疗与阿替洛尔治疗或低盐饮食控制干预对新生儿血糖水平具有相似的效应，均有发生低血糖的潜在危险。同时妊娠期高血压疾病可致新生儿发生低胰岛素敏感性或胰岛素抵抗。因此，无论母体是否接受过抗高血压治疗，妊娠期高血压疾

病母亲新生儿出生后第 1 小时的血糖控制均十分必要。

5. 对新生儿黄疸的影响　妊娠期高血压疾病作为围产期慢性缺氧原因之一，可致新生儿胆红素水平增高，并且其程度愈重，新生儿胆红素水平愈高。患儿母亲病情程度、疾病发生时间、孕周及新生儿出生体重是妊娠期高血压疾病新生儿血清胆红素水平增高的重要因素。

6. 对早产儿成年疾病的影响　宫内的不良环境使胎儿内分泌代谢、脂代谢发生改变，且随母亲血压增高的程度而加重，加之早产、低出生体重、小于胎龄儿等综合因素，妊娠期高血压疾病母亲早产儿成年可能发生冠心病、动脉粥样硬化的危险性较健康儿童增加。

五、处理原则和预防

由于妊娠期高血压疾病无特殊预防方案，处理原则是以对母儿最小的损伤来终止妊娠。

1. 建立健全各级妇幼保健网，认真做好孕期保健，妊娠早期检查需测血压，以后定期检查，每次必须测血压、体重与尿常规，及时发现异常及时治疗可明显降低子痫发生率，以减少早产的发生。

2. 注意加强孕妇营养与休息，孕期多摄入蛋白质、维生素及各种营养素。并严密检测有无胎儿生长受限存在，一旦确认，需要积极干预改善新生儿预后。

3. 加强高危人群监护，对于已经发生的妊娠期高血压疾病的母亲，需要严密监护，合理治疗，定期做胎儿监护，掌握好终止妊娠的时机。对于在妊娠 34 周前需要终止妊娠者，需要给予产前糖皮质激素促胎儿肺成熟，减少新生儿呼吸窘迫综合征的发生。分娩时应该有儿科出生监护，需要复苏者积极复苏，减少脑损伤的发生。

4. **终止妊娠指征**　轻度子痫前期，病情控制满意应在孕 39~40 周终止妊娠；重度子痫前期伴脏器损害者其终止妊娠指征：①经过积极治疗 24~48 小时无明显好转；②妊娠 36 周以上，经治疗好转；③妊娠<36 周，尤其是发生早于 34 周的重度子痫前期采取非手术治疗时，需权衡母儿的利弊，经积极治疗后无好转，胎儿肺未成熟应用促肺成熟后终止妊娠。此期间密切监测母病情与胎儿状态。

随着近 20 年来产科监测手段与新生儿重点监护的发展，以及广泛应用糖皮质激素促胎肺成熟后，极大地改善了早产儿预后。人们开始挑战"对远离足月的重度子痫前期积极终止妊娠"的原则，是否能适当延长胎龄以改善围产儿病率与存活率？但上述期待疗法一定要严格选择病例，要在三级医院进行严密临床监测，能在病情有变化时及时终止妊娠并需有完善的 NICU，

使<1 500g 的早产儿能更好存活。

(张 莉)

参考文献

1. 谢幸, 孔北华, 段涛. 妇产科学. 9 版. 北京: 人民卫生出版社, 2018.
2. 邵晓梅, 叶鸿瑁, 丘小汕. 实用新生儿学. 5 版. 北京: 人民卫生出版社, 2019.
3. CHRISTINE GLEASON, SHERIN DEVASKAR. Avery's Diseases of the Newborn. 9th. Philadelphia: ELSEVIER. 2012: 75-91.
4. 封志纯, 钟梅. 实用早产与早产儿学. 北京: 军事医学科学出版社, 2010.
5. F GARY CUNNINGHAM. KENNETH J. LEVENO. Williams Obstetrics. 25th New York: McGraw-Hill Education, 2018: 433-456.
6. 中华医学会妇产科学分会妊娠期高血压疾病学组. 妊娠期高血压疾病诊治指南(2020). 中华妇产科杂志, 2020, 55(4):227-238.

6章

第三节 胎膜早破早产儿

胎膜在临产(产程没有启动)前自然破裂称为胎膜早破(premature rupture of membranes, PROM); 如妊娠未满 37 周时, 胎膜在临产前自然破裂则为未足月胎膜早破(preterm premature rupture of membrane, PPROM)。PROM(包括 PPROM)是围产期临床常见并发症, 可对胎儿和新生儿造成严重不良影响。根据我们对国内六家专科医院的调查, 我国 PROM 的发生率近 20%, 国外有报道高达30%。PROM 不但是早产的最常见原因, 而且显著增加围产期多种疾病的发生率, 如胎儿 - 新生儿支气管肺发育不良、呼吸窘迫综合征、宫内重症感染性肺炎与败血症、脐带脱垂、胎盘早剥, 甚至死胎与死产等, 在胎龄 22 周左右发生胎膜早破者 30% 死产、18% 的新生儿死亡; 在孕 28~36 周期间发生胎膜早破者, 死胎、死产和新生儿病死率分别为 6.9%、2.3% 和 10.2%, 而无 PROM 者则分别仅为 1.7%、0.4% 和 0.9%。PROM 还是早产的重要原因之一, 可使早产的发生率由 5.96% 上升至 11.2%, 上升了 88%。根据文献报道, 发生于妊娠中期的 PROM 只有 7.7%~9.7% 能够自然愈合, 很少有能使妊娠延至足月分娩者, 其中 80%以上将于 1 个月内、70% 以上将于 2 周内分娩, 持续阴道流液者 60% 将在 7 天内启动分娩。

一、胎膜早破的病因

1. 生殖道病原微生物上行性感染 生殖道内的病原微生物附着于胎膜引起炎症反应, 浸润于胎膜的中性粒细脱颗粒, 释放弹性蛋白酶, 分解胶原蛋白成碎片, 使局部胎膜抗张能力下降, 从而导致胎膜破裂。

2. 羊膜腔内压力增高 双胎及多胎妊娠、羊水过多等使羊膜腔内压力增高, 如遇胎膜局部缺陷如弹性降低、胶原减少等, 增大的腔内压力作用于胎膜薄弱处而引起破裂。

3. 胎膜受力不均 胎位异常、头盆不称等使胎儿先露部不能与骨盆入口衔接, 盆腔空虚致使前羊水囊所受压力不均而引起胎膜早破。

4. 营养素缺乏 维生素 C 能降低胶原酶的活性, 母亲维生素 C 缺乏者胎膜早破的发生率增加 10 倍。铜元素缺乏能抑制胶原纤维与弹性硬蛋白的成熟, 故母亲铜缺乏也可使胎膜的抗张能力下降、胎膜早破发生率增加。

5. 宫颈口松弛 机械性扩张宫颈、产伤、先天性宫颈局部组织结构薄弱等, 使宫颈口括约肌功能破坏, 宫颈口松弛, 前羊水囊易于楔入, 使该处羊水囊受压不均; 同时, 由于该处胎膜接近阴道、缺乏宫颈黏液保护, 常首先受到微生物感染, 造成胎膜早破。

二、胎膜早破对早产儿的危害

1. 增加早产儿住院率、延长住院时间 在住院新生儿中, 足月儿有胎膜早破病史者占住院足月儿总数的21.4%、早产儿有胎膜早破史者占住院早产儿总数的近40%。有胎膜早破史的早产儿的住院时间较无胎膜早破史者延长 25%。住院的主要原因是胎膜早破引发的早产及与之相关的各种并发症。

2. 脐带脱垂或受压 胎先露未衔接者, 胎膜早破后脐带脱垂的危险性增加；因破膜后继发性羊水减少，可使脐带受压和胎儿窘迫。

3. 导致羊水减少及胎儿受压综合征 胎膜早破后羊水持续渗漏导致羊水显著减少或羊水过少（B型超声最大羊水暗区深度≤2cm、妊娠晚期羊水量<300ml）。羊水对胎儿的生长发育具有至关重要的作用，羊水量显著减少后必然对胎儿的正常生长发育造成严重不良影响。

羊水过少若发生于妊娠早期，胎膜与胎体粘连，会造成胎儿严重畸形，甚至肢体短缺。羊水减少后胎儿活动及生长发育受限，可影响胎儿正常生长发育。如破膜潜伏期超过4周、羊水过度减少，可出现胎儿明显受压，表现为胎儿出生时骨骼及软组织变形、姿势异常、头部延长、鼻部扁平等，少数可见Potter样面容。妊娠中、晚期羊水过少时，子宫压力直接作用于胎儿可引起斜颈、曲背和手足畸形（铲形手、弓形腿），双髋部可呈痉挛屈曲及下肢过伸现象，甚至增加髋关节脱位的概率，以上统称为胎儿受压综合征。但当婴儿脱离受压环境后肢体变形可逐渐恢复正常，预后良好，肢体生长长期受影响者较少。子宫壁直接压迫胎体和脐带，还可影响胎盘血液循环，造成胎儿窘迫和窒息，75%以上的胎儿可出现胎心减慢，进而增加剖宫产率，是医源性早产的原因之一。羊水对肺的发育成熟至关重要，羊水显著减少将影响胎儿肺发育导致肺发育不良、急性肺损伤及肺动脉高压等，此在后面将重点叙述。

4. 增加胎儿-新生儿感染性疾病发生率 在PROM患者，40%有绒毛膜炎的临床症状、59%~86.6%有急性绒毛膜羊膜炎的组织学证据、34%绒毛膜下炎性栓塞。有胎膜早破史的早产儿中，35%会发生各种感染性疾病，包括感染性肺炎、败血症、化脓性脑膜炎、皮肤感染、眼部感染、尿路感染等。有胎膜早破史的早产儿血培养阳性率可达14.3%，其中G^+球菌的概率高于革兰氏阴性杆菌；真菌感染主要见于早产儿，有胎膜早破史的足月儿血培养鲜见真菌生长。但血培养阳性率的高低与胎膜早破至结束分娩时间的长短无关，我们曾对胎膜早破时间长短与血培养阳性率的关系进行了比较，结果显示胎膜早破时间<24小时、≥24小时及≥72小时血培养阳性率分别为7.5%、8.9%和8.8%，差异无统计学意义（$\chi^2=0.639$，$P=0.726$），与以往认为胎膜早破时间越长新生儿感染发生率越高的观念不一致，进一步证实胎膜早破与感染互为结果。此与胎盘病理学研究结果一致，Armstrong-Wells等通过胎盘病理学检查，证实胎膜早破可导致胎儿炎症，胎儿炎症也可引起胎膜早破，两者互为因果，胎膜早破后是否发生绒毛

膜羊膜炎与胎膜早破时间的长短无关；但胎膜早破后发生急性绒毛膜羊膜炎者发生绒毛下栓塞的危险性是无急性绒毛膜羊膜炎的6.3倍。

5. 导致胎儿-新生儿肺发育不良或肺损伤

（1）胎膜早破致胎儿肺损伤的病理学证据：光学显微镜观察，胎龄21周、无胎膜早破死胎胎儿的肺组织腺泡样支气管已经分支演化为小管样，支气管管腔较大、间质变薄，支气管树向远端延伸，上皮细胞分化，多为立方形上皮细胞、少数为扁平细胞。透射电镜下可见分化的肺泡Ⅱ型细胞（alveolar epithelial cell Ⅱ，AEC-Ⅱ），细胞表面有少量微绒毛，胞质内细胞器丰富、糖原多，开始有板层小体出现。而同胎龄、胎膜早破8周的胎儿肺组织，在镜下可见大量炎性细胞浸润，支气管管腔较小，未分化的立方形细胞较多，胞核大，胞质及细胞器少；AEC-Ⅱ胞核固缩，形态部规则，可见深染异染色质，部分细胞胞膜破裂、溶解，可见扩张的内质网、线粒体，偶见排出至肺泡腔、呈分泌状态的板层小体及小体碎片。胎龄为24周时，无胎膜早破的胎儿肺组织内可见少量红细胞漏入肺泡腔，支气管管腔内干净清洁，肺组织内仅有少量炎性细胞。透射电镜下可见肺内原始肺泡形成，肺泡间隔变薄，上皮细胞分化为扁平的AEC-Ⅰ细胞和立方的AEC-Ⅱ细胞，AEC-Ⅱ细胞数量较多、AEC-Ⅱ细胞内可见板层小体，呈层状或同心圆状，提示胎龄24周时肺泡发育已较完善。胎龄24周、胎膜早破4周者，正常结构破坏，肺泡内可见大量红细胞漏入，支气管管腔内有黏液炎性分泌物渗入和大量脱落的上皮细胞，肺组织中存在大量的炎性细胞浸润（主要为中性粒细胞）。透射电镜下AEC-Ⅱ细胞数量较少、线粒体肿胀、板层小体少见，肺组织成熟明显落后。

（2）胎膜早破与肺损伤：在孕22周前发生胎膜早破，会导致胎儿肺发育不良，如Kohl等报道一名在16周发生胎膜早破的孕妇，于孕26周时行胎儿肺脏磁共振检查发现胎儿肺的容积仅13ml且无血流供应。一项长达五年的前瞻性研究，发现胎膜早破在妊娠24周之前、时间超过2周以上分娩者，近80%的患儿出生后需要接受机械通气治疗，其中能够存活出院者仅有70%；在胎龄24~34周之间发生胎膜早破且羊水指数<5者，有70%的早产儿发生呼吸窘迫综合征（respiratory distress syndrome，RDS）。胎膜早破导致胎儿肺发育不良及新生儿肺损伤的可能机制如下：①导致早产或相对早产。②导致羊水减少：A. 羊水过少时由于胎儿胸廓受到外在挤压而使肺液的产生减少，胎儿肺液的含量相当于出生后的肺残气量，因此，肺液显著减少必将对肺的发育造成严重不良影响。B. 正常肺

泡-羊水压力梯度对维持胎肺的发育具有重要作用:羊水量显著减少后,羊水压力降低,导致肺泡-羊水压力梯度降低,是胎儿肺发育不良的另一重要原因。C.羊水过少还限制了肺液与羊水的交换,而羊水中的某些成分对肺的发育成熟有重要刺激作用。D.充足的羊水量能够保持对胎儿胸壁的机械性压迫、保持呼吸道的正常压力梯度从而有利于肺的发育,羊水量显著减少则抑制胎儿、胸廓及胎肺的运动,从而对肺的正常发育产生一定影响。需要指出的是羊水过少对胎儿肺发育的不良影响对早产儿较为明显,而对足月儿可能处于非主要地位。③导致宫内感染与炎症反应:一方面,感染与炎症反应可直接导致 AEC-Ⅱ型细胞损伤;另一方面,在感染-炎症反应及炎症因子的作用下,胎儿肺微血管的完整性受到破坏、肺毛细血管通透性增加、肺组织内大量白蛋白渗出,导致胎儿肺内液体含量显著增加及肺组织塌陷,从而导致肺表面活性物质的合成减少、破坏增加及活性减低。

Park 等将 77 例胎膜早破并在 34 周内分娩的早产儿,根据胎膜早破的潜伏期(胎膜破裂致婴儿出生的时间间隔)分成潜伏期≤24 小时、~72 小时、~1 周、>1 周等几组,与同期分娩、胎龄<34 周但无胎膜早破的早产儿比较,婴儿出生后分别做胎盘病理学检查及颅脑超声检查,结果两组早产儿脑损伤(脑室扩张、脑室内出血、脑室周围白质软化等)发生率无差异,且是否发生脑损伤与胎膜早破潜伏期的长短亦无关系。但此可能与观察例数较少有关,因为胎膜早破后早产的发生率将显著增加,而早产是脑损伤的根本原因。根据我们的调查,胎膜早破早产儿脑室周围白质软化、脑室周围脑室内出血的发生率均显著高于无胎膜早破的早产儿($P<0.001$)。胎膜早破增加早产儿脑损伤的发生率,除与早产儿脑解剖的基本特点有关外,感染与炎症反应发挥了重要作用。

6. 增加胎盘早剥发生率　胎膜早破后胎盘早剥的发生率为 4%~12%,尤其在妊娠 25 周内发生胎膜早破者胎盘早剥的发生率更高。一项针对 765 例 20~36 周胎膜早破孕妇的研究,胎盘早剥的发生率高达 5%,而同期无胎膜早破的 11 240 名孕妇中胎盘早剥的发生率仅 0.9%,差异显著($P<0.01$)。

PROM 并发胎盘早剥的原因可能与宫内感染、中性粒细胞的浸润使蜕膜凝血功能障碍或蜕膜细胞黏附性减弱有关。胎盘床螺旋动脉的生理性转化不足、致胎盘重铸受阻,是多种病理产科如妊娠期高血压疾病、特发性胎儿生长受限、PROM 和胎盘早剥的真正原因。胎盘早剥后可对胎儿-新生儿造成多方面的损害。胎

盘早剥的围产儿病死率高达 20%~35%,为无胎盘早剥者的 15~27 倍。胎盘早剥多发生于未足月妊娠,而早剥发生后须立即终止妊娠,故早产、低体重儿增多。胎盘自子宫壁剥离后,影响胎儿血供,导致胎儿呼吸循环功能障碍,发生胎儿宫内窘迫和出生时窒息。胎盘早剥母体出血来自剥离的胎盘面,会导致胎儿失血,引起胎儿贫血和失血性休克。剥离出胎盘绒毛及蜕膜释放大量组织凝血活酶,进入母体和胎儿体内,激活内源性凝血途径而引起弥散性血管内凝血(DIC)。由于胎儿机体小、凝血机制不完善,很少量的促凝物质进入血液循环即可能导致危及生命的 DIC。

7. 对血液系统的影响　PROM 早产儿血小板计数降低、血小板分布宽度降低、血小板容积与血小板比积增大。红细胞数量增大、血红蛋白增多、红细胞比积增大,红细胞容积、红细胞平均血红蛋白浓度及 MC/MCH/MCHC 均增大。血小板的变化可能与感染和炎症反应有关,而红细胞系统的变化可能与胎膜早破后胎儿宫内缺氧致红细胞生成素增加有关。

8. 其他　胎膜早破对早产儿电解质有一定影响,如导致患儿血 K^+ 升高(但并非高 K^+ 血症)等,但对血 Na^+、Cl^- 和血 Ca^{2+} 无明显影响。此外,PROM 早产儿心肌酶系统(LDH、AST、CK 及 CK-MB 等)普遍升高,导致早产儿黄疸和高胆红素血症等。

三、临床管理

1. 胎膜早破的管理

(1)延长潜伏期、预防早产:

1)于诊断明确后 1 小时内给予孕妇维生素 C 1.0g/d 和维生素 E 400IU/d,可延长胎膜早破至分娩的时间间隔(潜伏期)、增加患儿胎龄和出生体重,从而减少早产相关并发症。维生素 C 和 E 均可增强机体的抗氧化能力;此外,维生素 C 还参与胶原代谢,对维持绒毛膜羊膜的完整性具有重要作用。

2)宫颈环扎术(cervical cerclage):对有早产史、无症状宫颈过长或宫颈扩张的患者有效。

3)宫颈子宫托(cervical pessary):对无临床症状、单胎、子宫颈短(孕 20~24 周、子宫颈<25mm)、既往无宫颈功能不全者可能有效。

(2)预防感染羊膜腔穿刺术(amniocentesis):常规给予孕妇注射抗生素以预防围产期感染,首选阿莫西林(amoxicillin)(2g/d,连续 7 天);对该药过敏者给予红霉素(erythromycin)(1g/d 连续 7 天)。婴儿出生后常规做血培养检查,有感染者给予相应治疗和处理。

（3）预防 RDS：动物试验发现产前羊膜腔内注射外源性肺表面活性物质（pulmonary surfactant，PS）能够改善肺的超微结构、促进 PS 合成及胎肺成熟。常规是肌内注射糖皮质激素孕妇也可以试用。婴儿出生后严密给予呼吸监护，并根据欧洲 RDS 管理指南预防和治疗 RDS。

（4）胎儿镜气管球囊闭塞：一孕妇在孕 16 周时发生胎膜早破，至孕 26 周时胎肺容积仅 13ml，肺组织内难以监测到血流供应。又一周后实施胎儿镜气管球囊闭塞（fetoscopic tracheal balloon occlusion），在 6 天内胎儿的肺容积增加到 70ml，肺血流也恢复正常。

2. 胎膜早破早产儿的管理

（1）严密体格检查，有畸形者注意除外是否真正先天性畸形。

（2）监测生命体征，预防和治疗各种并发症 / 合并症。

（3）常规血培养及动态监测血常规、血小板、CRP 等感染指标，并给予抗生素预防或治疗感染。

（邱如新　刘　敬）

参考文献

1. LIU J, FENG ZC, WU J. The Incidence Rate of Premature Rupture of Membranes and its Influence on Fetal-neonatal Health: A Report From Mainland China. J Tropic Pediatr, 2010, 56: 36-42.

2. YANG LC, TAYLOR DR, KAUFMAN HH, et al. Maternal and fetal outcomes of spontaneous preterm premature rupture of membranes. JAOA, 2004, 104: 537-542.

3. KOHL T, GEIPEL A, TCHATCHEVA K, et al. Life-saving effects of fetal tracheal occlusion on pulmonary hypoplasia from preterm premature rupture of membranes. Obstet Gynecol, 2009, 113: 480-483.

4. EVEREST NJ, JACOBS SE, DAVIS PG, et al. Outcomes following prolonged premature rupture of membranes. Arch Dis Child Fetal Neonatal Ed, 2008, 93: F207-211.

5. KOHL T, GEIPEL A, TCHATCHEVAK, et al. Life-Saving Effects of Fetal Tracheal Occlusion on Pulmonary Hypoplasia From Preterm Premature Rupture of Membranes. Obstet Gynecol, 2009, 113: 480-483

6. ARMSTRONG-WELLS J, DONNELLY M, MANCO-JOHNSON MJ, et al. Patterns of placental pathology in preterm premature rupture of membranes. J Dev Orig Health Dis, 2013, 4 (3): 249-255.

7. PARK SH, KIM HJ, YANG JH, et al. Neonatal brain damage following prolonged latency after preterm premature rupture of membranes. J Korean Med Sci, 2006, 21: 485-489.

8. GUNGORDUK K, ASICIOGLU O, GUNGORDUK OC, et al. Does Vitamin C and Vitamin E Supplementation Prolong the Latency Period before Delivery following the Preterm Premature Rupture of Membranes？A Randomized Controlled Study. Am J Perinatol, 2013, 31 (03):195-202.

9. LIU J, WU J, WANG XF, et al. Intra-amniotic administration of exogenous pulmonary surfactant for improving the expression of SP-A in fetal rabbit lung tissues with intrauterine infection relate to premature rupture of membranes. Health MED Journal, 2013, 7 (1): 338-343.

10. DI RENZO GC, ROURA LC, FACCHINETTI F, et al. Guidelines for the management of spontaneous preterm labor: identification of spontaneous preterm labor, diagnosis of preterm premature rupture of membranes, and preventive tools for preterm birth. Journal of Maternal-Fetal and Neonatal Medicine, 2011, 24 (5): 659-667.

7

第七章
早产儿的体温调节与管理

第一节　体温调节发育生物学

人是恒温动物,可通过组织器官的调节机制维持机体核心温度在37℃左右,以保证机体功能的正常运行。过高或过低的体温都会对人体正常生理活动带来挑战,甚至危及生命。体温的稳定维持主要依靠在体温调节中枢控制下产热和散热两个生理过程取得动态平衡。

产热:机体有多种产热方式,如基础代谢产热、骨骼肌运动产热(包括自主运动和寒战)、食物的特殊动力效应产热和非寒战产热等。体内的热量大部分是由三大营养物质在组织细胞中进行分解代谢而产生,其中对体温影响较大的主要产热器官是肝脏和骨骼肌。其中肝脏代谢最旺盛,产热量最高,当机体进行体育运动或劳动时,肌肉成为主要产热器官。对于新生儿来说,还有棕色脂肪组织参与非寒战产热。

产热活动的调节:主要包括神经调节和体液调节。

神经调节:寒冷刺激可使位于下丘脑后部的寒战中枢兴奋,经传出通路到达脊髓前角运动神经元,引起肌肉颤动和寒战反应;还可使交感神经系统兴奋,进而引起肾上腺髓质活动增强,导致去甲肾上腺素等激素释放增多,组织细胞的代谢产热增加。

体液调节:甲状腺激素是调节产热活动最重要的内分泌体液因素。当机体暴露于寒冷环境数周,可刺激甲状腺激素大量分泌,使机体代谢率增加20%~30%;肾上腺素、去甲肾上腺素及生长激素均可刺激产热,起

效较甲状腺素快,但维持时间短。

散热:人体主要的散热部位是皮肤。散热的方式主要有:辐射、传导、对流、蒸发(不感蒸发、发汗)。辐射是将热能以热射线(红外线)的形式传递给外界较冷的物体;传导是将热能直接传递给与身体接触的较冷物体;对流是将热能传递给同体表接触的较冷空气层使其受热膨胀而上升,与周围的较冷空气相对流动而散热;蒸发是水分从体表气化时吸收热量而散发体热的一种方式,包括不感蒸发和发汗两种形式。当环境温度等于或高于人体温度时,蒸发将成为唯一有效的散热方式。

循环系统在散热中的作用:机体的体温调节机构通过交感神经控制皮肤的血管口径,调节皮肤的血流量,使散热量能符合当时条件下体热平衡的要求。

体温调节:体温调节中枢主要指视前区下丘脑前部(正调节)、杏仁核和腹中隔(负调节)。人体体温的相对恒定有赖于自主性体温调节和行为性体温调节的功能活动。自主性体温调节是在体温调节中枢控制下,通过增减皮肤血流量、发汗或寒战等生理调节反应,维持产热和散热的动态平衡,使体温保持相对稳定。行为性体温调节是指有意识的调节体热平衡的活动,即通过在不同环境中采取不同姿势和动作行为来调节体热的平衡。恒温动物主要以自主性体温调节为基础,行为性体温调节则是对自主性体温调节的补充。自主性体

温调节使体温维持相对稳定是依靠负反馈控制系统实现的。

下丘脑的体温调节中枢是控制部分,它发出的传出信息控制受控系统的活动,如肝和骨骼肌等产热器官的活动改变,还有皮肤血管、汗腺等散热器官的活动改变,从而使体温维持在稳定水平。而内外环境因素的变化可通过温度检测装置,即皮肤和机体深部的温度感受器,将干扰信息反馈至体温调节中枢。经过中枢神经系统的整合再调整受控系统的活动,建立起当时环境条件下的体热平衡,使体温保持相对稳定。关于体温调节的具体机制,目前为大部分学者所认可的是体温调定点学说,即体温的调节类似于恒温器的调节。体温调节中枢设定温度进行体温调节,即当体温与调定点水平一致时,机体的产热与散热取得平衡;当体温稍高于调定点水平时,中枢调节活动会使产热活动降低,散热活动加强;当体温稍低于调定点水平时,产热活动加强,散热活动降低,使体温回到调定点水平。

随着新生儿群体中早产儿比重的逐年增高以及早产儿的高发病率和死亡率,早产儿护理显得尤其重要。低体温是导致新生儿发病及死亡的一大重要原因。因此,做好早产儿生后早期的保温工作是新生儿护理的重中之重,而了解早产儿的体温调节对于早产儿护理更是十分必要。

在母体中,由于胎儿自身内生致热源及母体的周围核心温度的综合作用,其体温常比母亲高近0.5℃。同时,胎儿通过这种温度梯度来向母体传递多余热量。新生儿出生后,散热远远大于其正常产热,导致新生儿体温迅速降低,早产儿体温变化更加剧烈。新生儿的散热方式多种多样,包括传导、辐射、蒸发及对流等方式向周围环境散热。使用加热垫及提高与直接接触新生儿物体温度等方式,可尽量避免传导散热的发生;严格控制产房及婴儿室的空气流通,可减少对流散热的发生,这些措施对于早产儿护理十分重要。常规护理中应用加热光源可弥补热量损失。蒸发散热是生后两周内的新生儿热量损失的主要途径。研究表明,新生儿每天水分流失多达200ml/kg,而体表每蒸发1g水分常流失0.58kcal热量。水分流失主要有两种途径:经呼吸流失和经皮肤蒸发,与环境温度和和空气湿度密切相关。通过增加外周环境湿度,可减少经皮肤的水分蒸发。发育完全的表皮屏障能够保存水分,尽量减少水分蒸发。早产儿体表皮肤发育欠完善,角质层远远较足月新生儿薄,角蛋白缺乏使水分透过性明显增加,使水分容易蒸发,热量流失更多。出生胎龄小于30周的早产儿经

表皮蒸发的水分为129g/kg,而足月新生儿仅流失水分7g/kg。因此,早产儿由于:①不协调的体重与体表面积比;②相对于足月儿来说,四肢伸展的暴露姿态;③皮下脂肪储备不足;④血管收缩调节能力差;⑤超薄皮肤的高渗透性;⑥尚未发育完善的体温调节中枢等特点,导致散热较足月儿更加明显。加强早产儿的保暖工作显得更为重要。

至于产热方面,成人面对低温环境时,可通过收缩外周血管、抑制出汗、变动姿势、运动随意肌和寒战及非寒战产热来调节体温。新生儿的体温调节机制不健全,新生儿缺少寒战及变动姿势的能力;极早产儿几乎不具备这种产热机制,即使在极其寒冷的环境条件下,新生儿可能出现寒战,但由于骨骼肌发育不成熟,寒战的产热效果极差。新生儿还可依靠去甲肾上腺素及促甲状腺素的非寒战方式产热。这是新生儿及1岁以下婴儿的主要产热方式。其中促甲状腺激素可促进T_4分泌并转化为T_3,从而产生脂肪氧化反应,消耗能量产生热量。但胎龄小于32周的早产儿则无法有效地转变T_4,更缺少棕色脂肪的足够储备,因而早产儿保温能力更差。多数早产极低出生体重儿在生后12小时内可能由于血管发育不完善,无法收缩外周血管来减少散热,导致体温迅速下降。

持续低体温可导致新生儿一系列病理生理机制紊乱,循环系统转变延迟,体重明显降低,更是导致早产儿死亡的一个独立危险因素。在低温条件下,新生儿代偿性产热需要消耗大量氧气及能量,而其体内的氧储备量较少,肺的血氧交换能力较弱,进而导致低氧血症的发生及加重。组织细胞的无氧代谢可使机体处于代谢性酸中毒及肺血管收缩状态,若进一步恶化,可发展为休克、缺血缺氧性脑病、坏死性小肠结肠炎、急性肾衰,甚至死亡。高温环境下无法适当散热,也可导致发热及其相应并发症。体温大于37.5℃可引起血管扩张、心动过速、嗜睡,甚至呼吸暂停。胎龄小于30~32周的早产儿因汗腺发育不完善而缺乏散热能力。我们应避免由于过度保暖导致医源性发热。美国儿科学会及WHO建议:保持新生儿体温维持在36.5~37.5℃,并强调了相应异常体温所对应的预后分级。维持体温在36℃以上可减少新生儿死亡率。

通过环境温度的控制来维持正常体温能明显降低早产低体重儿的死亡率。适宜的环境温度(中性温度)对于新生儿至关重要。中性温度是指使机体代谢、氧耗与能量消耗最低并能维持正常体温的环境温度。研究显示,为维持极低出生体重儿的体温稳定,可将其

周围温度调节在 27℃左右。WHO 建议将产房环境温度维持在 27℃。恒温暖箱已成为为早产儿维持环境温度的常规设备。出于减少医疗经济成本考虑,无论发达国家或者发展中国家都在保证安全的前提下,尽快将新生儿由暖箱向摇篮转移,而由早产儿家人提供持续性袋鼠式护理是近年来 WHO 推广的主要标准措施。

(童笑梅)

参考文献

1. MILLER SS, LEE HC, GOULD JB. Hypothermia in very low birth weight infants: distribution, risk factors and outcomes. J Perinatol, 2011, 31 (Suppl 1): S49-S56.

2. RUTTER N. Clinical consequences of an immature barrier. Semin Neonatol, 2000, 5: 281-287.

3. SEQUIN J. Relative humidity under radiant warmers: influence of humidifier and ambient relative humidity. Acta Paediatr, 1997, 83: 802-807.

4. RUTTER N. The immature skin: in the very immature infant (less than 28 weeks gestation). Br Med Bull, 1988, 44: 957-970.

5. ROBIN L BISSINGER, DAVID J ANNIBALE. Thermoregulation in very low-birth-weight infants during the golden hour. the National Association of Neonatal Nurses, 2010: 230-237.

6. JONES E, DECHERNEY A. Fetal and Neonatal Physiology. Philadelphia, PA: Saunders, 2003.

7. NARENDRAN V, HOATH S. Thermal management of the low birth weight infant: a cornerstone of neonatology. J Pediatr, 1999, 134: 529-531.

8. MARSHALL A. Humidifying the environment for the premature neonate: mainte-nance of a thermoneutral environment. J Neonatal Nurs, 1997, 3: 32-36

9. SOLL R. Heat loss prevention in neonates. J Perinatol, 2008, 28: S57-S59

10. HULL D, SMALES O. Heat production in the newborn//Sinclair J, editor. Temperature regulation and energy metabolism in the newborn. New York: Gurne & Stratton, 1978: 129-156.

11. ROBIN B KNOBEL, DIANE HOLDITCH-DAVIS, et al. Extremely Low Birth Weight Preterm Infants Lack Vasomotor Response in Relationship to Cold Body Temperatures at Birth. J Perinatol, 2009, 29 (12): 814-821.

12. MANCE M. Keeping infants warm. Adv Neonatal Care, 2008, 8: 6-12.

13. COSTELOE K, HENNESSY E, GIBSON AT, et al. The EPICure study. Outcomes to discharge from hospital for infants born at the threshold of viabil-ity. Pediatrics, 2000, 106: 659-671.

14. OGUNLESI T, OGUNFOWORA O, ADEKANMBI F, et al. Point-of-admission hypothermia among high-risk Nigerian newborns. Bio Med Cent Pediatr, 2008, 8: 1-5.

15. World Health Organization. Thermal Protection of the Newborn: A Practical Guide. Geneva, Switzerland: World Health Organization, 1997.

16. BHATT D, WHITE R, VAN MARTER L, et al. Transitional hypothermia in preterm new-borns. Adv Neonatal Care, 2010, 10 (5 Suppl): S15-17.

17. World Health Organization. Thermal Protection of the Newborn: A Practical Guide. Geneva: Division of Reproductive Health World Health Organization, 2004.

第二节 早产儿体温管理

热量产生作为细胞代谢的副产物,主要用于机体体温的维持。机体通过辐射(radiation)、传导(conduction)、对流(convection)和蒸发(evaporation)等方式与外界环境相互作用,并在体温调控机制下维持体温恒定。儿童和成人体温调控能力成熟,能够在一个温度变化宽泛的外界环境下保持恒定的深部体温。

胎儿在母体内的温度往往较母亲高 0.5~1℃之间,外界温度与子宫内温度差距较大,在此期间热量的稍微丢失可通过刺激新生儿代谢率的提升,对于维持体温有利。刚出生的新生儿体温调节中枢功能不成熟,再加上皮肤菲薄、皮下脂肪薄、体表面积相对较大、在寒冷时无寒战反应,主要靠棕色脂肪产热,只能在外界温度变化较窄范围内维持体温正常,这些情况在早产儿尤甚。早产儿出生时,往往需要采取一系列复苏措施,这些措施常在早产儿裸露的情况下进行,从而增加了早产儿发生低体温的风险。早产儿与足月儿相比,经皮肤水分丢失的情况更为严重(图 7-1),通过蒸发作用使得热量进一步丢失,婴儿通过蒸发作用从皮肤丢失 1ml 的水分会伴随约 560cal 的热量损失。因此,应该重视早产儿的体温管理。

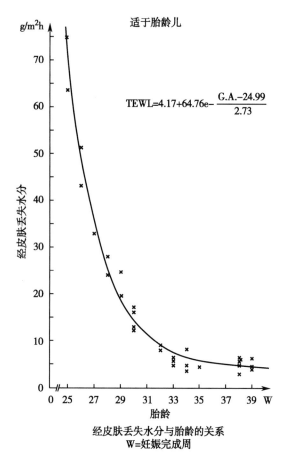

图 7-1 不同胎龄早产儿经皮肤丢失水分的情况

适中的环境温度即为中性温度（neutral temperature），中性温度是一个温度范围，新生儿在此温度范围内具有最低的代谢率以及耗氧量。不同胎龄、不同日龄以及不同体重的新生儿所需的中性温度是不同的（图 7-2、7-3）。通过不同保温措施使新生儿出生后及早处于中性温度的环境是新生儿体温管理的一个重要目标。

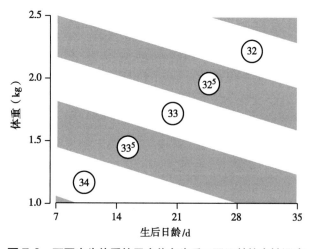

图 7-2 不同出生体重的早产儿在生后不同日龄的中性温度

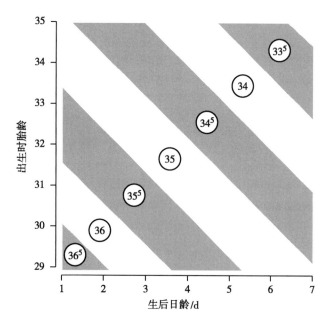

图 7-3 不同胎龄早产儿在生后不同日龄的中性温度

一、早产儿体温管理方法

对于早产儿实施有效并持续的体温监测非常必要。一方面能够体现不同体温的变化，还能通过监测核心温度以及体表温度之间变化来揭示早产儿体温调节能力状况。现在对于早产儿体温监测的技术产品有水银温度计、电子体温计、耳温枪等，各有不同的优缺点。早产儿以及足月儿腋下温度以及肛温正常分别为 35.6~37.3℃ 和 36.5~37.5℃；足月儿体表温度应为 35.5~36.5℃，早产儿体表温度则为 36.2~37.2℃。

为防止早产儿出生后体温的迅速下降，应立即进行擦干、包裹、戴帽等措施，另外可采取加热床垫、辐射加热台、保温箱等。下面主要介绍辐射加热台和恒温暖箱。辐射加热台能够通过直接接触为早产儿提供热能，降低早产儿的辐射散热，提供一个相对稳定的环境便于早产儿复苏等操作；不足之点是会使得早产儿水分的散失明显增加。如果要对早产儿进行长时间的体温管理，辐射保暖台并非是一个理想选择。在临床上可采取一些措施减轻辐射加热台所导致的水分散失，比如使用半透明塑料薄膜覆盖婴儿或者涂抹乳化膏等。

恒温暖箱通过循环的温暖空气为婴儿提供一个恒温环境，暖箱比辐射台更能有效地达到中性温度，还可进行湿度调节，有效弥补了辐射加热台的水分丢失问题。一般暖箱的调节模式包括有控制空气温度模式（以婴儿保温箱内空气温度为基准）以及控制皮肤温度模式（以新生儿腹部皮肤温度为基准，一般是维持在

36.5℃），控制空气温度模式更为简便和安全，控制皮肤温度模式容易造成箱内温度的波动。研究显示，超未成熟早产儿的暖箱内湿度应达到80%或更高，1周后暖箱内相对湿度在70%左右即可，以免发生低钠血症和继发真菌定植感染问题。

袋鼠式护理（kangaroo mother care，KMC）指皮肤接触式护理，仿生模拟袋鼠具有育儿袋动物照顾新生儿的方式，将新生儿直立置于母亲（或父亲）胸前，肌肤相贴，使新生儿感触母体温度，为早产儿提供与子宫相同温度和质感的生活环境。袋鼠式护理的概念是由哥伦比亚的两名医师于1983年首度提出，以缓解暖箱等医疗资源缺乏的情况。KMC不仅使早产儿体温得以维持恒定，还可明显改善许多的临床问题如稳定生命体征、使体重增加、睡眠时间延长等，已经国际上大量临床研究证实其可行性和安全性，2018年得到WHO针对早产儿标准化干预的推荐。

二、早产儿低体温、高体温的处理

低体温是指体温低于36℃。早产儿容易出现低体温，首先最重要的措施是复温（rewarming），通过提高环境温度或者减少散热，使早产儿恢复并保持正常体温，复温的方式主要有上述提到辐射加热台以及恒温暖箱等，若条件不允许的情况下也可采取温水浴、热水袋或袋鼠式护理等方法。复温过程中应注意补充热量和液体补充。此外，早产儿发生低体温时要注意除外感染的可能，若出现器官功能紊乱时要及时给予相应的病因治疗以及对症支持治疗措施。

高体温（hyperthermia）是指体温超过37.4℃。其原因可能由于环境温度过高、暖箱温度调节过高、脱水

热等。体温在38℃以下时，不需特殊处理，补充液体量，持续观察即可。如果在38~39℃之间，可将包裹婴儿的衣被打开散热，并可给予物理降温或降低暖箱温度等。对于持续体温升高的早产儿应查找发热原因，并作病因处理。

（童笑梅）

参考文献

1. PJJ SAUER, HJ DANE, HKA VISSE. New standards for neutral thermal environment of Healthy very low birth weight infants in week One of life. Arch Disease Childhood, 1984, 59: 18-22.
2. K HAMMARLUND, G SEDIN. Transepidermal Water Loss in Newborn Infants. Acta Pzdiatv Scand, 1979, 68: 795-801.
3. HEIDI L FIDLER, BS, RN. Incubator Humidity. Advances in Neonatal Care, 2011, 11 (3): 197-199.
4. AJ LYON, Y FREER. Goals and options in keeping preterm babies warm. Arch Dis Child Fetal Neonatal Ed, 2011, 96: F71-F74.
5. LYNN SINCLAIR, JACKIE CRISP, JOHN SINN. Variability in incubator humidity practices in the management of preterm infants. Paediatrics Child Health, 2009, 45: 535-540.
6. C DEGUINES, P DÉCIMA, A PELLETIER, et al. Variations in incubator temperature and humidity management: a survey of current practice. Acta Paediatrica, 2012, 101: 230-235.
7. HOWARD L S, JOHN M, PRIYA M, et al. Introducing and sustaining EENC in hospitals: routine childbirth and newborn care. WHO Library Cataloguing-in-Publication Data. 2018.
8. LYON A. Temperature control in the neonate. Paediatrics & Child Health, 2008, 18 (4): 155-160.

7章

第八章
早产儿体液特点及液体疗法

8

第一节　早产儿体液调节的生理学特点

哺乳类动物机体的代谢平衡很大程度上取决于水代谢,水参与了所有的生命功能过程。水将营养素转运至机体细胞,移除代谢产物,创造细胞正常运转所需要的物理化学环境。生理情况下,人体并不贮存大量水分,需要不断补充以维持机体基础代谢过程。胎儿发育在很大程度上依赖于母体的代谢能力,胎盘供给胎儿氧气、水和能量,并排出胎儿的代谢废物,这种情况在出生后迅速发生改变,新生命立即转变为自主控制摄入营养素和排出代谢产物,维持体液平衡。早产儿的体液组分、皮肤、肾脏和神经内分泌系统的不断成熟和完善以及是否患严重原发病(如胎龄小、缺氧、感染等)决定了此阶段机体的代谢生理特点;掌握水及电解质的生理代谢特点有助于为早产儿安全有效地补充液体和电解质,以适应早产儿的实际需求,是早产儿管理的基本步骤之一。

一、早产儿体液总量和分布

在胎儿发育过程中,体液总量和细胞外液量随着胎龄的增加而减少,胎龄越小,体液总量所占体重的比重越大(表8-1)。总液量的不同主要是细胞外液的间质液量的改变,而细胞内液和血浆液比例与儿童相似。新生儿生后由于不显性失水、肾脏功能改善、尿量增多,细胞外液逐渐下降,表现为出生后体重逐渐下降,每天约下降1%~2%,出生后5~6天降至最低,约占体

重的5%~10%,称为生理性体重下降。早产儿细胞外液比例大,体重下降更明显,极低出生体重儿(very low birthweight infants,VLBWI)平均每天下降2%~3%,生理性体重下降可达到出生体重的15%~20%。

表8-1　宫内和生后早期新生儿体液和电解质组分变化

	24周	28周	32周	36周	40周	生后1~4周(足月儿)
体液总量 /%	86	84	82	80	78	74
细胞外液 /%	59	56	52	48	44	41
细胞内液 /%	27	28	30	32	34	33
钠 /(mmol·kg^{-1})	99	91	85	80	77	73
钾 /(mmol·kg^{-1})	40	41	40	41	41	42
氯 /(mmol·kg^{-1})	70	67	62	56	51	48

二、生理需水量

机体每天所需水量与热量消耗成正比。由于新生儿所需热量较高,按单位体重计算每天需水量明显高于儿童和成人。成人每天消耗水量约为体重的2%~4%,健康足月新生儿约为体重的10%~15%。早产儿受成熟度和环境因素影响大,每天出入水量变化很大,最高可达20%以上。胎龄、出生体重和日龄愈小,出入水量

愈多。

新生儿生理需水量包括不显性失水、排尿、排便失水和生长发育所需水分的总和减去内生水量。其中变化较大的是不显性失水量和尿量。由于新生儿处于快速生长发育时期,生成新组织需要保留水分和其他物质,因此机体代谢处于水的正平衡状态。

(一) 不显性失水

不显性失水主要是指经呼吸和皮肤蒸发而丢失的水分。新生儿代谢旺盛,所需热量较多,体表面积

比例大,不显性失水相对较多,按体重计算约为成人的2倍(表8-2)。在一般室温、相对湿度和基础情况下为17~38ml/(kg·d),其中通过肺和皮肤蒸发的水量分别为1/3和2/3。VLBWI体表面积相对更大,不显性失水量更多,可达70ml/(kg·d)。超低出生体重儿(extremely low birthweight infants,ELBWI)皮肤角质极其薄弱,从皮肤散发的水分接近物理蒸发量,随着不同湿度、空气对流等因素的环境变化,ELBWI生后早期不显性失水量可达50~150ml/(kg·d),相当于循环血量1.5倍的水分从皮肤丢失。生后由于皮肤增厚和角质层增加,不显性失水日渐减少。影响不显性失水量的因素见表8-3。

表8-2 不同胎龄和日龄新生儿的每天不显性失水量

胎龄 /w	日龄 /d							
	<1	1	3	5	7	14	21	28
25~27	57~214	62~171	59~96	43~72	31~68	18~59	14~55	8~53
28~30	22~75	23~68	20~57	19~48	16~45	12~37	9~34	9~34
31~36	8~29	8~28	10~27	10~27	10~27	9~22	10~19	11~16
37~41	8~18	11~14	11~14	11~14	11~14	11~14	12~13	11~16

注:此表为在50%湿度、中性温度、持续8L/min的空气流速的闭式暖箱内裸露婴儿不显性失水的95%可信区间。

表8-3 影响新生儿不显性失水的因素

影响因素	每天不显性失水量/(ml·kg⁻¹)
在中性温度下足月儿(>2 500g)	15~25
早产儿1 500~2 500g	15~35
<1 500g	30~60
<1 000g	60~70
环境温度>35℃	增加3~4倍
体温增加1℃	增加10%~20%
光疗	增加30%~50%
开放辐射保暖台	增加50%~80%
肌肉活动、哭叫	增加30%
呼吸急促	增加20%~30%
环境湿度>40%	减少30%
气管插管辅助呼吸	减少30%

(二) 尿液排泄水分

新生儿尿量变化范围大,取决于肾溶质负荷和肾脏最大稀释及浓缩能力。肾溶质负荷主要来自蛋白质代谢产生的含氮产物和电解质,1g蛋白质约产生溶质负荷4mmol/L。母乳喂养儿肾溶质负荷约为10mmol/L,人工喂养儿约为30mmol/L,禁食时蛋白质分解增多和产生酮酸等使肾脏溶质负荷增加,可达30mmol/L。根

据不同喂养方式及新生儿肾脏溶质负荷和肾脏浓缩稀释能力可估算出排尿所需的水量,当肾脏溶质负荷为10、20或30mmol/L时,排尿所需的水量分别为33、66或100ml/418kJ。另外,由于新生儿和早产儿的肾脏浓缩功能差,排泄同等量溶质所需的水量较成人多,故尿量较多。

新生儿生后第1天由于血流动力学改变,血浆内皮素高,肾血管处于收缩状态,肾小球滤过率低,尿量少,大约1ml/(kg·h)。出生1~2天后缺氧改善,肾小球滤过率增加,尿量增加;生后右心房容量扩大,利钠肽分泌增加,至生后48~72小时达到最高水平。心钠素能减少肾小管对钠的重吸收,在排钠同时排出大量水分,起到利钠、利尿作用。此段利尿时间足月儿可持续2~3天,早产儿持续时间较长,VLBWI可持续1周左右,尿量可达5~7ml/(kg·h)。以后利钠肽逐渐下降,尿量恢复正常,足月儿为1~3ml/(kg·h),早产儿2.5~4ml/(kg·h)。少尿的定义是指尿量<1ml/(kg·h)。

(三) 大便排泄水分

每天大便排泄水分约为5~10ml/(kg·d)。腹泻时可增至20~40ml/(kg·d)。禁食的新生儿排便量很少。

(四) 生长发育消耗水分

生成新组织 1g 需水约 0.85ml。足月儿每天体重增加约为 10g/kg,早产儿约为 15g/kg,一般短期液体疗法可不必考虑,但对 VLBWI 和 ELBWI 应当计算在内。

(五) 内生水量

机体氧化代谢的内生水量约为 12ml/418kJ。

一般情况下所指新生儿生理需水量只包括不显性失水量、尿量及粪便中失水量,三项相加总量为 100~130ml/418kJ(表 8-4)。

表 8-4 不同出生体重的新生儿基础代谢的需水量/(ml·kg^{-1}·d^{-1})

途径	<1 500g	~2 500g	>2 500g
不显性失水量	25~30	15~35	20~30
大便	0~5	5~10	5~10
尿	40~80	50~100	25~60
合计	60~140	75~150	50~120

一般临床习惯按体重计算热量需求和生理需水量,早产儿不同胎龄和不同日龄每千克体重的热量需要差异很大,同时受环境因素影响,应根据临床情况和实验室检查结果精确计算后给予(表 8-5)。

表 8-5 新生儿不同日龄/体重的每天液体需要量/(ml·kg^{-1}·d^{-1})

出生体质量/g	第1天	第2天	第3~6天	>7天
<750	100~140	120~160	140~200	140~160
750~1 000	100~120	100~140	130~180	140~160
1 000~1 500	80~100	100~120	120~160	150
>1 500	60~80	80~120	120~160	150

三、水、电解质平衡的调节

人体主要依靠肾脏调节水、电解质平衡,肾脏的调节又受到神经、内分泌激素的调控。①下丘脑-神经垂体抗利尿激素和精氨酸血管加压素增加远曲肾小管对水的吸收;②肾素-血管紧张素-醛固酮增加远曲肾小管对钠的重吸收;③右心房分泌的心房利钠肽(atrial natriuretic peptide,ANP)能减少肾小管对钠盐的重吸收。下面重点讨论早产儿肾脏对水、电解质调节的特点以及内分泌调节的特点。

(一) 胎儿肾脏发育

胎儿肾脏的肾小球、肾小管在胎龄 5 周时开始增殖发育,胎龄 20 周后急速增加,至 36 周时肾小球、肾小管的数量可满足新生儿的生理需要,肾脏发育基本完成。VLBWI 生后早期的肾被膜下仍存在新生肾单位带,功能未成熟,随着生后日龄的增加,肾小球和肾小管的功能才逐渐完善。

(二) 肾小球滤过率

新生儿生后第 1 天由于肾小球血管处于收缩状态,阻力高,肾小球滤过率(glomerular filtration rate,GFR)低下,约为 10~30ml/(1.73m^2·min),表现为尿量少,ELBWI 的 GFR 更低,多数在 10ml/(1.73m^2·min)以下。胎龄>34 周的新生儿生后 2~3 天 GFR 开始增加,尿量增多。胎龄<34 周的早产儿在纠正胎龄达到 34 周后 GFR 才与足月儿相似。VLBWI 和 ELBWI 的 GFR 呈缓慢增加的趋势。早产儿 GFR 低下反映其肾脏对液体调节能力低下,如输液量增加少量,都可能超过其肾脏对水分的调节范围,引起水潴留。

(三) 肾脏的浓缩、稀释功能

成人浓缩尿液的能力为 1 500mOsm/L,足月儿为 600mOsm/L,早产儿仅 500mOsm/L。如需排出等量的钠,早产儿所需的最少液体容积比足月儿多,其肾脏保水能力有限。当摄入水量不足或失水过多时,超过肾脏浓缩能力限度,易发生代谢产物潴留和高渗性脱水。新生儿生后 1 周左右肾脏稀释功能已完善,1 个月时几乎与成人相仿,但由于肾小球滤过率低,水排泄速度较慢,若摄入液量过多则易致水肿和低钠血症。尿渗透浓度接近等渗(300mOsm/L,比重 1.010)时,肾脏浓缩或稀释所需做功最小,因此,新生儿以维持尿渗透浓度 150~400mOsm/L(比重 1.008~1.012)较为适宜。

(四) 肾脏的电解质调节功能

早产儿对血浆肾素和醛固酮的反应低下,钠泵主动运转能力低,肾小管钠的再吸收能力差,钠排泄分数高,从胎儿期开始就呈高尿钠状态,失钠一直延续到出生后;生后缺氧、呼吸窘迫、高胆红素血症或应用氨茶碱、利尿剂等药物均可致钠排泄分数增高;母乳中钠含量随生后日龄增加而逐渐减少,单纯母乳喂养的 VLBWI 在相当一段时间内处于负钠平衡状态,甚至出现晚期低钠血症。另外,早产儿将血流从保钠的近髓肾单位转向失钠的皮质肾单位的能力低下,又易于钠潴留,发生高钠血症和细胞外液增加;VLBWI 钠排泄分数的适应范围很小,对钠的调节幅度有限,因此,既容易发生低钠血症,也容易发生钠潴留、高钠血症和水肿。

(五) 内分泌调节

心房利钠肽(ANP)的主要功能是促进肾脏排出水分和钠离子,减少 ECW。在胎儿早期,心脏就可产生 ANP,出生后新生儿 ANP 持续升高,于 48~72 小时达到高峰,适逢新生儿生后早期的利钠和利尿高峰。研究认为新生儿生后早期细胞外液(extracellular fluid, ECW)的减少受 ANP 释放的影响,出生后随着肺血管阻力下降,左心房回流增加,心房牵张引起 ANP 释放增加,从而促进 ECW 中水钠排出;也有研究发现 RDS 早产儿血浆中 ANP 浓度较高,但没有检测到明确的肾脏反应,可能是由于肾脏发育不成熟所致。故目前对早产儿 ANP 系统的发育了解尚不足。

当早产儿存在窒息、RDS、IVH 时,可引起抗利尿激素(antidiuretichormone,ADH)分泌增多而产生抗利尿激素分泌异常综合征,临床出现尿少、水潴留和低钠血症,血浆渗透压降低和尿渗透压升高是其特征。治疗原则为严格控制入液量,补充生理钠需要量,同时应用

呋塞米排出过多水分。

四、肾脏对酸碱平衡的调节

早产儿肾脏功能不成熟,GFR 较低,而近端肾小管重吸收 HCO_3^- 的阈值和血基础 HCO_3^- 水平较低,泌氨能力弱;尿磷酸盐和其他酸碱缓冲系统较弱,可滴定酸的排出能力也低。早产儿在生后不能最大地酸化尿液,需到生后 6 周,其肾脏泌氢能力逐渐成熟,使尿液可达到最大酸化。因此,早产儿尤其是胎龄<34 周者在疾病及应激时较易出现酸碱平衡紊乱。

(童笑梅)

参考文献

1. BHATIA J. Fluid and electrolyte management in the very low birth weight neonate. J Perinatol, 2006, 26 (Suppl 1): S19-S21.
2. ANDREOLI SP. Acute renal failure in the newborn. Semin Perinatol, 2004, 28: 112-123.
3. LORENZ JM. Fluid and electrolyte therapy inthe very low-birthweight neonate. Neo Reviews, 2008, 9 (3): e102-e108.
4. MACDONALD MG, MULLETT MD, SESHIA MMK. Avery's Neonatology: Pathophysiology and Management of the Newborn. 6th ed. Lippincott Williams & Wilkins, 2005.
5. JOHN P CLOHERTY, ERIC C EICHENWALD, ANN RSTARK. Manual of Neonatal Care. 6th ed. Lippincott Williams & Wilkins, 2008.

第二节 早产儿体液与电解质管理与评价

新生儿体液和电解质管理的目的是补充丢失的水分和电解质,以维持生长发育和机体康复所需要的基础代谢的平衡。在早产儿出生后头几天,需要经历从宫内到宫外的环境转变过程,因此液体管理的原则要充分考虑早产儿体液组分、不显性失水、肾功能和调节水盐代谢的神经内分泌特点。

一、早产儿体液和电解质管理

(一) 体液和电解质管理原则

1. 首先要顺应不同胎龄及日龄的早产儿体液变

化特点,采取措施使生后早期的体重按比例下降(反映细胞外液量减少,共计 5%~15%),同时维持血容量相对稳定,以保持正常血压、心率、尿量、血液电解质和酸碱平衡。

2. 再根据累积丢失量、继续丢失量的不同以及维持平衡和生长所需,制订相应个体化的补液方案。

3. 通过观察与分析临床症状、体征和辅助检查指标,密切监测机体对液体治疗的反应。

(二) 体液和电解质管理方法

1. **减少不显性失水** VLBWI 和 ELBWI 每天丢失

水量较大,在干燥环境中每天损失水量可达200ml/(kg·d)以上,如果不加以纠正,必然会造成严重的高渗性脱水,如此大的液体出入量单纯依靠输液维持难度较大,可采用提高环境相对湿度的方法解决,如使用隔热罩、保温毯等,或用塑料薄膜覆盖身体,从而减少早产儿的不显性失水50%;如果将环境相对湿度调到85%~95%,不显性失水量则降至最低。日本学者对ELBWI推荐高湿度环境,方法是在闭式暖箱内加用雾化装置,营造100%的相对湿度环境3~4天,以后减至90%左右,使不显性失水控制在20~30ml/(kg·d)。这种高相对湿度措施还减少了水分蒸发,有利于维持体温,降低热量消耗。

2. **限制输液量** 生后第1天的液体补充从50ml/(kg·d)开始,逐日增加,便于水、电解质平衡的管理。一般来说,胎龄小的早产儿生后早期体重下降明显,在生后头1周内每天体重降低2%~3%,如为避免体液丢失而增加输液量,可能造成输液过多,从而增加VLBWI动脉导管未闭、坏死性小肠结肠炎的风险,推荐液体量见表8-6;对于需要较长时期吸氧,存在支气管肺发育不良可能的高危患儿,液体量最好能控制在100ml/(kg·d)。

表8-6 早产儿起始液体治疗

出生体重/kg	葡萄糖液/(g·100ml⁻¹)	液体量/(ml·kg⁻¹·d⁻¹)		
		<24h	24~48h	>48h
<1	5~10	100~150	120~150	140~190
1~1.5	10	80~100	100~120	120~160
>1.5	10	60~80	80~120	120~180

3. **电解质管理方法** 早产儿钠需要量比足月儿多,足月儿为1~2mmol/(kg·d),早产儿为3~4mmol/(kg·d)以上。早产儿日龄第2天和第3天血清钠呈上升趋势,以后逐渐降低。补钠应在日龄第3天后,除非当天体重下降超过体重的5%以上;开始时给予1~2mmol/(kg·d),以后逐渐增加至3~4mmol/(kg·d)。早产儿钾的需求量比钠平稳,需要量与足月儿相似,1~2mmol/(kg·d)。早产小于胎龄儿的电解质变化比适于胎龄儿相对平稳,肾脏功能相对成熟,在制订管理方案时应给予适当调整。

4. **输液途径** 四肢及头皮末梢静脉通路可输入液体、电解质和营养液。周围静脉输入高渗液和血管收缩药物时应慎重,以免引起局部皮肤液体渗漏后发生皮肤坏死;葡萄糖浓度不得超过12.5%;头皮静脉通路应慎重应用,除非四肢末梢静脉通路无法建立或经监护人同意后方可应用。经四肢末梢建立中心静脉通路目前已

广泛应用于早产儿,操作安全,保留时间长、并发症少,输入液体浓度不受限制。在新生儿生后头1周内,采用脐静脉置管输液也较常见,但由于感染、门静脉血栓和肝脏损害的风险,不得超过7天;静脉切开保留输液由于并发症多,在新生儿应用甚少。无论采用何种途径输液,均需要应用输液泵控制液体速度。

二、早产儿体液与电解质管理的评价指标

1. 结合母孕期和围产期病史,评估母胎体液平衡状态。如孕后期使用催产素、利尿剂、静脉输入低张液体可导致母、胎低钠血症;产前应用激素可提高胎儿皮肤成熟度,减少不显性失水和易于发生高钾血症。严重围产期缺氧可导致急性肾小管坏死。

2. 每天记录早产儿体重、液体入量、排泄量,保温方式(开放暖箱、封闭暖箱),环境温、湿度,呼吸方式(自主呼吸、鼻导管吸氧、鼻塞式呼吸机、气管插管呼吸机),是否应用光照治疗等,作为体液和电解质管理的评价指标之一。

3. 仔细观察与详细记录早产儿的不同症状与体征,如有无呼吸、心率增快,胃潴留、腹胀、便秘等症状;如心动过速既可表示细胞外液过多(心力衰竭),也可为低血容量;毛细血管再充盈时间延长提示心搏出量减少或周围血管收缩;肝脏肿大提示细胞外液量增多;血压变化常常是心搏出量降低的后期征象;皮肤弹性状态、前囟凹陷和黏膜干燥对于反映体液和电解质平衡状态来说敏感性差。

4. 依据早产儿的胎龄和生后日龄,掌握生理状况下的体液和电解质需求量。

5. 每天通过无创或微量血检测血清电解质、尿素氮、肌酐以及尿液中相应物质浓度,作为制定体液和电解质管理的主要指标。

血尿素氮和肌酐是反映细胞外液容积和肾小球滤过率的间接指标,生后早期检测值反映了胎盘的清除功能;采足跟血做微量血气分析时电解质和尿素氮值与静脉血结果密切相关,采血前局部皮肤加热至44℃可降低动脉与毛细血管的pH值差值,毛细血管的氧分压低于动脉血,尤其是在缺氧状况时尤甚。临床医师可结合毛细血管血气分析的酸碱度和二氧化碳分压以及脉搏氧饱和度仪数值进行判断。尿比重可反映尿浓缩和稀释及对钠的重吸收或分泌能力,当入量减少引起尿少时尿比重增加;但使用利尿剂时尿电解质和比重指标的参考

性差。

钠排泄系数（fractional excretion of Na, FE-Na）反映了肾小球滤过率和肾小管钠重吸收的平衡能力。计算公式为 FE-Na=（尿钠 × 血肌酐）/（血钠 × 尿肌酐）× 100。系数<1% 提示肾前性因素（肾血流减少）；系数为 2.5% 提示急性肾衰竭；系数>2.5% 常见于胎龄小于 32 周的早产儿。

由于不同胎龄和日龄的早产儿成熟度不同，其生理病理特点相差很多，应根据早产儿的胎龄、出生体重、日龄、肾脏成熟度、疾病、个体差异以及各医院的环境情况、管理习惯等多种综合因素来制订每个早产儿的水、电解质管理方案，以达到理想效果。

（童笑梅）

参考文献

1. BHATIA J. Fluid and electrolyte management in the very low birth weight neonate. J Perinatol, 2006, 26 (Suppl 1): S19-21.
2. ANDREOLI SP. Acute renal failure in the newborn. Semin Perinatol, 2004, 28: 112-123.
3. LORENZ JM. Fluid and electrolyte therapy in the very low-birthweight neonate. Neo Reviews, 2008, 9 (3): e102-e108.
4. MACDONALD MG, MULLETT MD, SESHIA MMK. Avery's Neonatology: Pathophysiology and Management of the Newborn. 6th ed. Lippincott Williams & Wilkins, 2005.
5. JOHN P CLOHERTY, ERIC C EICHENWALD, ANN RSTARK. Manual of Neonatal Care. 6th ed. Lippincott Williams & Wilkins, 2008.

8章

第三节　常见电解质紊乱与酸碱失衡的处理

机体水与电解质平衡密切相关，两者变化常互为因果，早产儿由于代谢调节能力低下，更容易导致水、电解质平衡紊乱。

早产儿出现水、电解质平衡紊乱的情况主要包括以下两类，一类是疾病状况下发生的代谢紊乱，另一类是由于早产儿自身生理特点导致的代谢紊乱（表 8-7）。

一、早产儿钠、钾代谢紊乱

（一）早产儿钠代谢紊乱

钠平衡紊乱是早产儿最常见的电解质紊乱。早产

表 8-7　早产儿生后肾脏对液体和电解质的适应性调节

时期	利尿前期	利尿/利钠期	利尿后期
日龄	出生 2 天内	2~3 天	4~5 天后
尿量	少	快速增加	下降，直至与入量平衡
排钠	非常少	快速增加	下降，直至与入量平衡
排钾	非常少	快速增加	下降，直至与入量平衡
水平衡	<入量 - 不显性失水	显著负平衡	大致与钠平衡相适应
钠平衡	轻微负平衡	显著负平衡	稳定，随生长正平衡
钾平衡	轻微负平衡	显著负平衡	稳定，随生长正平衡
细胞外容积	稳定，或轻度下降	急剧减少	与钠平衡相适应，随生长增加
肾小球滤过率	低	快速增加	先下降，后随成熟渐增
排钠分数	多变	增加	逐渐减少
排钾分数	多变	无改变	无改变
尿渗透压	中等低渗	中等低渗	中等低渗
常见问题	1. 不显性失水<预计量导致水中毒 2. 不显性失水>预计量导致高钠血症 3. 高钾血症	1. 高血钠 2. 高血糖	1. 水钠潴留伴慢性肺疾患、PDA 2. 水钠丢失伴或不伴低血钠 3. 低血钾

儿生后早期肾小球滤过率低,尤其是生后头2天内尿量少,不能耐受过多的水分和电解质负荷,入量过多时易发生水肿和低钠血症。另一方面,早产儿肾浓缩功能差,排泄同量溶质所需水分较成人和新生儿多,不显性失水也比足月儿多,排水多于排钠,在生后2~4天血清钠呈上升趋势,生后2~4天达高峰,在入量不足或脱水时容易超过肾脏浓缩功能的限度从而发生脱水和高钠血症。随后,由于早产儿钠排泄分数高,逐渐进入钠的负平衡阶段,如果不注意增加钠的摄入,生后2周~2个月可能出现低钠血症。

1. 低钠血症 血清钠浓度<130mmol/L 称为低钠血症(hyponatremia)。早产儿低钠血症可分为水摄入过多或排泄障碍引起的稀释性低钠血症和钠摄入不足或丢失过多引起的失钠性低钠血症。

早产儿稀释性低钠血症多发生在出生后第1~2天,也称为早发性低钠血症,可能原因包括:①早产儿产生后第1天肾血流量低,尿量少,使体内液体潴留过多,血液稀释所致;②不适当过度补充低张液体时,早产儿排出多余水分的速度慢,可出现稀释性低钠血症;③早产儿由于疼痛、发生感染、颅内出血、窒息等疾病或使用正压机械通气或吗啡类药物时,均可刺激下丘脑抗利尿激素分泌增加(syndrome of inappropriate antidiuretic hormone secretion,SIADH),肾小管重吸收水分增加,导致稀释性低钠血症。

早产儿失钠性低钠血症多发生在生后20天~2个月,称为晚发性低钠血症。由于早产儿肾小管钠排泄分数高,尿钠排泄过多所致;纯母乳喂养的早产儿未及时补充额外的钠盐或出现腹泻都会造成失钠性低钠血症。

胎龄较大的早产儿血清钠<125mmol/L 可出现症状。

失钠性低钠血症主要是低渗性脱水症状,表现为体重减轻、前囟及眼窝凹陷、皮肤弹性差、心率加快、四肢凉、血压下降甚至休克,严重者发生脑水肿,出现呼吸暂停、嗜睡、昏迷或惊厥等。还可出现血尿素氮升高,代谢性酸中毒。如肾功正常,可出现尿少、尿比重增加和FE-Na降低。

稀释性低钠血症者,体重迅速增加,可伴或不伴明显水肿,严重者出现脑水肿引起的神经系统症状。输液过多无SIADH者可出现尿量增加,尿比重下降;而SIADH患者则出现尿少和尿渗透压增加,极低出生体重儿往往缺乏明显症状,甚至无特异性临床表现,需要配合血清钠检测才能确定诊断。确诊低钠血症时应结合病史、体重、尿量等临床证据资料,区分失钠性还是稀释性低钠血症。

低钠血症的处理需要分清病因。在补钠同时,注意减少钠的继续丢失,应强调在纠正低钠血症时,需要

逐步补充持续24小时以上,过快可能导致过量。如考虑稀释性低钠血症,当血钠>120mmol/L,无神经系统症状,仅需要限制液体入量;当血钠<120mmol/L 或出现神经系统症状,在限制入量同时,应用呋塞米1mg/kg静脉输入,每6小时1次,高张3%氯化钠起始量为1~3ml/kg,以补充钠排泄增加。如考虑感染、心力衰竭、神经肌肉麻痹因素所致者,还需以治疗原发病、改善心功能和限制液体和钠盐摄入的措施为宜。

2. 高钠血症 血清钠浓度>150mmol/L 称为高钠血症(hypernatremia)。可由于脱水或钠摄入过多所致,往往合并高渗性脱水。

早产儿由于体表面积相对较大,胎龄越小,不显性失水越多,当水摄入不足时可引起高钠、高钾、高糖和高渗综合征。VLBWI 的高钠血症,多由于环境湿度不足、大量不显性失水未及时补液而发生。随着皮肤成熟度增加,高钠血症的发生逐渐减少。疾病状态下的早产儿如患支气管肺发育不良(BPD)或为预防动脉导管未闭(PDA)和坏死性小肠结肠炎(NEC)而限制液量的早产儿,也可出现高钠血症。皮肤破损、蜕皮可增加经皮肤的体液丢失;而脑室内出血引起 ADH 分泌不足则会加重肾脏水的丢失。

钠摄入过多并不常见,多见于纠正酸中毒时补充碳酸氢钠过多或用药不当所致。

早产儿高钠血症可出现体重下降明显,发热、烦渴、尿少、尿比重增加、皮肤黏膜干燥、心动过速、低血压、代谢性酸中毒等症状,但其脱水征较相同失水量的等渗性和低渗性脱水为轻,周围循环障碍症状也较轻,严重脱水亦可发生休克。高钠血症常伴有神经系统症状如烦躁不安、嗜睡、昏迷、震颤、肌张力增高、腱反射亢进、尖叫、惊厥等。重症患儿可发生颅内出血或脑血栓形成而有神经定位损害症状和体征。钠潴留过多的高钠血症可发生皮肤水肿和肺水肿。与早产儿低钠血症一样,极低出生体重儿缺乏明显的临床表现。根据病史、临床表现及血清钠测定可以作出诊断。

高钠血症的处理主要是治疗原发病,补充无张液体,注意使血钠降低不得快于1mmol/(kg·h);如出现细胞外液量不足征象,需要补钠。

(二)早产儿钾代谢紊乱

钾是细胞内最主要的阳离子,而血清钾含量占全身钾含量的1%,体内钾总量的改变对血清钾离子浓度的影响并不大;由于细胞内、外钾的分布取决于机体 pH 值的波动,故血清钾浓度也不反映机体钾总量,

通常血液 pH 值提高 0.1，可导致血钾向细胞内转移，从而使血钾降低 0.6mmol/L。机体钾的调节通过钾摄入［1~2mmol/（kg·d）］和经肾脏和胃肠道钾排泄达到平衡。肾脏是调节钾的主要器官，摄入钾的 90% 通过肾远端小管和集合管排出，小部分通过汗液和胃肠道排出。凡影响钾的摄入、细胞内外钾分布以及肾脏和消化道排钾的因素，均可导致钾代谢紊乱。

钾对于维持细胞内液的渗透压和容量、酸碱平衡、细胞代谢、糖原合成，神经肌肉的兴奋性和心肌的自律性、兴奋性及传导都具有重要作用。因此钾代谢紊乱可出现一系列神经肌肉兴奋性异常表现。

1. 低钾血症　血清钾<3.5mmol/L 称为低钾血症（hypokalemia）。早产儿低钾血症的常见原因包括长期禁食致钾摄入不足、经胃肠道引流或肾脏丢失过多、钾在细胞内外分布异常、长期应用利尿剂和肾小管功能缺陷等。低钾血症往往伴发原发病存在。由于生后早期常有一过性血钾升高，早期一般不会出现血钾降低；早产儿经口喂养后也较少出现低钾血症。

低钾血症使神经肌肉兴奋性降低，临床表现为精神萎靡、反应低下、四肢肌力和肌张力减低、腱反射减弱，严重者出现弛缓性瘫痪、嗜睡或昏迷。呼吸肌受累时呼吸浅表、呼吸困难，呼吸衰竭或呼吸停止。平滑肌受累出现腹胀、便秘、肠鸣音减弱，重者可致肠麻痹。低钾还损害肾小管上皮细胞及肾浓缩功能，导致尿量增多、尿比重降低、肾性尿崩症和低钾、低氯性碱中毒。

低钾血症使心肌兴奋性增强可导致心律失常如期前收缩、心动过速、阿-斯发作，重者可发生心室纤颤，也可引起心动过缓、房室传导阻滞、血压降低和心力衰竭。心电图可表现为 T 波增宽、低平或倒置，出现 U 波，在同一导联中 U 波≥T 波，两波可融合成一个宽大的假性 T 波，Q-T 间期延长，S-T 段下降，后期 P 波可增高。

低钾血症的诊断需结合病史和低钾血症的各种诱发因素，密切观察临床症状和体征，及时做心电图检查和血钾测定以明确诊断。心电图具有鉴别诊断价值，但不能作为诊断低钾血症的唯一依据，因为危重新生儿如伴有酸中毒、低血钙或应用心血管系统药物时，可影响低钾血症的心电图改变。血清钾在疾病过程中可发生变化，如脱水伴酸中毒患儿因血液浓缩和尿少，血清钾可正常，缺钾症状也不明显。纠正脱水后，由于血液稀释和肾功能恢复，尿钾大量排出，加上酸中毒纠正后钾向细胞内转移以及糖原合成消耗钾等原因，血钾浓度可迅速降低而出现缺钾症状。

严重低钾血症时，需要在 48~72 小时逐渐补充，以确保肾功能正常，避免快速补钾引发心脏阻滞；注意减少肾脏或胃肠道钾的继续丢失。

2. 高钾血症　早产儿生后头几天血清钾浓度较高，可达 5~7.7mmol/L，属于一过性生理现象，但需密切监测血钾变化。由于早产儿心肌对钾的易感性低，低于 6.7mmol/L 不会产生由于高血钾而引起的心电图变化和心排出量降低。

高钾血症（hyperkalemia）的发生率各家报道相差很大，与胎龄和出生体重有关，胎龄越小，出生体重越低，高钾血症的发生率越高。早产儿高钾血症有以下 4 种类型：①在疾病状态下分解代谢增加，钾离子从细胞内释放入血，如严重组织损伤、头颅血肿、颅内出血、大量出血、溶血、低体温、窒息缺氧等；②钾排泄障碍如少尿、急性肾衰竭、低钠血症和肾上腺皮质增生症等；③混合因素如脱水、输血或换血、钾意外摄入过多；④即使无外源性钾摄入、无肾衰竭，约 50% 的 ELBWI 或胎龄<28 周的早产儿在生后 72 小时内可出现非少尿性高钾血症，血钾以生后第 1 天为高峰，生后 3~4 天恢复到正常水平。原因尚未明确，有推测是由于细胞裂解（如红细胞）或细胞膜钠-钾-ATP 酶活性受损，钾从细胞内转移到细胞外造成内源性高钾。这种钾转移的程度与早产儿的不成熟度相关，胎龄大于 32 周的早产儿几乎不出现这种现象。产前使用激素可降低这种情况的发生率。

血钾增高时神经肌肉的兴奋性增高，而心肌应激性降低，症状性高钾血症出现在血钾>6mmol/L 时。早产儿临床表现并不明显，部分症状与低钾血症相似，诊断必须结合病史，密切观察临床症状和体征，及时做心电图检查和血钾测定以确诊。心电图可表现为 T 波直立，P 波低平增宽，P-R 间期延长，S-T 段降低，P 波消失，R 波变低，S 波增宽。血钾>10mmol/L 时 QRS 波明显增宽，S 波与 T 波直接相连。胎龄小的早产儿心律失常可表现为窦性心动过缓，尤其是没有缺氧病史时，严重者可表现为室性心动过速，室扑、室颤、房室传导阻滞及心搏骤停等。高钾血症导致的心律失常可反复出现，心电图异常改变甚或成为高钾血症的首发表现。

当血钾浓度>6mmol/L 时，立即停止含钾液输入。高钾血症的处理包括以下三个步骤：①稳定心脏传导系统：经静脉给予 10% 葡萄糖酸钙 1~2ml/kg 缓慢静脉输入（0.5~1 小时以上）；如高血钾伴发低钠血症，可静脉输入高张氯化钠；同时应用抗心律失常药物如利多卡因治疗顽固性室性心动过速。②促进钾向细胞内转移：应用碳酸氢钠 1~2mmol/（kg·h），为降低发生 IVH 的风险，胎龄<34 周的早产儿头 3 天内需避免快速输入；葡萄糖-胰岛素疗法为开始给予葡萄糖-胰岛素溶液（10% 葡萄糖 2ml/kg+ 胰岛素 0.05U/kg）静脉输入，维持

输液［10% 葡萄糖 2~4ml/（kg·h）＋ 胰岛素 10U/100ml］速度为 1ml/（kg·h），将两者独立分装用输液泵控制滴速，根据血糖情况分别调整葡萄糖或胰岛素输入速度；由于早产儿 β- 受体反应不成熟，可应用 β - 受体激动剂雾化吸入（沙丁胺醇每次 0.4mg/kg 用生理盐水稀释至 0.1mg/ml，超声雾化每 2 小时一次）来刺激细胞膜的钠 - 钾 -ATP 泵活性，尤其当心功能不全或低血压时，可联合应用多巴胺或其他肾上腺素能制剂来降低血钾；为避免脑血流减少，应尽量不采用过度通气疗法（升高血 pH 值）。③增加钾排泄：静脉注射呋塞米 1mg/kg，可通过增加尿量和远端肾小管的钠 - 钾置换来促进钾排泄；当少尿合并可逆性肾损害（如吲哚美辛诱发），可给予腹膜透析和双倍容量（新鲜全血 + 冻干血浆）换血治疗。阳离子交换树脂 - 聚苯乙烯磺酸钠保留灌肠常用于成年人，由于早产儿存在胃肠动力差和 NEC 风险，并不推荐应用。

针对胎龄小的危重早产儿，可等待其血清钾降至 4mmol/L 时，再给予常规补钾治疗。

二、常见酸碱平衡失调

1. 代谢性酸中毒　代谢性酸中毒是由于组织缓冲液的大量丢失或细胞外间隙挥发性或非挥发性酸性产物的蓄积所致。

阴离子间隙（anion gap，AG）可用于评估电解质和酸碱平衡状态，钠、氯和碳酸氢盐是细胞外液中的主要离子，并以电子中性平衡状态存在，$AG=Na^+-(Cl^-+HCO_3^-)$，其变化受血浆白蛋白浓度影响；新生儿 AG 正常值为 5~15mmol/L，AG 增加提示有机酸性产物堆积；AG 正常提示缓冲液失衡。常见代谢性酸中毒的情况见表 8-8。

表 8-8　代谢性酸中毒类型

AG 增加（>15mmol/L）	AG 正常（<15mmol/L）
急性肾衰竭	肾脏碳酸氢盐丢失
遗传代谢疾病	肾小管酸中毒
乳酸中毒	肾发育不全
晚期代谢性酸中毒	应用乙酰唑胺
毒物（如苯甲醇）	胃肠道碳酸氢盐丢失
	腹泻
	应用考来烯胺
	小肠引流
	稀释性酸中毒
	肠外营养液酸中毒

乳酸酸中毒是早产儿最常见的代谢性酸中毒类型，由于窒息缺氧或严重心肺疾患导致组织灌注减少，细胞无氧代谢引起乳酸堆积所致；晚期代谢性酸中毒发生于早产儿生后 2~3 周，由于大量摄入含酪蛋白的奶粉，其中含硫氨基酸经机体代谢，在骨骼迅速矿化时释放大量氢离子导致酸性产物堆积，而未成熟的肾脏排泄氢离子不足从而造成酸中毒。

胎龄<32 周的早产儿通常表现为近端或远端肾小管酸中毒，酸中毒患儿的尿液 pH 值>7 提示远端肾小管酸中毒；如尿 pH 值<5 说明远端小管泌氢功能正常，但近端小管碳酸氢盐吸收功能不足（近端肾小管酸中毒）。

代谢性酸中毒的处理首先需要病因治疗。由于心肺疾患所致的乳酸酸中毒应给予相应支持治疗；应用低酪蛋白奶粉明显减少了晚期代谢性酸中毒的发生；对于 AG 正常者需要减少碳酸氢盐损失，并补充碱性液；当动脉血 pH 值<7.25 时可予碳酸氢钠静脉输入，剂量公式：碱缺失量 =0.4× 体重 ×（碳酸氢钠预计值 - 实际值），碳酸氢钠系数空间为 0.3~0.6，足月儿为 0.5，早产儿由于细胞外液容量大则为 0.6L/kg，输注浓度为 0.5mmol/ml，以<1mmol/（kg·min）速度输入，30~60 分钟内输注完毕，避免造成血管和组织间隙之间体液的快速渗透压改变，以防止颅内出血发生。还可应用口服枸橼酸钠［1~3mmol/（kg·d）］补充碱性液。早产儿的酸碱平衡状态变化迅速，需要密切检测。

2. 代谢性碱中毒　病因可通过尿氯测定证实。碱中毒伴细胞外液量减少可出现尿氯降低，而盐皮质激素过度分泌则出现尿氯增加，处理措施主要针对病因治疗（表 8-9）。

表 8-9　代谢性碱中毒类型

尿氯减少（<10mmol/L）	尿氯增加（>20mmol/L）
利尿剂治疗后期	Barter 综合征伴盐皮质激素过度分泌
慢性呼吸性酸中毒的代偿纠正	碱性药物应用
鼻胃管吸引	大量血制品输入
呕吐	利尿剂治疗早期
分泌性腹泻	低钾血症

3. 其他　呼吸性酸中毒见于发生呼吸窘迫综合征或其他肺疾患造成高碳酸血症时。呼吸性碱中毒可见于应用呼吸机的早产儿出现过度通气时，慢性肺疾病（CLD）患儿常先表现为慢性呼吸性酸中毒部分代偿现象，在长期应用利尿剂、氨茶碱等药物后导致机体钾和细

胞外液丢失,从而出现低钠、低钾、低氯性碱中毒;当碱中毒严重(pH 值>7.45)时进一步加重低钾血症,并出现中枢性低通气表现,使病情周而复始,趋于恶化。因此,应逐渐减少利尿剂剂量,减少尿钠和钾丢失,口服氯化钾增加钾摄入,一般不需要使用氯化铵治疗代谢性碱中毒。

在发生所有类型的酸碱失衡时,肺和肾脏出现代偿以使体液 pH 值恢复至 7.4,如代谢性酸中毒由呼吸代偿纠正,呼吸性酸碱失衡由肾脏碳酸氢钠排泄平衡改变来代偿,当机体代偿使 pH 值趋于正常,酸碱失衡即为代偿性。因此,要充分考虑机体的代偿机制。

(童笑梅)

参考文献

1. NAOKI UGA, YUKONEMOTO, TETSUYA ISHII, et al. Antenatal steroid treatment prevents severe hyperka-lemia in very low-birthweight infants. Pediatr Int, 2003, 45: 656–660.

2. SINGH BS, SADIQ HF, NOGUCHI A, et al. Efficacy of albuterol inhalation in treatment of hyperkalemia in premature neonates. J Pediatr, 2002, 141: 16-20.

3. BHATIA J. Fluid and electrolyte management in the very low birth weight neonate. J Perinatol, 2006, 26 (Suppl 1): S19-S21.

4. ANDREOLI SP. Acute renal failure in the newborn. Semin Perinatol, 2004, 28: 112-123.

5. LORENZ JM. Fluid and electrolyte therapy inthe very low-birthweight neonate. Neo Reviews, 2008, 9 (3): e102-e108.

6. MACDONALD MG, MULLETT MD, SESHIA MMK. Avery's Neonatology: Pathophysiology and Management of the Newborn. 6th ed. Lippincott Williams & Wilkins, 2005.

7. JOHN P CLOHERTY, ERIC C EICHENWALD, ANN R STARK. Manual of Neonatal Care. 6th ed. Lippincott Williams & Wilkins, 2008.

第四节 早产儿药物代谢动力学和药效学

新生儿不是成人的缩影,也不是年长儿的缩影,当然早产儿也不是足月新生儿的缩影,这些情况也反映在其临床用药上,因为发育不成熟,药物在其体内的药代动力学及药物毒性反应受其胎龄、日龄及患病的影响,不能将成人的药理学资料应用于早产儿及新生儿。药物代谢动力学(Pharmacokinetic)是定量研究药物在生物体内吸收、分布、代谢和排泄规律,并运用数学原理和方法阐述血药浓度随时间变化的规律的学科。要使这类人群的用药有效并且安全,必须熟悉其药代动力学特征,严格掌握用药指征,合理用药。

药物的体内过程包括吸收、分布、代谢转化、排泄。吸收:如药物口服后,进入消化道,在不同部位,如口腔、胃、肠吸收,或者通过肌内、静脉注射吸收进入血液。分布:进入血液的药物进入作用部位,产生治疗作用或毒副作用。代谢转化:药物在肝脏或胃肠道通过酶催化的一系列氧化还原反应发生生物转化。排泄:药物或代谢物经肾(尿)或胆汁(粪)或呼吸排泄。

药物和机体互为作用,一方面是药物对机体的作用,产生药效、毒性或副作用,表现为药物的药理作用或毒理作用,决定于特定的化学结构,具有较强的结构特异性;另一方面是机体对药物的作用:吸收、分布,生物转化和排泄,表现为药物的药代动力学性质。主要取决于药物的溶解性、脂水分配系数、电荷等药物分子整体的理化性质,结构特异性不强。

一、早产儿及新生儿的药代动力学特点

药物对机体的作用(或效应)依赖于药物的体内浓度(多数用血药浓度代表),而后者又取决于药物在体内的吸收、分布、代谢和排泄。药物从给药部位进入血液循环称为吸收。影响吸收的因素主要有:

1. 给药途径 吸收速度:吸入>舌下>肌内>皮下>直肠>口服>皮肤。

2. 药物性质 ①脂溶性:脂溶性越大,吸收越快。②水溶性:易溶于水的药物易吸收。③离解度:不解离部分脂溶性较大,易吸收;而解离部分,由于带有极性,脂溶性低,难以吸收。口服药物被吸收进入体循环的比率,即给药量与吸收量的比率称为生物利用度(或生物可用度)。

(一) 药物的吸收

除药物的理化性质外,与给药的途径密切关系。

1. 口服给药 对早产儿和早期新生儿不太适合。

(1)早产儿出生后 1 周内几乎没有胃酸分泌,新生儿初生时胃液 pH 值接近中性,第 2 天之内有短暂下降,以后再度回升至中性,所以胃内缺乏必要的酸度。

（2）胃排空延迟易使药物到达肠道的时间较长。

（3）胃食管反流常见。

（4）脂肪吸收不良，对脂溶性药物的肠道吸收有影响。

（5）早产儿如持续胃管滴注，可影响药物的吸收和生物利用度。

（6）特殊慢性病（如心衰和慢性肺部疾病）可引起右心房压增高，进而引起肠道淤血。

2. 肌内注射、皮下注射或皮肤外用药 药物吸收的多少取决于局部血液灌注和药物沉积面积。早产儿和新生儿有以下不足。

（1）肌肉组织少、局部血液灌注不足，特别是在缺氧、低体温或休克时。

（2）由于肌肉组织少，预期注射到肌肉的药物可能进入皮下。

（3）对小早产儿肌内注射可局部硬结或脓肿、储库效应。

（4）皮肤角化层薄，体表面积相对较大，有些药物经皮肤黏膜吸收迅速且过多，可发生中毒反应（如硼酸、类固醇激素等）。

3. 静脉注射 对早产儿和新生儿是最理想的给药途径。

由于胃液是酸性的，因此，许多口服药在制造时就顺应了这一点，使之在酸性的环境下更容易吸收。但新生儿尤其是生后 2 周以内的小儿，胃酸分泌很少，胃液是中性的，并且胃排空时间长，肠蠕动也不规则，因此，口服给药不能很好地吸收。而肌内注射或皮下注射给药的吸收也不好，因为新生儿肌肉或皮肤局部血液循环不良，肌肉组织及皮下脂肪少，都会影响药物吸收。在早产儿，这些问题更加突出，甚至肌内注射还可造成局部硬结或脓肿。因此，新生儿应尽量避免肌内注射，特别是多次注射。静脉给药可直接进入血液循环，是比较可靠的给药途径。

需要注意的事项：

（1）最好用小儿静脉微量泵输入，按照药物的正确使用方法计算剂量、给药时间、给药间隔，并严格检测药物不良反应。

（2）用脐血管要小心，脐静脉、脐动脉给药有引起肝坏死、肢体或肾坏死的危险。

（3）对于极低体重儿，静脉输液极慢时，可延缓药物进入血液循环。

（二）药物分布

药物从血液循环进入各种体液、器官和组织。早产儿及新生儿的药物分布有以下特点。

1. 体液因素 新生儿体液占体重的比例高（达 80%），早产儿更高。使水溶性药物在细胞外液中容易稀释，浓度较低。

2. 脂肪因素 含量低，早产儿仅占体重的 1%~3%，足月儿占 12%~15%，脂溶性药物（如地高辛）不能与之充分结合，使血中游离药物浓度升高。

3. 血浆白蛋白因素

（1）与药物联结力低：新生儿尤其是早产儿血浆白蛋白产生不足，并且以胎儿白蛋白为主。在血药浓度不变的情况下，游离药浓度增加使药性增强但半衰期缩短。某一总血药浓度对成人和年长儿是治疗范围，在早产儿则可能已处于中毒范围。

（2）影响联结的因素

1）游离脂肪酸、胆红素浓度较高，血 pH 值较低，降低联结，容易药物中毒。

2）在白蛋白上联结受体上的竞争，如有机阴离子药（磺胺类、吲哚美辛等）的不当应用可使游离胆红素增多造成核黄疸。

（三）药物代谢

药物在体内发生的化学变化，就是生物转化，也就是代谢。从理化性质上看，药物生物转化的结果，是使其增加极性和水溶性，以利于排泄，是机体的一种保护性机制。从生物学性质上看，药物的代谢物可能失去活性，也可能提高活性或产生毒性；特别是代谢的中间体，化学活性较强，可能具有较强的毒副作用。

药物代谢主要在肝脏进行，过程包括氧化、还原、水解和结合。孕 29 周早产时，肝脏代谢酶的活性只有成人的 36%，对药物的代谢能力较差。大多数药物在肝脏代谢转化为水溶性代谢产物排出体外。而出生 2 周以内的新生儿和早产儿肝脏酶系统发育不成熟，药物代谢过程中氧化、还原、水解和结合所需酶的活性明显低于成人，这一时期的小儿肝脏清除药物的能力仅为成人的 1/3~1/5；新生儿在患有缺氧、呼吸功能或心功能不全、黄疸等疾病时，药物的转化清除变得更慢，即使给予常用的药物剂量，也容易蓄积中毒。出生 2 周以后肝脏对药物的代谢能力迅速成熟。

早产儿及新生儿的药物代谢有以下特点。

1. 新生儿肝细胞微粒体中细胞色素 P450 总量仅为成人的 1/2，对茶碱、咖啡因、地西泮、苯巴比妥等水解清除率低，半衰期明显延长。

2. 葡萄糖醛酸转移酶等活性低，可致氯霉素的

"灰婴综合征"。通过该途径代谢的药还有吗啡、对乙酰氨基酚等,所以应用非常谨慎。

3. 磺基转移酶发育已完善,茶碱可在新生儿体内代谢转化成咖啡因。

4. 酶诱导剂的应用,几天以后某些药物用常见剂量,药效可能降低。

(四) 药物排泄

主要从肾脏,其次从肠道、胆道和肺排出。

药物的排泄主要通过肾脏,少部分经肠道、胆道和肺排出。新生儿肾血流量及肾小球滤过率仅为成人的20%~40%,肾小管排泄功能也仅为成人的20%~30%。因此,新生儿对药物的排泄也明显比其他儿童差。新生儿肝、肾功能的不完善,决定了新生儿和早产儿易发生药物及其代谢产物的蓄积中毒。

早产儿、新生儿的药物排泄有以下特点。

1. 肾小球和肾小管功能低,肾血流量及肾小球滤过率均不足成人的40%,早产儿更低,1周后,肾小球滤过率增加,出现球管不平衡现象并且持续几个月。需要从肾脏排泄的药物有抗生素、地高辛等,对早产儿及新生儿易在体内蓄积中毒,所以一般来说,日龄越小,出生体重越轻,药物半衰期越长。<1周的新生儿尤其是早产儿应每12小时1次给药,1周后改为每8小时1次。

2. **病理情况的影响**　如缺氧和低血压可使肾血流量减少,注意减少剂量,延长间隔时间。

二、早产儿及新生儿进行血药浓度检测的特点

1. **新生儿的药理学复杂**　NICU广泛应用新药,极低体重儿已能成活,但这类人群的常见药代动力学资料缺乏。

2. **新生儿的药物毒性反应高**　儿童及成人为6%~17%。

3. **新生儿需监测的药物**　治疗量与中毒量比较接近的药(苯巴比妥、茶碱、地高辛等),毒性较大的药(万古霉素等)。

三、早产儿用药注意事项

早产儿药物治疗较足月新生儿更为特殊,为了使药物充分发挥治疗作用并避免或减弱不良反应,应注意以下几点:

1. 必须对所使用的药物进行全面的了解,掌握其性能、作用机制、毒性反应及药物动力学。

2. 给药途径首先取决于药物本身,其次考虑疾病的需要,并结合早产儿本身疾病做到个体化,如日龄、疾病状况、肝肾功能、药物之间相互作用等。

3. 药物剂量不能简单以体重为单位计算。药物的治疗应该严格按照药物说明书中不同胎龄、日龄、体重和注意事项的指南进行。

4. 特殊药物需要检测血药浓度来指导用药。

(张　莉)

参考文献

1. 杨宝峰, 陈建国. 药理学. 3版. 北京: 人民卫生出版社, 2018.
2. 邵晓梅, 叶鸿瑁, 丘小汕. 实用新生儿学. 5版. 北京: 人民卫生出版社, 2019.
3. CHRISTINE GLEASON, SHERIN DEVASKAR. Avery's Diseases of the Newborn. 9th. Philadelphia: ELSEVIER. 2012.
4. 桂永浩, 薛辛东. 儿科学, 3版. 北京: 人民卫生出版社, 2018.
5. 魏克伦, 主译. 新生儿药物手册. 厦门: 厦门大学出版社, 2010.

第九章
早产儿的营养与发育

第一节　早产儿发育的营养需求

充足均衡的营养是保证早产/低出生体重儿健康成长的物质基础,合理的营养支持是提高早产儿存活率的关键环节之一,不仅关系到其近期生长和疾病转归,而且直接影响远期预后。

近年来世界各地的研究数据表明,几乎所有早产儿在生后早期的生长发育均落后于宫内胎儿的生长曲线。虽然目前所实施的营养指南是借鉴正常胎儿的宫内生长指标,但并不能真正反映 NICU 环境中患病早产儿的病理生理状态。尤其是胎龄越小的早产儿受其不成熟度的影响越大,在生后早期为其添加营养素的过程中所面临的困难也很多。由于这种在生后早期阶段所发生的累积性营养缺乏,大多数早产儿的生长指标在纠正胎龄 40 周时仍低于同龄正常婴儿水平。随着时间推移,早产儿聚积了大量蛋白质和热卡赤字。因此,早产儿营养支持措施仍有改进余地。

2009 年我国《早产/低出生体重儿喂养建议》指出,早产儿营养支持应在生后尽早开始,应符合以下目的:满足生长发育需求,促进各组织器官功能,预防营养缺乏和过剩,保证神经系统的发育,降低智残的发生率,在平均寿命年限内保持其较高的生活质量及体格、心理发育的最佳状态。

早在 1987 年,欧洲儿科胃肠和营养学会(European Society for Paediatric Gastroenterology and Nutrition,ESPGAN)就推荐早产儿营养和喂养指南,作为新生儿界的营养支持依据,2010 年根据大量循证医学研究证据再次更新。该指南适用于临床状况稳定的 1 000~1 800g 的早产儿。其目标是给早产儿提供适宜的营养素,使其生长速度达到其纠正胎龄的正常胎儿水平。理想的生长状态除体重增长外,还包括体现线性生长的指标——身长和体现神经发育的指标——头围的增长速度。已有证据表明,生后早期的头围生长是神经发育的预测指标。目前国际上最常用于评价早产儿生长是否理想的标准是正常胎儿在母亲子宫内的生长速率,体重增加平均 10~20g/(kg·d),每周身长增加 1cm,头围增加 0.5~1cm或参照 Fenton 的宫内生长曲线(图 9-1)。

尽管在制定任何行业标准与建议时力求科学、合理、有充分的证据,但我们了解在科学发展过程中目前任何未知的情况都有可能存在,再好的标准也需要适时进行修订。下面就 ESPGAN 的 2010 年早产儿营养支持与营养需求建议中常用重要的营养素进行简要介绍(表 9-1)。

1. 液体量　合理的液体量可降低早产儿的死亡率,且有助于减少 PDA 和 BPD 的发生。在制定液体量标准时,要考虑胃肠吸收的液量限额、血浆渗透压和肾脏溶质负荷等因素,因此,建议以 135~200ml/(kg·d)为下/上限。使用专用配方粉或强化母乳喂养时,常规液体量 150~180ml/(kg·d)可保证各种营养素需求。临床需要根据个案差异,制定个体化液体需要量,个别案例需要根据摄入营养素的性质,适当调高总量。

2. 能量　设定能量需求可按宫内生长和营养素贮存来进行估算。制定早产儿能量需求应考虑以下因素:①孕期长短(24 周早产儿的需求量>36 周早产儿);②累积营养缺失情况(从怀孕至出生);③体质成分改变;④休息代谢率改变。考虑到蛋白质和其他营养素的摄入对新组织合成的影响很大,因此,蛋白:能量比值(protein to energy ratio,P:E)和能量供应同等重要。如果能量摄入 ≤100kcal/(kg·d),不能满足早产儿出院前住院

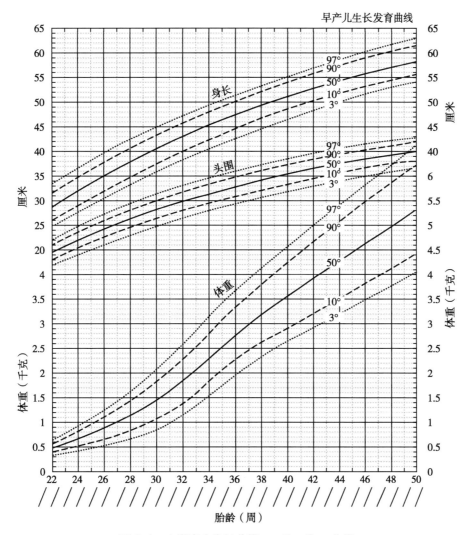

图 9-1　人类宫内生长曲线——Fention 曲线

引自：Tanis R Fenton，Jae H Kim.A systematic review and meta-analysis to revisethe Fenton growth chart for preterm infants BMC Pediatrics 2013，13：59。

期间的需要。当 P：E 适宜（ >3~3.6g/100kcal），摄入能量 110~120kcal/（kg·d）时，可使脂肪组织比例接近宫内参照值和正常足月儿。小于胎龄儿比适于胎龄儿需要更多的能量。短期高能量摄入［140~150kcal/（kg·d）］虽然安全，且能促进线性生长，但会引起脂肪过度积存。因此，早产儿适宜的能量推荐量是 110~135kcal/（kg·d）。

3. **蛋白质**　经验数据表明，蛋白质入量在 3g/（kg·d）时可达到宫内增重的速率；蛋白质摄入量在 3~4.5g/（kg·d），增重速率与蛋白质摄入量成线性关系。如果蛋白质摄入量 <3~3.5g/（kg·d），但摄入热量很高，虽能保持宫内增重速率，但体脂含量百分比超标。早产儿营养支持还应补足其累积蛋白质缺失。如果计算经皮肤和呼吸的氮丢失，蛋白质的丢失量约为 0.7g/（kg·d）或更高。因此，对体重 <1 000g 的早产儿蛋白质推荐量为 4.0~4.5g/（kg·d），对体重在 1 000~1 800g 之间的早产儿蛋白质推荐量为 3.5~4.0g/（kg·d）。出院

前，上述推荐量可以根据患儿情况，逐步减少，分别为 3.5~4.5g/（kg·d）和 3.2~4.1g/（kg·d）。我们不仅要重视摄入蛋白质的量，还要关注蛋白质的"质"以及必需氨基酸（组氨酸、亮氨酸、异亮氨酸、赖氨酸、蛋氨酸、苏氨酸、苯丙氨酸、色氨酸、缬氨酸等）的组分和比例。

4. **脂肪**　脂肪的生理功能为供应能量、多不饱和脂肪酸和脂溶性维生素。膳食脂肪的摄入量和构成种类影响到生长状况和体质成分。多不饱和脂肪酸摄入量和代谢状况直接影响到细胞膜功能和是否产生具有生物活性的花生四烯酸。大脑灰质和视网膜都富含多不饱和脂肪酸。复杂的神经功能也取决于能量供应和膳食里脂肪酸的成分。假设宫内脂肪积累为 3g/（kg·d），考虑到吸收不良丢失、氧化丢失和贮存转化，建议膳食脂肪最少摄入量为 4.8g/（kg·d）。有些早产儿由于严格限水，需摄入高脂肪以满足其能量需求。综合考虑，建议膳食脂肪摄入量为 4.8~6.8g/（kg·d）

(40%~55%)。在早产儿配方粉中使用中链脂肪酸应为总脂肪含量的40%。

5. 必需脂肪酸 临床观察以含花生四烯酸(AA)和二十二碳六烯酸(DHA)配方粉喂养的早产儿在生后第1年的视觉和认知发育都有进步,且免疫功能较好,无不良反映的证据。建议在早产儿配方粉中添加AA和DHA,但应避免使用含有二十碳五烯酸(EPA)的油。推荐量值:DHA(22:6n-3)12~30mg/(kg·d)或11~27mg/100kcal,AA(20:4n-6)18~42mg/(kg·d)或16~39mg/100kcal。AA与DHA的比值(重量)为1.0~2.0:1,EPA含量不应超过DHA的30%。

6. 碳水化合物 碳水化合物是主要供能物质,葡萄糖是主要的循环碳水化合物和大脑的唯一供能物质,是脂肪酸和一些氨基酸重新合成的重要碳源。早产儿配方粉碳水化合物(包括葡萄糖、双糖、寡糖和多糖)的最大含量为12.0g/100kcal,最低含量为10.5g/100kcal。

7. 钙、磷和钙磷比 当钙贮存在60~90mg/(kg·d)时可保证VLBWI骨的适宜矿化,减轻骨质疏松的临床症状,减少发生骨折的危险。当钙的吸收率保持在50%~60%时,就可以保证钙贮存在60~90mg/(kg·d),因此,所推荐的钙摄入量为120~140mg/(kg·d)。基于对骨生理学的新认识,建议新生儿期使用吸收率高、对骨骼有机械刺激功能的高生物活性钙盐。

钙磷比是决定钙吸收和贮存的重要因素。母乳里的钙磷比约为1.5:1。早产儿磷的蓄积与钙和氮的贮存有关。无论是母乳还是配方粉喂养,婴儿磷吸收率很高(±90%)。目前早产儿配方粉推荐的钙磷比接近于2:1,还应考虑到氮贮存和钙的生物活性。如果保持氮和钙的贮存量为350~450mg/(kg·d)和60~90mg/(kg·d),磷的推荐摄入量为65~90mg/(kg·d)。注意监测尿钙和磷的排泄量。

8. 维生素D 维生素D在许多基本生理过程中起重要作用,如神经-肌肉传导功能和骨矿化过程。成人研究结果建议维生素D的每天摄入量为1 000~2 000国际单位(IU),以达到循环25-OH-D至少75nmol(30ng/ml)的目标水平。低体重儿钙吸收与贮存和维生素D摄入量(每天高达2 000IU)直接相关。目前共识为25-OH-D应大于80nmol/L。因此推荐出生后第1周摄入800~1 000IU/d维生素D(相当于100~350IU/100kcal)。这个建议适用于母乳喂养或配方粉喂养的早产儿。

9. 铁 铁是脑发育的基本营养素。出生体重<1 800g的早产儿如果铁摄入量<2mg/(kg·d),容易引起铁缺乏。研究表明缺铁性贫血和神经发育落后

高度相关;然而,婴儿过度补铁有以下害处:增加感染风险、生长迟滞、干扰其他营养素的吸收和代谢。铁还是一个强氧化剂,非蛋白质结合铁可诱发产生自由基,增加早产儿视网膜损伤风险。因此,既要防止铁缺乏,又要预防铁过量。推荐铁摄入量为2~3mg/(kg·d)或1.8~2.7mg/100kcal。早产儿应于生后2~6周开始预防性肠内铁剂补充;接受红细胞生成素治疗和失血性贫血患儿除从配方粉或强化母乳里摄取铁外,还应补充高剂量铁剂。根据膳食情况,铁剂补充应持续到出院后至少6~12个月。对早产儿补充铁剂不应超过5mg/(kg·d)。对多次输血或血浆铁蛋白水平较高的患儿宜暂缓补充铁剂。

10. 益生元和益生菌 目前尚无足够证据支持早产儿使用益生元和益生菌是安全的。对每个具体生物产品的效用和安全性需要具体论证。尚不推荐把益生元和益生菌当作食物添加剂给早产儿使用。

表9-1 早产儿宏量和微量营养素需求表

最小量~最大量	(kg·d)	/100kcal
液体量/ml	135~200	
能量/kcal	110~135	
蛋白质/g:<1kg	4.0~4.5	3.6~4.1
蛋白质/g:1~1.8kg	3.5~4.0	3.2~3.6
脂肪/g:MCT<40%	4.8~6.6	4.4~6.0
亚油酸/mg	385~1 540	350~1 400
α-亚麻酸/mg	>55(脂肪酸的0.9%)	>50
DHA/mg	12~30	11~27
AA/mg	1~42	16~39
碳水化合物/g	11.6~13.2	10.5~12
钠/mg	69~115	63~105
钾/mg	66~132	60~120
氢/mg	105~177	95~161
钙盐/mg	120~140	110~130
磷/mg	60~90	55~80
镁/mg	8~15	7.5~13.6
铁/mg	2~3	1.8~2.7
锌/mg	1.1~2.0	1.0~1.8
铜/μg	100~132	90~120
硒/μg	5~10	4.5~9
锰/μg	≤27.5	6.3~25
氟/μg	1.5~60	1.4~55
碘/μg	11~55	10~50
铬/ng	30~1 230	27~1 120
钼/μg	0.3~5	0.2~4.5
硫胺/μg	140~300	125~275

续表

最小量～最大量	（kg·d)	/100kcal
核黄素 /μg	200~400	180~365
尼克酸 /μg	380~5 500	345~5 000
泛酸 /mg	0.32~2.1	0.3~1.9
吡多辛 /μg	45~300	41~273
钴胺 /μg	0.1~0.77	0.08~0.7
叶酸 /μg	35~100	32~90
L- 抗坏血酸 /mg	11~46	10~42
生物素 /μg	1.7~16.5	1.5~15
维生素 A/μg RE（1μg~3.33IU)	400~1 000	360~740
维生素 D/（IU·d^{-1})	800~1 000	
维生素 E/mg（α - 生育酚)	2.2~11	2~10
维生素 K$_1$/μg	4.4~28	4~25
核酸 /mg		≤ 5
胆碱 /mg	8~55	7~50
肌醇 /mg	4.4~5.3	4~48

（童笑梅）

参考文献

1. CA GEARY, RA FONSECA, MA CASKEY, et al. Improved growth and decreased morbidities in <1 000 g neonatesafter early management changes. J Perinatology, 2008, 28 (3): 347-353.
2. C AGOSTONI, G BUONOCORE, VP CARNIELLI, et al. Enteral Nutrient Supply for Preterm Infants: CommentaryFrom the European Society for Paediatric Gastroenterology, Hepatology, and Nutrition. Committee on Nutrition. JPGN, 2010, 50 (1): 85-91.
3. WILLIAM W HAY, JR. Strategies for Feeding the Preterm Infant. Neonatology, 2008, 94: 245-254.
4. 中华儿科杂志编辑委员会, 中华医学会儿科学分会新生儿学组, 中华医学会儿科学分会儿童保健学组. 早产/低出生体重儿喂养建议. 中华儿科杂志, 2009, 47 (7): 508-510.
5. 丁宗一, 刘喜红. 2010 版早产儿肠内营养支持建议和早产儿营养需求建议介绍. 中华儿科杂志, 2010, 48 (9): 711-714.

第二节　早产儿肠内营养的管理

目前公认的理想的早产儿营养目标包括以下三个方面：①达到宫内生长发育标准（参考胎儿机体构成，接近宫内生长曲线）；②预防与喂养相关的疾病（如喂养不耐受、NEC、感染等）；③达到最佳远期效果（促进神经精神发育，减少过敏和特应性疾病以及成人疾病如高血压、冠心病、高血脂病等发生率）。在制定早产 / 低出生体重儿营养管理目标时应基于不同的出生体重和不同的年龄阶段。我国早产低出生体重儿喂养建议将"不同体重标准"以出生体重 1 500g 为界；"不同年龄阶段"中，第一阶段为"转变期"，即生后 7 天以内，此时管理目标是维持营养和代谢平衡；第二阶段是"稳定生长期"，即临床状况平稳至出院，此时管理目标是达到宫内体重增长速率［平均 15g/（kg·d)］；第三阶段是"出院后时期"，指出院至 1 岁期间，其管理目标是达到理想的追赶性生长。不同体重标准反映了出生前宫内营养储备的差异，不同年龄阶段则反映了随着生后成熟度增加的生长和代谢变化。因此，早产低体重儿的喂养策略应遵循个体化原则。

一、早产儿住院期间的胃肠内喂养

早产儿生后早期经胃肠道喂养的基本目的是促进早产儿胃肠功能成熟，争取早日达到推荐所需营养和能量，满足其生长发育的需求。

（一）乳类选择

1. **早产儿母乳**　早产儿母乳中各种营养物质的成分与足月儿母乳不同，其营养价值和生物学功能更适合早产儿的需求。如蛋白质含量高，有利于早产儿快速生长；乳清蛋白与酪蛋白比例为 7：3，脂肪和乳糖量较低，易于吸收；钠、氯离子较高，利于补充钠和氯丢失等；母乳含有其他哺乳类动物乳汁中缺乏的成分如长链多不饱和脂肪酸、可消化蛋白质、多种寡聚糖等，具有调节免疫、抗感染、抗炎、保护消化道黏膜的作用；母乳中还含有多种未分化的干细胞，潜在影响着早产儿的远期健康。国际卫生组织机构包括世界卫生组织（WHO）、美国母乳喂养委员会（U.S. Breastfeeding Commission, USBC）、美国儿科学会（AAP）和欧洲小儿胃肠营养学会（ESPGAN）等均积极倡导在 NICU 进行母乳喂养，可降低早产相关疾病的发生率如喂养不耐受、反复感染、坏死性小肠结肠炎（NEC）、慢性肺疾病（CLD）、早产儿视网膜病（ROP）、生长和神经发育迟缓以及反复住院等；远期益处包括促进早产儿神经运动发育和减少代谢综合征的发生。

母乳喂养具有其他乳品无法替代的优势，在于其营养、抗感染、抗炎症和益生元作用等。早产儿生后早期即应开始母乳喂养，初乳喂养更为关键，尤其是生后头 2 周内。母亲产后乳腺上皮细胞旁路开发，使得大分子抗体、抗炎成分、生长因子和其他保护成分一同通过乳腺上皮分泌形成初乳。初乳喂养可促进肠黏膜表面积快速增长、诱导消化酶合成与分泌；初乳中含有更高浓度的 IgA、乳铁蛋白、抗炎细胞因子、寡糖、可溶性 CD14、抗氧化成分等保护物质。孕期越短，保护性成分含量越高。有研究发现，早产儿生后早期经口滴入母亲的初乳，其活性成分可通过口咽淋巴组织吸收，从而调节系统免疫、阻断细菌定植。因此，初乳作为早产儿的第一口奶有重要的保护作用，对 ELBWI 尤为重要。

2. 母乳强化剂（human milk fortifier, HMF）　对于极低或超低出生体重的早产儿来说，纯母乳喂养并不能满足其蛋白质及多种营养素的需求，长久以往会造成生长速度慢、骨发育不良和代谢性骨病的危险。目前国际上推荐纯母乳喂养的 VLBWI 使用富含蛋白质、矿物质和维生素的 HMF 以确保其快速生长的营养需求。添加时间是当早产儿可耐受母乳喂养 50~100ml/（kg·d）后，将 HMF 加入母乳中进行喂哺。一般按标准配制的强化母乳可使其能量密度至 80~85kcal/100ml（1kcal=4.184kJ）。如果需要限制喂养的液体量 [~130ml/（kg·d）]，如患慢性肺疾病时，可增加奶的能量密度至 90~100kcal/100ml，以提供足够的蛋白质和能量。HMF 在国外有多种商品化产品，有粉剂和浓缩液态奶，国内在此领域尚缺乏行业标准和产品。

虽然强化母乳喂养增加了母乳渗透压 [如 FM85 全量强化（每 100ml 母乳加 5g）为 356mOsm/L]，理论上可延缓胃排空时间，但国内外的多中心研究并未发现增加喂养不耐受和 NEC 的发生风险。

3. 早产儿配方奶　早产儿配方奶保留了母乳的许多优点，使蛋白质、糖、脂肪等营养素易于消化和吸收，同时适当提高热量，强化了多种维生素和矿物质，补充母乳对早产儿营养需要的不足。但早产儿配方奶缺乏母乳中的许多生长因子、酶和免疫物质等。

一般来说，适合体重<2 000g 的早产儿的乳类是强化母乳或早产儿配方奶，而前者无论从营养价值还是生物学功能都应作为首选。

（二）喂养指征与方法

无先天性消化道畸形及严重疾患、血流动力学相对稳定，能耐受胃肠道喂养者尽早开始肠内喂养。出生体重>1 000g、生命体征相对稳定者可于出生后 12 小时内开始喂养。有严重围产窒息、脐动脉插管或 ELBWI（出生体重<1 000g）可适当延迟开始喂养时间至 24~48 小时。

喂养方式的选择取决于早产儿自身的吸吮、吞咽、呼吸和三者间协调的发育成熟度。

1. 经口喂养　适用于胎龄>34 周、吸吮和吞咽功能较好、病情稳定、呼吸次数<60 次 /min 的早产儿。

2. 管饲喂养　适用于<32 周、吸吮 - 吞咽 - 呼吸节律不协调或由于疾病因素（脑病、肌张力低下或颌面部畸形）不能直接喂养的早产儿。

管饲方法包括间歇法和持续法。最常采用前者，每 3~4 小时 1 次；当反复出现腹胀、胃内残留和严重胃食管反流导致误吸时，可采用持续性管饲法。胃管体外端与输液器相连，再接上消毒奶瓶，奶瓶距婴儿 1m 左右。每天的奶量均匀滴入，8 小时换一次奶瓶，24 小时更换一次输液器。此法成为 VLBW 儿可耐受的方法，尤其是出生体重低于 1 250g 的早产儿最好的喂养方法。开奶量与加奶速度见表 9-2。

喂养管有两种：①胃管：最常用，分经鼻和经口两种。经鼻喂养使通气时气道阻力和呼吸功增加，易导致周期性呼吸和呼吸暂停的发生，倾向于经口胃管喂养作为首选方法。②经胃十二指肠置管：不经过早产儿胃的肠道喂养方法，解决了 VLBWI 胃排空差、反流、误吸等问题，与经胃管喂养比较，进奶量增加，体重增长明显。但在 20 世纪 70 年代中后期有报道经幽门喂养可引起十二指肠穿孔、十二指肠狭窄等，使此方法的普及和应用受到限制。目前考虑之所以出现上述并发症，主要是采用聚乙烯管和插管过深（鼻空肠）所致，后改为经十二指肠喂养和硅胶管，柔韧性好，并发症显著减少。由于小肠无胃部扩张能力，需采取持续喂养方式；另外，由于空置口腔和胃部后缺乏脂肪酶分泌和脂肪消化吸收能力，容易造成吸收不良问题。置管时需在纤维内镜引导下进行，鉴于技术要求和工艺成本较高，目前仅用于：①胃潴留严重，不能耐受胃管喂养；②胃食管反流严重存在吸入高风险者；③上消化道解剖畸形如胃部畸形者。

表 9-2　早产儿管饲喂养奶量与添加速度 /(ml·kg⁻¹·d⁻¹)

出生体重 /g	间隔时间	开始用量	添加速度	最终喂养量
<750	q.2h.	≤10×1 周	15	150
750~1 000	q.2h.	10	15~20	150
1 001~1 250	q.2h.	10	20	150
1 251~1 500	q.3h.	20	20	150
1 501~1 800	q.3h.	30	30	150
1 801~2 500	q.3h.	40	40	165
>2 500	q.3h.	50	50	180

3. 早期微量喂养　近百年来对早产儿开始喂养的时间一直争论不休,主要是担心 NEC 的发生。20 世纪 70 年代开始采用早产儿早期微量喂养方法(minimalenteral nutrition,MEN 或 trophic feeding),适用于极 / 超低出生体重儿和病情较危重的早产儿在转变期的喂养。微量喂养方式是以促进胃肠道功能成熟、帮助尽早从肠外营养过渡到经口喂养为目标。具体方法为生后尽早开始,一般在生后 2~3 天起,每天奶量 10~20ml/kg,均匀分成 6~8 次,应用母初乳或早产儿配方奶喂养,奶液不必稀释。如能耐受则逐渐加量,大约在 5~7 天内(即转变期结束时)加到 20ml/(kg·d)。临床研究表明早期微量喂养可促进胃肠激素的分泌,加速肠黏膜生长和胆汁分泌,促进肠蠕动,减少肠肝循环和黄疸光疗的时间;减少喂养不耐受,加速全肠喂养的进程、缩短肠外营养时间;促进钙磷沉积和体重增长等优点;另外,接受早期喂养的 VLBWI 较少发生低血糖、脱水、高胆红素血症、氮质血症;早期微量喂养与吸入性肺炎、喂养不耐受、NEC 的发病并无明显相关性。

4. 非营养性吸吮(non-nutritive sucking,NNS)　提倡早产儿在管饲喂养期间采用,给其吸空橡皮奶头。具有以下作用:①有助于促进胃肠动力和胃肠功能的成熟,缩短管饲喂养到经口喂养的时间;②促进新生儿胃肠激素和胃酸的分泌,帮助消化;③改善早产儿的生理行为,增加安静睡眠时间,减少激惹和能量消耗,加快临床状态改善的进程。

早产儿开始经口或胃管行胃肠内喂养后,在稳定 - 生长期应循序渐进地增加奶量,以不超过 20ml/(kg·d)为宜,否则容易发生喂养不耐受或坏死性小肠结肠炎。每天增加的奶量均匀分成 6~8 次,视耐受情况每 1~2 天增 1 次,大多至出院时喂养量可达 160~180ml/(kg·d),能量摄入为 128~144kcal/(kg·d)(按能量密度

80kcal/100ml 的强化母乳或早产配方奶计算)。

(三) 喂养不耐受的观察与处理

在增加奶量时,需观察喂养耐受情况。若出现下列情况之一可考虑喂养不耐受:①呕吐;②腹胀(24 小时腹围增加>1.5cm,伴有肠型);③胃潴留量超过上次喂养量的 1/3 或持续喂养时超过 1 小时的量。但有研究证实,ELBWI 胃潴留量 2ml 或 VLBWI 胃潴留量 3ml,可耐受,不影响建立全胃肠喂养;④胃残留物被胆汁污染;⑤便潜血阳性;⑥便稀薄,还原物质超过 2%(乳糖吸收不良);⑦呼吸暂停和心动过缓的发生明显增加。

发生上述喂养不耐受现象时,如未影响呼吸功能或生长发育,可不需干预,但应加强密切监护;如出现呼吸困难、反复发作呼吸暂停、生长迟缓等,则需要进行处理。处理方法为置患儿于右侧卧位、头肩部抬高 30°,暂停喂养、减量或改变喂养方式(改间歇喂养为持续喂养);若经上述处理后症状仍存在,可试用多潘立酮口服治疗 1 周,如未缓解应及时停用药物治疗;症状明显者需摄腹部平片,观察胃管位置,并除外 NEC。

(四) 肠内营养禁忌证

包括以下情况:①先天性消化道畸形等原因所致消化道梗阻;②疑诊或确诊 NEC 者;③严重血流动力学紊乱如需要液体复苏或使用血管活性药多巴胺>5μg/(kg·min)、PDA 需要用非甾体类抗炎药或手术结扎、各种原因所致多器官功能障碍等情况暂缓喂养;④出现呼吸困难或频繁呼吸暂停,R>80 次 /min,FiO₂>40% 时需停止经口喂养。

二、早产儿出院后喂养

目前早产儿的出院标准是体重达 2 000g 左右并持续增长,完全经口喂养,在室温下体温和各项生命体征维持稳定。但此时大多数胎龄小的早产儿还未到预产期(胎龄 40 周),有些并发症多的早产儿则由出生时的适于胎龄儿演变为小于胎龄儿,即发生 FGR。胎龄越小、出生体重越低,FGR 发生率越高。这种不理想的生长状态将影响远期健康和增加成人期慢性疾病发生的风险。既往的营养支持策略仅重视早产儿住院期间的营养支持,而当其达出院标准时即转为未经强化的母乳或足月配方奶喂养。但这种营养方案不能填补早产儿生后早

期在能量和蛋白质方面的累计缺失,不能满足追赶性生长的需求。国外有关学术机构如美国儿科学会(AAP)、欧洲小儿胃肠、肝病和营养学会(European Society for Paediatric Gastroenterology, Hepatology, and Nutrition, ESPGHAN)和美国家庭医师协会(American Academy of Family Physicians, AAFP)均强调了早产儿出院后继续强化营养的重要性,其目的是帮助早产儿达到理想的营养状态,满足其正常生长和追赶性生长两方面的需求。婴儿的正常生长轨迹受遗传学和性别的影响,而追赶性生长则取决于胎龄、出生体重、疾病程度、住院期间的营养和出院前生长状况等多种因素,个体之间差异很大,因此出院后的营养管理继续遵循个体化原则。

(一) 出院后强化营养的对象

具有以下营养不良高危因素的早产低出生体重儿:①极(超)低出生体重儿;②有宫内外生长迟缓表现;③出生后病情危重、并发症多;④出生体重<2 000g而住院期间纯母乳喂养者;⑤完全肠外营养>4周;⑥出院前体重增长不满意[<15g/(kg·d)]。

(二) 乳类选择

1. **母乳**　对于出生体重>2 000g、无营养不良高危因素的早产儿,母乳仍是出院后的首选食物。要注意母亲的饮食和营养均衡。

2. **母乳 + 母乳强化剂**　极(超)低出生体重儿,尤其出院前评价营养状况不满意者需要继续强化母乳喂养至胎龄40周。此后母乳强化的能量密度应较住院期间略低,如半量强化(73kcal/100ml),根据生长情况进行调整。

3. **早产儿配方奶**　人工喂养的极 / 超低出生体重儿需要喂至胎龄40周;如母乳喂养体重增长不满意可混合喂养(早产儿配方奶不超过每天总量的1/2),作为母乳的补充。

4. **早产儿出院后配方奶**　各种营养素和能量介于早产儿配方奶和标准婴儿配方奶之间的一种早产儿过渡配方,适用于人工喂养的早产儿或作为母乳的补充。

5. **婴儿配方奶**　适用于出生体重>2 000g、无营养不良高危因素、出院后体重增长满意、人工喂养的早产儿或作为母乳的补充。

(三) 强化营养的时间

早产儿出院后强化营养是指以强化母乳、早产儿配方奶和早产儿出院后配方奶进行喂养的方法。根据目前循证医学的原则,出院后强化营养可以应用至校正年龄3个月~1岁,但临床医师也可根据早产儿出院后定期随访中营养状况及其体格发育监测指标包括体重、身长、头围的生长曲线是否正常等进行判断,充分考虑个体差异。结合临床资料、国外有关学术机构的推荐和发达国家的普遍做法,有条件时,应加强营养生化学以及神经运动发育等监测,以便为评估强化喂养的效果。

(四) 其他食物的引入

早产儿引入其他食物的年龄有个体差异,与其发育成熟水平有关。胎龄小的早产儿引入时间相对较晚,一般不宜早于校正月龄4个月,不迟于校正月龄6个月。引入的顺序也介于校正月龄和实际月龄之间,参照我国《婴幼儿喂养建议》执行。

(五) 其他营养素的补充

1. **维生素 D**　根据我国《维生素 D 缺乏性佝偻病防治建议》,早产儿生后即应补充维生素 D 800~1 000U/d,3 月龄后改为 400U/d,直至 2 岁。该补充量包括食物、日光照射、维生素 D 制剂中的维生素 D 含量。

2. **铁剂**　早产儿的铁储备不足,生后 2 周需开始补充元素铁 2~4mg/(kg·d),直至校正年龄 1 岁。该补充量包括强化铁配方奶、母乳强化剂、食物和铁制剂中的铁元素含量。

三、早产儿营养状况的评估

对早产儿营养状况的评估比较复杂,既要衡量其纵向生长速率,又要与同年龄段群体值做比较,既包括生长发育状况,还要监测其骨骼和营养生化指标。

(一) 生长评价

1. **评价指标**　基本指标包括体重、身长和头围。由于目前尚无我国早产儿的生长标准,因此在早产儿 2 岁以内,应将其月(年)龄经过校正后(自足月即胎龄 40 周起计算),再与足月儿的生长标准进行比较来确定其实际生长水平。建议选择 2005 年九省市中国儿童生长标准,采用百分位法。其他评价指标参照《中国儿童生长发育评估建议》。

早产儿在住院期间的生长参照正常胎儿在宫内的生长速率,平均体重增长 15g/(kg·d),身长每周增长1cm,头围每周增长 0.5~1cm。出院后由于早产儿的追赶性生长常表现在 1 岁以内,尤其前 6 个月,因此校正月龄 6 个月以内理想的体重增长水平应在同月龄标准的第 25~50 百分位以上,身长增长紧随其后,而头围的增长对神经系统发育尤为重要。

2. 监测频率　建议早产儿住院期间每天测体重,每周测身长和头围。出院后 6 月龄以内每月 1 次,6~12 月龄每 2 个月 1 次,1~2 岁每 3 个月 1 次。

(二) 生化指标

1. 评价指标　常用的营养学指标包括非蛋白氮、碱性磷酸酶、钙、磷和前白蛋白等。

2. 监测频率　建议早产儿住院期间每 2 周 1 次,如出院时生化异常,则出院后 1 个月复查。当出现生长迟缓或准备转换为纯母乳或标准配方奶喂养时需要重新复查进行评价。

早产儿理想的营养目标是获得与同孕周胎儿相似的体质结构,而不仅是达到相同的体重增长速度。因此,对于早产儿来说,出生后达到与宫内相同的体质结构是更加符合生理的营养方法。

总之,早产儿营养管理的目标应满足以下目的:①满足生长发育的需求;②促进各组织器官的成熟;③预防营养缺乏和过剩;④保证神经系统的发育;⑤有

利于远期健康。

（童笑梅）

参考文献

1. 中华儿科杂志编辑委员会, 中华医学会儿科学分会新生儿学组, 中华医学会儿科学分会儿童保健学组. 早产/低出生体重儿喂养建议. 中华儿科杂志, 2009, 47 (7): 508-510.
2. 丁宗一, 刘喜红. 2010 版早产儿肠内营养支持建议和早产儿营养需求建议介绍. 中华儿科杂志, 2010, 48 (9): 711-714.
3. M Chauhan, G Henderson, W McGuire. Enteral feeding for very low birth weight infants: reducing the risk of necrotising enterocolitis. Arch Dis Child Fetal Neonatal Ed, 2008, 93: F162-F166.
4. 母乳强化剂应用协作组. 母乳强化剂在早产儿母乳喂养中应用的多中心研究. 中华儿科杂志, 2012, 50 (5): 336-342.
5. MeierPP, EngstromJL, PatelAL, et al. Improving the use of human milk during and after the NICU stay. ClinPerinatol, 2010,37: 217-245.
6. 冯琪. 促进住院早产儿母乳喂养. 中国新生儿科杂志, 2011, 26 (3): 145-147.
7. Parker LA, Neu J, Torrazza RM, et al. Scientifically based strategies for enteral feeding in premature infants. Neoreviews, 2013, 14; e350-358.
8. 中华医学会肠外肠内营养学分会儿科协作组, 中华医学会儿科学分会新生儿学组, 中华医学会小儿外科学分会新生儿学组. 中国新生儿营养支持临床应用指南. 临床儿科杂志, 2013, 31 (12): 1177-1182.

9章

第三节　早产儿肠外营养的管理

早产儿肠外营养 (parenteral nutrition, PN) 是指当早产儿不能耐受经肠道营养时,完全或部分由静脉输入各种人体所需要的营养素(脂肪、糖类、蛋白质、维生素和矿物质等)来满足机体代谢及生长发育需要的营养支持。国内外众多研究和临床实践均证明,肠外营养对提高危重新生儿特别是早产儿的救治成功率,减少并发症,改善预后,提高患儿生存质量具有显著作用。消化道不成熟的早产儿和患有先天性或获得性胃肠道疾病的新生儿,通常需要 PN 支持;当肠内喂养量达 120ml/(kg·d)时,可停用肠外营养治疗。

一、肠外营养的途径选择

肠外营养的输入途径分为经周围静脉、经中心静脉和经周围到中心静脉三种。

1. 经周围静脉　指由四肢静脉或头皮静脉输入的方式,适用于短期或开始应用 PN 的患儿。一般采用 22G 或 24G 留置套管针,可维持 3~5 天。其优点是操作简单,便于护理,并发症少,能满足大部分早产儿肠外营养的需要。需要注意的是:①输注葡萄糖的

浓度不应超过 12.5%；②一般总液体渗透压应控制在 600mOsm/L 左右，最高不应超过 700mOsm/L；③液体应均匀输入，胎龄越小越需慎重。

2. 经中心静脉 指由颈内、颈外、锁骨下等静脉置管进入上腔静脉或由股静脉、脐静脉进入下腔静脉的输入法。导管位置一般放在上、下腔静脉。其优点是置管时间长（2 周以上）和允许较大能量输入（可供给浓度高于 12.5% 的葡萄糖溶液，有时可达 25%）。主要问题是导管相关性血流感染。

3. 经周围到中心静脉（peripherally inserted central catheter，PICC） 指使用专为早产儿设计的套管针或硅胶管，从周围静脉（如肘静脉或腘静脉）置入，先在皮下潜行一段，便于固定，然后送入上、下腔静脉，一般可保留 1~3 个月。PICC 的特点是可在 NICU 中放置，操作相对简单，便于护理，但费用相对昂贵。

输注途径的选择需要权衡各种输注途径的利弊。中心静脉 PN 的危险主要与中心静脉管的放置和维护有关。一般在置管后 24 小时可检测到血凝块，凝块易伴发表皮葡萄球菌感染，从而成为超 / 极低出生体重儿（V/ELBW）中住院 7 天后分离到的最常见病原体；另外，当高浓度葡萄糖输注和高血糖时，念珠菌败血症的患病率增加。由于血凝块易被感染，需积极处理。如果导管阻塞而无败血症的表现，可用尿激酶溶液（5 000U/ml）0.2~0.5ml 保留于导管内，30 分钟后抽出。如果两次尝试失败，应当拔除导管。

二、早产儿肠外营养液的组成

1. 葡萄糖 葡萄糖是对早产儿提供的第一个肠外营养液，可在生后几分钟内开始，以维持葡萄糖的体内平衡。葡萄糖是提供非蛋白质能量的重要来源，可节省氮消耗，也是中枢神经组织唯一可以利用的能量物质。葡萄糖的输注速率应在 4~8mg/(kg·min)，相当于输注葡萄糖 6~8g/(kg·d)，此输注速率接近于出生体重大于 1 000g 的早产儿肝脏内源性葡萄糖的释放速率，因此有助于早产儿有限的葡萄糖储存。如果能耐受，可逐渐增加葡萄糖的摄入，直至 12~16g/(kg·d)。最大的静脉葡萄糖输注速率为 18g/(kg·d)，更高的输注速率可能超过葡萄糖的氧化能力，促进脂肪合成，增加氧耗和 CO_2 的产生。

由于胰岛素的活性相对较低和外周葡萄糖利用率差，许多 ELBW 早产儿不能耐受上述葡萄糖输注速率而发生高血糖，此时只能暂时降低葡萄糖的输注速率。关于胰岛素的应用仍有争议。随机临床对照研究证实，

接受胰岛素治疗的早产儿有较高的体重增加，但身长和头围的增加与对照组无明显差异，提示胰岛素诱导的是脂肪增加而非肌肉组织增加。有时 ELBW 早产儿在葡萄糖输注速率低于 4mg/(kg·min) 时仍发生高血糖，则需短期应用外源性胰岛素来使血糖维持正常。

2. 氨基酸 早产儿不仅需要比足月儿更多的氨基酸，而且也需要质量不同的氨基酸。20 世纪 80 年代后，发达国家已经相继根据母乳模式或正常足月儿血浆氨基酸谱设计了小儿氨基酸专用配方，国内也成功研发了小儿专用的氨基酸。小儿专用氨基酸的特点是氨基酸种类多（18~20 种）、必需氨基酸含量高和支链氨基酸含量丰富，特别是添加了一定量的早产儿必需氨基酸如半胱氨酸、酪氨酸和牛磺酸。近来的研究显示，应用小儿氨基酸可使早产儿有较好的氮质平衡和体重增加以及较低的胆汁瘀积发生率。氨基酸供给的最终目标是达到胎儿宫内的蛋白质累积速率。对于大多数早产儿来说，肠外提供 3.5~4g/(kg·d) 氨基酸是合理和安全的。

氨基酸溶液早期应用无明显禁忌证。一般在早产儿生后 24 小时内就开始应用，开始剂量为 1~2g/(kg·d)，然后以 1g/(kg·d) 的速率增加，最大量为 4g/(kg·d)，以保证早产儿在生后 48 小时内得到足量的蛋白质输送。临床极不稳定的早产儿和正在使用非甾体类抗炎药治疗 PDA 的早产儿、外科手术和肾功能不全的新生儿，起始剂量需减少，增速稍缓。由于早产儿肝肾功能不成熟，过多的氨基酸输入可导致血清 BUN 和氨水平的增加，同时也是导致胆汁瘀积的原因之一，特别是那些接受 PN 超过 3 周或伴 NEC、败血症和长期禁食的早产儿。

近年来国内外较多报道关于谷氨酰胺在 PN 中的重要作用，它是体内含量最多的非必需氨基酸，为体内合成嘌呤、嘧啶及核苷酸提供氮的前体，也是一种高效能量物质。研究表明，肠外营养液中加入谷氨酰胺可改善氮平衡，促进肠道黏膜及胰腺的生长，对防止肠黏膜萎缩，维持肠黏膜的完整性及防止肠道细菌移位，增加骨骼肌蛋白合成均起重要作用，现普遍认为，谷氨酰胺是机体应激期的条件必需营养素。

3. 脂肪 脂肪对于身体生长发育、正常细胞结构和功能、视网膜和脑发育是必需的物质基础。早产儿补充脂肪的目的是为了预防脂肪酸缺乏，促进脂溶性维生素的储存和最佳生长。由于能量密度高，静脉用脂肪乳可提供每天所需的大部分热量。

脂肪乳剂以大豆油或红花油为原料、卵磷脂或大豆磷脂为乳化剂、甘油为等渗剂和水组成。早产儿易选用富含中 / 长链脂肪乳（medium/long chain triglycerides,MCT/LCT)的 20% 脂肪乳制剂,MCT 的代谢无需肉碱转运,可直接通过线粒体进行氧化,具有快速氧化和较快的血浆清除率等优点。脂肪乳可在生后 24~48 小时内使用,这对预防必需脂肪酸(亚油酸和亚麻酸)缺乏十分重要,没有外源性脂肪摄入的早产儿在生后 72 小时将发生必需脂肪酸缺乏。脂肪乳的起始剂量一般为 0.5~1g/(kg·d),如果耐受,脂肪乳增加速率一般为 0.5g/(kg·d),最大量不超过 4g/(kg·d),对 ELBW 早产儿最大剂量不超过 3g/(kg·d),因为这些早产儿往往存在低白蛋白血症和酸中毒,有发生胆红素脑病的风险。由于脂肪整合到细胞内依赖于胰岛素,ELBW 早产儿的脂肪不耐受可表现为高甘油三酯血症和高血糖,从而需要较慢的脂肪乳增加速率或暂停脂肪乳输入。对于早产儿使用脂肪乳还应注意:①输注时间应在 24 小时内持续泵入[≤0.2g/(kg·h)],可减少高脂血症的发生。②定期检测血脂,避免高脂血症(>200mg/dl)发生。③有高胆红素血症、出血倾向或凝血功能障碍、严重感染等情况时,脂肪乳需减量或停用;当发生肠外营养相关性肝病时,建议减少脂肪乳摄入至 1g/(kg·d)。目前国外已研发出多种脂肪乳如鱼油、橄榄油混合脂乳等,以减少其肝胆损害的副作用。

4. 其他营养素

(1)电解质:电解质应每天供给,应根据生理需要量和患儿的临床状况综合考虑,推荐需要量见表 9-3。其中早产儿较理想的钙磷比例(毫克单位)通常为 1.7:1(胎儿期比例),目前建议 PN 时常联合应用葡萄糖酸钙和甘油磷酸盐制剂以提供更安全的钙磷需要量。

表 9-3　PN 期间新生儿每天所需电解质
推荐量/(mmol·kg⁻¹·d⁻¹)

电解质	早产儿	足月儿
钠	2.0~3.0	2.0~3.0
钾	1.0~2.0	1.0~2.0
钙	0.6~0.8	0.5~0.6
磷	1.0~1.2	1.2~1.3
镁	0.3~0.4	0.4~0.5

(2)维生素:包括水溶性维生素和脂溶性维生素。根据我国营养学会及美国医学会营养指导小组推荐,PN 时需补充 13 种维生素,包括 9 种水溶性维生素(维生素 B₁、B₂、B₆、B₁₂、C、烟酸、叶酸、泛酸和生物素)和 4 种脂溶性维生素(维生素 A、D、E、K)。目前临床上常用的水溶性维生素为水乐维他和九维他,均含有上述 9 种维生素,且为粉针剂,使用时先用葡萄糖溶化后加入葡萄糖溶液中使用。临床上常用的脂溶性维生素为维他利匹特,含有上述 4 种脂溶性维生素。

(3)微量元素:长期 PN 易发生微量元素缺乏,尤其是铜和锌。临床上一般使用微量元素的混合制剂,短期 PN 一般每周添加 0.5ml/kg,胃肠道手术后的早产儿应增加锌的补充(1~2mg/d)以促进伤口愈合。推荐剂量见表 9-4。

表 9-4　PN 期间新生儿每天所需微量元素推荐量

微量元素种类	早产儿/(kg·d⁻¹)	足月儿/(kg·d⁻¹)
铁/μg	100~200	50
锌/μg	300~500	100~250
铜/μg	20~50	20~30
硒/μg	1~2	2~3
锰/μg	1~3	1~3
钼/μg	0.25~2	0.25~3
铬/μg	0.25~3	0.25~2
碘/μg	1~1.5	1~1.5
氟/μg	–	20

三、早产儿肠外营养液的输注方式

1. 多瓶输液　氨基酸与葡糖糖、电解质等溶液混合后,以 Y 型管或三通管与脂肪乳体外连接后同时输入。优点:适用于不具备无菌配制条件的单位。缺点:工作量相对较大,易出现血糖、电解质紊乱,且不利于营养素的充分利用。

2. "全合一"(all in one)　将所有肠外营养成分在无菌条件下混合在一个容器中进行输注。早产儿肠外营养方式建议采用"全合一"方式。优点:易管理,减少相关并发症,有利于各种营养素的利用,并节省费用。缺点:混合后不能临时改变配方,有时会造成浪费。

PN 营养液应根据当日医嘱在层流室或配置室超净工作台上,严格按照无菌操作技术要求进行配制。混合顺序为:①将电解质溶液(10% 氯化钠、10% 氯化钾、钙、磷制剂)、水溶性维生素、微量元素制剂先后加入葡萄糖溶液和/或氨基酸溶液;②将脂溶性维生素加入脂肪乳剂中;③充分混合葡萄糖溶液和氨基酸溶液后,再与经②配制的脂肪乳溶液混合；④轻轻摇动混合物备用。建议现配现用。国产聚氨乙烯袋建议 24 小时输完。注意：①"全合一"营养液配制完毕后应常规留样，保存至患儿输注完毕后 24 小时；②电解质制剂不易直接加入脂肪乳剂中；③避免在肠外营养液中加入其他药物。

四、肠外营养相关并发症

肠外营养相关的并发症可分为机械性、感染性和代谢性三大类。

1. 机械性　主要发生在放置中心静脉导管时，包括气胸、血管损伤、导管移位和断裂。也可因为血凝块形成等原因造成导管阻塞，临床上可选用生理盐水、稀释肝素、尿激酶注入导管腔内可解除导管阻塞，必要时也可交替使用。预防措施包括：①植入导管的材料选择非常重要；②进行中心静脉置管时由具有技术操作熟练的专人操作；③置管后常规 X 线检查确定导管的位置。

2. 感染性　中心静脉置管最常见的并发症为败血症，国内外报道其发生率约为 3%~18.8%。经中心静脉 PN 时的感染可能来自患儿或护理者皮肤表面的微生物，或在更换输液过程中污染了导管孔，也可能来自肠道细菌易位。最常见的病原体为表皮葡萄球菌、金葡菌和白色念珠菌。导管相关性感染一旦发生，应及时拔管和加用广谱抗生素，拔管时常规做双份血培养和导管末端培养，以便指导抗生素的合理应用。为了更有效地应用中心静脉 PN，减少导管相关性感染，应遵循以下几点原则：①导管需专人护理，加强导管护理的无菌技术要求；②不得经导管抽血或推注抗生素等药物，仅输注营养液；③每 24~48 小时更换置管处皮肤敷料 1 次；④早期开始肠内营养，尽可能缩短静脉置管时间。

3. 代谢性　主要有高血糖症和低血糖症、低磷血症、静脉营养相关性胆汁淤积和肝脏损害等。

（1）高血糖症和低血糖症：高血糖一般与早产儿血糖调节功能不成熟，对糖耐受性低有关，胎龄、体重、生后日龄越小发生率越高，特别是小于胎龄儿，其原因与胰岛素 β 细胞功能不完善、对葡萄糖反应不灵敏和胰岛素的活性不足有关。体重 <1kg 者甚至不能耐受葡萄糖 5~6mg/（kg·min）的输注速度。预防措施包括输注葡萄糖要适量，注意从小剂量开始；当出现高血糖时可适当降低输液速度，或者降低 PN 营养液中葡萄糖的浓度，必要时可使用外源性胰岛素治疗。

低血糖一般发生在营养液输注突然中断时。多由于早产儿糖储备较少，生后代谢所需能量又相对较高，极易发生低血糖。低血糖可使脑细胞失去基本能量来源，如不及时纠正会造成永久性脑损伤。预防的方法是保证 PN 营养液的 24 小时均匀滴入，密切监测血糖。血糖低时及时纠正，一般应用 10% 葡萄糖 2ml/kg，缓慢推注，继而适当提高输糖速度以维持正常血糖。

（2）高脂血症：主要在应用脂肪乳时剂量偏大或输注速度过快时发生。特别是患者存在严重感染、肝肾功能不全及脂代谢失调时更易发生。临床可出现贫血、血小板下降、凝血酶原时间延长、自发性出血、DIC 及肝功能损害（表现为肝大、黄疸和 ALT 升高等），有学者将上述表现称为脂肪超载综合征。为防治高脂血症发生，建议早产儿应用脂肪乳的最大剂量不要超过 3g/（kg·d），采用 24 小时均匀滴入，注意监测血脂浓度。

（3）肠外营养相关性胆汁淤积症：其临床特征是应用 PN 期间出现不能解释的黄疸或肝功能损害，多以直接胆红素增高为主。其确切原因目前尚不明确，多数学者认为由多因素引起，主要包括：①早产儿、低出生体重儿肝胆系统发育不成熟；②禁食时间过长，使胆汁流动减少及胃肠道激素分泌减少，主要是缩胆素分泌不足；③感染者易发生胆汁淤积，最常见为导管相关性败血症和坏死性小肠结肠炎；④氨基酸和脂肪乳。研究报道当牛磺酸的摄入减少时更易发生胆汁淤积，因为体内胆汁酸主要与牛磺酸及甘氨酸结合生成牛磺胆酸和甘氨胆酸，牛磺胆酸更利于胆汁酸从胆道排泄。脂肪乳所引起的胆汁淤积一般与使用剂量过大、应用时间过长所导致的高脂血症有关。胆汁淤积症的预防原则：①尽早经肠道喂养，缩短 PN 时间；②选择小儿专用的氨基酸溶液，特别强调含有牛磺酸；③积极预防和治疗各种感染，特别是肠道感染；④早期服用熊去氧胆酸片（10mg/kg）防治胆汁淤积；⑤也有人报道应用 S- 腺苷蛋氨酸可通过促进肝细胞膜的磷脂甲基化而调节膜的流动性，起到防治肝内胆汁淤积的作用，常用药物为注射用丁二磺酸腺苷蛋氨酸。

（孔祥永）

参考文献

1. 中华医学会肠外肠内营养学会儿科学组, 中华医学会儿科学分会新生儿学组, 中华医学会小儿外科学分会新生儿外科学组. 中国新生儿营养支持临床应用指南. 中华小儿外科杂志. 2013, 34 (10): 782-787.
2. 邵肖梅, 叶鸿瑁, 丘小汕. 实用新生儿学, 5 版. 北京: 人民卫生出版社, 2018.
3. SINCLAIR JC, BOTTINO M, COWETT RM. Inter-

ventions for prevention of neonatal hyperglycemia in very low birth weight infants. Cochrane Database Syst Rev. 2011,(10): CD007615.

4. BEARDSALL K, VANHAESEBROUCK S, OGILVY-STUART AL, et al. Early insulin therapy in very-low-birth-weight infants. N Engl J Med. 2008, 359 (18): 1873-1884.

5. TRIVEDI A, SINN JK. Early versus late administration of amino acids in preterm infants receiving parenteral nutrition. Cochrane Database Syst Rev. 2013, 7: CD008771.

6. LEE HH, JUNG JM, NAM SH, et al. Risk factor analysis of parenteral nutrition-associated cholestasis in extremely low birth weight infants. Acta Paediatr. 2016, 105 (7): e313-e319.

第四节　母乳喂养与母乳强化

母乳对早产儿的胃肠道功能、宿主防御机制和神经发育结局的益处已经充分证实，近期益处除其营养优势外，母乳喂养能降低院内感染尤其是坏死性小肠结肠炎的发生；远期益处则促进早产儿神经运动发育和减少代谢综合征的发生。

由于感染母亲的乳汁可排泄人类免疫缺陷病毒、人类亲T淋巴细胞病毒Ⅰ型、巨细胞病毒及其他一些病毒，因此对早产儿使用母乳库有更高的安全要求。基于国内现状，目前仅提倡对早产儿使用亲生母亲的母乳喂养。

一、早产乳的成分

早期的早产儿母乳（从初乳到生后第4周的母乳）的某些营养素比足月儿母乳含量高，所提供的营养素更接近早产儿所需，多数研究支持早产儿母乳是早产儿最适宜的早期营养源。

早产儿母乳和足月儿母乳成分差异的生理学基础尚未明确，一方面可能由于妊娠提前中止可能激发不完全成熟的乳腺泌乳，以致血清蛋白质（如免疫球蛋白）和离子（如钠离子和氯离子）通过疏松的细胞连接处发生细胞旁漏；另一方面可能与妊娠不同时期的母亲体内激素水平差异有关，如高浓度的胎盘黄体激素可抑制泌乳。此外，泵乳延迟、母亲焦虑、乳母分娩前应用糖皮质激素及分娩后的营养摄入等因素也可影响乳汁中营养素的产生、合成以及转运。

在整个泌乳期间，随着泌乳的进行，早产乳各营养素浓度也呈下降趋势。故"早期"含高浓度营养素的早产儿母乳可满足早期早产儿的需要，但对于出生1个月以后快速生长的早产儿来说，纯早产成熟乳喂养可能会导致营养素（如蛋白质、铁、钠、钙等）缺乏（表9-5）。

表9-5　早产乳、足月乳、早产儿配方奶主要营养成分和早产儿推荐摄入量

营养素/(U·100ml⁻¹)	母乳			早产儿配方奶	推荐摄入量/(U·kg⁻¹·d⁻¹)	
	早产(7天)	早产(28天)	足月(28天)		最低	最高
渗透压/(mOsm·kg⁻¹·H₂O⁻¹)	302	305	302	284~310	N/A	N/A
能量/kcal	74	73	72	80~82	110	120
蛋白质/g	2.0	1.5	1.3	2.0~2.4	3.6	3.8
脂肪/g	3.1	3.2	3.1	4.4~4.6	N/S	N/S
碳水化合物　总/g	6.4	6.8	6.9	7.7~8.6	N/S	N/S
乳糖/g	6.4	6.8	6.9	4.3~6.2	3.8	11.4
钙/mg	29	28	27	80~110	120	230
磷/mg	13	13	14	43~63	60	140
铁/mg	0.15	0.13	0.08	0.04~0.9	2.0	4.0
钠/mg	39	22	16	35~42	46	69

注:N/A:无适用资料;N/S:无特异性;配方奶的组成来自于不同配方奶制造商的资料。

二、母乳喂养对早产儿的好处

(一) 营养学优点

1. **蛋白质** 早期早产乳含有较高水平的蛋白质，且较牛乳的非蛋白氮含量高，能满足早期早产儿生长所需。人乳中乳清蛋白含量高，更利于消化，因此早产儿母乳比配方奶胃排空时间短。人乳中的牛磺酸比牛乳高 30 倍，对保护早产儿的视网膜、促进中枢神经系统发育、抗氧化作用和增强免疫作用均有益处。人乳中主要的氨基酸是谷氨酰胺，是细胞生长所需的一种重要氨基酸，尤其是肠道上皮，且具有促进免疫功能的作用。

2. **脂肪** 脂肪是人乳中最易变化的营养组成。初乳中的脂肪含量明显高于成熟乳，后乳的脂肪浓度明显高于前乳。因人乳中某些长链不饱和脂肪酸（DHA 和 AA）的存在对于早产儿视网膜和神经发育十分重要，故早产儿留取母乳时要考虑此因素。

3. **碳水化合物** 母乳中碳水化合物由乳糖和低聚糖组成。乳糖含量高于牛乳，可有助于大便软化及更多肠道益生菌，促使早产儿排便通畅，缓解胃潴留、腹胀等症状，且其肠道有更高的乳糖酶活性。此外，母乳中的低聚糖有 100 多种，初乳含量更高，其通过非免疫调节机制发挥保护作用，如参与维持肠道正常菌群的生长、阻止微生物对上皮细胞的黏附、减少发酵产物等。

(二) 非营养学优点

1. **宿主防御** 母乳中特异性的生物活性因子，如乳铁蛋白、溶菌酶、SIgA、低聚糖、核苷酸、细胞因子、各种生长因子、酶类和细胞成分等都可影响早产儿的宿主防御机制。营养素如谷氨酰胺、牛磺酸、肌醇等对保护宿主也起重要作用。

迄今多数研究均证实纯母乳喂养的早产儿各种感染的发生率明显低于配方奶喂养者，且无论是新鲜的、冰冻的，还是经巴氏消毒的母乳都可降低早产儿感染发生率。在国外一项大样本针对住院早产儿的研究中通过手术和病理均证实完全和部分使用强化母乳喂养的婴儿，其坏死性小肠结肠炎的发生率明显低于完全配方奶喂养者。

2. **神经发育** 国外多个研究均显示母乳喂养者与早产配方奶喂养者相比，其生后 18 个月有更高的精神运动发育指数。一项针对出生体重<1 850g 的早产儿的多中心研究结果提示早产儿母乳喂养组在生长、神经发育、健康状况各方面都优于配方奶喂养组，在控制相关影响因素后，母乳喂养组在 7.5~8 岁时还保持较高的 IQ 值，且发现明显的剂量 - 效应关系，即母乳喂养量越大，其 IQ 分就越高。

乳汁中含有丰富的对神经发育有益的因子，包括长链多不饱和脂肪酸、抗氧化剂、牛磺酸、各种生长因子及微量营养素。此外，母乳喂养使母子密切接触，通过情感交流促进其神经发育，婴儿具有更高发育指数与母亲 "积极" 的健康行为也有关。

有关母乳喂养和早产儿视网膜病相关的研究提示，母乳喂养的早产婴视网膜病的发生率比配方奶喂养儿低且病情轻，可能与母乳含有大量不饱和脂肪酸及其较强的抗氧化活性，可改善早产儿的视觉功能。

3. **成人代谢综合征** 研究发现生后早期即接受母乳喂养的早产儿与配方乳喂养者相比较，青春期的肥胖、血压、胆固醇代谢和胰岛素抵抗等风险均降低；也有学者认为母乳喂养对远期健康的程序化影响可能与母乳喂养儿较慢的生长速度有关。

三、早产儿母乳喂养的常见问题

(一) 泌乳量不足

早产母亲通常不能提供足够的乳汁以满足早产婴的需要。原因包括开奶延迟、挤奶次数少、紧张疲劳、乳母健康状况不好等。疲劳和疼痛会刺激催乳素抑制因子的产生，阻断催乳素诱导的乳汁生成。因此，积极地维持泌乳，尤其是生后 2 周保证充足的泌乳量是早产儿母乳喂养成功的关键。

(二) 宣教工作

临床医师应在早产儿娩出后及时要求母亲实施母乳喂养，以便早产儿能充分享受到初乳的保护作用。绝大多数母亲都愿意给予早产儿更多的关怀，耐心细致的宣传教育和哺乳指导非常关键。

(三) 维持泌乳量

维持足够乳量以满足婴儿需要是早产儿母乳喂养的关键问题。刺激频率和乳房排空的程度直接关系到母亲的泌乳量。如果没有婴儿吸吮，可通过机械奶泵来完成。使用电动吸奶泵的依从性最好，建议使用双泵系统的收集装置，可使双侧乳房同时排空。要求乳母每天定时吸出乳汁，8~10 次 /d，白天至少 3 小时 1 次，晚上至少 5 小时 1 次，每次 10~15 分钟。分娩后 1 周左右，双泵 15 分钟、单泵 20 分钟（每侧 10 分钟）即可获得满意效果。应该鼓励乳母将最后 1 滴乳汁挤出来，以便乳房完全排空。

足月儿母乳喂养是为了逐渐满足新生儿食欲增加和生长需求，喂养原则是按需变化；早产儿喂养需要个体化原则，乳母需要维持相对固定的挤奶频率，随着住院时间延长，泌乳量会下降。一般母乳量在第 2 周末达到 750~800ml/d，如泌乳量 <350ml/d 应引起重视，处理方法包括：泵乳前放松、增加泵乳次数、用奶泵前先人工挤奶、泵乳间乳房按摩等。

（四）收集和储存乳汁

乳汁收集和储存的指南见表 9-6，应该使用玻璃或硬质塑料容器盛装奶汁。为避免污染和免疫成分丢失，不建议使用塑料袋。每次挤出的乳汁都应单独收集，不要混装。建议每个容器装奶量不超过 50ml，也可根据早产儿吃奶量分装。每个容器上须注明采集时间及患儿姓名。冷藏母乳要在 24 小时内使用，过期即丢弃。冰冻母乳（-20~-15℃）可保存 3~6 个月。所有乳汁在转运时必须使用隔热的密闭容器。收集的母乳无需常规进行细菌筛查。

（五）早产儿母乳喂养的相对禁忌证

同所有新生儿一样，母乳喂养的绝对禁忌证为母亲患 HIV 感染、粟粒性肺结核以及新生儿患半乳糖血症；早产儿母乳喂养的相对禁忌证主要包括母亲药物治疗和病毒感染两方面。

乳母服药期间，大多数药物都会分泌到乳汁中，因此，乳母应尽量避免用药。一般多数药物在密切监测婴儿情况或选择安全替代性药物可以考虑使用，只有少数药物如抗癌药和放射性药物属于禁忌（表 9-7）。

四、强化母乳喂养

在生后最初 2 周，虽然早产儿母乳的蛋白质密度比足月儿母乳高，但随着泌乳过程延续而迅速下降。因此，纯母乳并不能提供足量的蛋白质及钙磷等多种营养素支持稳定生长期早产儿的最适生长，易加重早产儿宫外发育迟缓、早产儿骨发育不良和代谢性骨病的危险。原因之一在于用早产儿母乳喂养 VLBW/ELBW 儿时，母乳中的营养素（蛋白质、脂肪、矿物质和钠）的含量存在很大变异（表 9-8）。添加含有蛋白质、矿物质和维生

9章

表 9-6　住院婴儿母乳收集、储存和使用

1. 准备
(1) 个人卫生：
1) 清洁指甲，洗手
2) 清洁乳房：每天沐浴，不用特殊清洁剂
(2) 吸奶泵：
1) 推荐选择电动吸奶泵
2) 每天应用专用清洗剂清洗，风干
(3) 父母指导：
1) 清楚每个步骤并能准确重述
2) 给储奶袋贴标识（留取时间、药物、家庭患病情况）
3) 固定联系的医护人员
(4) 储奶容器：
1) 硬质塑料或玻璃奶瓶
2) 母乳收集袋
3) 流动清水冲净，煮沸 20~30 分钟，晾干
2. 收集
(1) 分娩后不久即开始挤奶
(2) 每天定时挤出乳汁，8~10 次 /d，每次 10~15 分钟
(3) 每次挤出的乳汁都应单独收集
(4) 以每次喂养的量分装
3. 储存
(1) 24 小时内用完的立即冷藏保存

(2) 24 小时内不能用完的应冰冻保存
(3) 冰冻可以保存 3~6 个月
4. 转运　使用隔热的冷却容器。
5. 医院内保存
(1) 接收母乳时，需要核对患儿姓名、床号、母乳采集时间，并标注
(2) 保存于母乳专用冰箱
6. 喂哺新生儿
(1) 按照母乳采集时间的先后顺序使用
(2) 解冻后，按量用清洁注射器抽取母乳
(3) 使用前用温奶器或温水加温至 37~40℃，不使用微波炉
(4) 每次喂奶前将适量母乳强化剂加入母乳中，充分摇匀后立即喂养
(5) 温热后不要重复使用
7. 注意事项
(1) 不要求母乳细菌学培养
(2) 监测冷藏或冷冻温度
(3) 母乳储存的安全位置
(4) 每次喂养前，核对婴儿的姓名、床号
(5) 储存的母乳会出现正常的脂肪分离
(6) 废弃的母乳及时处理，处置方法同其他体液
(7) 给乳母的书面建议
(8) 乳母的书面药物 / 疾病记录

针对 VLBW 儿，当母亲感染巨细胞病毒时采集的母乳应采用巴氏消毒法后喂哺早产儿。

表 9-7 母亲药物治疗时母乳喂养的注意事项

注意事项	母亲使用的药物
监测婴儿是否有嗜睡反应	有选择的精神药物和抗惊厥药物
如果可能,使用替代药物	氯霉素、四环素、甲硝唑、喹诺酮类抗生素
监测婴儿是否有黄疸	磺胺类药物
使用替代药物	雌激素、噻嗪类利尿剂、麦角新碱
常用剂量安全	大多数药物,包括: 短期使用对乙酰氨基酚、阿司匹林、布洛芬 抗生素:氨苄西林、阿莫西林、红霉素 抗结核药、抗蠕虫药、抗真菌药 碘、铁和维生素类营养补充剂 支气管扩张剂、皮质类固醇、抗组胺药、大多数降压药、地高辛等

表 9-8 不同泌乳时期的早产儿母乳营养素和矿物质含量变化

营养素	3~7 天	21 天	29~42 天	57~98 天
蛋白质 /(g·dl⁻¹)	3.24 ± 0.31	1.83 ± 0.14	(1.31~1.81) ± 0.12	1.8 ± 0.07
乳糖 /(g·dl⁻¹)	5.96 ± 0.2	6.49 ± 0.21		
脂肪 /(g·dl⁻¹)	1.63 ± 0.23	3.68 ± 0.4		
能量	51.4 ± 2.4	65.6 ± 4.3		
钠 /(mmol·dl⁻¹)	2.66 ± 0.3	1.3 ± 0.18	0.6 ± 0.09	0.55 ± 0.05
氯 /(mmol·dl⁻¹)	3.16 ± 0.3	1.7 ± 0.17		
钾 /(mmol·dl⁻¹)	1.74 ± 0.07	1.63 ± 0.09	1.1 ± 0.1	1.1 ± 0.1
钙 /(mmol·dl⁻¹)	(20.3~26.3) ± 1.7	20.4 ± 1.5	(24.6~26.2) ± 2.2	31.5 ± 1.3
磷 /(mmol·dl⁻¹)	(9.5~14.6) ± 0.7	14.9 ± 1.3	13.3 ± 0.3	
镁 /(mmol·dl⁻¹)	2.8 ± 0.1	2.4 ± 0.1	4.9 ± 0.1	

素的母乳强化剂能满足早产儿的营养需求,且使用安全。因此,强化母乳喂养使早产儿既受益于母乳喂养的优势,又能获得满足其快速生长的营养需求,故目前公认为强化母乳喂养是早产儿最佳的营养来源。

(一) 母乳强化剂的成分

一项多中心研究报道,强化母乳喂养组早产儿的身长、体重及头围的每周增加速度与早产儿配方奶喂养组基本接近。

(二) 母乳强化剂的使用方法

在母乳喂养或混合喂养(以母乳为主)时,以下情况考虑使用母乳强化剂:①出生体重小于 1 800g;②出生体重 1 800~2 000g,但生后患严重疾病或营养不良,稳定生长期体重增长<15g/(kg·d)且体重<同胎龄体重第 50 百

分位(P_{50});③出生 2 周后持续出现血清尿素氮<2mmol/L。

早产乳经足量强化后,其热卡密度可达 80~85kcal/100ml。临床首选采用目标强化方法进行个体化营养支持,即根据患儿生长情况及生化指标结果调整强化剂使用量,以满足个体化营养需求。当:① BPD 患儿限制液体量[<140ml/(kg·d)];②每天摄入热量达 120kcal/(kg·d)时,体重增长不满意[<10~15g/(kg·d)];③出现代谢性骨病表现,AKP>600U/L,X 线显示骨矿化不良,可考虑进一步强化到 90~100kcal/100ml,但需密切观察患儿的喂养耐受性。

一般当母乳喂养达到 80~100ml/(kg·d)时,开始添加母乳强化剂。国外有医院在母乳喂养达到 50~70ml/(kg·d)时即开始添加。最初 100ml 母乳加入 1g,如无不耐受征象,3~5 天内逐渐加至足量,20ml 母乳加入 1g。每次喂奶前将适量母乳强化剂加入母乳中,充分摇匀后喂哺,强化母乳不宜久放,应在 10~15 分钟内喂养(表 9-9)。

表9-9　不同强化母乳剂的营养成分　　　　　　　　　　　　　　单位：100ml

营养成分	PrHM	EHMF	SHMF	SNC	Eoprotin	SMAHMF	FM85
能量 /kcal	70	81	81	74	84	84	88
脂肪 /g	4.0	4.9	4.2	4.2	4.0	4.0	4.0
碳水化合物 /g	7.0	7.2	8.6	7.6	9.8	9.4	10.6
蛋白质 /g	1.8	2.8	2.8	1.8	2.6	2.8	2.6
钙 /mg	22	141	141	98	72	112	73
磷 /mg	14	62	78	53	48	59	48
镁 /mg	2.5	4.5	10.3	6.4	5.3	4.0	4.5
钠 /mEq	1.3	1.9	1.9	1.3	2.5	1.7	2.5
锌 /μg	320	1 040	1 310	780	320	450	320
铜 /μg	60	104	230	133	60	60	60

PrHM：未强化的早产母乳；EHMF：Enfamil HMF（Mead Johnson Nutritionals）；SHMF：Similac HMF（Ross laboratories）；SNC：Similsc Natural Care Advance（Ross）与早产母乳以 1：1 容量配比；Eoprotin：Milupa；SMAHMF：S26 SMAHMF（Wyeth Nutritionals International）；fM85：Nestle。

9章

当早产儿生长速度满意，母乳摄入量足够，生化指标正常，校正胎龄达足月或出院时无 FGR 时，可根据早产儿生长情况考虑逐渐停止强化。此外，当使用早产儿配方与母乳混合喂养时，摄入母乳量小于每天总量的 50% 时，无需强化。

使用母乳强化剂时需注意以下事项：①母乳强化剂在室温下保存；②强化母乳的配制操作应在清洁环境中进行；③强化母乳喂养时，应密切观察患儿耐受情况，为增加患儿的适应性，可考虑使用水解蛋白的母乳强化剂配方；④怀疑 NEC 时停止使用母乳强化剂，NEC 患儿恢复后重新喂养时如使用强化剂需慎重观察，逐渐加至足量；⑤早产儿进行强化母乳喂养期间，临床应常规进行生化监测，定期监测血清钙、磷、AKP、钠、尿素氮。

(三) 母乳强化剂的不足之处

通过添加强化的营养素改变了母乳的成分，同时也使强化母乳的渗透压显著升高，达 400mQsm/（kg·H$_2$O），比单纯母乳的渗透压［280mQsm/（kg·H$_2$O）］高 40%。渗透压的增加可导致早产儿出现腹部不适及胃排空延迟等临床表现，甚至增加发生 NEC 的风险，但迄今为止，尚未发现强化母乳喂养使 NEC 比率增加的报道。最近研发的以脂肪而非糖类增加能量密度的新型 HMF，可降低渗透压负荷，并允许强化更高浓度的营养素，但目前仍缺乏更多的关于早产儿最适营养素摄入量及生长结果的相关资料。

营养素的储存和强化会改变母乳的一些免疫防御特性，如总的菌落计数有显著差异，但 SIgA 浓度保持稳定；添加 HMF 后母乳溶菌酶活性下降 19%，添加 HMF 是否会影响早产儿肠道菌群的定植与平衡也需要进一步研究。

开展早产儿住院期间母乳喂养，应关注开始母乳喂养的时间及母乳喂养量占每天奶类摄入量的比例。目前国际上对早产儿住院期间母乳喂养情况的评价指标包括：75%ELBW 早产儿生后 14 天内为纯母乳喂养，75%VLBW 早产儿出生后第 1 个月每天喂养量 80% 以上为母乳，75%ELBW 早产儿 NICU 住院期间接受母乳喂养量超过 50ml/（kg·d）。促进住院早产儿母乳喂养，有利于早产儿的身心发育，结合我国国情，开展更大规模、安全的母乳喂养，势必对提高我国围产新生儿医学水平作出贡献。

（常艳美）

参考文献

1. WILLIAM W HAY, Jr. Strategies for feeding the preterm infant. Neonatology, 2008, 94: 245-254.

2. C AGOSTONI, G BUONOCORE, VP CARNIELLI, et al. Enteral Nutrient Supply for Preterm Infants: Commentary From the European Society for Paediatric Gastroenterology, Hepatology, and Nutrition. Committee on Nutrition. JPGN, 2010, 50 (1): 85-91.

3. MCKINLEY LT, THORP JW, TUCKER R. Outcomes at 18 months corrected age of very low birthweight infants who received human milk during hospitalization. Pediatr Res, 2000, 47: 1720A.

4. CHAUHAN M, HENDERSON G, MCGUIRE W. Enteral

feeding for very low birth weight infants: reducing the risk of necrotising enterocolitis. Arch Dis Child Fetal Neonatal Ed, 2008, 93: F162-F166.

5. ARSLANOGLU S, MORO GE, ZIEGLER EE. Adjustable fortification of human milk fed to preterm infants: does it make a difference？J Perinatology, 2006, 26: 614-621.

6. 中华儿科杂志编辑委员会, 中华医学会儿科学分会新生儿学组, 中华医学会儿科学分会儿童保健学组. 早产/低出生体重儿喂养建议. 中华儿科杂志, 2009, 47 (7): 508-510.

7. KOLETZKO B, POINDEXTER B, UAUY R, Nutritional Care of Preterm Infants Scientific Basis and Practical Guidelines, World Review of Nutrition and Dietetics, Vol. 110, 2014.

8. TAEUSCH HW, BALLARD RA, GLEASON CA. Avery's Diseases of the Newborn. 7th Edition. London: Harcourt Publishers Limited, 1999.

9. MACDONALD MG, MULLETT MD, SESHIA MMK. Avery's Neonatology: Pathophysiology and Management of the Newborn. 6th ed. Lippincott Williams & Wilkins, 2005.

10. KEMPLEY ST, SINHA AK, THOMAS MR. Which milk for the sick preterm infant？Current Paediatrics, 2005, 15: 390-399.

第五节　静脉营养相关胆汁瘀积症

一、概述

静脉营养应用于人类开始于 20 世纪 60 年代, David Drabkin 最早将水解的蛋白质输注给病人, 患者虽然可以耐受, 但导致严重发热, 该治疗方法随后被废弃, 此后陆续出现改进的静脉营养制剂, 直到 1967 年 Douglas Wilmore 和 Stanley Dudrick 在美国费城儿童医院为治疗 1 例小肠闭锁的手术后小婴儿, 将静脉营养成功维持了 22 个月, 直到患儿过渡到肠道进食。1971 年, Peden 等报道了首例接受全胃肠外营养(total parenteral nutrition, TPN)治疗的早产儿发生了肝脏肿大和肝功损害, 尸检发现肝内胆汁瘀积、胆管扩张及早期肝硬化表现。1975 年, *The Journal of Pediatrics* 报道, 在 15 例早产儿中 9 例发生了静脉营养相关胆汁瘀积症, 在此报道中首次提出在生后 8 天内开奶的早产儿无发生胆汁瘀积症病例, 由此第一次提出发生肠外营养相关胆汁瘀积症(parenteral nutrition associated cholestasis, PNAC)的相关危险因素是禁食。

现今胃肠外营养(parenteral nutrition, PN)已在危重症新生儿、早产儿、低出生体重儿中得到了广泛的应用, 成为挽救新生儿生命、提高生存质量的一个重要措施。然而, 新生儿尤其是早产儿胃肠道及肝脏等脏器功能尚未完全发育成熟, 营养储存有限, 所需热卡和营养素需求高, 是发生 PNAC 高危人群, PN 相关肝胆并发症已被认为是 TPN 治疗时的重要并发症, 越来越受到人们的重视。

二、发病率

国外报道不同病因胆汁瘀积症在新生儿的总体发病率 1/2 500。PNAC 在低出生体重儿发生率 10%~20%, 接受外科手术的新生儿发生率可高达 60%, 全静脉营养 14~28 天者发生率 14%; 静脉营养超过 100 天者发生率为 85%。Puligandla 等报道, 患腹壁裂需要长期静脉营养者, 早产儿中的 34% 和足月儿中的 14% 直接胆红素值超过了 1.8mg/dl(30.8μmol/L); Healy 等发现小于 1 千克的小婴儿中同时接受静脉营养和氟康唑预防真菌感染病例中, 排除了其他致病因素, 至少 10% 发生直接胆红素超过 2mg/dl(34.2μmol/L)。Wrights 等报道静脉营养 21 天以上的小婴儿中, 有 17% 发生胆汁瘀积[2mg/dl(34.2μmol/L)]。Koglmeier 研究显示小婴儿中静脉营养超过 28 天者 59%(55/93), 直接胆红素超过 2.9mg/dl(49.6μmol/L)。国内报道早产儿或低 / 极低出生体重儿 PNAC 的发生率在 8.8%~20.9%。国内外新生儿 PNAC 发生率差异较大的原因考虑基础疾病、PN 过程中使用的氨基酸、脂肪乳配方不同, 及与采用的判断标准不同有关。

三、危险因素

PNAC 的发生和低出生体重、败血症、外科手术、延迟经肠道喂养及静脉营养的时限等有关, PNAC 的发病机制尚不明确, 目前普遍认为 PNAC 的发生是多种危险因素共同作用的结果。Christensen 等提出 PNAC 的高危因素依次为小肠闭锁、腹壁裂及出生体重<750g（拟然比依次 64%、43%、39%）；Puligandla 统计小于 37 周的腹壁裂病例发生 PNAC 概率远远大于足月儿；Steinbach 等人发现生后一周内 PNAC 早期标志物包括尿素氮升高及血氨基酸异常，而 logistic 回归结果提示 28 天内累计 PN 氨基酸总量（g/kg）是 PNAC 发生的独立危险因素（P<0.001）；Robinson 研究结果提出：发生 PNAC 在 NEC 病例组 OR 7.5［95% CI 3.0-18.9］，在小于胎龄组 3.3（95% CI 1.6-6.6）；在 BPD 组 2.8（95% CI 1.4-5.9）；晚期败血症组 2.7（95% CI 1.2-6.0）。

Spencer 等认为 NEC 预示 PNAC 的发生可能性大；Healy 等所做的有关 PNAC 危险因素的多元回归数据结果是：NEC（OR：3.1；95% CI：1.4-6.9；P<0.004）；静脉营养时间（OR 1.1；95% CI 1.0-1.1；P<0.001）；Christensen 发现 PNAC 在低出生体重的早产儿中发生危险因素为 NEC、败血症、泌尿系统感染和呼吸机治疗时间，其 logistic 回归分析显示：静脉营养的时间（P<0.001）、氨基酸种类（P<0.009）、出生体重（P<0.036）最有意义；Hoang 等多元回归分析显示：早产儿革兰氏阴性败血症、中央静脉置管时间和静脉营养时间最有意义；von Rettberg 还发现：静脉留置及输液管路的材质和发生 PNAC 有关，使用含有聚氯乙烯成分的输液装置发生 PNAC 概率是对照组的 5.6 倍（95% CI 1.3-25.3；P<0.000 4）。

自 1947 年 MEDLINE 共有 5 篇文献比较 48 小时内开始 PN 和 48 小时后开始 PN 发生胆汁瘀积症的危险性，结论是没有区别，OR 0.92（0.58-1.47）（P=0.713）。

国内王陈红等人进行 PNAC 组与非 PNAC 组的比较及危险因素的 Logistic 回归分析：低出生体重、生后开始肠内喂养时间延迟、长时间 PN 以及一些合并症如喂养不耐受、窒息、败血症、NEC、胃肠道手术、SGA、颅内出血、机械通气、应用氟康唑等均是 PNAC 的高危因素；该研究还发现全身感染败血症可加重胆汁瘀积的发生，但局部感染肺炎则在两组中的差异无统计学意义；氟康唑的应用可能会加重胆汁瘀积；该研究也提示颅内出血是 PNAC 的一个高危因素，考虑与颅内出血后胆红素产生增多，而肝功能尚未完全成熟不能代偿清除胆红素有关。

四、病因和发病机制

1. 早产　早产孕周越小，出生体重越低，越容易发生胆汁瘀积，小婴儿长期静脉营养发生 PNAC 的概率为 40%~60%，而同样情况成人发生率为 15%~40%。新生儿特别是早产儿的肝脏对胆汁酸的代谢和转运能力均不成熟，在胆汁酸的合成、摄取和分泌以及循环再利用，各环节基本存在功能不成熟，容易受到损伤。目前有关和胆汁酸代谢稳态相关的基因表达的初步认识大多建立在动物研究结果，胆汁酸转运体的不成熟表明了新生儿对 PNAC 的易感性。2004 年首次在胎儿组织上进行了有关胆汁酸转运体的基因表达的研究，胚胎在孕 14~15 周就开始有血窦一侧肝细胞膜有编码胆汁酸内转运体 NTCP 的 SLC10A1 基因和胆小管侧的胆盐输出泵 BSEP 的基因 ABCB11 的表达，且随着孕周增加，观察至孕 20 周，对应的 mRNA 表达不断增加。胎儿肝内 SLC10A1 基因和编码胆磷脂分泌相关的多耐药蛋白 MDR3 的基因 ABCB4 的表达明显少于成人，从组织免疫荧光染色观察 BSEP 相关的结构情况，在胎儿是显影位于肝细胞膜下，在成人同样染色呈现的是胆小管清晰线状轮廓。成年动物研究中发现胆汁瘀积的早期就出现了多药耐药基因 -2 表达的下降和多药耐药基因 -1 表达的增强。多药耐药基因（MDR）与分泌和转运胆磷脂有关，其表达的改变可能是 PN 相关性肝脏损害的原因之一。

2. 肠道旷置　触发 PNAC 发生的关键机制目前并不清楚，肠道旷置及 PN 成分损伤是主要相关原因，肠道旷置导致胆管系统和胆囊缺失了动力，PN 成分则主要损伤肝组织。肠道喂养可以促进胆汁流动，PNAC 病人很容易看到胆囊内胆汁的滞留，缩胆素以及其他相关的内分泌因子如胰高血糖素、胃泌素、肠高血糖素等，在经肠道喂养和禁食患儿间相差明显，这些激素和胆囊收缩及胆汁的流动密切相关。对此动物实验可以帮助了解，在禁食后全静脉营养的各时期，一系列解剖组织病理结果显示不同时期对应不同程度的肝细胞变性和门脉区炎性浸润，可以见到增大的胆囊，胆汁中的颗粒成分，胆小管中胆栓，肝细胞脂肪变性，门脉区纤维化以及胆石形成，在人类 PNAC 中存在同样的改变。

此外，禁食使得肠道动力下降，由此导致肠腔内细菌过度繁殖，内毒素可下调胆汁酸的转运，最终高细菌负荷导致鹅脱氧胆酸更多转化为疏水性肝毒性的石胆酸，也是肠道旷置带来后果。

肠道旷置对肠道黏膜免疫屏障还会造成不利的影响，分泌型免疫球蛋白 AS-IgA 是抑制细菌与肠黏膜黏附的主要屏障，经口喂养所形成的正常肠道刺激对 S-IgA 的产生起重要作用，而禁食和 PN 明显减少肠道内 S-IgA 的数量，造成小肠肠腔内免疫缺陷，促进了肠道内的菌群增生及异位。

肠外营养往往和肠道旷置共存，结果是肝组织破坏和胆汁淤积,一些学者也发现即使保持肠道喂养,仅静脉营养一个因素也可造成同样的损伤和胆汁淤积,但损伤程度要轻得多,所以禁食和静脉营养共同的作用在损伤机制中共同作用。

3. 感染 长期静脉营养离不开深静脉置管,长期置管伴随导管相关感染,相当多长期静脉营养依赖者肠道手术、NEC 等同时伴有感染的病人占相当比例,加之长期禁食细菌异位和过度繁殖,感染是静脉营养者时常相伴的问题。

Sondheimer 等报道接受静脉营养的新生儿首次感染后有 90% 的患儿很快出现了胆汁淤积。Lichtman 制作的大鼠小肠细菌过度生长的动物模型中观察到体重下降、肝脏肿大、肝脏炎性病变,同时还看到胆道系统的损伤证据:胆汁流动性减少、胆管扩张、胆管造影呈现串珠样改变。

细胞因子可以有肝内 Kupffer 细胞分泌,也可以由肝外运输至肝脏,还可由肝细胞和胆管细胞产生。在小鼠全静脉营养组肿瘤坏死因子(tumor necrosis factor, TNF)-α 和白细胞介素(interleukin, IL)-6 的水平明显高于对照经口喂养静脉盐水组,抗 TNF 抗体的治疗可改善全静脉营养肝损伤。脂多糖诱导的大鼠感染前期,细胞因子 TNF 和 IL-1β 可以通过抑制核内视黄酸受体和类视黄酸 X 受体的异二聚体 RXR:RAR 下调 Ntcp (Slc10a1) 的表达。腹腔内注射脂多糖,在小鼠体内可以观察到胆汁酸转运体基因 Ntcp (Slc10a1) 和 Bsep (ABCB11) 的表达显著减少。体外细胞培养也能发现:内毒素以及细胞因子处理后的细胞可在多个水平(包括启动子和转录)下调胆汁酸转运体基因的表达。

4. 营养素缺乏和营养不平衡 早产儿肝脏胱硫醚酶水平低,从蛋氨酸转化合成牛磺酸和半胱氨酸能力不足,牛磺酸缺乏使得结合型牛磺胆酸合成不足,而疏水性强且肝毒性大的甘氨胆酸合成则增多,在豚鼠模型中看到添加牛磺酸可以改善胆汁流动性有利胆汁排泄,减少 PNAC 发生。

必需脂肪酸可能是发生 PNAC 危险因素之一,大豆脂肪乳制剂中的植物固醇可以抑制肝细胞膜上的胆盐输出泵,成纤维细胞生长因子 -19 及有机酸转运体 α/β,去除脂肪酸的营养液在啮齿动物实验很容易呈现必需脂肪酸缺乏的后果,必需脂肪酸的缺乏对肝损伤是否产生影响并没有定论。但是无脂肪酸的营养液不管采用全禁食还是继续保持肠道喂养,肝细胞脂肪变性同样会发生,并且导致胆红素升高明显。静脉营养过程中如果给予大鼠超过能量部分 10% 的食物可以减少肝脂肪变性,啮齿类动物模型中添加脂肪类食物成分可看出

较添加水溶性成分的保护作用更显著,提示必需脂肪酸的保护作用以及脂肪变性和脂肪缺乏可能有关。上述实验证据表明脂肪酸缺乏可能和肝脂肪变性有关联,同样提示必须部分肠道喂养脂肪酸可给予保护作用。

长链脂肪酸是 PN 期间必需脂肪酸的来源,可提供较高的能量,但其在肝脏的氧化主要依赖于肝细胞线粒体膜上的肉碱转运系统,而中链脂肪酸可直接通过线粒体膜,不需要肉碱转运系统,故其肝脏廓清速度较快,对肝脏的损害较长链脂肪酸轻。动物实验显示混合各种营养素后的静脉营养导致的肝细胞损伤首先集中在中央静脉周围,在该试验中,改变脂肪制剂成分分大豆油组、大豆油混合鱼油组及橄榄油组,肝变性在三组未见到明显差异,添加鱼油组还增加了纤维化。而其他类似更多研究结果相反,均提示鱼油对肝细胞变性的保护作用,静脉营养成分添加鱼油组胆汁淤积情况及胆红素水平均低于大豆油组,鱼油对肝胆系统的保护作用机制不清需要进一步研究。

短时间单一静脉输注氨基酸结果是降低胆汁分泌,增加肝变性和肝小叶门脉区炎性病变和纤维化,但丝氨酸缺乏可以明显抑制胆汁分泌,过多脂肪和碳水化合物成分明显增加胆汁淤积,在新生动物模型中发现该情形的胆汁淤积以胆栓形成为主要表现,由此看来 PNAC 发生的危险因素不是单纯某营养素不足或过多,而是营养素的不平衡。

5. 污染成分和降解产物的毒性作用 包装袋及输液装置的塑料成分邻苯二甲酸二(2- 乙基)己酯(di (2-ethylhexyl) phthalate, DEHP)是脂溶性成分,在啮齿动物实验发现该成分对肝实质细胞有明显的毒性作用,包括细胞增生和细胞肥大,对胆管系统的损伤同样明显,仿照新生儿静脉营养的成分和疗程,在啮齿类动物身上使用含有 DEHP 暴露组看到更多的细胞坏死,胆管增生和纤维化。另外,在动物身上还发现静脉营养后铝元素肝内蓄积,大鼠实验中可见到铝导致牛磺酸和胆汁酸的结合减少,胆汁流动性减少,血清胆汁酸升高。

多种维生素成分均可受到光氧化,如果使用未采取隔离设施的营养液可增加肝脂变性,但不影响胆汁流动性,去除核黄素后见不到光损伤因素,提示核黄素的主要参与此过程。其他如色氨酸的代谢产物亚硫酸氢钠、丙氨酸具有肝毒性。

五、临床特点

皮肤呈现肉眼可见的黄染提示直接胆红素超过 ≥3mg/dl(51.3μmol/L),皮肤黏膜均可黄染,直接胆

红素升高皮肤色暗，直接胆红素不会造成神经毒性，尿胆红素增高后尿色加深呈茶色，肠道中直接胆红素降低，大便颜色变浅，呈现淡黄色甚至白陶土样大便，胆汁酸在皮肤沉积导致胆汁性瘙痒，随着病情进展轻重不同，肝脏肿大、脾脏肿大和腹水陆续出现，营养不良，脂溶性维生素缺乏，维生素 A、E、D、K 的吸收不良，钙缺乏，严重者出现惊厥、急性喉痉挛，凝血因子缺乏导致出血。Baserga 和 Sola 报道极低出生体重儿 PNAC 发生在出生（32±21）（14~90）天，故临床上对于早产儿胃肠外营养患儿应定期监测肝功能，尤其对于 PN＞2 周的患儿，即使在停 PN 时尚未发生胆汁瘀积，也应定期检测肝功能，并注意患儿皮肤黄染等情况，以便及时发现并进行相应的治疗措施。

PNAC 患儿的胆汁瘀积程度波动较大，直接胆红素峰值平均为（135.2±65.5）mol/L，最严重的患儿达293.9mol/L；PNAC 患儿中 73.7% 伴有肝功能损害，肝损一般发生于胃肠外营养后（6.6±3.0）周，常持续（9.5±5.4）周，谷丙转氨酶峰值（121.5±48.4）U/L，谷草转氨酶峰值（239.8±122.3）U/L，中国台湾省 Hsieh 等报道早产儿 PNAC 患儿直接胆红素峰值（110.3±102.4）μmoL/L，显示基本一致。

六、诊断和鉴别诊断

直接胆红素的升高是 PNAC 的标志，但直接胆红素升高的原因繁多复杂，包括胆汁酸合成、代谢疾病、胆汁酸转运障碍、各种感染的肝损伤等，对 PNAC 的诊断是排他性诊断，在直接胆红素升高时，全面分析病例特点，做必需的鉴别诊断，按照胆汁瘀积症诊断程序作出诊断。

1. 正确作出诊断首先需要熟悉各种婴儿胆汁瘀积症病因和鉴别要点。引起新生儿胆汁瘀积的病因多种多样，1970—1990 年英国伦敦国王学院医院儿童肝病科诊治的 1 046 例新生儿胆汁瘀积症的病因分布，其中胆道闭锁 32%，抗胰蛋白酶缺乏 18%，Alagille 综合征5.8%，胆总管囊肿 3.3%，特发性婴儿肝炎 31.6%，其他疾病 9.3%。1991—2008 年的 1 625 例新生儿胆汁瘀积症的病因，其中特发性婴儿肝炎 40%，胆道闭锁 20%，抗胰蛋白酶缺乏 11%，Alagille 综合征 4%，胆总管囊肿等阻塞性疾病 5%，其他病因包括儿童胃肠外营养相关性肝病 6%，进行性家族性肝内胆汁瘀积症（progressive familial intrahepatic cholestasis，PFIC）5%，垂体功能低下 2%，各种感染 2%，交通性海绵状肝内胆管扩张 1%，其他少见原因 4%。国内缺少大样本的调查资料，南

方地区某医院因胆汁瘀积症住院患儿 63 例，其明确的胆汁瘀积症病因以遗传代谢病为主，其中 NICCD 最多；而胆道闭锁仅 3 例，CMV 和梅毒等感染因素仅4 例。这与国外文献报道明显不同，可能与该数据来源于我国广东地区仅一家以 NICCD 研究为主的医院有关。

婴儿胆汁瘀积症病因可归纳划分为：感染性、结构性、代谢性、内分泌病、染色体病、肿瘤性、中毒性、血管性、免疫性和特发性，详细病因分类情况如图 9-2。

美国儿科学会提出当总胆红素≤5mg/dl（85.5μmol/L），直接胆红素≥1.0mg/dl（17.1μmol/L）为异常，当血清总胆红素＞5mg/dl（85.5μmol/L），直接胆红素≥总胆红素的20% 为异常。对怀疑新生儿胆汁瘀积者，应及时测定直接胆红素水平，以确定胆汁瘀积是否存在。任何新生儿黄疸生后 2 周不能消退，需怀疑胆汁瘀积，纯母乳喂养者如果仅仅间接胆红素升高且查体无其他异常发现，可等到 3 周再次评估。一旦得到胆汁瘀积症诊断，应进行评估，从病史和临床表现来选取最合适的实验室检查，最终确定诊断和治疗方案。

首先要除外败血症、代谢及内分泌疾病等急需得到治疗的疾病，其次要评估是否为胆道闭锁。黄疸消退延迟或黄疸消退后再次出现，早期可仅仅间接胆红素升高，后期表现直接胆红素升高，大便颜色变浅，尿色加深，白陶土大便是胆道闭锁特征，因为凝血因子缺乏可表现出血倾向，神经系统表现如：易激惹、嗜睡、惊厥或喂养困难，常常是遗传代谢病或败血症表现。黄疸、肝脏增大、脾大常常提示肝脏病变进行性加重。先天感染或先天综合征常常表现有发育迟缓或特殊面容，胆总管囊肿往往在右上腹有包块。

2. 实验室检查和鉴别诊断 部分文献以直接胆红素≥2mg/dl（34.2μmol/L）为 PNAC 的异常界限。美国儿科学会直接胆红素异常的标准：总胆红素≤5mg/dl（85.5μmol/L）时直接胆红素≥1.0mg/dl（17.1μmol/L）为异常；血清总胆红素＞5mg/dl（85.5μmol/L），直接胆红素≥总胆红素的 20% 为异常。肝酶升高特别是谷丙转氨酶升高提示肝损伤，但肝酶升高对 PNAC 缺少特异性，血清总胆汁酸浓度升高是 PNAC 的早期信号，血清硫酸石胆酸的浓度是所有类型的新生儿肝胆疾病的标志物。VLBW 静脉营养时间超过 7 天，直接胆红素＞1.0mg/dl 为 PNAC 发生高危组，经 logistic 回归分析，生后两周时 CRP 升高（OR=4.97，P=0.02），IL-1β（OR=1.11，P=0.008），多因素线性回归 CRP（P<0.001）或 IL-6（P=0.02）及 IL-8（P<0.001）可预测胆汁瘀积的发生。肝、肾及骨碱磷酸含量高，胆道闭锁的碱性

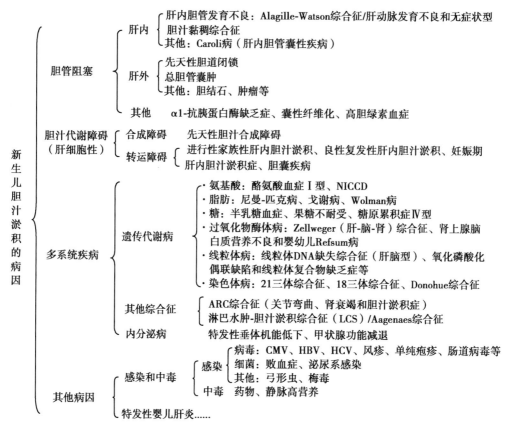

图9-2 新生儿胆汁瘀积症病因分类

磷酸酶升高明显,但需除外骨骼疾病,γ谷氨酰转肽酶(γ-GGT)存在于胆管上皮细胞,γ-GGT升高提示胆道闭锁、α-抗胰蛋白酶缺乏、特发性新生儿肝炎和Alagille综合征,家族性肝内胆汁瘀积Ⅰ和Ⅱ型(PFIC-Ⅰ和PFIC-Ⅱ)γ-GGT并不升高,PFIC-Ⅲ则显著升高。

3. 影像学检查和鉴别诊断

(1)腹部超声检查:对于评估肝脏大小、质地,胆道结石、肝内泥沙样结石和胆总管囊肿非常直接,通过间接观察测量胆囊大小是否有收缩可帮助诊断胆道闭锁,胆囊不可见,胆囊小提示胆道闭锁的敏感性仅有23%;肝门外三角形高密度回声,提示该区域纤维化,这是胆道闭锁特征性表现,据文献报道此征象敏感性73%~100%,特异性达到98%~100%。

(2)肝胆管放射性核素扫描:用锝标记的亚氨二醋酸衍生物做胆管扫描常用于观察胆管树,胆管闭锁者不能将放射性核素排到肠腔,胆道闭锁时肝细胞的摄取正常排泄受阻,而肝炎患者摄取延迟排泄正常,在两篇回顾性研究中报道敏感性83%~100%,特异性较低33%~80%,Johnson等研究观察到部分解剖结构正常的患儿未在预期时间内排泄放射性物质。检查前5天开始苯巴比妥5mg/(kg·d)提高敏感性,此项检查耗时费力,临床不作为首选。

(3)磁共振胆道造影技术:早期PNAC的磁共振影像特点肝细胞脂肪变性特点,正被越来越多用于新生儿胆汁瘀积,其软件和技术已经得到很好改进,能够使胆道成像,临床使用价值尚未得到证实。Pengs等磁共振胆道造影技术在15例胆汁瘀积症患儿研究结果,6例胆道闭锁均未看到胆道图像,9例非胆道闭锁患儿中仅有1例出现假阳性结果。

(4)胆管造影:在胆汁瘀积症的鉴别诊断中胆道造影术是诊断胆道闭锁的最可靠方法,内镜逆行胆管造影对于评估胆道梗阻意义重大,多数研究认为敏感性和特异性高,但在儿科失败率占10%,且需要专门技术和病人全麻,临床应用受限。部分专家认为应该首先获得经皮肝活检结果,肝组织活检如果不能得到诊断时可建议此项检查。目前很多医院采用微创腹腔镜下胆道造影和胆管冲洗术,因其安全性好、创伤小、成功率高,敏感和特异性高,应用日渐广泛。

(5)十二指肠引流液分析:分析引流液中胆红素浓度,可以判断胆道是否存在梗阻,胆道梗阻者引流液胆红素浓度低于血胆红素浓度,有文献认为其敏感性等同于放射性核素扫描,而且费用低,但是此项检查有创在儿科应用不多。

(6)经皮肝组织活检:经皮或腹腔镜下肝组织活检是诊断新生儿胆汁瘀积的最重要检查之一,肝活检主要用于鉴别诊断,1974 年 Brough 和 Bernstein 在 181 例手术或死后尸检证实病因的胆汁瘀积患儿,之前经皮肝组织活检,148 例符合最后诊断结果,准确率 93.7%,在此报道中肝活检对于胆道闭锁诊断的敏感性为 99%,特异性为 92%,但对新生儿肝炎的诊断敏感性较差。PNAC 组织病理改变:肝细胞内和毛细胆管内胆汁瘀积,细胞脂肪变性和门静脉周围纤维化,其他可以见到的征象包括:肝细胞受损呈现气球样变或多核巨细胞样变性,门脉区炎性改变,急性胆管炎,髓外造血,胆管增生和严重纤维化。胆道闭锁的组织病理特点为:胆小管增生,胆栓形成,汇管区纤维化和水肿。在特发性肝炎病人肝脏组织呈弥漫性肝细胞肿胀,巨细胞化和局部肝坏死。在胆道闭锁病程早期有时肝组织活检对于鉴别胆道闭锁、PNAC 及肝炎会有困难。此外,活检肝组织特殊染色见到 PAS 阳性颗粒在 α- 抗胰蛋白酶缺乏是特异的,肝内胆管缺如是 Allagille 综合征特异表现,胆管的炎性坏死是硬化性胆管炎的特征,对于遗传代谢病肝组织活检病理同样可发现特异的诊断依据。

七、治疗

虽然 PNAC 最好的解决办法是尽快恢复肠道喂养停止静脉营养,但是在临床不得已依靠全静脉营养情况下,有必要注意以下方面以尽可能减少损伤,如:最佳的营养配方,避免超负荷营养供给,避免有毒物质污染,避免肝损伤药物等。尽可能避免 DEHP,各类营养素尽可能减少去除铝元素、锰元素,避免感染,特别是导管相关感染。

早产儿能量供给以 110~120kcal/kg 为宜,避免过度营养,其中糖速 11~12mg/(kg·min),蛋白 3.5~4g/(kg·d),脂肪 2~3g/(kg·d)。大约 60% 的病人出现营养不良,应及时对患儿营养状态作出评估。胆汁酸的缺乏导致肠腔内脂肪分解、溶解和长链脂肪酸吸收障碍,脂肪泻更加重能量消耗,所以胆汁瘀积的患儿尽早经口喂养为首选,热卡供给应该为推荐量的 110%~125%,中链脂肪酸可不经胆汁盐溶解而直接被肠道吸收,所以含有中链脂肪酸的配方奶为首选。

1. 新生儿胆汁瘀积患儿脂溶性维生素缺乏显著,应该适当补充,国外已经有维生素 E 水溶酯即聚乙二醇 -1000- 琥珀酸酯(TPGS),与其他脂溶性维生素同服可以提高其他维生素的利用度,用量 15IU/kg,维生素 K 2.5~5mg/(kg·d)隔天一次,维生素 D_3 2 500~5 000IU/d,或 25- 骨化醇 3~5mg/(kg·d),维生素 A 5 000~25 000IU/d。

2. **胆汁瘀积药物治疗**　胆汁性瘙痒原因不清,但血清中胆汁酸的降低可有效改善症状,国内中药使用广泛,常用茵栀黄 5~10ml/d 口服用于利胆治疗。其他治疗胆汁瘙痒方法有:利福平可抑制肝细胞对胆汁的摄取并且诱导肝微粒体酶,剂量 10mg/(kg·d),副作用为肝毒性,易和其他药物配伍禁忌。苯巴比妥刺激胆酸排泄和合成,诱导肝微粒体酶,可降低循环胆汁酸血浓度,剂量 1~3mg/(kg·d);考来烯胺可在肠道结合胆酸,抑制肝肠循环促进排泄,并且降低对肝脏的负反馈,提高胆固醇向胆酸转化,常用于长期瘀胆病人,剂量 0.25~0.5mg/(kg·d)。

美国 FDA 唯一通过用于成人胆汁瘀积症的药物是熊去氧胆酸,熊去氧胆酸为亲水性胆酸,可替代疏水性胆酸,副作用腹泻、腹痛及恶心,剂量 10~20mg/(kg·d),其有效性在儿童还未得到验证,Arslanoglu 和 colleagues 实验结果显示无疗效。

有报道手术后应用胃肠外营养出现胆汁瘀积的新生儿 8 例,停止 TPN 后用胆囊收缩素治疗 3~5 天,有 7 例黄疸和高结合胆红素血症在 1~6 周内完全缓解。Teitelbaum 等用八肽胆囊收缩素治疗腹部和心脏大手术后的新生儿胃肠外营养相关性胆汁瘀积,发现患儿血清直接胆红素水平降低,且肝脏损害未进一步加重,提示胆囊收缩素应用于新生儿 PNAC 也是安全有效的。

S- 腺苷蛋氨酸(S-adenosylmethionine,SAMe)是蛋氨酸代谢的主要产物,研究显示静脉滴入外源性 S- 腺苷蛋氨酸后血浆中转硫化产物、半胱氨酸、牛磺酸、谷胱甘肽含量明显升高。其中谷胱甘肽是重要的肝细胞保护物质,可直接避免胆汁酸及其他肝毒性物质对肝细胞的损害。S- 腺苷蛋氨酸还有促进转甲基作用,使肝细胞膜磷脂生物合成能力提高,肝细胞膜流动性增加,同时亦可使细胞膜表面 Na^+-K^+-ATP 酶活性增加,共同促进了肝细胞向胆小管分泌胆汁酸的转运能力。S- 腺苷蛋氨酸应用于胆汁瘀积小鼠能够提高胆汁流动性,降低血清总胆汁酸水平和 γ- 转肽酶,减少肝脏的病理损害,清除胆管内的胆栓。经体外细胞培养发现 S- 腺苷蛋氨酸可抑制胆汁酸诱导的肝细胞凋亡。国内在新生兔 TPN 的实验研究中发现 S- 腺苷蛋氨酸可明显降低血清胆汁酸、胆红素水平,减轻肝组织瘀胆病理表现,并可显著降低肝细胞凋亡的发生。

对于肠道不能恢复或肠缺失者可以采用肠移植手术,对于肝脏不可复病变采用肝移植是延长生命的选择之一。

八、预防

1. **药物预防**　Teitelbaum 和 colleagues 在前期动

物实验的基础上开展了 CCK-octapeptide 预防新生儿 PN 的研究,间隔 12 小时静脉使用,直到肠道喂养达到 50% 以上或连续使用 8 周,未见到预防效果。Ng 等将体重小于 1 500g 的极低出生体重儿生后 15 天,随机分为实验组和安慰剂组,实验组 91 例接受口服红霉素,每剂 12.5mg/kg,每 6 小时一次,持续 14 天。PNAC 的发生在两组差异显著,红霉素预防组胆汁瘀积症发生率 20%,安慰剂组 41%(P=0.003),相差 50%,研究者认为红霉素增加了胃肠道动力同时减少了败血症的发生所致。Arslanoglu 测试了熊去氧胆酸的作用,体重低于 900g 需要长期 PN 患儿,随机分配至熊去氧胆酸组和安慰剂组,肠道喂养前剂量口服 5mg/(kg·d),肠道喂养开始后口服 10mg/(kg·d),停 PN 后维持 20mg/(kg·d) 直到 6 周年龄,结果未见到预防作用。但是实验组疗程最多持续了 3 周,可能疗程过短不足以观察到疗效。Heubi 等在类似开放式实验中,家长同意使用者采用牛磺鹅脱氧胆酸 15mg/(kg·次),每天 2 次,在 PN 长达 120 天,未见到有效预防效果。从目前实验结果只能看出红霉素对胆汁瘀积的发生具有一定预防效果,但是大剂量红霉素长期使用的安全性还需要进一步验证。

2. **静脉营养成分和速度** 牛磺酸对胆汁瘀积具有一定预防作用,未成熟儿体内牛磺酸生成相关的光硫醚酶活性低,牛磺酸的含量低于足月儿,牛磺酸不足导致胆汁酸与甘氨酸结合增多,增加肝脏毒性。Vileisis 等将 PN 患儿分为氨基酸 2.3 和 3.6g/(kg·d) 两组,两组在 PNAC [直接胆红素 ≥2.0mg/dl(34.2μmol/L)] 发生率没有区别,但是高蛋白组发生时间早于低蛋白组 20 天,直接胆红素值在两组比较有显著差异,高蛋白组和低蛋白组分别为 (8.4±1.6)mg/dl 和 (3.2±0.3)mg/dl($P<0.001$),如果按照是否发生 PNAC 分组,两组间蛋白和脂肪的量没有区别,而糖的使用量差别显著,分别是 (16±1)g/(kg·d) 和 (13±1)g/(kg·d),在 NICU 糖 16g/(kg·d)[11.1mg/(kg·min)] 是常规使用量,适当控制糖量可能减少 PNAC 的发生。Clark 在随机对照前瞻性研究中,予早产儿 2.5g/kg 还是 3.5g/kg 氨基酸,PNAC 发生率没有区别;同时比较从 1g/(kg·d) 开始量每天 0.5g/(kg·d) 增加速度至 2.5g/(kg·d),和 1.5g/(kg·d) 开始量每天 1g/(kg·d) 增加速度至 3.5g/(kg·d),PNAC 发生率同样区别。Duggan 测试了 1 个月以下龄婴儿,肠道加入谷氨酰胺,对 PN 所需周期长短及胆红素峰值均未见到影响。Wilson 予体重小于 1 500g 的早产儿,标准治疗营养谱:10% 葡萄糖,最大氨基酸量 2.5g/(kg·d),最大量脂肪大豆脂肪乳 2g/(kg·d),生后第一周末达到大约 70kcal/(kg·d) 热卡,实验组营养

谱:12.5%~15% 葡萄糖,氨基酸最大量 3.5g/(kg·d),中链和长链脂肪酸混合 2g/(kg·d) 到生后一周热卡达到 100kcal/(kg·d),对照组临床稳定过渡到肠道喂养,实验组生后 3 天开始小剂量喂养 0.5ml/h 随耐受情况加奶量,结果两组在获得全肠道喂养的时间和 PNAC 发生情况没有区别。

Gura 等在美国 FDA 批准的项目中,予 18 例 PN 患儿输注鱼油脂肪乳观察预防 PNAC 的效果,结果 11 例有效,8~25 周内 3 次连续监测直接胆红素小于 2mg/dl(34.2μmol/L),中位数是 14 周,7 例无效,其中 2 例死亡。

3. **微量元素** 锰是体内多种酶的激活剂,缺乏时可导致生长发育迟缓和中枢神经系统的异常 PN 过程中需适当补充,但 PN 液中元素锰含量过高可造成高锰血症,与高胆红素血症及转氨酶升高有关。Fok 等比较了两种锰含量不同的微量元素制剂,一种 1.0μmol/(kg·d),另一种 0.02μmol/(kg·d),两组锌、铁及硒含量有所不同,两组 PN 使用时间的中位数均在 40 天,虽然两组 PNAC 的发生率区别不大,但直接胆红素最高值在高剂量锰元素组和对照组间差异显著,分别是 4.9mg/dl(83.8μmol/L) 和 1.5mg/dl(25.7μmol/L),高浓度锰、铁、碘元素,低剂量锌和硒可致发生更严重 PNAC。

铝并不是人体所必需的微量元素,体内含量超过一定范围即会对多系统产生毒性作用,人类胃肠道对于多余铝在体内的沉积具有有效的屏障作用,PN 液的各种成分均含有元素铝,直接经静脉输入将会使铝的吸收率大大提高,多余的铝沉积在肝脏内引起肝脏受损,应注意避免铝元素摄入。

钼是含硫氨基酸降解所需的酶系统中的辅助因子,PN 中提供的元素钼不足,会引起有肝毒性的含硫氨基酸如半胱氨酸在体内的堆积,加重 PN 中氨基酸成分的肝脏毒性作用,促使胆汁瘀积的发生,适当剂量的钼元素对 PNA 的预防作用有待探讨。

4. **小剂量肠道喂养** 大部分实验结果是小剂量肠道喂养能有效预防 PNAC,Slagle 将 500~1 500g 体重随机分配入组,一组 28 例为生后一周内早期开始小剂量肠道喂养,另一组 22 例单纯 PN,比较两组平均直接胆红素,单一 PN 组显著高于对照组。McClure 同样将体重小于 1 750g 的随机分配至小剂量喂养和无肠道喂养组,小剂量喂养组停止 PN 时间少于 11.5 天,但直接胆红素值在两组未见到区别。

5. **减少有毒物损伤** PN 液中的脂肪乳成分经光照后会产生过量的丙二醛,这种成分会对患儿产生多种有害影响,包括增加 PNAC 的发生率,因此避光措施是

非常必要的。

输注鱼油脂肪乳制剂后小鼠体内的 6- 酮前列腺素 F 和血栓素 B 均较低，且氧化产物丙二醛（malonaldehyde，MDA）未升高，过氧化物歧化酶和谷胱甘肽过氧化物酶降低，用鱼油制造的脂肪乳剂过氧化物产生相对较少，应用安全。分别输注用豆油和鱼油制成的脂肪乳剂后 3 周，发现在豆油组胆汁流速均受损，而在鱼油组则无明显改变。

静脉复合维生素被光氧化后可产生过氧化物，其与肝脏的脂肪变性、纤维化及胆汁瘀积有关，故胃肠外营养液在配制及输入过程中应行避光处理。

6. 其他 微生态制剂可减少结合型胆红素的分解，阻断胆红素的肠肝循环，拮抗毒素的吸收。益生菌可在定植于肠上皮细胞后产生大量酸性物质降低肠道内的 pH 值，使致病菌不能定植、存活和繁殖；维护肠黏膜屏障的完整性；抗氧化作用可减少氧自由基对肠道黏膜的损伤，减少细菌易位等。在 PN 新生兔模型实验中，给予口服补充双歧杆菌，能维护兔肠道微生态平衡，减少内毒素产生、吸收，预防 TPN 所引起的肝功能异常。

肉碱在脂肪酸氧化过程中起着非常重要的作用，肉碱缺乏会引起脂肪酸氧化不充分，新生儿肉碱相对不足，而传统的静脉营养液中不含有肉碱，因此长期接受 PN 的新生儿可以适量补充肉碱。

九、预后

有关 PNAC 的预后报道不一，国内有人对 40 例 PNAC 患儿所做的临床追踪结果是 1 例在治疗 PNAC 过程中因严重真菌感染死亡，1 例失访，其余 38 例经治疗后均痊愈，胆汁瘀积持续的时间为（13.3 ± 5.4）周，大部分在 PNAC 发生后 4~25 周内恢复；肝损持续的时间相对于胆汁瘀积短，为（9.54 ± 5.4）周，一般持续 2~22 周恢复，常随着胆汁瘀积的减轻肝损渐好转。Willis 等报道 66 例 PNAC 患儿中有 17% 死亡或需肝移植，但所有死亡或肝移植病例有至少一次的血培养阳性史。多数学者认为 PNAC 患儿如能避免严重感染，并得到恰当的治疗，其胆汁瘀积在停止 PN 后大部分会恢复。国内研究中 PNAC 患儿预后良好，考虑可能与 PN 时间相对较短有关。

基础疾病决定了 PNAC 的病程和转归，PNAC 本身也会影响患儿原发疾病的恢复，在很多情况下 PNAC 的存在会加重患儿病情。PNAC 致死的并发症包括门脉高压、肝硬化、肝功能衰竭、凝血因子缺乏引起的大出血和中央静脉导管相关的败血症，在肠道受累 PNAC 患儿特别需要手术、需要机械通气者慢性肺疾患发生危险增加，胆汁瘀积的程度和死亡率相关。Willis 等人发现早产儿生后第一年死亡率和 / 或肝移植发生率在直接红素 <10mg/dl（171.0μmol/L）组和 >10mg/dl（171.0μmol/L），分别 7% *vs.* 38%（*P*<0.001）。临床技术的提高极大改善了 PNAC，Sigalet 等推出的防止 PNAC 预防策略有效改善了 PNAC 结局，早产儿存活率从 73% 增加至 100%，如果病人行肠切除术或腹壁修补术估计肠外营养超过 60 天者，该病人将接受特殊护理，包括早期肠道喂养、早期肠道抗生素控制肠道细菌生长、胆红素增高者减少肠外脂肪乳计量、对于高胆红素血症患儿和脑软化患儿采用鱼油提取脂肪乳，尽管采取一系列措施后死亡率减低了，但是恢复全肠道喂养的时间没有缩短 1.3~2.7 个月，争取早期肠道喂养有效减少甚至逆转 PNAC 的发生，PNAC 的恢复需要数月时间，Willis[1] 观察 55 例患儿中 49 例在 6~66 天时间直接胆红素降至 2.0mg/dl（34.2mol/L）以下，Javid 等观察结果是 12 例依赖 PN 长达 5 个月的患儿在恢复全肠道喂养后 1 个月内胆汁瘀积明显好转，3 个月后完全恢复。

（李 莉）

参考文献

1. RAGER R, FINEGOLD MJ. Cholestasis in immature newborn infants: is parenteral alimentation responsible？ J Pediatr, 1975, 86: 264-269.

2. CHRISTENSEN RD, HENRY E, WIEDMEIER SE, et al. Identifying patients, on the first day of life, at high-risk of developing parenteral nutrition-associated liver disease. J Perinatol, 2007, 27: 284-290.

3. WRIGHT K, ERNST KD, GAYLORD MS, et al. Increased incidence of parenteral nutrition-associated cholestasis with aminosyn PF compared to trophamine. J Perinatol, 2003, 23: 444-450.

4. 俞生林, 汪健, 肖志辉, 等. 早产儿肠外营养相关性胆汁瘀积高危因素. 临床儿科杂志, 2009, 27: 252-255.

5. 李卉, 冯琪, 等. 极低出生体重儿肠道外营养相关性胆汁瘀积的临床研究. 新生儿科杂志, 2005, 20: 57-61.

6. CHRISTENSEN RD, HENRY E, WIEDMEIER SE, et al. Identifying patients, on the first day of life, at high-risk of developing parenteral nutrition-associated liver disease. J Perinatol, 2007, 27: 284-290.

7. STEINBACH M, CLARK RH, KELLEHER AS, et al. Demographic and nutritional factors associated with prolonged cholestatic jaundice in the premature infant. J Perinatol, 2008, 28: 129-135.

8. ROBINSON DT, EHRENKRANZ RA. Parenteral nutrition-associated cholestasis in small for gestational age infants. J Pediatr, 2008, 152: 59-62.

9. HELEN E MOYSES, MARK J JOHNSON, ALISON A LEAF, et al. Early parenteral nutrition and growth outcomes in preterm infants: a systematic review and meta-analysis. Am J Clin Nutr, 2013, 97: 816-826.

10. 王陈红, 施丽萍, 吴秀静, 等. 早产儿胃肠外营养相关性胆汁瘀积症的临床特征. 中华儿科杂志, 2011, 49 (3): 199-202.

11. ZOVKO D, LOFF S, DZAKOVIC A, et al. Long-term total parenteral nutrition and cholecystostomy tube in a rabbit model surgical procedure: Management and preliminary results. Res Exp Med (Berlin), 1996, 196: 235-242.

12. ESMAILI J, IZADYAR S, KAREGAR I, et al. Biliary atresia in infants with prolonged cholestatic jaundice: diagnostic accuracy of hepatobiliary scintigraphy. Abdom Imaging, 2007, 32 (2): 243-247.

13. GILMOUR SM, HERSHKOP M, REIFEN R, et al. Outcome of hepatobiliary scanning in neonatal hepatitis syndrome. J Nucl Med, 1997, 38 (8): 1279-1282.

14. 刘怡晟, 蔡威, 吴圣楣, 等. S- 腺苷-L- 蛋氨酸防治全胃肠外营养所致肝内胆汁瘀积的实验研究. 临床儿科杂志, 2005, 23: 239-242.

15. WILLIS TC, CARTER BA, ROGERS SP, et al. High rates of mortality and morbidity occur in infants with parenteral nutrition-associated cholestasis. J Parenter Enteral Nutr, 2010, 34: 32-37.

16. SIGALET D, BOCTOR D, ROBERTSON M, et al. Improved outcomes in paediatric intestinal failure with aggressive prevention of liver disease. Eur J Pediatr Surg, 2009, 19: 348-353.

17. JAVID PJ, COLLIER S, RICHARDSON D, et al. The role of enteral nutrition in the reversal of parenteral nutrition-associated liver dysfunction in infants. J Pediatr Surg, 2005, 40: 1015-1018.

10

第十章
超低出生体重儿的管理

    超低出生体重（extremely low birth weight，ELBW）儿指出生体重小于 1 000g 的新生儿，是 NICU 中特殊的群体，我国 ELBW 儿发生率为 0.2%。日本最近的一项研究表明 ELBW 儿中 30% 为小于胎龄儿，总体死亡率为 38.7%，其中与母亲相关的因素包括贫血、不恰当的产前保健、胎膜早破并应用过抗生素，与新生儿相关的因素包括男性、胎龄小、体重低、较长时间的 CPAP 或机械通气治疗、肺出血及颅内出血等。而一项针对 ELBW 儿在 7 岁时的研究发现，脑瘫发生率为 16%，耳聋或严重的听力缺陷发生率为 11%，失明或严重视力异常为 12%，多数患儿存在不同程度的发育障碍，包括认知功能及运动协调能力障碍等。在青少年期，ELBW 儿与正常胎龄 - 体重儿相比，在社会适应及与人交流方面差异不明显，但在身体健康及情感方面则存在不同程度的问题。ELBW 儿生理上极为不成熟，对呼吸、血压、液体、营养及其他很多方面微小的变化表现敏感，死亡率较高，存活者可以出现脑瘫、早产儿视网膜病变、失聪、生长发育落后、认知功能障碍及社会适应能力障碍等许多问题。近期美国佛罗里达州的一项研究表明 ELBW 儿（401~1 000g）平均住院时间为 79 天，在此期间，通过有效的管理，降低 ELBW 儿的死亡率及伤残率，是未来新生儿科医师工作的重点。我们一直在探索如何更好地管理 ELBW，其中重要的一点就是在 NICU 建立规范化的诊疗方案。

第一节　出生前管理

    如果条件允许，ELBW 儿尽量在有相应诊疗设备的 Ⅲ 级 NICU 医院分娩，当然也要权衡宫内转运和出生后转运哪个危险性更大。产前使用糖皮质激素，即使时间紧急无法达到足疗程，以减少新生儿呼吸窘迫综合征（RDS）及其他早产后遗症的发生。

    如果 ELBW 儿的出生存在风险，新生儿科医师应该同父母、产科医师共同讨论，告知父母患儿出生前后可能出现的问题。

    1. **存活**　对大多数父母来说，ELBW 儿的出生让他们十分恐惧，最初的担心就是患儿是否能够存活。多用胎龄评估患儿的存活率，也有很多人认为用出生体重进行评估更为准确，目前认为胎龄成熟度对患儿生存及预后影响更大，不同国家、不同地区的医疗水平不同，ELBW 儿的死亡率及伤残率存在差异。国内 ELBW

患儿的存活率报道范围在 38.5%~87%。目前日本在 ELBW 儿上的救治水平最高，Isayama 等根据日本新生儿研究网 2006 年至 2008 年早产儿资料显示胎龄<25 周、25~26 周、27~28 周和 29~32 周的病死率分别为 27.1%、9.6%、4.1% 和 1.4%。实际上，我们可以综合胎龄成熟度、体重及其他因素对患儿进行全面评估。不同的病人，至少需要考虑以下两方面：第一，尽管超声技术可以提供相对可靠的胎儿体重，在产前会诊中我们也一样要进行体重评估。如果仅能获得体重资料，那么体重与胎龄的对应关系为 600g=24 周，750g=25 周，850g=26 周，1 000g=27 周。第二，可能有个别病例存在孕母产前异常情况、感染、慢性生长受限或者退行性改变等，需要通过临床经验判定这些不定因素可能会造成的影响。

    不同医疗机构分娩的时机掌握存在差异，本地的医疗水平对超低出生体重儿的死亡率及伤残率也起着重要的作用。

我们主张对所有可以存活胎龄的新生儿进行积极复苏救治,但个别父母并不认同。除了胎龄不成熟外,由于其他围产期不良因素,较大胎龄患儿也可能出现存活概率小的问题。应向父母告知胎龄越小,发生伤残的风险越大。同时父母应了解产房复苏成功率很高(并非绝对),除非患儿实际胎龄小于产前评估胎龄或体重小于 500g,但这并不代表复苏后就一定存活,需要转至 NICU 后进行再评估。告知父母 ELBW 儿的高危期在生后会持续数周。

如果胎龄不成熟已导致对治疗无反应或已经发生严重不可逆的并发症,我们应停止对患儿的进一步治疗。

2. 短期 - 远期预后 出生前,通过孕母病史衡量患儿出生时及生后短期内可能出现的问题。ELBW 儿可能发生 RDS 并需要通气支持治疗:NICU 中,24 周早产儿全部需要通气支持,25~26 为 80%~90%,27~28 周为 50%~60%。我们通常所说的通气治疗多指机械通气,但是生后立刻或短时间内使用持续气道正压通气(CPAP)已经越来越多地应用于临床。也要告知父母出生时有感染高危因素的患儿在血培养回报前需要预防性应用抗生素。

3. 最有可能发生的疾病及住院期间治疗方案 如早产儿呼吸暂停、颅内出血、院内感染、喂养困难及远期的认知功能障碍,早产儿视网膜病变及随后出现的视觉缺失,同时要进行听力方面的筛查明确有无听力缺失,一些并发症可能在住院后期才能出现。但也不要言之过甚,避免造成父母恐惧及焦虑。

4. 家属的意愿 多数情况下,父母都希望对自己的孩子进行抢救治疗,这就需要我们清晰、理性、真实地告知他们治疗成功的可能性及长期预后,以便让他们作出最恰当的选择。

通过会诊,新生儿医师应该了解患儿父母是否希望对患儿进行抢救并进行接续治疗,尤其是对存活概率很小的患儿。在父母理解谈话内容后,征询他们对患儿出生后的治疗态度并签字。

(陈 丹 毛 健)

参考文献

1. JOHN P CLOHERTY, ERIC C EICHENWALD, ANNE R HANSEN, et al. Care of the Extremely Low Birth Weight infant. Manual of Neonatal Care. 7th Edition. Lippincott Williams & Wilkins, 2011: 154-165.
2. BOLISETTY S, LEGGE N, BAJUK B, et al. Preterm infant outcomes in New South Wales and the Australian Capital Territory. J Paediatr Child Health, 2015, 51 (7): 713-721.
3. MANKTELOW BN, SEATON SE, FIELD DJ, et al. Population-based estimates of in-unit survival for very preterm infants. Pediatrics, 2013, 131 (2): e425-e432.
4. 中华医学会儿科分会新生儿学组. 中国住院新生儿流行病学调查. 中国当代儿科杂志, 2009, 11 (1): 15-20.
5. 陈春. 超低出生体重儿救治的国内外近况. 中国当代儿科杂志, 2013, 15 (8): 703-706.
6. ISAYAMA T, LEE SK, MOIL R, et al. Comparison of mortality and morbidity of very low birth weight infants between Canada and Japan. Pediatrics, 2012, 130 (4): 957-965.

第二节 产房内管理

儿科团队中至少有一名经验丰富的儿科或新生儿科医师,尤其是患儿胎龄小于 26 周时。复苏方式与其他早产儿及足月儿相近,但应注意以下方面:

1. 保温及擦干 ELBW 儿发生低体温的风险极大,常见方法为将患儿放置预热的暖箱或辐射台,擦干患儿并移除湿毛巾,动作迅速轻柔避免损伤患儿皮肤。以下几种方式有助于保持体温:迅速包裹未擦干的患儿同时将四肢用塑料薄膜包裹或将患儿直接放入塑料袋中;应用加热毯;确保产房温度在 26℃,注意避免过分加热,尤其是上述几种方法同时使用的时候。

2. 呼吸支持 多数 ELBW 儿由于肺脏及呼吸肌发育不成熟需要通气支持。使用空氧混合避免早期复苏后持续的高浓度氧气摄入,最初复苏使用的氧多数从浓度 21%~30% 开始,同时应用血氧监测仪置于右上肢监测新生儿血氧饱和度水平,所有胎龄小于 28 周的早产儿在 NICU 中也需要监测血氧饱和度(目标是 90%~95%)。如果新生儿生后哭声有力,我们多数选择应用空氧混合气体同时观察是否有呼吸窘迫发生。

多数患儿因为呼吸暂停或无效呼吸需要面罩通气。如果患儿有自主呼吸,存在呼吸窘迫,选择正压通气或 CPAP。如果患儿无自主呼吸，需要立即开始正压通气，进一步的支持需要通过患儿的状态来决定，多数患儿需要维持 CPAP 治疗，压力在 5~6cmH₂O。如果缺乏肺泡表面活性物质（PS），最初可能需要适当的加压通气，但是峰压应该迅速降低保证肺脏受到最小的气压伤，目标是使用最小的潮气量和峰压达到足够的通气。没有证据表明第一次呼吸建立前应用 PS 作用会更好，需要气管插管复苏的，可以在产房内应用外源性 PS。

儿科医师评估复苏的效果并决定进一步的处置方案。如果患儿没有反应，医师应该重新检查所有支持方式是否有效，如果在一段时间内患儿仍对治疗没有反应，我们则考虑停止抢救。

3. **复苏后管理** 复苏后立即将使用塑料包裹的新生儿放入预热的转运温箱转至 NICU 进一步治疗。在转运途中让父母和新生儿第一次见面。在 NICU，迅速将患儿放置暖箱或辐射台上进行全面的评估及最初的治疗。

（陈丹 毛健）

参考文献

1. TYSON JE, PARIKH NA, LANGER J, et al. Intensive care for extremely prematurity-moving beyong gestational age. N Engl J Med 2008, 358 (16): 1672-1681.
2. CARLO WA, FINER NN, WALSH MC, et al. Target ranges of oxygen saturation in extremely preterm infants. N Engl J Med 2010, 362 (21): 1959-1969.
3. LAUGHON MM, SIMMOONS MA, BOSE CL. Patency of the ductus arteriosus in the premature infants: is it pathologic？Should it be treated？Curr Opin Pediatr 2004, 16 (2): 146-151.

第三节 新生儿监护病房管理

注意细节及多次监测是治疗 ELBW 儿的基本要素，危急的变化可能在短时间内迅速发生。大量液体的丢失、液体摄入及血糖水平的平衡、轻微的肺脏变化、脏器的不成熟及高敏感性都需要持续监测。监测本身也会增加风险如采血量多、血管细不易采血及皮肤完整性破坏等。在 ELBW 儿的治疗中，我们应该注意以下几点（表 10-1）。

一、存活

生后数天尤其是 24~48 小时是存活与否的重要时机，对需要有效呼吸、心血管及液体支持的患儿进行持续评估，判断他们存活的可能性，如果患儿死亡不可避免或者极有可能发生严重的神经系统后遗症，征得父母同意可以放弃治疗。

二、体温及湿化管理

ELBW 儿皮下脂肪少，体表面积相对大，能量储备少，容易发生低体温，将患儿放置暖箱或辐射台上，根据胎龄及体重设置温度，体温需多次监测。ELBW 儿生后 1 周内湿度维持在 70% 或更高，矫正胎龄 32 周逐渐下调至 50%~60%，减少不显性失水及简化液体治疗。暖箱还可以减少对患儿不必要的刺激及降低噪声。

三、呼吸管理

由于胸廓柔软、肺不成熟、小支气管软骨少、肺泡换气面积小、PS 合成不足、肺扩张能力有限等原因，多数 ELBW 儿需要呼吸支持。

1. **常见的通气策略** 通常选用压力限制的同步间歇指令通气作为最初的通气模式，应用较短的吸气时间及尽可能小的潮气量维持正常的通气及氧合，近年来 PS+CPAP 的呼吸支持手段越来越多地应用于临床。通过血氧监测避免高氧（小于 32 周的早产儿维持经皮血氧饱和度在 90%~95% 之间），减少视网膜病变的发生，近年来有报道称避免低氧 - 高氧的波动也可以减少严重视网膜病变的发生。最近研究发现与血氧饱和度维持在 90%~94% 相比，85%~89% 可以减少视网膜病，但可能会增加死亡率。理想的血氧饱和度在 90%~92%，监护仪报警的界限限制在 85% 和 95%。限制高氧血症也可以减少严重支气管肺发育不良（BPD）的发生。尽管允许性高碳酸血症是否有益仍存在争论，但避免低碳酸血症是非常重要的。

表 10-1　超低出生体重儿标准化管理规范

产前会诊

　父母教育

　有生后存活风险时明确家属的意愿

　生后短期及远期合并症告知,需要家属的协作

产房内处置

　明确何时需要复苏

　呼吸支持

　低潮气量通气策略

　避免散热及水分流失

　早期表面活性物质治疗

通气策略

　低潮气量,短吸气时间

　避免高氧血症及低碳酸血症

　有症状者早期使用表面活性物质

　明确高频通气的指征

液体

　早期湿化暖箱使用,避免液体及热量流失

　低血压时慎用液体疗法

　严密监测液体及电解质指标

　留置双腔脐静脉导管提供液体支持

营养

　生后早期肠外营养

　早期母乳喂养

　增加喂养浓度提供足够热卡,保证生长发育

循环支持

　维持血压正常平稳

　有症状者使用多巴胺

　对血管活性药反应差的低血压使用糖皮质激素

PDA

　控制液体入量

　症状性 PDA 早期药物治疗

　药物治疗失败后手术治疗

感染控制

　严格洗手,积极使用床旁洗手液

　减少采血次数及皮肤穿刺

　CVL 护理,留置管时间

　避免在 NICU 配制及更换经由 CVL 的液体

注:PDA= 动脉导管未闭;CVL= 中心静脉置管。

2. PS 治疗　目前主张对胎龄小于 26 周的早产儿预防性使用 PS。发生新生儿呼吸窘迫的患儿,如果需要呼吸支持的平均气道压力超过 $7cmH_2O$,吸入氧浓度超过 0.3,建议在生后 2 小时内给予 PS 治疗。我们希望生后尽早给予 PS 治疗,最好在生后 1 小时内给药。

3. 高频振荡通气　主要用于应用 PS 后呼吸问题没有改善,同时常规通气模式需要较高的吸气峰压时。如果患儿存在气漏,尤其是肺间质气肿,高频震荡通气是首选模式。

4. 维生素 A　所有体重小于 1 000g 的新生儿在生后 4 周内每周都应该肌内注射 5 000IU 的维生素 A 3 次,可以减少支气管肺发育不良的发生。

5. 咖啡因　生后 10 天按照标准剂量给予咖啡因可以降低发展成为 BPD 的风险。

6. 一氧化氮　一项研究发现生后 1 周仍使用机械通气的患儿,给予一氧化氮治疗可以减少 BPD 的发生。治疗的细节及具体策略需要进一步观察研究。

四、液体及电解质平衡

对于小于 28 周的 ELBW 儿来说,体表面积比例大且皮肤发育不成熟,胎龄越小皮肤丢失水分越多,肾脏发育不成熟造成大量体液及电解质的丢失,因此容易发生水电解质失衡。早期湿化暖箱的使用可以减少不显性失水,但应注意尽量减少暖箱开放。水电解质管理目前没有固定模式,应根据体重丢失、尿量、电解质测定、血压及疾病状态如 RDS、动脉导管未闭(PDA)等进行综合评估。

1. 液体摄入途径　生后如果可能尽快建立脐动脉及双腔脐静脉通路,脐动脉通路可以保留 7~10 天,如

仍有需要可更换为外周动脉留置,脐静脉通路尽可能保留 7~14 天(最好不超过 10 天),如果需要长期静脉营养,之后更换为经外周中心静脉置管。

2. 液体摄入量　表 10-2 列出不同胎龄及体重的超低出生体重儿最初液体的摄入量。我们需要动态监测体重、血压、尿量及血清电解质的水平,摄入足够的液体避免发生脱水及高钠血症。生后 12 小时内(小于 800g 的患儿 6 小时内)需要监测电解质,此后每 6 小时监测 1 次直至电解质水平稳定。生后第 2 天,许多患儿出现多尿及尿钠排泄增多,因此需要持续评估及矫正液体摄入量及电解质水平。不显性失水则会在生后数天内随着皮肤增厚及干燥而逐渐减少。第二天以后的液体量应根据体重、尿量及尿比重、血流动力学监测、电解质监测等多个方面评估结果给予。

表 10-2　辐射台上超低出生体重儿生后 2 天内的液体摄入

出生体重 /g	胎龄 /wk	液体 /ml·kg⁻¹·d⁻¹	电解质监测频次
500~600g	23	110~120	q.6h.
601~800g	24	100~110	q.8h.
801~1 000g	25~26	80~100	q.12h.

注:如果使用湿化温箱,液体量应降低 20%~30%,监测尿量及电解质决定最佳液体入量。

3. 液体组成

(1) 葡萄糖:保证一定浓度的葡萄糖溶液,维持血糖浓度大于 45~50mg/kg。多数情况不成熟的新生儿很难耐受大于 10% 糖浓度的葡萄糖输入,因此我们通常使用 5%~7.5% 浓度的葡萄糖,通常情况下葡萄糖速度在 4~10mg/(kg·min) 之间是适宜的,如果血糖升高,可以降低糖浓度,但要避免低渗浓度(糖浓度小于 5%)。如果血糖水平持续高于 180mg/dl 并伴有尿糖增高,可以使用胰岛素,按照 0.05~0.1U/(kg·h) 剂量根据需要进行调整。

(2) 氨基酸:ELBW 儿几乎生后即开始丢失蛋白,出现负氮平衡,为了避免及减少这种情况,患儿转入 NICU 后即可开始肠外营养,在葡萄糖溶液中加入氨基酸。

(3) 脂肪乳:生后第 2 天给予,由于脂蛋白脂酶活性低,容易出现高脂血症,脂肪乳应用 2 周后需每周监测血清甘油三酯水平,正常维持在 1g/L 以下,超过 1.5g/L 应停止脂肪乳剂,直到血脂水平恢复正常。

(4) 电解质:生后第 2 天给予电解质,包括钠 3~4mmol/(kg·d)、钾 2~3mmol/(kg·d) 及钙 50~100mg/(kg·d)。

(5) 维生素及微量元素:最好在 24 小时内添加。

4. 皮肤护理　皮肤发育的不成熟及易损性要求护理人员必须精心护理以保持皮肤的完整性,减少体液丢失。出生后胎脂要清除,避免损伤性操作如反复采血及穿刺,除非特殊情况否则局部不建议使用润肤油或润肤剂,当皮肤受损的时候可以使用半渗透性的敷料。

五、循环系统管理

1. 血压　由于 PDA 造成左向右分流、ELBW 儿心肌收缩力弱,代偿能力有限,容易发生低血压及血压波动。目前对 ELBW 儿血压正常范围仍未确定,为了避免神经系统不良预后,对于 24~26 周的早产儿来说,平均动脉压维持在 26~28mmHg,原则上将平均动脉压维持在其胎龄之上是比较理想的,同时应保持稳定的心率。生后早期的低血压主要归结于血管反应性的改变而并非低血容量,所以液体扩容的量一般限制在 10~20ml/kg,因为液量过多可以造成急性心功能衰竭和颅内出血。可以给予多巴胺维持血压,对于难治性的低血压可以尝试使用氢化可的松治疗(1mg/kg,12 小时 1 次)。

2. PDA　对于体重小于 1 000g 的早产儿,症状性动脉导管的开放率可高达 70%,外源性 PS 的使用可以加速导管开放,症状性 PDA 多数发生在生后 24~48 小时,表现为需要通气支持或对氧需求的增加。当心脏杂音不明显,心率增快及心尖波动明显也未被察觉时,PDA 可能会被忽略。症状性 PDA 的患儿发生 BPD 的风险增高,但早期关闭导管并未降低 BPD 的发生率。许多早产儿严重合并症都可以引起 PDA,如窒息、感染及 RDS 等。在治疗时,多数情况下需完善心脏彩超证实导管开放并造成左心功能降低及降主动脉远端流速下降后才考虑使用药物吲哚美辛或布洛芬,如果不能立刻完善心脏彩超,而临床出现明显的呼吸循环功能障碍,考虑为动脉导管开放所致时,也应该及早使用药物治疗。有研究证实预防性使用吲哚美辛可以降低严重 PDA 的发生,减少动脉导管结扎的概率,但是没有研究证实会改善神经系统及呼吸系统预后,因此并没有成为常规治疗。持续或反复出现的 PDA 可以考虑使用第二疗程的吲哚美辛或布洛芬,如果两个疗程的药物治疗动脉导管仍未关闭,同时存在明显的左向右分流,则应考虑选择合适的时机进行外科导管结扎。

10章

六、输血管理

由于 ELBW 儿促红细胞生成素量少且活性低下、红细胞寿命短、不可避免的医源性采血,多数 ELBW 儿需要输血治疗。体重小于 1 000g 伴有中重度合并症的早产儿在生后早期的数周内可能需要接受 8~9 次的输血治疗。输血量为 10~15ml/kg,4~6 小时内持续滴入。在体内铁充足的情况下使用促红细胞生成素可以加速红细胞生成,但使用并不能减少输血次数,因此临床上并未常规使用。减少采血次数,不要进行不必要的实验室检查,减少医源性失血,同时严格遵守输血指征。

七、感染及感染控制

很多早产的发生与早发型败血症相关。B 组链球菌在发达国家早产儿感染中较为常见,目前我国也呈逐年增多趋势,革兰氏阴性细菌是早发型败血症最常见的病原体。ELBW 儿在生后应立即进行感染监测,在结果回报前预防性应用抗生素治疗。ELBW 儿也容易发生院内感染(出生 72 小时以后发生的感染),一些报道称体重小于 1 000g 的早产儿有 1/3 在住院期间发生至少 1 次的院内感染,在不同的医学中心,感染发生率存在较大差异。尽管不同的新生儿单位发生感染的病原体并不完全一致,但国外研究提示多数医院院内感染中约 1/2 的病原体为凝固酶阴性葡萄球菌,18% 为革兰氏阴性细菌,12% 为真菌,在我国,真菌感染逐年增多。晚发型败血症的早产儿死亡率增高,尤其是革兰氏阴性细菌感染的患儿。晚发型败血症的高危因素包括长时间机械通气、脐血管及中心静脉置管的应用、肠外营养应用等。

有报道证实一些晚发感染(尤其是导管相关性感染)可以通过加强护理而避免,其中最重要的手段是加强洗手,同时在每个患者的床前放置洗手液,定期并随机地对接触患儿的医护人员进行手卫生的监测及报告。注意对呼吸机管路的维护,减少机械通气的时间。建议静脉营养在层流环境下准备,配好使用后不要再有变动。早期喂养建议使用人乳,减少中心静脉置管的时间同时摄取更多免疫因子。如果中心静脉置管是必要的,应该保证穿刺者技术娴熟,穿刺后应立即确定置管位置是否有偏差(X 线检查确定位置是否正确),每个 NICU 应该设有专门的中心静脉置管团队以规范穿刺技术及减少感染风险。加强导管接头处的护理减少细菌定植

也可以减少中心静脉置管相关性细菌感染。尽量减少实验室检查,同时将采血时间集中,这样可以避免多次穿刺造成患儿皮肤破坏及减少患儿操作刺激,这也是所有体重小于 1 000g 新生儿皮肤护理标准化规范的一部分。

八、营养管理

1. **早期管理** 所有小于 1 000g 的早产儿在生后即可按照至少 60ml/(kg·d) 给予营养支持,其中蛋白质为 1.5~2g/(kg·d)。随后蛋白质每天增长 1g/kg 直到最大量 4g/(kg·d),脂肪乳生后第二天开始使用,每天增长直至最大量 3g/(kg·d)。如果患儿病情平稳,没有接受吲哚美辛及正压治疗,生后尽早开始肠道内营养。

2. **肠内喂养** 早期安全的肠内喂养应该使用小剂量母乳或早产儿奶,每天 10~20ml/kg,同时可以促进胃肠激素分泌,尽早建立胃肠功能。在脐血管置管最初的 3~4 天,肠内喂养的量可以维持不变,不必每天增加。此后监测患儿如果喂养耐受,包括没有腹胀、呕吐及胃内残留,可以缓慢增长奶量,每天 10~20ml/kg。区分胃肠活动减弱和严重胃肠功能障碍(如坏死性小肠结肠炎)是非常重要的,但有时两者在早期很难区分。大约有 2/3 的 ELBW 儿会出现喂养不耐受而导致喂养中断,当肠内喂养达到 90~100ml/kg(24cal/30ml),喂养耐受良好,可以停用肠外营养,此后可以继续增长肠内喂养量。无论肠外营养还是肠内营养,每天蛋白摄入量应达到 4g/kg,保证身长及头围的增长。多数 ELBW 儿液体摄入控制在 130~140ml/kg,同时要保证足够的能量摄入。

ELBW 儿是新生儿中的特殊群体,胎龄越小、体重越低,死亡率越高。近年来,随着 NICU 的建立,新生儿医学的发展及医护条件的日臻完善,ELBW 儿死亡率明显降低。我们希望通过逐渐建立成熟 ELBW 儿的管理规范,使 ELBW 儿的抢救成功率进一步提高,同时通过规范化管理,减少存活者并发症的发生率,改善 ELBW 儿的生存质量。

(陈丹 毛健)

参考文献

1. 邵肖梅, 叶鸿瑁, 邱小汕. 极低或超低出生体重儿的特点和管理. 实用新生儿学. 5 版. 2019.

2. LEE HC, BENNETT MV, SCHULMAN J, et al. Accounting for variation in length of NICU stay for extremely low birth weight infants. J Perinatol. 2013 (33): 872-876.

3. KWINTA P, KLIMEK M, GRUDZIEŃ A, et al. Intel-

lectual and motor development of extremely low birth weight (≤ 1000 g) children in the 7th year of life; a multi-center, cross-sectional study of children born in the Malopolska voivodship between 2002 and 2004. Med Wieku Rozwoj, 2012, 16 (3): 222-231.

4. METHÚSALEMSDÓTTIR HF, EGILSON SÞ, GUÐMUNDS-DÓTTIR R, et al. Guemundsdóttir, Ragnhildur, et al. Quality of life of adolescents born with extremely low birth weight. Acta Paediatr, 2013, 102 (6): 597-601.

5. JOHN P CLOHERTY, ERIC C EICHENWALD, ANNE R HANSEN, et al. Care of the Extremely Low Birth Weight infant. Manual of Neonatal Care. 7th Edition. Lippincott Williams & Wilkins, 2011: 154-165.

10 章

11 | 第十一章
早产儿常见系统疾病诊断与救治技术

第一节　早产儿常见肺部疾病的 X 线诊断

早产儿呼吸疾病非常常见,其中呼吸窘迫综合征、感染性肺炎、支气管肺发育不良、气漏等仍是新生儿主要死亡原因之一。肺部 X 线检查是早产儿呼吸疾病诊断检查的主要方法,本节阐述早产儿主要呼吸疾病的 X 线检查及 X 线影像表现。

一、新生儿呼吸窘迫综合征

新生儿呼吸窘迫综合征(RDS)为肺表面活性物质缺乏所致,多见于早产儿和择期剖宫产新生儿,生后数小时出现进行性呼吸困难、青紫和呼吸衰竭。早产儿 RDS 与足月儿 RDS 临床特点有比较大差别。

1. 早产儿 RDS 的 X 线表现　RDS 典型临床表现主要见于早产儿,生后不久(1~2 小时)出现呼吸急促,继而出现呼吸困难、呻吟、三凹征,病情呈进行性加重。一旦出现呼吸困难,应立即肺部 X 线摄片。

RDS 肺部 X 线检查有特征性表现,多次床旁摄片可观察动态变化。按病情进展情况和程度胸片主要表现为:早期两肺野普遍透亮度降低(充气减少),可见均匀散在的细小颗粒(肺泡萎陷)和网状阴影(细支气管过度充气)。随着病情进展,可见支气管充气征(支气管过度充气),延伸至肺野中外带,肺野透亮度更加降低,心缘、膈缘模糊。重症病例整个肺野呈白肺,支气管充气征更加明显,似秃叶树枝。胸廓扩张良好,横膈位置

正常。

2. 剖宫产新生儿 RDS 的 X 线表现　主要见于晚期早产儿或足月儿,与剖宫产的胎龄密切相关,剖宫产新生儿 RDS 起病时间差别较大,有些患儿生后 1~2 小时即发生严重呼吸困难。而有些患儿生后呼吸困难并不严重,开始胸片为湿肺表现,但生后第 2、3 天呼吸困难突然加重,胸片两肺呈白肺,表现为严重 RDS。但剖宫产新生儿 RDS 胸片肺水肿比较明显,支气管充气征没有早产儿 RDS 那么明显。常合并重症持续肺动脉高压(persistent pulmonary hypertension of newborn, PPHN),表现为严重低氧性呼吸衰竭。

3. 基因缺陷 RDS　主要是肺表面活性物质蛋白基因缺陷,临床表现为重症呼吸衰竭,胸片两肺呈白肺,给肺表面活性物质治疗后短时间内(1~2 小时)临床表现和肺部病变改善,但 5~6 小时后临床表现又非常严重。依赖肺表面活性物质的治疗,最终预后较差。

二、感染性肺炎

早发感染者在生后第 1 天肺部 X 线表现可不明显,第 2 或 3 天才出现明显改变。X 线表现以支气管肺炎为主,呈斑点状或斑片状渗出影,大小不等,以两下肺、心膈角、左心后区多见。部分病例表现为间质性肺炎,肺纹理增多增粗,伴肺气肿。

三、早产儿湿肺

以往认为湿肺主要发生于足月剖宫产儿，近年研究显示胎龄 33~34 周早产儿湿肺发病率高达 11.6%，35~36 周为 5%，足月儿为 0.7%，早产儿湿肺发生率并不低于足月儿。

湿肺 X 线胸片可见两肺透亮度下降、颗粒状、小斑片状渗出，广泛融合的片状及网状、短线状致密影，肺纹理增粗、肺泡及间质积液、肺淤血、肺气肿及叶间、胸腔积液等。湿肺 X 线胸片征象较多，且变化较快，数小时可以吸收。

重症湿肺胸片表现与 RDS 相似，较难鉴别，但超声检查诊断湿肺更为适合，在正常肺泡中含大量气体，而超声波遇到气体时几乎全被反射，故难以穿透，而湿肺患儿由于肺泡中肺液排出延迟，此时超声可见肝（脾）后区出现稀疏的放射状中高回声，有助于湿肺诊断，容易与 RDS 鉴别。

四、肺出血

肺出血系指肺的大量出血，至少累及 2 个肺叶，常发生在一些严重疾病的晚期。一旦怀疑肺出血，应立即摄 X 线胸片。肺出血典型的肺部 X 线表现为：①两肺透亮度突发性降低，出现广泛性、斑片状、均匀无结构的密度增高影，这是肺出血演变过程中极为重要的 X 线征象；②肺血管淤血影：两肺门血管影增多，呈较粗网状影；③心影轻中度增大，以左心室增大为主，严重者心胸比例>0.6；④大量肺出血时两肺透亮度严重降低，呈"白肺"。

有时肺出血与呼吸窘迫综合征和感染性肺炎较难鉴别。呼吸窘迫综合征的 X 线表现常为两肺毛玻璃样，广泛颗粒影，两肺透亮度逐渐降低，心影模糊，肋间隙变窄。而肺出血肺透亮度突然降低，心影增大，肋间隙增宽。感染性肺炎 X 线表现为肺纹理增多增粗，两肺淡片状和斑片状影，两下肺为主，心影不增大。而肺出血两肺呈大片高密度影，以肺门为主，涉及各叶。如不能鉴别，应动态观察肺部 X 线表现。

五、支气管肺发育不良

支气管肺发育不良（BPD）是指出生不久需机械通气和高浓度氧治疗后，在生后 28 天仍依赖吸氧，并有肺功能异常。BPD 绝大多数发生在早产儿，"经典型"

或"老型"BPD 主要发生在胎龄较大的早产儿，平均胎龄 34 周，生后有 RDS 等严重原发病，需要机械通气和高浓度氧疗，日龄超过 28 天仍依赖氧疗，肺部病变比较严重。新型 BPD 主要发生在胎龄较小的早产儿，胎龄<28 周，体重<1 000g，肺部原发疾病较轻或没有，生后不需要高浓度氧疗，但数天或数周后逐渐发生进行性呼吸困难，需要提高吸入氧浓度或机械通气，到纠正胎龄 36 周仍依赖氧疗。

1967 年，放射科医师 Northway 首次描述 BPD 时主要根据肺部 X 线表现，国际上多采用 Northway 的分期法，将 BPD 胸片改变分为 4 个阶段（表 11-1）。Weinstein 采用记分法将 BPD 肺 X 线改变分为 6 级（表 11-2）。这些是经典型 BPD 的肺部病变，现在比较少见。而新型 BPD 的肺部 X 线表现为肺纹理增粗、肺气肿、肺泡发育不良。肺纤维化可以不明显。

表 11-1　BPD 肺部 X 线表现的 Northway 分期法

分期	肺部 X 线表现
1 期	2~3 天，为 HMD 典型改变
2 期	4~10 天，全肺明显混浊
3 期	10~20 天，进入慢性肺病变期，有小透亮区及密度增高区
4 期	>1 个月，广泛的索状透亮区，伴有条状密度增高影

表 11-2　BPD 肺部 X 线表现的 Weinstein 分级法

分级	肺部 X 线表现
1 级	轻度的不明确的混浊、模糊
2 级	有明确的线网状模糊影，中内带为主
3 级	更加粗的线网状模糊影，扩展到外带
4 级	除 3 级改变外，有非常小的但可看得出的囊状影
5 级	囊状透亮区比 4 级多，密度增高区与囊状透亮区相等
6 级	囊状透亮区比密度增高区大，肺呈囊泡样改变

大多数 BPD 病例肺部 X 线表现比较典型，结合临床表现，可以诊断和评价肺部病变，不需要做 CT 检查，但对少数特殊病例可进行肺部 CT 检查，更全面观察肺部病理改变。

BPD 应与以下疾病鉴别：

1. Wilson-Mikity 综合征　该病也属慢性肺病，X 线检查可见两肺蜂窝样囊性变，与 BPD 相似。但该病出生时常无呼吸困难，常在生后 2~3 周起病，没有机械

11 章

通气和吸高浓度氧的病史。

2. 早产儿慢性肺功能不全（chronic pulmonary insufficiency of preterm，CPIP） 该病常发生在出生体重<1 000g 的早产儿，生后数天无症状，多在第 2 周后出现呼吸衰竭，X 线检查可见肺部分布不均匀的气囊肿。

六、早产儿先天性肺畸形

1. 先天性肺发育不良 是胚胎发育障碍所致的先天性肺、支气管、肺血管畸形。可发生在全肺、一侧肺或一叶肺。X 线表现为患侧肺体积小，肺纹理稀少，横膈升高，纵隔向患侧移位。

2. 先天性肺囊肿 也可于新生儿期发病。囊肿可为单个或多个，5% 患儿同时伴有其他先天性畸形，如多囊肾或多囊肝。

X 线表现为单个黏液性囊肿，显示圆形或椭圆形致密影，边界清楚；气囊肿显示薄壁透亮影，可见液平；张力性气囊肿显示大透亮区，囊壁压迫肺组织，可见肺不张影，纵隔移位；多发性囊肿显示蜂窝状影，分布在同一肺叶内，囊壁薄，可见小液平。

对出生后反复发生或迁延不愈、治疗困难的呼吸道感染，应及时行 X 线检查，若在同一部位持续存在囊状或蜂窝状阴影，应考虑先天性肺囊肿，伴有感染者，在抗感染治疗后复查 X 线胸片。对怀疑先天性肺囊肿者，应进一步做 CT 检查，CT 检查可清楚显示囊肿的大小、数量、范围、囊壁厚度、与周边组织的关系，能准确定位。

先天性肺囊肿易被误诊，误诊率可达 47%，应与下列病症鉴别：金黄色葡萄球菌肺炎、肺大疱、肺脓肿、气胸、先天性膈疝、肺隔离症等。

3. 先天性膈疝 为膈肌缺陷，腹部脏器进入胸腔所致，压迫肺和心脏，发生不同程度的肺发育不良和畸形，肺泡总量减少，出生后即出现呼吸困难、青紫、呼吸衰竭。

产前诊断：主要依靠超声检查，如胎儿腹腔脏器疝入胸腔则可确定诊断，一般在胎龄 15 周即可检测到。产前超声检查发现羊水过多、纵隔偏移、腹腔内缺少胃泡等征象应予进一步详细检查是否有腹腔脏器疝入胸腔。产前鉴别诊断包括先天性腺瘤样囊肿畸形、肺叶隔离征、气管或支气管闭塞等。40%~60% 先天性膈疝患儿合并其他先天畸形，产前诊断还可及时发现其他先天畸形。

出生后诊断：根据临床表现高度怀疑先天性膈疝者，立即摄胸片，如 X 线胸片显示胸腔内有胃泡或肠曲影，肺组织受压，心脏和纵隔移位，可明确诊断。

4. 肺隔离症 是由于胚胎肺发育过程中部分肺组织与正常肺分离所造成的先天性肺发育异常，又称支气管肺组织分离症，隔离肺一般不与正常肺的气管和支气管相通，接受体循环供血，静脉回流入肺静脉。多发生在左肺。

主要依靠影像学检查，胸部 X 线平片可显示肺下叶后基底段呈圆形多囊状或块状影，边缘清楚、密度均匀，如继发感染，边缘模糊，呈浸润状。胸部 CT 检查能显示隔离肺实质改变、与周围组织的关系、血供情况。胸部 MRI 检查能显示供血动脉和回流静脉，对确定诊断很有帮助，为手术提供解剖证据，可取代血管造影。

（陈 超）

参考文献

1. 袁新宇, 吴朔春. 新生儿常见肺部疾病的影像诊断及鉴别. 中国实用儿科杂志, 2009, 24 (9): 660-663.
2. 朱艳萍, 周英, 李明霞. 493 例新生儿直接数字化 X 线胸片临床分析. 中国当代儿科杂志, 2010, 12 (10): 831-833.
3. 李会超, 冯娜, 高明, 等. 55 例新生儿肺透明膜病计算机 X 线摄影的影像学表现分析. 中国实验诊断学, 2012, 16 (1): 136-137.
4. 胡石腾, 单卉, 陈德平, 等. 支气管充气征在肺透明膜病中的临床价值. 医学影像学杂志, 2010, 20 (12): 1803-1805.
5. 张欣贤. 新生儿湿肺综合征的 X 线诊断. 实用医技杂志, 2010, 17 (1): 33-34.
6. 何良斌, 张和平, 曾建武, 等. 新生儿肺出血 X 线临床动态观察分析（附 36 例报道）. 放射学实践, 2007, 22 (6): 558-561.
7. 陈星, 彭京洪. 先天性肺囊肿胸片的特殊表现. 实用儿科临床杂志, 1995, 10 (2): 99-100.
8. 冼磊, 郑民, 罗玉中, 等. 先天性肺囊肿 32 例临床分析. 广西医科大学学报, 2000, 17 (1): 127-128.
9. 李忻, 陈张根, 贾兵, 等. 先天性肺囊性病的诊断和手术治疗. 复旦学报医学版, 2007, 34 (3): 455-458.
10. CHAO PH, HUANG CB, LIU CA, et al. Congenital diaphragmatic hernia in the neonatal period: review of 21 years' experience. Pediatr Neonatol, 2010, 51 (2): 97-102.

第二节　早产儿常见腹部疾病的 X 线诊断

早产儿腹部疾病主要为坏死性小肠结肠炎(NEC)和消化道先天畸形,X 线检查对诊断具有重要意义。

一、新生儿坏死性小肠结肠炎

新生儿坏死性小肠结肠炎(NEC)主要见于早产儿,随着早产儿数量增多,存活时间延长,早产儿 NEC 发生率成增高趋势,尤其在极低和超低出生体重早产儿。腹部 X 线平片检查是诊断 NEC 的主要手段,一旦怀疑 NEC,应立即拍摄腹部 X 线正侧位平片,并需多次随访检查,观察动态变化。

1. NEC 早期 X 线表现　①小肠轻、中度胀气,结肠可少气或胀气;②肠腔内可有小液平;③肠壁黏膜及肠间隙增厚;④肠管排列紊乱,外形僵硬,管腔不规则或狭窄变细。

2. NEC 进展期 X 线变化　①肠腔胀气加重,液平增多,呈阶梯状,提示病变累及肌层;②肠壁黏膜下层出现积气,表现为密集的小泡沫样透亮区,称肠壁囊样积气(pneumatosis intestinalis),浆膜下积气呈细条状、半弧形或环状透亮影;③肠壁积气时间较长,气体可从肠壁上升至门静脉,导致门静脉积气,在肝脏门脉处呈现树枝样向上的透亮影,病情改善者可在 4 小时内被吸收消失;④肠管固定;⑤腹腔积液,急性肠穿孔时出现气腹,如穿孔处被肠系膜覆盖封闭,逸出的气体被吸收后,X 线片上可以不易显示。

3. NEC 分期诊断　1978 年,Bell 根据全身表现、腹部表现及 X 线平片结果,将 NEC 的诊断分为三期:1 期为疑似病例,临床表现为非特异性,肠充气或正常,肠功能性梗阻(轻);2 期为确诊病例,X 线表现为肠胀气,肠功能性阻塞,肠壁囊样积气,无或有腹水;3 期即为晚期,同上,可出现腹水,无或有气腹。Bell 分期诊断有助于 NEC 的早期诊断,但 Bell 1 期仍然是非特异性的,很难作出明确诊断。

4. 腹部 X 线表现的评分　由于早期 X 线征象多为非特异性的肠道动力改变,很难诊断 NEC。并且腹部平片诊断存在一定的主观性,不同医师对腹部平片的认识和判断存在差异,美国 Duke 大学 Coursey 等建立 Duke 腹部 X 线评分量表(Duke abdominal assessment scale, DAAS),对腹部 X 线平片根据量表进行评分,将

腹部 X 线表现定为 0~10 分。

0 分:肠腔充气正常;1 分:肠腔轻度扩张;2 分:肠腔中度扩张或正常充气伴有粪便样球状透明影;3 分:局部肠袢中度扩张;4 分:局部肠间隙增厚或肠袢分离;5 分:多发肠间隙增厚;6 分:肠壁积气可能伴有其他异常表现;7 分:肠袢固定或持续扩张;8 分:肠壁积气(高度怀疑或者肯定);9 分:门静脉积气;10 分:气腹。评分越高病情越严重,评分 ≥ 7 分,提示已发生肠坏死,需要手术治疗。通过腹部 X 线评分量表,将腹部 X 线表现进一步细化和量化,有助于判断 NEC 的严重程度。

二、消化道先天畸形

1. 先天性肠旋转不良　是胚胎期肠管发育过程中,中肠以肠系膜上动脉为轴心的旋转运动不完全或异常,使肠道位置发生变异及肠系膜附着不全,引起肠梗阻或肠扭转。患儿出生后有正常胎粪排出,一般在第 3~5 天出现胆汁性呕吐,腹部不胀,表现为十二指肠梗阻。若症状加重,呕吐咖啡样液体,出现血便,并有腹胀、腹膜炎体征甚至休克,表明肠扭转引起绞窄性肠梗阻,以至广泛的肠段坏死、腹膜炎。

凡新生儿有高位肠梗阻症状,且曾有正常胎粪排出者,应考虑肠旋转不良。X 线腹部平片显示有十二指肠梗阻。作钡剂灌肠,见到盲肠和升结肠位于上腹部或中腹部,即可确诊。

2. 先天性巨结肠　是一种比较多见的因胃肠道发育畸形而引起的功能性肠梗阻,是新生儿结肠梗阻最常见的原因。先天性巨结肠的病理变化可分为三部分:①扩张段:肠段异常扩大,较正常粗 1~2 倍,色泽略苍白,肠壁增厚,黏膜水肿,可有小的溃疡。肠腔内有大量粪便积潴,一般多为近端乙状结肠和部分降结肠。②狭窄段:在扩大肠管之远端,常为直肠和部分乙状结肠。肠壁无明显异常,但较狭窄,缺乏正常蠕动,呈痉挛状,故又称"痉挛段"。③移行段:在扩张段和狭窄段之间有一过渡的移行区,呈漏斗形,长 3~8cm 不等。

新生儿出现低位肠梗阻应怀疑先天性巨结肠。诊断方法包括钡剂灌肠、直肠肠壁组织学检查。钡剂灌肠

11章

可见无神经节细胞肠段与其近端结肠的口径差别，尤其在侧位片可见直肠及乙状结肠远端较细狭（狭窄段），随之为一锥形扩张（移行段），以后为扩大的近侧肠管（扩大段）。24 小时复查仍有钡剂滞留。新生儿由于近端肠段尚未扩张，不易作出对比，约有 20%~30% 不能确诊。

（陈　超）

参考文献

1. NEU J, WALKER WA. Necrotizing enterocolitis. N Engl J Med, 2011, 364 (3): 255-264.

2. EPELMAN M, DANEMAN A, NAVARRO OM, et al. Necrotizing Enterocolitis: Review of State-of-the-Art Imaging Findings with Pathologic Correlation. Radio Graphics, 2007, 27: 285-305.

3. COURSEY CA, HOLLINGSWORTH CL, WRISTON C, et al. Radiographic predictors of disease severity in neonates and infants with necrotizing enterocolitis. Amer J Roentgenol, 2009, 193 (5): 1408-1413.

第三节　早产儿颅脑影像学检查

早产儿脑损伤发生率较高，常留有后遗症，及时早期发现脑损伤非常重要，影像学检查是早期发现早产儿脑损伤的重要方法。目前，主要方法有超声、CT 和 MR，超声检查主要用于床旁检查，早期筛查，对早期发现颅内出血有重要意义。CT 检查由于顾虑射线问题，对早产儿做 CT 检查要非常慎重。MR 是早期发现脑白质损伤及恢复期脑损伤随访的重要方法。

一、早产儿脑发育与脑损伤影像学检查的特点

（一）头颅超声检查

新生儿头颅 B 超是借助前囟、后囟及侧囟为透声窗，对颅脑进行冠状面及矢状面扫描。其优点包括可床旁检查、无射线损害、费用低廉、不需要镇静、可多次重复，是早产儿脑损伤的首选检查方法。缺点是需要有经验的操作者，对颅脑外周的病变有一定局限性。

1. 适应证　包括颅内出血、脑白质病变、脑发育性疾病、中枢神经系统感染和代谢性疾病等及脑发育过程的判断。但是，由于受到透声窗的限制，有时对于颅脑边缘和脑外间隙结构变化的观察效果欠佳。

2. 检查时间　胎龄较小的早产儿如无特殊病史，初次检查时间为生后 1~3 天，主要检查颅内出血，生后 1 周、2 周、3 周需要随访，之后如无特殊，可 2~3 周随访，直至出院。

3. 操作前准备　新生儿处于比较安静的状态即可，不必使用镇静剂。取仰卧头正位，检查者在小儿右侧或头顶侧，选择操作方便的位置进行经前囟或侧囟的

超声检查。作后囟检查时，可将新生儿头转向一侧，暴露后囟。新生儿头发较稀疏，不必备皮。检查部位涂上专用超声耦合剂，便可操作。探头应注意清洁，避免新生儿皮肤交叉感染。

4. 检查部位

（1）经前囟检查：是首选的检查部位。探头经此作不同角度的偏转，经冠状面扫描，可获得颅内从额叶到枕叶各层面影像；经正中矢状面、左右旁矢状面检查，可获得脑正中直至双侧颞叶间各层面影像。

（2）经侧囟扫描：从另一角度对颅内作近似水平断面的探查，可显示大脑脚、丘脑、颅底血管等结构。侧囟关闭较早，探查范围有限，限制了临床应用，但常作为脑血流动力学检查的透声窗。

（3）经后囟检查：探头在后囟自上向下偏转，最充分显示的是近于水平位的脑结构，弥补了前囟扫描时不易探及的颅底部声像的不足。但新生儿后囟较小，闭合也早，实际可探查到的范围有限，故不常应用。

5. 超声对脑发育过程的判断

（1）脑容积：胎龄越小，脑容积越小。超声可选定一个标准层面进行测量。

（2）脑整体背景回声：胎龄 28 周脑实质回声低而均匀细腻，双侧脑室周围白质回声均匀、稍强，外周无明显边界，犹如薄雾。胎龄 32~34 周脑实质回声偏低、较均匀。36~37 周脑实质回声略低。

（3）脑沟回：胎龄 28~34 周时正常脑沟回已出现，但脑回宽，脑沟浅，沟回弯曲曲线细窄，呈中等强度回声。胎龄 36~37 周时脑沟回弯曲曲线仍显细窄，脑回宽度及脑沟深度与 40 周足月儿近似。

（4）脑室：胎龄 28 周时双侧脑室仍可保留胎儿期未

完全回缩的大脑室迹象,即侧脑室前角、后角分别向额叶、枕叶方向延伸,呈伸展的 S 形,以后角大更为明显。34 周后双侧脑室形态正常。

(5)脑岛:超声经旁矢状面可显示,胎龄 28 周时脑岛轮廓虽已存在,但尚未分化,其间无脑沟回结构。胎龄 32~34 周时分化尚不完全,仅见长回及不完全的短回。36~37 周时双侧脑岛已完全分化,可见清晰的长回和短回。

(二) 头颅 CT 检查

头颅 CT 检查的优点:检查过程相对于磁共振较短,脑组织对比度好,对出血、骨折、钙化等损伤性改变的显示较好。缺点:有辐射,检查费用较昂贵,需搬运而不利于危重儿的检查。由于辐射问题,早产儿 CT 检查须非常慎重,不作为常规检查。

(三) 头颅磁共振检查

头颅磁共振检查没有辐射损伤,对软组织显示较好,已越来越多地用于早产儿脑发育及脑损伤的诊断。磁共振可进行横断面、冠状面及矢状面检查。优点:多轴面成像,组织对比分辨率高,无放射线损害。磁共振是诊断白质损伤后遗改变的最佳方法。缺点:检查时间长,费用昂贵,噪声明显,患儿需镇静且需搬运至特殊检查室。

早产儿生后早期(1~5 天)进行磁共振弥散成像(diffusion weighted imaging,DWI)检查,可早期发现早产儿脑损伤所致的脑水肿,能早期、敏感识别局部或弥漫性早产儿脑病,且成像时间短。以后采用 T_1 和 T_2 加权,显示早产儿脑病后形成的多发性小囊腔,表现为 T_1 低信号和 T_2 高信号。随着小囊腔的吸收或融入侧脑室,使侧脑室后角形成特征性直角状。早产儿脑病晚期在 T_2 加权像上可清晰显示脑白质容量减少和髓鞘形成延迟。

其他脑损伤:MRI 可清晰显示选择性神经元坏死和基底核丘脑损伤等病变。DWI 则对诊断早期脑动脉梗死敏感,可在梗死发生后 30 分钟内作出诊断。

二、早产儿脑损伤的影像学表现

(一) 颅内出血

早产儿颅内出血包括脑室周围 - 脑室内出血、脑实质出血、硬膜下出血、原发性蛛网膜下腔出血以及其他部位的出血。

1. **超声检查**　超声对脑室周围 - 脑室内出血(periventricular-intraventricular hemorrhage,PV-IVH)的显示较好,出血早期表现为室管膜下和 / 或脑室内呈强回声反射。2~3 天后即稳定期呈边界清楚的强回声团块,不断进展的出血表现为出血中心强回声,出血周边回声强度逐渐减弱,边界不清楚。7~10 天后即出血吸收期强回声消失,之后组织液化形成无回声的囊腔。脑室内出血后期若导致梗阻性脑积水,超声可见梗阻以上部位的脑室扩大、形态异常、脑实质受压。但超声对颅脑边缘及颅底部位的出血显示不如 CT 和磁共振。

一般依据 Papile 分级法分为 4 级:1 级:单或双侧室管膜下生发基质出血;2 级:室管膜下出血穿破室管膜,引起脑室内出血,但无脑室增大;3 级:脑室内出血伴脑室增大;4 级:脑室内出血伴脑室周围出血性梗死,后者超声表现为沿侧脑室外上方呈球形或扇形强回声反射,一般为单侧性,双侧时多明显不对称。

2. **CT 检查**　在出血早期可显示各级 PV-IVH,但对室管膜下及少量脑室内出血的敏感性不及超声。7~10 天后对残余积血不敏感。对颅脑边缘部位如硬膜外、硬膜下、蛛网膜下腔等部位的出血显示较 B 超优越,早期 CT 表现为局部的高密度影,后期出血液化可成低密度灶。

3. **磁共振检查**　可以清晰显示各部位的颅内出血,并能明确有无脑实质受累,但由于检查时间较长,不适用于危重病人,因此急性期出血多采用超声检查。但在出血的亚急性期或血肿消退期,磁共振可以清晰显示血肿形态;出血慢性期或后遗症期,液化成囊腔,磁共振可检出。磁共振对较小的、颅底部位的出血较 CT 显示清晰。磁敏感加权成像技术(susceptible weighted imaging,SWI)对颅内出血的诊断较常规序列更加敏感。

(二) 脑室周围白质损伤

早产儿脑白质损伤非常多见,多发生在脑室周围白质,损伤早期主要表现为脑水肿,超声显示强回声,轻者 1 周左右可恢复正常,严重者由于白质液化形成无回声的囊腔,可伴有脑室扩大和脑萎缩。囊腔直径大于 2mm 超声即可发现。

1. **超声检查**　超声较难诊断弥漫性脑白质损伤,但对局灶及囊性脑室周围白质软化(PVL)的诊断价值较大。

超声检查局灶性 PVL 的病程转归通常呈现 4 期变化。

(1) 1 期——回声增强期(水肿期):病变 1 周内,表现为脑室周围呈双侧对称性强回声反射。

(2) 2 期——相对正常期(囊腔形成前期):病变 1~3 周,超声可无明显异常发现,或强回声反射在此期延续。

(3) 3 期——囊腔形成期:最早在病变 2 周左右出现,在双侧原回声增强区呈现多个小囊腔改变。

(4) 4 期——囊腔消失期:数月后小囊腔可消失,但脑室轻度增大、变形。因此,临床应谨慎初次超声正常的早产儿,可能正处于 PVL 囊腔形成前期,应注意随访。

2. CT 检查 对早期(水肿期)和晚期(囊腔形成期)脑白质损伤的诊断特异性均不如超声,不能清晰显示白质损伤后的囊腔改变。

3. 磁共振检查 常规磁共振对早期局灶性 PVL 的诊断不如超声,弥散加权成像技术(DWI)可以清晰识别早期的局部水肿,有助于早期诊断局灶性 PVL。T₂ 加权序列可以清晰显示脑白质容量减少和髓鞘形成不良,尤其对评估无囊腔损伤的弥漫性 PVL 预后有高度敏感性。

(三) 脑梗死

1. 超声检查 脑梗死(cerebral infarction)早期表现为相应动脉供血区呈强回声,数周后梗死部位可出现脑萎缩及低回声囊腔。超声对大脑前及大脑中动脉的梗死显示较好,大脑中动脉主干梗死呈典型的楔形高回声区,但对大脑后动脉主干梗死、近颅脑边缘及脑干和小脑的梗死显示较差。有报道显示超声对脑梗死的诊断率可达 85%~90%。

2. CT 检查 脑梗死典型 CT 表现为梗死动脉相应供血区低密度影和对周边结构的占位效应,典型者呈楔形病灶。但对 24 小时内的早期病变和小的病灶(如小于 5mm)可能会出现漏诊。

3. 磁共振检查 与超声和 CT 比较,磁共振是目前诊断脑梗死病灶的最佳影像学方法。不仅能够诊断脑动脉缺血性梗死灶的数目、体积、血管区域,而且能够发现直径仅 1mm 的小的梗死灶。常规 MRI 典型的梗死灶表现为 T₁WI 低信号、T₂WI 高信号,但常规序列难

以早期发现梗死灶,而弥散加权成像技术(DWI)可以在超急性期梗死(6 小时甚至 30 分钟内)时即显示病灶部位的高信号,对梗死的早期诊断有很大的价值。1 周后病灶区变为等信号,DWI 敏感性降低,需要常规 MRI 序列补充诊断。

(四) 低血糖脑损伤

低血糖造成的脑损伤多发生在顶枕叶,大部分为双侧。急性期为脑细胞水肿,超声显示高回声,CT 为低密度影,MRI 敏感性最高,表现为 T₁WI 低信号,T₂WI 正常或稍高信号,DWI 可以在 24 小时内早期发现病灶,表现为高信号影。低血糖脑损伤后期会出现损伤部位的液化、坏死和脑萎缩,超声变为低回声或囊腔,CT 呈低密度影伴脑组织减少,MRI 的 T₁WI 仍为低信号,T₂WI 信号较前增强,DWI 呈低信号影。

(陈 超)

参考文献

1. MENT LR, BADA HS, BARNES P, et al. Practice parameter: Neuroimaging of the neonate: Report of the Quality Standards Subcommittee of the American Academy of Neurology and the Practice Committee of the Child Neurology Society. Neurology, 2002, 58 (12): 1726-1738.

2. KWON SH, VASUNG L, MENT LR, et al. The Role of Neuroimaging in Predicting Neurodevelopmental Outcomes of Preterm Neonates. Clin Perinatol, 2014, 41: 257-283.

3. 薛辛东. 弥散加权成像早期评价新生儿脑损伤的临床应用价值. 中国实用儿科杂志, 2009, 24 (9): 678-683.

4. 黄文起. 不同胎龄早产儿脑损伤磁共振成像特点分析. 中国实用神经疾病杂志, 2011, 14 (7): 38-39.

5. 中华医学会儿科学分会新生儿学组. 早产儿脑室周围-脑室内出血与脑室周围白质软化的诊断建议. 中华儿科杂志, 2007, 45 (1): 34-36.

6. 潘涛, 简文豪, 王建华, 等. 床旁颅脑超声在新生儿颅内出血诊断中的应用. 中华医学超声杂志, 2012, 9 (8): 689-692.

7. 韩丽英, 薛辛东, 富建华. 磁共振弥散加权成像与弥散张量成像对早产儿脑白质损伤早期诊断及预后评估的研究现状. 中国实用儿科杂志, 2011, 26 (1): 60-63.

8. 冯子鉴, 毛健, 陈丹, 等. 高危晚期早产儿脑损伤病因学及其磁共振发现. 中国循证儿科杂志, 2013, 8 (5): 338-345.

第四节　早产儿脑发育与损伤神经电生理学诊断与监护

早产儿脑损伤是大脑快速发育阶段产生的原发性或/和获得性中枢神经系统（CNS）损伤，诸多方面不同于足月儿脑损伤，更不同于成年人脑损伤。早产儿脑损伤因病因不同可以有不同的临床表现，而这些临床表现往往不典型（正常变异与异常表现之间缺乏明确的界限而难以区分）；反之，相同的临床表现可以有相同或不同的病因存在，或受各种药物的影响从而使依靠临床判断病变性质（原因）和严重程度异常困难。随着早产儿脑损伤基础和临床研究的深入，现在我们可以通过不同侵入性或非侵入性方法客观地探测到脑损伤的程度和性质，从而为临床正确的诊断和处理提供了可能。

脑损伤可以表现为大脑结构损伤或异常或功能的异常改变，两者不一定平行，检测方法也不同。其中脑功能异常改变可以通过临床或神经电生理评价从而对整体脑功能进行评估，包括脑电图/振幅整合脑电图（EEG/amplitude integrated electroencephalogram，aEEG）、各种神经诱发电位（听觉或视觉）和脑组织氧合检查（近红外波谱）等，其结果影响对预后的评价，尤其是连续的监测可反映脑功能好转或恶化的趋势。

一、振幅整合脑电图

振幅整合脑电图（aEEG）即脑功能监测（cerebral function monitor，CFM），是简单化的单频道的脑电监测，具有简便、床旁连续监测、容易识别等优点，对神经系统损伤判断和预后有很高的预测价值。可以用来研究脑血流动力学及脑代谢异常所致的脑损伤；评价新生儿脑的成熟度；还用于监测药物疗效等，临床上常常作为 EEG 有益的补充。最近《新生儿振幅整合脑电图图谱》（第 2 版）中文版的出版发行，无疑对 aEEG 的推广影响产生巨大的推动作用。

（一）检测指征

检测指征：脑损伤高危儿监护，缺氧缺血性脑病（hypoxic ischemic encephalopathy，HIE），惊厥或临床类似惊厥的动作，神经发育异常，颅内感染（如脑膜炎、脑炎），心搏骤停，遗传代谢性疾病，新生儿撤药综合征，麻

醉监测，术后脑功能监测，超早产儿转运过程中的监护和青紫型先天性心脏病等。

（二）aEEG 描记

脑功能监测是连续脑电图记录的简化形式，信号来自双顶骨（相当于 10/20 国际电极安放法电极位置的 P_3 和 P_4 处，两电极点距离为 75mm，参考电极放置距头顶中央 25mm 额中线上）。低于 2Hz 和 >20Hz 的频率被去除，而在允许范围内的频率被增加扩大，脑电信号以半对数形式从 0~100μV 输出在热敏感纸上，纸速为 6cm/h，描记出的图形表现为以振幅形式出现的波谱带（单位为 μV）。

aEEG 的描记应注意以下几个方面：局部皮肤的擦洗和电极的固定对成功描记非常关键；新生儿尤其是早产儿皮肤很薄，剃头发和擦洗皮肤应非常小心，以防皮肤破损和感染；每次描记前必须校正；校正时，电阻和电压均必须校正至零。长时间描记时，必须每 24 小时校正 1 次；描记时电阻必须 <5kΩ；电极不能放置在前囟、颅缝、血肿或其他颅骨局部畸形上；电极不与床直接接触；有病情变化（如惊厥）或用药、操作等要在 aEEG 图纸上作记录，有助于以后的分析。

（三）aEEG 判读

随着 aEEG 在新生儿应用逐渐增多，特别是早产儿的应用，Hellström-Westas 和 Rosén 于 2006 年提出了一种 aEEG 背景活动的新分类方法，以 EEG 术语为基础，包括睡眠-觉醒周期的分类，可用于所有新生儿（表 11-3）。

1. 睡眠-觉醒周期　睡眠-觉醒周期（sleep-wakefulness cycle，SWC）包括行为状态的周期性变化，可以根据观察眼球运动、呼吸、肌肉张力和运动等来评估。虽然与以后睡眠状态的确切联系尚未充分肯定，但这些状态的改变与 EEG 图形的变化有关，后者在 aEEG 图形上也可明确地区分开来。aEEG 背景活动的周期性变化可能反映安静睡眠期和活动睡眠、清醒期 aEEG 的周期性变化，这种周期性变化在胎龄约 25~26

周的健康早产儿就可看到。从胎龄 30~31 周起，安静睡眠期在 aEEG 图形上就可明确地区分出来，表现为带宽增加，时间为 20~30 分钟，足月时表现为交替图形。睡眠 - 觉醒周期分类见表 11-4。

表 11-3　aEEG 背景电活动的分类

类型	特征
连续性正常电压（continuous normal voltage，CNV）	连续性活动，aEEG 下边界（最小振幅）为 7~10μV，上边界（最小振幅）为 10~25μV
不连续性（discontinuity，DC）	不连续性活动，aEEG 下边界可变，但主要 <5μV，上边界 >10μV
连续性低电压（continuous low voltage，CLV）	连续性活动，上边界极低，在 5μV 上下或 <5μV
暴发抑制（burst suppression，BS）	不连续性活动，下边界恒定在 0~1μV，暴发波振幅 >25μV
BS+	指 BS 背景活动，暴发波次数多，≥100 次 /h
BS-	指 BS 背景活动，暴发波次数少，<100 次 /h
电静止，平坦波（flat wave，FT）	背景活动主要为电静止，<5μV

注：背景活动类型是指 aEEG 图形上电活动的主要类型。

表 11-4　睡眠 - 觉醒周期分类

分类	特征
aEEG SWC	SWC 的特征为平滑的周期性变化，主要指下边界。宽带代表安静睡眠时较为不连续的背景活动（足月儿的交替图形），窄带代表觉醒或活动睡眠时较为连续的背景活动
无 SWC	aEEG 背景活动无正弦样变化
不成熟 SWC	下边界有一些周期性变化，但发育不完全，与正常年龄相匹配的资料相比，发育不完全
成熟 SWC	aEEG 不连续和连续的背景活动之间有明显可识别的正弦样变化，周期时间 ≥20min

2. 惊厥发作　连续 aEEG 监护为精确识别 NICU 重症患儿惊厥发作和持续的神经功能状态检测提供了可能。新生儿期的惊厥发作频率较任何时期均高。反复的惊厥发作或不正常的 EEG 背景活动与远期的不良神经发育结局有着密切联系。惊厥时 EEG 波形的频率和振幅上升或下降，因此在 aEEG 图形上较容易识别。

惊厥会引起 aEEG 振幅、上边界和下边界的短暂升高，有时仅引起下边界的短暂升高。少数情况下，惊厥引起 EEG 活动低平，导致 aEEG 波形短暂降低。癫痫持续状态表现为锯齿样图形。在 aEEG 上惊厥分为单次惊厥发作、反复惊厥发作（30 分钟以内 3 次以上惊厥发作）和癫痫持续状态（惊厥持续发作 30 分钟以上，aEEG 表现为锯齿状形式 / 锯齿波）。

3. 不足之处和改进方法　aEEG 是简单化的 EEG，容易操作的床旁脑功能监测工具，可准确评估背景电活动和脑功能，在选择合适的患者进行治疗，判断预后方面很有用处，对亚临床惊厥和细微惊厥的发现有帮助，在早产儿方面的应用及多导 aEEG 的价值需要进一步评价。

目前的趋势是将 aEEG 整合到床旁监护仪上，为多项生命指标的监测，从而互相印证，全方位探测脑功能改变与其他生理指标之间的关系做技术上的尝试，实现对心、肺和脑 3 大重要脏器的直接的、全面的监控和保护。

最近有学者对神经系统体格检查和 aEEG 检查进行了比较研究：生后不久单独使用 aEEG 或单独的神经系统体格检查与两种方法联合使用相比较，后者可以明显降低误诊率。aEEG 是一种非常可信的检测背景电活动（特别是正常或严重异常）和惊厥电活动的工具。然而，局灶的、低振幅和短时间的惊厥电发放有时是不容易识别或被漏诊的。因而我们推荐将 aEEG 作为像心电监护仪监测心电活动一样成为检测脑电活动的一种床旁监护设备，任何时候出现对 aEEG 结果或判断有疑惑或困难时均应及时行常规 EEG 检查或寻求其他的可替代方法。

二、常规脑电图

（一）新生儿 EEG 判读

判断新生儿 EEG 是以受孕龄（conception of age，CA）和状态作为基本尺度。新生儿的状态可分为清醒、活动睡眠（active sleep，AS 或 rapid eyes movement，REM 睡眠）和安静睡眠（quiet sleep，QS 或 non-rapid eyes movement，NREM 睡眠），为了更准确判断新生儿的状态，最好同时记录心电图、面部肌电图、眼动图、呼吸等其他生理参数。由于新生儿多数时间处于睡眠状态，且发育性 EEG 特征和异常电活动主要出现在睡眠期，特别是 QS 期，所以一般以 QS 期作为 EEG 背景电活动进行重点分析，这一点与儿童和成人 EEG 有明显不同。

(二) EEG 对新生儿脑损伤的诊断和预后意义

由于新生儿行为功能尚不健全,临床神经发育方面检查的价值相当有限。在 HIE、严重颅内出血、惊厥发作等情况下,EEG 在评价新生儿脑损伤程度和判断远期预后方面较某些临床指标如 Apgar 评分或神经系统检查更敏感。新生儿 EEG 判断预后的意义大于诊断意义,背景活动较阵发性异常更具有预后评价价值。

1976 年有学者提出 HIE 分度和脑电图改变,认为轻度 HIE 的清醒脑电图为正常,中度 HIE 初期脑电图为低幅持续性 δ 波重叠,后期呈周期性暴发,重度 HIE 后期为平坦脑电图。但至今 HIE 分类与脑电图的关系尚缺乏统一认识。HIE 的脑电图表现以背景活动异常为主,以低电压、等电位和暴发抑制为最多见。鉴于新生儿脑电图特点,应将 HIE 的脑电图异常分为背景波异常、发作性异常及状态结构和脑电图成熟指标异常,并重视异常出现时间及持续时间。新生儿 HIE 的 EEG 主要改变如下:

1. **背景波异常**　背景波异常的部位较广泛,多为双侧性或一侧性,仅少数为局限性,且背景波异常变化呈多种多样,包括变异性缺失(持续性低幅背景波活动,一般不低于 40μV 的混合性节律,不随睡眠时相的变化而变化);低电压;电静息现象;暴发性抑制;两侧不对称(其波幅相差 50% 以上);弥漫性慢波化;单一性节律性活动;阳性中央尖波等。新生儿重度异常 EEG 包括背景持续低电压、暴发 - 抑制或电静息,少数表现为持续的高波幅单节律慢波活动。新生儿背景活动轻度异常一般预后良好;重度异常死亡率高,存活者多数遗留神经发育方面的后遗症;中度异常的预后则不确定。早期 EEG 是评价 HIE 预后的良好指标。

2. **发作性脑电图异常**　以痫样放电为主,主要表现为尖波、尖慢波及棘慢波阵发,亦有节律性快波、节律性慢波、高波幅慢波、局限性单一节律放电等,但发作性异常往往无扩散现象,这与新生儿大脑神经元的突触及髓鞘发育不成熟有关。脑电图有发作性异常时背景活动可以正常,亦可异常,若背景活动正常大部分预后良好。而发作间期及刚发作后脑电图背景波的意义远较发作性异常更为重要。

3. **状态结构和脑电图成熟异常**　缺氧缺血脑病时,新生儿的觉醒与睡眠时相改变、消失甚至倒错,特别是动态睡眠与静态睡眠中的交替现象可能消失或表现为脑电图成熟明显落后于同孕龄新生儿 2 周以上,这些均为 HIE 脑电图改变的重要方面。

新生儿是一个非常特殊的时期,这一阶段的 EEG 表现和评判标准与儿童及成人完全不同,有些综合医院的 EEG 专业人员不掌握新生儿 EEG 的评判方法;同时受到仪器设备及科室专业间协作等问题的影响,国内很多医院尚不能开展新生儿 EEG 检查或不能对危重患儿进行床旁 EEG 监测,无法获得病变急性期或发作期的 EEG 资料,这些在很大程度上制约了新生儿 EEG 的临床应用。

三、听觉诱发电位

听觉诱发电位应用在学龄前(7 岁以下)听力障碍儿童,主要采用听性脑干反应(auditory brainstem response,ABR)、听觉多频稳态反应(auditory steady-state response,ASSR)以及 40Hz 相关电位技术。主要适用于新生儿听力筛查的诊断、高危新生儿的听力筛查及诊断。另外,也可应用于行为测听可疑听觉障碍患儿、听力极度损失以及听力障碍儿童的助听器选配、人工电子耳蜗植入和人工脑干植入的干预评估。

(一) 听性脑干反应

听性脑干反应(ABR),自 20 世纪 70 年代以来,广泛应用于临床。此种测试是在受试者完全无创、记录方便且可在睡眠麻醉下进行客观听力测试,适用于学龄前儿童对行为测听不合作者。小儿的 ABR 结果判断,应考虑到听觉系统的发育过程,不能以成人标准作为依据。一般来讲小儿发育至 2 周岁,才可达到成人标准。临床应用主要有:

1. **客观听阈测听**　ABR 反应阈作为客观判断指标,通常采用短声刺激(click),此能量集中在 2 000~4 000Hz,不能反映低、中频听觉状况,从而受到频率限制,不能代表真正的听力水平。通常以引出波 V 的最小短声刺激强度作为听性脑干反应阈。然而,有些新生儿 ABR 波型,往往波 V 振幅较低,波 Ⅲ 振幅常大于 V,这与新生儿听觉系统发育有关系。此时,判断 ABR 阈值应根据引出波 Ⅲ 最小刺激强度。

2. **病变的定位诊断**　病变定位诊断是根据波 Ⅰ、Ⅲ、V 潜伏期,波间潜伏期以及双耳波和波间潜伏期比较来判断耳蜗性听觉病变还是耳蜗后的听神经病变如听神经瘤、小儿核黄疸听觉中枢异常,ABR 表现为 V 波潜伏期及 Ⅰ~V 波间潜伏期延长。对于脑损伤缺氧缺血性脑病引起的听觉损伤,显示为 Ⅰ 波潜伏期之后各波消失。然而，小孩的Ⅰ、Ⅲ、Ⅴ波潜伏期不稳定随出生后年龄增长呈线性缩短，约在婴幼儿18~24个月潜伏期稳定且接近成年人。

(二) 听觉多频稳态反应(ASSR)

ASSR是由多个调幅音作为刺激声，在脑部记录到的一组稳态反应。这一反应波通过FFT转化，呈现出与对应调幅音的调幅频率相一致。调幅音的能量谱较窄，集中在载频处，此调幅音的载频是一持续性的纯音，刺激强度最高可达标120dBHL，具有一定的频率特性，这些优点是听性脑干反应所欠缺的。因此，ASSR可作为客观判断听力障碍病人的听力损失程度，具有频率特性，特别是应用在年幼患儿对行为测听不合作以及听性脑干反应阈异常。ASSR可提供宽频率范围(200~8 000Hz)内多频率的听觉测试，它不受镇静药和睡眠的影响。另外，对于脑损伤缺氧缺血性脑病引起的听觉损伤，如果仅大脑皮层受损，ASSR反应可能不影响，如果受损部位位置偏低在丘脑部位，可使ASSR异常，这与ASSR的发生源有关系(可能丘脑部位)。因此，用ASSR技术，可以判断脑听觉中枢的损伤部位。

(三) 40Hz听性相关电位

40Hz听性相关电位：是使用刺激率为40次/秒或接近40次/秒所产生的一种具有周期50毫秒(40Hz)的类似正弦波的反应电位。40Hz AERP可用短纯音或短音诱发，具有频率特性，可用以评估低频(0.5、1kHz)的反应阈。该电位均受年龄、睡眠深度以及镇静剂的影响。40Hz AERP是国内一些单位用电生理学方法评估低频听力的常用方法，积累了一些经验，但40Hz AERP在中枢听觉系统中的产生部位尚不明确，听觉系统发育过程对其影响有多大，以及其反应阈与行为听阈吻合程度等均有待系统的研究工作加以阐明。

四、视觉诱发电位

视觉是人类最重要的感觉，它与我们的生存、时空定位、适应、学习、记忆和回忆等密切相关。视觉功能缺陷会引起一系列的功能障碍，尤其在婴幼儿，视觉异常还会影响到运动功能和运动模式的发育以及认知功能和社会适应功能等的发展。皮质视觉损伤(cortical visual impairment,CVI)是全球范围内造成儿童视觉功能缺失的最主要原因。CVI除了造成患儿视觉损伤外，

还通常伴随其他神经系统后遗症，对患儿造成极其不良的影响，早期诊断和干预对视觉功能的恢复并促进其他系统的发育极其重要。足月儿和早产儿发生CVI的主要损伤部位有所不同，这是造成足月儿和早产儿发生CVI时不同临床表现的病理生理学基础。足月儿缺氧造成的高碳酸血症主要引起分水岭皮质和皮层下脑血流异常，最终导致皮层变薄和灰质损伤；而早产儿缺氧/缺血性改变主要导致脑室内出血、皮层下脑室周围白质软化，造成视辐射和皮质脊髓束的损伤。视觉后通路可分为背侧通路和腹侧通路，其中背侧通路主要投射枕叶和顶叶，主要支配物体的空间位置觉、图形/背景区分以及肢体运动，当背侧通路损伤时主要表现为：步行或转换体位困难，无法准确指认和整合不能；腹侧通路主要投射枕叶和颞叶，负责对外界物体的认知和视觉的记忆，当腹侧通路损伤时主要表现为忘记物体的位置、难以辨认人脸、形状和物体。

视觉诱发电位(visual evoked potential, VEP)被用于CVI的定量测量，多数CVI患儿没有语言功能并且有明显的运动功能障碍，使得这类人群的视力测量相当困难。VEP被认为是最为准确的视力测量工具，因为它可提供视力的定量测量数据，并不需要患儿做出语言或运动配合。

VEP有许多检查形式，包括短暂的、无图案闪光VEP和短暂的图形倒转VEP，两种方式产生对单一视觉刺激反应的时间波形信息。Clark等人研究发现正常闪光VEP的CVI患儿有较好的视觉改善预后。闪光VEP可能不能准确评估高分级CVI患儿的视觉处理功能，而图形VEP在检测视觉发育和恢复方面有更好的价值。CVI患儿在多通道VEPs上表现为枕叶到顶叶的低电活动，有助于确诊。静态睡眠VEP，使用图形刺激周期性(≥2.5Hz)逐渐调整大小，诱发反应时间性连锁于刺激调整，反应振幅随刺激清晰度而改变，从而提供多种形式的视功能信息(对比度、光栅锐度、视敏度等)。睡眠视觉诱发电位是评估CVI患儿的视力缺失情况的有效可靠工具，并且是确定CVI患儿最佳视觉环境的良好工具。

五、近红外波谱

近红外波谱(near infrared spectroscopy, NIRS)用于新生儿的临床研究始于1985年，由于其具有非损伤性的实时床旁监测及不干扰护理和治疗等特点，受到新生儿医师的重视，特别是近10年来由于技术和设备的不断改进，相关的研究报道逐渐增多。

(一) NIRS 测定的指标及其临床应用

脑氧合指标:NIRS 测定的基本数据包括 ΔHbO_2 (氧合血红蛋白变化)、ΔHHb(脱氧血红蛋白变化)和 Cytaa3(细胞色素氧化酶变化)。进而可以计算出 ΔtHb (总血红蛋白变化)。脑血流动力学指标:定量测定脑血流动力学的主要指标为脑血流容积(cerebral blood volume,CBV)和脑血流(cerebral blood flow,CBF)。通过短暂改变动脉血氧饱和度,测定 HbO_2 和 HHb 变化,应用 Fick 原理由微机计算 CBV 和 CBF。通过短暂阻断颈静脉也可测定脑静脉血氧饱和度。通过 NIRS 测定的脑血流,脑血流容积和脑静脉血氧饱和度精确度已经得到了验证,与 ^{133}Xe 清除技术测定的脑血流、体积描记法测定的脑血流容积、颈静脉置管利用血氧饱和计测定的静脉血氧饱和度均具有很好的相关性。

(二) NIRS 与脑损伤

1. **窒息**　围产期窒息仍然是新生儿脑损伤的主要原因,早期判断其严重度对采取合适的治疗方法和预后判断非常重要。生后第一天的窒息新生儿 CBV 显著增加者预后较差。但有学者通过 NIRS 对窒息新生儿的研究发现,生后 12 小时 CBV 持续降低,24 小时仍未恢复者预后较差。重度缺氧缺血性脑损伤(hypoxic ischemic brain damage,HIBD)的患儿 $\Delta Cytaa3$ 持续下降,生后 60 小时逐渐恢复。

2. **脑室内出血**　脑室内出血和脑室周围白质软化是早产儿脑损伤的主要类型。希望通过 NIRS 能够识别这些高危儿。极低出生体质量儿第 1 天 CBF 降低,是严重脑室内出血的危险因素,可以导致出血后脑室扩张或出血性脑实质梗死。NIRS 可以识别脑血管自主调节功能障碍,可识别发生神经损伤的高危新生儿。

3. **预后**　目前有关 NIRS 测定的脑血流动力学和氧合代谢指标与预后关系的研究报道较少。对窒息新生儿的研究发现,生后第一天脑血流量(CBV)增加,根据以前对健康新生儿的研究,CBV 超过 2.6ml/100g,预测死亡或 1 年后严重残疾的敏感性为 85%,但特异性仅为 38%。死亡婴儿的 CBV 范围较广,可能与脑再灌注衰竭有关,导致神经发育障碍。存在不良后果的婴儿脑血流量也增加。窒息后也观察到脑血流量变化反应性(cerebral blood volume reactivity,CBVR)降低,但与死亡或不良结果无显著相关性。总之,这些结果显示

NIRS 测定的指标与严重脑损伤一致,但这些仅是小规模的临床研究报道,特别是仅有 15 例长期随访的资料,如果进行大规模的临床研究,相关性可能更显著,具有更好的预测价值。

还有报道 aEEG 联合 NIRS 对缺氧后新生猪脑功能的影响,NIRS 能够探测到急性期脑组织氧合的改变,且非常敏感(敏感度达 0.97),而 aEEG 却对急性的脑组织缺氧不够敏感。另一方面,aEEG 的改变与整个缺氧过程中吸入氧浓度的变化和缺氧恢复期(缺血再灌注)事件却非常敏感,而 NIRS 却对吸入氧浓度的变化缺乏敏感性。这些结果强调了联合 NIRS 和 aEEG 检测新生儿脑功能的潜在优势,并提供了在缺氧缺血过程及其再灌注损伤阶段脑功能改变的客观的动态指标。有助于更好地评估宫内窒息缺氧发生的时间和程度,为采取恰当的干预措施和更加准确地判断预后提供了帮助。

六、　新生儿脑损伤的无创监测的应用前景

新生儿的脑是发育中的脑,应用无创、便捷、经济的辅助检查手段提高了早期脑损伤的诊断率,从而降低了神经系统后遗症的发生比率。而无创的脑功能检测技术同样为脑损伤的科学研究提供了新思路及新手段。研究表明脑组织氧饱和度对于脑缺氧十分敏感,而脑电生理研究(包括 EEG 和 aEEG)则与脑损伤相关,MRI 及 NIRS 可更直观地评价脑损伤的类型和部位,三者相互补充。因此,应该利用现有的多种无创监测手段评价新生儿脑功能及其损伤程度和预测预后。

每种检查均有其优缺点,以临床神经评估为中心的包含各种脑监护脑影像技术的综合运用应该是我们倡导的最佳方法。临床标准神经系统检查的重要性,各种检查监护手段必须从患者实际和临床体格检查的初步判定出发,根据每个医院各种检测设备的可及性选择恰当的检查措施,反过来验证或排除我们的临床假设,从而形成临床和检查手段之间的互相印证和更好地为临床患者服务。

(王来栓)

参考文献

1. BONIFACIO SL, GLASS HC, PELOQUIN S, et al. A new neurological focus in neonatal intensive care. Nat Rev Neurol, 2011, 7: 485-494.

2. SHANKARAN S, PAPPAS A, MCDONALD SA, et

al. Predictive value of an early amplitude integrated electroencephalogram and neurologic examination. Pediatrics, 2011, 128 (1): e112-120.

3. 邵肖梅, 刘登礼, 程国强, 等. 新生儿振幅整合脑电图图谱. 第 2 版. 上海: 上海科技教育出版社, 2011: 15-39.

4. MCCOY B, HAHN CD. Continuous EEG monitoring in the neonatal intensive care unit. J Clin Neurophysiol, 2013,

30 (2): 106-114.

5. HELLSTROM-WESTAS L, SONG DL, 邵肖梅, 等. 振幅整合脑电图在新生儿脑损伤中的应用评价. 中国循证儿科杂志, 2012, 7 (6): 401-404.

6. SHELLHAAS RA, THELEN BJ, BAPURAJ JR, et al. Limited short-term prognostic utility of cerebral NIRS during neonatal therapeutic hypothermia. Neurology, 2013, 81 (3): 249-255.

第五节　早产儿脑损伤的超声学诊断

迄今, 超声仍是早产儿颅内病变最为常用、方便的影像学检查手段, 且准确可靠。

一、探头选择

经前囟检查时, 早产儿及极低出生体重儿选择 7.5MHz 探头, 检查蛛网膜下腔需用 7.5 或 ≥ 10MHz 等较高频率的探头。

二、颅脑正常声像图表现

脑实质如大脑皮质、丘脑、尾状核、大脑脚等呈均匀一致的弥漫性中低回声, 小脑呈强回声。脑中线两侧为对称性结构, 但正常情况下脑中线可不完全居中, 可偏移 2~3mm。

侧脑室呈无回声暗区, 双侧对称, 大小一致。但正常新生儿侧脑室可显示不清或呈裂隙状, 大约有 15% 的新生儿侧脑室可不显示。有 60% 的早产儿和 40% 的足月儿两侧侧脑室可不对称, 一般左侧宽于右侧。胎儿侧脑室随胎龄增大而增大, 其关系是: 胎儿侧脑室最宽处的宽度(mm)=3.87+0.09 × 胎龄(周), 认为>10.0mm 为异常。

侧脑室宽度的测量: 最常用的测量方法有两种。

1. 侧脑室体部宽度　矢状切面尾状核丘脑沟与侧脑室内壁切线交点向对侧的垂直距离, 正常新生儿侧脑室宽度为 1~3mm, 超过 3mm 为增宽。据此, 将脑室扩张和脑积水程度分为三度: ①轻度扩张: 侧脑室体部宽度 4~6mm; ②中度扩张: 侧脑室体部宽度 7~10mm; ③重度扩张: 侧脑室体部宽度>10mm。

2. 脑室指数　侧脑室外侧壁至中线距离与同侧大脑半球直径比值, 正常<1/3, 超过 0.35 为增宽, 敏感性稍差。

正中矢状切面, 在小脑蚓部下方, 可见与第四脑室相连的低回声区, 为小脑延髓池, 其垂直宽度为 3~8mm (4.5mm ± 1.29mm)。

经前囟检查时, 在侧脑室体部冠状切面, 以脑回最突出处至蛛网膜的距离为蛛网膜下腔的宽(深)度, 正常不超过 3.5mm。

正常脉络丛呈强回声, 双侧对称, 宽度不超过 12mm。如两侧大小不一致, 则宽度相差不超过 5mm, 表面光滑, 边缘规则, 不延伸到侧脑室前角和枕角, 不充满整个侧脑室, 否则可能为出血所致。

三、扫描方法

可经前囟、颞囟、后囟或其他未闭的骨缝检查, 但前囟是最常用的检查部位。需分别作冠状切面和矢状切面连续扫描, 以获得不同切面、不同角度的全颅脑图像。矢状切面扫描: 将探头置于前囟表面, 扫查平面与头部长轴平行。首先将探头从正中开始逐渐偏向右侧观察右侧脑室及脑实质, 再偏向左侧观察左侧脑室及脑实质。冠状切面扫描: 将换能器旋转 900, 使扫描平面与头部横轴平行, 先将扫查方向偏向前侧, 再通过颅脑中部逐渐向后侧扫查。前囟对检查大脑前动脉、基底动脉及大脑后动脉较为有利, 而颞囟则对大脑中动脉的观察较为有利。

四、颅内出血的超声诊断

1. 室管膜下出血　主要表现为在室管膜下区域的中~高度强回声光团。随着出血吸收, 出血自中心部位开始回声逐渐变低, 形成无回声的囊腔, 但囊壁仍保持强回声。如果冠状切面发现此部位有出血, 需再作矢状扫描进一步证实。

2. 脑室内出血　表现为侧脑室内的强回声团块，占据侧脑室的一部分或充满整个侧脑室。脉络丛增厚增粗、延长、表面粗糙或呈球状膨大。侧脑室可扩大或不大，出血量小时，矢状切面仅见侧脑室枕角及三角区轻度扩张或变形，大量出血时整个侧脑室均扩张。如侧脑室大小正常，则需注意与正常脉络丛鉴别。同样需同时作冠状切面和矢状切面扫描，可互相补充、进一步明确证实，尤其对轻度出血尤为重要。

3. 脑实质出血　脑实质出血的超声表现可分为四个阶段：①急性期：脑实质内局灶性团块状强回声或混合性回声区，形态规则或不规则，边界清晰，常为单个，亦可为多发（多因产伤所致），较大的血肿可引起脑中线结构移位；②10~14 天：自出血中心部位开始逐渐液化，回声减低；③3~4 周：血块收缩形成小的血凝块，局限于原出血区底部；④8~10 周：出血完全吸收形成无回声的囊肿，界线清楚，如囊肿与脑室相通则称之为穿通性脑囊肿（porencephalic cysts）。

4. 硬脑膜下出血　B 超对检查硬脑膜下出血不敏感，需用 7.5~10MHz 的高频探头或经颞骨行轴向扫描。如为新鲜积液或出血完全液化，则可见边缘清晰的暗区，与脑组织回声形成鲜明的对比，在皮层表面的沟回与颅骨间距离增大，大脑半球裂隙增宽，颅骨与大脑表面形成线形或椭圆形液体聚集区。如血肿凝固，则于颅骨回声下方可见强密集回声，多呈半月形，随时间推移可变为双凸透镜形（变形的团块效应）。如血肿部分液化，则原先回声增强的部位减弱呈暗区。出血严重者可引起侧脑室或中线结移位。

5. 硬脑膜外出血　硬脑膜外出血是血液在颅骨内板和硬脑膜之间的积聚。新生儿和小婴儿很少见，因为在新生儿和婴儿期，脑膜中动脉无骨质包围，动脉不受颅骨移动的牵拉，但随年龄增长发病率呈增加趋势。在新生儿可见于分娩困难产钳助产时，较大的外力使新生儿硬脑膜动静脉从颅骨内板剥离或撕裂而发生硬脑膜外出血，通常合并颅骨骨折，而且血肿还可经分离的骨缝或骨折线进入帽状腱膜下。头颅超声可见颅骨内低回声暗区，脑实质与脑室受压及脑中线移位等。

6. 蛛网膜下腔出血　超声诊断蛛网膜下腔出血需用高频探头，主要根据蛛网膜下腔是否增宽进行判断，只有大量出血引起蛛网膜下腔增宽时，超声才能结合临床作出诊断，因此不敏感。冠状切面发现中脑裂隙或纵裂池增宽伴回声增强光点，也提示蛛网膜下腔出血。但如仅有裂隙增宽而无强回声光点时，则可能是蛛网膜下腔液体增加所致，而不是出血。后颅窝蛛网膜下腔出

血时可见四叠体池及枕大池呈强回声光团，原透光区消失。

7. 小脑出血　超声诊断小脑出血主要根据小脑半球和小脑隐部的异常强回声改变，根据出血部位在一侧或中间，进行双侧比较，或有其他部位出血合并存在时进行诊断。但正常小脑即呈强回声反射，故超声诊断小脑出血不敏感，正确性较低，并易与小脑幕下硬膜下血肿相混淆。CT 诊断小脑出血比超声敏感，但对小的出血灶或点状出血也常漏诊。有条件的单位，在患儿病情允许的情况下，还可进一步作 MRI 检查。

五、缺氧缺血性脑病

新生儿缺氧缺血性脑病 B 型超声诊断：主要表现为脑水肿、脑室周围白质软化、脑梗死和丘脑与基底节损伤等，中~重脑病可并发颅内出血。

1. 脑水肿　是足月儿脑病的主要特点，超声表现为：①弥漫性或局限性脑实质回声强；②侧脑室变窄、呈裂隙状或消失；③脑结构模糊：沟回界线不清、半球裂隙或脑沟消失；④严重者脑动脉搏动减弱。正常新生儿侧脑室也可呈裂隙状，如果首次检查不能确诊，应于 3~5 天后复查，如脑实质回声减低，侧脑室较前增宽，则结合病史可作出诊断。

2. 脑室周围白质软化（periventricular leukomalacia，PVL）　主要发生于早产儿，足月儿缺氧缺血性脑病时 PVL 占 10%。超声表现为冠状切面上侧脑室前角外上方对称性倒三角形强回声区，矢状切面上侧脑室外上方不规则分布的强回声区。

3. 丘脑和基底节损伤（basal ganglia and thalamic injury）　比较少见，可以是水肿，也可以是出血或梗死。超声表现为丘脑和基底节部位的对称性强回声反射区。

4. 脑梗死（cerebral infarction）　脑梗死是缺氧缺血性脑病重要病理变化之一，足月儿多于早产儿。主要为大脑中动脉分布区梗死，左侧（占 80%）多于右侧。超声表现为脑动脉分布区的局限性回声增强，动态观察可见梗死区囊腔形成。

5. 颅内出血　新生儿缺氧缺血性脑病的常见病理改变，中度以上 HIE 常伴颅内出血。

六、脑室周围白质软化

早期主要表现为脑室周围白质的强回声反射，常常是双侧对称、粗糙、球形或大范围的回声增强区，

这种发现常在出生后 10 天内。软化灶内可发生点状出血甚至大块出血灶。通常根据脑室周围回声增强（periventricular echodensity，PVE）的程度不同，将其分为四度：PVE Ⅰ度：脑室周围脑实质回声增强，但程度低于脉络丛；PVE Ⅱ度：脑室周围脑实质回声增强，程度与脉络丛相同；PVE Ⅲ度：脑室周围脑实质回声增强，程度超过脉络丛或程度与脉络丛相同，但范围超过侧脑室三角区。但脑室周围的强回声也表示软化区内可能有出血，而超声则不能区别是出血或非出血。当然，需要明确的是脑室周围的强回声反射并不是 PVL 的特有表现，其他类型的损伤也可表现为强回声，包括白质内神经胶质过多症、出血和皮层梗死延及深部白质等。

通常将 PVL 的超声表现分为四级：Ⅰ级：脑室周围强回声改变持续 7 天或以上，其中均匀一致的强回声为Ⅰa 级，不均匀的增强回声为Ⅰb 级；Ⅱ级：脑室周围强回声改变演变为局限于额顶叶的局灶性小囊肿；Ⅲ级：脑室周围强回声改变演变为顶枕部白质区的多发性囊肿；Ⅳ级：脑室周围白质的强回声区波及到深部的皮层下白质，形成广泛的多发性囊肿（多发囊肿性脑病）。

根据不同的病理过程，B 型超声诊断脑室周围白质软化可分为四个不同的时期：①回声增强期：生后 1 周左右，超声表现为脑室周围的回声增强。②相对正常期：生后 1~3 周，脑室周围脑实质回声相对正常，B 超无明显异常发现。③囊腔形成期：生后 2~6 周（多数 2~3 周），脑室周围原回声增强的部位形成多发性小囊肿。由于超声检查难以发现小于 2mm 的囊腔；加之，可能由于错过了最佳检测时机等原因，往往超声检查只能发现 30% 左右的囊腔。④囊腔消失期：生后 1~3 个月，小的囊腔常消失，但遗留脑室扩大；小的囊腔也可相互融合形成大的囊腔，严重者囊腔与侧脑室相通，形成穿通性脑囊肿。

七、脑梗死

在急性阶段，超声检查常表现为单侧或双侧的、非对称性的脑室周围脑实质的球形或三角扇形的强回声反射，梗死区脑回常显示不清或脑回消失，动脉搏动减弱或消失及脑实质回声改变，但脑回声改变并不能反映是否伴有出血。如果有明显的脑水肿，通常提示存在多发性梗死灶，常可能伴有脑中线移位和脑室受压。随病程进展，梗死吸收期可形成囊肿。脑梗死后形成的囊腔通常很少消失，往往形成穿通性脑囊肿。囊腔通常为单

个、较大，与脑室周围白质软化所形成的囊腔不同，后者通常较小、多发，而且常常双侧对称。在生后 2 周内，超声诊断脑梗死主要根据梗死部位脑实质的强回声改变，2 周以后，在原强回声区形成囊肿、侧脑室扩大及脑萎缩，脑动脉主要分支搏动则逐渐恢复。超声对诊断大脑前动脉和中动脉供血区的梗死较为敏感，对大脑后动脉供血区梗死的诊断则敏感性较差。

多普勒超声检查，如果脑动脉为不完全性梗死，则表现为收缩期脑血流速度增快，舒张期血流速度减慢，阻力指数增大。如动脉梗死完全，则脑血流消失。在形成多囊性脑软化后，在病变侧表现为收缩、舒张期脑血流速度均明显增快，而阻力指数降低，提示存在过度灌注，此类患儿往往伴有偏瘫，因此可用于评估预后。

在梗死区血流减少和缺血的同时，梗死对侧的大脑半球往往代偿性血流过度灌注，多普勒超声检查显示为脑血流速度增快和阻力指数降低，B 型超声检查常表现为脑水肿。

八、脑室扩张与脑积水

脑室扩张与脑积水最常见于脑室周围 - 脑室内出血，出血发生后 1 周左右可开始吸收，但完全吸收可能需要到 3 个月甚至更长的时间。出血也可能部分吸收，或机化位于脑室内某一部位，形成不规则条索状强回声影，甚至长期保持不变。由于积血可堵塞脑室使脑脊液流通不畅，脑脊液过量增加达 500~1 000ml 时可使脑室逐渐扩大而引起脑室扩张或脑积水。如脑室扩大但不伴头围增大，为脑室扩张。若脑室进行性扩张，并引起头围增大时，则称为脑积水。如动态观察，发现脑室进行性增大则是脑积水的特点。由于脑积水和脑室扩张，脑实质受压变薄，脑回变得平坦，脑沟变浅，胼胝体、脉络丛和基底节等均可因长期受压而萎缩变形。第三脑室底可向下突出，压迫视神经和脑垂体。透明隔可能破裂，大脑皮层也可能破溃而使脑室与蛛网膜下腔相通，颅内正常结构遭到严重破坏。

九、脑萎缩

各种脑损伤均可导致脑萎缩。脑室扩张也必然导致脑萎缩，因此，脑室扩张是脑萎缩的表现之一。但轻度脑萎缩超声改变可不明显，严重的脑萎缩超声检查常可见以下改变：①脑室稳定增大；②大脑表面蛛网膜下腔增宽 >3mm；③半球裂隙增宽 >4mm。

十、脑损伤后遗病变与胎儿脑损伤的鉴别

脑损伤的晚期病变有脑囊肿、脑室扩张、脑积水、脑萎缩等,这些病理变化的形成至少需要 2~3 周以上的时间(其至 1~2 个月),脑萎缩的形成则需 3~4 周以上的时间。因此,如果在婴儿出生后 1 周内,超声检查发现上述变化,则应考虑脑损伤是否发生在宫内。通常超声判断的指标包括:①室管膜下、脉络丛或脑实质内囊腔形成;②脑室内陈旧性血凝块或血块机化形成不规则纤维条索状物;③半球脑实质呈弥漫性不均匀增强回声,伴侧脑室增宽、变形;④脑萎缩改变。由于急性期已过,大多数胎儿脑损伤在出生时并无临床症状,但随访常可发现神经系统异常症状,因此,对有围产期高危因素者,应常规作头颅超声检查,以便早期发现颅内病变,早期干预,以最大限度地减少伤残。

(刘　敬)

参考文献

1. 刘敬,曹海英. 新生儿脑损伤的超声诊断与临床. 北京: 中国医药科技出版社, 2005: 54-155.
2. 周丛乐. 新生儿颅脑超声诊断学. 北京: 北京大学医学出版社, 2007: 80-119.
3. 刘敬,母德志,毛健,等. 新生儿缺氧缺血性脑病超声诊断建议. 中华神经医学杂志, 2012, 11 (4): 413-415.
4. 刘敬,俞惠民,毛健,等. 早产儿脑损伤诊断与防治专家共识. 中国当代儿科杂志, 2012, 14 (12): 883-884.
5. 刘敬. 早产儿脑室周围白质软化及超声诊断. 中华围产医学杂志, 2005, 8 (增刊): 57-59.
6. LIU J, LI J, QIN GL, et al. Periventricular leukomalacia in premature infants in Mainland China. American Journal of Perinatology, 2008, 25 (9): 535-540.
7. 刘敬,尹晓娟,封志纯. 早产儿脑室周围- 脑室内出血研究进展. 中国当代儿科杂志, 2008, 10 (3): 435-440.

第六节　早产儿脑发育与损伤的磁共振诊断

40 多年以来,NICU 快速发展和产前管理水平的提高使越来越多的极早早产儿获得了存活,同时严重的早产儿脑损伤也在不断下降。胎龄 30~34 周早产儿重度脑室内出血(intraventricular hemorrhage,IVH)和超声可见的囊性脑室周围白质软化(cystic periventricular leukomalacia,cPVL)的发生率不到 5%,头部超声的筛查已不能识别与评价更常见微小型非囊性白质损伤(punctate white matter lesion,PWML)。20 余年来 MRI 技术应用于早产儿脑损伤的诊断与发育评价的研究告诉我们,MRI 技术能很好地诊断这些非常普遍的 PWML,而且能够应用定量的方法对损伤后脑的结构发育和代谢改变进行准确的分析。虽然,目前对应用 MRI 诊断早产儿脑损伤的指征没有公认的指南与规范,MRI 早期诊断 PWML 对预后判定的价值尚存争议。但是,MRI 仍然被认为是诊断与评价早产儿脑损伤最好的手段。

过去的 20 年的 MRI 应用中,多数情况集中在急性期结构性损伤的诊断,即常见的序列诊断早产儿脑损伤的信号改变特征。随着严重性损伤的不断减少,目前 MRI 技术被越来越多地用于非严重的脑白质损伤,虽然它们可能不导致脑性瘫痪,但是与认知和行为发育异常密切相关。更复杂的弥散张量技术(diffusion tensor imaging,DTI)和白质纤维素成像技术(fiber tracking imaging,FTI)用于超微结构的损伤和发育,磁共振波谱技术(magnetic resonance spectroscopy,MRS)、动脉自旋标记技术(aterial spin label,ASL)用于脑代谢和血流的分析,以及其他的功能磁共振方法评价脑活动都在不断深入地应用于脑损伤与发育的评价。可以说,MRI 技术的进步推动脑科学迅猛的发展。本节主要阐述常规的 MRI 技术在早产儿脑发育与脑损伤中应用。

一、MRI 设备选择与检查的准备

新生儿接受 MRI 检查为了要获得较好的图像质量,同时又要兼顾检查过程安全,要尽可能缩短检查时间,检查过程应有新生儿医师参加,在检查室应配备与 MRI 检查兼容的心电和脉搏血氧监护仪,备有必要的新生儿急救物品。MRI 仪磁场强度最好为 1.5Tesla 或 3.0Tesla。患儿在检查前应做好以下准备:

1. 去除患儿身上的金属物品,若需要输液,可在非头部留置管(可用 MRI 兼容的输液泵)。

2. 镇静 足月新生儿可以应用水合氯醛 25~50mg/kg,鼻饲或直肠注入;早产儿可以用苯巴比妥 5~10mg/kg,缓慢静脉注射。实际上,绝大部分新生儿若有抽真空的保温被,通常不需要镇静。

3. 护耳 MRI 扫描过程中在射频脉冲梯度转换时会产生巨大噪声,因此必须护耳。

4. 检查全程注意保温,注意很好的包裹患儿,特别需要保温的早产儿,可以应用与 MRI 仪兼容的保温箱。

5. 扫描前应清理气道,保持气道通畅。

6. 连接好血氧、心电监护仪,保证检查过程中正常工作。

7. 需要机械通气的患儿可应用与 MRI 仪兼容的呼吸机,也可以短时间手动人工通气,但是应有血氧、心电监护。

二、常规 MRI 检查序列参数设置、时间选择

对 HIE 患儿 MRI 常规的检查序列应包括:T$_1$WI、T$_2$WI 和 DWI。三种序列主要用于结构性损伤的诊断和一般的发育评价。

若进行脑内不同区域的代谢物分析可应用 ^{1}H-MRS［主要分析乳酸(Lac)、N-乙酰天门冬氨酸盐(NAA)、胆碱(Cho)、肌酐(Cr)、谷氨酸盐(Glu)、谷氨酰胺(Gln)、肌醇(myo)］和 ^{31}P-MRS(主要分析能量代谢物质:ATP、ADP、PCr、Pi 和 pH 值)。

若怀疑有血管源性的损伤或发育畸形可选择 MRA(magnetic resonance angiography,磁共振血管成像,多半为动脉显像)、MRV(magnetic resonance venography,磁共振静脉血管成像),鉴别出血和非出血性损伤可选用 MRI 磁敏感加权成像技术(susceptibility weighted imaging,SWI)。

由于新生儿时期脑处于快速发育时期,不同脑发育成熟度,脑内含水量不同,髓鞘化发育程度不同,常规扫描序列参数完全不同于成人,应结合不同场强和检查目的的要求作出相应的调整,很多供应商提供的参数仅供参考,放射诊断医师和设备工程师应与新生儿医师选择合理的不同序列扫描参数。以下常规扫描序列参数仅供参考(表 11-5)。

^{1}H-MRS 常用于 HIE 脑损伤时脑代谢评价。目前可以选用单体素或多体素 MRS 进行脑不同区域 MRS 分析。既往常用单体素检查序列有 PRESS(single-voxel point resolved spectroscopy)或 STEAM(stimulate echo acquisition mode),在分析时建议使用更长的回波时间(echo time,ET)如 136 毫秒或 272 毫秒,ET 时间越短所分析代谢物浓度标准差越大。此外,在 ET136 毫秒时,Lac 峰倒置,有助于与脂类物质鉴别。目前多体素 ^{1}H-MRS 空间分辨优于单体素,能更准确地分析不同区域代谢物质浓度。

表 11-5 常规 MRI 建议扫描参数

序列选择 扫描断面	T$_2$ TSE 横断面	3DT$_1$ TFE 横断或矢状面	DWI EPI 横断面
1.5T MRI 仪			
TR(ms)	4 500	30	6 000
TE(ms)	210	4.5	90
Flip angle	90	90/30	90
Slice thick(mm)	4	4/1.6	5
NSA	2	1	1
Time	4∶30	5∶45	0∶30
3T MRI 仪			
TR(ms)	8 000	17	8 000
TE(ms)	1 600	4.6	49
Flip angle	90	90/13	90
Slice thick(mm)	2	2/0.8	2
NSA	1	1	1
Time	4∶40	4∶20	3∶0

三、与早产儿脑损伤相关的脑结构发育常规 MRI 描述

脑发育是一个连续过程,从原始神经胚形成开始,经过端脑发育、神经细胞增殖、神经细胞移行、组织功能分化,到突出建立和髓鞘化完成,可能需经历数年。在发育过程中,上述关键期脑发育受到损伤,将导致结构和功能的异常(表 11-6)。我们讨论的早产儿脑损伤不是先天和遗传性脑发育异常,而是发育中获得性脑损伤。损伤的发生可能与下属结构发育密切相关:皮层发育(脑沟回)、白质发育(主要是轴突与髓鞘发育)和生发基质和板下神经元在发育中的作用。随着胎儿期 MRI 检查技术的成熟,在有一定的发育期应用常规 MRI 序列,特别是 T$_2$WI 已能很好地描述胎儿期脑形态的发育,为诊断先天发育异常和宫内获得性脑损伤提供有力的客观证据(图 11-1~图 11-4)。

表 11-6　脑发育的关键期

关键事件出现	高峰时间	常见发育畸形
原始神经胚	3~4 周	神经管闭合障碍
端脑发育	2~3 个月	端脑无裂畸形
神经细胞增殖	3~4 个月	巨脑畸形
神经细胞移行	3~5 个月	灰质异位症
组织化	5 个月~生后数年	Fragile X, Angelman
髓鞘化	出生~生后数年	Pelisaeus-Merzbacher Disease

(一) 脑沟回的形态发育 MRI 描述

18 周以上的胎儿器官发育在 MRI 已可以清楚分辨，但某些畸形可能不能完全确定。一般 22~24 周以上常见的发育畸形可以清楚显示，不过皮层的发育刚刚开始进入快速发展期，细胞的增殖和移行的异常尚不能准确诊断。目前，还没有报道 MRI 检查对孕妇和胎儿带来危险，但是不建议在妊娠早期行 MRI 检查。

在胎龄 21~25 周脑沟回尚未发育，但可见发育不全原始的侧裂，在 T_2WI 可见三个层次：脑室旁呈低信号的生发基质、中间带的高及中等信号层和一致性低信号的皮层。这时上述 T_2WI 低信号主要是原始的神经祖细胞或前体细胞(生发层：成神经和成胶质细胞)、移行的胶质细胞、板下神经元和皮层的神经元。

皮层、脑沟形成被认为是胎脑发育的一种好的标志。脑回、脑沟形成于 2 个月时即能见到表浅脑沟，其发育直到妊娠终末期甚至生后。颞上沟是判断胎龄的可靠标准。一般顶枕叶皮层及中央区皮层先发育，然后向下颞区皮层，最后额叶的皮层区域。MR 观察脑沟、回最佳时间 28~34 周，对判断胎龄有一定帮助，一般可参见表 11-7。

(二) 生发基质与髓鞘发育

生发基质是侧脑室壁的腹侧细胞区，在胚胎 10~20 周时主要提供成神经细胞，20~30 周时提供成胶质细胞，32 周后逐渐退化，理论上讲小于 32 周的早产儿是发生脑损伤的高危人群，无论是生发基质脑室内出血还是脑白质损伤都与其密切相关，是神经系统发育关键期重要成分。由于随胎龄增加，该区域细胞成分逐渐减少，白质发育尚未完成。胚胎 28 周前 MRI-T_1WI 表现为高信号，T_2WI 为低信号，以后随细胞减少该区逐渐消失(图 11-5~ 图 11-7)。

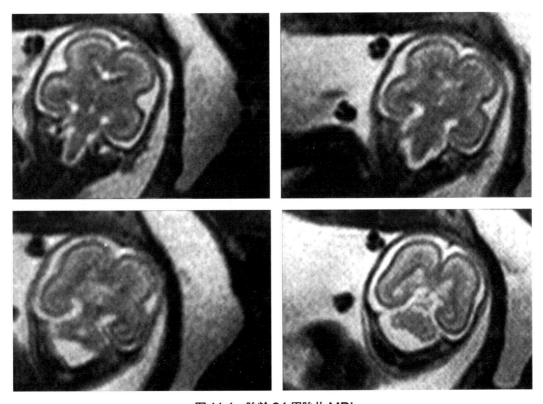

图 11-1　胎龄 24 周胎儿 MRI
T_2WI 冠状切面显示脑室旁低信号为生发层、中间带混合信号、皮层低信号。可见原始的侧裂。

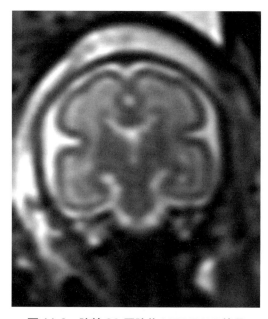

图 11-2 胎龄 28 周胎儿 MRI-T₂WI 信号特征与 24 周相近

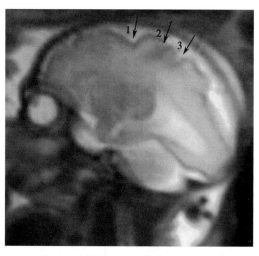

图 11-3 胎龄 30 周胎儿 MRI-T₂WI

1. 中央前沟；2. 中央沟；3. 中央后沟。

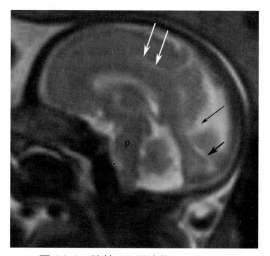

图 11-4 胎龄 30 周胎儿 MRI-T₂WI

扣带沟（双白箭），顶枕裂（黑细箭），距状裂（黑粗箭）。

表 11-7 脑沟回发育一般顺序

脑沟发育	MRI/w	神经解剖 /w
顶枕裂	22~23	16
距状裂	24~25	16
中央沟	27	20
中央前沟	27	24
中央后沟	28	25
颞上沟	27	23
颞下沟	33	30
额上沟	29	25
额下沟	29	28
脑岛沟	34	34~35

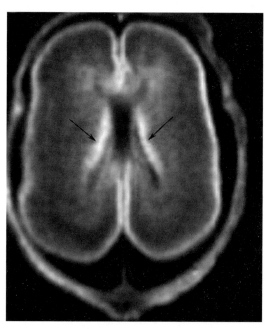

图 11-5 MRI-T₁WI

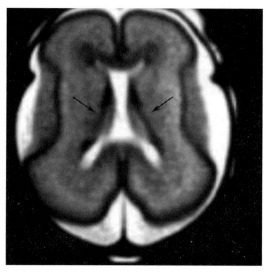

图 11-6 MRI-T₂WI

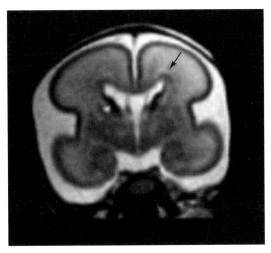

图 11-7　MRI-T₂WI(冠)

中枢神经系统的髓鞘是由成熟的少突胶质细胞发育形成,是一种特殊的膜结构,有多种脂质和蛋白构成。成熟的少突胶质细胞表达两种非常重要的蛋白:髓鞘化碱性蛋白(Myelinated basic protein,MBP)和蛋白脂蛋白(proteolipid protein,PLP)。脂质的成分主要是胆固醇、糖脂和磷脂。从胎儿 5 个月开始一直到终身髓鞘都在不断地发育和更新,从而维持神经系统的正常活动的神经冲动的传导,生后至 2 岁以内是髓鞘快速发育时期,每个月都有进展,以后逐渐减慢。目前 MRI 是唯一能在活体上描述髓鞘发育的方法。研究证明 MRI 上髓鞘化的规律和进程与解剖学、组织学是一致的,表现在时间的差异主要体现在成像成分的变化,不同研究 MRI 序列不同在时序上可能互有交叉。总体髓鞘发育规律遵循尾头方向,从北侧向腹侧进行,感觉神经束先于运动神经束,皮质先于白质,白质的投射纤维束先于联合神经束。常规 MRI 髓鞘信号表现为:T₁WI 高信号,T₂WI 低信号,往往 T₂WI 信号晚于 T₁WI(图 11-8)。一般髓鞘出现的规律时序见表 11-8。

生后的灰白质分期也是评价脑发育成熟度的重要方法。常用的有以下两种方法:① Bird 脑发育灰质 MRI 分界:T₁WI 生后 4 个月内白质信号低于灰质信号,4 个月时灰白质信号相同,以后逐渐白质信号超过灰质信号;而在 T₂WI,9 个月前白质信号高于灰质,9~10 个月灰白质信号相同,然后转变为白质信号低于灰质信号(成人型灰质信号)。② Dietrich T₂WI 分界:生后 6 个月内白质信号高于灰质信号,8~12 个月为等信号期,10 个月后灰质信号高于白质(成人型)。实际灰白质发育速度决定信号分界时间,不同个体不尽相同,会有一定差异,但是大体规律是一致的。若患儿在矫正胎龄 4 个月时,灰白质信号仍然是新生儿期水平,

显然脑发育明显延迟。灰白质分界的评价应结合不同区域的髓鞘和皮层发育程度综合判定。

四、常见早产儿脑损伤的 MRI 诊断

(一) 生发基质脑室内出血与脑室周围出血性梗死

头部超声学检查能够很好地早期诊断上述早产儿脑损伤,但是 MRI 可作为头部超声诊断的重要补充,研究发现早产儿生发基质脑室内出血(germinal matrix hemorrhage,intraventricular hemorrhage,GMH-IVH)与白质损伤常同时存在,25% 左右的早产儿颅内出血合并有白质损伤。MRI 对出血的诊断对出血时间的判断优于头部超声学检查。出血急性期红细胞常没有发生破坏,血红蛋白仍为氧合血红蛋白,DWI 为高信号,当血红蛋白为脱氧血红蛋白时,由于顺磁性作用在 DWI 为低信号。T₁WI 信号增高常不明显,T₂WI 低信号;亚急性期:脱氧血红蛋白氧化成正铁血红蛋白,红细胞尚未溶解破坏时,出血区 T₁WI 高信号,T₂WI 低信号;红细胞破坏后,T₁WI 和 T₂WI 均为高信号。MRI 诊断生发基质脑室内出血的分级可参照超声和 CT 的分度方法(Papile,图 11-9~ 图 11-19)。

目前认为脑室周围出血性梗死(periventricular hemorrhagic infarction,PVHI)应作为一种独立的早产儿脑损伤类型,不应归类为脑室内出血Ⅳ。应为其发生的病理机制主要是因为生发基质区静脉引流障碍、静脉充血及血栓形成所致。常为单侧,不仅以发生在Ⅲ脑室内出血,也见于Ⅰ、Ⅱ脑室内出血。

(二) 脑白质损伤 MRI 表现

1. **脑白质损伤的诊断与分类**　目前,早期常规应用 MRI 诊断脑白质损伤尚没有统一的规范,脑白质损伤的 MRI 分类和程度分级也没有统一的标准。但是,由于 MRI 不同于 CT,没有电离辐射,在脑发育、功能和代谢诊断评价方面无可替代。临床上 MRI 应用于早产儿的诊断评价已成为一个发展趋势。目前可以参考的早产儿脑白质损伤的 MRI 诊断标准如下:

(1)Miller SP 等方法(矢状面 T₁WI,图 11-13):

1)轻度:局灶型点状大高信号,病灶 ≤3 处,或病灶 <2mm。

2)中度:多灶点状或片状高信号,病灶 >3 处,或病灶 >2mm。

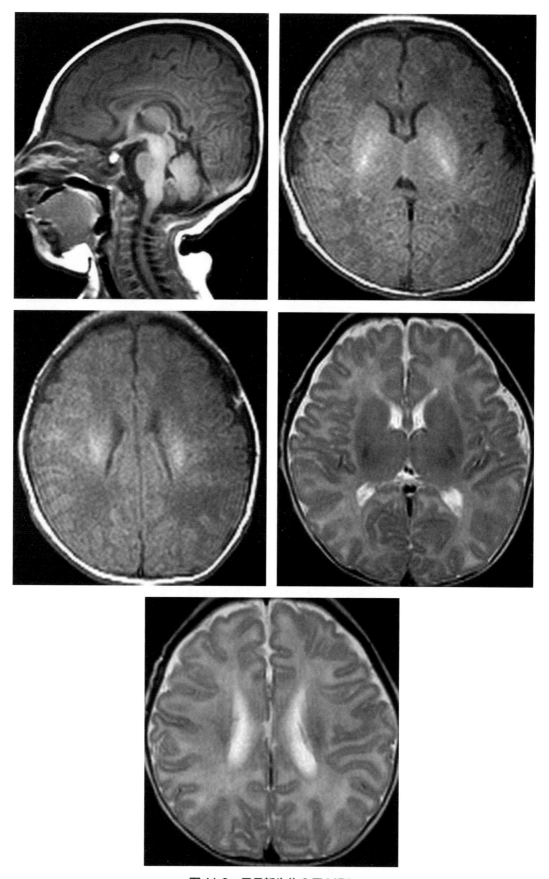

图 11-8 足月新生儿 3 天 MRI

矢状面 T_1WI 可见脑桥、间脑背侧成高信号；横断面 T_1WI 内囊后肢对称性"八"字形高信号，对应 T_2WI 为低信号；T_1WI 半卵圆中心髓鞘化白质对称性高信号，T_2WI 为低信号。

表 11-8　MRI 上髓鞘发育的时序

解剖部位	T₁WI	T₂WI
内侧纵束	胚胎 25 周	胚胎 29 周
内侧丘系	胚胎 27 周	胚胎 30 周
外侧丘系	胚胎 26 周	胚胎 27 周
小脑上脚	胚胎 28 周	胚胎 27 周
小脑中脚	出生时 ~ 4 个月	出生时 ~2 个月
内囊后肢	胚胎 36 周 ~ 生后 1 个月	胚胎 40 周 ~ 4 个月
内囊前肢	2~3 个月	7~11 个月
胼胝体膝部	4~6 个月	5~8 个月
胼胝体压部	3~4 个月	4~6 个月
半卵圆中心	2~4 个月	7~11 个月
枕叶白质	中央 / 周边 3~5/4~7 个月	9~14/11~15 个月
额叶白质	中央 / 周边 3~6/7~11 个月	11~16/14~18 个月

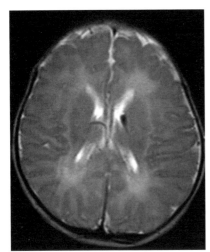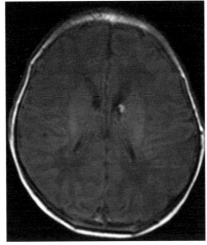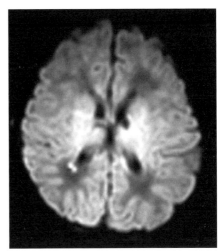

图 11-9　生发基质出血—MRI

左→右:T₂WI 尾状核头部室管膜下表现周边低信号,中央高信号;T₁WI 为均匀一致的高信号;
DWI 为高信号,可能与局部水分子移动受限有关。

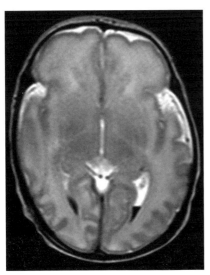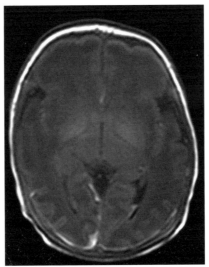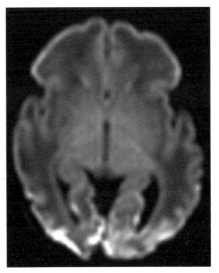

图 11-10　生发基质脑室内出血 MRI

左→右:T₂WI 双侧脑室内及右侧生发基质低信号,T₁WI 为高信号,DWI 为混合信号。未见明显脑室扩张,为Ⅱ脑室内出血。

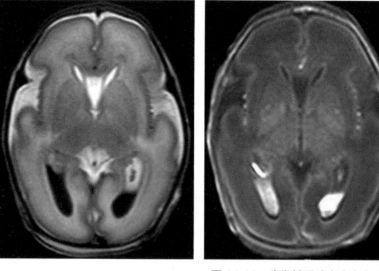
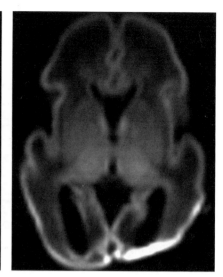

图 11-11 生发基质脑室内出血 MRI

左→右:T₂WI:双侧脑室低信号后角左侧脑室明显扩张,T₁WI 为高信号,而 DWI 为低信号,为Ⅲ脑室内出血。

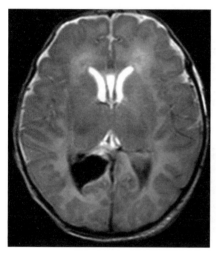
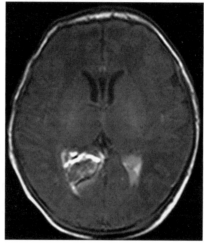
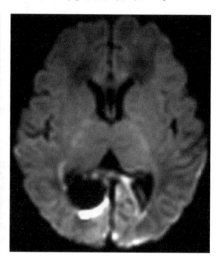

图 11-12 生发基质脑室内出血 MRI

左→右:T₂WI 双侧脑室后角低信号,轻度脑室扩张,右侧脑室前角室管膜下低信号,左侧脑室前角扇形区域及室管膜呈低信号,内侧边缘高信号;T₁WI 除右侧脑室前角室管膜下外其他区域为高信号,但左侧脑室前角内上方呈低信号,DWI 为低信号。脑室内出血Ⅲ,左侧脑室周围出血性梗死伴软化。

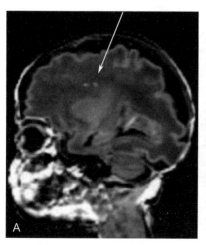
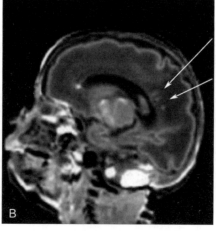
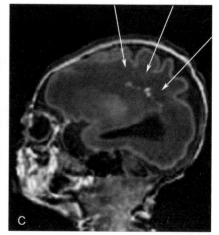

图 11-13 Miller SP 脑白质损伤分度

A. 轻度;B. 中度;C. 重度

3)重度:病灶范围≥每侧大脑半球脑室周围白质5%。

(2)有些国家早产儿MRI检查指征选择是超声检查异常者或胎龄小于28周;检查MRI时间在校正胎龄40周(term-equivalent age,TEA)。通常应用的评价方法如表11-9所示。

表11-9 通常应用的评价方法

严重程度	1分	2分	3分
白质(损伤与信号改变)	正常	局灶性,<2/每个半球	多灶性>2/每个伴球
白质容积	正常	轻中度减少,脑室周围	明显减少,广泛,脑外间隙大
囊性异常	正常	局灶性,<2mm	多灶性,或≥2mm
脑室扩张	正常	中度	更广泛全脑室扩张
胼胝体改变	正常	局部变薄	整体变薄
总分	5~6(正常)	7~9,10~12(轻度/中度)	13~15(重度)

摘自:Woodward LJ,et al.NEJM,2006,355:685-694。

(3)中国医科大学附属盛京医院常用的方法是结合常规T_1WI/T_2WI和DWI的方法,首次检查时间最好在生后2周内完成,动态随访可以在校正胎龄40周或第一次检查完成后2周左右。诊断分类方法如下(图11-14):

1)轻度:局灶性,侧脑室前后角、半卵圆中心白质有单个或多个(≤3处)局灶性损伤,且病灶<2mm。

2)中度:广泛性,多处深层脑白质受累而不伴有皮层下白质受累,病灶>3处,或>2mm,常伴有胼胝体受累。

3)重度:弥漫性,脑室旁深部白质和皮层下白质均有受累。

早期T_1WI损伤常表现为高信号,弥漫性严重损伤时可能弥漫性低信号或一致性脑水肿样改变;DWI表现为高信号,且越是严重的损伤DWI改变越明显,早期优于T_1WI;T_2WI早期表现为低信号或等信号。多数情况下,T_1WI高信号和T_2WI低信号并非出血性损伤,而是胶质细胞增生的表现,同时可能由于细胞坏死,巨噬细胞吞噬了坏死组织而含有脂类成分。一部分可能是出血所致,应该进一步做磁敏感成像加以鉴别。

终末期的脑白质损伤MRI表现:脑室周围白质容积减少、脑室不规则扩张(方形化)、髓鞘发育落后和胼胝体明显变薄;严重的脑白质损伤常伴有皮层发育落后(脑沟增深,颅外间隙增宽),基底节、丘脑和小脑体积减小。实际上,严重的早产儿缺氧缺血性脑损伤不仅累及白质,也同时累及基底节和丘脑。只不过是白质在早产儿更易发生损伤,具有选择易损性;当重度的缺氧缺血时也可以表现深部灰质和皮层受累,体现出损伤等级性(图11-15)。

(4)分散过度高信号(diffusive extensive high signal intensity,DEHSI):人们发现有些早产儿在校正胎龄40周时或以后很长一段时间MRI-T_2WI白质表现过度的信号增高。Counsell SJ报道,DEHSI早产儿的过度高信号白质部分的水分子的表观扩散系数与有显著脑质损伤早产儿的差异不显著,随访其预后也有发育异常的表现,认为其是一种弥漫性的白质损伤表现。然而,近两年大样本的生后18~22个月随访研究表明,尽管不同的程度的DESHI,它们的MRI-DTI表现出不同白质发育差异,但是临床随访并没有发现发育方面有特别明显的区别,但严重的DEHSI的认知和运动发育可有明显延迟,DTI常表现出明显发育落后,通常临床可以把DEHSI分成Ⅳ级。DEHSI可能是白质发育异常的表现,这种异常是暂时的还是持续存在的,产生的原因是来源于不同程度的白质损伤,还是由于遗传代谢因素导致的,这些可能与预后有密切关系,而不是单纯的一次的DEHSI。因此,在没有其他表现时,单纯的一次MRI的DESHI不能诊断为弥漫性的脑白质损伤。

2. **脑白质损伤的病变性质的鉴别** 脑室周围白质点状或成簇的损伤(punctate white matter lesion,PWML)在T_1WI表现为高信号,T_2WI常为低信号,常被诊断为点状或片状出血。实际上,白质损伤不单纯是白质区的神经细胞(如少突胶质细胞受累),也包括血-脑屏障功能破坏,即也有血管内皮细胞损伤。脑损伤后炎症反应性改变(星形胶质细胞增生和小胶质细胞增生)与原始结构性损伤(少突胶质细胞、神经元和轴突)可同时存在,不同时期的MRI检查反映的是不同阶段的病理改变。

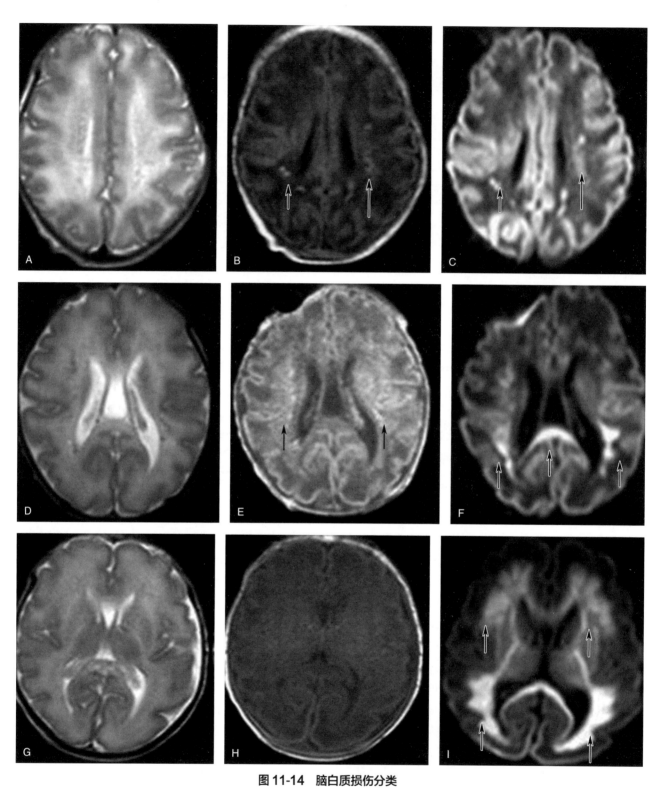

图 11-14 脑白质损伤分类

A、B、C 分别为局灶性脑白质损伤 T$_2$WI、T$_1$WI、DWI 成像;D、E、F 分别为广泛性脑白质损伤
T$_2$WI、T$_1$WI、DWI 成像;G、H、I 分别为弥漫性脑白质损伤 T$_2$WI、T$_1$WI、DWI 成像。

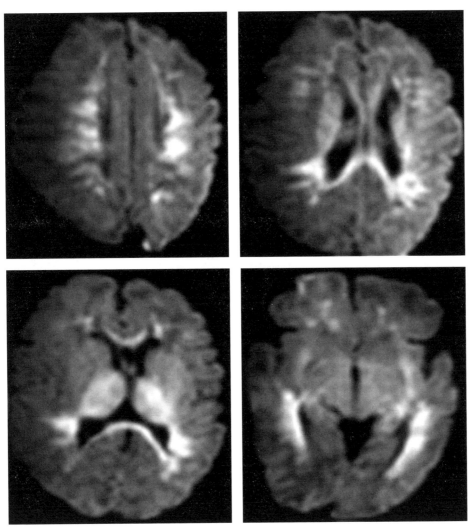

图 11-15　36 周早产儿，重度产时窒息

MRI-DWI 表现弥漫性白质损伤，丘脑损伤。

鉴别是否为出血性损伤可增加磁敏感（SWI）或 T_2-GRE（梯度回波），这是非常敏感的方法。出血性损伤在 SWI 表现为低信号（也称作信号缺失），同样在 T_2-GRE 也表现为低信号。据大多数 PWML 在 SWI 没有低信号表现，T_1WI 高信号可持续很长时间，DTI 显示周围白质发育落后，MRS 表现谷氨酸盐增加，主要病理改变可能是胶质细胞增生所致。有时，侧脑室前角或后角脑室周围白质区域白质损伤表现为沿着髓静脉走行方向"树枝"状信号：T_1WI 高信号，T_2WI 低信号，一部分 SWI 低信号，是髓静脉受累表现，可能是血栓形成所致。对于胎龄很小的早产儿，侧脑室前角的对称性点状高信号可能是正常移性胶质细胞（图 11-16，图 11-17）。

对缺氧缺血性胎羊的高场 MRI 实验研究表明，弥漫性白质损伤的主要病理基础可能是过度的星形胶质细胞增生，而坏死性白质损伤的病变周围病理基础主要是小胶质细胞的增生。PWML 的 MRI-T_1WI 表现可持续 2 周以上，MRS 谷氨酸 - 谷氨酰胺峰明显增高，说明损伤处兴奋氨基酸摄取利用障碍；严重的 DEHSI 患儿白质区乳酸明显增高，说明该处的细胞代谢障碍，可能原因：细胞损伤或发育异常。可见白质损伤的 MRI 诊断的定性研究对明确损伤后大发育及预后判定可能有重要意义。单纯的某一时间段的一次 MRI 检查仅能反映此时的病理损伤结果，动态描述对远期的发育结局预测是必不可少的。

3. 早产儿脑白质损伤远期发育 MRI 评价　早产儿脑白质损伤并非孤立的白质受累，由于病因的多样性、致病因素的严重程度和脑发育的成熟度不同，不同程度的白质损伤常伴有轴突、深部灰质（基底节、丘脑、小脑和脑干）及皮层受累。严重的白质损伤常表现有丘脑、小脑及皮层容积明显减少，DTI 发现丘脑发出的各种投射纤维的不同方向各向异性分数（fraction of anisotropy，FA）明显降低，明显的胼胝体变薄（图 11-18，图 11-19）。因此，早产儿的白质损伤并非仅白质受累，在这个意义上称早产儿脑损伤为早产儿脑病更为合理。

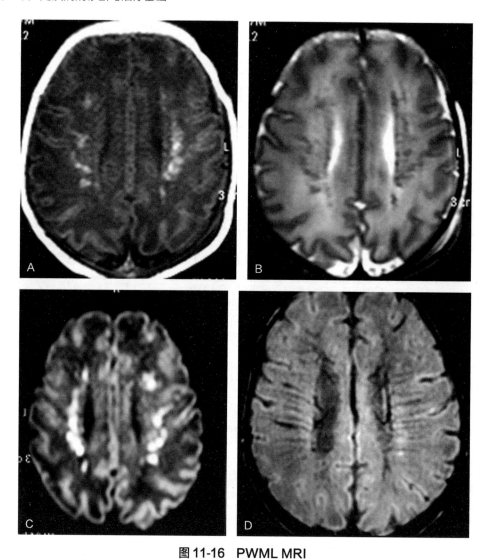

图 11-16 PWML MRI

A → D 依次为 T_1WI、T_2WI、DWI 和 SWI 序列可见：半卵圆中心成簇白质损伤表现，
T_1WI 高信号，T_2WI 低信号，DWI 高信号，而 SWI 未见明显异常信号。

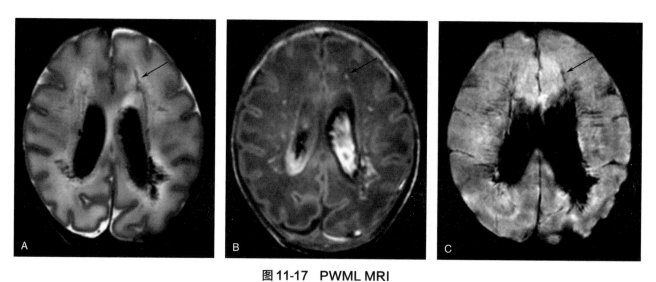

图 11-17 PWML MRI

左 → 右依次为 T_1WI 和 SWI。T_1WI 表现为点状高信号，SWI 部分点状高信号表现为低信号，
提示为出血性病变。邻近髓静脉引流出，提示可能为髓静脉受累。

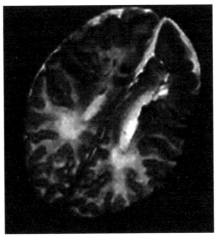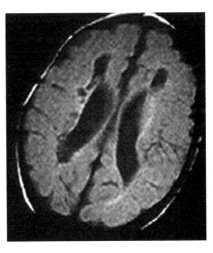

图 11-18　晚期 PVL-MRI

左→右：T₁WI 侧脑室马氏孔水平，侧脑室后角"方形化"扩张，前角白质点状高信号；T₂WI 侧脑室上方前角可见左侧囊性化，后方三角区白质过度高信号；FLAIR 表现前角白质囊性软化，脑室系统方形化扩张。

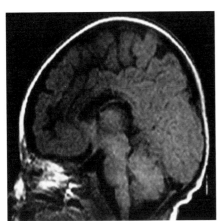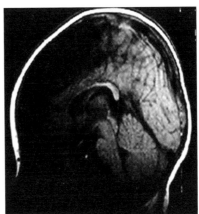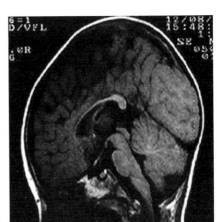

图 11-19　脑白质损伤的胼胝体发育 MRI

同一患儿，分别 1、6、12 个月时矢状面 MRI-T₁WI 显示明显的胼胝体发育不良，胼胝体膝和体部最为显著。

（毛　健）

参考文献

1. VOLPE JJ. Brain injury in premature infants: a complex amalgam of destructive and developmental disturbances. Lancet Neurology, 2009, 8 (1): 110-124.

2. MILLER SP, FERRIERO DM, LEONARD C, et al. Early brain injury in premature newborns detected with magnetic resonance imaging is associated with adverse early neurodevelopmental outcome. J Pediatr, 2005, 147 (5): 609-616.

3. WOODWARD LJ, ANDERSON PJ, AUSTIN NC, et al. Neonatal MRI to predict neurodevelopmental outcomes in preterm infants. N Engl J Med, 2006, 335 (7): 685-694.

4. HART AR, WHITBY EW, GRIFFITHS PD, et al. Magnetic resonance imaging and developmental outcome following preterm birth: review of current evidence. Dev Med Child Neurol, 2008, 50 (9): 655-663.

5. SCHAFER RJ, LACADIE C, VOHR B, et al. Alternatons in functional connectivity for language in prematurely born adolescents. Brain, 2009, 132 (Pt3): 661-670.

6. GAREL C, CHANTREL E, BRISSL H, et al. Feta cerebral cortex: normal gestational landmarks identified using prenatal MR imaging. AJNR Am J Neuroradiol, 2001, 22 (1): 184-189.

7. BARKOVICH AJ, KJOS BO, JACKSON DE, et al. Normal maturation of the neonatal and infant brain: MR iamging at 1. 5T. Radiology, 1988, 166 (1Pt1): 173-180.

8. COUNSELL SJ, ALLSOP J, HARRISON M, et al. Diffusion-weighted imaging of the brain in preterm infants with focal and diffuse white matter abnormality. Pediatrics, 2003, 112 (1Pt1): 176-180.

9. KIDOKORO H, ANDERSON PJ, DOYLE LW, et al. High signal intensity on T2-weighted MR Imaging at term-equivalent age in preterm infants does not predict 2-year neurodevelopmental outcomes. AJNR Am J Neuroradiol, 2011, 32 (11): 2005-2010.

10. RAYBAUD C, AHMAD T, RASTEGAR N, et al. The premature brain: developmental lesional anatomy. Neuroradiology, 2013, 55 (Suppl2): S23-S40.

11. NIWA T, DE VRIES LS, BENDERS MJ, et al. Punctate white matter lesions in infants: new insights using susceptibility-weighted imaging. Neuroradiology, 2011, 53 (9): 669-679.

12. ARRIGONI F, PARAZZINI C, RIGHINI A, et al. Deep medullary vein involvement in neonates with brain damage: An MR Imaging study. AJNR *Am J Neuroradiol*, 2013, 32 (11): 2030-2036.

13. CHILDS AM, RAMENGHI LA, EVANS DJ, et al. MR features of developing periventricular white matter in preterm infants: evidence of glial cell migration. AJNR Am J Neuroradiol, 1998, 19 (5): 971-976.

14. WISNOWSKI JL, BLUML S, PAQUETTE L, et al. Altered glutamatergic metabolism associated with punctate white matter lesions in preterm infants. PLOS one, 2013, 8 (2): e56880.

第七节 外周中心静脉置管与脐动静脉置管技术与管理

一、外周中心静脉置管(peripherally inserted central catheter, PICC)

(一) 适应证

1. 需长期维持静脉通路的危重新生儿。
2. 低出生体重儿,在短期内不能达到足够肠内营养。
3. 外科手术后患儿,需要较长时间肠外静脉营养。
4. 输注高渗性液体(如葡萄糖浓度>10%)。
5. 应用刺激性药物治疗的患儿(pH 值<4.1 或 >8.0)。

(二) 禁忌证

1. 出血、凝血功能异常。
2. 穿刺部位有感染或损伤。
3. 静脉栓塞、静脉炎者。

(三) 器械

9Fr PICC 导管(总长度 50cm,容积 0.23ml),分为两种:硅胶导管,通常无引导丝;聚氨酯导管,有引导丝。无菌帽和口罩,无菌手套,隔离衣,无菌孔巾,无菌镊,无菌剪刀或剪割器,无菌盘,带翼的可撕裂的导入针,厘米刻度尺,注射器无菌纱布等。另备处置车 2 台,生理盐水,肝素液,肝素帽,透明贴膜(固定导管用)。

(四) 操作步骤

下面操作针对有引导丝的导管。

1. 用无菌技术准备导管和所需器械。
2. 在上臂选择适当的静脉(贵要静脉或正中静脉),或选择下肢大隐静脉,约束其他肢体以免污染。助手消毒整个穿刺侧上肢腕部以上皮肤,先酒精后安尔碘,然后用无菌用水擦拭。
3. 术者穿隔离衣,戴无菌手套,握住腕部以上已消毒的皮肤。
4. 助手再消毒腕部、手部皮肤。穿隔离衣,铺无菌巾、孔巾(将患儿手臂从孔巾口处穿出)。二次消毒,先安尔碘后酒精。
5. 根据测量的长度(以左侧为准,上肢血管测量到上腔静脉或右心房的长度,下肢导管从穿刺点测量到左侧胸锁关节,再量至第 3 肋间)剪掉多余的导管,生理盐水冲管。剪 2cm×2cm 小块纱布若干。
6. 助手扎止血带,术者持导入针与穿刺部位呈 15°~30° 角穿刺,见回血后,降低穿刺角度,再推入 0.3~0.5cm,确保导入鞘在静脉内,松开止血带。注意穿刺时手不要按在导入针针柄上,以免提前撕裂。
7. 助手指压导入针上方静脉,减少出血,同时持小块纱布随时吸渗血。
8. 撤导入针,按住白色针尖保护按钮,穿刺针即回缩至针尖保护套中。
9. 术者用镊子轻夹导管送入导入鞘。送管速度为

0.3~0.5cm,边送边推注盐水(或间断推注盐水)。

10. 当导管入肩部时(约 6~7cm),将患儿头部歪向穿刺侧肩部,同时抬高上身呈半坐位,避免导管误入颈静脉。当送导管接近预定的长度后,导入鞘撤出,捏住两翼将其撕下。再送导管至测量长度。

11. 粘膏固定圆盘,用酒精消毒穿刺点周围皮肤。穿刺点上方置小块纱布吸收渗血。

12. 外露导管弯曲呈 S 形,用 3M 透明敷料固定。

13. 用粘膏呈碟形固定圆盘处。

14. 连接肝素帽或正压接头,进行正压封管。

15. **连接输液装置** 输液速度:1~20ml/h,留置时间可根据病情。

16. **确定位置** 拍 X 线片,导管尖端应在上腔静脉中下段,即胸骨右缘第二、三肋间。

(五) 并发症及处理

1. **渗液** 可引起局部水肿,多数情况是由于导管尖端异位所致,建议拔除导管,局部水肿可采用 25% 硫酸镁湿敷。

2. **导管阻塞** 避免新生儿肢体弯曲和扭曲以免引起导管阻塞。如果冲洗导管时遇到阻力,不要继续用力冲洗,否则导管破裂可引起栓塞。

3. **CBRSI** 一旦确认为 CBRSI,根据病原体种类选择不同处理及治疗方案。如为真菌、金黄色葡萄球菌及肠球菌感染必须拔出导管;凝固酶阴性葡萄球菌及革兰氏阴性杆菌建议拔出导管,如未拔出,抗菌治疗时间需要延长。

4. **空气栓塞及导管栓子形成** 立即拔出导管,如果血栓较小没有临床症状或仅有血压增高,移除导管,治疗高血压;如果出现无脉搏或减弱,或者出现凝血功能障碍,同时没有颅内出血,可以考虑肝素化治疗;如果有大的血栓块形成造成灌注损伤,考虑使用纤维蛋白溶解药物,通常情况下不需要外科治疗。

(六) 注意事项

1. 穿刺前一定要注意保护血管,在上肢标记 PICC 字样,以免穿刺侧血管提前被破坏,增加穿刺难度和并发症发生。

2. 穿刺时严格的无菌技术操作,保证最大面积的无菌区域。

3. PICC 导管输液时,要保证管路通畅,管路衔接紧密,防止管路意外断开、受压、打折、被夹。

4. 导管回血要及时冲管,严禁使用 5ml 以下的注射器冲管,严禁暴力冲管。

5. 配伍禁忌药物溶液之间应当冲管。

6. 严禁挤压外露导管。

7. 穿刺过程中要避免导入针与导管接触,防止导管意外划伤。

8. 不要用力牵拉导管。

9. 送管时轻夹导管,当送管困难时,可等待 2~3 分钟后再慢慢送管,也可经导管注入少量温盐水后再送管。

二、脐动脉置管(umbilical artery catheterization, UAC)

(一) 适应证

1. 需要经常或持续监测动脉血气。

2. 持续动脉压监测。

3. 换血治疗。

4. 血管造影。

5. 窒息复苏(应首选脐静脉)。

(二) 禁忌证

1. 下肢或臀部有局部供血障碍者。

2. 腹膜炎。

3. 坏死性小肠结肠炎。

4. 脐炎。

5. 脐膨出。

(三) 器械

带托盘的脐动脉插管包,通常包括:无菌孔巾,测量尺,持针器,缝线剪,止血钳,镊子,手术刀,三通接头,脐动脉导管(体重<1.2kg 用 3.5Fr,体重>1.2kg 用 5Fr,如使用双腔管可增加一个通道)。脐带结扎丝带,胶带,纱布垫,消毒液,手套,口罩和帽子,10ml 注射器,盐水,肝素盐水。

(四) 操作方法

1. 将患儿放置仰卧位,用尿布包裹住双下肢。

2. 确定脐动脉导管应插入的深度(低位插管导管顶端位于 L_3~L_4 水平,高位插管导管顶端位于膈上,T_6~T_{10}

水平,具体深度见本节末,X 线检查位置见图 11-20)。

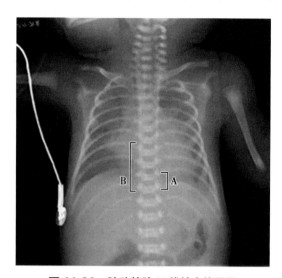

图 11-20 脐动静脉 X 线检查位置图
A. 正确的 UVC 尖端位置（T_9~T_{10}）；
B. 正确的 UAC 尖端位置（T_6~T_{10}）。

3. 严格洗手,无菌操作,穿戴无菌手套、口罩、帽子及无菌手术衣。

4. 准备脐导管托盘,用 10ml 注射器抽取盐水（或肝素盐水）并注满脐动脉导管。

5. 用消毒液（早产儿应注意使用碘伏及酒精后造成皮肤损伤,使用后需用无菌用水洗掉）清洁脐带及周围皮肤,铺巾,暴露头部及双脚,密切观察患儿在操作过程中是否出现双下肢血管痉挛或窘迫表现。

6. 用剪刀或手术刀切断过长的脐带,保留 1~1.5cm 的残段,可见 2 个脐动脉和 1 个脐静脉开口。动脉比较小,常位于 4 点和 7 点的位置。静脉壁通常塌陷。

7. 用镊子打开并扩张脐动脉约 1 分钟。

8. 一旦脐动脉被充分扩张,立即插入脐导管,在通过 2cm（腹壁处）及 5~7cm 处常有阻力,可将导管退出少许,再旋转推进,在推进过程中可能存在以下问题：

（1）导管未进入腹主动脉：可以使用双管技术,尤其是第一个置管未在脐动脉内腔内,保持原始导管不动,沿脐动脉管腔插入第二个导管。

（2）导管进入腹主动脉但出现打折或移位：在进管过程中可能出现大腿或臀部的青紫或发白,尤其容易出现在体重大的患儿插入管径小的导管（3.5Fr）时,考虑为股动脉痉挛所致。有些时候,应用较大（5Fr）较硬的导管能更好地进入主动脉。或者将导管退回脐动脉,适当旋转再次进入,也可以到达主动脉。如仍无法进入,则考虑改为另一条脐动脉插管。体重大的患儿应用小管径导管时也会出现导管进入主动脉后打折情况,导管也可能从主动脉以外进入其他血管。如果导管无法进

入预定的位置,那么将导管放置低位或拔出。

（3）存在持续的青紫、苍白或明显末梢灌注减低：可以给予患侧热敷,颜色恢复后再进行插管,如 30 分钟无缓解则拔出导管。导管移动也可以引起血尿。

9. 导管一旦达到预定深度后,抽吸证实有回血。

10. 床旁 X 线摄片,证实导管的位置,调整插管深度。

11. 将脐切面用丝线做荷包缝合,固定导管,将胶布粘成桥型以固定插管,连接三通开关。

(五) 导管拔出

1. 出现以下任何一种情况,应拔出脐动脉导管。

（1）患儿病情好转,无需再进行持续监测及频繁的采血化验。

（2）疾病控制与预防（CDC）中心建议脐动脉置管最多保留 7 天,避免发生感染及血栓形成。

（3）出现并发症。

2. **导管拔出的方式** 缓慢拔出导管,时间在 30~60 秒以上,避免出血较多。缝线也需移除,如果用了上述方法仍有出血,需要按压脐部残端数分钟直至血止。

(六) 并发症

脐动脉置管可以引起比较严重的疾病。这些合并症主要源于血管的意外,包括肾脏、肠道、下肢的血栓形成,脊髓也可能发生栓塞,临床上可以表现为血尿、高血压、坏死性小肠结肠炎等,或是后背、臀部及大腿皮肤的青紫或苍白。其他合并症还包括感染、弥散性血管内凝血（DIC）及血管穿孔等。一旦发生合并症,应移除导管,仔细观察皮肤、监测有无血尿、监测血压,同时进行以下处置：

1. 应用多普勒超声检查主动脉及肾血管,如发现血栓立即拔出导管。

2. 如果血栓较小没有临床症状或仅有血压增高,移除导管,治疗高血压；如果出现无脉搏或减弱,或者出现凝血功能障碍,同时没有颅内出血,可以考虑肝素化治疗；如果有大的血栓块形成造成灌注损伤,考虑使用纤维蛋白溶解药物,通常情况下不需要外科治疗。

3. 插管时或插管后动脉痉挛影响肢体血供,可见一侧下肢发白。应将插管退出并热敷对侧下肢达到反射性的解除痉挛作用。当皮肤颜色恢复正常后,再插入观察。若经过上述处理不见好转,拔管和改插另一脐动脉。

(七) 其他注意事项

1. **应用肝素抗凝避免血栓形成**　应用肝素是否能降低血栓相关并发症的发生率目前尚无定论,可以选择输注稀释的肝素液(0.5U/ml)。

2. **导管末端定位**　没有有效证据证明低位和高位的脐动脉置管哪个更好,有报道称低位置管合并症的发生率较高位更高,主要表现为单侧或双侧下肢发生青紫或苍白的次数更多。发生合并症需要移除导管的概率两者没有差异。高位置管在肾脏并发症及胃肠栓子形成的方面更为多见。

3. **留置时间**　脐动脉置管并发症的发生与留置时间密切相关,时间越长,发生并发症的概率越大,因此我们需要每天评估置管的必要性,尽早拔管,通常置管时间不要超过1周。

(八) 感染及抗生素应用

对于脐动脉置管的患儿,一般不建议应用预防性抗生素,只有高度怀疑发生感染并有实验室证据时才考虑应用。

三、脐静脉置管(umbilical vein catheterization,UVC)

(一) 适应证

1. 中心静脉压监测。
2. 紧急情况下静脉输液的快速通路。
3. 交换输血或部分交换输血。
4. 极低及超低体重儿长期中心静脉通路。

(二) 禁忌证

同脐动脉穿刺术。

(三) 器械

同脐动脉插管。

(四) 操作方法

1. 准备工作同脐动脉插管。

2. 确定插入导管的长度(导管顶端位于横膈及左心房之间,$T_9 \sim T_{10}$水平,具体深度见本节末,X线检查位置见图11-20)

3. 识别脐静脉,脐静脉为一条大的薄壁血管,位于脐带切面12点钟位置进入腹壁。

4. 同脐动脉插管操作步骤。

5. 摄床旁X线片证实导管的位置并加以调整,正确的位置是导管的头部在膈肌上0.5~1.0cm。

6. 如插管遇到阻力,导管不能进入到期望的深度,或感觉到导管的"跳动"时,要怀疑进入了门静脉,用下列方法纠正:

(1)一边注射液体,一边推进导管,这样有时比较容易使插管通过静脉导管。

(2)用手在右上腹部轻压肝区。

(五) 并发症

1. 血栓或栓塞、感染等并发症及处理同脐动脉置管。

2. **肝坏死、门静脉血栓**　由于输注高渗液体和长时间留置导管引起,避免插管长时间停留在门脉系统。

3. **心律失常**　由于导管太深刺激心脏引起,需将导管抽出1~2cm。

(六) 注意事项

1. 导管前端不能置于肝脏血管、门静脉及卵圆孔处,应置于静脉导管或下腔静脉处。

2. 换血时,导管仅需插至顺利抽血即可,位于门静脉或肝静脉分支时不能换血。

3. 导管前端不在下腔静脉时,不能输高渗液体。

4. 脐静脉通路不能用于推钙,尽量不要用于输血。

5. 输液速度最好超过2ml/h,最低不能小于1ml/h。

6. 紧急情况下,插管只要进入2~5cm见到血液回流即可。

7. 导管尖端在下腔静脉内可以输入高张液体,如果位置尚未确定最好输注等张或低张液体。

8. 在插管过程中,导管充满稀释的肝素(1U/ml)溶液,注意避免导管与空气相通从而因胸腔负压导致空气栓塞。

9. 如果其他静脉通路未建立,脐静脉置管最多可保留14天。

11章

附：

脐动脉导管高位置管深度计算方法（高位脐动脉导管）

（1）3×出生体重 +9cm。

（2）肩脐距 +2cm+ 脐带残端距离。

脐静脉导管置管深度计算方法

（1）1.5×出生体重 +5.5cm。

（2）剑突到脐的距离 +0.5-1.0cm。

（3）0.75× 肩脐距 –1.5cm。

（陈　丹　毛　健）

参考文献

1. MACDONALD MG. Vascular access. Alta of Procedures in Neonatalogy. 5th edition, Wolters Kluwer/Lippincott William & Wilkins, 2004: 191-238.
2. EICHENWALD EC, HANSEN AR, STARK. Common neonatal procedures. Cloherty and Stark' Mannual of Neonatal Care. 8th Edition. Wolters Kluwer, 2017: 1008-1017.

第八节　新生儿气管造口术

随着严重肺病早产儿存活率的提高，长期辅助通气越来越常见。由于呼吸机依赖，此类早产儿中许多需要气管造口术。因此，气管造口术后婴儿的护理变得越来越重要。本节将讨论气管造口术的指征、导管的型号、气管造口护理常规、皮肤护理、潜在的并发症、出院准备及宣教和拔管的过程。

一、气管造口术的指征

新生儿气管切开放置导管有如下指征。

（1）呼吸机依赖：早产儿严重慢性肺病、声门下狭窄、严重咽喉 - 气管软化。

（2）慢性误吸。

（3）损伤。

（4）肌无力。

（5）神经功能缺损。

（6）其他异常：颅颌面畸形、小颌畸形、先天异常、血管畸形。

（7）肿瘤。

在少数情况下，如内镜校正异常、下颌骨牵引、喉气管重建术、子宫外产时处理（EXIT）等，外科干预可能比气管切开插管预后更好。短暂的肺功能障碍、贫血、营养不良、不恰当的疼痛管理和不合适的气管导管都可导致呼吸机依赖，这些因素在气管造口术或其他外科手术前都需要评估。

二、气管造口术导管的类型

新生儿镇静后，根据解剖结构选择气管造口术的

导管，合适的导管可最大限度地减少并发症的发生。气管造口术导管有各种型号和尺寸（图 11-21）、有不同的内直径（internal diameter，IDs）、外直径（external diameter，ODs）、长度和固定翼类型（表 11-10、11-11）。

大部分新生儿及儿童气管造口术导管包含一个单独的套管。有些导管有金属丝加以固定，但不能行 MRI 检查。颈部固定翼区有 2 个开放区用于放置固定导管的绳子。固定翼的压力应尽可能小以保护颈部组织。固定翼有斜角型和 V 型，前者舒适但不易固定，后者固定好但易导致皮肤或口腔磨损。气管造口术的导管需要根据婴儿的成长作相应调整。

气管导管可以有气囊或无气囊。气囊有封堵作用，导管周边只有少量的气体漏出。因婴儿环状软骨环较狭窄，能够起到封堵的作用，所以气囊通常不需要。而且，因为有潜在的气管侵蚀作用，气囊导管一般不用在婴儿身上。当无气囊导管不能维持合适的呼气压力时或漏气时，应当使用有囊导管。偶尔，有囊气管导管也可短暂地用于严重慢性肺病的婴儿。这两种新生儿气管导管是导管与固定翼相接。当放气时，气囊导管更难撤除。固体金属和固体金属带导管更易撤除，但很少用于婴儿。

语音瓣膜用于气管造口术后，可使语音发育最大化。空气通过气管导管周围时语音就可发出，不需通过声带。语音瓣膜在婴儿期越早使用越好，在促进交际方面起到重要作用。现有 Shiley 和 Passy-Muir 两种类型可用（图 11-22）。提供了语音瓣膜后，进气和出气都必须评估。导管应无气囊，每次呼吸移动导管都应监测。应当保持瓣膜没有膨胀，气流通畅。因为瓣膜膨胀可能

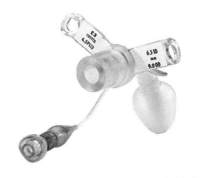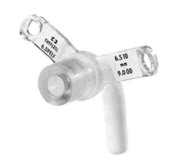

图 11-21　气管造口术导管的构成

表 11-10　气管导管的类型: 新生儿 / 儿童

类型	尺寸 / 气囊	优点	缺点
Shiley 型	新生儿 / 儿童 有 / 无气囊	固定翼舒适、 平或斜面性内部	气囊比气管导管宽,撤管时可导致不适
Sims portex 双腔导管	新生儿 / 儿童 无气囊	结合器(15mm)单独向下延伸,防止堵管	气囊不可活动, 固定翼轻微 V 型
Bivona	新生儿 / 儿童 有囊(TTS)/ 无囊	可以定制合适的长度、固定翼和 / 或延长部分,气囊宽度与导管相同或根据导管调节	金属导丝不能用于 MRI;V 型固定翼可导致不适;气孔引起的溃疡;穿线困难
金属气管导管	新生儿 / 儿童	内导管可用	外直径更大,内导管可用

表 11-11　新生儿和儿童气囊导管型号

新生儿气囊型号											
Shiley 型号[*]	ID /mm	OD /mm	轴长 /mm[+]	Bivona 型号[*]	ID /mm	OD /mm	轴长 /mm	Portex 型号[*]	ID /mm	OD /mm	轴长 /mm
				2.5	2.5	4.0	30	2.5	2.5	4.5	30
3.0	3.0	4.5	30	3.0	3.0	4.7	32	3.0	3.0	5.2	32
3.5	3.5	5.2	32	3.5	3.5	5.3	34	3.5	3.5	5.8	34
4.0	4.0	5.9	34	4.0	4.0	6.0	36				
4.5	4.5	6.5	36								
儿童气囊导管型号											
Shiley 型号[*]	ID /mm	OD /mm	轴长 /mm[+]	Bivona 型号[*]	ID /mm	OD /mm	轴长 /mm	Portex 型号[*]	ID /mm	OD /mm	轴长 /mm
				2.5	2.5	4.0	38	2.5	2.5	4.5	30
3.0	3.0	4.5	39	3.0	3.0	4.7	39	3.0	3.0	5.2	36
3.5	3.5	5.2	40	3.5	3.5	5.3	40	3.5	3.5	5.8	40
4.0	4.0	5.9	41	4.0	4.0	6.0	41	4.0	4.0	6.5	44
4.5	4.5	6.5	42	4.5	4.5	6.7	42	4.5	4.5	7.1	48
5.0	5.0	7.1	44	5.0	5.0	7.3	44	5.0	5.0	7.7	50
5.5	5.5	7.7	46	5.5	5.5	8.0	46	5.5	5.5	8.3	52

ID:内直径;OD:外直径。

* 所有的新生儿和儿童 Shilery 和 Bivona 导管都有或无气囊气管导管,Portex 导管只有无气囊导管可选。

＋轴长是指导管气孔内的长度。

11 章

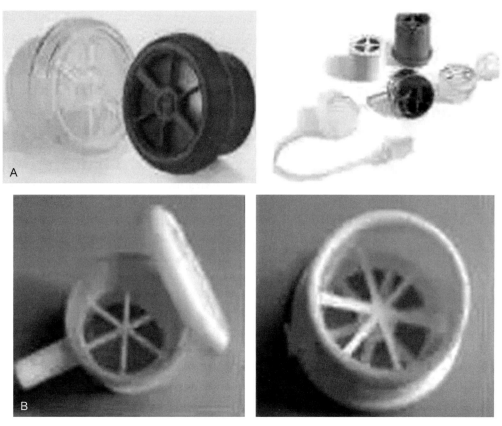

图 11-22　语音瓣膜的类型
A. Shiley 瓣膜(有氧或无氧适配器);B. Passy-Muir 瓣膜(有氧或无氧适配器)。

会导致过度的呼吸末正压。在使用语音瓣膜时要监测血氧饱和度及心率,如果瓣膜功能良好前两者应当保持稳定。语音瓣膜没有湿化功能,使用时应当注意观察、评估。有些婴儿不能耐受语音瓣膜。

三、气管造口护理

湿化对气管造口的护理和维持是必需的。大多数婴儿得益于气管造口加热或冷却湿化空气 / 氧系统。在转运婴儿的时候,热湿交换器(heat and moisture exchangers,HMES)或“人工鼻”也能提供湿化作用。热湿交换器由能够收集热和湿的亲水纸或泡沫材料组成。婴儿型 HMES 能够降低死亡率、降低婴儿呼吸做功的需要。因分泌物堵塞时常发生,故这些装置需要在密切监护下使用。其他湿化装置也可以使用(表 11-12)。适当的湿化能够避免导管干燥或分泌物过多。不恰当的湿化会导致厚重的分泌物,而过多湿化则会导致松散的分泌物。分泌物也可由其他原因产生(表 11-13)。

吸痰是最佳气管造口护理的必要条件,并且能够保证气道的通畅。婴儿必须保持最少 4 小时吸 1 次痰。

吸痰的深度由气管插管的深度和外连接器固定翼的高度决定,增加 3~5mm 以便吸痰管到达气管插管的底端。过度吸痰可导致损伤,应当避免。吸痰时盐水灌注是有争议的。

频繁更换导管有以下几个优点:减少感染风险或肉芽肿形成、减少分泌物堵塞。然而频繁更换导管可能导致气孔增宽或婴儿的不适。大部分学者提倡每周更换 1 次导管。

四、皮肤护理

婴儿气管切开插管相比成人并发症多。新生儿的导管固定翼比成人覆盖的皮肤面积更大,导致皮肤破损的概率更大。通气管、固定装置、固定翼和在线监控器与成人相比,婴儿的相应更重,更易导致皮肤问题及深层组织的损伤,如下巴侵蚀等。具有神经肌肉病的儿童更有皮肤合并症的风险,因为头和颈部活动受限,并且压力过大时不易及时发现。

气管造口术后的婴儿需要常规皮肤评估:颈部循环、吻合口部位、下巴和皮肤皱襞,每天至少 2 次。皮肤需用 1/4 稀释的强氧化氢 / 水溶液清洗。然后根据造

表 11-12　湿化的方法

方法	适应证	禁忌证
热湿交换器(HME)是一个热稀释装置。通常称作"人工鼻",是一个手提式湿化装置。气体通过滤过器进出,水分保留在设备中	容易提供湿化作用,可与氧合用,HME的出风口可用于便携式呼吸机	分泌物过多或婴儿没有监护
气管面罩/衣领湿化	可用于婴儿睡眠/觉醒状态;气道分泌物干燥时;可压缩机与空气或氧湿化系统连接	一般不能随身携带,除非有支持系统
氧散热口	当使用HME时能提供氧气	仅用于婴儿清醒时,并有护理人员观察时
纱布	当婴儿在空气中,无其他湿化装置时,湿的、单层纱布能够提供湿化作用	纱布不能厚,婴儿能够呼吸通畅,如果黏液黏在纱布上,纱布必须要更换。婴儿必须有监护
盐水灌注	湿化得当时,盐水灌注不是必需的。如果痰液干、吸不出或婴儿脱水时可多次灌注。盐水灌注可导致咳嗽和排除痰液	

表 11-13　分泌物评估

特殊问题	可能原因
分泌物厚重	利尿剂的使用
	液体摄入减少
	液体丢失过多
	不合适的湿化
	呼吸道感染
松散的分泌物	唾液吸入
	过度湿化
	呼吸道感染

口引流的情况每2~24小时用水清洗。常规生理盐水也可减少不适。当分泌物接近气孔或往外溢出时,需用棉签擦拭掉。皮肤需保持完全干燥。固定胶带污染时或最少数天需要更换。保持绷带与皮肤1个手指的距离,可避免压力过大或意外拔管。一些雾化吸入药物,如雾化吸入类固醇,可能会影响皮肤的完整,应立即清洗。可用5cm×5cm的薄的单层膜覆盖在固定翼下,保持皮肤干燥。用吸水剂覆盖(如EXu-Dry、ALLevy foam、Cutinova)能够收集过多的分泌物和阻止固定翼对皮肤的压力,避免了过厚敷料导致的导管移位。避免使用手撕纱布以免微小组织进入气管导管。

皮肤破损是导管、固定翼、固定带或气管环压力的常见并发症,需要及时评估和治疗。通常,固定翼的型号需要更换或者定制固定翼以减少不必要的压力。水胶体敷料(如多爱肤超薄敷料)可以贴在固定翼的下面以减少压力和治疗较小的皮肤破损。然而这种类型的敷料在很潮湿或分泌物多时最好不用。吸水性敷料对于分泌物过多导致的皮肤破损是有用的。

许多临床医师认为气孔应该不要任何类型的敷料,因为它能锁住皮肤的水分。粉末状的不要用在气管切开部位,因为粉末可能被吸入。减少过多庞大的管材和连接器可能减少皮肤的压力。

在吻合口部位使用外用抗生素是有争议的,但当有刺激时可以外用抗生素预防细菌定植。硝酸银可用于肉芽组织的表面,如果明显的感染可以全身应用抗生素。

五、潜在的并发症

由于科技发展和新生儿、儿童护理技术的提高,气管造口术的儿童死亡率下降为0.5%~3%。然而,并发症也是常见的(高达60%),取决于病人的年龄和具体的研究。并发症可发生在术后即刻、恢复期和出院后的任何时期。

气管造口术患儿最常见的并发症是意外拔管和闭塞。应当避免术后即刻的意外拔管,婴儿术后镇静和机械通气可防止意外拔管。如果意外拔管发生在术后1周内,再插入导管可能很困难。意外拔管也可发生在气孔堵塞后,需要准备另外一个导管以备用。备用气管导管需要有密闭装置,型号相同,便于导管更换。导管安装好后,密闭装置需要拿开。更小型号的导管也需备一个在床边以防气管切开导管插入困难时使用。

湿化不足可增加痰栓和堵管的风险。如果吸痰时对移除痰栓无效,必须立即更换导管,在拔出气囊前需将气囊气体放出。气管切开时使用气囊和面罩通气通常不能维持血氧,因为婴儿的颈部密闭性差,并且需要较大的压力。在这种情况下,如果上呼吸道有功能,可堵住气孔、面罩盖住口鼻。如果相同型号的导管不能立即重新插入,在紧急情况下可选择更小型号的导管、吸痰管或大的末端开放的吸引管都能够插入气管。

其他常见并发症包括肉芽组织增生、出血、皮肤破损(表 11-14),分泌物吸入,气管导管可能被婴儿的下巴堵塞,尤其是头部固定不好的或皮肤皱褶多的时候。少见并发症包括气管狭窄、气管损伤和气管无名动脉瘘。远期并发症包括说话晚、发声问题和吞咽困难和/或需特殊饮食。

六、出院宣教

父母或其他护理人员的广泛教育能够减少婴儿气管造口术的并发症。教育目标包括:①执行常规导管的更换;②正确评估气管;③提供合适的皮肤护理;④建立适当的湿化;⑤正确吸痰;⑥使用和监控大量的机械设备;⑦紧急时刻重新插管;⑧对气管切开的婴儿进行心肺复苏。当然,这些应教给至少 2 位护理人员(表 11-15)。教具包括书、玩具和录像。当这些教育目标达到时,这里为家庭编制了一系列的用品清单(表 11-16)。应该在术后早期建立一个早期干预项目:

表 11-14 气管造口术的潜在并发症

常见并发症	原因/治疗
皮肤破损	皮肤破损发生在压力过大:导管固定翼、通气管、CO_2 监测仪或绷带过紧; 过度湿化也是一个原因。 适当清洁和避免过度湿化剂及减轻压力
出血	湿化恰当时不会发生,出血发生在黏膜干燥的时候; 手术部位可能出血; 过多深度吸痰可导致吸出血痰。 湿化和吸痰技术需要评价; 任何行抗凝治疗的婴儿需要密切监护
肉芽肿	肉芽肿可发生在气管里面,也可发生在外面。里面的肉芽肿通常发生在过多吸痰。能通过气体交换和拔管阻止。 常规支气管镜检查可以诊断和治疗肉芽肿。 导管外的肉芽肿发生在刺激、移动、压力和分泌物过多时。可通过硝酸银、消炎膏治疗,必要时外科治疗。更换导致压力的固定翼可改善
导管被下巴堵塞	通常发生在头部固定不好的或皮肤皱褶多的时候。 延长导管可以改善

表 11-15 出院教育

出院教育目标*	主要教育要点
气道评估,包括呼吸窘迫的症状	需要监控的症状:窒息、发绀、烦躁、昏睡、吸引管不能到达导管的长度
警惕潜在的气管造口术问题	描述临床发现如肉芽肿、气管狭窄、气管软化、气管炎、蜂窝组织炎和气孔表皮脱落
皮肤护理	教授预防皮肤破损和/或感染的方法
合适的湿化方法:人工鼻(HME)/氧或空气湿化	教授湿化理论 解释湿化技术
合适的吸痰技术和需要的装置: 手套,导尿管,备用气管造口管,盐水瓶,便携式吸痰器,氧气可选	轻轻到达导管底端吸痰(除非另有医嘱),
常规导管更换	通常需要备用装置:吸痰管、导管、血氧监护仪、剪刀、气囊与脱离阀 保证固定带与皮肤 1 个手指的距离 更换频率(每周~每月)
使用的仪器设备: 包含脱离阀的急救袋、吸痰管、湿化装置、氧气、脉搏氧饱和仪、喷雾器	教会家庭每个设备的使用方法。 不要在没有监护的情况下使用 HMEs 和语音瓣膜
其他:语音瓣膜、Tilson Trach 防护盖、交流装置	在教授过程中用家庭护理设备
管理堵管和紧急重新插管	知道紧急导管堵塞或脱管时的程序 讨论痰栓的管理 讨论呕吐的管理 讨论吸入的管理
CPR	教授所有照顾者心肺复苏

HME:热湿化交换器。

*这些教育目标至少应教授给 2 名照看者。出院前应当鼓励母婴同室。用玩具角色扮演可以帮助加强这些技能。

表 11-16　气管造口术床旁支持

护理需要物品		
数量	**项目细节**	
1/ 月	气管导管	类型
		型号：– 新生儿　– 儿童　– 成人　– 定制
2/d	分割敷料	类型：–Gauze　–Allevyn　–Exudry　– 其他
1/d	戴尔尼龙绷带 ®	型号：– 婴儿 #242　– 成人 #240　– 其他
	过氧化氢溶液	
10/d	涂抹棒	
提供	水溶性润滑剂	
提供	安全边缘的剪刀（#143627）	

气道管理			
数量	**项目细节**		
1	自充气囊 ®w/pop off 阀和旋转器及面罩	面罩： – 婴儿　– 儿童　– 成人	
1	吸引器	– 固定式　– 便携式	
15/d	吸痰管	型号	频率
5/d	盐水灌注	袋装	瓶装
1	氧气	使用 – 持续　– 仅睡眠时使用	
		报警设置　最高氧 / 最低氧　心率快 / 心率慢	
每个 1 个	湿化	气管环型号：儿童 / 成人	–Potex thermovemt O$_2$ clip
		空气压缩机： – 固定　　– 便携　　　　　　– 引流袋　– 湿化瓶	
		使用：– 持续　– 睡觉时　– 必要时	
	氧气	设置　–L/mom 类型： – 固定　– 便携　– 氧集中器	
5/d	HME	类型：–Portex thermovent T　– 新生儿 Giback	

可选目录		
数量	**详细目录**	
	语音瓣膜	类型	–PassyMuri®Purple –PassyMuri®white –Shiley®　–Piling®
	Tilson Trach 保护（如果下巴堵塞）		
	药膏		
	其他		

护理家庭急救	VNA：	
设备供应商	其他：	
记录：		

备注：所有的设备需在床边。

婴儿应由胸外科医师和耳鼻喉医师随访,由发育专家、语音治疗师、物理治疗专家监督。家长需要有必备的技能和信心来护理气管造口术后的婴儿。

七、除套管术

当不再需要气管导管时,在支气管镜检查帮助下可考虑拔管。许多拔管的方法可以用,被动的方法是保持与婴儿体格生长相同型号的导管。当观察到婴儿有气道不适时,导管能每天盖住几个小时,经过一段时间,导管能堵住更长的时间。在拔管之前需要做一段睡觉时记录。当导管能堵住 24 小时时,就可以准备拔管。拔管之前,支气管镜检查评估气道功能和通畅性。如果婴儿呼吸状态正常,没有任何气道异常,可行拔管。在出院前,婴儿在重症监护室再观察 24 小时。

在呼吸机依赖或者气道阻力需要更大的气道导管的婴儿,拔管的另一种选择是逐渐减小气管导管的型号。在降低型号的过程中,如果婴儿有大量分泌物,不能用小号导管时,就选择更大内径的导管。如果气道阻塞或者不能减少分泌物的产生时,可能是导管上面或下面有解剖学的狭窄,有可能来自肉芽组织。当导管型号变小,婴儿允许行支气管镜检查时可准备拔管。

在拔管之后,气孔通常用免缝合美容胶带或塞罗仿纱布包扎覆盖。有些时候,气孔不能关闭,尤其是还有大量分泌物存在时,气孔能持续让气体通过,进一步导致关闭困难。在这种情况下,需要在几个月后行外科手术关闭。

在拔管之后,氧气需要可能发生变化。应密切观察氧饱和度、心率和呼吸的变化。有可能在拔管后会马上出现呼吸困难,特别是婴儿在深睡眠的时候。在一些病例中,气管造口术使气道打开,导致在拔管之后气道阻力增加。甚至一些小孩在拔管后失败而需要到外科手术重建。

(罗景华)

参考文献

1. KREMER B, BOTOS-KREMER AI, ECKEL HE, et al. Indications, complications, and surgical techniques for pediatric tracheostomies-an update. J Pediatr Surg, 2002, 37 (11): 1556-1562.
2. PEREIRA KD, MACGREGOR AR, MCDUFFIE CM, et al. Tracheostomy in preterm infants: current trends. Arch Otolaryngol Head NeckSurg, 2003, 129 (12): 1268-1271.
3. DINWIDDIE R. Congenital upper airway obstruction. Paediatr RespirRev, 2004, 5 (1): 17-24.
4. FERRARO N. raniofacial development and the airway during sleep. In Loughlin GM, Carroll JL, Marcus CL, editors: Sleep and breathing in children: a developmental approach. NewYork, 2000, Marcel Dekker.
5. GUPTA A, COTTON RT, RUTTER MJ. Pediatric suprastomal granuloma: management and treatment. Otolaryngol Head NeckSurg, 2004, 131 (1): 21-25.
6. FISKE E. Effective strategies to prepare infants and families for home tracheostomy care. Adv Neonatal Care, 2004, 4 (1): 42-53.
7. SCHWENKER D, FERRIN M, GIFT AG. A survey of endotracheal suctioning with instillation of normal saline. Am J Crit Care, 1998, 7 (4): 255-260.
8. BRESSLER K, COLADIPIETRO L, HOLINGER LD. Protection of the cervical skin in the pediatric patient with a recent tracheostomy. Otolaryngol Head Neck Surg, 1997, 116: 414-415.
9. KOFF PB, EITZMAN D, NEU J. Neonatal and pediatric respiratory care, 2nd ed. St Louis: Mosby-YearBook, 1993.
10. WISE BV, MCKENNA C, GARVIN G, et al. Nursing care of the general pediatric surgical patient. Gaithersburg, MD: Aspen Publishers, 2000.
11. MORAR P, MAKURA Z, JONES A, et al. Topical antibiotics on tracheostoma prevents exogenous colonization and infection of lower airways in children. Chest, 2000, 117 (2): 513-518.
12. CZERVINSKE MP, BARNHART SL. Perinatal and pediatric respiratory care, 2nd ed. Philadelphia: WB Saunders, 2003.

第九节　机械通气技术与管理

一、常频机械通气

机械通气是支持呼吸的一种手段,能缓解严重的低氧血症与高碳酸血症,为抢救呼吸衰竭的基础疾病及诱发因素争取时间及条件,最终目的是要使患者恢复有效的自主呼吸。

(一)早产儿机械通气适应证与禁忌证

1. 适应证

(1)严重通气不足:由肺内、肺外原因引起严重通气不足而产生中枢性呼吸衰竭或周围性呼吸衰竭,均可应用机械通气治疗。肺内原因常见的有肺部感染、气道梗阻等;肺外原因包括中枢神经系统感染、严重脑水肿或颅内出血等,以及呼吸肌麻痹引起的通气不足。

(2)严重换气障碍:单纯换气功能障碍可通过提高吸入氧浓度来解决,若效果不佳或合并通气功能障碍,需用机械通气治疗,如呼吸窘迫综合征、肺出血、肺水肿等引起的严重换气功能障碍。

(3)神经肌肉麻痹:各种原因引起的神经肌肉麻痹,如重症肌无力、感染性多发性神经根炎、膈神经麻痹、麻醉剂或镇静剂过量抑制呼吸等,可使呼吸运动明显减弱,肺活量减少,导致明显缺氧,需要机械通气支持呼吸。

(4)心肺复苏:各种原因导致心跳呼吸骤停,如窒息、心室颤动或扑动等,经心肺复苏处理后,应尽早给予机械通气。

(5)反复呼吸暂停:反复呼吸暂停经药物治疗无效,应给予机械通气治疗。

(6)胸部和心脏手术后:为预防呼吸衰竭的发生和加重,保护心脏功能,减轻呼吸和循环负担,可应用机械通气支持呼吸。

中华医学会儿科学分会新生儿学组制定的"新生儿机械通气常规"中,将适应证定为:

(1)在 $FiO_2>0.6\sim0.7$ 的情况下,$PaO_2<50\sim60mmHg$ 或经皮血氧饱和度($TcSO_2$)<85%(发绀型先心病除外)。

(2)$PaCO_2>60\sim65mmHg$ 伴有持续性酸中毒(pH值<7.20)。

(3)频繁的呼吸暂停,经药物或 CPAP 干预无效。

(4)RDS 患儿需使用 PS 治疗时。

(5)全身麻醉的新生儿。

2. 禁忌证
无绝对禁忌证。但应用机械通气后可使病情加重的疾患,如肺大疱、皮下气肿等为机械通气相对禁忌证。大量胸腔积液在穿刺引流前也不宜应用机械通气。对于已存在或预测易发生气压伤者可选用高频通气。

(二)呼吸机参数及其调节

1. 呼吸机参数

(1)潮气量:足月新生儿的潮气量(volume of tidal,VT)为 $6\sim8ml/kg$,早产儿为 $8\sim10ml/kg$。使气道压保持在安全范围,以避免呼吸机所致的气道与肺损伤。

(2)呼吸频率:一般选用同年龄组正常呼吸频率的 2/3 即可,具体可根据血气分析结果调节;RR 初调值,在肺部无病变者(如呼吸暂停、心脏病和脑病患儿)为 $20\sim25$ 次/min;肺部有病变时,生理空腔增加,或 $PaCO_2$ 超过 12kPa(70mmHg),RR 可增至为 $30\sim45$ 次/min。

(3)吸/呼比值(I/E):根据 I/E 的大小,通常将 I/E 在 $1:1\sim3$ 称为正常吸/呼比值通气,类似于自然呼吸的吸气、呼气比例。I/E<1:3,称为延长呼气通气,可用于有空气陷闭的肺部疾病如胎粪吸入综合征和撤机过程。I/E>1:1,称为反比通气(IRV),在新生儿应用较少。

(4)流速(flow rate):机械通气所需的气体流速一般为 $4\sim10L/min$ 或更高,称为高流速。高流速不仅可以使不张的肺泡张开,明显改善氧合,还可减少 CO_2 在呼吸机管道内的潴留。

(5)每分通气量:为潮气量和呼吸频率的乘积。在改变呼吸频率、潮气量、吸/呼比值、通气压力时,要以每分通气量作为调节后的目标值来加以参考。

(6)吸气峰压(peak inspiratory pressure,PIP):是指一个呼吸周期内,气道内压力达到的最大值。PIP 的设定应考虑患儿的胎龄、体重、日龄、原发疾病严重程度以及肺顺应性和气道阻力等因素,以最低的 PIP 维持适当的通气,保持血气在适当范围。一般不超过 30cmH$_2$O。

(7)基线压和平台压(或停顿压):基线压与吸气峰压相对应,是呼气相最低气道压力水平。平台压(或停顿压)指吸气末、呼气前压力达到最大后维持的一段时间形成的一个平台压。

(8)平均气道压(mean airway pressure,MAP):一个呼吸周期中施于气道和肺的平均压力,应用范围一般为 0.49~1.47kPa(5~15cmH$_2$O)。影响 MAP 的参数较多,依次为 PEEP、PIP、I/E、流量及 RR。一般在肺不张、肺顺应性差的患儿,需要较高的 MAP(1.176kPa 即 12cmH$_2$O 或更高),而在肺顺应性较好或疾病恢复期的患儿,需要的 MAP 较低。

(9)呼气末正压(positive end-expiratory pressure,PEEP):一般根据其压力大小,将 PEEP 分为三类:① PEEP 压力在 2~3cmH$_2$O 为低 PEEP,常用于撤机过程;② PEEP 压力 4~7cmH$_2$O 为中 PEEP,它可稳定肺容积,维持肺泡处于扩张状态,改善 V/Q 比值,适用于大多数新生儿疾病;③ PEEP 压力超过 8cmH$_2$O 为高 PEEP,可防止因肺表面活性物质缺乏引起的肺泡塌陷,改善气体分布。一般在氧浓度为 50% 时,血氧分压仍低于 50mmHg,且 SpO$_2$ 低于 90%,应开始使用 PEEP。

(10)吸入氧浓度(FiO$_2$):呼吸机可提供 FiO$_2$ 0.21~1.0,具体 FiO$_2$ 的调节应根据患者的不同情况确定,一般情况下设置在 0.3~0.6。临床应用氧气的原则是以最低的 FiO$_2$ 保持血气在正常范围。由于 FiO$_2$ > 0.6~0.7 易引起氧中毒,故一般主张 FiO$_2$ 在 0.8~1.0 的时间不超过 6 小时,FiO$_2$ 在 0.6~0.8 的时间不超过 12~24 小时。

2. 不同疾病的初调参数 表 11-17 列出了几种常见疾病的机械通气参数预调值。

3. 呼吸机参数的进一步调整 根据疾病的性质和严重程度设定预调参数后,主要依据动脉血气监测来进一步调节呼吸机参数。

表 11-17 新生儿机械通气参数预调值

疾病	参数预调值						目标血气值		
	PIP/cmH$_2$O	PEEP/cmH$_2$O	RR/次·min^{-1}	FiO$_2$	Ti(秒)	FR(L/min)	pH 值	PaO$_2$/mmHg	PaCO$_2$/mmHg
呼吸暂停	10~18	3~4	15~20	0.25	0.4~0.5	8~12	7.25~7.30	50~70	45~55
RDS	20~25	4~6	25~30	0.6	0.3~0.4	8~12	7.25~7.35	50~70	45~55
MAS	20~25	3~6	20~25	0.6	0.4~0.5	8~12	7.30~7.40	60~80	35~45
肺炎	20~25	2~4	20~40	0.5	0.3~0.5	8~12	7.25~7.35	50~80	35~45
PPHN	20~30	2~4	50~70	0.8~1.0	0.3~0.5	15~20	7.35~7.45	70~100	35~45
膈疝	20~24	4~5	50~70	0.6	0.3~0.5	8~10	7.25~7.35	50~70	45~65
肺出血	25~30	6~8	35~45	0.6	0.3~0.5	8~12	7.25~7.35	50~80	45~55
BPD	10~20	4~5	20~40	0.25	0.4~0.7	8~12	7.25~7.30	50~70	45~55

(1)动脉血气监测

1)上机后或呼吸机参数调节后 30 分钟,应做动脉血血气分析,以此作为是否需进一步调节呼吸机参数的依据。

2)若患儿血气保持在适宜范围,病情稳定,可隔 4~6 小时复查血气。若血气结果异常,应即调整呼吸机参数。

3)呼吸机参数调节后,应根据患儿临床表现和复查血气结果,再确定如何进一步调节参数。

4)若同时有肺功能监测,可使医师获得更多的指导呼吸机参数调节的依据。

(2)呼吸机参数调节的一般原则

1)在保证有效的通气和换气功能的前体下,尽量以最低的 PIP 和 FiO$_2$ 维持血气在适当范围,以减少气压伤和氧中毒的危险。如要提高 PaO$_2$,可增加 PIP、增加 PEEP、增加 Ti、增加 FiO$_2$、增加 RR;如要降低 PaCO$_2$,可增加 PIP、增加 RR、增加 Flow、降低 PEEP。

2)当 PaO$_2$ < 50mmHg 时,可增加 FiO$_2$ 或 PEEP,若低氧血症为通气不足引起,则应增加每分通气量;若同时 PaCO$_2$ > 50mmHg,则应增加 PIP 或 RR。

3)当 PaO$_2$ > 80mmHg 时,应降低 FiO$_2$ 或 PEEP。

4)当 PaCO$_2$ > 50mmHg 时,说明患儿在机械通气过程中仍有通气不足,即每分通气量不足,在排除呼吸道不通畅因素以外,应增加每分通气量,可通过增加 RR 或潮气量来实现。应用定容型呼吸机可直接增加 RR 或预设潮气量;应用定时限压型呼吸机可增加 RR 或

PIP。

5）当 $PaCO_2$ < 35~40mmHg 时，应逐步降低 RR 或潮气量，应用定容型呼吸机可直接降低 RR 或预设潮气量；应用定时限压型呼吸机可降低 RR 或 PIP。

（3）参数调节幅度

1）一般情况下每次调节 1~2 个对患儿影响大的参数，一方面患者比较容易适应参数的变化，对机体生理功能的影响小；另一方面容易判断参数调节的效果。

2）在调高参数时先调节条件低的参数，在调低参数时则先调节条件高的参数。但在血气结果偏差较大时，也可多个参数一起调节。

3）各项参数调节的幅度每次不要过大，一般升降幅度为：FiO_2 0.05，PIP 1~2cmH_2O，PEEP 1~2cmH_2O，RR 5 次 /min，Ti 0.1~0.2 秒，FR 1L/min。

（三）常用通气模式及选择原则

1. 常用通气模式

（1）间歇正压通气（intermittent positive pressure ventilation，IPPV）：也称传统指令通气（conventional mandatory ventilation，CMV），是呼吸机最基本的通气方式。在吸气、呼气过程中气道正压间歇出现。包括定压 IPPV 和定容 IPPV。在新生儿，通常应用定压 IPPV，但在气道阻力增加或肺顺应性下降时，可发生通气不足。有自主呼吸者，可发生人 - 机对抗。若调节不当，可发生通气不足或过度。此时可用药物抑制患儿自主呼吸。IPPV 适用于复苏、呼吸肌麻痹及中枢性呼吸衰竭患儿。

（2）间歇指令通气和同步间歇指令通气（intermittent mandatory ventilation/synchronized intermittent mandatory ventilation，IMV/SIMV）：IMV 是指呼吸机以预设的频率对患儿进行正压通气，两次机械通气周期之间允许患儿自主呼吸。SIMV 是指呼吸机按照患儿自主呼吸的要求，提供预设的正压通气，可避免患儿自主呼吸与呼吸机对抗。IMV/SIMV 为目前新生儿机械通气的主导模式，可以预设容量（流量限制、容量或时间切换）或预设压力（压力限制、时间切换）的形式进行。常用于有较弱、不规则自主呼吸的患儿以及作为撤离呼吸器前的一种过渡性机械通气形式。

（3）呼气末正压（positive end-expiratory pressure，PEEP）：在 IPPV 的前提下，于呼气末借助装在呼气端的限制气流活瓣，使气道压力大于大气压，此压力称为 PEEP。在自主呼吸时，若患儿气道压力在吸气相、呼气相都是正压，就称为 CPAP；若患儿气道压力在呼气相时是正压，而吸气时降低为零或负压，称为呼气相压力（expiratory positive airway pressure，EPAP）。主要用于低氧血症、肺炎、肺水肿及肺不张的预防和治疗。由于 PEEP 增加胸腔内压，压迫心脏，可对血流动力学产生影响，故禁用于严重循环功能衰竭、低血容量、肺气肿、气胸和支气管胸膜瘘患儿。

（4）持续气道正压（continuous positive airway pressure，CPAP）：有自主呼吸前提下，由呼吸机或 CPAP 专用装置在呼吸周期的吸气相和呼气相均产生高于大气压的气道压力，使患儿在吸气相得到较高的供气气压和流量，降低吸气做功；同时在呼气相得到高于外界大气压的压力，避免肺泡塌陷。CPAP 是临床常用的一种通气方式，通常应用鼻塞或气管插管进行 CPAP 治疗，适用于患儿自主呼吸较强、气道通气无障碍的情况。主要应用于呼吸暂停、RDS、肺水肿、肺不张、I 型呼吸衰竭及拔管撤离呼吸机后。

（5）辅助 / 控制通气（assist/control，A/C）：将辅助通气与控制通气结合在一起，当患儿有自主呼吸时按辅助模式通气（A），患儿自主吸气可触发呼吸机送气，呼吸机按照预设的参数提供辅助通气；若患儿无自主呼吸或自主呼吸较弱无力触发呼吸机送气，或自主呼吸的频率低于预设频率，呼吸机则按预设的通气频率控制通气（C）。既可提供与自主呼吸基本同步通气，又能保证为自主呼吸不稳定者提供不低于预设水平通气频率和通气量。但在患儿自主呼吸较强时有产生过度通气的危险，应及时调低压力、容量或频率。

（6）压力支持通气（pressure support ventilation，PSV）：是由患者吸气信号引发的，以预先调定的压力帮助患者吸气的一种辅助通气方式。在保持每分通气量相似的条件下，PSV 时的 MAP 较 A/C 或 IMV 时降低 30%~50%，明显降低气压伤的危险。临床常用于呼吸功能减弱者，可减少呼吸功；合理应用 PSV 可使呼吸频率减慢；对于有人 - 机对抗者，应用 PSV 有利于使呼吸协调，可减少镇静剂和肌松剂的用量；此外，PSV 也可作为撤离呼吸机的一种手段。

（7）压力控制通气（pressure control ventilation，PCV）：PCV 通气频率等设定与定容 IPPV 相似，为指令通气，可伴有患者触发的同步通气。在此通气方式，通气压力较低，没有峰压，出现气压伤少。其吸气流速依胸肺的顺应性和气道阻力的大小而变化。潮气量的供给比定压 IPPV 多，也随胸肺顺应性和气道阻力而变化，但变化幅度较小。有利于不易充盈的肺泡充气，改善 V/Q 比值，有助于气体交换。多用于新生儿、婴幼儿呼吸衰竭及严重 V/Q 比值失调的患者。

11 章

(8) 反比通气(inverse ratio ventilation, IRV): 是将符合呼吸生理的吸气/呼气时间比(I/E)"强制性"缩短,以达到进一步改善氧合而避免肺过度充气的治疗方式。吸气时间延长使呼气时间缩短,在一定程度上将导致呼气不足和内生性 PEEP,也有助于改善氧合。由于必须抑制自主呼吸,常需较低的吸气流速和较慢的呼吸频率,避免切变力的产生。主要用于 ARDS 等严重低氧血症患儿。特殊通气模式—患者触发通气(patient-triggered ventilation, PTV)是呼吸机通过一定的控制装置来识别患者的自主呼吸并启动一次呼吸支持的过程。同步触发方式主要有压力触发、流量触发、胸壁阻抗触发和腹壁运动触发等。流量触发较压力触发敏感、反应更快、更减少呼吸做功,适于自主呼吸较弱的早产儿。在不抑制患者自主呼吸情况下仍能保持较高通气效率;避免了人-机对抗的发生,减少患者呼吸功和呼吸肌疲劳,有利于患者自主呼吸的锻炼和恢复;因矛盾呼吸而引起的患者不适和并发症显著减少;由于未抑制自主呼吸,患者自主排痰功能保持,减轻了气道护理工作量。

(9) 双相气道正压通气(biphasic positive airway pressure, BIPAP): 通过调节高压、低压两个压力水平及其持续时间,以及触发灵敏度等通气参数来决定通气模式。可看成是压力控制通气和自主呼吸相结合的通气形式。优点在于允许自主呼吸和控制通气同时存在,避免了人-机协调性不良的缺点,气道压力稳定可减少肺损伤,而且对循环系统影响小,减少 V/Q 比值失调。真正的 BIPAP 是多种通气模式的模糊总和,是"万能"通气模式,可用于从急性期到恢复期不同病情患者的呼吸支持,恢复期应用可使患者更容易撤机。

(10) 压力调节容量控制通气(pressure regulated volume control ventilation, PRVCV): 是一种将压力控制通气(pressure control ventilation, PCV)和容量控制通气(volume control ventilation, VCV)的优点相结合的智能通气模式,是目前呼吸机中较科学和较理想的一种控制通气模式,在治疗新生儿肺顺应性低和气道阻力高的疾病时特别有效,降低了机械通气造成肺损伤的危险性。在一定范围内自动保持恒定的潮气量,部分避免了定压通气的缺点。但当肺顺应性和气道阻力明显变化时,同样不能保证恒定的潮气量,或潮气量不变而吸气峰压过高,这点与定容通气一样。

2. 早产儿机械通气模式的选择原则

(1) 机械通气治疗前应首先注意患者呼吸衰竭的原因。

(2) 根据患儿体重和日龄选择相应的呼吸机和通气模式。

(3) 针对不同的个体条件,选择疗效最佳、对患儿产生不良影响最少的通气模式。

(4) 衡量通气模式是否适宜的重要指标包括自主呼吸与机械通气是否协调、是否达到预期的组织氧合水平,以及各项参数是否在安全范围。

(5) 常用通气模式有 IPPV、CMV、A/C、IMV、SIMV、PSV、CPAP 等,容量控制通气较少用于新生儿。

(6) 对于早产儿呼吸暂停、RDS 早期等呼吸功能不良患儿可先采用 CPAP 模式,若 CPAP 治疗无效改为 A/C 或 IMV/SIMV 模式。

(7) 在疾病危重期,患儿病情多变,无自主呼吸或自主呼吸微弱,可选用 IPPV、CMV、PCV、A/C、PTV、PRVC 等模式,A/C、PTV 模式可作同步呼吸,适用于有一定自主呼吸,但呼吸频率不很快,或与呼吸机存在矛盾呼吸的患儿。

(8) 对于各种心肺功能不全需要支持通气的患儿,可选用 IMV、SIMV、PSV 等模式,但在呼吸节律不整齐、病情尚未稳定的患儿,应用时应给予严密监护。

(四) 呼吸机操作的基本步骤

1. 确定是否有机械通气的指征。

2. 判断是否有机械通气的相对禁忌证,进行必要的处理。

3. 确定控制呼吸或辅助呼吸。

4. 确定机械通气方式(A/C、CMV/IPPV、IMV/SIMV、CPAP、PSV、PEEP)。

5. 确定机械通气的分钟通气量(MV)。

6. 确定补充机械通气 MV 所需的频率(F)、潮气量(TV)和吸气时间(IT)。

7. 确定 FiO_2 一般从 0.3 开始,根据 PaO_2 的变化渐增加。长时间通气时不宜超过 0.5。

8. 确定 PEEP 当 $FiO_2 > 0.6$ 而 PaO_2 仍小于 60mmHg,应加用 PEEP,并将 FiO_2 降至 0.5 以下。PEEP 的调节原则为从小渐增,达到最好的气体交换和最小的循环影响。

9. 确定报警限和气道安全阀。不同呼吸机的报警参数不同,参照说明书调节。气道压安全阀或压力限制一般调在维持正压通气峰压之上 5~10cmH$_2$O。

10. 调节温化、湿化器。一般湿化器的温度应调至 37~39℃。

11. 调节同步触发灵敏度。根据患者自主吸气力量的大小调整。一般为 -4~-2cmH$_2$O 或 0.1L/s。

(五) 呼吸机治疗中的监护与管理

1. 临床监护

(1) 临床表现和生命体征监护：严密观察患儿面色、肤色、自主呼吸、胸廓运动、呼吸音、肺部啰音、心脏杂音及节律、肝脾大小、有无腹胀及水肿等情况，进行心电、呼吸、血压及经皮血氧饱和度 (TcSO$_2$) 监测，每 2 小时记录 1 次心率、呼吸、血压 (收缩压、舒张压、平均动脉压) 及 TcSO$_2$ 值。应注意维持心率、血压在正常范围，必要时做 ECG 监测。将患儿置于远红外线辐射式抢救台上或暖箱内保暖，同时监测体温，维持腋温在 36.5~37.0℃，或肛温维持在 37.0℃。

(2) 记录 24 小时出入液体量：每天精确计算 24 小时出入量，并测体重 (对有心衰、水肿者尤为重要)，以确定前一天入液量是否合适，有助于决定当天液体量，并据此作适当的调整。

(3) 血气监测：呼吸机初调参数或参数变化后 0.5~1 小时应常规检测血气，以作为是否需要继续调节呼吸机参数的依据，使血气维持在适当水平：pH 值 7.35~7.45；PaO$_2$ 50~70mmHg；PaCO$_2$ 40~50mmHg。 若患儿病情稳定，血气维持良好，可每隔 4~6 小时监测血气 1 次；或根据病情变化随时测定。为减少抽动脉血的次数，可用经皮氧分压 / 二氧化碳分压监测仪或经皮脉搏 / 血氧饱和度监测仪进行监测，但动脉血的血气分析每天至少检查 1 次。

(4) 床边 X 线胸片：呼吸机应用前后各摄 X 线胸片 1 张，可确定气管内导管的位置是否正常、了解肺部病变及肺部通气状况，以判断机械通气效果。有条件者以后应每天或隔天摄胸片 1 次，如有病情变化，随时摄片。

2. 气体交换功能的监测

(1) 血氧的监测：通过 PaO$_2$ 连续动态监测，反映动脉血氧合程度，但不能说明动脉血氧含量。PaO$_2$ 受肺通气量、血流量、V/Q 比值、心排出量、混合静脉血氧分压、组织耗氧量和吸入氧浓度等多种因素影响。经皮氧分压 (TcPO$_2$) 与 PaO$_2$ 相关性良好，但受周围血液循环情况的影响较大，并且随心输出量的减少而下降，故在休克、低血压和末梢循环不良的患者，两者相差甚远。动脉血氧饱和度 (SaO$_2$) 反映血红蛋白与氧结合的程度及机体的氧合状态，受 PaO$_2$、氧解离曲线以及能与氧结合的血红蛋白量的影响。监测方法有动脉采血进行血气分析和采用脉搏血氧计进行连续无创性 SaO$_2$ 监测。

(2) 二氧化碳的监测：PaCO$_2$ 是判断酸碱平衡的重要指标，反映患儿的通气功能。经皮二氧化碳分压 (TcPCO$_2$) 在末梢循环功能良好时与 PaCO$_2$ 相关性良好。呼气末二氧化碳分压和浓度近似于肺泡二氧化碳分压，可间接了解和推测 PaCO$_2$ 的变化以及体内二氧化碳的变化。二氧化碳波形图对帮助了解患儿呼吸功能状况、呼吸中枢功能或呼吸机状态有一定的指导意义。

3. 呼吸功能监测

(1) 通气功能监测：包括呼吸频率、潮气量、每分钟通气量及无效腔与潮气量之比等。

(2) 呼吸力学监测：监测的指标主要有吸气峰压、吸气末压力、平均气道压、气道阻力、内源性呼气末正压 (PEEPi，也称为自动 PEEP 或 Auto-PEEP) 等。

(3) 压力和流速曲线监测。

(4) 压力—容积曲线监测

4. 呼吸肌功能的监测

(1) 最大吸气压和呼气压。

(2) 跨膈压。

(3) 膈肌张力—时间指数和膈肌限制时间。

(4) 膈肌肌电图频谱分析。

5. 血流动力学监测

(1) 肺毛细血管压 (又称肺动脉关闭压)。

(2) 心输出量。

(3) 混合静脉血气分析。

(4) 肺内血液分流率。

6. 呼吸机工作状态的监测

(1) 呼吸机参数的调节和记录。

(2) 通气效果评估。

(3) 保持呼吸机回路管道通畅。

(4) 正确设定报警限并及时处理报警信号。

(5) 呼吸器故障及其排除。

(六) 呼吸机常见报警种类

1. 气道压力报警

(1) 气道压力报警限一般调在较峰压高 5cmH$_2$O 的水平。

(2) 若出现高压报警，主要见于肺顺应性降低 (如阻塞性肺部疾病、体位不当、肺受压等)、呼吸道不通畅 (如导管扭曲折叠或过深、黏稠分泌物多、支气管痉挛、气管异物堵塞等)，或患儿烦躁，与呼吸机不合拍。

(3) 出现低压报警，可能为回路管道系统漏气或接口脱落、管道内积水，或气泵故障等。

2. 通气量报警

(1) 足月新生儿每分通气量为 150~250ml/kg，可根据患儿具体情况设定报警限。

(2)若出现上限报警,可能因为通气频率加快(触发增加)或潮气量过大(定压模式)。

(3)若出现下限报警,可能为供气量不足,供气回路管道或接口漏气,潮气量过低(定压模式),或呼吸机主供气流不稳定(需检查压缩空气和氧气气源压力)。

3. 氧浓度报警

(1)出现氧浓度过高报警,可能为压缩空气减少、气泵故障或空气管道脱落。

(2)出现氧浓度过低报警,可能为氧气不足或氧气供应故障,应检查氧气开关,与氧气控制站联系及时检修。

(3)使用瓶装氧气在更换时出现报警属正常报警。

4. 电源断电报警 机器出现尖鸣的报警,提示断电。应迅速给患儿换上复苏囊加压通气,专人守护。尽快连接备用电源,同时查找原因,恢复供电。

呼吸机常见报警原因及处理总结于表11-18。

表 11-18 呼吸机常见报警原因及处理

报警项目	常见原因	处理方法
气道压下限	①回路管道系统漏气或接口脱落;②管道内积水;③气泵故障	迅速接好脱接管道;套囊适量充气或更换导管
气道压上限	①呼吸道分泌物增加;②通气回路、气管导管曲折;③胸肺顺应性降低;④人机对抗;⑤叹息通气时	无菌吸痰;调整导管位置;调整报警上限;药物对症处理
气源报警	压缩空气和氧气压力不对称(压缩泵不工作或氧气压力下降)	对因处理
电源报警	外接电源故障或蓄电池电力不足	对因处理
TV 或 MV 低限	①气道漏气;②机械辅助通气不足;③自主呼吸减弱	对因处理;增加机械通气量;增加机械通气量或兴奋呼吸
TV 或 MV 高限	①自主呼吸增强;②报警限调节不适当	适当降低机械通气量;调整报警限
气道温度过高	①湿化器内液体过少;②体温过高	适当加蒸馏水;对症对因治疗
吸入氧浓度过高或过低	气源故障(压缩泵或氧气);调整 FiO_2 不当	对因处理
呼吸暂停	自主呼吸停止或触发敏感度调节不当	对因处理

(七) 机械通气相关并发症

1. 气管插管并发症

(1)插管初期的并发症

1)插管操作时间过长。

2)误插入胃内。

3)插管过深误入一侧主支气管。

4)插管用力过大。

(2)导管存留期间的并发症

1)导管堵塞。

2)导管误入一侧主支气管。

3)导管脱出。

4)气管损伤。

5)喉损伤。

6)颈部血管损伤。

(3)拔管后并发症

1)喉、声门(下)水肿。

2)坏死性气管、支气管炎。

3)喉痉挛。

4)声带麻痹。

2. 机械通气的直接并发症

(1)呼吸系统并发症

1)过度通气。

2)通气不足。

3)氧中毒。

4)呼吸机依赖。

5)上呼吸道堵塞。

6)肺不张。

7)肺气漏。

8)支气管肺发育不良。

9)呼吸机相关性肺炎。

10)弥漫性肺损伤。

(2)循环系统并发症

1）低血压、休克。

2）心律失常。

3）深部静脉血栓形成。

（3）消化系统并发症

1）胃肠胀气。

2）上消化道出血。

3）肝功能损害。

（八）撤机指征及撤机后处理

1. 呼吸机撤离的指征

（1）应用呼吸机治疗的患儿，在原发疾病改善、病情好转、自主呼吸稳定的情况下，均应考虑撤机。

（2）自主呼吸稳定，咳嗽及排痰有力，能耐受吸痰，血压及心率均稳定。

（3）$FiO_2<0.4$，PIP 15~16cmH$_2$O，PEEP<5cmH$_2$O，通气频率降至 10 次/min，血气维持正常，酸碱失衡及水、电解质紊乱已纠正。

（4）X 线胸片提示肺部原发病变明显吸收或好转。

（5）若有条件进行肺功能测定，则应参考肺功能结果决定。

（6）综合以上情况进行临床评估，可以决定撤机。

2. 呼吸机撤离的方法

（1）直接撤机。

（2）经由同步间歇指令通气（SIMV）撤机。

（3）经由压力支持通气（pressure support ventilation PSV）撤机。

（4）经由 CPAP 撤机。

3. 撤机步骤

（1）根据血气结果逐步降低呼吸机参数，当 FiO_2 降至 0.5，PIP 降至 15~16cmH$_2$O，PEEP 降至 2~3cmH$_2$O，血气仍在适当范围，再逐步降低呼吸频率。

（2）呼吸频率降至 20 次/min 以下，此时吸气时间应在 0.5~0.65 秒之间，在呼吸机的呼气时间内患儿可自主呼吸。IMV 维持一段时间后，若呼吸率<5 次/min，患儿自主呼吸有力，血气仍在正常范围，可考虑拔管。

（3）拔管时先吸净口、鼻咽分泌物，再按吸痰操作常规吸净气管内分泌物，然后在负压吸引下拔掉气管内导管，吸净口咽部分泌物，气管内导管内分泌物送细菌培养。

4. 呼吸机撤离后的处理

（1）拔管后改鼻塞 CPAP 或头罩吸氧，密切注意观察呼吸情况及有无青紫。

（2）拔管后可用咖啡因或茶碱以降低气道阻力和增加呼吸驱动力。

（3）为减少喉头水肿，稀释呼吸道分泌物，有利于气道排痰，可在拔管后每隔 2 小时超声雾化 1 次，内含肾上腺素 0.5~1.0mg，生理盐水 20ml，酌情连用 2~3 次，超声雾化后及时吸痰。

（4）定时改变患儿体位，加强胸部物理治疗，以保持呼吸道通畅。

（5）拔管后要摄胸片检查观察肺部病变恢复情况以及有无肺部并发症。

（6）心血管功能支持及代谢营养支持。

二、高频振荡通气

高频通气（high frequency ventilation, HFV）是应用小于或等于解剖空腔的潮气量，高的通气频率（通气频率≥正常 4 倍以上），在较低的气道压力下进行通气的一种特殊的通气方法。美国食品与药品管理局（FDA）将高频通气定义为频率>150 次/min 或 2.5Hz（1Hz=60 次/min）的辅助通气。高频通气基于呼吸机在气道内产生的高频压力/气流变化及呼气是主动还是被动等特点而分为高频喷射通气（high frequency jet ventilation, HFJV）、高频振荡通气（high frequency oscillatory ventilation, HFOV）、高频气流阻断通气（high frequency flow interruption, HFFI）和高频正压通气（high frequency positive pressure ventilation, HFPPV）四种类型。尽管没有实验数据能比较不同的 HFV 的有效性，但 HFOV 作为一种肺保护通气策略，能够在不增加气压伤的前提下有效提高氧合，近年来得到了重症医学界的广泛关注，已越来越多地应用于临床。据文献报道，美国三级医院中已有 90% 的新生儿监护病房和 85% 儿童监护病房应用 HFOV，国内的应用也渐增多。

（一）高频振荡通气基本理论

高频振荡通气（high frequency oscillatory ventilation, HFOV）是在一密闭的系统中，用小于解剖空腔的潮气量，以超生理通气频率的振荡产生双相压力变化继而实现有效气体交换的一种肺泡通气方式。此时气体振荡是由活塞泵或扬声器隔膜产生。吸气时，气体被驱入气道，而在呼气时，气体被主动吸出。氧气提供与二氧化碳排出均由偏置气流（bias flow）完成。活塞或隔膜振荡所产生的压力变化称为振荡压力幅度（ΔP），简称振幅，它是叠加于平均气道压（MAP）之上的。HFOV 可以在短时间内使肺泡均匀膨胀，改善气体交换及肺顺应性,从而改善氧合及二氧化碳的排出,减少气道对压力和对氧的需求。HFOV 是目前所有高频通气中频率最高的一种,可达 15~17Hz。由于频率高,其每次潮气量接近或小于解剖空腔,其主动的呼气原理(即呼气时系统呈负压,将气体抽吸出体外),保证了机体 CO_2 排出。侧枝气流可以充分温湿化。因此 HFOV 是目前公认的最先进高频通气技术。

1. 高频振荡通气的通气策略 应用 HFOV 常根据临床需要采取两种不同的通气策略,即高肺容量策略和低肺容量策略。高肺容量策略即使 MAP 比 CMV 时略高,在肺泡关闭压之上,促进萎陷的肺泡重新张开,即肺泡复张,并保持理想肺容量,改善通气,减少肺损伤。高肺容量策略适合于呼吸窘迫综合征(RDS)或其他一些以弥漫性肺不张为主要矛盾的疾病。低肺容量策略即最小压力策略,先将频率置于 10Hz(600 次/min),设置 ΔP,初始为 35%~40%,根据 PCO_2 值调整 ΔP,一旦 ΔP 选定,调节 MAP,使其低于 CMV 时的 10%~20%,调整中应保证血压和中心静脉压正常;一旦 FiO_2<60%,氧合正常,PCO_2 正常,开始下调 MAP。低肺容量策略主要用于限制性肺部疾患,尤其是气漏综合征和肺发育不良等。两种策略均提倡用于阻塞性肺疾病如胎粪吸入综合征,混合型疾病如生后感染性肺炎以及新生儿持续性肺动脉高压。

2. 高频振荡通气的气体交换理论 HFOV 时每次振荡进入肺内的气体量(振荡潮气量)小于或等于解剖空腔,但能达到有效的气体交换,这不能用常频通气时的气体交换机制来解释。虽然 HFOV 具体的气体传送和交换机制仍未完全阐明,但一般认为至少有 6 种机制参与了气体输送和交换过程。

(1)团块运动引起的肺泡直接通气:又称团块气体对流(bulk convection)。由于支气管树的不对称,有些肺泡处在解剖空腔较小的部位,因此很小的潮气量即可使一定数量的肺泡直接通气。

(2)钟摆式充气(pendeluft):肺内各肺泡的顺应性及阻力不同,其充气及排空并不同步。从肺表面观察肺的各部分胀缩在时相上不尽相同,似跳摇摆舞样,因而又称为迪斯科肺(disco lung)。这样先充气的肺泡回缩时其气体进入邻近的肺泡,从而产生肺内并行通气,这可加速肺内气体混合,减少肺内分流。

(3)不对称流速剖面(asymmetrical velocity profiles):气体进出肺的流速剖面不同。由于气道壁的黏性切力影响,吸气流速剖面呈抛物线型,气道中心的分子移动要比气道周边的分子快。而呼气流速剖面呈平面形状,使得氧分子在气道中心流入,CO_2 在气道周边部排出,

从而产生气体交换。气道多级分支结构更可提高这种交换机制的作用。

(4)分子弥散(molecular diffusion):HFOV 时,气体分子运动加速,进入气道的新鲜气体与原存在于气道内的气体之间相互扩散。在肺泡毛细血管膜,分子弥散是气体交换的主要机制。

(5)心源性震荡混合(cardiogenic mixing):心脏跳动时产生的震动作用可以使气道远端内的分子弥散速度增加近 5 倍。

(6)泰勒弥散(Taylor dispersion):这是描述影响气体交换的对流与分子扩散之间相互作用的关系。在这一过程中,气体进入肺内的流速剖面呈抛物线形状,由于分子运动,进入气道的新鲜气体与原存在于气道内的气体之间相互扩散。气体交换是通过纵向扩散实现的,分子扩散越快,在其扩散至整个气道横切面时气体纵向传播的距离就越小。

一般来说,大气道为湍流,以团块气体对流引起的肺泡直接通气和泰勒弥散为主;小气道为层流,以不对称流速剖面引起的对流弥散为主;肺泡以心源性震动及分子弥散为主。

3. 高频振荡通气减少机械通气肺损伤的机制 CMV 引起肺损伤的机制包括:①气压伤:气道高压力引起的损伤;②容量伤:肺泡过度充气和气体分布不匀;③闭合伤:肺泡重复打开/闭合;④氧中毒:高浓度氧气吸入;⑤生物伤:炎性细胞因子引起的损伤。

HFOV 时:①生理性呼吸周期消失,吸/呼相肺泡扩张和回缩过程中容积/压力变化减至最小,对肺泡和心功能的气压/容量伤及心功能抑制明显降低;②通过肺复张,最佳肺容量策略,使潮气量和肺泡压明显低于 CMV,同时可在较低的吸入氧浓度维持与 CMV 相同的氧合水平,从而减轻了氧中毒的危险性。

(二)高频振荡通气影响氧合与通气的参数及其调节

1. 平均气道压(mean airway pressure MAP) MAP 主要决定肺容积,是影响 HFOV 氧合功能的主要参数。HFOV 时肺容量保持相对恒定,吸气和呼气的周期性活动明显减少,而肺容量的改变主要是通过调节 MAP 来实现。但仅凭 MAP 并不可能精确预测肺容量。一般情况下首先根据疾病性质、程度和新生儿胎龄选择合理的吸入氧浓度(FiO_2),根据监测的氧饱和度(SaO_2)从 $5cmH_2O$(0.490kPa)逐步上调 MAP,直到氧饱和度满意为止(95%~96%),最后根据胸片肺膨胀情况和动脉

氧分压（PaO_2，60~90mmHg 即 8.0~12.0kPa）确定 MAP 值；或者将 MAP 的初始设置较常规机械通气（CMV）时高 2~3cmH_2O 或与 CMV 时相等，以后每次增加 1~2cmH_2O，直到 $FiO_2 \leq 0.6$ 时，$SaO_2 > 90\%$。一般 MAP 最大值 30cmH_2O。增加 MAP 要谨慎，避免肺过度通气。恰当的 MAP 不仅可改善肺部氧合，而且可以减少肺损伤的发生。如 MAP 过高引起肺充气过度而导致肺泡毛细血管受压，反而降低肺部氧合。还应严密监测肺顺应性的变化，当肺顺应性改善时应降低 MAP，以防肺过度扩张。开始 HFOV 后 1~2 小时应行胸部 X 线摄片，此后至少每天复检一次。

2. **振荡频率（F）**　在不同的高频呼吸机振荡频率的意义不同。在 Humming 系列呼吸机，频率仅仅决定每分钟活塞振荡次数，而在 3100A，频率不但决定活塞 - 膜的振荡速率，而且还与吸气时间百分比共同决定膜的移动距离，相应地决定振荡压力幅度及振荡潮气量的大小。频率慢，吸气时间及呼气时间长，活塞移动距离大，振荡潮气量就大，则通气增加。由于 HFOV 时主动呼气是时间限制的，当频率增加时呼气时间减少，活塞移动距离小，呼出气量即减少。HFOV 和 CMV 不同，降低频率，可使潮气量（V_T）增加，从而降低 $PaCO_2$。但通常情况下 HFOV 不根据 $PaCO_2$ 调整频率。一般用 10~15Hz，体重越低选用频率越高。在 HFOV 治疗过程中，一般不需改变频率。若需调整，以 1~2Hz 幅度进行增减。

3. **吸气时间百分比**　不同品牌的呼吸机吸气时间百分比不同。Humming V 型和 SLE5000 型固定为 0.5；Sensor Medics 3100A 提供的吸气时间比为 30%~50%，在 33% 效果最好；Drager Baby Log 8000 的吸气时间百分比由仪器根据频率的大小控制。合理增加吸气时间可增加每次振荡所提供的气体量，可以增加 CO_2 的排出，但此时呼气时间减少则增加了肺内气体滞留、肺过度充气的危险。如有严重氧合困难或顽固性的高碳酸血症可逐渐增加吸气时间百分比。

4. **振荡压力幅度（振幅，ΔP）**　振幅是决定潮气量大小的主要因素，也是影响 CO_2 排出的最重要因素之一，为吸气峰压与呼气末峰压之差值。它是靠改变功率（用于驱动活塞来回运动的能量）来变化的，其可调范围 0~100%。临床上最初调节时以看到和触到患儿胸廓振动为度，或摄 X 线胸片示膈面位置位于第 8~9 后肋为宜，以后根据 $PaCO_2$ 监测调节，$PaCO_2$ 的目标值为 35~45mmHg，并达到理想的气道压和潮气量。振幅的选择不宜过高，一般小于 40%。选择振幅还要考虑不同品牌机器的特点。ΔP 叠加于 MAP 之上。由于气

体振荡本身的特点及气管插管、气道阻抗的影响，ΔP 在向肺泡传递的过程中逐级衰减，其衰减程度与气管插管的直径、气道通畅情况、振荡频率、吸气时间百分比有关。气管插管的直径越细，ΔP 的衰减越大。由于气管插管引起 ΔP 的衰减是频率依赖性的，因此降低频率时 ΔP 的衰减减少。改变 ΔP 只影响 CO_2 排出，而不影响氧合。但 Morgan 等研究发现，当 $FiO_2 > 0.4$ 时，ΔP 不影响 PaO_2，而当 $FiO_2 < 0.3$ 时，提高 ΔP 可使 PaO_2 增加，降低 ΔP 可使 PaO_2 下降。增加 ΔP 可增加每分通气量，加速 CO_2 排出，降低 $PaCO_2$。但是 ΔP 越大，引起压力损伤的可能性越大。如果选择的振幅已足够大，$PaCO_2$ 仍很高，最好的办法是监测潮气量究竟有多大，看是否存在痰堵、呼吸机不能有效振荡。

5. **偏置气流（bias flow）**　又称持续气流（continuous flow），是呼吸机的辅助送气功能，指气路中持续存在一定量的气流，患者吸气时，气道压力下降，持续气流即进入呼吸道，可减少呼吸功。HFOV 时偏置气流提供氧气，带走二氧化碳。偏置气流的流量必须大于振荡所引起的流量。如偏置气流不足，患者的有效空腔将增加，从而降低通气效果。一般设置 6L/min，患者体重越大，所需偏置气流也越大。对于一些严重气漏患者曾将偏置气流调到最大，达 60L/min。有 CO_2 潴留时可每隔 15 分钟增加流量 5L/min。但当偏置气流达到一定流量后，再进一步增加流量并不能增加 CO_2 的排出。

6. **吸入氧浓度（FiO_2）**　初始设置为 100%，之后应快速下调，维持 $SaO_2 \geq 90\%$ 即可；也可维持 CMV 时的 FiO_2 不变，根据氧合情况再进行增减。当 $FiO_2 > 60\%$ 仍氧合不佳则可每 30~60 分钟增加 MAP 3~5cmH_2O。治疗严重低氧血症（$SaO_2 < 80\%$）时由于 FiO_2 已调至 100%，故只有通过增加 MAP 以改善氧合。轻~中度低氧血症时从肺保护角度出发，应遵循先上调 FiO_2 后增加 MAP 的原则。机械通气时应尽量应用较低的 FiO_2 以减少氧中毒的危险。在 HFOV 时采用高肺容量策略可以改善肺部氧合，以降低 FiO_2。

7. **参数调节**　HFOV 开始 15~20 分钟后检查血气，并根据 PaO_2、$PaCO_2$ 和 pH 值对振幅及频率等进行调节。若需提高 PaO_2，可上调 FiO_2 0.1~0.2；增加振幅 5~10cmH_2O（0.49~0.98kPa）；增加吸气时间百分比 5%~10%；或增加偏置气流 1~2L/min（按先后顺序，每次调整 1~2 个参数）。若需降低 $PaCO_2$，可增加振幅 5~10cmH_2O；降低 MAP 2~3cmH_2O（0.20~0.29kPa）；或降低吸气时间百分比 5%~10%。治疗持续性高碳酸血症时，可将振幅调至最高及频率调至最低。患儿生命体征稳定，面色红润；经皮血氧饱和度 >0.90；血气分析

示 pH 值 7.35~7.45,PaO_2>60mmHg(8.0kPa);X 线胸片示肺通气状况明显改善;此条件下可逐渐下调呼吸机参数。当 FiO_2<60%~70% 时方可调低 MAP;偶尔为了避免高度充气和 / 或气压伤,在 FiO_2>70% 时也得调低 MAP,相对程度的低氧血症和高碳酸血症也必须接受。当 MAP ≤ 15cmH_2O 时,先降 FiO_2 至 0.6,再降 MAP;当 MAP>15cmH_2O 时先降 MAP 再调 FiO_2。参数下调至 FiO_2 ≤ 0.4,MAP ≤ 8~10cmH_2O 时可切换到 CMV 或考虑撤机。

(三) 高频振荡通气与常频机械通气的比较

HFOV 和 CMV 以两种不同机制进行气体交换,参数间互相影响的机制亦不同。

1. 基本特征　CMV 时靠胸廓和肺的弹性回缩排气;而 HFOV 的基本特征是双相压力波形所导致的主动呼气,这可以提高 CO_2 的排出,减少肺内气体滞留。

2. HFOV 和 CMV 呼吸参数比较　见表 11-19。

表 11-19　HFOV 和 CMV 呼吸参数比较

参数	HFOV	CMV
频率(f)	180~900bpm	0~60bpm
潮气量(Vt)	0.1~5ml/kg	5~15ml/kg
每分通气量	f×Vt^2	f×Vt
肺泡腔压力	0.1~5cmH_2O	~ 近端气道压
呼气末容量	趋于正常	降低

3. 平均气道压　CMV 的 MAP 是气道打开状态下,呼吸周期的平均压力;HFOV 的 MAP 是侧气流压(恒定)+振荡波压(瞬间压)。HFOV 的 MAP 值高于 CMV 2~4cmH_2O 或 10%~30%。HFOV 的肺泡压力呈现低幅振荡状态,ΔP 衰减到 5%~20%,而 CMV 基本未变化(图 11-23)。

4. 通气量与急性肺损伤的关系　CMV 时有两个肺损伤区,即 PEEP 以下的肺泡闭合时的损伤区和 PIP 以上的肺泡过度充胀时的损伤区;而 HFOV 时避开了肺泡萎陷时的损伤区和肺泡过度充气时的损伤区(图 11-24)。

5. 提高通气能力的途径　见表 11-20。

(四) 高频振荡通气的临床应用

1. 气漏综合征　无论何种气漏,用 CMV 正压通气时,都有部分潮气量通过漏排出,因而需要用较高的

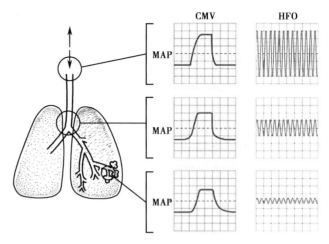

图 11-23　HFO 与 CMV 的气道和肺泡内压力比较示意图

HFO:高频振荡通气;CMV:常频机械通气;
MAP:平均气道压。

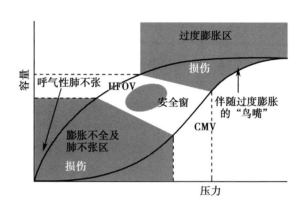

图 11-24　通气量与急性肺损伤的关系

表 11-20　HFOV 和 CMV 提高通气能力的途径比较

HFOV	CMV
增加 ΔP	增加潮气量和吸气峰压
提高 Proximal ΔP/Distal ΔP (气道通畅,插管内径)	增加吸气时间
降低频率	增加频率
开放气管插管套囊	
参数间相互影响呈非线性关系:Vmin=f×Vt^2	参数间相互影响呈线性关系:Vmin=f×Vt

呼吸机参数,以提供较大的潮气量,而高的参数又使更多的气体漏出,致使参加交换的气体减少。HFOV 可用比 CMV 低的峰压和 MAP 获得气体交换而阻断以上循环。由于气体交换在低气量和低气道压力下进行,高频率的胸廓振动和主动呼气过程亦有利于促进胸膜腔内气体排出,故 HFOV 治疗气胸较 CMV 疗效好。这类患儿采用 HFOV 治疗时,必须接受和允许其有较低的 PaO_2 和较高的 $PaCO_2$。为利于气漏愈合,可

使用相对较低的 MAP 和较高的 FiO_2，以利肺部氧合，使 SaO_2 达到 85% 以上。当达到所需氧饱和度后，应优先降低 MAP。一旦气漏愈合，则应优先降低 FiO_2，使其 <0.6，而 SaO_2>90%，再根据患儿耐受情况降低 MAP。MAP 的设置需采用特殊 HFOV 通气方案：撤除 HFOV 而改为手控通气，如在某点压力时胸腔穿刺引流瓶内出现气泡，则此点压力称为"气漏压"。如"气漏压" ≥15cmH$_2$O 时，则采取"允许性高氧"策略，即 HFOV 时 MAP 设置要低于"气漏压"、提高 FiO_2 致 SaO_2 达到 85%~90%。如"气漏压" <15cmH$_2$O 则因 MAP 太低无法达到良好的氧合状态，故不宜采取"允许性高氧"方法。另外振幅要小一些。即气漏综合征患儿行 HFOV 时，应在能耐受的情况下使用尽量低的 MAP 和 ΔP，以利气漏愈合。Ellsbury 等对新生猪实验性气胸的研究发现，随着 MAP、ΔP 和吸气时间的增加，用呼吸速度计测得的通过胸腔引流管的气流也增加，而随着频率的增加气漏消失，支持采用更高的频率和更低 MAP 及 ΔP 来减少气漏。如为张力性气胸，首先必须持续胸腔引流。

2. 新生儿持续肺动脉高压（persistent pulmonary hypertension of the newborn，PPHN）　HFOV 持续应用高 MAP 可以很好地打开肺泡并降低肺血管阻力，改善通气 / 血流比值，减少肺内右向左分流。改善氧合，促进 CO_2 的更多清除，进而反作用于收缩的肺动脉，使之舒张而降低肺动脉高压。HFOV 治疗 PPHN 必须首先纠正低血容量和低血压。开始 HFOV 时可维持其 MAP 与先前 CMV 时相同，然后通过调节 MAP 来改善患儿的氧合和通气状况。这类患儿 HFOV 时应避免发生过度通气或肺容量降低，否则会影响肺血管阻力和肺血流，从而使心输出量降低，导致病情恶化。HFOV 联合一氧化氮（nitric oxide，NO）吸入治疗 PPHN 可取得更好的效果。

3. 呼吸窘迫综合征（respiratory distress syndrome，RDS）　HFOV 通过其恰当的肺复张策略使肺泡重新扩张，并通过维持相对稳定的 MAP 以阻止肺泡萎陷，使肺内气体分布均匀，改善通气血流比值，进而改善氧合。这类患儿开始使用 HFOV 时，MAP 应较 CMV 时高 1~2cmH$_2$O，即高肺容量策略。之后在经皮氧分压或 SaO_2 监护下，每 10~15min 增加 MAP 0.5~1cmH$_2$O，直至氧合改善。在氧合改善后，维持 MAP 不变，并逐步降低 FiO_2，直至 0.6 以下并维持氧合至少 12h 以上，开始降低 MAP。在此过程中，需有胸片和血压监护，一旦出现肺过度扩张或心排出量降低，应先调低 MAP，后降 FiO_2。而频率和振幅的调节则取决于对 $PaCO_2$ 的要求。由于 HFOV 可以在较低的吸入氧浓度和气道压力的条件下进行有效的气体交换，从而避免了肺气压伤以及高浓度氧所致的后遗症如慢性肺部疾病。有研究显示，对于早产儿，尤其是极低、超低出生体重儿，采用肺保护性通气策略的 HFOV 可作为患儿生后首选的呼吸支持方式，与 CMV 相比同样安全、有效，且不会增加病死率。

4. 胎粪吸入综合征（meconium aspiration syndrome，MAS）　HFOV 时实施肺复张策略，保持一定的 MAP，使气道保持通畅，有利于减轻气道梗阻及肺过度充气，使萎陷肺泡重新张开，并且高频率的振荡气流有利于气道内胎粪排出。开始进行 HFOV 时，其 MAP 值可与先前 CMV 中 MAP 值相当，甚至略低。振荡频率也必须较低，之后若有必要可缓慢增加 MAP 值以使患儿氧分压稍微增加，然后可保持 MAP 值不变。疾病早期，胎粪堵塞气道是主要问题，通气频率太高（如 15Hz）可加重原有的气体潴留，选用低频率（10Hz）可避免出现高碳酸血症，另外低频率可以减慢胎粪颗粒进入支气管树，为胎粪从气道清除提供"较长"的时间。如原已有心功能受损或合并严重 PPHN，用 HFOV 治疗效果差，常需要体外膜氧合（ECMO）治疗；有部分患儿，胸片显示病变较均匀，用 HFOV 效果较好。采用反比、呼气气流大于吸气气流 HFOV 联合表面活性物质灌洗肺泡可提高胎粪颗粒的清除率。

5. 先天性膈疝（congenital diaphragmatic hernia，CDH）　CDH 常常合并有肺发育不良，大部分患儿生后即需要立即气管插管呼吸支持。新近发展了术前机械通气稳定、延迟修补法，可减少对 ECMO 需求。采用 HFOV 可以提高 CDH 患儿的生存率并降低 BPD 发生率。

6. 新生儿肺出血　最早在 1998 年有学者报道应用 HFOV 治疗 18 例大量肺出血且常频通气治疗无效的新生儿，通过检测动脉 - 肺泡氧分压比率（a/APO_2）和氧合指数（OI）来评估其氧合的变化，有效率达 72%（13/18），使用 HFOV 后氧合指标在 30~60min 后即明显改善。此后，不断有国内外学者报道当使用常规机械通气效果欠佳时，应用 HFOV 治疗肺出血，可收到意想不到的效果。

HFOV 通过高速流动的气体增加弥散对流，震荡产生双向压力变化，吸气与呼气均为主动，促进气体交换；并用恒定的 MAP 充盈和支撑肺泡，产生持续压迫止血作用；同时震荡气流可减少因胸腔较大压力差对心血管功能的影响，也避免肺泡反复扩张、闭合，减少肺泡牵张。

一般情况下,在 CMV 治疗后,PEEP ≥ 8cmH₂O,a/APO₂<0.2,或 / 和有呼吸性酸中毒($PaCO_2 \geq 60mmHg$,pH 值<7.25)可考虑改用 HFOV。也有报道发生肺出血时,首选使用 HFOV 较挽救性使用 HFOV(先使用 CMV,治疗效果欠佳再换用 HFOV)能更好地改善肺出血患儿氧合功能,降低呼吸机相关肺炎的发生率,缩短病程,提高治愈率。

7. 重症呼吸衰竭 新生儿呼吸衰竭是伴随动脉血气 pH 值下降的 CO_2 潴留和低氧血症,它是早产儿最常见的并发症,也是新生儿需要辅助机械通气的首位原因。CMV 治疗效果差或符合 ECMO 治疗标准的重症呼吸衰竭可以选择 HFOV 作为替代治疗,但治疗的效果如何与疾病种类和程度有关。重症呼吸衰竭新生儿 HFOV 治疗成功率的高低按顺序原发病为呼吸窘迫综合征、肺炎、胎粪吸入综合征、先天性膈疝 / 肺发育不良等。现有的循证医学证据表明,新生儿呼吸衰竭发生时选择 HFV 并不比 CMV 模式更为有效,但是 PPHN 存在时将 NO 与 HFV 联合应用更为有效。

(五) 并发症

1. 激惹 通常开始使用高频时患者往往变得不安。肺被动过度膨胀和过度的振幅使患者更为激惹。在 HFOV 下保持平静自主呼吸可增进氧合。通过调节振幅达到允许性高碳酸血症可促进患者自主呼吸。当患者出现不安或烦躁时,可以考虑加深镇静。一旦高碳酸血症缓解,肺复张完成或患者情况好转就应减少镇静程度。

2. 血液动力学 在 HFOV 时迷走神经兴奋可能导致心率轻微下降。但高的 MAP 可能会减少回心血量和心输出量从而导致肺血管阻力增加。临床上,患者会通过增加心率代偿减少的回心血量。注意优化血容量和心肌功能,以及调整 MAP 可避免肺过度膨胀和肺动脉高压的进展,从而减少以上问题的发生。胸腔内压增加可能会引起周围组织水肿。

3. 分泌物 注意提供适当湿化避免分泌物聚积并阻塞气道。即便是少量分泌物或 PS 治疗后气道残余少量泡沫也会使 HFOV 效果大打折扣:气道阻抗(特别是气道阻力)的增加将显著减少振荡潮气量和 CO_2 的弥散。另外,分泌物的聚积使得近端振荡压力上升,引起局部组织损伤。

4. 坏死性气管支气管炎 气管支气管长期刺激导致坏死性气管支气管炎使得 HFOV 更为复杂,这通常是由于湿化不充分或 MAP 过高造成的。但尚无证据显示坏死性气管支气管炎发生率在常频或高频下有何不同。

5. 颅内出血 HFOV 是否会增加脑室内(intraventricular hemorrhage,IVH)出血的机会,早期争论较多。2002 年 8 月新英格兰医学杂志分别发表了当时全球 2 个最大样本的 HFOV 在新生儿临床应用的多中心试验报告:美国的多中心对照试验结果表明,与 CMV 比较,HFOV 在不造成更多并发症的同时疗效略显优势;英国和欧洲的多中心对照试验显示,应用 HFOV 后发生慢性肺部疾病及病死率方面与 CMV 比较差异无显著性意义,在发生气漏、脑损伤等其他并发症方面亦无显著差别。但一些非多中心的研究报道中对颅内出血及脑室周围白质软化发生的危险性问题意见仍不一致,争议尚较多,但多数报道否认 HFOV 会增加脑室出血发生率。Marlow 等的研究显示 HFOV 与 CMV 相比,并不会增加远期(2 岁时)的呼吸和精神发育的异常。Loeliger 等对早产狒狒的研究[剖宫产后 5 分钟开始给予持续 HFOV 或低潮气量正压通气(low volume positive pressure ventilation,LV-PPV)共 22~29 天]表明,与 LV-PPV 比较,早期持续 HFOV 治疗并不增加脑损伤和 / 或影响脑发育的风险。两种通气方式均与总的脑的生长减慢有关,但 HFOV 有减小这些副作用的趋势。在所有这些早产的狒狒的前脑和小脑均观察到轻微的神经病理学改变,而这些改变可能导致将来神经发育延迟或感觉和运动功能受损。避免颅内出血与使用适当的肺复张方法、监护参数的解读和呼吸机参数的调节密切相关。例如,HFOV 下肺已复张,则需及时调节呼吸机的设置如 ΔPhf 或潮气量[在容量保证(VG)下]从而避免过度通气。随肺呼吸力学改变,每次呼吸的潮气量变化引起的 $PaCO_2$ 的快速波动引发颅内血流的快速变化:这种波动可通过容量目标方式避免,如在 HFOV 下使用 VG,如果没有 VG,需根据经皮 CO_2 监测随时调节振幅。

6. 肺过度充气 在阻塞性肺部疾病中(如胎粪吸入综合征),肺过度充气是高频通气的主要并发症及高频通气失败的原因。尤其在高频通气频率设置过高,吸呼比不合适时,大量的空气潴留会发生,从而导致气胸,所以有研究认为气胸是高频通气的并发症之一。但另外一些研究认为高频通气可减少气压伤和气胸的发生。

(六) 监护与护理

1. 监护

(1)临床观察:密切监测心率、呼吸运动(自主呼吸)、胸廓运动度及血压(每1~2小时1次)。在断开患儿与呼吸机的连接或把呼吸机设置在stand-by模式后,听诊呼吸音、心音和肠鸣音。根据患儿监护需要,听诊频率因人而异。在通气期间,对患儿胸部的听诊可能会有帮助,因为音调和节律的改变可能与气管导管位置改变或气道吸引的需要有关。自主呼吸过多时必须应用镇静剂如芬太尼2~5μg/(kg·h)维持,必要时(在保证气管插管位置正常或肺容量合适情况下)亦可用肌肉松弛剂。

(2)血气分析:HFOV治疗开始后45~60分钟;24小时内q.2~6h.;>24小时q.8~12h.进行1次动脉血气分析,以后间隔时间可逐渐增加。主要参数改变后,1h内须进行监测或根据临床表现进行无创监测。

(3)脉搏氧饱和度或经皮氧分压($TcPO_2$)和经皮二氧化碳分压($TcPCO_2$):早产儿经皮氧饱和度应维持于88%~95%间,超过此值时降低FiO_2,而不是立即调低MAP,$TcPO_2$下降应立即观察胸壁震荡情况,并立即摄胸片注意肺野有否过度充气或低充气现象,有条件时同时作$TcPCO_2$监测。

(4)X线胸片:HFOV治疗开始后的4小时内;第1天最好q.12h.,5天内q.24h.,以后隔天或酌情进行胸部X线摄片。观察X胸片的目的是防止肺的过度扩张。目前认为肺的最佳扩张状态是X胸片提示肺扩张在第8和第9后肋之间。

(5)多普勒超声检查:有条件可做多普勒超声观察心功能改变,监测中心静脉压。特别是应用Paw值过高时(Paw >20cmH_2O),更需注意循环系统的变化。

(6)如有可能,进行肺功能的监测。

2. 护理　高频振荡通气和常频机械通气护理相同,尚需注意以下问题:

(1)湿化:尽量保持良好适宜的温湿化和高频率振荡波,减少分泌物黏稠度和并使其松动。

(2)吸痰:对分泌物性状和量,气道吸引的需要,气道吸引耐受性及效果等进行评估。根据临床评估是否需要气道吸引,如需要就进行气道吸痰。吸痰可提高氧合,使肺泡可以重新打开。记录过多的分泌物或气管导管堵塞的情况。肺复张后影响肺容积维持的最主要因素为气管内负压吸引。不管是"管内"或是HFOV分离钳夹式吸引,负压吸引均会使肺组织显著回缩而导致吸引后低氧血症出现,且无论是增加FiO_2或是MAP都无法改善这类低氧血症。因此建议HFOV开始的24~48小时内尽量减少负压吸引,吸痰应根据患儿的自主呼吸情况(频率、强度)、心率、肤色、经皮氧饱和度及气管插管内是否有分泌物等具体情况决定。吸痰操作

应迅速,吸痰后及时连接呼吸机。病情稳定(如SaO_2不变),可尽量延长吸痰间隔;病情严重时常需更频繁吸痰。特别危重的病人,应根据临床综合情况和本NICU人员技术水平对是否需要吸痰作出判断。早产儿RDS和其他非感染疾病,在HFOV开始24~48h后或气道可见分泌物时开始吸痰,吸痰后必须进行再充气过程。但应切记,吸引后重新行HFOV的10分钟内会出现相对快速的回缩前肺容积恢复,20~30分钟仍存在,因此吸引后为迅速复张肺而增加MAP不仅没有必要,而且还会加重肺损伤。

(3)排除管道积水:管道积水可使阻力增加,影响通气,需及时排除。

(周　伟)

参考文献

1. 《中华儿科杂志》编辑委员会, 中华医学会儿科学分会新生儿学组. 新生儿机械通气常规. 中华儿科杂志, 2015, 53 (5): 327-330.

2. 周伟. 实用新生儿治疗技术. 北京: 人民军医出版社, 2010.

3. 邵肖梅, 叶鸿瑁, 丘小汕. 实用新生儿学. 5版. 北京: 人民卫生出版社, 2012.

4. ELLSBURY DL, KLEIN JM, SEGAR JL. Optimization of high-frequency oscillatory ventilation for the treatment of experimental pneumothorax. Crit Care Med, 2002, 30 (5): 1131-1135.

5. 肖志辉, 孙斌, 詹晓斌. 高频振荡通气治疗新生儿肺透明膜病疗效观察. 实用儿科临床杂志, 2001, 16 (5): 278-280.

6. COOLS F, HENDERSON-SMART DJ, OFFRINGA M, et al. Elective high frequency oscillatory ventilation versus conventional ventilation for acute pulmonary dysfunction in preterm infants. Cochrane Database Syst Rev, 2009, 3: CD000104.

7. 曾健生, 李克华, 崔玉涛. 高频振荡通气治疗新生儿胎粪吸入综合征. 中华儿科杂志, 2001, 39 (4): 195-197.

8. KULUZ MA, SMITH PB, MEARS SP, et al. Preliminary observations of the use of high-frequency jet ventilation as rescue therapy in infants with congenital diaphragmatic hernia. J Pediatr Surg, 2010, 45: 698-702.

9. VAN DEN HOUT L, SLUITER I, GISCHLER S, et al. Can we improve outcome of congenital diaphragmatic hernia？ Pediatr Surg Int, 2009, 25 (9): 733-743.

10. VAN DEN HOUT L, TIBBOEL D, VIJFHUIZE S, et al. The VICI-trial: high frequency oscillation versus conventional mechanical ventilation in newborns with congenital diaphragmatic hernia: an international multicentre randomized controlled trial. BMC Pediatr, 2011, 11: 98.

11. ALKHARFY TM. High-frequency ventilation in the

management of very-low-birth-weight infants with pulmonary hemorrhage. Am J Perinatol, 2004, 21 (1): 19-26.

12. 王华, 杜立中, 唐军, 等. 首选使用高频振荡通气治疗新生儿肺出血的临床效果分析. 中国当代儿科杂志, 2015, 17 (3): 213-216

13. KOHELET D. Nitric oxide inhalation and high frequency oscillatory ventilation for hypoxemic respiratory failure in infants. Isr Med Assoc J, 2003, 5 (1): 19-23.

14. COURTNEY SE, DURAND DJ, ASSELIN JM, et al. High-frequency oscillatory ventilation versus conventional mechanical ventilation for very-low-birth-weight infants. N

Engl J Med, 2002, 347: 643-652.

15. MARLOW N, GREENOUGH A, PEACOCK JL, et al. Randomised trial of high frequency oscillatory ventilation or conventional ventilation in babies of gestational age 28 weeks or less: respiratory and neurological outcomes at 2 years. Arch Dis Child Fetal Neonatal Ed, 2006, 91 (5): F320-F326.

16. LOELIGER M, INDER TE, SHIELDS A, et al. High-frequency oscillatory ventilation is not associated with increased risk of neuropathology compared with positive pressure ventilation: a preterm primate model. Pediatr Res, 2009, 66 (5): 545-550.

第十节　一氧化氮吸入治疗

一氧化氮(nitric oxide, NO)是血管内皮细胞合成和分泌的一种舒张因子。动物实验表明,吸入一氧化氮(inhaled nitric oxide, iNO)可降低早产儿肺部炎症发生率,提高表面活性物质功能,促进肺生长。自 1992 年人们首次将 NO 吸入治疗成功地应用于新生儿持续肺动脉高压(persistent pulmonary hypertension of the newborn, PPHN),随后在各种新生儿呼吸系统疾病和心血管系统疾病的治疗中也得到了较多的研究与应用。但至今尚无确切证据表明对早产儿可常规使用 iNO 治疗。此外,iNO 的毒副作用尚未被充分认识,长期 iNO 的有效性及安全性有待进一步研究。

一、一氧化氮的生理功能

(一) 血压调节

在基础状态下,血管内皮细胞可持续释放 NO,以维持血管的基础张力,为血压调节的基本成分;此外,NO 还可通过影响神经系统、心脏和肾脏等多种途径来调节血压。当血流增加影响到血管内皮剪切压,以及缓激肽或乙酰胆碱激活内皮细胞受体时,均可引起细胞钙内流,刺激一氧化氮合酶(NO synthase, NOS)系统活性,促进细胞内 L- 精氨酸转化为 L- 瓜氨酸,产生游离 NO;后者弥散入附近的平滑肌细胞,刺激可溶性的鸟苷酸环化酶(guanylate cyclase, sGC),促进 GTP 转化为 cGMP,激发一系列细胞内反应,引起平滑肌舒张;随后 cGMP 在平滑肌细胞内通过磷酸二酯酶系统迅速水化和灭活。

内源性 NO 的扩张血管作用仅仅局限于产生 NO 的血管局部。由内皮细胞产生的 NO 介导的血管舒张反应在动脉、静脉和毛细血管中均存在,但程度有所不同;由于传输动脉的平滑肌细胞含有较多钙离子激活的钾离子通道,NO 对传输动脉的舒张作用大于阻力动脉。

(二) 调节血流灌注

NO 对心肌收缩力有一定的调节作用,许多末梢神经也可通过 NO 相关机制发挥神经源性血管舒张作用,影响器官,如胃肠道、呼吸道及泌尿生殖道的血液供应。

(三) 神经递质作用

在中枢神经系统中,NO 合成后可直接扩散到邻近细胞,作为一种神经递质作用于靶细胞。NO 的这种特性使得它在信息传递过程中起到一种特殊的作用,在增强海马及抑制小脑的长时程突触传递过程中尤为明显。

(四) 抗炎作用

NO 可通过非特异性杀灭细菌、真菌及寄生虫等病原体和肿瘤细胞而增强非特异性免疫功能;对特异性免疫功能的影响较复杂,除在移植抗宿主反应中可增强特异性细胞免疫反应外,一般认为 NO 的产生常伴有免疫功能的抑制,表现为大鼠淋巴细胞有丝分裂减低、巨噬细胞功能低下、淋巴细胞增殖减慢、抗体产生及多种细胞因子分泌受抑等。在新生儿临床应用上，已有实验证实，NO 可以抑制炎症细胞激素基因的表达，减少中性粒细胞在肺部的黏附与积聚，从而使慢性肺疾病的可能性降低。NO 的这种抗炎作用在败血症性休克、哮喘及再灌注性损伤等病理过程中更为明显。

（五）对出凝血机制的影响

NO 可抑制血小板凝集，抑制血小板和白细胞的血管壁黏附功能，使出血时间延长。

（六）其他

NO 可扩张支气管，也可保护由其他反应性中间产物，如超氧化物阴离子和 HO⁻ 自由基等所引起的氧化性损害。

二、外源性一氧化氮降低肺动脉压力的机制

血管平滑肌的收缩与其细胞内的钙离子浓度及钙调蛋白（calmodulin）密切相关。NO 为挥发性气体，具有亲脂性，能很快弥散到附近的肺间质和血管平滑肌细胞。当外源性 NO 由气道吸入后通过肺泡壁，进入肺毛细血管平滑肌细胞，直接以 NO 气体形式或间接以 s-亚硫基硫醇（s-nitrosothiol）的形式，通过与血红素结合而激活 sGC，使 cGMP 增加，阻止肌浆网的 Ca^{2+} 释放和抑制细胞外钙内流，最终使细胞胞质游离钙离子浓度降低，平滑肌舒张，血管扩张。与此同时，NO 亦可通过直接激活 K^+ 通道或通过调节血管紧张素 Ⅱ 受体的表达及活性而使肺血管扩张，应用药物阻断此途径时，内皮素依赖性的肺血管扩张效应亦受到抑制。

外源性 NO 吸入后经呼吸道弥散到周围的局部肺血管，能最有效地扩张并只扩张与通气良好的肺单位相关的肺血管，降低肺血管压力，减少肺内分流，增加通气/血流比值，改善氧合；减少右向左分流，降低氧合指数，提高动脉血氧张力。NO 的应用方式为吸入，半衰期很短，仅 3~6 秒，治疗效应主要位于肺血管，不产生全身效应。

内源性 NO 对围产儿肺血管张力有着重要的调节作用。已经证实，内皮细胞释放 NO 的能力随着胎龄的增长而相应增加。胎儿氧张力增加时内源性 NO 释放也增加，婴儿出生时因多种因素的综合作用可导致肺血管扩张，而其由 NO 介导。在生理情况下，当心脏收缩加强、肺内血流增加或血管内压力升高时，肺动脉血管内皮细胞释放的 NO 也随之增多，在肺内血流增加的同时，导致引起肺血管灌注压的增加，从而维持肺循环阻力状态的稳定。但在长期缺氧情况下，肺血管内皮不能随肺内血流增加而相应增加 NO 的释放，若伴发血管内皮增厚而使 NO 不能顺利弥散至肺血管平滑肌时，更可减弱或消除 NO 的这种内稳定调节作用，进一步加剧肺血管的高压。

实验证明，补充外源性 NO 即可改善上述原因所引起的肺血管高压。应用肺动脉高压羊模型进行的研究发现，在吸入 NO 5~80ppm 数秒钟后肺血管即扩张，3 分钟后达高峰；吸入 NO 5ppm，平均肺动脉压降低，吸入 40~80ppm 时达到完全的扩张效应，但对心输出量和体循环血压无明显影响；对正常对照组氧吸入 NO 80ppm 6 分钟时，仍未见平均肺动脉压、心输出量和体循环血压产生明显的变化。其他实验也表明，吸入 20ppm 浓度的 NO 后，能在数分钟内完全缓解由低氧血症和呼吸性酸中毒所造成的肺血管收缩，吸入 80ppm 时发挥最大的肺血管扩张效应，而无高铁血红蛋白血症的发生，对体循环平均动脉压和脑血流亦无明显的影响。NO 吸入对肺血管发生作用的确切位置尚未清楚，但有资料表明，肺静脉较肺动脉对 NO 更为敏感。

三、一氧化氮吸入治疗的适应证和禁忌证

（一）适应证

1. 伴有肺血管张力异常的疾病，如早产儿肺动脉高压。

2. 对缺氧的早产儿（胎龄 ≥ 33 周），在进行机械通气及吸入氧浓度为 100% 的条件下，若氧合指数仍 ≥ 25 或 PaO_2 仍 <100mmHg。

3. **先天性心脏病手术指征及预后评估** 术前肺动脉高压和高肺血管阻力的患儿在心脏手术后预后较差，术前对肺动脉压和肺血管阻力的测量以及对肺血管收缩性的可逆性评估，对于决定术式［心脏和/或心肺联合移植］和评估长期预后是必要的；若术前存在 NO 吸入反应性，则提示患儿术后对 NO 吸入的反应和预后良好。

（二）禁忌证

对有出血倾向者，尤其是已有血小板减少或颅内

出血者,应谨慎应用 iNO 治疗。对已存在高铁血红蛋白血症或对高铁血红蛋白血症具有遗传敏感性的人群,应禁忌应用 iNO 治疗。

四、一氧化氮吸入装置

一氧化氮吸入装置示意见图 11-25。

(一) 气源

常用氮(N_2)平衡之气源,NO 浓度为 800ppm(800×10^{-6}),也可用 450ppm 浓度的气源。气源应严格

按照 GMP 的标准生产制备,属于医用级。

(二) 气源连接方法与装置

NO 吸入多与人工呼吸机一同使用,也可通过面罩吸入。

1. 经减压后,NO 气源通过高精确度的转子流量计、质量流量计或质量流量控制器的调节,经不锈钢或聚四氟乙烯管道,以较小的流量加入到呼吸机管道的新生儿吸入端,位于湿化器前或后。NO 所需浓度可根据以下公式计算:NO 钢瓶输出流量 = 呼吸机流量 ÷ [(钢瓶 NO 浓度 ÷ 需要的 NO 浓度)−1]。

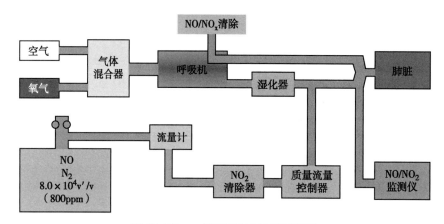

图 11-25 一氧化氮吸入装置示意图

2. 也可先将 NO 气体与 N_2 经混合器(混合器 1)混合,再将混合后气体连接到人工呼吸机空氧混合器(混合器 2)之"空气"输入端,通过调节混合器 1 与混合器 2 而取得所需的 NO 浓度。

通常采用第一种方法,因为该方法只需要较小的 NO 输出流量,能节约相对较昂贵的 NO 气源,同时 NO 与氧接触时间相对较短,可减少二氧化氮(NO_2)的产生。

3. 人工呼吸机的呼气阀排气口应连接较粗的软管,以将废气引出室外。若在呼吸机的排气口加上净化装置,可以更好地清除 NO 和 NO_2,减少对患儿和医务人员的潜在不良影响。

4. **备份供气装置** 为了防止主供气路意外失效,应设置备份 NO 供气管路,以便在必要时可以迅速开通并提供 5~10ppm 的 NO 气体。尤其是当接受 NO 治疗的患儿出现 NO 依赖时,备份 NO 供气系统显得尤为重要。在备份 NO 供气时间超过 30 分钟时,需对 NO、NO_2 和 O_2 浓度进行监测。

5. **复苏囊中加入 NO 气体** 可将 NO 气体加入复

苏囊中的进气端贮气囊处,适用于手控呼吸、患儿转运及一些诊断性试验,但可能会因为复苏囊内 NO 与 O_2 的混合时间较长而产生较多的 NO_2。

NO 吸入浓度(ppm)=(NO 流量 × 气源浓度)/(NO 流量 + O_2 流量)

五、一氧化氮吸入的技术操作

目前尚无公认的最佳 NO 剂量及吸入时间,仍有待进一步的临床研究确定。

(一) 常用浓度

NO 吸入的常用浓度为 10~80ppm,亦有人认为应用 5~20ppm 即可,其确切的剂量常需要根据疾病的性质以及新生儿吸入后的反应而定。考虑到 NO 及 NO_2 的潜在毒性作用,应尽可能用较小的剂量来达到临床所需要的目的。

一般认为在多数情况下仅吸入 1ppm 是不够的。

有人认为应先从 5ppm 的小剂量开始吸入,无效时再逐渐加量,但亦有报告认为这可能会引起一系列的调节反应,影响疗效,有待进一步的研究。有报告指出,患儿若对 20ppm 的吸入浓度无效,则极少亦会对 80ppm 的吸入浓度有反应。大量的动物实验和临床研究结果表明,NO 吸入浓度在 5~80ppm 间存在一定的量效关系,在 10~40ppm 之间足月儿和早产儿的量效关系曲线相似。

Finer 和 Barrington 曾综述了 11 篇相关的前瞻性文章,认为对缺氧性呼吸衰竭的足月儿和近足月儿,NO 吸入浓度 20ppm 较为合适,对儿童则 10ppm 较为合适。对早产儿和超低出生体重儿 RDS,可以在应用肺表面活性物质无效而又经彩色 B 超证实存在肺动脉高压时吸入 NO,一般认为其起始剂量和维持剂量均在 5ppm 左右。

(二) 应用时间

NO 吸入治疗的起效时间有个体差异,其应用的持续时间同样也应根据疾病的性质和个体反应(包括疗效和潜在的毒副作用)而定。通常应用 1~2 天后中止,但也可短至数小时或长达数十天,治疗有效者,NO 吸入时间平均为 44 小时。

(三) 浓度监测方法

NO 吸入浓度除根据浓度稀释公式外,尚需要根据浓度监测数据最终确定。尤其是 NO_2 毒性较大,更必须监测。经典的化学发光法测定 NO/NO_2 较为可靠,其精度可达 0.5×10^{-9}(十亿分之一),但因其仪器价格昂贵、操作要求高、体积大而不便于临床使用。目前较多采用电化学法测定,具有精确、可靠、体积小和价廉等特点,其测量范围也完全能满足临床应用需要。该仪器分别有 NO、NO_2 两个传感器,连接于呼吸机湿化器后的近病人端。仪器使用前应采用标准的 NO、NO_2 气体及零点定标,常把 NO 定标浓度为 80ppm,NO_2 定标浓度为 10ppm。

(四) 疗效判断标准

根据持续性肺动脉高压(PPHN)对 NO 吸入的不同反应可将疗效分为 4 种:①无效:指 NO 吸入后氧合指数(oxygenation index,OI),下降小于 25% 或吸入氧浓度下降小于 0.1;②初始有效:但改维持剂量 36 小时仍无效;③对小维持剂量持续有效;④有效:但依赖

大剂量。一般而言,NO 吸入对肺血管痉挛所导致的 PPHN 效果较好,对心功能不良或肺小血管肌层增生所引起的 PPHN 效果较差。

(五) 增加疗效的方法

1. NO 吸入治疗的效果有赖于适当的肺通气,任何能改善肺通气及增加 NO 在肺内分布的方法均可加强其疗效。Kinsella 等对呼吸窘迫综合征早产羊的研究表明,液体通气和高频振荡通气均可改善早产羊对 NO 吸入治疗的反应。对多数足月儿,若辅以外源性肺表面活性物质和高频振荡通气,NO 吸入效果亦会更佳。

2. NO 可与分子氧反应,迅速形成多种氧自由基,加重肺损伤,因此将重组人超氧化物歧化酶和 NO 吸入联合治疗 PPHN,有可能对降低肺动脉压和改善氧合有协同作用。

3. 磷酸二酯酶(phosphodiesterase,PDE)抑制剂可抑制 PDE 分解环磷酸鸟苷,增加肺组织和血浆环磷酸鸟苷的水平,延长 NO 舒张肺血管的半衰期;PDE 抑制剂双嘧达莫或扎普司特(Zaprinast)和 NO 吸入联合应用,可能具有协同效应,有助于 NO 的撤离。

(六) NO 撤离

吸入 NO 后,如 FiO_2 已低于 0.5,则可考虑撤离 NO。方法为每隔 15~30 分钟调整一次 NO 吸入浓度,每次降低 5ppm。若 PaO_2 降低超过 1.33kPa(10mmHg),则把 NO 吸入浓度调回到原来的水平;若 NO 吸入浓度为 5ppm 而病人病情仍稳定时,则可考虑中止吸入 NO。对支气管肺发育不良患儿的撤离更应审慎进行:每 3 天调低 NO 吸入浓度 20%,直到最后停止吸入。对难以撤离者,加用双嘧达莫或 Zaprinast 可能有助于 NO 的撤离。

NO 和 NOS 之间存在负反馈抑制现象,外源性 NO 可抑制 NOS 的活性;当长时间应用 NO 吸入治疗而突然停止时,可瞬间引起肺动脉高压,甚至导致肺动脉高压危象。因此在停用 NO 吸入治疗时,应逐步减量,直至最终撤离。

(七) 反跳效应

指在停止吸入 NO 4 小时内,氧饱和度下降 5%。Hermon M 等对 24 例吸入 NO 的肺动脉高压患儿进行观察,发现在停止吸入 NO 24 小时前,静脉滴入环化加

氧酶［前列环素,prostacyclin,10ng/(kg·min)］可以减轻 NO 的这种反跳效应。

六、治疗中的监护与管理

1. 吸入 NO 后患儿可即刻出现血氧改善,也可为缓慢改善,其差异取决于肺部疾病、心脏功能及体循环血流动力学在病理生理中所起的不同作用。评价 NO 吸入对氧合作用的影响时,常采用氧合指数(OI)来表示,即根据其动态变化判断其疗效。OI 牵涉到呼吸机参数、吸入氧浓度体积分数(FiO₂)及血氧分压等综合因素,即:OI= 平均气道压力 × 吸入氧浓度体积分数 ×100÷ 动脉氧分压。其他监测指标包括血压、经皮氧饱和度、血气分析等,有条件时监测中心静脉压、肺动脉压及心输出量。

2. 采用超声多普勒技术,以连续多普勒测定三尖瓣反流速度并计算肺动脉压;以脉冲多普勒测定左或右肺动脉平均血流速度(mean pulmonary blood flow velocity,MPBFV)的动态变化,对选择 NO 吸入治疗的适应证及进行疗效评价具有较大的指导价值。临床上常见到患儿在吸入 NO 30 分钟后 MPBFV 显著增加,同时氧合改善;相反,在吸入前平均肺动脉血流已较多者(提示肺血管阻力增高不明显),NO 吸入的疗效相对较差。

3. 一般监护

(1)检查和记录 NO 气瓶量表上的读数,监测气瓶的剩余气量,计划更换气瓶的最佳时间。

(2)持续监测呼吸机管道送气口靠近患儿的 NO 和 NO₂ 浓度,测量前需用标准的 NO/NO₂ 气体来将仪器校正。

(3)定期检查所有的连接是否紧密,有无泄漏。

(4)定期监测血液高铁血红蛋白浓度,一般于开始治疗前、开始治疗后 1 和 6 小时,各监测一次,以后每天监测一次,当改变 NO 吸入浓度时需再次监测。

(5)环境中 NO 和 NO₂ 浓度监测,尤其是对通气换气不足的房间。

(6)血小板计数监测。

4. **治疗失败** 指在吸入 NO 后,PaO₂ 低于 10.7kPa (80mmHg) 的时间超过 1 小时,或吸入时间已超过 30 分钟而 PaO₂ 仍低于 5.33kPa(40mmHg),或超过 2 小时仍低于 8.00kPa(60mmHg)。

5. **NO 吸入治疗疗效差的可能原因** ①新生儿低氧但不伴有肺动脉高压;②存在先天性心血管畸形但未被发现,如完全性肺静脉异位引流、主动脉缩窄、肺毛细血管发育不良等;③败血症,尤其是 B 型链球菌败血症,引起心功能不全伴左心房、室及肺静脉舒张末压增高时;④存在严重的肺实质性疾病,肺泡扩张不够,此时吸入 NO 有时反而可使氧合恶化;⑤严重肺发育不良;⑥血管平滑肌反应性改变;⑦高铁血红蛋白血症。

6. 对极低出生体重儿,若出现严重低氧性呼吸衰竭而需要进行 NO 吸入治疗时,虽然氧合明显改善,但其病死率仍然很高,在存活者中,神经系统后遗症发生率也很高。因此,NO 吸入对早产儿的治疗作用尚有待进一步的研究确定。

7. NO 吸入对重症呼吸机治疗的早产儿似乎无效,相反有可能增加重度颅内出血的风险,而晚期吸入 NO 则不能预防支气管肺发育不良的发生;对轻症早产儿,早期常规吸入 NO 有可能降低重度颅内出血的风险和提高无支气管肺发育不良早产儿的成活率;对因氧合差而进行 NO 吸入治疗的早产儿,若出现气漏或无初始反应,则预后差,可能导致死亡。

七、毒副作用及其防治

NO 本身是一种不稳定的自由基,大剂量吸入对肺脏有直接损伤作用,但若吸入浓度控制在 80ppm 以内,至今尚未见有吸入数天即损伤肺脏的文献报道。有报道认为谷胱甘肽对吸入 NO 而造成的细胞毒性具有保护作用。

NO 与氧结合后可产生 NO₂,后者是一种强氧化剂,50%~60% 滞留于肺脏而直接损伤肺脏,可引起慢性肺疾病,尤其是对极低出生体重儿。因此,在进行 NO 吸入治疗时,应注意监测并预防 NO₂ 的形成及高铁血红蛋白血症的发生。

动物实验表明,NO 对肺表面活性物质功能的影响具有剂量效应,大剂量时功能降低,小剂量时则增加其基因表达、改善其功能及减轻缺氧的压力。

早期研究认为 iNO 可延长出血时间和抑制血小板聚集,可能增加危重早产儿发生颅内出血的风险,因此在一定程度上限制了其使用。但此后的临床研究表明,iNO 治疗后,早产儿颅内出血发生率并无显著增加,并可减少严重脑损伤的发生率。

动物实验和临床实验还表明,吸入 30ppm 浓度的 NO 可致出血时间延长,可能与血小板功能受到抑制有关,但其确切机制尚有待进一步研究。对有出血倾向者,在 NO 吸入过程中应密切观察,以防出血加重。体外实验表明,NO 吸入治疗可能会对人培养细胞的

DNA 造成一定的影响,从临床安全性考虑,应注意其潜在的致畸和致癌可能性。

此外,NO 具有潜在的氧化应激性,弥散入血液后可与血红蛋白快速反应生成高铁血红蛋白影响氧合。已有研究报道高浓度吸入 NO 后,新生儿可发生高铁血红蛋白血症,但在低浓度吸入治疗患儿中,发生率则显著减少。因此,推荐对 iNO 治疗的早产儿常规监测高铁血红蛋白。Hamon 等研究发现,足月儿吸入 <20ppm NO,早产儿吸入 <10ppm NO,可避免高铁血红蛋白血症的发生;如果吸入浓度 <8ppm,对早产儿可不常规进行高铁血红蛋白监测。高铁血红蛋白明显增高时(如大于 3%),可能会造成肺水肿等病变,此时可静脉滴注维生素 C 500mg 或亚甲蓝溶液及进行输血治疗。

在治疗中如不能将 NO 浓度降低,或在停止吸入 NO 后,若氧饱和度下降超过 10% 或低于 85% 时提示为 NO 依赖,应对患儿重新吸入 5ppm 的 NO,并在其稳定 30 分钟后,增加吸入氧浓度(FiO₂)0.40,然后再次撤离 NO。考虑到长时间 NO 吸入可以抑制内源性 NO 的产生,对难以撤离者,应考虑加用双嘧达莫治疗。

2012 年美国的一项临床研究纳入了 37 家儿童医院的 22 699 例早产儿(胎龄 <34 周),其中 1 644 例接受 iNO 治疗,发现 iNO 治疗后的患儿死亡率明显增加(36.3% $vs.$ 8.3%,$P<0.05$),并且 iNO 的治疗方案、开始治疗时间、维持时间及预后均有明显差异。研究者对这一结果的解释是各临床中心缺乏统一的临床实施标准,提出了规范治疗指南的重要性。

八、临床应用

(一) 新生儿持续肺动脉高压(PPHN)

NO 作为选择性肺血管扩张剂,在治疗 PPHN 方面已取得了很大的成功:吸入 NO 后,肺动脉压力降低,氧合改善,氧合指数下降,但肺的功能残气量和被动呼吸机制不变。NO 吸入常以 10~80ppm 浓度开始,可在 4 小时后将浓度降到 6ppm,一般吸入 24 小时后撤离。在不能开展体外膜氧合治疗 PPHN 时,NO 吸入治疗具有较大的应用价值。

PPHN 的病因不同,对 NO 吸入治疗的反应也不同。特发性或急性呼吸窘迫综合征,特发性肺动脉高压以及不伴顽固性休克的败血症对 NO 吸入治疗效果较好,肺炎或胎粪吸入综合征次之,先天性膈疝较差,肺发

育不良最差。NO 有一定的抗凝作用,因此,NO 吸入对血栓性肺动脉高压具有特别的治疗作用。有报道认为,对由先天性膈疝所引起的持续性肺动脉高压,加用双嘧达莫(一种 cGMP 磷酸二酯酶抑制剂)可以暂时改善其对 NO 吸入治疗的反应。若 NO 吸入 30 分钟后氧合指数明显降低、胎龄 ≥34 周以及肺动脉高压为非先天性膈疝所致,则新生儿存活率较高。

Hosono 等回顾性研究发现,有 PPHN 的早产儿,iNO 可减少高压呼吸机的治疗,iNO 浓度(10~25)×10⁻⁶,氧合指数明显升高,并不增加严重的低碳酸血症的发生率。足月儿 iNO 的初始浓度为 20×10⁻⁶,有效者可每 4 小时降低 NO 浓度 5×10⁻⁶,直至 6×10⁻⁶,以此低浓度维持 24~72 小时。早产儿 iNO 浓度小于 5×10⁻⁶。

(二) 新生儿呼吸窘迫综合征

近年来对新生儿呼吸窘迫综合征(RDS)的治疗方面已有较大的进展,肺表面活性物质的应用更是大大改善了其预后,但该病仍然是引起早产儿死亡的主要疾病之一。其死亡原因与各种并发症有关,其中肺动脉高压尤为重要。对 RDS 患儿吸入 20ppm 浓度的 NO,不管有无肺外分流(动脉导管或卵圆孔水平),其氧合指数均显著改善,肺血流均明显增加。多数患儿在吸入 NO 数分钟后氧合指数开始改善,肺动脉平均血流开始增加,提示 NO 吸入治疗能降低 RDS 患儿的肺动脉压或(和)改善其通气/血流比值。在吸入 NO 前,应用小剂量的肺表面活性物质可以加强 NO 吸入的治疗效果。

对早产儿和急性呼吸窘迫综合征,NO 吸入的短期效果不确定,产生的效果不一定大于潜在的毒性作用。如吸入浓度过高还可降低肺表面活性物质的功能,并作为肺脏的刺激性物质,激发肺脏巨噬细胞的吞噬功能,引发肺上皮细胞的炎症损伤和氧化性损害。但小样本的长期随访不能证实 NO 吸入会对早产儿在婴幼儿阶段的神经运动发育、脑瘫和死亡有不良影响。

(三) 早产儿低氧性呼吸衰竭

关于治疗早产儿低氧性呼吸衰竭(hypoxic respiratory failure,HRF)的最佳 iNO 浓度,各项研究得到的结果亦不尽相同。早期一系列临床研究使用的 iNO 浓度多为 5~40ppm,结果发现,不同吸入浓度对改善早产儿 HRF 氧合及上机时间无明显差异。基于大量临床多中心研究结果,国外大多数学者均认同以 20ppm 为起始浓

11章

度,5ppm 为维持浓度治疗早产儿 HRF,最长治疗时间可达 21 天。美国国立卫生研究院(National Institutes of Health,NIH)推荐的 iNO 治疗方案为:对于胎龄>34 周的新生儿 HRF,NO 起始浓度为 20ppm;吸入 4 小时后,若氧合改善,可逐渐减至 5ppm,可持续吸入 14 天;对 iNO 治疗不敏感的患儿,可将 NO 浓度提高至 40~80ppm;并认为短时间吸入高浓度的 NO 相对安全,但是持续高浓度吸入则增加发生高铁血红蛋白血症的风险;由于 NO 吸入治疗对胎龄<34 周患儿的肺发育、神经系统、生存率等的影响具有不确定性,不推荐对胎龄 34 周以下的早产儿予以 NO 吸入治疗。

iNO 治疗早产儿 HRF 的疗效,在不同的临床中心得到的结果亦不相同,可能与人种、胎龄、出生体重、治疗时间及原发疾病等多因素有关。多项随机对照研究表明,对患有 HRF 的足月儿和近足月儿,尤其是 PPHN 患儿,iNO 可明显改善氧合,并减少 ECMO 使用和降低患儿死亡率。对于无 ECMO 应用指征的患儿,越早应用 iNO 治疗,越能缩短住院时间。Lindwall 等通过一项小样本临床研究发现,对平均胎龄 32 周,平均体重 1 940g 的早产儿,在鼻塞式持续气道正压(nasal continuous positive airway pressure,nCPAP)给氧中加入小剂量 NO(10ppm)可明显改善 HRF 患儿氧合状态。

另一项美国的随机双盲对照研究表明,对早产儿非严重性的 HRF,早期应用 iNO 可降低死亡率和支气管肺发育不良(bronchopulmonary dysplasia,BPD)发生率,降低严重颅内出血和脑白质病变发生率。后续研究则进一步证实了 iNO 可改善神经系统远期预后。而意大利的一项随机对照临床研究发现,对于胎龄<30 周并发生严重 HRF 的早产儿,iNO 同样可降低死亡率和 BPD 发生率,但认为对于出生体重<750g 的早产儿,可能对 iNO 治疗反应性较低。

Barrington 等对 14 项随机对照研究总结表明,对于患 HRF 的危重早产儿,iNO 虽然能短期改善氧合,但并不能降低死亡率和远期 BPD 和脑损伤发生率,因此,提出 iNO 不建议作为早产儿 HRF 的早期解救性治疗。此外,另一项 RCT 结果表明,对于 HRF 早产儿,iNO 后 1 年内的生存率无明显改善,并且远期呼吸系统及神经系统致病率亦无改善。

另有一系列研究提示 iNO 疗效可能与出生体重有关。Van 等研究发现,对于胎龄<34 周的 HRF 早产儿,iNO 可降低出生体重 1 000g 以上患儿的病死率和 BPD 发生率,而对出生体重小于 1 000g 的患儿则可导致更高的病死率及严重颅内出血发生率。

(四) 胎粪吸入综合征

动物实验表明,对胎粪吸入综合征新生儿,在传统机械通气或高频振荡通气的基础上,应用 NO 吸入治疗可更有效地改善血液的氧合作用。早期持续吸入 NO,还可以抑制肺动脉压的升高,防止上皮细胞凋亡的加重,但对由胎粪吸入所引起的早期炎症性损害无明显影响。

胎粪吸入综合征为阻塞性肺疾病而非实质性肺疾病,单纯吸入 NO 时由于吸入的 NO 在肺内分布不良,效果欠佳,若在吸入 NO 前应用小剂量的肺表面活性物质,可以改善肺通气而加强其治疗效果。

(五) 严重支气管肺发育不良

对于出生后 1~2 周仍持续依赖机械通气和高浓度氧的新生儿,持续吸入低浓度的 NO 对预防支气管肺发育不良发生有一定的作用。这可能是因为 NO 可抑制肺泡巨噬细胞和炎症细胞释放促炎症介质,以及可能可增强机体在持续高氧下的耐受。Schreiber 等对生后 3 天内、胎龄小于 34 周、体重小于 2 000g、合并新生儿呼吸窘迫综合征行机械通气的早产儿,第 1 天给予 iNO 可降低 BPD 的发生。Dani 等指出严重呼吸衰竭的早产儿,iNO 治疗可减少 BPD 的发生,但在改善氧合方面出生体重起着关键作用。而 Kinsella 等认为低浓度 iNO 对体重不足 1 000g 的早产儿不能减少 BPD 的发生。

若患儿吸入 NO 后,病情无明显改善,则每 6 小时降低 NO 吸入浓度 5ppm,并在 24 小时内停用。但若吸入治疗有效(即吸入氧浓度降低 15% 以上),则在病情稳定后缓慢撤离:每 3 天调低 NO 吸入浓度 20%,直到最后停止吸入。如调低后氧饱和度降低>5%,并持续 10 分钟以上,则调回原来的吸入水平,3 天后再次调低 NO 吸入浓度;若在 24 小时内氧需求增加 10% 以上,亦需调回原来的吸入水平。在撤离的过程中,应严密监测血气、高铁血红蛋白以及 3- 硝基酪氨酸水平。

部分肺发育不全或肺发育不良的患儿会发生 NO 依赖。

(六) 心脏疾病术后

对心脏病患儿在术后吸入 NO,可以选择性地降低肺血管张力,改善通气血流比例,这在吸入氧浓度较高时尤为明显。其应用指征包括：①肺动脉高压时肺动脉压力与体循环动脉压力之比（Pp/Ps）>0.5；②严重肺动脉高压；③肺血管压力高［Glenn压力在双向Glenn手术后仍高于2.40kPa（18mmHg）］或在Blalock-Taussig分流术后吸入100%纯氧而动脉血氧饱和度仍低于70%；④平均肺动脉压力高于2.00kPa（15mmHg）和在Fontan术式手术后经肺压力差（平均肺动脉压减去左心房压）仍大于1.07kPa（8mmHg）；⑤伴有左心室辅助系统的患儿，其肺血管压力升高［平均肺动脉压力高于4.00kPa（30mmHg），左心室辅助系统流速低于2.5L/（min·m²）］；⑥氧合功能受损（即当PEEP>5cmH$_2$O时PaO$_2$/FiO$_2$<100）。

Ivy等对23例术后合并严重肺动脉高压的先天性心脏病患儿进行NO吸入治疗，发现给予双嘧达莫可以减轻NO治疗撤离后的反跳性肺动脉高压，提示对较长时间吸入NO的患儿，应该考虑加用双嘧达莫来缓解这种可能的反跳反应。

研究表明，患儿在NO吸入治疗期间，如进行体外循环，会更易发生高铁血红蛋白血症，亦应引起注意。

（周 伟）

参考文献

1. FINER NN, BARRINGTON KJ. Nitric oxide for respiratory failure in infants born at or near term. Cochrane Database Syst Rev, 2006, (4): CD000399.

2. 周伟. 主编. 实用新生儿治疗技术. 北京: 人民军医出版社, 2010.

3. KINSELLA JP, PARKER TA, GALAN H, et al. Independent and combined effects of inhaled nitric oxide, liquid perfluorochemical, and high-frequency oscillatory ventilation in premature lambs with respiratory distress syndrome. Chest, 1999, 116 (SUPPL).

4. HAMON I, GAUTHIER-MOULINIER H, GRELET-DESSIOUX E, et al. Methaemoglobinaemia risk factors with inhaled nitric oxide therapy in newborn infants. Acta Paediatrica, 2010, 99: 1467-1473.

5. HOSONO S, OHNO T, KIMOTO H, et al. Inhaled nitric oxide therapy might reduce the need for hyperventilation therapy in infant with persistent pulmonary hypertention of the newborn. J Perinat Med, 2006, 34 (4): 333-337.

6. COLE FS, ALLEYNE C, BARKS DOKKEN, et al. NIH consensus development conference statement: inhaled nitric oxide therapy for premature infants. Pediatrics, 2011, 127 (2): 363-369.

7. LINDWALL R, BLENNOW M, SVESSON M, et al. A pilot study of inhaled nitric oxide in preterm infants treated with nasal continuous positive airway pressure for respiratory distress syndrome. Intensive Care Med, 2005, 31: 959-964.

8. BARRINGTON KJ, FINER N. Inhaled nitric oxide for respiratory failure in preterm infants. Cochrane Database Syst Rev, 2010, 12: CD000509.

9. VAN MEURS KP, WRIGHT LL, EHRENKRAZ RA, et al. Inhaled nitric oxide for premature infants with severe respiratory failure. N Engl J Med, 2005, 353 (1): 13-22.

10. 胡倩, 李海浪. 一氧化氮与早产儿慢性肺病变. 国际儿科学杂志, 2008, 35 (4): 372-375.

11. SCHREIBER MD, GIN-MESTAN K, MARKS JD, et al. Inhaled nitric oxide in premature infants with the respiratory distress syndrome. N Engl J Med, 2003, 349 (22): 2099-2107.

12. DANI C, BERTINI G, PEZZATI M, et al. Inhaled nitric oxide in very preterm infants withsevere respiratory distress syndrome. Acta Paediatr, 2006, 95 (9): 1116-1123.

13. KINSELLA JP, CUTTER GR, WALSH WF, et al. Early inhaled nitric oxide therapy in premature newborns with respiratory failure. N Engl J Med, 2006, 355 (4): 354-364.

14. HAMON I, GAUTHIER-MOULINIER H, GRELET-DESSIOUX E, et al. Methaemoglobinaemia risk factors with inhaled nitric oxide therapy in newborn infants. Acta Paediatrica, 2010, 99: 1467-1473.

第十一节 早产儿连续血液净化

连续肾脏替代治疗（continuous renal replacement therapy, CRRT）是一组体外血液净化的治疗技术，是所有连续、缓慢清除水分和溶质治疗方式的总称。它能通过超滤、灌流、吸附等一系列技术，在调节体液平衡的同时，清除各种代谢产物、毒物、药物和自身体内产生的各种致病性生物分子等。1977年Kramer等创造了一种连续性动静脉血液滤过技术（continuous arteriovenous hemofiltration, CAVH），成为一种新的以清除内毒素及有害介质等为目的的血液净化技术，并把它应用于急性肾衰竭的治疗。它标志着一个新的血液净化疗法——

连续肾脏替代治疗(CRRT)的诞生。1986 年 Ranco C 率先将其用于儿童急性肾衰竭的治疗。1995 年首届国际 CRRT 会议正式定义连续肾脏替代治疗为能够连续性清除溶质,并对脏器功能起支持作用的所有血液净化技术。近年来 CRRT 的应用范围已从单纯的肾脏替代治疗扩展到多脏器功能的支持治疗,可应用于治疗急性肾衰竭、急性肝衰竭、中毒、水肿、高热、脓毒症并多脏器功能衰竭、电解质紊乱等;在实践中,发现 CRRT 可以发挥的作用也越来越多,如稳定内环境、清除炎性介质、调节免疫等。最初由于血流动力学改变、体外滤器容量过大及驱动的因素(CAVH 靠心脏泵血,滤过的驱动压是动脉压),CRRT 技术在新生儿科运用受限。近年来,随着微量控制泵及体外小容量滤器的发展,CRRT 技术在新生儿,包括早产儿逐渐开展应用。在我国 CRRT 技术也越来越受到新生儿科医师的重视。但对低体重的早产儿的报告仍较少,国外报道最低为 1.25kg,我国科室做的最低体重为 1kg。为早产儿配备很小预充量、精确的控制系统的机器、设备及更好理解早产儿器官功能不成熟,对做好早产儿 CRR 来说是非常必要的。

一、原理及特点

CRRT 模拟肾小球的滤过,将血液中能透过滤器半透膜的部分溶质及水分以对流的形式排出体外。其技术路线是,将动脉血或者静脉血引出到体外,通过具有良好通透性的半透膜滤过器,血浆中的水分和溶于其中的中小分子量(50 000Dalton 以下)的溶质以对流的方式被清除,既依赖于半透膜两侧的压力梯度(跨膜压力)达到清除水分及溶质的目的;同时又以设置精确的液

体平衡系统,模拟肾小管的重吸收机制,将 K^+、Na^+、Ca^{2+} 等机体需要的物质和水分作为置换液输入体内,构成一套完整的滤过 - 重吸收的肾脏工作模式。CRRT 的特点是能够维持血流动力学稳定;对溶质具有较高的清除率;能够满足充分的营养支持;有较好的生物相容性;能够清除细胞因子和炎性介质;具有调节机体免疫功能,重建机体免疫系统稳定状态;能够改善组织氧代谢;能够保持水、电解质、酸碱平衡及内环境的稳定。

二、CRRT 类型

1. **连续性静 - 静脉血液滤过(continuous venovenous hemofiltration CVVH)** 　血泵驱动血液从静脉端引出,通过滤器后仍由静脉流回体内。血泵产生压力使血浆中部分水分通过滤器中高通透性膜滤出,这个过程叫作超滤。清除多余水分同时通过对流原理清除中、小分子溶质(图 11-26)。

2. 连续性静 - 静脉血液透析(continuous venovenous hemodialysis,CVVHD),见图 11-27。

3. 连 续 性 静 - 静 脉 血 液 透 析 滤 过(continuous venovenoushemodiafiltration,CVVHDF),见图 11-28。

此外,还有缓慢连续超滤(slow continuous ultrafiltration,SCUF)、连续性高通量透析(continuous high flux dialysis,CHFD)、连续性高容量血液滤过(continuous high volume hemofiltration,CHVHF)、连续性血浆滤过吸附(continuous plasma filtration adsorption,CPFA)模式,但在儿科中不常用。

长时间的每日血液透析仍然是体重小于 10 公斤的儿童唯一可用的体外透析方式,且它对治疗危重症患儿是安全和有效的。Jody Ede 等发现连续性静脉 - 静

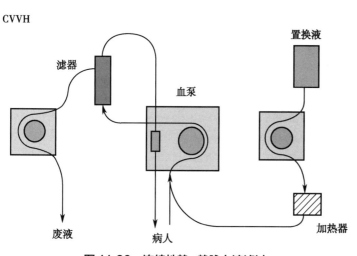

图 11-26　连续性静 - 静脉血液滤过

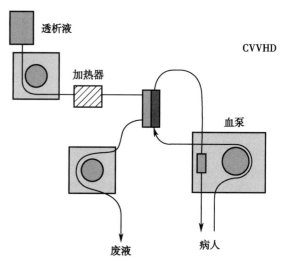

图 11-27　连续性静 - 静脉血液透析

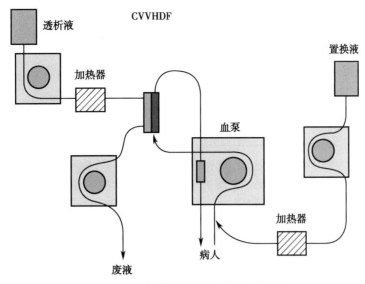

图 11-28　连续性静 - 静脉血液透析滤过

脉血液透析滤过可以减少血液循环失败次数,增加血液体外循环时间,对于需要长时间持续肾脏替代治疗的非感染性患者,连续性静脉 - 静脉血液透析滤过可能是更合适的选择。

三、仪器选择原则

1. **血管通路**　早产儿用血液管路需要制作直径小、血流速度低的管路。一般建立临时性血管通路,可用 6.5Fr 双腔血透管或者 5Fr 单腔血透管,现在一般使用 6.5Fr 单针双腔血透管,小于 6.5Fr 的血透管不能达到最低要求的血流量。置管位置可取锁骨下静脉、颈内静脉、股静脉,最常用左侧锁骨下静脉置管,因末端指向右心房外侧壁,对心律影响小,比股静脉置管易固定护理。

2. **滤器选择**　由于早产儿体重小,血量少,器官发育不成熟,所以选择滤器必须高通低阻、预充量少。临床常用适用于新生儿小流速的滤器,使用儿童专用管路。预充量(动静脉管路和滤器)大于 8ml/kg 血量,所以必须用全血预充,防止血液稀释及循环衰竭。且治疗结束时候预充的容量不能一次性输回体内,可根据血 HCT 决定回输血液量,15~20ml/ 次。

3. **CRRT 参数**　先使用肝素生理盐水预充血流

管路和滤器(注意排空管路和滤器中的空气),再使用红细胞或者全血预充。血流量为 3~5ml/(kg·min),早产儿血量少,对要求血泵要能精确控制血流速度为 3~20ml/min。做血液滤过时,置换液流速为血泵速度的 1/6~1/3,超滤流速 = 滤过泵流速 – 置换液流速,超滤流速 0~10ml/(kg·h),可以根据患儿尿量及体内水肿情况调节超滤速度。

4. **置换液**　置换液要求无菌、无致热源。置换液成分原则上应接近细胞外液成分,尽量做到个体化治疗,根据需要可以调节钠离子、钾离子和碱基浓度。置换液的成分和浓度范围如下:Na^+ 135~145mmol/L、K^+ 0~4mmol/L、Mg^{2+} 0.25~0.75mmol/L、Ca^{2+} 1.25~1.75mmol/L、Cl^- 85~120mmol/L、HCO_3^- 30~40mmol/L、 糖 5.5~11.1mmol/L。表 11-21 为南方医科大学珠江医院配方:生理盐水 2 750ml、5% 碳酸氢钠 250ml、10% 葡萄糖 100ml、灭菌注射用水 1 000ml、25% 硫酸镁 2ml、10% 氯化钾 12ml,总量 4 114ml。各离子在南方医科大学珠江医院配方中及血浆中的浓度见表 11-12。

5. **抗凝剂的使用**　抗凝治疗是指在评估患儿凝血状态的基础上,个体化选择合适的凝血剂和剂量,定期的监测、评估和调整,以维持血液在管路和滤器中的流动状态,保证 CRRT 的顺利实施;避免体外循环凝血引起的血液丢失;预防因体外循环引起血液凝血系统的

表 11-21　南方医科大学珠江医院配方及血浆中各离子的浓度 /mmol·L^{-1}

配方	糖	Na^+	K^+	Mg^{2+}	CL^-	HCO_3^-	SO_4^{2-}	总摩尔浓度
珠江医院	13.5	138.9	3.9	1.0	106.7	36.1	1.5	302.2
血浆	3.9~7.8	135~150	3.5~5.5	0.7~1.1	96~108	22~27		280~320

活化所诱发的血栓栓塞性疾病;防止体外循环过程中血液活化所诱发的炎症反应,提高 CRRT 的生物相溶性,保障 CRRT 的有效性和安全性。

(1)普通肝素:最常用,年龄越小单位抗凝剂用量越大,首剂量一般为 30~50U/kg,维持量 10~50U/(kg·h)。治疗过程中监测活化凝血时间(activated clotting time,ACT);也可以监测部分凝血活酶时间(activated partial thromboplastin time,APTT)。理想的状态为 CRRT 过程中,从血液净化静脉端采集样本的 ACT/APTT 维持在治疗前的 1.5~2.5 倍,治疗结束前 30~60 分钟停止给药。有出血倾向时给予鱼精蛋白中和(1mg 的鱼精蛋白可以中和 100IU 的肝素)。术后病人、活动出血病人、患有全身性出血性疾病病人禁用肝素抗凝。

(2)低分子肝素:首剂量 60~80IU/kg,治疗前 20~30 分钟静脉注射,追加剂量 30~40IU/kg,每 4~6 小时静脉注射,治疗时间越长,给予追加剂量应逐渐减少。治疗过程中应监测血浆抗凝血因子 Xa 的活性,根据结果调整剂量。

(3)枸橼酸:枸橼酸的浓度为 4%~46.7%,临床上常用 4% 枸橼酸钠。枸橼酸钠在滤器前持续泵入,控制滤器后游离钙离子浓度为 0.25~0.35mmol/L;在静脉端给予 5% 氯化钙泵入,控制患儿体内钙离子浓度为 1.0~1.35mmol/L,直至 CRRT 治疗结束。我们使用费森尤斯卡比血液保存液(Ⅰ)抗凝,血泵速度:血液保存液:5% 氯化钙 =1(ml/min):1.3~1.5(ml/Hr):0.1(ml/Hr),根据滤器后游离钙离子浓度和体内游离钙离子浓度调节血液保存液和 5% 氯化钙的速度。枸橼酸抗凝相当于局部抗凝,可以应用于有凝血功能障碍患儿。

(4)无抗凝剂:CRRT 实施前给予 4mg/dl 的肝素生理盐水预冲血管通路和滤器,保留 20 分钟后给予生理盐水 500ml 冲洗;CRRT 治疗过程中每 30~60 分钟给予 100ml 生理盐水冲洗管路和滤器。

四、适应证

(一)肾脏疾病

1. 重症急性肾损伤(acute kidney injury,AKI)伴血流动力学不稳定和需要持续清除过多的水或者毒性物质,如 AKI 合并严重的电解质紊乱、酸碱代谢失衡、心力衰竭、脑水肿、肺水肿、严重感染等。

2. 慢性肾衰竭(chronic renal failure,CRF)合并急性肺水肿、尿毒症脑病、心力衰竭、血流动力学不稳定等。

(二)非肾脏疾病

1. 脓毒症。
2. 多脏器功能障碍。
3. 急性呼吸窘迫综合征(acute respiratory distress syndrome,ARDS)。
4. 肝功能衰竭、高胆红素血症。
5. 重症急性胰腺炎。
6. 挤压综合征。
7. 药物或毒物中毒。
8. 先天性代谢缺陷病。
9. 乳酸性酸中毒。
10. 心肺旁路。
11. 胎儿水肿病。

五、禁忌证

CRRT 无绝对的禁忌证,但存在以下情况时应慎用。
1. 无法建立合适的血管通路。
2. 严重的凝血功能障碍。
3. 严重的活动性出血,特别是颅内出血。

低血压不是早产儿 CRRT 的绝对禁忌证,早期可通过增加血管活性药物和液体量维持血压。

六、治疗时机

急性单纯性肾损伤患儿血清肌酐>354μmol/L,或者尿量<0.3ml/(kg·h),持续 24 小时以上,或者无尿达到 12 小时;急性重症肾损伤患儿血清肌酐增至基线水平 2~3 倍,或尿量<0.5ml/(kg·h),时间达到 12 小时,即可行 CRRT。对于脓毒血症、急性重症胰腺炎、MODS、ARDS 等危重患儿应及早开始 CRRT 治疗。当有下列情况时,立即给予治疗:严重并发症经药物治疗等不能有效控制,如容量过多包括急性心力衰竭、电解质紊乱、代谢性酸中毒等。Noh ES 等对早产儿 CRRT 患儿进行多变量死亡率分析发现启动 CRRT 时液体超载>10% 是早产儿 CRRT 患儿死亡的主要决定因素,预防液体超载和更早开始 CRRT 可能改善治疗结果。

七、并发症

1. 液体损失过量引起的血容量不足。
2. 不恰当应用置换液引起的电解质和酸碱平衡紊乱。

3. 肝素过量引起的出血。

4. 脱管和血液渗漏。

5. 穿刺部位感染及全身感染。

6. 气体栓塞及血栓的形成。

7. 低体温。

应密切动态监测患儿生命体征及血电解质、酸碱平衡、凝血功能情况，及时调整置换液配方、抗凝剂用量。同时患儿的总蛋白、红细胞比容也应监测，使红细胞比容维持在 45% 以下，防止并发症的发生。

（王　斌　程东良）

参考文献

1. NOH ES, KIM HH, KIM HS, et al. Continuous renal replacement therapy in preterm infants. Yonsei Med J. 2019, 60 (10): 984-991.

2. JODY EDE, ANDREA DALE. A service evaluation comparing CVVH an CVVHD in minimising circuit failure. Nurs Crit Care, 2017, 22 (1): 52-57.

3. 常平, 宫桔云, 陶少华, 等. 两种置换液配方在连续性血液净化中的效果比较. 中国血液净化, 2005, 4 (1): 45-47.

第十二节　早产儿的 ECMO 应用

一、ECMO 发展历史和原理

体外膜氧合（extracorporeal membrane oxygenation, ECMO）是一种从体外循环技术发展而来，能够在一定时间内，部分代替患者心肺功能，以维持机体各器官的供氧，对严重的心肺功能衰竭患者进行较长时间心肺支持的生命支持技术。其基本原理是通过动静脉插管，将血液从体内引流到体外，经人工膜肺氧合后，再将氧合血灌注入体内，维持机体各器官的供血和供氧，使心肺得以充分的休息，为药物治疗和心肺功能的恢复赢得宝贵的时间窗口。1971 年，Hill 首次使用体外循环设备对 1 例 24 岁多脏器损伤合并急性呼吸窘迫综合征（acute respiratory distress syndrome, ARDS）的患者进行救治，并取得成功，自此拉开体外生命支持技术在临床应用的序幕。1976 年，Bartlett 医师成功对一例名为"希望"的弃婴成功进行床边心肺支持治疗，标志着进入"ECMO"时代。1989 年，为了更好提供 ECMO 使用培训，推广新型 ECMO 设备在临床的应用以及建立全球 ECMO 数据库，在美国密歇根州成立体外生命支持组织（extra-corporeal life support organization, ELSO）。经临床工作者的长期不懈努力，EMCO 技术取得了长足进步，除先天性膈疝（congenital diaphragmatic hernia, CDH）之外，包括胎粪吸入综合征（MAS）、持续肺动脉高压（PPHN）等导致新生儿呼吸衰竭救治的成功率达到 80% 左右。需要 ECMO 支持的早产儿疾病主要为新生儿肺透明膜病。ELSO 建议把胎龄小于 34 周和体重小于 2kg 作为 ECMO 支持相对禁忌证，因为 ECMO 支持过程中，由于持续抗凝，胎龄小于 34 周早产儿颅内出血发生率非常高，而体重小于 2kg 患儿血管纤细，插管操作困难。基于以上原因，ECMO 在早产儿人群的应用比较局限，主要在胎龄 34~37 周范围的早产儿。

二、ECMO 的治疗模式

（一）静脉-静脉（V-V）模式 ECMO

V-V 模式是通过静脉插管将血液引流出体外，泵提供动力将血液泵入氧合器，在氧合器中达到氧合及排除二氧化碳目的，然后再通过另一个静脉通道，将血液回输至患者静脉系统。静脉插管可以同时应用两根静脉插管或者使用单根双腔静脉插管，单根双腔静脉插管优点在于可以通过经皮穿刺放置，避免结扎颈内静脉，双根静脉插管一般需要通过床旁手术行静脉切开放置，ECMO 治疗结束时需要结扎颈内静脉，对于婴幼儿，一般插管部位需选择颈内静脉和股静脉，多个手术切口也相应增加感染风险。

V-V 模式 ECMO 首先是通过代替肺部的氧合及换气功能，下调呼吸机参数，以减轻病变肺部的负担，避免进一步呼吸机相关性肺损伤发生，争取肺功能恢复的时间窗口。其次 V-V 模式 ECMO 对改善患者的心功能也有一定好处，可能与 ECMO 治疗后改善了患者氧合，改善心肌供氧，增加心肌收缩；最后随着 ECMO 治疗开始，呼吸机参数的下调，右心室后负荷得到减轻，相应增加了左心室前负荷，提高了心排量。

在实际临床工作中，对于体重<2kg 早产儿静脉较

细,插入双腔静脉插管非常困难;其次,股静脉纤细难以插管,采用插入两根插管的方法难度也较大。目前所见早产儿 EMCO 治疗报道中,胎龄最小为 31 周,体重为 2kg。中国人民解放军总医院第七医学中心儿科医学部早产儿 ECMO 病例中,最小患儿为胎龄 33^{+6} 周,体重 1.8kg。

(二) 静脉 - 动脉(V-A)模式 ECMO

V-A 模式 ECMO 通过静脉插管引出的静脉血在氧合器中氧合,经泵从动脉注入体内。成人 ECMO 治疗最常用股静脉、股动脉插管方法。对于早产患儿,最常用的插管方法一般通过右侧颈内静脉、颈总动脉分别插管,经右房将血液引流至氧合器,氧合血通过颈总动脉插管至主动脉弓输入体内。当流量达到患儿所需心排量时,心脏可处于休息状态。V-A 模式 ECMO 治疗在进行呼吸支持的同时能够进行循环支持,主要用于严重呼吸循环衰竭患者。

早产儿 V-A 模式 ECMO 治疗虽然能同时提供心肺支持,但也有如下不足之处。

1. 影响机体的血流动力学 非搏动灌注血流成分多,当 ECMO 回路流量足够大时(达到全心输出量 80%),所提供血液灌注类型为平流,动脉波形将成一直线。

2. 影响左心室血液排空 在新生儿 V-A 模式 ECMO 治疗中,主动脉插管部位通常在右颈总动脉,由动脉插管回输至体内的动脉血一般冲击在主动脉弓上甚至在主动脉瓣上,这样增加左心室后负荷,可能导致左心室排空障碍,减少了冠状动脉血供,因此完成插管操作后,床旁经胸超声评估插管位置及血流方向尤为重要。

3. 插管拔管操作复杂 特别是儿童 EMCO 治疗结束时,需要结扎一侧颈部血管,虽然儿童大脑基底部动脉环一般能对侧脑组织提供足够血供,但结扎一侧血管对今后的脑发育有潜在危险,这方面尚需进一步临床前瞻性研究。

三、ECMO 的建立与管理

(一) 早产儿 ECMO 的插管技术

插管技术是早产儿 ECMO 成功的关键。对于儿童的 ECMO 治疗,通常要求血流量要达到 100~120ml/(kg·min),对于早产儿患者,血流量更是高达

150~200ml/(kg·min) 以上。对于配备离心泵的 ECMO 系统而言,在离心泵转速恒定情况下,所能达到的最大血流量与患者的容量状态、EMCO 系统静脉插管的引流通畅程度和动脉插管的阻力相关。根据流体力学公式(阻力 = 流速 × 长度 / 半径^4),阻力与插管半径 4 次方成反比。所以在选择插管时要求选择直径尽量长的插管以保证阻力。对于动脉端,由泵提供驱动力将血液回输至机体,降低动脉端的阻力有利于减少溶血的发生。

根据所要治疗的患儿体重选择插管型号,对于新生儿,尤其是早产儿,一般不选择股静脉作为插管部位。V-A 模式 ECMO 辅助时,插管部位一般选择右侧颈静脉和右颈总动脉,可供选择的动脉插管有 8~12Fr 各个型号,静脉插管有 8~14Fr 各个型号,插管方法采用手术切开直视下插管,完成插管后床旁 X 线片定位。进行 V-V 模式 ECMO 治疗时,插管部位选择右颈内静脉,可供选择插管一般是 12~14Fr 双腔静脉插管,可采用经皮穿刺或切开直视技术放置单根双腔静脉插管。

早产儿 ECMO 治疗时的插管技术,要求远远高于其他人群患者,首先是早产儿血管较细,操作难度极大,其次是需要 ECMO 辅助治疗的早产儿,往往病情危重,术前存在严重低氧血症或者循环衰竭,插管时患儿往往一般状态较差,这就要求操作者拥有更高的技术和强大的心理素质。不管如何,娴熟的插管技术是 ECMO 治疗成功的先决条件,关系到整个治疗成败。

(二) ECMO 治疗中的监测

在早产儿 ECMO 治疗中,持续监测重要生命体征、血气电解质(3~8 小时一次)是非常必要的,此外还需要监测与 ECMO 相关的几方面。

1. ECMO 监测 血流量的监测,通常以 L/min 为单位。ECMO 系统自动监测离心泵的转速,以转速 /min 衡量;回路中的压力监测,泵前的压力监测尤为重要,可以评估引流是否通畅。膜肺跨膜压监测也是必需的,如果压力过高可能导致溶血发生,提示膜肺血栓形成。

2. 静脉血氧饱和度监测 无论哪个模式的 ECMO 治疗,静脉血氧饱和度监测是最重要的,这能够及时反映机体对氧供和氧耗的平衡。在 V-A 模式 ECMO 中,一般要求静脉血氧饱和度达到 65%~75%,而在 V-V 模式 ECMO 中,要求静脉血氧饱和度达到 85%~90%,随着患者本身肺功能的恢复,静脉血氧饱和度也会随着上升。实际 EMCO 治疗中,假如一切参数不变,而静脉血氧饱和度出现下降,经过适当镇静、肌松

处理后仍未见明显改善,应警惕并发脓毒症可能。

(三) ECMO 的管理

1. 肺部管理　当新生儿 ECMO 回路血流量达到 100~150ml/(kg·min) 左右时,基本可以完全代替患者肺功能,此时呼吸机参数可以下调至"休息模式","休息模式"一般指较低的呼吸频率(10~20 次 /min)、较长吸气时间(0.4~0.6 秒)、较高 PEEP(6~10cmH$_2$O)、较低峰压(15~20cmH$_2$O)和较低吸入氧浓度(<0.3)。该参数目的在于维持肺泡开放同时避免进一步肺损伤。具体参数设定应该根据临床情况而定。PEEP 设置以不影响血液回流至右心,维持足够 EMCO 流量为准。当 ECMO 治疗开始时,随着患儿氧合改善,呼吸机参数的下调,大部分小气道及肺泡会出现塌陷,此时胸片检查会暂时出现"白肺"情况,患儿肺功能全部由 EMCO 代替,如果此时 ECMO 运转出现意外,1~2 分钟内将会出现严重低氧血症,导致患儿死亡。

2. 血液监测　动静脉血气监测贯穿于整个 ECMO 治疗过程,动脉血 PCO$_2$ 一般维持在 40mmHg 左右,通过调节 ECMO 流量和气流量来实现。动脉血压维持在与患者年龄阶段相适应范围,必要时可使用正性肌力药物。通过监测血常规,维持血红蛋白在 120~140g/L 之间,血小板水平应维持在 50×10^9/L 以上。

3. 镇静及营养支持　ECMO 治疗过程中,适当镇静镇痛是必要的,但总原则是尽量减少阿片类及苯二氮䓬类药物应用;只要胃肠道功能可耐受,提倡早期喂养,可通过鼻胃管进行喂养,多潘立酮与红霉素的应用有助于胃排空。喂养过程中要严密监测血清 K$^+$ 和 Ca^{2+} 水平,维持正常的血钾和血钙水平对胃肠道功能有很大帮助。假如喂养出现严重胃潴留,需进行静脉营养支持。

4. 抗凝管理　尤其在早产儿的 ECMO 治疗中,抗凝管理至关重要,血液在 ECMO 回路中循环也是不断与循环管道及氧合器等异物表面接触的一个过程,同时也启动了凝血系统,促进血栓的形成,如果在 ECMO 治疗过程中,出现血栓导致肺栓塞将是致命的。这就需要在 ECMO 治疗期间使用肝素拮抗纤维蛋白原激活启动凝血过程。近年来含有肝素涂层循环管道的使用,大大减少 ECMO 治疗过程中的肝素用量,建议 5~50U/(kg·h) 的剂量持续泵入肝素,维持 ACT 时间在 140~160 秒之间,能够在预防血栓形成的同时,减少颅内出血等并发症。

四、ECMO 适应证

(一) 呼吸支持

决定对早产儿进行 ECMO 支持时需要非常谨慎,全身抗凝管理大大增加早产儿颅内出血风险。胎龄 <34 周新生儿进行 ECMO 治疗时,脑室内出血发生率非常高,但有胎龄 31 周早产儿 ECMO 治疗并成功的报告,胎龄 <34 周不是 ECMO 治疗绝对禁忌证。另外,体重 <2kg 患儿动静脉插管非常困难也是相对禁忌症。目前可能需要 ECMO 治疗的早产儿呼吸系统疾病主要有"新生儿呼吸窘迫综合征""新生儿脓毒症""新生儿肺炎""原发性持续肺动脉高压"及"先天性膈疝"等。随着近年来保护性肺通气策略、高频机械通气、一氧化氮吸入及肺表面活性物质的应用,使大部分严重呼吸衰竭新生儿避免 ECMO 治疗,目前先天性膈疝逐渐成为需要 ECMO 治疗的主要病种。决定一个新生儿患者是否进行 ECMO 治疗往往依据原发病是否具有可恢复性。目前主要利用计算患儿氧合指数(oxygenation index, OI)来衡量肺功能氧合状态,并作为决定 ECMO 支持的具体指标。积极机械通气情况下,OI>40 超过 4 小时或 OI>20 超过 24 小时,那么患儿预后死亡率超过 60%,需要进行 ECMO 支持。

(二) 心脏支持

ECMO 在儿科心脏支持方面的应用呈现逐年增多的趋势,但利用 ECMO 技术对早产儿进行心脏支持报道较少。大部分心脏支持应用在复杂先天性心脏病术后低心排综合征,另外就是在暴发性心肌炎循环支持应用,使患儿能够获得心脏恢复时间。

五、早产儿 ECMO 治疗的禁忌证

1. Ⅲ级以上脑室内出血　脑室内出血范围超过了室管膜下或脉络丛。

2. 不可逆的心肺疾病。

3. 接诊前或心肺复苏前持续时间较长的心脏停搏。

4. 已确诊坏死性小肠结肠炎。

5. 存在其他严重先天性畸形。

6. 存在严重神经系统功能损伤。

7. 相对禁忌证　大于 10 天机械辅助通气,一般机械通气超过 10 天,肺功能恢复可能性较小。

六、ECMO 治疗的并发症

早产儿 ECMO 治疗过程并发症较多,这些并发症的控制和预防,是早产儿 ECMO 治疗成功与否的关键。

(一) 出血

由于早产儿的本身的特点,ECMO 治疗过程中出血是最常见的并发症。一般是出现在插管部位,其次是颅内出血,如出现颅内出血将会影响预后,甚至威胁生命。ECMO 辅助过程中出血与 ECMO 治疗全身肝素化抗凝和氧合器、ECMO 管道消耗血小板有关。新生儿 ECMO 脑内出血的发生率为 29%,而且患儿的胎龄越小越容易发生。相比足月新生儿,胎龄<34 周患儿发生颅内出血风险明显增加,但<34 周并不是 ECMO 治疗的绝对禁忌证。

(二) 血栓

ECMO 治疗过程中,由于血液和异物表面的接触,凝血功能发生很大变化,表现非常不稳定,甚至出现血栓。对 ECMO 治疗资料的回顾研究表明,大约有 15%~20% 的患者出现不同程度血栓,有时 ECMO 回路中的血栓形成会进入体内,这时的结果将是灾难性的。

(三) 感染

由于 ECMO 治疗的有创性,感染也是常见的并发症,感染一般发生在 EMCO 治疗的第 5~7 天,约 10%~15% 的发生率,一旦发生全身感染,患儿死亡率也大大增加。

(洪小杨)

参考文献

1. HILL JD, O'BRIEN TG, M URRAY JJ, et al. Prolonged extracorporeal oxygenation for acute post-traumatic respiratory failure (shock-lung syndrome). Use of the Bramson membrance lung. N Engl J Med, 1972, 286: 629-634.
2. ZAPOL WM, SNIDER MT, HILL JD, et al. Extracorporeal membrane oxygenation in severe acute respiratory failure. A randomized prospective study. JAMA, 1979, 242: 2193-2196.
3. ECMO Registry of the Extracorporeal Life Support Organization (ELSO). 2006 Ann Arbor, Michigan.
4. CORNISH JD, HEISS KF, CLARK RH, et al. Efficacy of veno-venous extracorporeal membrane oxygenation for neonates with respiratory and circulatory compromise. J Pediatr, 1993: 122-105.
5. O'ROURKE PP, CRONE RK, VACANTI JP, et al. Extracorporeal membrane oxygenation and conventional medical therapy in neonates with persistent pulmonary hypertension of the newborn: a prospective randomized study. Pediatrics, 1989, 84: 957.
6. SHANLEY CJ, HIRSCHL RB, SCHUMACHER RE, et al. Extracorporeal life support for neonatal respiratory failure. A 20-year experience. Ann Surg, 1994: 220-269.
7. CUSTER JR, BARTLETT RH. Recent research in extracorporeal life support for respiratory failure. ASAIO J, 1992: 38-754.
8. BARTLETT RH. Extracorporeal life support for cardiopulmonary failure. Curr Probl Surg, 1990, 27: 621.
9. RAIS-BAHRAMI K, VAN MEURS KP. ECMO for neonatal respiratory failure. Semin Perinatol, 2005, 29: 15-23.

第十三节　早产儿的治疗新技术

随着医学水平的发展,新的治疗技术不断出现,一些新的治疗技术正在进行临床前的研究,部分已经进行了临床试验,这些新的治疗技术对于提高新生儿,尤其是早产儿的治疗水平,降低病死率,改善预后起着重要的作用。本章节将介绍在早产儿中具有应用前景的治疗新技术。

一、氦氧混合气吸入疗法

氦氧混合气(helium oxygen mixture, heliox)是氦气与氧气按一定比例混合的气体,氦气密度极小,与氧气混合后可降低吸入气的密度。新生儿尤其早产儿呼吸道狭窄且易受病原体侵犯，因炎症及水肿而更加狭窄，heliox 低密度的物理特性使其在狭窄的呼吸道中弥散速度较空氧混合气更快，可减少气体湍流，促进患儿氧气弥散，同时降低其呼吸道阻力，明显改善患儿呼吸系统症状。近年来，heliox 作为一种辅助治疗措施已逐渐运用于儿童呼吸系统疾病的治疗，在新生儿中也已开展。

（一）heliox 的物理学特点

氦气是一种无色无味、无毒非易燃的惰性单原子气体，本身并无药理学作用，且在人体内与其他气体不发生反应，具有良好的生物安全性。氦气密度极小，与氧气混合后可降低吸入气的密度，heliox 密度仅占大气中氮气密度的 1/7。氦气这些特殊的物理性质使其在呼吸系统疾病的治疗中有着诸多的优点。

由 Graham 定律可知：气体扩散速度与其密度的平方根成反比。因此，相较于空氧混合气，heliox 弥散速度更快，吸入时可增大呼气流速，减少肺过度通气，改善通气效率，同等情况下可减少机械通气时气压伤的发生。Bernoulli 定律则揭示：在流体系统中，流速越快，流体产生的压力越小。理论上而言，低密度气体 heliox 需要的驱动压降低，速率也降低，可促使阻塞的气道开放，降低产生同等每分通气量所需的呼吸功，减轻呼吸肌疲劳。但需要引起重视的是，如果没有足够的外界压力保持气道开放，吸入 heliox 时流速增加，可能会进一步加重气道阻塞。气道阻力主要受吸入气的运动状态即湍流和层流的影响。吸入气体密度越低，其雷诺数越小，气体则更倾向于层流运动，此时呼吸道的阻力也显著降低。故吸入低密度气体 heliox 可降低气道阻力，促进氧气弥散，改善患者氧合情况。除此之外，氦气还具有较高的热传导性，进入人体内可促进热损失，使人体的体温降低，从而降低生物新陈代谢率，减少能量消耗，而这对于维持危重患者的能量供应而言无疑是非常重要的。

（二）heliox 吸入的临床应用

heliox 可根据临床需要配制成各种浓度，但基于 heliox 的应用原理，氦气所占比例越高，heliox 密度越低，其临床疗效越好。目前已有 heliox 的专用呼吸机面世（AVEA comprehensive ventilator），可准确测定 heliox 应用时的气体压力、潮气量及浓度，其临床应用方法与空氧混合气无异。

heliox 在新生儿中的应用主要是早产儿呼吸窘迫综合征和胎粪吸入综合征。研究证实，heliox 可明显减轻早产儿呼吸窘迫综合征和胎粪吸入综合征患儿的临床症状，改善其预后，降低其病死率及其并发症的发生，但该研究属小样本临床试验，其研究结果仍需大样本多中心临床实验进一步研究证实。

（三）临床推广存在的问题

heliox 应用于呼吸道梗阻性疾病在世界范围内虽已研究多年，但从临床普及速度而言，较为缓慢，这可能与以下问题有关：

1. 缺乏有力的研究证据　现今关于 heliox 的诸多报道均局限于小样本，部分研究设计更存在缺陷，这使得 heliox 的研究证据颇为不足。尽管诸多学者对 heliox 的有效性均进行了系统分析与评价，但原始研究稀少，质量参差不齐，且部分研究并未遵循随机对照的原则，使得系统评价得出的结论也无法为临床医师提供准确的结论。除此之外，由于 heliox 无法进行中央供给，诸多研究并未实施双盲，对研究结果而言也存在偏倚。因此，仍需大样本的随机对照双盲临床试验来进一步证实 heliox 的有效性。

2. 价格昂贵　氦虽然是除氢以外含量最为丰富的元素，但氦气的制备工艺复杂，使得其价格十分昂贵。由于社会经济压力，部分患者无法承担其费用，加上其治疗性价比未必高于其他治疗措施，且患者需氧浓度越高，氦氧混合气中氦气比例越小，其优势越不明显，均阻碍了氦氧混合气在临床上大面积推广应用。

3. 补给困难　现如今临床普遍已采用中央供氧，而氦气无法进行中央补给，只能采用人工更换气瓶等方式进行补给，会消耗大量的人力、物力。但近年来已有公司开发出了氦氧混合气的供给系统（Aptamer heliox system）及专用呼吸机（AVEA comprehensive ventilator），可提供无创呼吸支持，并进行持续监护，大大减少了更换气瓶的时间及氦氧混合气的消耗，为氦氧混合气应用于临床提供了可能。

二、一氧化碳吸入

（一）一氧化碳的来源

来自自然界的不完全燃烧和汽车废气中以及吸烟均可以产生一氧化碳（carbon monoxide，CO），它可以跟血红蛋白结合，使血液丧失运输氧的功能。体内各种组织和细胞得不到足够的氧,机体就会变成窒息状态。因此,早期对 CO 研究也主要聚焦在其导致的组织缺氧而产生的毒性上。在 20 世纪中叶,对 CO 的研究已经证实,它是一种氧化血红素代谢的内源性产物,体内主要来源于血红素裂解。机体由于重金属暴露、氧化应激、热应激、炎症细胞因子的诱导,导致体内血红素加氧酶(haem oxygenase,HO)激活,HO 尤其是 HO-1 作为血红素裂解的限速酶,可催化血红素从而有序地释放 CO、胆绿素、游离铁,这即为内源性 CO 的主要来源。

(二) CO 在肺损伤中的作用和作用机制及可能的副作用

1. CO 在肺损伤中的作用 CO 在肺疾病的一个作用是对肺部炎症损害的保护作用。研究表明,吸入 CO(通常是 250~1 000ppm)对体内肺损伤和炎症模型的有效性,这些炎症损伤可通过博莱霉素、产花粉植物、酸刺激等引起。实验通过对肺部有炎症的小鼠吸入 CO,从而研究其产生的疗效和安全性,结果表明,24 小时吸入 CO 100ppm 或更多能降低肺泡内 40%~50% 的中性粒细胞浸润,其机制可能是由于阻止了中性粒细胞从骨髓动员。

此外,CO 在急性肺损伤诸如发生高氧、败血症或在不适当的机械通气即呼吸机所致肺损伤(ventilator induced lung injury,VILI)、急性肺损伤(acute lung injury,ALI)和其更严重形式的急性呼吸窘迫综合征(acute respiratory distress syndrome,ARDS)以及 I/R 引起的肺损伤也适用。许多实验研究表明,CO 对各种类型的组织损伤的进程具有一定作用,尤其是当其在 250~400ppm 范围内的低剂量吸入是有效的,CO 有抗炎、抗纤维化和抗凋亡作用。由此可见,吸入 CO 用于治疗肺疾病显然有很大的潜力。

尽管大量的实验证据表明 CO 对肺损害情况有保护效应,但尚存在争议。也有实验提示吸入 CO 没有明显减轻在大鼠模型中由高氧引起的肺损伤,该实验建立了 3 种不同的小鼠急性肺损伤体内模型,并用呼吸机运送预混合的 500ppm CO/O₂ 混合气进入动物肺部进行实验观察 CO 的保护作用,但实验结果表明吸入 CO 在这些模型里对 ALI 并没有益处。此外,迄今的人类研究 [涉及健康志愿者和慢性阻塞性肺疾病(chronic obstructive pulmonary disease,COPD)患者],也表明吸入 CO 在减轻肺部炎症上没有显著效果。这些矛盾结果提示,对于认识 CO 作用机制还需深入;也可能表明,CO 的疗效局限于特定物种和(或)损伤 / 炎症的病因,

或者对于 CO 治疗潜力的剂量使用和时间控制方面掌握得还不够,需要进一步的实验研究来揭示矛盾背后的真相。

2. CO 在肺损伤的作用机制及可能的副作用 动物实验数据显示,吸入 100ppm CO 对减少肺损伤引起的肺内中性粒细胞聚集有效,这是通过一种新的机制:与从骨髓动员白细胞的减少有关。动物实验研究也表明,吸入低剂量 CO 从而对肺损伤产生保护是通过其抗氧化、抗炎、抗凋亡和上调 HO-1 表达而引起的。具体的细胞机制可见上述 CO 在细胞保护作用中的机制。

然而,CO 在保护肺损伤的同时,其副作用也被重视。研究表明 500ppm CO 暴露可产生副作用。对于 CO 在肺损伤中的作用,作用于动物实验的研究都表明 CO 作为一种细胞保护作用的气体,具有抗炎、抗增殖和凋亡的作用,但是有严格的条件限制,包括其使用的治疗剂量、治疗暴露的时间等,因此必须考虑其安全性,对其毒性应严格控制。实验表明,增加碳氧血红蛋白(carboxyhemoglobin,COHb)水平到 10%(正常:非吸烟健康者小于 2%~3%)可引起急性临床症状,如呼吸困难、头晕和头痛。水平高于 30% 能导致中毒和恶心、呕吐、晕厥和心律失常的症状。长期暴露于 50% 是致命的。此外,即使使用低于一般用于临床前研究 CO 的剂量,甚至 100ppm CO 单独使用,似乎也会导致肺血管内皮 / 上皮细胞屏障通透性增加,这说明 CO 治疗肺炎症和肺损伤可能是有效的,但治疗时间窗可能较小。这些研究结果提供了一个警示:即使低剂量 CO 在肺部也存在潜在的不良影响。当 CO 作为治疗临床病理状态时,更应该考虑其条件的限制和毒性机制。

(三) CO 的诊断价值

对于 CO 在临床上的诊断价值,主要是通过呼出 CO 的监测,从而反映体内疾病过程的严重度和治疗进程,可用于多种疾病的诊断,有其特殊的临床诊断价值。

呼出 CO 测定是一个充满前途的非侵入性方法,它可能反映了系统性和肺部的内源性 HO 表达和 CO 产生的动力学。有研究通过在哮喘患者和非吸烟者和吸烟健康对照组中测量呼出 CO 浓度,显示哮喘患者呼出高水平的 CO,经过糖皮质激素治疗后呼出的 CO 量随之降低,这表明测量呼出的 CO 可能反映哮喘时肺的炎症状态。患有急性哮喘和急剧加重的囊性纤维化而需要紧急治疗的病人,其呼出 CO 显著升高,这也表明呼出 CO 是气道炎症较好的生物标志物。尽管也有研究表明,呼出一氧化氮(nitric oxide,NO)比呼出 CO 是气

道炎症更好的生物标志物,但呼出的 CO 仍然是另外一种有效的生物标志物,特别是对于儿童疾病方面的应用,据证实,非侵入性的测量呼出 CO 可作为评估儿童哮喘控制的补充手段,研究表明,CO 水平升高是非特异性的,可能与一种急性病毒疾病相关。对于支气管扩张症的研究提示,呼出的 CO 也是增加的。上述这些测量是在不考虑任何抗感染治疗情况下实施的,这就可以反映这些病人的炎症气道中巨噬细胞和中性粒细胞产生的炎症细胞因子或者超氧阴离子可能诱导 HO-1 的表达,即增加 CO 的产生。因此,呼出 CO 在提示肺部炎症状态有很好的标志作用。而 CO 的升高也可以作为 COPD 急性发作的一个很好的指标。在对危重病人呼出的 CO 的测量表明,其呼出气中的 CO 浓度可能反映出疾病的严重程度。因此,呼出的 CO 也可用作重症监护治疗的测定指标。

(四) CO 的临床治疗前景

基于上述对 CO 在体内的细胞保护作用的描述,可知,其可能适用于新生儿尤其早产儿的临床疾病包括脏器损伤所致炎症、急性器官损伤尤其肺损伤、危重症的严重程度和治疗好转效果的监测等。尤其是 CO 的抗炎症、抗增殖作用以及其能够舒张平滑肌作用,对于早产儿肺损伤引起的肺动脉高压可能具有良好的临床前景。

关于 CO 的细胞保护作用,进一步的临床研究是必要的,临床应用 CO 应充分考虑其治疗剂量、暴露时间,测定呼出 CO 的器械的选择,证实其作用的因子的检测以及充分考究其毒性的程度和范围。这些均是当前临床研究面临的问题。

三、液体通气

液体通气(liquid ventilation,LV)是把携氧液体通过气管灌入肺中取代气体进行氧气和二氧化碳交换的通气技术。LV 技术是通过携氧液体在肺泡膜形成液 - 液界面,气体由分压高的一侧向分压低的一侧弥散,进而达到气体交换的目的。

(一) 操作原理

LV 包括全液体通气(total liquid ventilation,TLV)和部分液体通气(partial liquid ventilation,PLV)两种通气方法。TLV 是将全氟化碳(perfluorocarbons,PFCs)经由气管注入肺内,同时轻压胸部排除肺内余气,并用液体通气机使经过氧合和温度调节的相当于潮气量的 PFC 进入肺内,用 PFCs 替代全呼吸道及环路中的气体。而 PLV 则仅将少于或者相当于功能残气量的 PFCs 注入肺中,使用传统呼吸机进行常规机械通气进而达到气体交换的目的。在严重肺损伤的治疗中,LV 技术与其他呼吸辅助支持技术结合,可能会获得更好的疗效。

(二) 药物载体

PFCs 为一种性质稳定、无毒不代谢的惰性液体,不溶于水及脂类物质,可通过蒸发而被清除,对气体有很高的亲和力。这些特点使其可作为药物的载体而直接将其运至肺部,一方面可以在局部发挥治疗作用,另一方面可以使得药物在肺脏局部的浓度更高,分布更均匀,使不张的肺泡复张,改善通气血流比值。

(三) 液体通气的作用和机制

大量的研究表明 LV 的治疗作用包括以下方面:①较好的携氧及二氧化碳能力,在肺内起气体转运的作用;②抗炎作用;③液体呼气末正压(positive end-expiratory pressure,PEEP)作用,使萎陷的肺泡重新开放,降低肺泡张力;④由于 PFCs 的重力作用,肺内上、下区域血流重新分布,尤其是使下垂部位的血流减少,可改善肺内通气 / 血流比。

LV 发挥其作用可能的病理生理机制:①促进内源性肺泡表面活性物质的产生;②有利于肺泡及小气道分泌物的排出;③稳定细胞膜,抑制炎性介质的释放,从而抑制肺组织的炎症反应,防止或减轻肺损伤。

(四) PLV 剂量选择

进行 LV 最需注意的就是 PFCs 的剂量问题,特别是 PLV。较大剂量的 PLV 会导致肺泡毛细血管通透性增加而加重肺间质水肿。较大剂量的 PLV 可能导致部分肺泡的过度膨胀而进一步加重肺损伤,在维持同等潮气水平的情况下,肺弹性阻力的增加会导致平台压升高,因而气压伤的发生率增加。小剂量 PLV 在促进氧合改善的同时,可避免较大剂量 PLV 的诸多不良反应。

(五) PLV 在早产儿呼吸窘迫综合征中的应用

早产儿呼吸窘迫综合征常用的治疗方法有机械

通气、肺表面活性物质气管内滴入、一氧化氮吸入以及体外膜氧合等，但是各种方法都存在不足之处。机械通气过程可能导致气压伤和氧中毒，使用肺泡表面活性物质时可发生心源性肺水肿，且部分患者疗效不佳。而吸入一氧化氮的作用暂且只对合并肺动脉高压的患者有益。体外膜氧合（extracorporeal membrane oxygenation,ECMO）是一种特殊的心肺支持技术，通过较长时间的体外循环使患者的心肺得到充分休息，从而为心肺功能的恢复争取宝贵的时间，但其需要较强的技术支持，且易出现出血、肾功不全、溶血、感染等诸多并发症。相比于以上治疗方式，PLV以其创伤小、疗效佳等优点成为早产儿呼吸窘迫综合征治疗的潜在有效手段。

(六) 液体通气存在的问题

PLV具有改善肺内分流作用、降低肺泡表面张力等优势，被认为是早产儿呼吸窘迫综合征最具有前景的治疗方法之一。但PLV应用于新生儿的临床证据尚需深入研究。PLV应用时可能发生气胸、低血压、心律失常、心搏骤停、酸中毒、二氧化碳清除障碍、体内长期潴留等并发症，仍需进一步的临床试验来研究其安全性。除此之外，PLV价格昂贵，也在一定程度上限制了其临床应用。

四、氙气

氙气被发现可以作为麻醉药已有60多年的历史，近年来，研究不仅证实了氙气吸入麻醉的安全性和有效性，而且发现氙气具有显著的神经系统保护作用，其临床使用前景值得进一步研究。

(一) 氙气的理化性质

氙气是一种以单原子气体存在的惰性元素。氙气不易燃、不易爆，标准温度和压力下为无色无味气体。

(二) 氙气的神经保护作用

研究表明，氙气具有神经元保护作用。在小鼠的神经元和胶质细胞共培养系统中，氙气可减少外源性神经兴奋性毒素、缺氧缺血导致的急性神经元损伤。在新生鼠急性脑损伤实验中，氙气对急性损伤后的继发性损伤具有显著的保护作用。研究还证实，氙气和低温均能够减少缺氧缺血后的急性神经损伤，两者的联合应用具有协同作用。氙气具有显著的神经保护作用，有益于神经系统的功能恢复。但目前有关氙气对人体神经系统保护作用的临床研究还有待开展。

(三) 氙气的神经保护机制

氙气的神经保护机制研究甚多，目前认为主要与以下几个方面相关：NMDA受体是氙气产生麻醉效应的主要靶位。氙气的神经保护作用可能也与N-甲基-D-天冬氨酸受体（N-methyl-D-aspartic acid receptor,NMDA）受体受到抑制有关。NMDA受体在急性神经损伤的发展中起决定性作用，其引起的钙内流可能是兴奋性中毒性神经坏死的关键步骤。除了通过NMDA受体，氙气还通过钙依赖性调节机制对低氧引起的皮质神经元细胞损害起保护作用。尤其在新生大鼠，氙气可减少细胞凋亡引起的神经损伤。原代培养的皮质神经元细胞短时间暴露于谷氨酸会显著减少细胞生存率，氙气则可以通过抗细胞凋亡作用显著减轻暴露于NMDA和缺氧缺血造成的急性神经损伤。在新生鼠的实验中还发现，氙气使得功能依赖性神经保护蛋白的基因转录增加，从而增强神经胶质细胞的生理功能。氙气具有神经保护作用的确切机制，还需要深入研究。

(四) 氙气的临床应用前景

氙气对神经系统的保护作用使其具有潜在的临床应用价值。新的研究提出了适合新生儿的氙气给药系统，为将来氙气在新生儿临床的应用提供了可能性。氙气在新生儿尤其早产儿中应用于围产期窒息、早产儿脑损伤等无疑具有广阔的前景。

五、细胞治疗

新生儿尤其是早产儿脑损伤是儿童神经残疾的主要病因之一，除了亚低温治疗有一定疗效，目前还缺乏确切的治疗方法，疗效有待提高。细胞治疗尤其神经干细胞移植是目前研究的热点和焦点问题。在动物实验中，脐血单个核细胞移植后可见细胞存活，并能降低神经元凋亡和减少小胶质细胞的激活。间充质干细胞移植可改善缺氧缺血性脑损伤动物神经功能。胚胎干细胞来源神经干细胞治疗缺氧缺血性脑损伤模型鼠，移植的神经干细胞可长期存活，接近1/2移植细胞分化为神经元，促进轴突延伸，并能改善感觉和运动功能。

2005 年 10 月，美国 FDA 批准斯坦福大学以异基因人胎脑神经干细胞脑内移植治疗 6 例小儿 Batten 综合征。同一年，国内进行了首例神经干细胞移植治疗重度新生儿缺氧缺血性脑病的临床试验。目前，国内正在开展多中心细胞治疗新生儿脑损伤的临床试验。近年来，少突胶质前体细胞移植治疗早产儿脑室内出血，脑室周围脑软化的研究受到关注。研究表明，少突胶质前体细胞移植可降低神经元凋亡，移植 3 个月后，移植细胞可在皮层、胼胝体等部位分化形成髓鞘结构。目前正在探索临床治疗的适当方式，过去常用的 3 种方式即病灶处移植、蛛网膜下腔、静脉注射，在移植 6 周后检测，病灶移植时病灶处有 10% 细胞存活；蛛网膜下腔移植时细胞广泛迁移，病灶处有 0.3% 细胞存活；而静脉注射时病灶处未见移植细胞。新的经鼻腔滴注移植的方式正在研究。总之，细胞移植治疗新生儿尤其是早产儿脑损伤具有潜在的疗效，但目前尚属于探索阶段。

（史 源）

参考文献

1. SZCZAPA T, GADZINOWSKI J. Use of heliox in the management of neonates with meconium aspiration syndrome. Neonatology. 2011, 100: 265-70.

2. DANI C, FONTANELLI G, LORI I, et al. Heliox non-invasive ventilation for preventing extubation failure in preterm infants. J Matern-Fetal Neonat Med. 2013, 26: 603-7.

3. ELLEAU C, GALPERINE R, GUENARD H, et al. Helium-oxygemixture in respiratory distress syndrome: A double-blind study. J Pediatr. 1993, 122: 132-6.

4. COLNAGHI M, PIERRO M, MIGLIORI C, et al. Nasal continuous positive airway pressure with heliox in preterm infants with respiratory distress syndrome. Pediatrics. 2012, 129: e333-338.

5. CHOWDHURY MM, MCKENZIE SA, PEARSON CC, et al. Heliox therapy in bronchiolitis: Phase Ⅲ multi-center double-blind randomized controlled trial. Pediatrics. 2013, 131: 661-9.

6. YILMAZ S, DAGLIOGLU K, YILDIZDAS D, et al. The effectiveness of heliox in acute respiratory distress syndrome. Ann Thorac Med. 2013, 8: 46-52.

7. LI X, SHEN J, ZHAO JN, et al. Nasal Intermittent Positive Pressure Ventilation with Heliox in Premature Infants with Respiratory Distress Syndrome: A Randomized Controlled Trial. Indian Pediatr. 2014, 51: 900-902.

8. HAMILTON MC, PEEK GJ, DUX AE. Partial liquid ventilation. 2005, 11: 1152-1156.

11章

第三篇
早产儿各系统疾病

12 | 第十二章 早产儿呼吸系统疾病

第一节　胎儿及早产儿呼吸系统发育生物与生理学

呼吸系统发育起源于胚胎早期前肠腹侧的囊状突起,在胚胎期和假腺期逐渐发育,形成呼吸道及气管支气管树,随着组织的生长和细胞的分化,在胎儿后期逐渐形成成熟的肺泡、气血交换屏障等。如果早产出生,呼吸系统发育未成熟未完善,如在任何发育时期存在影响肺结构正常发育进程的因素,均可能导致与之相关的先天畸形。

一、呼吸系统发育

肺结构的发育分为 5 期,分别是胚胎期、假腺期、小管期、终末囊泡期、肺泡期,前两期为器官形成期,后 3 期为分化期。

1. **胚胎期**　胚胎第 3~6 周,主呼吸道出现。除鼻腔上皮来自外胚层外,呼吸系其他部分的上皮均由原始消化管内胚层分化而来。胎肺首先萌芽于食管腹侧。肺芽和食管之间的沟槽逐渐加深,肺芽在间叶组织间延伸,并分支形成未来的主支气管。随后,通过权状分支,形成气道。叶支气管、段支气管及次段支气管分别于胎龄 37 天、42 天及 48 天形成。内胚层细胞向上皮细胞谱系的转化,需要一些转录因子的表达,如甲状腺转录因子 -1 和其他转录因子。这些转录因子和生长因子的缺乏可导致肺的异常发育,例如气管食管瘘,以及改变分支形态,发生严重的肺发育不良和完全性肺发育不全。此外,还需要细胞外基质和其他的生长因子,例如血小板衍生生长因子。

2. **假腺期**　胚胎第 7~15 周,是主呼吸道发育到末端支气管,15~20 级的呼吸道分支形成的时期。在此期,所有将发育为肺泡管的分支逐渐形成。发育中的气道内布满了含有大量糖原的单层立方细胞。胚胎 9~10 周时出现一些具有神经上皮小体的上皮细胞和软骨。第 13 周时,近端气道出现纤毛细胞、杯状细胞和基底细胞。上皮分化呈离心型,远端小管排列着未分化的细胞,而近端气道分布着分化中的细胞。上叶支气管发育早于下叶。假腺期的早期,呼吸道周围是疏松的间叶组织,疏松的毛细血管在这些间叶组织中自由延伸。

3. **小管期**　胚胎第 16~25 周,是腺泡发育和血管形成的时期。这时期是肺组织从不具有气体交换功能到有潜在交换功能的过渡期,支气管分支和呼吸性细支气管逐渐形成。该期最重要的是腺泡出现,潜在气血屏障的上皮分化,以及分泌表面活性物质的Ⅱ型上皮细胞的分化。成熟的肺腺泡是一簇呼吸道和肺泡组成,源于终末细支气管,包括 2~4 个呼吸性细支气管,末端带有 6、7 级支芽。这些囊状的分支是肺形成气体交换界面的至关重要的第一步。上皮细胞分化特点是从近端到远端的上皮细胞由立方细胞转变成薄层细胞。

在小管期,很多细胞的特征为中间细胞,它们既不是成熟的Ⅰ型上皮细胞,也不是Ⅱ型上皮细胞。这些上皮细胞形成了胞质中含有板层小体的Ⅱ型上皮细胞,进一步说明Ⅰ型细胞起源于Ⅱ型细胞或由中间细胞进一步分化为 I 型细胞。随着板层小体含量的增加，II 型细胞的糖原为表面活性物质合成提供底物。在胚胎第 20 周后，富含糖原的立方细胞胞质中出现更多的板层小体，通常伴有更小的多泡出现，后者是板层小体的初期形式。

4. 终末囊泡期 胚胎第 26 周至足月是终末囊泡期，其特点是第二嵴引起的囊管再分化。终末囊泡是远端气道不断延长、分支、和加宽的结果，最终肺泡化。肺泡化是终末囊泡随着肺泡间隔、毛细血管、弹力纤维和胶原纤维的出现而发生的。第 32 周开始，肺泡数量剧增，至足月时，肺泡数量约为 5 千万至 1.5 亿，成人期时的肺泡数量为 5 亿。第 32 周至足月生后一月肺泡增长量最快。肺的气体体积和表面积从 25 周至足月快速增长。

5. 肺泡期 胎儿 36 周～生后 3 岁，肺泡期是肺发育的最后阶段。胎儿出生时肺的发育已基本成熟，但进一步发育完善需要到 2~3 岁。肺泡表面上皮细胞分化，并形成很薄的气血屏障是肺发育成熟的形态学标志，这个过程大大增加了可用于气体交换的肺表面面积。终末囊泡通过第二嵴不断延长和变薄的重建，间质组织的不断减少，双毛细血管网的重塑，最终成为真正的肺泡。这个阶段肺泡上皮细胞和间质细胞迅速增殖，早期阶段间质成纤维细胞活跃增殖，但随着胶原、弹性蛋白和纤维连接蛋白的合成和堆积而减少。

二、肺泡发育

肺泡上皮由 I 型肺泡上皮细胞和 II 型肺泡上皮细胞组成，I 型肺泡细胞薄而扁平，覆盖肺泡表面积的 90%，I 型细胞的基膜与毛细血管内皮细胞的基膜融合形成气 - 血屏障。II 型肺泡细胞呈立方体状，常位于肺泡的角落，仅占肺泡表面积的 10%，II 型细胞分泌肺表面活性物质，内衬于肺泡表面，可以有效降低肺泡表面张力。肺泡化是一个复杂的过程。虽然肺泡的形成依赖于管型期的 I 型和 II 型肺泡细胞分化，但真正的肺泡形成直到胎儿晚期才开始，且主要发生在生后。

气 - 血屏障包括肺泡上皮细胞及基底层，肺泡壁间质，毛细血管内皮细胞及基底层，血浆和红细胞膜。胎肺在分娩前不需要进行气体交换，肺结构没有完全发育，无法独自承担气体交换功能。早产儿末端呼吸单元（肺泡囊和肺泡）发育不完全，气 - 血屏障较厚，不能有效进行气体交换。末端呼吸单元的发育主要集中在胎儿后半期，气体交换屏障的厚度与胎龄呈负相关，因此胎龄越小的早产儿，这种结构性问题越大。

三、呼吸系统发育的调控

胎儿呼吸系统发育的各个时期受到不同基因、分子、信号通路的调控，这些调控因子的缺乏或过多，会造成呼吸系统结构的畸形和功能的异常，导致不同的呼吸系统疾病。

1. 胚胎期肺发育的调控 胚胎期的发育包括腹侧前肠的发生，气管的形成，主支气管的发生。肺芽出现的初期，*FOXA2* 即在前肠内胚层开始表达，该基因的敲除，直接导致胎鼠在肺发育前死亡。成纤维细胞生长因子 -10（FGF-10）参与胚胎发育的过程，在小鼠的发育过程中，FGF-10mRNA 在原始肺芽的远端间充质内表达，该转录因子缺乏的小鼠肺发育停滞在气管形成阶段，肺完全未发育，出生后因呼吸衰竭而即刻死亡。甲状腺转录因子（TITF1）在早期肺小管上皮细胞上表达，并且在早期肺形态发育上起着调控作用，该转录因子的缺乏导致甲状腺和肺发育不良，使肺发育停滞在假腺期。TITF1 也在 II 型肺泡上皮细胞表达，调节克拉拉细胞分泌蛋白和表面活性物质的合成。

2. 肺泡发育的调控 肺泡化是肺发育的最后阶段，约有 20% 的肺泡在宫内形成，而大部分在出生后逐步成熟。在此阶段的关键因子是血小板源生长因子 -A（PDGF-A），PDGF-A 可促进间质细胞的增殖，诱导肺血管的生成，通常在肺泡表皮表达，但在妊娠后期消失。血管内皮生长因子（VEGF）是调节内皮细胞分裂的生长因子。在妊娠晚期及新生儿早期的肺中，VEGF 及其受体高度表达，增加了 II 型肺泡上皮细胞的分裂。其他生长因子，如 FGF 也在肺泡化过程中起着调节作用。视黄酸在呼吸道上皮的分化和保持中起着重要的作用，视黄酸联合糖皮质激素的治疗导致肺泡数和每公斤体重肺体积的大量增加。

3. 内分泌激素对肺发育的调控作用 内分泌激素在胎儿肺发育的过程中也起着重要的调控作用，肾上腺糖皮质激素可促进肺组织结构的发育和肺泡表面活性物质的产生及分泌，肾上腺糖皮质激素能诱导产生所有已知的 PS 成分，提高肺的顺应性，增加最大肺容量，降低血管通透性，减少蛋白漏出，加速肺内液体的清除，从而提高肺的成熟度。促甲状腺释放激素可促进胎肺形态分化和磷脂合成，但有对抗地塞米松的诱导作用，二者联合使用会降低胎肺质量。甲状旁腺激素相关蛋白（PTHrP）通过旁分泌或自分泌的方式发挥生长抑制剂的作用，并且调节 II 型肺泡上皮细胞的分化。

肺发育的调控受到基因、细胞因子、激素等的调节，还受到胎肺运动、羊水 / 肺液、营养等因素的影响，彼此之间还存在着复杂的协同或拮抗作用。对肺发育的调控因素及影响因素的研究,有助于更深入了解肺发育的机制,为提供早产儿肺保护策略提供理论依据。

四、肺表面活性物质代谢

肺表面活性物质(pulmonary surfactant,PS)经肺泡Ⅱ型细胞合成、加工、包装、分泌和循环,肺表面活性物质脂质和蛋白在高尔基系统滑面内质网中以嗜锇板层小体形式合成并排出。板层小体是 PS 储存库,在胎龄 22 周时 PS 经胞吐作用从板层小体分泌入肺泡液平面。PS 分泌通过过度通气和机械牵张、儿茶酚胺、ATP、蛋白脂酶 A 和 C、环磷酸腺苷(cAMP)、前列腺素、白三烯等刺激。

1. PS 合成分泌 合成 PS 磷脂的原料主要是甘油、脂肪酸、胆碱、肌醇等,磷脂酰胆碱(PC)的合成分三个步骤:①合成磷脂酸;②合成 CDP-胆碱;③合成 PC。磷脂酸在磷脂酸磷脂酶的作用下水解脱去磷酸根,形成二脂酰甘油,然后在磷酸胆碱脂酶的作用下与 CDP-胆碱形成 PC。PC 先在肺泡Ⅱ型上皮细胞内质网合成,通过高尔基体输送到板层小体储存,然后排放到肺泡内。

PS 成分的个体发育、合成和分泌是精细调节的,出生前给予糖皮质激素被广泛认为促进胎儿肺成熟,母体疾病通过应激胎儿,引起胎儿儿茶酚胺、下丘脑激素、甲状腺激素和糖皮质激素的分泌,促进 PS 生成。

PS 在胎龄 23~24 周气腔内出现。由于来自胎儿肺的肺液净外流作用,24 周开始 PS 和蛋白可见于羊水中,随着薄壁气腔和充足 PS 生成的持续发展,32~34 周 RDS 发病率明显下降,在 35 周后形成 PS 成熟水平。

2. PS 分解代谢 PS 分泌到肺泡后,可通过以下途径被分解清除或再利用:①气道清除:PS 从肺泡往上转移排出,或在上移过程中被分解;②被肺泡巨噬细胞吞噬降解;③在肺泡内被酶降解;④通过肺泡上皮细胞转移,被淋巴系统或循环系统清除;⑤被肺泡Ⅱ型细胞重吸收在细胞内降解,重新利用,合成 PS,这一途径可能是 PS 清除的主要途径。

3. PS 代谢调节 许多激素和细胞因子能促进 PS 的合成和分泌,如糖皮质激素、促肾上腺皮质激素、甲状腺素、表皮生长因子、肺成纤维细胞因子等。

五、胎儿呼吸

胎儿呼吸运动(fetal breathing movement,FBM)是指宫内胎儿有胸、腹壁的呼吸样动作,但无肺泡膨胀、气体交换的特殊呼吸形式,是胎儿的正常生理现象。

胎儿呼吸运动是间断且不规则发生的,期间伴有呼吸暂停。在胎儿 10~11 周可通过超声检测,胎儿吸气时胸壁内陷,膈肌下降,呼气时复位。随着胎龄的增长,胎儿呼吸运动变得更规则和统一。胎儿呼吸运动的频率增加到分娩前 10 周,呼吸暂停的时间也增加。根据频率可分为快速规则型、喘息样呼吸型,两种类型可单独存在,也可交替出现,以快速规则型为主。

胎儿呼吸运动在维持胎儿肺部扩张时的作用可以通过测量胎儿呼吸运动存在和消失时的肺液量改变进行评估。当呼吸运动消失时,肺液总量减少了约20%~30%。正常胎儿的肺被扩展到静态时的肺容量和维持功能残气量的水平,并通过膈肌收缩和上呼吸道的缩窄活动来实现。这些活动可防止胎肺的回缩,使胎肺保持一定的扩张度。任何一种因素,例如胎儿呼吸运动的减少或消失,上呼吸道阻力的减少或胸腔容积的减少都会导致肺扩张度的减少,最终影响肺的生长和成熟。

影响胎儿呼吸运动的因素包括胎龄、孕妇的血糖浓度、血气水平、服用药物的影响以及昼夜节律等。胎龄 28 周前的呼吸是孤立和突然出现,28~32 周出现喘息样呼吸,32~36 周仍为不规则抽泣样呼吸,胎龄 36 周以后呼吸渐趋规则并与新生儿呼吸相似。上述变化过程有赖于呼吸中枢肺反射逐渐成熟和表面活性物质的释放。孕妇的高血糖和高碳酸血症均增加胎儿呼吸运动的频率,而低氧血症可使胎儿呼吸运动下降或停止。

超声是目前检测胎儿呼吸运动最好的方法,可清楚显示胎儿胸、腹壁随呼吸起伏,观察呼吸频率及幅度。通过检测胎儿呼吸运动,可判断胎儿宫内情况以及对新生儿情况的预估。胎儿宫内呼吸缺失是胎儿缺氧的标志,持续喘息样呼吸时宫内窒息的征象。

六、呼吸系统发育生理学

由于早产儿呼吸器官的结构和功能发育未成熟,导致早产儿呼吸系统疾病的发病率和病死率明显高于足月儿。因此,了解呼吸系统结构和功能发育生理特点,对加深早产儿呼吸系统疾病的认知和做好早产儿呼吸管理、提高早产儿存活率和存活质量具有重要意义。

1. 肺液的作用 胎儿肺充满着由肺上皮细胞分泌肺液,约 20~25ml/kg。胎儿发育期间肺泡上皮细胞主动分泌 Cl^-,促进肺液的分泌。在孕晚期,肺泡上皮细胞通过由 α-、β-、γ-亚基组成的 Na^+ 通道(ENaC)主动重吸收 Na^+,使肺液通过 ENaC 从肺泡腔进入肺间质,进而进入血管及淋巴管,促进肺液重吸收。ENaC 峰值表达时间是胎龄足月,胎龄越小 ENaC 的表达越低。以往认为湿肺主要发生于足月剖宫产儿,而近年研究显示早产儿湿肺发生率并不低于足月儿。早产儿血儿茶酚胺分泌不足,使 ENaC 重吸收 Na^+ 减少,使肺液吸收减少,胎儿自胎龄 35 周开始,肺泡上皮细胞 Cl^- 离子通道逐渐关闭,肺液分泌减少。同时,Na^+ 离子通道开放,促进肺液重吸收,故胎龄小于 35 周出生的早产儿,肺泡上皮 Cl^- 离子通道仍处于开放状态,仍有大量肺液分泌,而 Na^+ 离子通道仍未开放,肺液重吸收还未建立,这是早产儿容易发生湿肺的主要机理。

2. 通气功能　新生儿胸壁弹性较好,胸壁顺应性较大,柔软的肋软骨也有助于胸壁生长,新生儿胸廓易扩张。但是潮气量的增加需要获得更大的胸腔负压,而新生儿胸壁的高顺应性对潮气量有一定限制。决定胸腔负压的其他因素如肺向内的弹性回缩力也可影响潮气量,尤其在患有呼吸窘迫综合征(RDS)、肺顺应性降低的早产儿,需要呼吸肌更加用力扩张顺应性较低的肺。平静呼吸时气体进出肺部主要通过膈肌和肋间肌舒缩完成,而用力呼吸时,呼吸辅助肌肉、胸锁乳突肌、颈部肌肉和上呼吸道肌肉均参与呼吸过程,增加胸廓容量并产生胸膜腔负压,增加肺扩张,提高通气能力。由于新生儿肺顺应性低、空气通过肺内呼吸道分支所产生的阻力大,常通过增加呼吸频率降低工作负荷。

3. 换气功能　是指气体分子通过肺泡 - 毛细血管膜(肺泡膜)进行交换,气体交换与下列因素有关:①肺泡膜厚度:正常肺泡膜厚度 0.5μm,新生儿易形成透明膜、肺间质水肿和纤维化,使肺泡膜通透性下降、弥散距离增加,影响气体交换;②肺泡膜面积:肺气肿、肺不张、肺发育不良、膈疝时肺泡膜面积减少;③气体溶解度、肺泡膜两侧气体分压差:二氧化碳(CO_2)在体液中的溶解度较氧(O_2)大,虽然 CO_2 在肺两侧分压差小,其弥散能力仍较 O_2 高 20 倍,因而弥散功能障碍主要导致低氧血症。④血液与肺泡气体接触时间:根据动脉 - 肺泡氧分压差可估计换气状况。低氧血症时,动脉 - 肺泡氧分压差增加,表明低氧血症是由于 V/Q 比率失调、弥散障碍、肺内心内分流引起;动脉 - 肺泡氧分压差正常,则由于单纯通气不足造成。

4. 新生儿肺顺应性特点　肺顺应性是指单位压力下肺容量的改变,分动态和静态顺应性,健康新生儿的肺动态顺应性应等于静态顺应性。肺顺应性受肺容量大小影响,如 5cm H_2O 压力仅增加新生儿的气体容量 25ml,肺顺应性为 5ml/cmH_2O,却能增加成人肺容量 500ml,肺顺应性为 100ml/cmH_2O。因此,比较肺顺应性应先校正肺容量,最常用的校正方法是肺顺应性 / 静息时肺容积,所得值为肺特异顺应性。新生儿静息肺容积一般为 100ml,成人静息肺容积一般为 2 000ml,特异顺应性均为 0.05ml/($cmH_2O\cdot ml$)。

(陈 超)

参考文献

1. FLORIDO J, CORTES E, GUTIERREZ M, et al. Analysis of fetal breathing movements at 30-38 weeks of gestation. J Perinatal Med, 2005, 33: 38-41.
2. 张宏文, 金玉. 肺发育的调节及其影响因素. 国外医学妇幼保健分册, 2011, 12 (2): 85-87.
3. POLIN RA, FOX WW, ABMAN SH. Fetal and neonatal physiology, 4th ed. 2011: 896-906.
4. WHITSETT JA, WEAVER TE. Alveolar Development and Disease. Amer J Respir Cell Molecular Biology, 2015, 53 (1): 1-7.
5. CARDOSOWV, LU J. Regulation of early lung morphogenesis: questions, facts and controversies. Development, 2006, 133 (9): 1611-1624.
6. 常立文, 李文斌. 胎儿和新生儿肺发育. 实用儿科临床杂志, 2011, 26 (14): 1065-1067.
7. 柳国胜, 聂川, 谌崇峰. 新生儿呼吸生理特点. 中国新生儿科杂志, 2013, 28 (5): 289-291.
8. SWANSON JR, SINKIN RA. Transition from Fetus to Newborn. Pediatr Clin North Am, 2015, 62: 329-343.
9. TE PAS AB, WONG C, KAMLIN CO, et al. Breathing patterns in preterm and term infants immediately after birth. Pediatr Res, 2009, 65 (3): 352-6.

第二节　早产儿氧疗与呼吸管理

早产儿呼吸疾病发生率比较高,不同的呼吸疾病需要相应的呼吸治疗技术,近年,早产儿呼吸治疗技术发展较快,主要技术包括普通吸氧、无创通气、机械通气、体外膜氧合等。本节主要介绍早产儿氧疗和呼吸支持技术。

一、早产儿氧疗

氧疗是早产儿常用的呼吸治疗技术,早产儿氧疗包括普通吸氧、无创通气、机械通气等。近年,由于早产儿视网膜病(ROP)的严重性,早产儿氧疗更加受到重视,如何合理氧疗已成为早产儿救治过程中的重要问题,早产儿氧疗应注意以下问题。

1. 氧疗指征　通常早产儿氧疗指征为:患儿有呼吸困难的表现,吸室内空气时经皮血氧饱和度($TcSO_2$)低于正常参考范围,应给予氧疗。但对早产儿 $TcSO_2$ 正常参考范围有不同意见,以往认为 $TcSO_2$ 低于 85% 给予氧疗,也有认为低于 89%(相当于 PaO_2 60mmHg)就要给予氧疗。最近研究显示,胎龄<28 周的超早产儿,$TcSO_2$ 参考范围为 90%~95%,因此,对超早产儿 $TcSO_2$<90% 应给予氧疗。但对其他胎龄的早产儿还没有研究结论。$TcSO_2$ 仅是氧疗指征的一个方面,还要考虑患儿的胎龄、疾病状况、一般情况等。

早产儿氧疗要严格掌握指征,临床上无呼吸窘迫、(PaO_2)或经皮氧饱和度正常者不必氧疗。要及时处理各种合并症,尽可能使患儿平稳渡过危重期,这样可以减少氧疗机会。早产儿呼吸暂停主要针对病因治疗,必要时给予间隙吸氧,不必持续氧疗。

2. 氧疗方式　早产儿氧疗包括普通吸氧、无创通气、机械通气等,要根据早产儿的具体情况选择氧疗方式。

3. 吸氧浓度　早产儿吸氧要严格控制吸入氧浓度(FiO_2),不管采用何种氧疗方式,均应采用有空氧混合的气源,医院集中供应氧气和空气,在床头输出终端装有空氧混合器,显示吸入氧浓度,根据患儿实际需要调节 FiO_2。以最低的 FiO_2 维持 PaO_2 60~80mmHg,$TcSO_2$ 90%~95%,不宜超过 95%。病情好转、血气改善后,及时降低 FiO_2。调整氧浓度应逐步进行,以免波动过大。

4. 氧疗时间　对必须氧疗患者要尽可能缩短氧疗时间,要积极治疗各种合并症,及时下调吸氧浓度,及时撤离辅助通气,使氧疗时间缩短。

5. 氧疗监测　所有在氧疗过程中的早产儿,都必须连续监测 $TcSO_2$,根据 $TcSO_2$ 或血气分析调整 FiO_2,一般将 $TcSO_2$ 维持在 90%~95% 左右,并且每小时记录 FiO_2 和 $TcSO_2$。如不具备氧疗监测条件,应将患儿转到具备监测条件的医院。

由于早产儿肺发育未成熟,在救治过程中经常需要呼吸支持及氧疗,如血氧饱和度过高会产生高氧损伤,增加早产儿视网膜病和支气管肺发育不良发生率,而血氧饱和度过低则会发生缺氧,导致脑损伤,甚至死亡。国内外对早产儿最合适的血氧饱和度范围一直存在争论。为了确定早产儿合适的血氧饱和度范围,

NeOProM 协作组开展了大型多国多中心随机双盲对照临床研究,由 5 个研究组分别完成。结果显示,对于胎龄<28 周的超早产儿,血氧饱和度维持在 85%~89% 与维持在 91%~95% 之间相比,ROP 发生率减少了 26%,BPD 发生率没有差别,但病死率增加了 18%,NEC 发生率增加了 25%。因此,根据现有的研究证据建议,超早产儿血氧饱和度最好维持在 90%~95%。

尽管采取严格的合理氧疗措施,早产儿氧疗仍然存在风险性,要告知家长早产儿视网膜血管不成熟的特点,早产儿氧疗的必要性和可能的危害性,家长要充分考虑到氧疗导致 ROP 的风险。

二、早产儿普通吸氧

普通吸氧包括头罩吸氧、鼻导管吸氧、暖箱吸氧等。如早产儿出现呻吟、呼吸困难,可以先使用普通吸氧。普通吸氧方式包括以下几方面:

1. 头罩吸氧　对胎龄和出生体重较小的早产儿,通常采用头罩吸氧,流量一般为 4~6L/min,如流量低于 4L/min,头罩内的气流比较慢,头罩内的二氧化碳不易排出,二氧化碳浓度较高。

2. 鼻导管吸氧　对日龄较大的早产儿可采用鼻导管吸氧,流量 0.5~1.0L/min,流量低于 1.0L/min 称为低流量鼻导管吸氧。

3. 暖箱吸氧　对病情恢复期早产儿,需氧量很低者,可采用暖箱吸氧。

不管采用何种方式吸氧,都必须通过空氧混合仪供氧,根据血氧饱和度调节吸入氧浓度。

三、无创通气

无创通气是指不需要气管插管,采用鼻塞或面罩等非侵入方式,对有自主呼吸的患儿在整个呼吸周期的吸气及呼气相均提供一定的正压,以保持气道处于一定的扩张状态、增加功能残气量、防止肺泡发生萎陷的一种通气方式。无创通气可以增加跨肺压力,扩张肺泡,改善肺顺应性和通气 / 血流比值(V/Q),减少肺表面活性物质的消耗。无创通气可避免气管插管,早期使用无创呼吸支持可减少机械通气应用,因此,无创通气已成为早产儿最常用的基本呼吸治疗技术。

(一)无创通气指征

无创通气主要应用于早产儿,早产儿肺容量及功

能残气量较小,肺泡容易萎陷,患儿常出现呼吸困难、呻吟、三凹征、青紫,发生呼吸衰竭,如普通吸氧不能维持正常 TcSO$_2$ 或虽能维持 TcSO$_2$ 在正常范围,但仍有呼吸困难,肺部 X 线表现为弥漫性透亮度降低、细颗粒阴影、多发性肺不张、支气管充气征、肺水肿、毛玻璃样改变和肺膨胀不全等,应改用无创通气。

(二) 无创通气适应证

在早产儿,无创通气主要用于以下呼吸问题。

1. **治疗早产儿呼吸窘迫综合征(RDS)** RDS 主要是早产儿肺表面活性物质缺乏而导致肺顺应性降低,引起肺泡萎陷,功能残气量及动脉血氧分压下降。无创通气使肺泡稳定扩张,增加肺功能残气量,改善氧合。因此,轻度和中度 RDS 应先使用无创呼吸支持,nCPAP 压力一般为 5~6cmH$_2$O,如病情需要可每次调高 1~2cmH$_2$O,最高不宜超过 8cmH$_2$O。

2. **治疗早产儿呼吸暂停** 无创通气可显著减少呼吸暂停发作次数,其作用机制目前尚不十分清楚,可能与以下几方面有关:①减少肋间 - 膈间神经抑制发射,维持胸壁稳定性;②增加功能残气量,稳定动脉血氧含量;③增加肺的顺应性,使肺牵张感受器的敏感性及其对呼吸中枢的抑制反射减轻。nCPAP 压力一般为 4~5cmH$_2$O,根据病人的治疗反应进行适当调整。

3. **治疗早产儿湿肺** 近年早产儿湿肺发生率比较高,尤其是剖宫产新生儿,容易发生湿肺,呼吸困难比较重,无创通气可以缓解其呼吸困难,避免使用机械通气。

4. **支气管肺发育不良(BPD)** BPD 为慢性肺损伤性肺功能衰竭,长时间依赖氧疗,依赖无创通气和机械通气,无创通气是 BPD 呼吸支持的主要方法。

5. **早产儿气管插管拔管后的应用** 经过气管内导管给予间歇正压机械通气治疗一段时间后拔管的早产儿,仍然存在发展为呼吸衰竭的危险因素,存在暂时性的自主呼吸微弱或暂停,有肺泡塌陷倾向,呼吸中枢相对抑制,需逐渐成熟。无创通气可保证上呼吸道通畅和增加功能残气量,从而减少呼吸暂停,避免再次气管插管。

(三) 无创通气方式

无创通气以往只有鼻塞持续气道正压通气(nCPAP),近年无创通气发展很快,双水平气道正压通气(BiPAP、SiPAP)、鼻塞间隙正压通气(NIPPV)等相继应用于临床。目前,无创通气的方式主要有以下 5 种。

1. **高流量鼻导管通气(HFNC)** 如鼻导管吸氧氧流量>2L/min 会产生气道内压力,称为高流量鼻导管通气。临床主要应用加湿加温高流量鼻导管通气(HHHFNC),一般流量 2~6L/min。高流量鼻导管通气与低流量鼻导管吸氧相比有以下优点:①清除鼻咽部通气空腔,促进 CO$_2$ 排出,增加肺泡氧气供应;②降低吸气阻力;③提供气管远端压力。HFNC 可应用于初始呼吸支持,减少呼吸暂停,或者用于拔管后过渡性呼吸支持。

2. **鼻塞持续气道正压通气(nCPAP)** nCPAP 是最早用于临床的一种无创通气,nCPAP 在降低 BPD 发生率、减少插管率方面有显著疗效。2008 年 Morley 一项 RCT 研究,610 例 25~28 周龄的早产儿,随机分为 nCPAP 组和机械通气组,结果显示,纠正胎龄 36 周,两组之间比较(BPD+ 死亡)的联合发生率,nCPAP 低于对照组,但无显著性差异(33.9% *vs.* 38.9%,*OR* 0.8),比较生后 28 天死亡率及吸氧率,nCPAP 组显著低于机械通气组(*OR* 0.63,*P*=0.006)。2013 年 Schmolzer 一项 Meta 分析,纳入 4 项 RCT 研究,2 782 例出生胎龄小于 32 周早产儿,比较 nCPAP 和机械通气,结果显示 nCPAP 组 BPD 的发生率低于机械通气组,但差异无统计学差异(*RR* 0.84),纠正胎龄 36 周时,nCPAP 组(BPD+ 死亡)的联合发生率显著低于对照组(*RR* 0.90)。

3. **双水平气道正压通气(BiPAP、SiPAP、DuoPAP)** 基本原理是在提供一个可调且恒定的基础流量持续气道正压(CPAP)水平(低压水平 / 下限压力水平)的同时,还间歇提供了另一路叠加在基础流量之上的混合气体,形成第二级 CPAP 水平(高压水平 / 上限压力水平)。主要优点:①与 CPAP 相比,BiPAP 可设定第二级 CPAP 压力(上限压力),能更好地改善氧合,增加潮气量和每分通气量;② BiPAP 允许早产儿在 2 个 CPAP 水平上连续不断地自主呼吸;③ BiPAP 能明显减少早产儿 RDS 机械通气的需要,增加拔管成功率。

4. **鼻塞间隙正压通气(NIPPV)** NIPPV 是联合 CPAP 和间歇机械通气的一种无创通气模式。可以通过特定的鼻导管(如 RAM 鼻导管)或者面罩实现通气。与自主呼吸同步或不同步,同步 NIPPV 可降低自主呼吸。间歇正压通气通过设定呼吸频率和压力支持,间歇提供更高气道压力支持,促进胸腹协调运动,促进胸部的稳定性,改善肺功能。

5. **鼻塞高频通气(NHFV)** 临床研究提示,NHFV 可以有效促进 CO$_2$ 排出。Van 等对 21 例 nCPAP 治疗失败的新生儿,进行无创高频通气,设定振幅为 35cmH$_2$O,平均压 7cmH$_2$O,频率 10Hz,结果显示,

$PaCO_2$ 在应用无创高频通气后显著下降(从 62mmHg 下降到 54mmHg),促进 CO_2 排出。Dumas 等前瞻性随机对照研究,纳入 46 例重症湿肺患儿(出生 20 分钟,血氧饱和度小于 90%),随机分配在 NHPV 组和 CPAP 对照组,结果显示,NHPV 组病程比对照组短(105 分钟 ± 20 分钟 *vs.* 377 分钟 ± 150 分钟,$P < 0.000\,1$),氧疗($FiO_2 > 21\%$)时间缩短(6.3 分钟 ± 3.3 分钟 *vs.* 19.1 分钟 ± 8.1 分钟,$P < 0.001$),并发症发生率没有增加。无创高频震荡通气使用率有增加趋势,欧洲约 17% 的 NICU 在应用 NHFV,主要应用于 CPAP 治疗失败的患儿。

(四) 无创通气的并发症及防治

一般情况下,无创通气相对比较安全,但不同胎龄、不同病情,也可能发生并发症。目前已有鼻黏膜损害、腹胀、气胸等报道。NIPPV 通过鼻塞之间的通气,可能增加胃肠穿孔的危险。

1. **气漏** 一般无创通气相比机械通气安全,但无创通气压力过高,肺泡过度膨胀,可导致肺泡破裂,发生气漏。气漏的发生既与压力直接相关,也与患儿基础疾病密切相关。因此,在临床应用时,应动态监测患儿病情变化,根据患儿肺部病变情况及肺顺应性变化,及时调整压力,以预防和减少气漏的发生。

2. **腹胀** 鼻塞无创通气容易吞入空气而引起腹胀,严重者可阻碍膈肌运动而对呼吸造成影响。腹胀在出生体重较轻的早产儿尤其多见,可能与早产儿肠蠕动功能不成熟有关。为防止无创通气时患儿出现腹胀,可置胃管排气。

3. **鼻黏膜损伤** 鼻塞固定太紧,可压迫鼻黏膜而引起局部黏膜和皮肤损伤,应精心护理,注意鼻塞不要固定太紧,并定时检查鼻塞位置是否正常以及对局部组织是否有压迫。

4. **二氧化碳潴留** 无创通气增加呼吸道阻力,使 CO_2 排出困难,可能会发生 CO_2 潴留。

5. **对心血管功能的影响** 有些无创通气系统是依赖高呼出阻力的阀门来提高正压,以提高动脉血氧,但压力过高,胸腔内的压力随之增加,使血流瘀积在肺的毛细血管床中;肺过度膨胀也可以使肺血回流到右心室减少,肺血管阻力增加,引起心输出量减少,血流通过卵圆孔发生右向左分流。

四、常频机械通气

机械通气是早产儿严重呼吸衰竭常用的呼吸治疗技术。一般情况下先使用常频机械通气,如常频机械通气后病情仍非常严重,呼吸机参数比较高,可改为高频机械通气。使用常频机械通气应注意以下问题。

(一) 机械通气指征

RDS、湿肺、感染性肺炎、反复呼吸暂停等,一般先用无创通气,如无创通气治疗不能维持正常 $TcSO_2$ 或 $PaCO_2$,或虽能维持 $TcSO_2$ 和 $PaCO_2$ 在正常范围,但仍有较明显的呼吸困难、三凹征,应改用机械通气。肺出血、心跳呼吸骤停等危重症,一旦发生应立即气管插管和机械通气。

(二) 常频机械通气参数调节

早产儿肺发育未成熟,肺容量比较小,如机械通气参数较高或突然调高参数,会导致严重肺损伤、气漏等不良反应,早产儿气漏病死率比较高。因此,早产儿机械通气应仔细调节参数,尽可能使用较低参数。

1. **吸气峰压(PIP)** PIP 为气道和肺泡扩张的主要力量,其设置水平的高低取决于气道阻力(Raw)和肺顺应性(Crs),以获得正常或接近正常生理需要的 V_T、MV、PaO_2、$PaCO_2$ 水平。正常情况下,Raw 和 Crs 良好,PIP 只需要 13~15cmH_2O;一般肺炎和 RDS 需要 15~20cmH_2O;中重度肺炎和 RDS 需要 20~25cmH_2O。

2. **呼气末正压(PEEP)** PEEP 为维持肺泡及小气道在呼气相保持适度扩张、避免肺泡萎陷,应保持一定水平的 PEEP 压力,一般采用 4~6cmH_2O,对重症 RDS 和肺出血需提高至 7~8cmH_2O。

3. **平均气道压(MAP)** MAP 是反映机械通气时气道压力的综合指标,一般 MAP 为 8~10cmH_2O,但肺实变,气道阻力增加,随 PIP 和 PEEP 提高,MAP 可能达到 10~12cmH_2O,一般尽可能使用较低 MAP,如 MAP > 12cmH_2O 需注意发生气漏。

4. **潮气量调节** 早产儿一般采用小潮气量通气以减少机械通气所致肺损伤,以及避免由于 $PaCO_2$ 降低过低过快所致缺血性脑损伤。一般潮气量 4~6ml/kg。

5. **呼吸机频率** 先从 30~40 次/min 开始,病情严重者,呼吸频率逐渐上调,常频机械通气频率一般最高到 60 次/min。

6. **吸气时间** 早产儿机械通气吸气时间(Ti)一般采用 0.30~0.40 秒。

(三) 机械通气的撤离

1. 病情评估 在机械通气过程中要反复评估病情变化,根据病情变化调节呼吸机参数,对病情改善者要及时下调机械通气参数,使呼吸机参数的调节有科学依据。主要依据:原发病恢复情况、各脏器功能状况、出生体重、血气分析指标、胸片表现、肺功能状况等。

2. 撤离过程 首先将压力下调到安全位置,然后逐渐下调呼吸机频率。在机械通气撤离过程中常使用 SIMV、VG、PSV、PAV 等通气模式。

3. 无创通气维持 早产儿气管插管拔除后,常采用无创通气(如 CPAP)过渡一段时间,尤其是早产儿撤离机械通气后呼吸功能的恢复还不稳定。无创通气可减少再次插管、呼吸暂停发作次数、BPD 发生率及降低死亡率。

五、高频机械通气

如常频机械通气无效或效果不显著,可改用高频机械通气或高频与常频叠加使用。对重症患儿可直接使用高频机械通气。

(一) 适应证

高频机械通气主要用于各种原因导致的重症呼吸衰竭,常频机械通气效果不理想者,如重症呼吸窘迫综合征、重症感染性肺炎、肺出血、气漏综合征、持续肺动脉高压、先天性膈疝合并肺发育不良等。

(二) 高频振荡通气参数设定

1. 平均气道压(MAP) MAP 是影响 HFOV 氧合功能的主要参数。一般情况下,首先根据疾病性质、程度和新生儿胎龄选择合理的吸入氧浓度(FiO₂),根据监测的氧饱和度(TcSO₂)MAP 从 10cmH₂O 开始,逐步上调,直到氧饱和度满意为止(90%~95%),然后根据胸片肺膨胀情况和动脉氧分压(PaO₂60~80mmHg)确定 MAP 值;或者将 MAP 的初始设置较常规机械通气(CMV)时高 2~3cmH₂O 或与 CMV 时相等,以后每次增加 1~2cmH₂O,直到 FiO₂≤0.6 时,TcSO₂90%~95%。一般 MAP 最大值 30cmH₂O。

2. 振荡频率(F) 一般用 10~12Hz,体重越低选用频率越高。在 HFOV 治疗过程中,一般不需改变频率。

若需调整,以 1~2Hz 幅度进行增减。HFOV 和 CMV 不同,降低频率,可使潮气量(V_T)增加,从而降低 PaCO₂。但通常情况下 HFOV 不根据 PaCO₂调整频率。

3. 吸气时间百分比 不同呼吸机吸气时间百分比不同,一般 33% 效果最好,合理增加吸气时间可增加每次振荡所提供的气体量,可以增加 CO₂ 的排出。

4. 振荡压力幅度(振幅,ΔP) 振幅是决定潮气量大小的主要因素,也是影响 CO₂ 排出的最重要因素之一,为吸气峰压与呼气末峰压之差值。初始调节以看到和触及患儿胸廓振动为度,或摄 X 线胸片示膈面位置位于第 8~9 后肋为宜,以后根据 PaCO₂ 监测调节,PaCO₂ 目标值为 35~45mmHg,并达到理想的气道压和潮气量。振幅的选择不宜过高,一般平均 30cmH₂O。选择振幅还要考虑不同品牌机器的特点。

5. 偏置气流(bias flow) 又称持续气流(continuous flow),是呼吸机的辅助送气功能。早产儿一般设置 6L/min,患儿体重越大,所需偏置气流也越大。有 CO₂潴留时可每隔 15 分钟增加流量 5L/min。但当偏置气流达到一定流量后,再进一步增加流量并不能增加 CO₂的排出。

(三) 高频振荡通气的氧合通气效果判断

HFOV 氧合和通气的控制是彼此独立的,氧合取决于 MAP 和 FiO₂,通气取决于振幅、呼吸机频率和吸气时间。

HFOV 后 24 小时内 FiO₂ 可降低 10%,氧合指数(OI)<42(OI=100×FiO₂×MAP/PaO₂),表明氧合良好;HFOV 后 48 小时 OI>42 提示氧合失败。PaCO₂ 维持在 100cmH₂O(约 74mmHg)以下,同时 pH 值>7.25,表明通气良好。

(四) 高频振荡通气参数调节及撤机

HFOV 开始 15~20 分钟后检查血气,并根据 PaO₂、PaCO₂ 和 pH 值对振幅及频率等进行调节。若需提高 PaO₂,可上调 FiO₂0.1~0.2;增加振幅 5~10cmH₂O;增加吸气时间 5%~10%;或增加偏置气流 1~2L/min(按先后顺序,每次调整 1~2 个参数)。若需降低 PaCO₂,可增加振幅 5~10cmH₂O;增加偏置气流 1~2L/min;降低 MAP 2~3cmH₂O;或降低吸气时间百分比 5%~10%。治疗持续性高碳酸血症时,可将振幅调至最高及频率调至最低。

患儿生命体征稳定,面色红润,经皮血氧饱和度 90%~95%,血气分析 pH 值 7.35~7.45,PaO₂60~80mmHg;

X 线胸片示肺通气状况明显改善；此条件下可逐渐下调呼吸机参数。当 $FiO_2 < 50\%$ 时方可调低 MAP；偶尔为了避免高度充气和 / 或气压伤，在 $FiO_2 > 50\%$ 时也得调低 MAP。当 MAP $\leqslant$ 15cmH_2O 时，先降 FiO_2 至 0.4，再降 MAP；当 MAP > 15cmH_2O 时先降 MAP 再调 FiO_2。

　　参数下调至 $FiO_2 \leqslant 0.4$，MAP $\leqslant$ 8~10cmH_2O，$\Delta P \leqslant$ 30cmH_2O 时，pH 值 7.35~7.45，$PaCO_2$ 35~50mmHg，PaO_2 50~80mmHg 可切换到 CMV 或考虑撤机。

六、体外膜氧合

　　体外膜氧合（extracorporeal membrane oxygenation，ECMO）是一项复杂的生命支持技术，可以显著降低新生儿低氧性呼吸衰竭病死率。由于 ECMO 是有创性操作，因而通常是在所有的常规治疗方法均无效的情况下才考虑使用。近年由于高频机械通气、肺表面活性物质的广泛应用，许多重症呼吸疾病得到有效治疗，ECMO 的使用率明显减少。但对少数非常严重的呼吸衰竭患儿，高频机械通气效果仍然比较差，使用 ECMO 后得到救治。ECMO 主要用于足月儿和胎龄大于 35 周早产儿的重症呼吸衰竭，目前我国能开展 ECMO 的单位比较少，有待今后逐渐发展。

（陈　超）

参考文献

1. STENSON BJ, TARNOW-MORDI WO, DARLOW BA, et al. Oxygen saturation and outcomes in preterm infants. N Engl J Med, 2013, 368 (22): 2094-2104.
2. SCHMIDT B, WHYTE RK, ASZTALOS EV, et al. Effects of targeting higher vs lower arterial oxygen saturations on death or disability in extremely preterm infants: a randomized clinical trial. JAMA, 2013, 309 (20): 2111-2120.
3. BANCALARI E, CLAURE N. Oxygenation targets and outcomes in premature infants. JAMA, 2013, 309 (20): 2161-2162.
4. SAUGSTAD OD, AUNE D. Optimal oxygenation of extremely low birth weight infants: a meta-analysis and systematic review of the oxygen saturation target studies. Neonatology, 2014, 105 (1): 55-63.
5. KIRPALANI H, MILLAR D, LEMYRE B, et al. A trial comparing noninvasive ventilation strategies in preterm infants. N Engl J Med, 2013, 369: 611-620.
6. SCHMOLZER GM, KUMAR M, PICHLER G, et al. Non-invasive versus invasive respiratory support in preterm infants at birth: systematic review and meta-analysis. BMJ (Clinical research ed), 2013, 347: f5980.
7. FISCHER HS, BOHLIN K, BUHRER C, et al. Nasal high-frequency oscillation ventilation in neonates: a survey in five European countries. European journal of pediatrics, 2015, 174 (4): 465-471.

第三节　早产儿、新生儿支气管镜检查术

　　支气管镜，尤其是纤维支气管镜，已成为儿科呼吸领域工作中一项重要的辅助诊断手段。虽然科技的进步催生了新的更适用于新生儿，甚至是早产儿的微型仪器。但是，支气管镜目前仍在被广泛使用，特别是新生儿监护中心。在 20 世纪 70 年代末，纤维支气管镜的应用扩展至儿科病人当中，随着该技术逐渐向微型方向发展，目前，2.8mm 外径伴 1.2mm 吸引通道的光导纤维支气管镜已能够用于除最小早产儿外的所有新生儿，2.2mm 外径的纤维支气管镜能满足大部分早产儿检查需要。

一、新生儿支气管镜（纤维支气管镜）常用设备

　　早期，支气管硬镜是唯一能在直视下检查新生儿气道的工具（目前在一些监护中心也仍有应用）。仍后出现由光源、显示器和纤维镜，目前还有电子工作站和接工作站的各种外径不同的纤维镜，产地目前有在我国市场上用于新生儿的支气管镜管径一般是 2.5mm 或 3mm。检查通常在全麻基础下进行，然后通过硬质支气管镜导入一杆电镜进行检查。这一方法带来了视野上的革命性转变。硬质支气管镜有较大的内径，允许插进小的辅助设备进行一些手术性操作（比如切除肉芽组织）。同时它在检查咽后壁及食管气管瘘上也有较大优势。

　　三十多年前一种新的支气管镜——纤维支气管镜面世，它相对硬质支气管镜小，更适用于新生儿。目前，市面上有电子工作站 Olympus XP260 和 XP290 型号，此外，还有 Pentax 和的纤维支气管镜主要有以下几种（表 12-1）。

表 12-1　常用小儿纤维支气管镜型号

型号	外径 /mm	吸引管道 /直径 /mm	可弯曲镜头
Olympus BF 3C40	3.6	1.2	有
Pentax FB-10V	2.8	1.2	有
Olympus XP40	2.8	1.2	有
Olympus N20	2.2	无	有

1. 硬质支气管镜与纤维支气管镜的比较　硬质支气管一般由耳鼻喉科医师用于取气管异物优于纤维支气管镜,但两者都需要全麻。通过硬质支气管镜检查所获得的资料大部分通过纤维支气管镜检查也能获得。故选择依个人喜好。纤维支气管镜胜于硬质支气管镜的地方在于:可以在床边操作,只需在局麻下进行,故可更好地观察气道管壁的运动状态和发现气管或支气管软化。并且可以在带气管插管的新生儿中使用。但是在低出生体重儿,纤维支气管镜反而会阻塞近端气道。

硬质支气管镜的优点则在于能更好地检查疑似 H 型食管支气管瘘或者咽后壁疾病的患儿,如需进行一些手术性操作,其地位是不可取代的。硬质支气管镜通常是外科医师或耳鼻喉科医师在手术室里操作,病人由麻醉科医师行基础麻醉。它相对于纤维支气管镜有一些优点包括:更好的气道管理、通气和能进行一些治疗性操作(如取异物、激光治疗等);不足之处在于硬质支气管镜不能看到远端的气道,不能评估气道的动力学和自然下的状况,以及基础麻醉的不良反应。因此,要衡量两者的优缺点而选择合适的支气管镜。某些情况下,根据不同的诊断和治疗需要,在手术室里,在同一病人身上,两者可互相结合使用或先后使用。

2. 纤维支气管镜检术的应用指征　根据患儿病史、体格检查以及初步的影像学检查结果,视患儿的具体情况决定是否有纤维支气管镜检查的指征。纤维支气管镜可用于下列情形的诊断和治疗:①持续性肺不张或过度通气;②不明原因的发绀发作;③不明原因的呼吸窘迫;④拔管困难;⑤喘鸣;⑥反复肺不张;⑦肺部畸形;⑧不明原因的肺出血;⑨插管困难;⑩反复肺炎。

二、诊断

早产儿和足月儿气管支气管等由于呼吸生理和解剖学的发育的不同的,以及基础疾病和并发的呼吸系统疾病也不同,应用呼吸内镜诊断有一定的下呼吸的诊断极限性。

上呼吸道内镜的检查一般应用于吸气和或呼吸困难的患儿。如刚出生的新生儿出现吸气困难,常见于上呼吸道先天畸形。

(一) 喘鸣

呼吸困难是新生儿常见的问题,世界卫生组织显示 7% 的新生儿都有呼吸困难。不幸的是,超过 46% 的儿童死亡发生在新生儿中,其中四分之三发生在生命的第一周。喘鸣是新生儿最常见的呼吸困难症状之一。因此,在避免不良后果的过程中,最重要的是及早诊断。

柔性纤维喉镜已成为评价喘鸣的工具。它可以帮助快速可靠地评估喉部结构的动态运动,通常不需要镇静或麻醉。对于某些疑似有声门或声门下病理状况的患者,也可使用支气管镜直接进行喉镜检查。在这些情况下,应提前与麻醉小组制定详细的计划,以保护和共享气道,最大限度地提高获得良好结果的机会。

灵活的纤维喉镜检查是评估疑似患有喉软化继发性喘鸣的婴儿的首选方式。不管操作者如何,它被认为在诊断上有近 90% 的准确率。Lima 等软喉镜检查揭示了某些喉部软化的特征。这些包括:多余的杓状软骨黏膜脱垂、短的会厌褶皱和会厌后移位。

婴儿最常见的纤维支气管镜检查指征是喘鸣或打鼾,通常反映了上呼吸道梗阻。对支气管扩张剂和抗炎治疗无效的持续或无法解释的喘鸣都应该进行纤维支气管镜检查,尤其是婴儿,这通常是气管、支气管树的先天畸形所致。

(二) 鼻、咽喉部和气管支气管树的先天畸形

1. 食管闭锁和食管气管瘘　在疑似 H 型食管气管瘘的新生儿可考虑全麻下行硬质支气管镜检查或床边行纤维支气管镜检查。它能确诊食管气管瘘,检查伴发的气管支气管树畸形并了解主动脉弓位置,以帮助开胸术的手术切口定位。使用 10% 的亚甲蓝稀释后滴入食管,即可看见蓝色的液体从另一端气管瘘口流出,以此可准确判断瘘口的位置(见书末彩图 12-1)。

2. 先天性呼吸道畸形　如先天性鼻中隔弯曲、先天性后鼻孔闭锁喉软骨软化合并过长的会厌下垂是新生儿良性先天性喘鸣的主要病因。无论是吸气性或呼气性喘鸣,均需高度怀疑气道狭窄,需行纤维支气管镜检查。用内镜对整个气道的检查仍是最佳的诊断方法。Wood 和 Postma 发现将近 15% 的喘鸣患儿均有声门下的明显异常,原因可能包括气道内在或外在的先天性

畸形。

3. 会厌发育不良、炎症水肿,如会厌抬举不良、声带水肿勺状软骨　临床表现为喉喘鸣。

4. 喉蹼发育异常　如闭锁和网通常在生命的最初几天被认识。正常喉是由喉背侧到腹侧的上皮组织溶解和自溶形成的,在这种情况下会受到影响。婴儿出现呼吸困难和发音困难,尽管有些婴儿有失语症,还有喘鸣和呼吸困难。1954 年,霍林格等首次描述了 3 型喉闭锁,并创造了"先天性声门蹼"一词。1985 年 Cohen 发表了一篇 51 例患者的临床案例报道,提出了至今仍广泛使用的喉蹼分型:1 型喉蹼很薄,呈膜状,累及声门的程度小于 35%;2 型喉蹼累及声门的 35%~50%;3 型喉蹼累及声门的 50%~70%,并常延伸至声门下的环状软骨;4 型则累及 70% 到全部的声门(见书末彩图 12-2)。

5. 气管支气管树的异常　支气管镜能发现一系列多种的气管、支气管异常。包括先天性气管环形、螺旋形锥样缩窄,支气管狭窄,单侧或双侧支气管发育不良或高反应性气道等。

(三) 血管环畸形

国外报道,无名动脉对胸腔气管的前向压迫是最常见的血管压迫气道损伤,纤维支气管镜在隆突上 1~2cm 处即能发现被压迫的气管,需外科手术矫正的仅限于有严重症状的患儿;但国内报道最常见的气道压迫可能是肺动脉吊带(左肺动脉发自右肺动脉,向后绕行经食管及气管间进入左肺压迫气管后壁);另一常见的畸形是越位的右锁骨下动脉,但它通常不引起任何临床症状。当食管钡餐发现有异常时,纤维支气管镜检查通常是见到轻微的、同心率一致的搏动性的压迫,不会伴发气管软化。用硬质支气管镜时,当用镜头前端压迫隆起的凸出,远端的搏动就会消失。只有在极少的病例中,越位的右锁骨下动脉会严重压迫气道而需要手术修复。相反,完全的血管环,如双主动脉弓、右主动脉弓并左迷走锁骨下动脉形成的完整血管环,多会引起气道压迫,导致气管内腔发生变形,成三角形或逗号状,并发生气管软化。何少茹等报道了使用纤维支气管镜在大血管疾病合并气道狭窄中的诊断及其评估,对这类患儿在手术中其中临床指导作用。

(四) 支气管源性囊肿、血管瘤、畸胎瘤引起的气管外压迫

在这些病例中,支气管镜加上电脑层析成像是非常重要的诊断手段,可以帮助了解病变及其与周围组织关系。

(五) 先天性心脏病

某些先天性心脏病(如肺动脉瓣发育不良导致动脉导管未闭等左向右分流伴二尖瓣关闭不全)通常会伴发大血管的扩张而引起近端气道的压迫,肺动脉高压压迫隆突或左主支气管,增大的心房压迫邻近气道。大血管引起的气道明显受压,可解释肺部影像学上的异常表现(如肺不张或局部过度通气等)。

(六) 支气管镜在机械辅助通气新生儿中的应用

机械通气对气道的实质损伤目前还不明确,目前尚无系统的研究。除了 Schellhase 做的前瞻性调查,该研究采用 2.2mm 纤维支气管镜对 8 例机械通气的早产儿行一系列共 21 次的纤维支气管镜检查,分别是在入院后 24~36 小时、第 3~5 天、第 10~12 天和 1 月龄时进行。根据黏膜肿胀程度、特点、分泌物的量及出血和溃疡的程度将黏膜改变分为轻、中、重三度。依据有无假膜、肉芽形成、狭窄程度及有无软化将狭窄性病变分级。在生后第一天,较多是气管远端中~重度的黏膜改变但未发生气道狭窄性病变。但是从第 2 周起,狭窄性病变开始增多。虽然不能定论,但以此可以推断,中重度的黏膜损害将导致气道狭窄的风险增加。另两个前瞻性研究实验结果得出相反的结论。在 Da Silva 的报道中,227 例插管的体重<1 500g 早产儿中只有小于 5% 的患儿拔管后发生呼吸性喘鸣,有 4 例进行了纤维支气管镜检查,1 例是声门下狭窄,3 例是肉芽组织形成。相反,在 Downing 的报道中,称在 117 例插管 7 天或以上的新生儿中超过 27.3% 有气道有不同程度的异常,病变包括声门下狭窄和 / 或气管软化。

1. 狭窄性损伤　在气管插管的新生儿,有持续的肺不张、局部的过度通气、不明原因的急性呼吸衰竭、不明原因的发绀发作均是行急诊纤维支气管镜检查的指征。在这些病例中通常会发现存在机械性或功能性的狭窄。而且纤维支气管镜还能发现一些显著的,但临床上很少考虑到的呼吸道疾病。纤维支气管镜所观察到的最常见的病变包括局部的炎症、狭窄和肉芽组织形成。不仅如此,纤维支气管镜还能确诊一些长时间机械通气导致的呼吸机相关性肺炎,及伴随主支气管远端和支气管分叉处局部炎症形成的不规则、不对称的气管狭

窄。这些病变都需要通过纤维支气管镜进行吸引清理治疗。在另一项对 47 个支气管肺发育不良的新生儿进行的 129 例纤维支气管镜检查研究发现，机械因素对近端气道造成的堵塞是较为常见的。这项研究中的患儿平均是 17 月龄，都在生后接受过超过 30 天的机械通气或供氧。被检查的指征大多存在声门下狭窄或行至气管造瘘术。检查中发现了大量在临床中未曾考虑到的气道病变。包括 34% 的病例有肉芽形成，25% 的病例有严重的炎症和水肿，36% 的病例有气管和 / 或支气管狭窄。

有研究对 33 个新生儿进行了 37 次纤维支气管镜检查，均采用 2.2mm 纤维支气管镜。28 例是在气管插管或气管切开造瘘下进行。当胸片上已经有异常改变的机械通气的新生儿(特别是支气管肺发育不良或者存在心胸畸形的患儿)寻找狭窄性病变时，发现 80% 的病例存在气道内异常(肉芽形成，炎症性狭窄)，气管支气管畸形，严重的气道外压迫或者气管支气管软化。这些气道病变可合并存在，对它们的正确诊断非常重要并帮助可治疗措施的制定。因为长时间机械通气或者反复吸引导致出现了炎症损伤，肉芽形成或气管狭窄后，进行吸引时导管不要超过气管插管的尽头。显然，在没有影像学异常的新生儿身上过度使用超细纤维支气管镜也同样会导致上述损伤的出现。

2. **气管支气管软化**　呼吸性气管支气管塌陷是导致新生儿喘鸣、慢性咳嗽咳痰、反复肺炎和发绀的主要原因。先天性因素造成的气管支气管壁的软化是比较少见的，并且通常是弥漫性的。局部的软化通常继发于食管气管瘘矫治术后或者因血管或支气管环畸形导致的外来性压迫造成。纤维支气管镜可以检查狭窄的程度和范围。非全麻下行纤维支气管镜是最好的发现气管软化的检查方法，因为可以观察整个上气道、下气道的运动形态。在插管的尤其是支气管肺发育不良的新生儿身上，纤维支气管镜可以检出 30%~50% 的气管软化。

3. **纤维支气管镜的特殊用途**　检查气管插管的位置和形态。在最初，纤维支气管镜特别是超细纤维支气管镜的用途主要在于检查气管插管的位置和形态。在某些紧急情况下，纤维支气管镜是一种最有效的判断插管是否有移位或者被黏液堵塞的方法。

4. **插管困难**　在某些患者中，纤维支气管镜可作为一硬质导管辅助困难的气管插管。超细纤维支气管镜更能成功地帮助一些颌面部畸形、喉部畸形，难以充分暴露咽喉部的新生儿插管，如 Golldenhar、Larsen、Pierrez 综合征或其他口腔颌面部畸形，喉部囊肿或血管瘤等畸形。

5. **继发性声门下狭窄和气管切开术**　继发性声门下狭窄可发生于长期插管的新生儿。拔管后出现超过 24 小时的喘鸣就是纤维支气管镜检查的指征。硬质支气管镜虽然不如纤维支气管镜可以更好地观察下呼吸道的解剖和运动形态。但是却可用于切除肉芽组织。

6. **支气管肺泡灌洗**　纤维支气管镜技术在气管插管的新生儿可用于行支气管肺泡灌洗术。用 1/2 室温下的生理盐水 1ml/kg 滴入气管再吸出。超细纤维支气管镜结合吸引管道扩大了在新生儿中行支气管肺泡灌洗的范围。尚无资料发现支气管肺泡灌洗会导致炎症的发生，但是它却可以发现一些感染的病原如沙眼衣原体、呼吸道合胞病毒、巨细胞病毒等。在新生儿，非炎症性的反复肺部感染比较少见。

(七) 纤维支气管镜治疗术

1. **肺不张**　硬质支气管镜和带有吸引通道的纤维支气管镜对于治疗急性肺不张是非常有帮助的。肺不张在拔管后或者开胸手术后极为常见，部分肺不张在物理治疗后仍持续数天而需要纤维支气管镜检查。通过清除不张的肺端开口的黏液栓和灌入生理盐水再吸引冲洗，通常该肺段能很快充气，恢复功能。在急性肺不张的病例中纤维支气管镜很少发现解剖上的异常，故纤维支气管镜治疗的效果明显优于长时间的肺不张。

2. **间质性肺气肿**　长期的严重的间质性肺气肿也建议采用支气管肺泡灌洗。在一组 9 例的间质性肺气肿患儿中有 6 个患儿，采用小量的生理盐水灌洗支气管末端肺泡的方法，24 小时内均缓解，临床症状也改善，并成功拔管。肺泡灌洗之所以有效在于清除了由炎症纤维素性渗出和肺泡碎屑形成的细支气管栓塞。

3. **坏死性气管支气管炎**　坏死性气管支气管炎是一种机械通气(包括高频通气)的少见的并发症。呼吸道黏膜上皮的脱落堵塞了气道。确诊依靠内镜检查，通过内镜去除栓塞是改善预后的关键。

4. **狭窄**　用内镜治疗气管或支气管狭窄和阻塞性肉芽组织是非常必要的。过去硬质支气管镜通过活检钳切除肉芽组织，用球囊扩张狭窄。新的纤维支气管镜和激光射频在技术上有更大提高。

5. **药物使用**　使用纤维支气管镜经气管滴入肺表面活性物质，是治疗急性呼吸窘迫综合征的一个有效方法。对持续肺不张、药物治疗无反应的患儿，通过支气管镜滴入重组人去氧核糖核酸酶的治疗效果显著。

三、不良反应

新生儿纤维支气管镜术的主要不良反应包括：①低氧血症；②呼吸暂停；③高碳酸血症；④心动过缓；⑤肺出血；⑥感染；⑦气胸；⑧一过性收缩期血压升高；⑨颅内出血低体温。

因为新生儿、特别是早产儿的气道较狭窄，所以行纤维支气管镜术时发生并发症的风险相对较大。低氧血症和一过性心动过缓是最常见的不良反应，并且提示必须退出纤维支气管镜，然后给予面罩供氧。有研究者对 129 例支气管肺发育不良的新生儿采用 3.5mm 纤维支气管镜检查中报道有 4 例发生不良反应（3%）。其中 3 例为轻型（心动过缓，轻微的鼻咽部出血，一过性喘鸣），1 例为严重并发症（呼吸抑制）。

对新生儿，更多使用 2.8mm 的纤维支气管镜。如患儿是在机械通气下，3.5 号的气管插管可以顺利完成操作，3.0 号插管则无法进入 2.8mm 纤维支气管镜，但如果患儿体重在 2.0kg 以下，超细纤维支气管镜更易耐受。一些使用 2.2mm 纤维支气管镜的研究显示，在充分的供氧下，没有任何的心血管不良反应发生。在 Schellhase 的研究中，21 例检查中 5 例发生一过性低血氧，最低的氧饱和度是 82%。4 例发生一过性心动过缓，最低的心率是 60 次 / 分。有 8 例发生不明原因的收缩期血压升高超过 10mmHg，其中 3 例持续超过 1 小时，但均无临床症状。在这系列研究中，不良反应发生率基本相似。

为了使患儿能更好地配合检查，在纤维支气管镜检查前必须作好术前准备。检查必须在监护中心进行，操作需迅速监测血氧和心率。由有经验、技术熟练的人员操作，同时有录像监测记录仪器。

四、操作流程

（一）术前准备工作

为确保纤维支气管镜术高效、安全进行，并尽可能地减少并发症，必须先作好充足的术前准备。包括：操作区域、仪器、药物、病人、纤维支气管镜操作者及助手。

（二）仪器选择及辅助用药准备

选择合适的纤维支气管镜并将其准备好对操作的安全、有效进行有重要作用。仪器及辅助用药通常由手术的助手即呼吸治疗专家准备。纤维支气管镜根据直径大小分许多不同型号。直径较小的用于气道较狭小的患儿，诸如新生儿或气道有阻塞的病人。型号小的纤维支气管镜不具有吸引通道，因为其质地较僵硬操作时较难掌控。型号大的拥有吸引的通道，并且能提供较好的视野。

通常在一台可移动的纤维支气管镜检查车上都具有光源、录像仪及监测仪。辅助器具及药品如：1%~2% 的利多卡因喷雾、用于润滑的 2% 的利多卡因凝胶或灭菌液状石蜡、已吸取了 1%~2% 利多卡因的注射器、活检钳、用于灌洗的 10ml 生理盐水及用于清洁的纱布均会放在伸手可及的台面上。心电监护、血氧监测及急救箱则置于床旁。急救箱内需包含抢救药物、型号合适的气管插管、呼吸囊面罩等。墙壁上的氧气源、吸引管道需连接好，并应确保急救时能迅速开启。最理想是同时连接两条吸引管道。一条用于术中清理视野及获取样本，另一条用于当操作过程中患儿口咽有过多分泌物或呕吐时吸引。另外，在某些特定情况下，需使用一些特殊的仪器或药物，诸如用于连接气管内插管的转接器、呼气末正压气阀、气管造口管、细胞学检查所用的金属刷、经细支气管的细导管、小苏打和祛痰药等。

在操作的过程中，所有的患儿均需要不同程度的镇静。通常选用静脉用药，优点在于起效快、作用持续短，并可逐渐加量至取得最佳效果。最广泛采用的是一种地西泮类（如咪达唑仑），可以联合一种麻醉剂（如芬太尼或吗啡），麻醉剂除了镇静还有止痛及止咳效果。地西泮则兼有抗焦虑及顺行性遗忘的作用。联合用药最常见的不良反应是呼吸抑制，极罕见情况下，地西泮可导致心血管抑制，麻醉剂可引起肌张力增高和肝肾功能损害。一旦有不良反应发生可运用相应的拮抗剂治疗。纳洛酮 [0.01mg/（kg·次）] 和氟马西尼 [0.2mg/（kg·次）] 能重新建立呼吸。上述拮抗剂和能逆转心血管事件的阿托品、肾上腺素均要伸手可及备紧急所需。

需准备的其他药物还包括：①沙丁胺醇：用于治疗可能发生的支气管痉挛；②去甲肾上腺素：治疗气道水肿；③苯海拉明和皮质激素：治疗麻醉药物引起的过敏反应。

（三）病人准备

1. 患儿的术前准备包括术前详细地询问病史、完整的体格检查及详尽、完善的记录。

2. 仔细阅读所有的影像学检查。患儿当前的健康状况和药物过敏史也要了解。

3. 如果因患儿术前的病情尚未稳定或正处于疾病急性期而因此可能增加麻醉或操作过程中的风险、并发症,那么择期的纤维支气管镜检查应该推迟。

4. 如果危重的病情正是因为气道的狭窄、梗阻、异物或痰栓所致,比如声门下气管狭窄等,及时的纤维支气管镜检查可解除危急状况,故术前充分的评估、衡量利弊。

5. 在术前与家属就操作进行充分的解释和沟通,并取得知情同意书签名。

6. 患儿术前4~6小时禁食以保证胃排空,减少误吸的风险。

对所有新生儿、早产儿行声门以下检查时,应开通静脉通道。虽然通过口服、经鼻咽或者肌内注射均可达到充分的镇静效果,但是静脉通道能保证一旦罕见的危及生命的并发症发生时可进行及时抢救。

操作者和助手动作轻柔安静以及流畅的术前常规准备。

(四) 纤维支气管镜工作团队

一般而言,一个纤维支气管镜小组通常由一名纤维支气管镜专家、一个护士和一个呼吸治疗师(或操作助理)组成,但在NICU床边行纤维支气管镜检查时必须有经验丰富的监护室医师参与,或操作者本人为高年资监护室医师。所有成员都必须熟知受检者的诊断、检查的指征、过敏史及患儿或小组成员可能受感染的风险。

此外,成员都需明了检查步骤的安排及术中可能出现的困难。每一成员都必须身着洁净的白大衣、戴手套、口罩和护镜。要加倍小心避免受到患儿的体液,包括灌洗获得的标本的污染。

术前先明确病人有无携带具传染性的病原体(例如肝炎病毒、结核分枝杆菌)可提高工作人员的安全度。对可疑结核患儿的操作过程中,工作人员及患儿均需戴高滤过性的口罩。操作室也必须达到针对结核感染的通气要求,可疑患儿术前、术后均须在单间隔离。

(五) 操作步骤

1. **体位**　大部分患儿取仰卧位接受纤维支气管镜检查。床的高低应调节至操作者感觉舒服的高度。

2. **镇静**　当患儿和工作人员都准备好后先开始镇静患儿。适度的镇静可减少患儿的焦虑、不舒适感及生

理上一些副作用。但是许多年幼的患儿只要在镇静后能达到轻度的抑制状态即可。

多种镇静药都已安全并有效地用于儿童纤维支气管镜检查术。应用最广的是静脉用地西泮类(如咪唑安定)联合一种麻醉剂(如芬太尼或哌替啶)。对于儿童,咪唑达伦的常规用量是0.05~0.3mg/kg,通常镇静药从小量开始用(0.05~0.1mg/kg),然后每五分钟逐渐加量直至达到最佳效果。芬太尼也是同样的使用方法,1~3μg/kg至最大量5~10μg/kg,从1μg/kg开始每五分钟逐渐加量。有些纤维支气管镜操作者喜欢作用较强的麻醉剂如静脉用氯胺酮(1mg/kg)或静脉用异丙酚(1~2mg/kg)。

无论采取何种方式,最佳的镇静效果就是受检者处于睡眠状态,对外界刺激仅有轻微的反应,但仍保留维持足够的呼吸及气道保护性反射。

3. **表面麻醉**　行纤维支气管镜时的患儿在镇静基础上需在局部进行表面麻醉。应用1%~2%的利多卡因在鼻咽腔、咽后壁、声带及气管支气管树。另一方法是用喷雾器在局部表面喷洒4~8mg/kg的利多卡因。或者用涂布器或是小注射器在鼻咽腔涂上2%的利多卡因凝胶。必须注意小婴儿的利多卡因总用量不能超过3~4mg/kg。曾有报道,使用利多卡因行气道表面麻醉而达到中毒水平。王春燕等在吸入七氟醚后插入喉罩,七氟醚维持麻醉,结果安全性高,不良反应低。

4. **患儿监护**　在行纤维支气管镜术检查和治疗过程中和术后都必须持续地监测患儿的心跳、呼吸和血氧。操作过程必须密切监测患儿的心率、呼吸频率、血氧饱和度、有无气道阻塞的临床表现、胸壁的运动、外周循环灌注及有无发绀。理想的血氧饱和度水平是通过面罩给氧或其他方式供氧后血氧饱和度达到95%以上。某些情况下,需要给一些病情较重的、血氧饱和度达不到95%以上的患儿行纤维支气管镜术。在这种情况下,如果行该操作的益处确实大于增加的风险,操作更需格外小心。如果术中患儿出现心血管或呼吸不稳定的情况,需立即停止操作,拔出纤维支气管镜,并马上予急救处理。

5. **操作技术**　纤维支气管镜可用左手操纵。使用左手拇指调节纤维支气管镜的控制端的水平角度。右手拇指和食指引导纤维支气管镜另一端插入鼻腔。也可用右手控制,左手插管。纤维支气管镜经进入气道的方式包括经鼻、经口、经气管插管或气管切开造瘘管。

最常见的方式为经鼻咽。首先用利多卡因凝胶或其他无菌的润滑剂将纤维支气管镜润滑。然后经过鼻

前庭进入鼻咽部。可先在鼻咽黏膜表面滴缓解充血的药物(如去甲肾上腺素)以减轻黏膜水肿方便纤维支气管镜的通过,避免鼻黏膜出血。此时即可看见鼻咽部和咽喉部的解剖结构及声带的运动,然后通过吸引管道在其表面注入利多卡因。充分的咽喉部麻醉可避免突发的喉痉挛。纤维支气管镜再通过声门就进入了气管支气管树。此时再予 1%~2% 的利多卡因注于隆突上可减轻咳嗽反射。接着进入检查支气管树的解剖结构。

当进行支气管肺泡灌洗时,操作者将纤维支气管镜插入相应的支气管到有病变的段支气管,注入 3~5 等分约 1ml/kg 的生理盐水,然后通过吸引管道再回吸。通常可回抽约 1/3~1/2 痰液。通常还会使用活检钳获取标本送细胞学或病原学的检查。如果采集的标本是要用于病原微生物的检查,那么先不进行灌洗,以避免管道受鼻咽部分泌物的污染。在活检钳获取标本后,为避免标本脱落至气管,提取时应使标本保持向上。在某些病例,可事先请微生物学专家或病理学专家会诊以保证获取的标本有足够大能符合检查的要求,并且获取和送检标本的过程也符合要求。纤维支气管镜者负责标本的送检,送检过程若操作不规范,或标本处理不正确则整个操作毫无意义。

在行纤维支气管镜操作过程中,纤维支气管镜操作者、呼吸治疗师或助理负责吸引管道的启动和停止、连接生理盐水注射器、传递活检钳及一些特殊药物。呼吸治疗师和助理护士要各自分清职责,监测患儿的血氧、呼吸状况,固定好患儿的头部和上气道,并稳定患儿的情绪。因为纤维支气管镜者集中在操作中,所以呼吸治疗师和护士要负责及时发现患儿的不良反应并及时通知操作者。呼吸治疗师同时还负责一旦出现急救时的呼吸道处理。诸如保持气道的开放、清理口咽部的分泌物、操作呼吸机和给予呼吸系统药物。

当在使用呼吸机辅助通气的患儿身上行纤维支气管镜检查时,因为患儿的气道部分被气管插管阻塞,故发生呼吸道并发症的概率更大。所以要尽可能地增加通气量,提供足够氧气并注意气管插管漏气的发生。在此种情况下,呼吸治疗师要负责好呼吸机的调整和气管插管的固定。

6. 术后监测 对受检患儿的监测持续到病人完全清醒并恢复至术前的状态。儿童,尤其是恐慌的幼儿通常需要较大剂量的镇静药,直至术后药物浓度仍保持在较高水平使患儿完全不会受检查的刺激引起恐慌。所以术后应继续密切监测患儿的血氧、通气状况直至麻醉药完全缓解。注意术后患儿的呼吸音有无发生喘鸣。

为防止误吸,术后必须等患儿完全清醒,局麻药完全失效后才能进食流食。

7. 并发症处理 最常见的不良反应是一过性的咳嗽、呼吸抑制、低氧血症和术中支气管痉挛。但其都是自限性的,24 小时内即可缓解。轻微的鼻出血较常见,一般不需要治疗。呼吸抑制一般由过度镇静引起,有时候需要用拮抗剂(如纳洛酮、氟马西尼)治疗。支气管痉挛大多用支气管扩张剂就能及时缓解。

少见但较严重的并发症是喉痉挛。如术前用利多卡因对声带进行表面麻醉,尽量减少在会厌区域的操作可避免上述并发症。一旦喉痉挛发生,纤维支气管镜必须马上停止操作,然后进行气道急救处理。措施包括:抬高下颌、清理分泌物和面罩通气。极罕见的情况下,喉痉挛会危及生命而需要肌松剂和气管插管。

支气管肺泡灌洗的并发症包括发热和少见的肺炎。更严重的并发症有肺出血、气胸,都是儿童纤维支气管镜检查中比较少见的,死亡病例极为罕见。

8. 仪器的保养 因为纤维支气管镜及其配件都易碎和昂贵。所以对仪器进行清洁和保养时要特别小心。恰当的保养可延长仪器的寿命,减少维修及更换的花费,并且也减少交叉感染的风险。操作时避免过度地扭转镜头,以免导致纤维石英束的损害。不充分的除菌会给受检者带来严重的后果。最常见的通过纤维支气管镜交叉感染的微生物是结核分枝杆菌和假单胞菌。

每一次操作后纤维支气管镜都必须立即清洁。除菌剂难以渗透干结的分泌物或血块,所以仪器的外部需先用软纱布或刷子擦拭干净。吸引通道需先用水冲洗干净,再用特殊的刷子刷洗。如果吸引通道的阀门无法清理,应先用洁净液体冲洗干净。最后将整套仪器放在高浓度的消毒剂中浸泡 45 分钟。

因为纤维支气管镜操作技术并非为一个完全的无菌操作,所以清洁纤维支气管镜也不要求完全无菌。使用高浓度的消毒剂浸泡已符合要求。旧方法是由高浓度消毒剂浸泡法可杀死所有的病毒、霉菌、滋养型微生物菌,但不能完全除去微生物芽胞。最常用的消毒剂是 2% 的戊二醛。将纤维支气管镜浸泡在戊二醛中十分钟能破坏所有的细菌、病毒、99.8% 的微生物,如果时间延长至在 25℃ 下 45 分钟,杀死率可提高至 100%。但目前许多单位采取集中采用自动化消毒。

由于日益增多的耐药毒菌,许多中心都采取对纤维支气管镜行常规的无菌处理。国内目前使用较多的方法是 2% 戊二醛和邻苯二甲醛。另一个选择是 STERIS 系统,这种化学灭菌法仅需 25 分钟。当灭菌过程结束后,再用酒精擦拭然后放进干燥、洁净的箱内。

支气管镜检查是对许多新生儿和患有严重或持续性肺病的婴儿进行调查的重要步骤。纤维支气管镜具有良好的耐受性和较高的诊断率,已经形成了一种诊断策略。在不久的将来,这种技术的应用可能会得到进一步的发展。超薄支气管镜的外径减小将使非通气性手术更为舒适。需要对其气道进行解剖评估的特德婴儿。

纤维支气管镜技术在新生儿及早产儿的应用已日趋成熟,有经验的操作者执行可对各种气道问题进行诊断及治疗,它使得新生儿及早产儿的呼吸诊断及治疗技术进一步拓展到了一片新的天地:气道内。使原来许多原因不明的呼吸困难、呼吸衰竭患儿得以确诊及治疗。只要给予充分的准备,镇静或麻醉,让受过训练人员规范地操作,也是一项安全的操作。由于新生儿其病理特点与成人有很大差别,操作者应接受标准的训练。将来,应该鼓励进行诊断性支气管镜检查,以增加对肺部疾病病理生理的了解。

（何少茹）

参考文献

1. World Health Organization. "Newborns: reducing mortality". Geneva (Switzerland): World Health Organization, 2017.

2. WOOD RE, POSTMA D. Endoscopy of the airway in infants and children. J Pediatr. 1988, 112 (1): 1-6.

3. 何少茹, 孙云霞, 刘玉梅, 等. 纤维支气管镜在大血管疾病合并气道狭窄中的诊断价值. 中华儿科杂志, 2009, 47 (10): 726-729.

4. COHEN SR. Congenital glottic webs in children. A retrospective review of 51 patients. Ann Otol Rhinol Laryngol Suppl 1985, 121: 2-16.

5. SCHELLHASE DE. Routine fiberoptic bronchoscopy in intubated neonates?Am J Dis Child, 1990, 144: 746-747.

6. DA SILVA O, STEVENS D. Complications of airway management in very-low-birth-weight infants. Biol Neonate. 1999, 75 (1): 40-45.

7. DOWNING GJ, KILBRIDE HW. Evaluation of airway complications in high-risk preterm infants: application of flexible fiberoptie airway endoscopy. Pediatrics, 1995, 94: 567-572.

8. BODART E, DE BILDERLING G. Fibreoptic bronchoscopy under local anaesthetic in infants is a safe and a useful technique with numerous indications. Eur J Pediatr. 1994, 153 (3): 209.

第四节　早产儿复苏

早产儿各器官发育不成熟,特别是极低和超低出生体重儿,是一个极其脆弱的个体,生后有发生多种并发症的风险,虽然早产儿的预后受多种因素的影响,但产时复苏策略非常重要。因此,需要有新生儿科的专业人员在分娩现场,额外的监护和准备。

一、早产儿复苏的准备

早产儿需要复苏的概率比足月儿大得多,所有早产儿出生都需要做好复苏的准备。

（一）产前咨询与讨论

可能早产的情况下,分娩前新生儿科医师要参加高危产妇分娩前或手术前咨询和讨论;特别是对胎龄小于 28 周的早产儿、母亲有特殊疾病者,需在产前告知本地区或本 NICU 相关胎龄早产儿的患病率和死亡率的信息。目前主张出生体重 500g 以上、胎龄 24 周以上者需要启动复苏,中国现阶段这些早产儿已有较高的存活率和较低的后遗症发生率。分娩前必需要询问产科医务人员,孕周多少? 羊水清? 有几个新生儿? 有何高危因素? 根据这些问题配备人员、准备复苏用物。

（二）训练有素的人员

确保早产儿分娩现场有足够的熟练掌握了新生儿复苏技术的医护人员(至少有 1 人能熟练进行气管插管和脐静脉置管)在场,多胎的每个早产儿各有一个复苏小组。复苏开始前,小组人员要召开简短的准备会,选出复苏小组组长,讨论可能遇到的问题,安排小组成员的工作任务和责任,做出复苏计划。

（三）环境和设备的准备

产房温度调至25℃~28℃之间,胎龄愈小环境温度的设置愈高;预热辐射保暖台,小于29周早产儿另需准备聚乙烯膜/聚乙烯袋和/或化学性加热垫。空氧混合仪(需有压缩空气条件)、脉搏血氧饱和度(pulse oxygen saturation,SpO$_2$)监测仪(简称"脉氧仪")、T-组合复苏器、新生儿喉镜(00号和0号镜片)、适当型号的气管导管(2.0~3.5)。肾上腺素(1:10 000)、生理盐水、纳络酮、10%葡萄糖、注射用水、注射器、鼻饲管、脐血管插管用品(手套、剪刀、脐导管、三通管等)。准备复苏所需的所有仪器和材料,确保齐全且功能良好。

（四）复苏基本程序和评估

复苏中反复实施评估-决策-措施的过程,评估主要基于呼吸、心率、脉搏氧饱和度。心率对于做出下一步的决定是最重要的,评估方法有听6秒心率×10,脉搏氧饱和度、三导心电图监测法。后者在我国有条件的医院可以试用。

二、早产儿复苏过程

按新生儿复苏流程进行,早产儿复苏分为快速评估和初步复苏、正压通气和脉搏氧饱和度监测、气管插管正压通气和胸外按压、药物使用。

三、复苏的步骤

早产儿有许多高危险因素,大多数需进行评估和复苏。出生时要快速评估"羊水清亮?""肌张力好?""有呼吸和哭声?",有异常立即开始复苏。晚期早产儿生后生命体征稳定者,娩出后可立即放到母亲胸前,按正常新生儿进行早期基本护理。

（一）初步复苏

1. **保暖**　产房温度应不低于26℃,用预热的毛巾包裹早产儿,放在辐射保暖台(温度为对应体重的中性温度)上,注意头部擦干和保暖。小于32周者的早产儿出生时,创造条件使用聚氯乙烯薄膜(PVC)或塑料袋,将颈部以下的部位完全包裹后放置辐射保暖台复苏,可减少低体温和酸中毒的发生。也需避免体温过高。

2. **体位**　轻度仰伸头部即鼻吸气体位,避免头低位。

3. **吸引**　强调"必要时"吸引口鼻,即分泌物量多或气道有梗阻时才吸引。用吸球或吸管(12F或14F)先口咽后鼻清理分泌物,清理气道应控制吸入的深度,吸引时间小于10s,负压不超过100mmHg(13.3kPa)。晚期早产儿当羊水有胎粪污染时,无论胎粪稀稠,一旦娩出应先评估其有无活力,有活力继续完成初步复苏;如无活力,则气管插管接胎粪吸引管进行气管内吸引3~5秒,吸引1次后立即开始有效的正压通气。第七版NRP指南不强调气管插管下吸胎粪。有活力是指呼吸规则或哭声响亮、肌张力好及心率>100次/min同时具备,其中一项不符合为无活力。

4. **擦干**　快速彻底擦干全身,拿走湿毛巾,重新摆好体位。

5. **刺激**　上述处理后仍无呼吸,拍打或轻弹足底或摩擦背部、躯体和四肢1~2次,以诱发呼吸。如已建立规律呼吸和心率>100次/min,则不需刺激。

6. **监测血氧饱和度**　监测早产儿生后动脉导管前(右手)脉搏氧饱和度值,新生儿生后在呼吸室内空气的情况下(氧浓度21%),达到氧饱和度90%以上需要10分钟,早产儿也同样。如有呼吸困难、持续青紫,可清理气道、监测氧饱和度,低于目标值,可持续气道正压通气并调节给氧浓度。

（二）正压通气

早产儿复苏成功的关键是建立充分的通气,正压通气的指征是呼吸暂停或喘息样呼吸、心率<100次/min;nCPAP或常压给氧下饱和度低于目标值。胎龄<30周、有自主呼吸或呼吸困难,应于产房内尽早给予nCPAP。

1. **气囊面罩正压通气**　使用必需的最低吸气压力维持心率>100次/min且氧饱和度逐步改善,对大多数早产儿,通气压力20~25cmH$_2$O已足够。频率40~60次/min。经5~10次正压通气后需评估正压通气的有效性,观察胸廓起伏、呼吸音、心率及氧饱和度值,最直观的是心率、血氧饱和度迅速增快至正常范围。如正压通气无效,需检查及矫正通气步骤:检查面罩和面部之间的密闭性,是否有气道阻塞(纠正措施为调整头位、清除分泌物、张开口腔),气囊是否漏气。面罩大小正好封住口鼻为宜,不能盖至眼睛或超过下颌。经30s充分正压通气后,如有自主呼吸,且心率≥100次/min,可逐步减少通气频次直至停止正压通气。如30s后自主呼吸不充分或心率为 60~100 次 /min,再次评估正压通气的有效性,必要时重复矫正通气步骤,考虑气管插管。如心率< 60 次 /min,需气管插管正压通气配合胸外按压。持续气囊面罩正压通气 2 分钟以上,应经口插入 8F 胃管,接注射器抽出气体和胃液,并保持胃管末端开放。二氧化碳分压的迅速改变会导致脑血流的相应变化,复苏后要尽早进行有创或无创血气,以保证二氧化碳不会太高或太低。

2. **PEEP**　早产儿复苏中应用 PEEP 可迅速改善氧合、减少肺损伤,但要避免 PEEP 过高致肺血流量减少和气胸的风险。可提供 PEEP 的设施如下。

(1)T- 组合复苏器(T-Picec 复苏器):接压缩气源,预先设定吸气峰压(PIP,20~25cmH$_2$O)、呼气末正压(PEEP,6~8cmH$_2$O)、最大气道压(安全压,30~40cmH$_2$O)。操作者可用手指堵塞 PEEP 帽来控制呼吸频率及吸气时间。由于能提供恒定的 PEEP 及 PIP,维持功能残气量,能提高早产儿复苏的效率和安全性,更适合早产儿复苏时正压通气。

(2) 经鼻持续气道正压(nasal continuous positive airway pressure,nCPAP)及经鼻间歇正压通气(nasal intermittent positive pressure ventilation,nIPPV):研究证明,极低出生体重早产儿在产房中使用 nCPAP、nIPPV 是安全、有效的,可减少了插管、胸外按压、肾上腺素使用和随后的有创通气需求。

(3)气流充气式复苏囊:接经空氧混合仪的混合气体,能提供欠稳定的 PEEP,也可做到氧浓度可调。

3. **复苏用氧**　县级及县级以上可能分娩早产儿的医疗单位,应创造条件在产房和产科手术间使用空气 - 氧混合仪和脉氧仪。早产儿正压通气均要在脉氧仪的监测指导下进行,2016 年欧洲 RDS 指南建议,胎龄<28 周早产儿使用 30% 浓度氧、胎龄 28~31 周者使用 21%~30% 氧、 ≥32 周用空气开始复苏,我国建议 ≥35 周开始用空气开始复苏、<35 周用 21%~30% 浓度氧开始复苏,根据氧饱和度调整空气 - 氧混合仪的给氧浓度,使氧饱和度达目标值范围(图 12-3)。如果有效通气 30s 心率不增加或氧饱和度未达目标值,应当考虑提高氧浓度。脉氧仪的传感器应放在导管前的位置(即右手腕或右手掌)。传感器先接患儿后与仪器连接,可更迅速地获得有关信号。

(三) 气管插管

1. **气管插管的指征**　需要气管内吸引清除胎粪时;气囊面罩正压通气无效或要延长时;胸外按压时;

需经气管内给药时;特殊复苏情况,如极早产儿、需给予表面活性物质、怀疑先天性膈疝时。

2. **准备**　气管插管所必需的器械和用品应存放在一起,每个产房、手术室、新生儿室和急救室都必备,需处于随时可用的状态。不同体重早产儿气管导管型号和插入深度的选择见表 12-2。

表 12-2　不同体重早产儿气管导管型号和插入深度的选择

体重 /g	导管内径 (ID)/mm	唇 - 端距离 /cm^P
≤ 1 000	2.5	6~7
~2 000	3.0	7~8
~3 000	3.5	8~9
>3 000	4.0	9~10

注:^{P} 为上唇至气管导管管端的距离(或端 - 唇距离 = 体重 kg 数 + 5~6cm)。

3. **方法**　常用带直镜片的喉镜进行气管插管,左手持喉镜,镜片沿着舌面右边滑入,将舌头推至口腔左侧,推进镜片至顶端达会厌软骨谷。轻轻抬起镜片,暴露声门和声带。插入气管导管,至导管的声带线平声门。整个过程要求在 20~30 秒内完成。

4. **气管导管的位置**　位置正确可见胸廓起伏对称、呼气时导管内有雾气、听诊腋下双肺呼吸音对称、胃泡区不扩张无呼吸音、心率和反应改善、呼出气 CO$_2$ 检测器颜色变化。胸部 X 照片可确定气管导管的位置,管端于声门与气管隆凸之间、接近气管中点为佳。

(四) 喉罩气道

喉罩气道是另一用于正压通气的气道装置。

1. **指征**　多用于体重 ≥2 000g 早产儿,小下颌或相对大舌如 Robin 综合征和唐氏综合征等,复苏时如气囊 - 面罩通气无效、气管插管失败或不可行时,喉罩气道能提供比面罩更有效的正压通气,近年来有喉罩气道用于极低出生体重儿复苏成功的报道。

2. **方法**　采用"盲插"法,用食指托起喉罩顶部,沿硬腭经口腔将喉罩安放至声门上方,注入空气 2~3ml 使喉罩边圈充气,连接复苏囊或呼吸器进行正压通气。

(五) 胸外按压

1. **指征**　充分正压通气 30 秒后心率持续 < 60 次 /min,需在正压通气同时进行胸外按压。

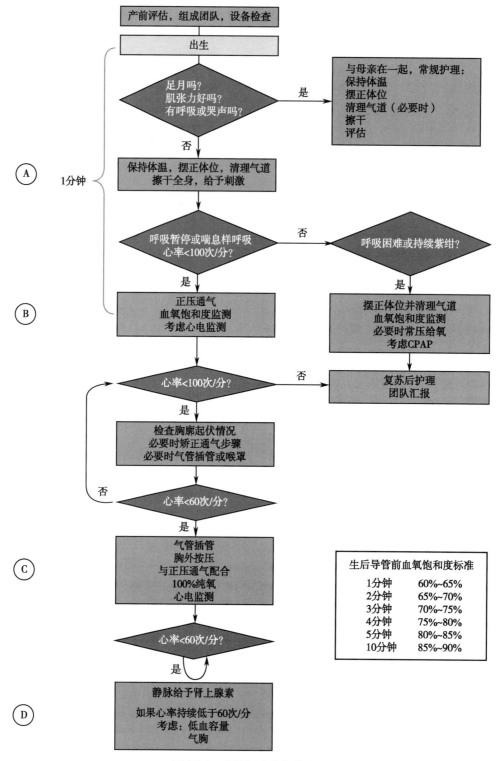

图12-3 中国新生儿复苏流程

2. **方法** 拇指法即双手拇指按压胸骨,据新生儿体型大小双拇指并列或重叠,双手环抱胸廓支撑背部,此法不易疲劳、能较好地控制按压深度、产生更高的血压和冠状动脉灌注压,拇指法可以在新生儿头侧进行,不影响脐静脉置管,是胸外按压的首选方法。双指法是食指加中指或中指加无名指的指尖放在胸骨上,另一支手支撑背部,优点为不受患儿体型大小及操作者手大小

的限制。

按压部位为两乳头连线中点下方的胸骨,即胸骨体下 1/3。按压深度约为胸腔前后径的 1/3,产生可触及的脉搏为有效。按压时间稍短于放松时间,放松时手指应不离开胸壁。

3. **胸外按压和正压通气的配合** 要求在气管插管正压通气(氧浓度增加至 100%)下进行胸外心脏按

压。通气不畅几乎是新生儿窒息的首要原因,一般胸外按压和正压通气的比例为 3∶1,即 90 次 /min 按压和 30 次 /min 呼吸,达到每分钟约 120 个动作,每个动作约 1/2 秒,2 秒内 3 次胸外按压加 1 次正压通气。胸外按压配合有效正压通气 60 秒后,停胸外按压重新评估心率,如心率仍<60 次 /min,在正压通气配合胸外按压的同时使用肾上腺素。

(六) 药物

在早产儿复苏时很少需要用药,脐静脉是静脉用药的最佳途径,用于注射肾上腺素及扩容剂。当复苏进行到胸外按压的步骤时,就可考虑脐静脉置管,插入 3.5F 或 5F 的脐静脉导管,为给药做准备,此时导管插入 2~4cm(视体重而定)即可。

1. **肾上腺素** 应用指征为心搏停止或在 60 秒的正压通气和胸外按压后,心率持续<60 次 /min。浓度为 1∶10 000,静脉给药剂量为每次 0.1~0.3ml/kg,气管内为 0.5~1ml/kg,必要时 3~5 分钟重复 1 次。首选脐静脉(或其他静脉)途径,正在进行脐静脉置管时,可先气管内注入一次肾上腺素,若需重复给药则应选择静脉途径。

2. **扩容剂** 扩容指征是有低血容量表现、怀疑失血或休克,对其他复苏措施无反应时。推荐的溶液是等渗晶体液,可使用生理盐水或乳酸林格液,条件允许时可输 Rh 阴性的 O 型红细胞。首次剂量为 10ml/kg,经脐静脉或其他静脉(5~10 分钟以上)缓慢推入,胎龄小于 30 周的早产儿扩容时间要适当延长。如首次扩容后新生儿情况无明显改善,可能需要再输注 10ml/kg,大出血时可考虑追加剂量。如缺乏急性失血的病史或间接证据,不宜常规给予扩容剂,否则会导致容量超负荷或发生如颅内出血等并发症。

3. **碳酸氢钠** 复苏时一般不推荐常规应用,严重窒息且其他复苏手段无效、复苏时间较长等情况下可考虑使用。早产儿使用碳酸氢钠的风险更大,可致高钠血症和脑室周围 - 脑室内出血,并与复苏成功后的死亡率相关。

4. **肺泡表面活性物质(PS)** 胎龄<28 周,生后需要气管插管机械通气的早产儿,在生后 2 小时内(早期)应用 PS,与延迟使用(2 小时后)相比,生后 2 小时内应用其存活率更高,合并 RDS 较少,需要机械通气的时间较短。

四、复苏后的监护

复苏后的早产儿有发生多器官功能损害的危险,需要继续监测血氧饱和度、心率、呼吸、血压,维持内环境稳定,复苏后立即进行脐动脉血气分析、血糖、红细胞压积、血电解质等。

1. **血糖** 复苏完成后应定期监测血糖,低血糖者静脉给予葡萄糖。

2. **体温管理** 早产儿体温调节中枢发育不成熟,体温调节功能差,体表面积相对较大,皮下脂肪少,常规保暖措施后易发生低体温。建议用预热的转运暖箱转运早产儿,于合适中性温度的暖箱进行护理。但晚期早产儿,如合并中、重度缺氧缺血性脑病,需要尽早给予亚低温度治疗。

3. 对极不成熟早产儿,因肺不成熟,缺乏表面活性物质可发生呼吸窘迫综合征,出生后有可能需要使用表面活性物质(PS)。由于呼吸中枢、肺发育不成熟,通气阻力大,易发生呼吸困难并需要正压通气,不稳定的正压通气易发生肺损害。

4. 由于早产儿脑发育不成熟,脑室周围生发层基质的存在,其毛细血管容易破裂出血,发生室管膜下 - 脑室内出血。复苏时和复苏后要特别注意操作轻柔、避免使用高渗药物等,维持颅压稳定。

5. 早产儿免疫系统发育不成熟,生后需机械通气、静脉营养、抗生素应用等,故感染的风险极大。

6. 围产期窒息的早产儿因缺氧缺血易发生坏死性小肠结肠炎,应密切观察,延迟开奶或早期微量喂养。

7. 早产儿对高动脉氧分压非常敏感,抗氧化能力弱,不成熟的组织如肺、晶体容易受高氧损害。需要规范用氧,复苏开始时给氧应低于 65%,并进行脉搏氧饱和度或血气的动态监测使氧饱和度维持在 90%~95%,定期进行眼底检查。

8. **延迟结扎脐带** 在对较大胎龄早产儿进行复苏的同时,要创造条件延迟结扎脐带至少 60 秒,可降低早产儿的死亡、明显改善临床结局。

(高喜容)

参考文献

1. 叶鸿瑁, 虞人杰. 新生儿复苏教程. 6 版. 北京: 人民卫生出版社, 2012.

2. 岳丽琴, 虞人杰. 早产儿复苏. 中华围产医学杂志, 2012, 15: 57-59.

3. 刘婷婷, 朱小瑜. 喉罩在早产儿的应用潜能和展望. 中国新生儿科杂志, 2013, 28: 132-135.

4. DAVID G. SWEET, VIRGILIO CARNIELLI, GORM GREISEN, et al. European consensus guidelines on the management of neonatal respiratory distress syndrome-2019 update. Neonatology, 2019, 115: 432-450.

5. 中国医师协会新生儿科医师分会,《中华围产医学杂志》编辑委员会. 早产儿呼吸窘迫综合征早期防治专家共识. 中华围产医学杂志, 2017, 20: 557-559.

6. American Academy of Pediatrics, American Heart Association. Textbook of neonatal resuscitation. 7th Ed. Elk Grove Village: American Academy of Pediatrics, 2016.

7. WYCKOFF MH, AZIZ K, ESCOBEDO MB, et al. Part 13: neonatal resuscitation: 2015 American Heart Association Guidelines Update for Cardiopulmonary Resuscitation and Emergency Cardiovascular Care. Circulation, 2015, 132 (18 Suppl 2): S543-S560.

8. 中国新生儿复苏项目专家组. 中国新生儿复苏指南 (2016 年北京修订). 中华围产医学杂志, 2016, 19 (7): 481-486.

9. 中国新生儿复苏项目专家组. 国际新生儿复苏教程更新及中国实施意见. 中华围产医学杂志, 2018, 21 (2): 73-80.

10. 杨传忠. 复苏策略对早产儿预后的影响. 中华围产医学杂志, 2018, 21 (6): 388-93.

11. 李晋辉, 伍金林. 早产儿产房复苏用氧的相关问题. 中华妇幼临床医学杂志, 2014, 10 (6): 807-10.

12. 蒋国美, 陈运彬, 廖艳, 等. 小于 1 500g 早产儿出生窒息的危险因素. 中国妇幼保健, 2017, 32 (14): 3204-3208.

13. KAPADIA VS, CHALAK LF, SPARKS JE, et al. Resuscitation of preterm neonates with limited versus high oxygen strategy. Pediatrics, 2013, 132 (6): e1488-e1496.

14. KAYTON A, TIMONEY P, VARGO L, et al. A review of oxygen physiology and appropriate management of oxygen levels in premature neonates. Adv Neonatal Care, 2018, 18 (2): 98-104.

15. HÄRTEL C, PAUL P, HANKE K, HUMBERG A, et al. Less invasive surfactant administration and complications of preterm birth. Sci Rep. 2018, 8 (1): 8333.

16. BINIWALE M, WERTHEIMER F. Decrease in delivery room intubation rates after use of nasal intermittent positive pressure ventilation in the delivery room for resuscitation of very low birth weight infants. Resuscitation, 2017, 116: 33-38.

17. BAHADUE FL, SOLL R. Early versus delayed selective surfactant treatment for neonatal respiratory distress syndrome. Cochrane Database Syst Rev, 2012,(11): CD001456.

第五节　早产儿呼吸暂停

呼吸暂停(apnea)是指呼吸暂停时间>20秒,并伴有心率减慢(<100 次 /min)或青紫,肌张力低下。呼吸暂停是新生儿常见症状之一,早产儿呼吸暂停发生率约 20%~30%,极低出生体重儿可达 50%。反复呼吸暂停可致脑损伤或猝死,应及时处理。

【病因与发病机制】

1. 原发性呼吸暂停　为早产儿呼吸中枢发育未成熟所致,不伴其他疾病。胎龄越小发病率越高。

早产儿呼吸中枢发育未成熟,呼吸中枢的组织结构及神经元之间的联系不完善,神经冲动传出较弱,任何细微的干扰均可发生呼吸调节障碍。新生儿呼吸系统解剖结构发育也未成熟,肺泡通气量、潮气量较小,肺代偿能力较差,肺牵张反射较弱,当呼吸负荷增加时,不能有效延长吸气时间。新生儿期易发生缺氧和酸中毒,缺氧或酸中毒可抑制呼吸中枢,同时降低对 CO_2 的反应性,缺氧越严重对 CO_2 的反应越差,这与成人对缺氧的反应相反。低血糖、低钠血症、低钙血症等均可抑制呼吸中枢,引起呼吸暂停。

2. 继发性呼吸暂停　常继发于下列病理情况:①各种原因引起的缺氧;②各种肺部疾病;③各种感染;④代谢紊乱,如低血糖、低钙血症、低钠血症、酸中毒等;⑤中枢神经系统疾病;⑥反射性呼吸暂停,多见于侵入性操作,如气管插管、插胃管、吸痰等,胃食管反流可引起呼吸暂停;⑦贫血或红细胞增多症;⑧环境温度过高或过低;⑨母亲分娩时用过麻醉镇静剂。

新生儿呼吸暂停又可分为中枢性、阻塞性和混合性呼吸暂停。中枢性呼吸暂停系呼吸中枢受抑制所致,其特征是呼吸暂停期间呼吸运动停止,气道内气流停止。阻塞性呼吸暂停为上呼吸道梗阻所致,其特征是呼吸暂停期间气道内气流停止,但仍有呼吸动作。混合性呼吸暂停兼有这两类因素和特征。

【临床表现】

原发性呼吸暂停多发生在胎龄<34 周或出生体重<1 750g 的早产儿。常在生后 2~7 天开始出现,在生后数周内可反复发作。继发性呼吸暂停病情变化与原发病密切相关。呼吸暂停发作时出现青紫、肌张力低

下、心率变慢、血氧饱和度下降、血压降低,如不及时发现可致脑缺氧损伤,甚至死亡。早产儿反复呼吸暂停者视网膜病(ROP)发生率增加。

【诊断】

原发性呼吸暂停只有排除各种病理情况后才能作出诊断。继发性呼吸暂停要进行细致的询问病史、体检、辅助检查等,查找原发病,作出病因诊断。心肺监护仪或呼吸心动描计可协助诊断。1 小时内呼吸暂停发作超过 2~3 次,为呼吸暂停反复发作。

鉴别诊断:呼吸暂停需与周期性呼吸鉴别,后者呼吸暂停 5~10 秒,发作时一般无青紫,不伴心率减慢,但早产儿周期性呼吸常发展为呼吸暂停。

【治疗】

1. **加强监护**　包括仪器监护、医师护士密切观察。加强监护是防治早产儿呼吸暂停的重要措施,对容易发生呼吸暂停的早产儿应 24 小时心肺和经皮血氧饱和度监护,设置灵敏的报警。但是光靠仪器的监护是不够的,医师护士应定时巡视,密切观察,及时发现呼吸暂停的发生。

2. **一般治疗**　使患儿体温保持正常,减少或避免不必要的操作,减少不良刺激,保持舒适安静的环境。阻塞性呼吸暂停的一个重要原因是早产儿喉部气道容易塌陷,如头部和颈部位置扭曲不正会加重气道阻塞,应将患儿头部放在中线位置,颈部姿势自然,以减少上呼吸道梗阻。

3. **刺激呼吸**　托背、触觉刺激、弹足底等。也可睡在波动水床上,通过波动刺激前庭的位觉,兴奋呼吸中枢。自动呼吸刺激仪可以反馈刺激呼吸,当呼吸暂停超过预先设置的时间(如 15 秒),仪器可通过振动自动刺激患儿足底,使患儿出现呼吸。也可将患儿睡在定时波动的水床垫上,通过定时波动刺激内耳前庭的位觉,兴奋呼吸中枢。一旦发现患儿发生呼吸暂停,应立即进行托背、触觉刺激、弹足底等刺激呼吸。如出现青紫,应立即气囊加压给氧。

4. **药物治疗**　呼吸暂停反复发作者,应给药物治疗,目前常用的药物有以下两种:

(1) 枸橼酸咖啡因(caffeine citrate):对呼吸中枢的刺激作用比氨茶碱更强,疗效比氨茶碱好(表 12-3),半衰期较长,不良反应较少,脂溶性高,透过血 - 脑屏障快。咖啡因还能促进膈肌的收缩性,防止膈肌疲劳。负

荷剂量 20mg/kg,24 小时后给维持量,每次 5~10mg/kg,每天 1 次,静脉滴注,也可口服,吸收较好,30 分钟达到有效血药浓度。咖啡因有效血药浓度一般在 5~25mg/L,比较稳定,如血药浓度<50mg/L 很少出现不良反应,如>60mg/L 可出现烦躁不安或惊厥、心动过速,少见的不良反应有胃食管反流、便秘、尿钠尿钙排泄增加等。咖啡因的半衰期很长(100 小时),停药后 7~10 天,仍可测得一定水平的血药浓度。由于枸橼酸咖啡因疗效好、安全、使用方便(表 12-4),已逐渐取代氨茶碱。

表 12-3　咖啡因与氨茶碱的药理作用比较

药理作用	咖啡因	氨茶碱
对中枢和呼吸的刺激作用	+++	++
对心脏的作用	+	+++
对平滑肌的松弛作用	+	+++
对骨骼肌的刺激作用	+++	++
利尿作用	+	+++

表 12-4　治疗早产儿呼吸暂停常用药物的药代动力学比较

项目	咖啡因	氨茶碱
治疗作用血药浓度	5~25mg/L	5~13mg/L
出现副作用血药浓度	>50mg/L	>13mg/L
半衰期	100 小时	30 小时
负荷剂量	20mg/kg	5mg/kg
维持剂量	5~10mg/kg,q.d.	2mg/kg,q.6~8h.
到达稳态血浓度时间	14 天	5 天
监测血药浓度	不经常	经常
药物相互作用	无	无

(2) 氨茶碱:刺激呼吸中枢,增加呼吸中枢对 CO_2 的敏感性,兴奋吸气神经元,增加呼吸频率,提高通气量。负荷剂量 5mg/kg,静脉滴注,12 小时后给维持量,每次 2mg/kg,每天 2~3 次。在早产儿氨茶碱的半衰期达 30 小时,比成人长 5~6 倍。氨茶碱治疗血浓度范围较窄,一般在 5~13mg/L 之间,并且血药浓度不稳定,即使每天给相同的剂量,波动范围也比较大,要定期监测血药浓度,根据血药浓度调整剂量,如血药浓度>13mg/L 可出现不良反应。氨茶碱常见不良反应有烦躁、心动过速、低血压、惊厥、恶心呕吐、喂养不耐受、腹胀、胃肠道出血、高血糖及电解质紊乱等,也有报道可能会影响神经发育。

5. **无创通气**　对频发的阻塞性或混合性呼吸暂停,药物治疗后仍然发作者,可用鼻塞持续气道正压呼

吸（CPAP），增加功能残气量和肺容积，减少呼吸暂停的发生。CPAP 压力一般用 4~5cmH$_2$O，对超低出生体重儿用 3~4cmH$_2$O，吸入氧浓度（FiO$_2$）0.25~0.3。鼻塞间隙正压通气（NIPPV）是一种简单有效的无创呼吸支持方法，也可以治疗早产儿呼吸暂停，减少呼吸暂停次数、减少机械通气的使用。也有报道使用高流量鼻导管给氧治疗早产儿呼吸暂停。

6. 机械通气 经上述处理后呼吸暂停仍频繁发生者需用气管插管和机械通气，呼吸机参数一般不需要很高，初调值为：吸入氧浓度（FiO$_2$）0.25~0.3，呼气末正压（PEEP）4~5cmH$_2$O，吸气峰压（PIP）12~15cmH$_2$O，频率 20~30 次 /min，吸气时间 0.35 秒。然后根据病情变化和血气分析结果调节参数。

7. 原发病治疗 早产儿呼吸暂停除中枢神经和呼吸系统发育未成熟外，常同时存在许多其他病理情况，在生后 1~2 周内常见的有：①各种原因引起的缺氧；②各种心肺疾病；③感染；④代谢紊乱，如低血糖症、低钙血症、低钠血症、酸中毒等；⑤中枢神经系统疾病；⑥环境温度过高或过低；⑦母亲分娩时用过麻醉镇静剂。2 周以后常见的有：胃食管反流、继发感染、颅内出血、早产儿贫血等。对这些疾病和合并症应积极进行相应的治疗。

总之，对早产儿呼吸暂停应加强监护，药物治疗仍然是主要的，咖啡因比氨茶碱更有优点。在药物治疗的同时，应积极进行无创非药物治疗，如 CPAP。机械通气只是不得已的最后手段。对反复发作的呼吸暂停应积极查找并防治原发病和一些合并症。

（陈 超）

参考文献

1. SCHMIDT B, ROBERTS RS, DAVIS P, et al. Long-Term Effects of Caffeine Therapy for Apnea of Prematurity. N Engl J Med, 2007, 357 (19): 1893-1902.
2. SCHMIDT B, ANDERSON PJ, DOYLE LW, et al. Survival without disability to age 5 years after neonatal caffeine therapy for apnea of prematurity. JAMA, 2012, 307 (3): 275-282.
3. SKOUROLIAKOU M, BACOPOULOU F, MARKAN-TONIS SL. Caffeine versus theophylline for apnea of prematurity: A randomised controlled trial. J Paediatr Child Health, 2009, 45 (10): 587-592.
4. PATEL R, LEONG T, CARTON DP, et al. Early caffeine therapy and clinical outcomes in extremely preterm infants. J Perinatol, 2013, 33 (2): 134-140.
5. Leon AE, Michienzi K, Ma CX, et al. Serum caffeine concentrations in preterm neonates. Am J Perinatol, 2007, 24 (1): 39-47.
6. NATARAJAN G, BOTICA ML, THOMAS R, et al. Therapeutic Drug Monitoring for Caffeine in Preterm Neonates: An Unnecessary Exercise?Pediatrics, 2007, 119 (5): 936-940.

第六节　早产儿呼吸窘迫综合征

早产儿呼吸窘迫综合征（neonatal respiratory distress syndrome，RDS）为肺表面活性物质缺乏所致，多见于胎龄较小的早产儿，择期剖宫产的晚期早产儿也可发生 RDS。生后数小时出现进行性呼吸困难、青紫和呼吸衰竭。病理上出现肺透明膜，又称肺透明膜病（hyaline membrane disease，HMD）。早产儿 RDS 发病率约 5%~10%，胎龄越小发病率越高，择期剖宫产新生儿 RDS 发生率约 0.9%~3.7%。

【病因与发病机理】

1959 年 Avery 和 Mead 首次发现 RDS 为肺表面活性物质（pulmonary surfactant，PS）缺乏所致，导致 PS 缺乏的因素都可能发生 RDS，其中早产儿和剖宫产是 RDS 的主要病因和和危险因素。

1. 早产儿 RDS 主要发生在早产儿，这与其肺发育未成熟，PS 合成分泌不足直接有关。胎龄 15 周时，可在细支气管测得肺表面活性物质蛋白 B（SP-B）和 C（SP-C）的 mRNA，胎龄 24~25 周开始合成磷脂和活性 SP-B，以后 PS 合成量逐渐增多，但直到胎龄 35 周左右 PS 量才迅速增多。因此，胎龄小于 35 周的早产儿易发生 RDS，并且，胎龄越小发生率越高。

2. 剖宫产新生儿 在分娩未发动之前行择期剖宫产，因未经过正常宫缩，儿茶酚胺和肾上腺皮质激素的应激反应较弱，PS 合成分泌较少。同时，剖宫产新生儿肺液转运障碍，影响 PS 功能。因高危妊娠不得不择期剖宫产，多发生在晚期早产儿，常表现为重症 RDS。

肺表面活性物质缺乏时肺泡壁表面张力增高，肺泡逐渐萎陷，进行性肺不张，发生缺氧、酸中毒、肺小动脉痉挛、肺动脉高压，导致动脉导管和卵圆孔开放，右向左分流、缺氧加重、肺毛细血管通透性增高、血浆纤维蛋白渗出，形成肺透明膜，使缺氧酸中毒更加严重，造成恶性循环。

【病理变化】

RDS 患儿肺呈暗红色，质韧，在水中下沉。光镜下见广泛的肺泡萎陷，肺泡壁附一层嗜伊红的透明膜，气道上皮水肿、坏死、脱落和断裂（见书末彩图 12-4）。电镜下肺 Ⅱ 型细胞中的板层小体成为空泡。

【临床表现】

1. **早产儿 RDS** RDS 的典型临床表现主要见于早产儿，生后不久（1~2 小时）出现呼吸急促，60 次 /min 以上，继而出现呼气性呻吟，吸气时三凹征，病情呈进行性加重，至生后 6 小时症状已十分明显。然后出现呼吸不规则、呼吸暂停、青紫、呼吸衰竭。体检两肺呼吸音减弱。血气分析 $PaCO_2$ 升高，PaO_2 下降，BE 负值增加，生后 24~48 小时病情最重，病死率较高，能生存 3 天以上者肺成熟度增加，可逐渐恢复，但不少患儿并发肺部感染或 PDA，使病情再度加重。轻型病例可仅有呼吸困难、呻吟，而青紫不明显，经持续气道正压呼吸（CPAP）治疗后可恢复。近年，由于肺表面活性物质的早期使用，RDS 的典型临床表现已比较少见。

2. **剖宫产新生儿 RDS** 主要见于晚期早产儿或足月儿，与剖宫产的胎龄密切相关。剖宫产新生儿 RDS 起病时间差别较大，有些患儿生后 1~2 小时即发生严重呼吸困难，而有些患儿生后呼吸困难并不严重，胸片为湿肺表现，但生后第 2、3 天呼吸困难突然加重，胸片两肺呈白肺，发生严重呼吸衰竭。常合并重症持续肺动脉高压（PPHN），表现为严重低氧性呼吸衰竭。

3. **基因缺陷 RDS** 主要是 *SP-B* 和 *SP-C* 基因缺陷，临床表现为重症呼吸衰竭，给肺表面活性物质治疗后短时间内（1~2 小时）临床表现改善，但 5~6 小时后临床表现又非常严重，依赖肺表面活性物质的治疗，最终预后较差，多于数天内死亡。

【X 线检查】

RDS 肺部 X 线检查有特征性表现，多次床旁摄片可观察动态变化。早期表现为两肺野普遍透亮度降低（充气减少），可见均匀散在的细小颗粒（肺泡萎陷）和网状阴影（细支气管过度充气）；随着病情加重，可见支气管充气征（支气管过度充气），延伸至肺野中外带，肺野透亮度更加降低，心缘、膈缘模糊。重症病例整个肺野呈白肺，支气管充气征更加明显，似秃叶树枝（图 12-5）。胸廓扩张良好，横膈位置正常。

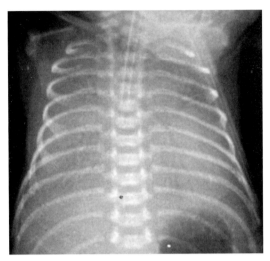

图 12-5 新生儿呼吸窘迫综合征肺部 X 线变化
整个肺野充气不良，肺不张，呈白肺，可见支气管充气征，肺与膈缘、心脏边缘界线不清。

【合并症】

1. **动脉导管未闭（PDA）** 早产儿动脉导管组织发育未成熟，常发生动脉导管开放。在 RDS 早期由于肺血管阻力较高，易出现右向左分流，在恢复期肺血管阻力下降，出现左向右分流。早产儿 RDS 患儿 PDA 发生率可达 30~50%，常发生在恢复期，发生 PDA 时，因肺动脉血流增加导致肺水肿，出现心力衰竭、呼吸困难，病情加重。在心前区胸骨左缘第 2~3 肋间可闻及收缩期杂音，很少呈连续性杂音。

2. **持续肺动脉高压（PPHN）** 由于缺氧和酸中毒，RDS 患儿易并发 PPHN，发生右向左分流，使病情加重，血氧饱和度下降。早产儿 RDS 合并 PPHN 较少，病情较轻，胎龄越大发生率越多，病情越重，尤其是择期剖宫产新生儿。

3. **肺部感染** 因气管插管、机械通气，易发生肺部感染，使病情加重，两肺湿啰音。

4. **支气管肺发育不良（BPD）** 因长时间吸入高浓度氧和机械通气，造成肺损伤，肺纤维化，导致 BPD。

5. **肺出血** 严重病例常发生肺出血，主要与早产、缺氧有关，常发生在病程第 2~4 天。

【诊断】

1. **病史** 早产儿、剖宫产新生儿等病史。

2. **临床表现** 生后进行性呼吸困难、呼吸暂停、青紫,继而发生严重呼吸衰竭。

3. **肺部 X 线变化** 早期表现为两肺透亮度降低,病情严重者表现为白肺。

【鉴别诊断】

1. **B 族溶血性链球菌(GBS)感染** 宫内或分娩过程中发生的 GBS 肺炎或败血症,极似 RDS,但该病常有孕妇羊膜早破史或感染表现,肺部 X 线改变有不同程度的融合趋势,病程经过与 RDS 不同,用青霉素有效。

2. **湿肺** 湿肺多见于早产儿和剖宫产新生儿,重症湿肺临床表现与 RDS 相似,有时很难鉴别。但湿肺病程一般较短,X 线表现两肺病变不均匀,可见肺气肿、肺纹理增粗模糊、叶间胸膜积液等。

3. **吸入性肺炎** 生后即呼吸困难、呻吟,但不呈进行性发展,X 线表现肺气肿较明显。

【治疗】

1. **肺表面活性物质(PS)治疗** 目前 PS 已成为 RDS 的首选常规治疗,国际上已有 7~8 种 PS 药品,国内有两种 PS 药品可供选用。使用 PS 治疗 RDS 需注意以下问题。

(1)药品选择:PS 药品分为天然型和合成型,天然型 PS 从牛或猪肺提取,合成型 PS 为人工合成。天然型 PS 疗效明显优于合成型 PS。

(2)给药时机:PS 给药时机强调早期治疗。早期治疗指生后 1~2 小时内,出现呼吸困难、呻吟,胸片显示两肺透亮度下降,颗粒网状影,使用 nCPAP 吸入氧浓度超过 30%,即可给药。抢救性治疗是指病情非常严重,X 线出现典型 RDS 改变才给药,应该提倡早期治疗。

(3)给药剂量:PS 剂量范围比较宽,迄今为止,国际报道最大剂量范围为每次 70~200mg/kg。但每种 PS 药品各自有推荐剂量,且各不相同,多数为每次 100~200mg/kg,也有用 70~100mg/kg。总体而言,剂量大效果好,重症病例需用较大剂量,轻症病例和预防用药剂量可以偏小。

(4)给药次数:对轻症病例一般给 1 次即可,对重症病例需要多次给药,现主张按需给药,如呼吸机参数吸入氧浓度(FiO$_2$)>0.4 或平均气道压(MAP)>8cmH$_2$O,应重复给药。根据国内外经验总结,严重病例需给 2~3 次,但一般最多给 4 次,间隔时间根据需要而定,一般为 6~12 小时。

(5)给药方法:PS 有 2 种剂型,需冷冻保存,干粉剂用前加生理盐水摇匀,混悬剂用前解冻摇匀,使用前将药瓶置于 37℃预热数分钟,使 PS 磷脂更好地分散。用 PS 前先给患儿充分吸痰,清理呼吸道,然后将 PS 经气管插管缓慢注入肺内,仰卧位给药。也可采用微创技术(LISA 或 MIST)给药,不需要气管插管。

2. **无创通气** 近年提倡使用无创通气治疗新生儿 RDS,包括经鼻持续气道正压通气(CPAP)、双水平气道正压通气(BiPAP 和 SiPAP)和经鼻间隙正压通气(NIPPV)。CPAP 能使肺泡在呼气末保持正压,防止肺泡萎陷,并有助于萎陷的肺泡重新张开。对轻中度 RDS,通常使用无创通气 +PS 治疗,一旦出现呻吟,先使用 CPAP,CPAP 压力 5cmH$_2$O,考虑使用 PS。及时使用无创呼吸支持可减少机械通气的使用,NIPPV 的治疗效力比 CPAP 好。如使用无创呼吸支持后出现反复呼吸暂停、PaCO$_2$ 升高、PaO$_2$ 下降,应改用机械通气。

3. **机械通气** 对严重 RDS 或无创呼吸支持效果不理想者,应采用机械通气,一般先使用常频机械通气,呼吸频率 40~50 次 / 分,吸气峰压 15~20cmH$_2$O,PEEP 5~6cmH$_2$O。如常频机械通气参数比较高,效果不理想,应改用高频机械通气,减少常频正压通气所致的肺损伤等不良反应。使用机械通气病情改善者应尽早撤离机械通气,在撤离机械通气过程中使用咖啡因,可以加速撤机,减少再次气管插管和机械通气。撤机后再改用无创呼吸支持。

4. **体外膜氧合** 对少数非常严重的 RDS 患儿,高频机械通气效果仍然比较差,可使用体外膜氧合(ECMO),主要用于胎龄大于 35 周的早产儿 RDS。目前我国能开展 ECMO 的单位比较少,有待今后逐渐发展。

5. **支持治疗** RDS 因缺氧、高碳酸血症导致酸碱、水电解质、循环功能失衡,应予及时纠正,使患儿度过疾病极期。液体量不宜过多,以免造成肺水肿,生后第 1~2 天控制在 60~80ml/kg,第 3~5 天 80~100ml/kg;代谢性酸中毒可给 5%NaHCO$_3$,所需量(ml)=BE × kg 体重 × 0.5,先给半量,稀释 2~3 倍,静脉滴注;血压低可用多巴胺 3~10μg/(kg·min)。

6. **合并症治疗** 并发 PDA 时先使用药物关闭。消炎痛:首剂 0.2mg/kg,第 2、3 剂:日龄<7 天且出生

体重<1 250 克者 0.1mg/(kg·次),日龄>7 天或出生体重>1 250 克者 0.2mg/(kg·次),每剂间隔 24 小时,口服或静脉滴注。日龄小于 7 天者疗效较好,消炎痛副作用有肾功能损害、尿量减少、出血倾向、血钠降低、血钾升高,停药后可恢复。或使用布洛芬:首剂 10mg/kg,第 2、3 剂 5mg/kg,间隔时间 24 小时,口服或静脉滴注。若药物不能关闭动脉导管,并严重影响心肺功能时,应行手术结扎。并发持续肺动脉高压时,使用吸入一氧化氮(NO)治疗。

【预防】

对胎龄<34 周,可能发生早产的产妇静脉或肌肉注射倍他米松或地塞米松,预防早产儿发生 RDS。倍他米松:每次 12mg,间隔 24 小时,一个疗程 2 次,肌内注射;或地塞米松:每次 6mg,间隔 12 小时,一个疗程 4 次。一般使用 1 个疗程即可,使用多疗程者,增加不良反应。应在分娩前 24 小时~7 天给药。产前使用激素预防早产儿 RDS 效果肯定,研究显示,未用激素预防的对照组,早产儿 RDS 发生率为 31%,而预防组为 17%,即使发生 RDS,病情也明显较轻,病死率下降 38%。

(陈 超)

参考文献

1. SWEET D, CARNIELLI V, GREISEN G, et al. European consensus guidelines on the management of NRDS in Preterm Infants—2013 Update. Neonatology, 2016, 111: 107-125.
2. TITA ATN, LANDON MB, SPONG CY, et al. Timing of elective repeat cesarean delivery at term and neonatal outcomes. N Engl J Med, 2009, 360(2): 111-120.
3. 陈超, 沙小丹. 择期剖宫产与新生儿呼吸窘迫综合征. 中华围产医学杂志, 2011, 14 (1): 8-11.
4. SCHMIDT B, ROBERTS RS, DAVIS P, et al. Long-Term effects of caffeine therapy for apnea of prematurity. N Engl J Med, 2007, 357 (19): 1893-1902.
5. SCHMIDT B, ANDERSON PJ, DOYLE LW, et al. Survival without disability to age 5 years after neonatal caffeine therapy for apnea of prematurity. JAMA, 2012, 307 (3): 275-282.

第七节 早产儿支气管肺发育不良

早产儿支气管肺发育不良(bronchopulmonary dysplasia,BPD),又称早产儿慢性肺部疾病(chronic lung disease,CLD),是严重影响早产儿存活率和生活质量的一类疾病。随着产前糖皮质激素、肺表面活性物质的广泛应用和机械通气技术的发展,BPD 在较大胎龄早产儿中发病率已明显降低,但在小胎龄早产儿尤其是出生胎龄不足 28 周的超早产儿中发生率仍居高不下。BPD 不仅直接影响到患儿的存活,其伴随的心肺功能及神经发育异常可延展至儿童期、青春期甚至成年,依然是新生儿救治的重大难题。

【定义】

BPD 的概念最初由美国斯坦福大学放射科医师 Northway 于 1967 年提出,他发现需高氧和机械通气支持的严重呼吸窘迫综合征(RDS)的早产儿可发生一种慢性肺部疾病,生后 28 天仍需用氧,胸片表现为囊泡形成,通气过度,伴肺不张,此为"经典 BPD"。其主要特点:①多见于胎龄和出生体重相对较大早产儿(平均胎龄 34 周、出生体重 2.2kg);②原发疾病为严重 RDS;③有长期高氧吸入及高气道压、无呼气末正压(PEEP)的机械通气史;④因呼吸困难、低氧、高碳酸血症持续辅助用氧 28 天以上;⑤主要病理特征为肺实质性炎症和纤维化,鳞状上皮化生、气道平滑肌过度增生;病变累及心血管系统时,血管内膜增殖、右心室和肌层过度增生。但随着对 BPD 研究的深入和围产医学的发展,发现在一些没有 RDS,甚至没有接受机械通气的极不成熟早产儿,也发生类似的病变,但病理改变相对较轻,这种有别于既往经典型 BPD 的早产儿肺部疾病被命名为"新型 BPD"。其特点为:①常见于出生体重<1 000g,胎龄<26 周的极不成熟早产儿;②出生时仅有轻度或无肺部疾病;③出生后初期不需给氧或仅需低浓度氧,后渐出现氧依赖;④用氧时间超过纠正胎龄 36 周;⑤病理上以肺泡和肺微血管发育不良为主要特征,表现为肺泡数目减少、体积增大、肺泡结构简单化,而肺泡和气道损伤较轻、弹力组织较多、纤维化较轻。目前"新型 BPD"已逐渐成为主要的 BPD 类型。

【发病率】

BPD 发病率与出生胎龄、体重及基础疾病、管理水平密切相关。胎龄、体重越低，BPD 发生率越高。美国资料显示，大约 1/4 体重低于 1 500g 的极低体重儿被诊断为 BPD。由于产前糖皮质激素、早期表面活性剂治疗和温和的通气方式已将肺损伤的严重程度降至最低，所以在相对成熟的早产儿中，BPD 发生率已有明显降低，但由于超早产儿救治存活数量大大增加，BPD 的整体发生率并无明显下降。BPD 发生率与临床管理策略也有关，如不同的通气策略可能影响到 BPD 的发生率。此外，BPD 与人种也有一定关系。与白人婴儿相比，非裔美国婴儿具有较低的严重 BPD 发病率。部分研究显示，BPD 也有一定的基因易感性。

近年来，随着我国围产医学的进步，早产儿尤其是超早产儿救治存活率不断提高，BPD 发病人数也逐渐增加。我国早产儿 BPD 调查协作组曾报道 2006—2008 年 10 家医院收治的胎龄 ≤28 周的早产儿 BPD 发生率为 19.3%。2011 年另一项纳入 26 家三级 NICU 258 例超低出生体重儿的多中心调查显示，BPD 发生率为 48.1%，其中胎龄 ≤27 周的发生率超过 60%；最近的一项纳入 2 392 例超未成熟儿的临床研究也提示 BPD 的发生率高达 72.2%。这显示随着我国超早产儿救治数量的增加，BPD 已成为重要的瓶颈问题。

【病因与发病机制】

BPD 是一种多因素疾病，既有其遗传易感性，也与生后多种损伤因素如氧中毒、气压伤或容量伤以及感染或炎症等有关。这些损伤因素作用于处于特殊阶段的未成熟肺，导致损伤和发育停滞及损伤后肺组织异常修复。其中肺发育不成熟、急性肺损伤(acute lung injury，ALI)、损伤后异常修复是引起 BPD 的 3 个关键环节。

1. **个体和基因易感性** Bhandari 等对胎龄 <32 周的 63 例单卵双胎儿及 189 例双卵双胎儿进行研究，结果显示，两组 BPD 发生率，单卵双胎组发生一致性明显高于双卵双胎组，排除其他因素影响后，发现基因因素可以造成 53%BPD 易感性的差异率，提示基因易感性在 BPD 发病中扮演重要角色。目前发现，BPD 与人类白细胞抗原 -A2(HLA-A2)基因多态性有关。其可通过调控肺成熟度、炎症反应强度、纤维化倾向、抗氧化酶能力及肺血管新生能力等，参与 BPD 发病。此外，表面活性物质相关蛋白 B(SP-B)、转化生长因子 β1(TGF-β1)及血管表皮生长因子(VEGF)等基因多态性亦被发现可能与 BPD 发病有关。

2. **早产、肺不成熟** 人胎肺发育分 5 期，即胚胎期(孕第 4~6 周)、腺体期(第 7~16 周)、小管期(第 17~27 周)、囊泡期(第 28~35 周)和肺泡期(第 36 周~生后 3 岁)。胎龄 35 周前早产儿肺尚未进入肺泡期，肺功能未完善，分娩后由于肺不成熟，易出现 RDS 和继发损伤。尤其是胎龄不足 28 周的早产儿，出生时肺仍处于小管期或刚进入囊泡期，肺泡尚未发育，更易发生肺损伤，导致 BPD。

3. **氧中毒(oxygen poisoning)** 吸入高体积分数氧参与 BPD 发病的可能机制：①肺组织直接暴露于高体积分数氧中，引起水肿、炎性损伤、纤维蛋白沉积及肺表面活性物质(PS)降低等非特异性改变。②吸入高体积分数氧后机体形成高活性氧自由基，干扰细胞代谢，损害细胞结构，导致肺损伤。早产儿对氧化应激易感，即使吸入低浓度氧也可引起严重氧化应激反应，产生肺损伤。③高体积分数氧所致多种炎性介质，如补体 C_{5a}、IL-8、白三烯 B_4，具有广泛的生物活性，如引起炎性介质的再释放，细胞趋化作用，毛细血管通透性增加、肺血管收缩，刺激成纤维细胞增殖和分泌纤维蛋白，最终导致肺纤维化。

4. **气压伤或容量伤** 机械通气时气道压或潮气量过高可引起肺泡过度扩张，毛细血管内皮、肺泡上皮细胞及基底膜破裂等机械性损伤，导致液体渗漏至肺泡腔，触发炎症反应和前炎因子释放，气管支气管树结构破坏以及肺泡表面活性物质灭活，致使肺细支气管上皮损伤及大部分终末肺泡萎陷。并且早产儿本身肺间质和肺泡结构不成熟，肺的弹力纤维和结缔组织发育不全，气道顺应性高，峰压过高易造成肺泡破裂，气体进入肺间质，导致肺间质气肿。

5. **感染和炎性反应** 宫内围产期感染与早产、BPD 的发生密切相关。宫内感染(如 TORCH 感染)可导致胎肺发育受阻以及引发早产。感染时产生炎性介质，引起炎性细胞在肺内聚集，活化的中性粒细胞和巨噬细胞释放大量氧自由基，造成肺损伤。Wang 等研究发现解脲支原体(mycoplasma urealytium)在出生体重不足 1 250g 的早产儿 BPD 发病中起重要作用。此外，出生后感染及产前绒毛膜炎可激发炎症反应，引起早期肺损伤，导致 BPD 发生。但对于绒毛膜炎与 BPD 关系仍未完全明确，亦有部分研究显示，绒毛膜炎可能是 BPD 的独立保护因素，这可能与绒毛膜炎在一定意义上可促进胎肺发育有关。炎症反应在 BPD 的发病中也起重要作用。在肺损伤的急性期，损伤可引起宿主强烈的炎性反应。早在生后第一天，在肺灌洗液中即可检测到 IL-1、IL-6 和细胞黏附因子等促炎性介质，这些促炎性因子在第 2 周末达到高峰。研究发现，在第 1 周内，IL-1β 原和 IL-1 活性分别增加了 16 和 61 倍。特别是 IL-1α 原在炎性反应中起到重要作用，包括释放炎性介质、激活炎性细胞、上调内皮细胞上黏附因子的活性。此外，TNF-α、IL-8、白三烯、血小板活化因子均明显增高。但抑炎症介质 IL-10 表达则呈下降水平，同时由于肺损伤血管通透性增高，中性粒细胞、巨噬细胞、单核细胞和淋巴细胞可透过肺血管床，进入肺间质和肺泡内，导致肺损伤。感染、炎性因子瀑布反应在 BPD 发病中扮演重要角色，各种致炎因子的暴露如机械通气、高氧、气压伤、感染等，均可触发炎性因子瀑布反应，加重气道、肺血管及间质损伤，引起肺损伤。

6. 肺间质水肿　输液、补钠过多可引起肺间质水肿，导致 BPD 发病率增加。研究显示，限制水、钠摄入组早产儿 CLD 发病率明显低于对照组，表明生后合理控制水、钠摄入有利于预防 BPD 发病。

7. 动脉导管未闭（PDA）　PDA 导致的左向右分流可引起肺充血，肺顺应性降低，增加对氧和机械通气依赖，从而增加 BPD 风险。研究显示，RDS 早产儿 PDA 风险更高，同时后期发生 BPD 风险也随之增加。早期采取药物关闭或手术结扎方式干预血流动力学不稳定 PDA（HsPDA），可降低 BPD 尤其是严重 BPD 的风险。

8. 肺表面活性物质（PS）及其结合蛋白（SP）　在患 BPD 的婴儿和动物模型中均发现有 PS 的持续异常，包括磷脂酰胆碱出现延迟和 PS 结合蛋白 A（SP-A）mRNA 缺乏。与正常对照组相比，BPD 组早产儿体内 SP-A 和抗 SP-A 免疫复合物水平更高。此外，活化的中性粒细胞可诱导 SP-A 发生有害的生化或生理改变。BPD 患儿肺泡组织具有更高的通透性，血浆蛋白漏入呼吸道，可引起 SP-A 功能灭活。在 CLD 早产儿呼吸道样本中发现了更高的蛋白水平和更低的 SP-A 数量，均表明 SP-A 数量与功能的异常，与 BPD 发生密切相关。

9. 其他因素　维生素 A、E 的缺乏及热卡供应不足，消化道反流等也是 BPD 发病的相关因素。

【临床表现】

许多 BPD 患儿早期多表现为呼吸窘迫综合征的症状和体征，包括呼吸急促、心动过速、呼吸困难（三凹征、鼻煽、呻吟）、频繁低氧血症。后期则表现为对氧和呼吸支持的依赖。严重 BPD 患儿长期需要用氧或呼吸支持，后期可出现气道高反应表现，部分可合并肺动脉高压和肺心病表现。

BPD 患儿大多合并宫外发育迟缓，容易存在各种营养问题，包括胆汁淤积综合征，代谢性骨病等。由于免疫力低下，BPD 患儿容易合并各种感染，这也是 BPD 患儿后期死亡的主要原因。

BPD 患儿血气分析可出现低氧血症、高碳酸血症和酸中毒。影像学检查包括胸片、CT 可有助于判断 BPD 的严重程度，鉴别 BPD 与肺不张、肺炎和漏气综合征；典型 BPD 影像学改变早期为 RDS 表现，肺含气不良呈毛玻璃改变，严重可见支气管充气征，严重可呈白肺，后期逐渐呈现囊泡样改变，严重可出现肺实变、肺纤维化和肺大疱形成。

【诊断】

1. 诊断标准　BPD 的定义经历较多变迁，至今未达成完全一致。1979 年，Bancalari 等将 BPD 定义为：①呼吸衰竭新生儿；②机械通气至少 3 天并且持续给氧超过 28 天；③有呼吸困难的体征和肺部的放射学表现。该定义在 1980—1990 年之间被广泛作为诊断标准。此后 Avery 等发现，有些在新生儿期无须机械通气或没有 BPD 特征性胸片表现的极不成熟早产儿，生后 28 天仍无法脱离氧疗。故认为对出生体重不足 1 500g 的早产儿，生后 28 天单纯对氧的需要也可诊断为 BPD。随之 Shennan 又认为大部分的 BPD 发生于胎龄不足 30 周的极低出生体重儿，故把矫正胎龄 36 周时仍需氧疗作为 BPD 诊断标准可能更加精确。2000 年 6 月，美国国家儿童保健和人类发展研究院（NICHD），美国国家心脏、肺和血液研究院及少见疾病委员会共同举办了 BPD 研讨会，提出了新的诊断标准：①新生儿持续用氧至少 28 天；②肺部放射学异常表现。并根据 BPD 病情轻重进行分度（表 12-5），指出胸部 X 线不作为疾病严重性的评估依据。但近期研究显示，将 BPD 定义为矫正胎龄 36 周后仍需呼吸支持（辅助供氧或者需要 CPAP 支持）更为合适。目前国内多数研究仍使用早期的 28 天仍需吸氧作为诊断标准，对于超未成熟儿，该诊断标准明显过于宽泛，BPD 诊断率明显增高，易引起不必要的焦虑和过度治疗，值得关注。

表 12-5 美国 NICHD BPD 诊断标准和分度

诊断:新生儿用	出生胎龄	
氧至少 28 天	<32 周	≥32 周
分度:评估时间	校正胎龄 36 周	生后 56 天
	或出院回家	
轻度 BPD	未用氧	
中度 BPD	需 $FiO_2 < 0.30$	
重度 BPD	需 $FiO_2 \geq 0.30$ 和/或 CPAP 或机械通气	

2. 胸片表现 Northway 把胸片异常分为 4 期。

1 期:影像学上,与严重 RDS 无法区分(1~3 天)。

2 期:明显的肺部阴影(4~10 天)。

3 期:肺部阴影囊性化(11~20 天)。

4 期:肺过度充气膨胀、肺纤维化和局限性肺气肿,并伴有心脏扩大(从 1 个月开始)。

以上胸片表现为 BPD 的典型表现,但由于新型 BPD 的日益增加,以上典型的 X 线表现已较为少见。

3. CT 近年来,胸部 CT 在 BPD 诊断中的应用受到重视。胸部 CT 可以早期发现肺部的各种间质性病变,对早期诊断超低出生体重早产儿中多发的新型 BPD 具有重要价值。但由于其接受辐射较多,远期的不利影响仍值得关注。

4. 超声 由于没有辐射,且可床旁重复进行,超声在肺部疾病诊断中应用日益广泛。近年来研究显示,肺部超声在 BPD 的诊断中也具有一定的价值。

【预防】

由于 BPD 是一种多因素疾病,故其预防亦应从多方面入手,提升早产儿整体的救治护理质量,从而降低其的发病率及严重程度。

1. 产前皮质醇激素(ANS) 研究显示,给予产前皮质醇激素可以显著降低 RDS 的发病率和严重度,降低对机械通气的需求,降低 BPD 的发生率。目前发达国家适龄早产儿应用产前皮质激素的比例已高达 80%以上,但在我国,35 周以下早产儿使用产前皮质激素的比例不足 50%,这一定程度上增加了我国 BPD 的发生率,值得关注。

2. 避免过度的产房内氧气吸入及机械通气 研究显示,生后最初几分钟即给予气囊高潮气量及压力的通气将会引起不可逆性的肺损伤,故对早产儿早期的复苏用氧和侵入性机械通气应持谨慎态度。目前主张用低浓度混合氧(30%)开始进行早产儿复苏,不主张使用纯氧。尽可能使用无创通气支持如 nCPAP 或 nIPPV 等,以减少呼吸机相关肺损伤。

3. RDS 阶段合理的呼吸管理 该阶段呼吸管理要点如下。

(1)依据 RDS 程度选择合适的呼吸支持方式,轻中度 RDS 应尽可能避免气管插管,尽早给予 CPAP 或 NIPPV 等其他无创支持方式维持肺泡稳定。

(2)若无创通气支持下仍出现呼吸窘迫、所需 $FiO_2 > 30\%$ 的早产儿应给予外源性 PS 替代治疗。LISA 或 MIST 等微创 PS 给药方式有助于减轻插管带来的损伤。但需要注意的是,无创通气支持并非真正意义上的无损伤,不合适的无创通气在一定程度上比有创通气带来的损伤更大。对于无创通气支持下 RDS 仍在进展的早产儿,应该及时给予气管插管有创通气和 PS 治疗,并依据患儿肺部病理生理及呼吸力学情况进行通气模式选择和参数调节,维持合适通气并尽量避免或减少机械通气相关的肺损伤。目标潮气量通气(volume targeted ventilation,VTV)有助于缩短机械通气时间,减少重度 IVH、气胸和 BPD 的发生率。在 PS 使用方面,天然 PS 效果优于人工制剂,首剂 200mg/kg 优于 100mg/kg,如果 RDS 无缓解,需氧浓度持续大于 30%,应及时使用第二剂或三剂。

4. 避免早产儿过多的液体输入 早期一些研究显示,BPD 发生与液体过多有关。但近年来的一系列试验比较了常规液体疗法与严格限水治疗的早产儿,发现在 BPD 的发病率上没有明显差异。另外,在 NNNI(northern neonatal nursing initiative)的试验中,在生后前两天增加液体 10ml/kg,至矫正胎龄 37 周时,其对氧气的需求概率也未见增加。故早产儿早期的最佳液体摄入量仍有待进一步的研究。依据患儿出生胎龄、体重和基础疾病,尤其是心肺功能情况,采用个体化的液体摄入方案,可能是最佳选择。

5. 优化持续通气策略

(1)常频通气:应注意参数调节,维持合适 PIP、PEEP 和吸气时间,目前主张小潮气量通气,目标潮气量维持在 4~6ml/kg,短吸气时间(0.3~0.4 秒)、快通气频率(30~60 次/分),维持目标 $PaCO_2$ 水平在 40~60mmHg,避免因过度换气而导致低碳酸血症,也不主张长时间中度以上高碳酸血症(>55~60mmHg)。短吸气时间(0.3~0.4 秒)可以降低 RDS 患儿气漏的发生率。

(2)高频振荡通气:理论上讲,高频通气具有小潮气量的优势,所以可以减少容积伤。一项 Cochrane 随机对照研究荟萃分析也显示,首选高频通气相对于常频通气在减少 BPD 上有微弱的优势［*RR* 0.89（0.81-0.99）］，但证据可靠性较低，且没有其他方面的明显差异。挽救性应用高频通气，降低了肺气漏风险，但同时也增加了脑室内出血发生率。故目前并无证据表明 HFOV 明显优于常频通气，应根据具体情形选择使用。

6. 适当的目标吸入氧气浓度　在 STOP-ROP 试验中，吸入过多的氧气维持脉搏血氧饱和度在 96%~99% 之间会使肺部并发症发生率增加，包括肺炎和 / 或急剧加重的慢性肺病，以及对氧气、利尿剂的需求，也会增加 3 月龄内的住院率。BOOST（benefits of oxygen saturation targeting）试验发现 95%~98% 的目标氧饱和度相对于 91%~94% 的目标氧饱和度对患儿生长发育的影响无差别，但是高氧饱和度组患儿持续吸氧时间更长、BPD 发生率增加以及需要家庭氧疗的概率增加。故合适的氧疗目标值对降低 BPD 的发病率非常重要。对于早产儿，目标氧浓度应该设定在维持 PaO_2 60~80mmHg（警戒值为 50~80mmHg）；或者维持血氧饱和度在 90%~95%（警戒值为急性期 85%~95%，慢性期 83%~97%）。

7. 预防性应用氢化可的松　早期研究发现，与对照组比较，BPD 患儿体内拥有较低的氢化可的松水平，而早期补充小剂量氢化可的松可降低 BPD 风险。但随后进行的一项多中心 RCT 研究因发现自发性胃肠穿孔率增加而停止。最近《柳叶刀》杂志发表的一项法国研究显示，早期低剂量氢化可的松（0.5mg/kg/ 次，q.12h.，用 7 天，q.d.3 天，共 10 天）补充可增加矫正胎龄 36w 时无 BPD 存活率，且未增加穿孔风险。这给预防性应用氢化可的松以降低 BPD 发病率带来了新的期望，但其确切效果和远期安全性尚有待进一步研究证实。

8. PDA 管理　PDA 持续开放，尤其是 HsPDA 的存在，是 BPD 的高危因素。临床上，对于 HsPDA，应该给予非甾体类药物治疗，常用药物包括布洛芬、吲哚美辛和对乙酰氨基酚等。对于两个疗程仍无法关闭，或存在药物应用禁忌的 HsPDA，应该考虑手术关闭。

9. 早期感染的防治　宫内感染和生后感染与 BPD 的发生发展关系密切，应及时诊断与治疗早发败血症，但也需注意抗生素使用的正确选择和合适疗程，避免不必要的抗生素暴露。解脲支原体宫内感染的患儿 BPD 风险增加，但尚无充分证据显示早期治疗对预防 BPD 的有效性。

10. 其他可能有效的预防策略

（1）抗氧化剂（antioxidant）：目前尚没有充分的证据表明抗氧化剂（超氧化物歧化酶，superoxide dismutase）可以预防慢性肺病。

（2）维生素 A：维生素 A 可以降低 VLBW 患儿 1 月龄时的死亡率及氧需求，同时也降低了能够存活至矫正胎龄 36 周时的 ELBW 患儿氧需求。尽管这种降低很有限，但由于目前 BPD 的预防措施非常缺乏，可根据本地的具体情况进行维生素 A 补充。

【治疗】

BPD 目前有效的治疗手段仍非常缺乏，全面精细的管理，尤其是合理的呼吸支持和营养支持有助于改善预后。

(一) 综合评估

BPD 虽然是肺部疾病，但可以累及多个系统，需要多学科的协作。对 BPD 患儿进行综合评估有助于制定个体化治疗方案。评估重点应包括病史回顾、BPD 严重程度及病理类型、营养评估、合并疾病的评估等。

(二) 呼吸管理

不同程度、不同阶段的 BPD 患儿肺部病理生理和呼吸力学差异巨大，严重 BPD 不仅仅存在非均质性肺部病变，同时也存在气道软化、狭窄等问题，并可能合并肺动脉高压，对呼吸管理的要求非常高。因制定个性化的呼吸管理策略以降低进一步损伤，提高治疗效果。应根据 BPD 严重程度选择合适的呼吸支持方式，不应单纯追求所谓无创通气。大多数严重 BPD 肺部病变不均一，宜采用"高潮气量（10~12ml/kg）、长吸气时间（≥0.5 秒）和低呼吸频率（10~25 次 /min）"的设置以尽量募集更多的肺泡，保证充足的 CO_2 呼出时间。严重 BPD 的 PEEP 设置非常重要，范围较大，一般设置 6~8cmH$_2$O，但气道软化和肺泡募集困难时最高可设置 10~15cmH$_2$O。SIMV+PSV 或 SIMV+PSV+VG 有助于锻炼其自主呼吸并更好的实现人机同步，此类患儿不适用吸气时间固定的辅助 / 控制（Assist/Control，A/C）模式。对严重 BPD 患儿，氧饱和度目标不宜过低，最好维持在 92%~95%，以避免脑损伤和加重肺动脉高压。长期气管插管无法撤离者（矫正胎龄 40~42 周），需要考虑气管切开。

(三) 胃食管反流处理

胃食管反流可能与 BPD 发展有关，对反复发生缺氧发作的 BPD 患儿需除外胃食管反流可能。目前不主张使用抗酸药治疗胃食管反流,严重返流可采用经幽门置管至远端十二指肠或空肠进行喂养,内科治疗无效者可行胃造瘘术联合胃底折叠术。

(四) 药物治疗

1. **生后皮质激素使用** 由于其潜在的短期和长期副作用,尤其是对远期神经发育的影响,糖皮质激素使用一直存在争议,但因其具有抗炎、减轻肺水肿、支气管痉挛等作用,仍是目前可用于 BPD 治疗的主要药物;目前大剂量长疗程激素预防或早期治疗 BPD 的方法已被摒弃。但对于机械通气 1~2 周后仍不能拔管撤机的 BPD 高风险患儿,在排除 PDA、感染等因素影响外,可考虑小剂量短疗程地塞米松治疗,以促进拔管,目前以 DART 方案应用较多:起始剂量 0.15mg/(kg·d) 持续 3 天,减量至 0.10mg/(kg·d) 持续 3 天,再减量至 0.05mg/(kg·d) 持续 2 天,最后减量至 0.02mg/(kg·d) 持续 2 天。整个疗程持续 10 天,累积剂量 0.89mg/kg。

2. **利尿剂** 常用利尿剂包括呋塞米、氢氯噻嗪和螺内酯,有助于减轻肺水肿,改善肺顺应性,可用于 BPD 治疗,但须注意长期应用导致的电解质紊乱、高钙尿症、肾钙化及耳毒性等副作用,且现有研究显示对最终解决包括死亡率并无明显益处。

3. **支气管扩张剂** 对部分 BPD 患儿可能有效,临床有阵发喘憋的患儿可以使用支气管扩张剂,如沙丁胺醇。但对存在明显气管 - 支气管软化患儿,使用沙丁胺醇等 β- 受体兴奋剂有可能导致气道平滑肌舒张而加重喘憋。

4. **咖啡因** 咖啡因治疗可以显著缩短极低出生体重儿机械通气和用氧的时间,降低 BPD、PDA 的发生率,改善神经发育的预后。但咖啡因使用的时机、是预防性用药还是治疗性用药、用药疗程、停药指征等均尚有待进一步研究明确。

(五) 继发肺动脉高压的管理

BPD 长期慢性缺氧可导致肺血管发生肺小动脉数量减少、肺血管重塑、肺小动脉壁异常肌化等病理改变,引发肺动脉高压(PH)。BPD 患儿约 14%~25% 合并 PH,严重 BPD 中发病率更可高达 30%~50%,BPD 相关 PH 患儿 2 岁内的病死率高达 40%。合并肺动脉高压的患儿多长期呼吸机或氧依赖、对呼吸支持和氧浓度要

求进行性增高、临床反复发绀发作、明显高碳酸血症、严重宫外发育迟缓等。对 BPD 患儿应该进行心脏超声或必要时心导管检查,以明确 PH 情况。一般将肺动脉收缩压超过体循环收缩压的 1/2 定义为 BPD 相关 PH,超过体循环收缩压的 2/3 为重度 PH。首次心脏超声筛查一般在纠正胎龄 36 周进行。心导管检查评估肺动脉压力是诊断 BPD 相关 PH 的金标准,但因技术难度较大,目前国内开展较少。

对 BPD 相关 PH 患儿,应该合理呼吸支持和氧疗,避免频繁低氧血症;一氧化氮(nitric oxide,NO)吸入有助于降低肺动脉压,急性 PH 危象时可给予 10~20ppm 的 NO 吸入,待稳定后逐步撤离。可使用西地那非以逐步撤离 NO;西地那非常用初始口服剂量为 0.3~0.5mg/kg,q8h,逐渐增加至 1mg/kg,q.6h. 或 q.8h.(婴儿最大剂量不超过 10mg q.8h.),使用中需注意低血压、胃食管反流,阴茎勃起等副作用,有病例报告显示,长期使用(>2 年)可能使病死率增加;除西地那非外,波生坦也是常用的降低肺动脉压力药物,它属于内皮素受体拮抗剂,初始口服剂量为 0.5~1mg/kg,q.12h.,可在 2~4 周后增加至 2mg/kg,q.12h.;主要副作用为肝功能损害。

(六) 营养支持

BPD 患儿因病情危重、能量消耗大、供应不足、很多存在营养不良,宫外发育迟缓比例很高。为改善肺的生长发育和修复,充足的能量和营养素摄入至关重要。对 BPD 患儿,往往需要 >130kcal/(kg·d) 的能量供应才能获得理想的体重增长,但由于心肺功能较差,部分患儿往往很难在液体承受能力和能量供应需求寻找到很好的平衡。应该对此类患儿进行全面系统的营养评估,根据心肺功能采取个体化的营养方案。过度限制液体摄入或过于强调能量而忽略心肺功能都是不可取。强化母乳喂养仍是肠内营养首选,对液体限制需求较高时,也可考虑特殊高密度强化母乳或配方乳。此外,BPD 患儿很容易发生代谢性骨病,应注意钙、磷和维生素 D 补充。BPD 患儿由于长期插管、正压通气等影响,口咽部感觉和肌肉张力容易异常,很多存在经口喂养的困难。应该尽早进行相关干预,包括早期的口咽功能训练和抚触等。

(七) 其他

1. **合理氧疗** 为避免 ROP 和 BPD,对早产儿应

采取早期相对严格、后期适当宽松的供氧政策。急性期之后,应该在必要的时间内保证充足的氧气供应以维持血氧饱和度在 90%~95%。过高的目标血氧饱和度可能会导致肺部情况恶化,而过低的限制供氧则不利于患儿的远期生长发育,并可能增加死亡率。对于视网膜已完全发育成熟,无 ROP 风险的晚期 BPD 患儿,应该通过氧疗维持血氧饱和度在 95% 左右,这对脑发育和防治继发肺动脉高压有益。间断吸氧可导致血氧频繁波动,对于 BPD 进展不利,也加重 ROP 和肺动脉高压的发生,应该避免。

2. 一氧化氮(NO)　有研究显示,NO 吸入可能对 BPD 治疗有益,但同时亦发现可能增加 IVH 和 PVL 风险,故目前使用仍需谨慎。

3. 干细胞治疗　干细胞包括骨髓间充质干细胞、脐血干细胞等在 BPD 的治疗中具有较好的潜在应用前景,其可能的作用机制包括损伤替代、抑制炎症和旁分泌效应。特别是脐血干细胞,初步临床研究显示出令人鼓舞的效果,但尚需进一步更大样本的多中心 RCT 研究验证其最终效果。

【预后】

随着对 BPD 认识的不断深入,其预后有较大改善。国外报道第 1 年病死率约 10%,主要死亡原因有严重感染、呼吸衰竭、持续性肺动脉高压、肺心病等。存活者 1 年内可反复出现呼吸道感染、喘憋,此后肺功能逐渐恢复正常。但严重 BPD 患儿呼吸道症状可持续数年甚至更久,需长时间家庭氧疗,少数可发生猝死。BPD 患儿多有营养不良和神经发育落后,但随着肺功能的逐渐恢复,可有一个追赶生长的过程,部分患儿可达到正常儿童水平,但仍有相当部分患儿仍然具有明显发育落后,包括认知功能较差、发育明显延迟、学习障碍比例升高等。

(李秋平　封志纯)

参考文献

1. MOSCA F, COLNAGHI M, FUMAGALLI M. BPD: old and new problems. Journal of Maternal Fetal & Neonatal Medicine, 2011, 24 (S1): 80-82.
2. 早产儿支气管肺发育不良调查协作组. 早产儿支气管肺育不良发生率及高危因素的多中心回顾调查分析. 中华儿科杂志, 2011, 49 (9): 655-662.
3. 林慧佳, 马晓路, 罗芳, 等. 中国大陆地区超低出生体重儿短期预后的调查, 2014.
4. 超未成熟儿与超低出生体重儿研究协作组. 广东省超未成熟儿与超低出生体重儿临床救治分析. 中华儿科杂志, 2019, 57 (12): 934-942.
5. BHANDARI V, BIZZARRO MJ, SHETTY A, et al. Familial and genetic susceptibility to major neonatal morbidities in preterm twins. Pediatrics, 2006, 117 (6): 1901-1906.
6. WANG EE, OHLSSON A, KELLNER JD. Association of Ureaplasma urealyticum colonization with chronic lung disease of prematurity: results of a meta analysis. J Pediatr, 1995, 127 (4): 640-644.
7. 常立文. 支气管肺发育不良定义和命名的演变与治疗进展. 中国小儿急救医学, 2016, 23 (12): 801-804.
8. 李秋平, 孔祥永, 尹晓娟, 等. 超长期需氧疗新生儿资料分析. 中国小儿急救医学, 2012, 19 (2): 139-144.
9. SWEET, DAVID G, CARNIELLI V, et al. European consensus guidelines on the management of respiratory distress syndrome-2019 update. Neonatology, 2019, 115 (4): 432-451.
10. OSBORN DA, EVANS N. Early volume expansion for prevention of morbidity and mortality in very preterm infants. Cochrane Database of Systematic Reviews, 2004, Issue 2: CD002055.
11. HENDERSON-SMART DJ, COOLS F, BHUTA T, et al. Elective high frequency oscillatory ventilation versus conventional ventilation for acute pulmonary dysfunction in preterm infants. Cochrane Database of Systematic Reviews, 2007, 3: CD000104.
12. WATTERBERG KL, the PROPHET study group. Prophylaxis of early adrenal insufficiency to prevent bronchopulmonary dysplasia: A multicenter trial. Pediatrics, 2004, 114: 1649-1657.
13. BAUD O, MAURY L, LEBAIL F, et al. Effect of early low-dose hydrocortisone on survival without bronchopulmonary dysplasia in extremely preterm infants (PREMILOC): a double-blind, placebo-controlled, multicentre, randomised trial. Lancet, 2016: S0140673616002026.
14. 张谦慎, 贺红云. 支气管肺发育不良早产儿肺动脉高压的诊断和治疗. 中国新生儿科杂志, 2016, 31 (1): 75-78.
15. MERCIER J C, HUMMLER H, DURRMEYER X, et al. Inhaled nitric oxide for prevention of bronchopulmonary dysplasia in premature babies (EUNO): A randomised controlled trial. The Lancet, 2010, 376 (9738): 346-354.
16. 唐洪怡, 李秋平, 封志纯. 干细胞治疗在新生儿疾病中的应用进展. 发育医学电子杂志, 2016, 004 (003): 184-188.

12章

第八节 早产儿湿肺

湿肺(wet lung)又称新生儿暂时性呼吸困难(transient tachypnea of the newborn,TTN)或Ⅱ型呼吸窘迫综合征(respiratory distress syndrome type Ⅱ),发病率在 0.3%~12%(其中经阴道分娩为 0.3%~3%,择期剖宫产为 0.9%~12%)。湿肺是引起新生儿呼吸窘迫最常见的原因,国外报道新生儿湿肺占呼吸窘迫病例的40%。新生儿湿肺主要表现为出生后立即或在数小时内出现呼吸急促、呻吟、发绀、三凹征(three depression sign)、鼻翼扇动、氧饱和度降低等,胸部 X 线检查可见肺泡及间质积液、肺淤血、肺气肿及肺叶间、胸腔积液(hydrothorax)等,可自行缓解,症状一般持续数个小时至数天。大部分病例为自限性,并且病情较轻,因此容易被忽略。但近年重症湿肺较前多见,有些病例呼吸困难比较严重、持续时间比较长、合并气漏、持续性肺动脉高压,甚至发生呼吸窘迫综合征等,表现为严重低氧血症,需要无创呼吸支持或机械通气,应高度重视。

【病因与发病机制】

1. 正常肺液的产生与排出 胎儿肺充满着由肺上皮细胞分泌的一种液体,即肺液(lung fluid),约20~25ml/kg。胎儿发育期间肺泡上皮细胞主动分泌Cl⁻,调节肺的发育同时促进肺液的分泌。而在孕晚期,肺泡上皮细胞通过由 α-、β-、γ- 亚基组成的 Na⁺ 通道(endothelial sodium channel,ENaC)主动重吸收 Na⁺,使肺液通过 ENaC 从肺泡腔进入肺间质,进而进入血管及淋巴管,促进肺液重吸收。ENaC 峰值表达时间是胎龄足月,胎龄越小 ENaC 表达越低。当产程发动过程中,胎儿体内部分激素如糖皮质激素、儿茶酚胺类、前列腺素等分泌增加,儿茶酚胺特别是去甲肾上腺素的分泌增加,抑制了肺泡 Cl⁻ 的活性,促进肺液吸收并分泌停止,同时增强 ENaC 活性,促进其表达,增加 Na⁺ 重吸收,使肺液快速转运,亦可促进肺成熟及肺泡表面活性物质的生成。经阴道产新生儿通过产道时胸部受到 95mmHg 的压力挤压,约有 20~40ml 肺液经口、鼻排出,剩余的液体在出现自主呼吸后由肺泡经毛细淋巴管及毛细血管进入肺间质,再通过肺内淋巴及静脉系统内吸收,故任何引起肺液渗透压增高,肺淋巴管、毛细血管、肺间质

静水压增高,肺淋巴管、肺毛细血管渗透压降低,损伤肺泡上皮细胞通透性及影响肺淋巴管、毛细血管等的转运功能的因素,均可影响肺液的正常清除和转运,导致肺液的潴留,使肺顺应性下降,妨碍气体交换,引起呼吸困难,TTN 就是由于分娩后胎儿肺液的清除延迟,肺液蓄积过多引起的。

2. 早产与湿肺 以往认为湿肺主要发生于足月剖宫产儿,而近年来的研究显示胎龄 33~34 周早产儿湿肺发病率高达 11.6%,35~36 周为 5%,足月儿为 0.7%,提示早产儿湿肺发生率并不低于足月儿。胎龄 34~36 周的晚期早产儿常被认为机体各功能已接近足月儿,故容易被忽略,其实晚期早产儿无论各系统等均未达成熟,容易出现各系统疾病、体温不稳定、感染、喂养不耐受等。早产儿因肺发育不成熟,肺表面活性物质缺乏,易造成肺泡壁的损伤,肾上腺素受体敏感性差及血浆蛋白水平低,血浆胶体渗透压相对较低,使肺液脉管系统吸收障碍,引起肺液吸收障碍;早产儿胸廓较小,呼吸肌薄弱,肺顺应性差,气体交换面积减少更易于延迟肺液吸收;早产儿血中儿茶酚胺分泌不足,使 ENaC 重吸收 Na⁺ 减少,使肺液吸收减少;ENaC 峰值表达时间是胎龄足月,胎龄越小 ENaC 的表达越低,Na⁺ 重吸收减少,阻碍肺液重吸收,增加湿肺发病率。胎儿自胎龄 35 周开始,肺泡上皮细胞 Cl⁻ 离子通道逐渐关闭,肺液分泌减少。同时,Na⁺ 离子通道开放,促进肺液重吸收,故胎龄小于 35 周出生的早产儿,肺泡上皮 Cl⁻ 离子通道仍处于开放状态,仍有大量肺液分泌,而 Na⁺ 离子通道仍未开放,肺液重吸收还未建立,这是早产儿容易发生湿肺的主要机制。

3. 剖宫产与湿肺 据资料显示,择期剖宫产逐渐增多,美国 2006 年选择行剖宫产占总分娩数的 31.1%,与 1996 年相比,增加率超过 50%。然而,剖宫产对于婴儿及母亲利弊仍有争议。许多学者提出剖宫产儿湿肺发病率普遍较阴道产儿高,认为剖宫产儿缺乏产道挤压,肺液的潴留增多,增加患湿肺风险;而择期剖宫产更因缺乏产程发动,胎儿体内应急激素如儿茶酚胺类等分泌不足,肺泡上皮 ENaC 活性较弱,对 Na⁺ 重吸收减少,减少肺液吸收,增加发生湿肺风险;剖宫产儿血浆蛋白水平比阴道分娩儿低,血浆胶体渗透压相对较低,

使肺液脉管系统吸收障碍，引起肺液清除障碍，亦增加发生湿肺风险。Tutdibi 等对 13 346 例胎龄大于 37 周新生儿进行回顾性分析，1 423 例被诊断为 TTN，其中各胎龄患儿有经历产程发动者约发病率 13%，未经历产程发动（择期剖宫产）随胎龄增大，发病率逐渐减少，与胎龄大于 41 周出生婴儿相比，各胎龄择期剖宫产儿患 TTN 比值比为：37 周（*OR* 4.8，95% *CI* 3.7-6.3）、38 周（*OR* 3.7，95% *CI* 2.9-4.8）、39 周（*OR* 3.4，95% *CI* 2.3-4.7）及 40 周（*OR* 2.0，95% *CI* 1.3-3.0），研究更发现择期剖宫产儿在湿肺发生的同时持续正压通气治疗、机械通气及用氧持续时间等，明显高于阴道分娩儿，另外，气漏、持续性肺动脉高压等发病率亦明显高于阴道产儿。Hansen 等通过 9 篇有关剖宫产儿与足月儿及晚期早产儿呼吸系统疾病发病率的相关研究，发现择期剖宫产儿患 TTN 风险平均较阴道分娩儿平均高 2~3 倍（*OR* 2.6，95% *CI* 0.6-4.5），2008 年 Hansen 等就足月儿择期剖宫产呼吸系统疾病发病率的风险进行队列研究（*n*=2 687），研究发现，与 40 周阴道产儿比较，择期剖宫产增加婴儿患呼吸系统疾病发病率的风险，其中胎龄 37 周（*OR* 3.9，95% *CI* 2.4-6.5）、38 周（*OR* 3.0，95% *CI* 2.1-4.3）及 39 周（*OR* 1.9，95% *CI* 1.2-3.0）；Zanardo 等研究发现，34~39 周胎龄的剖宫产儿，湿肺的发生率远高于阴道分娩儿，且其发病率与胎龄呈负相关，而在 39 周后湿肺的发生率与胎龄无明显相关性。

4. 男性　由于男性患儿体内睾丸激素等可抑制肺表面活性物质生成及肺成熟，降低肺顺应性，使呼吸系统疾病的发生率增高。Tutdibi 等对 13 346 例胎龄大于 37 周新生儿进行回顾性分析，1 423 例被诊断 TTN 患儿中 60.3% 为男性（*P*<0.001）；Kasap 等对 95 例新生儿湿肺患儿进行回顾性分析，显示男性新生儿湿肺发病率明显高于女性（*P*<0.01）；研究发现男性患儿（67.1%）的比例明显高于女性（*P*<0.05），但未有资料显示湿肺病情轻重与性别有关。

5. 围产期因素　围产期窒息也增加了新生儿湿肺症的发病率，因窒息儿过多地吸入了羊水，增加了肺内的液体，由于缺氧酸中毒，血管渗透性增强，血浆外渗，使间质液增加，而妊娠期高血压疾病产妇体内水钠潴留，使胎儿肺液增加，促进了新生儿湿肺症的发生。

6. 其他　除上述原因外，有学者提出脐带结扎延迟、胎盘输血、过期产儿及糖尿病母亲儿均可能存在高黏血症，致肺间质及肺泡内液积蓄过多，影响淋巴管的转运，阻碍肺液的吸收；孕妇在产程中使用大量麻醉镇静剂可影响肺扩张和肺血管的扩张，使肺毛细血管内的静水压持续处于高水平，从而影响肺液的吸收和清除，

增加发生湿肺风险。

【临床表现】

新生儿湿肺主要表现为出生后立即或在数小时内出现呼吸急促、呻吟、发绀、三凹征、鼻翼扇动、氧饱和度降低等，胸部 X 线检查可见肺泡及间质积液、肺纹理增多增粗、肺淤血、肺气肿及叶间、胸腔积液等，可自行缓解，为自限性疾病。

新生儿湿肺一般症状较轻，可自行缓解，血气分析一般在正常范围内，不需要吸氧，但部分重症患儿可出现难纠正的呼吸性酸中毒、代谢性酸中毒、严重低氧血症，需要高浓度的氧气吸入，使用 CPAP 甚至需要气管插管和机械通气等辅助呼吸。

有些重症湿肺病例呼吸困难比较严重，表现为严重低氧血症，如果 12 小时内没有缓解，常并发呼吸窘迫综合征、持续肺动脉高压等，胸片显示两肺呈白肺，肺动脉压力非常高，病情非常危重，病死率很高。

【诊断与鉴别诊断】

1. 诊断　新生儿湿肺临床表现可于出生后立即或数小时内出现，一般轻症者症状逐渐减轻，X 线胸片可见两肺透亮度下降、斑片状渗出影、网状、增粗、肺泡及间质积液、肺淤血、肺气肿及叶间、胸腔积液等。由于 X 线胸片检查有放射性，对人体存在一定的影响，国外有学者报道以超声诊断，在正常肺泡中含大量气体，而超声波遇到气体时几乎全被反射，故难以穿透，而 TTN 患儿由于肺泡中肺液排出延迟，此时超声可见肝（脾）后出现稀疏的放射状中高回声，有助于湿肺诊断。

2. 鉴别诊断　新生儿湿肺主要应与新生儿呼吸窘迫综合征（RDS）相鉴别。RDS 是由于肺表面活性物质缺乏而引起的呼气末肺泡萎陷的一种特发性疾病，临床上以进行性呼吸困难、青紫、呼气性呻吟、吸气性三凹征及呼吸衰竭为主要表现，血气分析可见低氧、酸中毒。X 线胸片表现为普遍性的全肺透亮度下降，可见颗粒状阴影，呈毛玻璃样改变，随着病程的进展，颗粒影融合扩大成大片状，甚至可见支气管充气征。而 TTN 的 X 线胸片征象较多，且变化较快，多见为颗粒状、小斑片状广泛融合的片状及网状、短线状致密影。RDS 发病时间多出现于生后 2~3 小时，也可延至 8~12 小时内，最迟至生后 18 小时内，于 18~24 小时内加剧。临床呼吸困难较 TTN 为重且呈进行性加重，病理基础是肺泡表面活性物质缺乏引起。病情呈进行性加重，持续给氧治疗效果不

佳且预后较差。而 TTN 病程一般较短,可自行缓解,为自限性疾病,愈后较好,症状一般持续数小时到数天。

【防治】

新生儿湿肺常规治疗包括吸氧、静脉补液对症处理,但仍有部分病情较重的患儿甚至需要使用 CPAP 和气管插管等辅助呼吸,个别严重患儿病情发展严重低氧血症,可能需要高浓度的氧气吸入。部分湿肺患儿可并发呼吸窘迫综合征、气胸及肺动脉高压等。

1. **呼吸支持** 由于近年重症湿肺越来越多见,湿肺患儿对呼吸支持的需求增多,尤其是鼻塞持续气道正压通气(nCPAP),甚至机械通气,如常频机械通气(CMV)及高频振荡通气(HFOV)等。

2. **适当控制液体量** 湿肺是由于新生儿出生后肺液积蓄过多,使肺顺应性下降,妨碍气体交换而引起呼吸困难,有学者提出适当限制摄入液量可改善湿肺症状,Stroustrup 等对 64 例湿肺患儿进行前瞻性随机对照试验,分别以标准液体治疗及轻度液体限制治疗,研究发现限制液体可显减短严重 TTN 新生儿呼吸支持时间($P=0.008$)及住院费用($P=0.017$)。

3. **延迟选择剖宫产时间** 研究显示,随着胎龄逐渐增大,新生儿湿肺的发病率明显下降,2002 年美国妇产科医师学会提倡择期剖宫产应该在胎龄 39 周后或宫缩开始后进行。Tita 等一项多中心研究发现,与胎龄 39 周出生比较,胎龄越小发生呼吸系统疾病的危险度越高,胎龄 37 周(OR 2.1,95% CI 1.7-2.5,$P<0.001$)、胎龄 38 周(OR 1.5,95% CI 1.3-1.7,$P<0.001$),有显著统计学意义。研究发现,随着胎龄逐渐增大,新生儿呼吸系统疾病发病率及病情严重程度逐渐下降,胎龄 37、38、39 周湿肺的发病率分别为 4.8%、3.9% 及 2.7%,新生儿呼吸窘迫综合征发病率分别为 3.7%、1.9% 及 0.9%,住院天数 ≥5 天的比例分别为 9.1%、5.7% 及 3.6%,目前大部分研究均显示胎龄 39 周以后出生新生儿湿肺等发病率维持在一个较低水平,过早的择期剖宫产导致湿肺重症发生率升高,并发症增多,故国内外学者目前普遍推荐将择期剖宫产时间延迟至胎龄 39 周以后,以减少剖宫产相关疾病发生率。

4. **产前使用糖皮质激素** 有学者提出,产妇于剖宫产前使用糖皮质激素可能降低新生儿呼吸窘迫的发病率。Stutchfield 等一项随机对照试验,819 名择期剖宫产产妇,被随机分成干预组($n=373$)及对照组($n=446$),干预组在分娩前 48 小时予 12mg 倍他米松肌内注射 2 次,而对照组则接受常规治疗,主要观察出生后需入住新生儿科并出现呼吸窘迫的婴儿及观察其严重程度,最终被诊断 TTN 共 35 例,干预组 11 名、对照组 24 名,有显著统计学意义($P=0.02$),呼吸窘迫在干预组的发生率为 2.4%、对照组为 5.1%(RR 0.46,95% CI 0.23-0.93),新生儿湿肺在干预组发病率 2.1%、对照组 4.0%(RR 0.54,95% CI 0.26-1.12),呼吸窘迫综合征在干预组的发病率 0.2%、对照组 1.1%(RR 0.21,95% CI 0.03-1.32);另外,研究显示,随着胎龄增大(37~41 周),呼吸窘迫发病率逐渐下降(从 9.1% 降至 0.6%)。研究表明,对胎龄 35~38 周择期剖宫产产妇,产前使用糖皮质激素,能显著减低新生儿呼吸窘迫的发病率及严重程度。由于糖皮质激素有一定副作用,故虽然有研究指出产前使用糖皮质激素可能降低新生儿呼吸窘迫的发病率,但其安全性仍存在争议。

总之,新生儿湿肺是常见的呼吸系统疾病,虽然为自限性疾病且大部分为轻症,但严重并发症亦可见发生,随着人们选择剖宫产分娩的比例增高,湿肺的发病率亦随之增高,尤其要高度重视重症湿肺的诊断和治疗。

(陈 超)

参考文献

1. HERMANSEN CL, LORAH KN. Respiratory distress in the newborn. Am Fam Physician, 2007, 76 (7): 987-994.
2. GOUYON JB, IACOBELLI S, FERDYNUS C, et al. Neonatal problems of late and moderate preterm infants. Semin Fetal Neonatal Med, 2012, 17 (3): 146-152.
3. TE PA, DAVIS PG, HOOPER SB, et al. From liquid to air: breathing after birth. J Pediatr, 2008, 152 (5): 607-611.
4. JAIN L. Morbidity and mortality in late-preterm infants: more than just transient tachypnea!J Pediatr, 2007, 151 (5): 445-446.
5. TUTDIBI E, GRIES K, BUCHELER M, et al. Impact of labor on outcomes in transient tachypnea of the newborn: population-based study. Pediatrics, 2010, 125 (3): e577-e583.
6. HANSEN AK, WISBORG K, ULDBJERG N, et al. Elective caesarean section and respiratory morbidity in the term and near-term neonate. Acta Obstet Gynecol Scand, 2007, 86 (4): 389-394.
7. HANSEN AK, WISBORG K, ULDBJERG N, et al. Risk of respiratory morbidity in term infants delivered by elective caesarean section: cohort study. BMJ, 2008, 336 (7635): 85-87.
8. ZANARDO V, SIMBI AK, FRANZOI M, et al. Neonatal respiratory morbidity risk and mode of delivery at term: influence of timing of elective caesarean delivery. Acta Paediatr, 2004, 93 (5): 643-647.
9. KASAP B, DUMAN N, OZER E, et al. Transient tachypnea of the newborn: predictive factor for prolonged tachypnea. Wiley Online Library, 2008, 1(1): 81-84.

第九节　新生儿气管插管术

一、气管插管指征

(一) 在产房或手术室新生儿复苏时

1. 羊水胎粪污染且婴儿无活力,需要气管内吸引清除胎粪时。
2. 气囊面罩正压通气无效或要延长通气时间。
3. 胸外按压时。
4. 需经气管注入肾上腺素。
5. 需气管内给予肺表面活性物质。
6. 特殊复苏情况,如先天性膈疝或超低出生体重儿。

(二) 在急救室或新生儿重症监护室

1. 心跳、呼吸骤停心肺复苏时。
2. 早产儿,尤其是极低、超低出生体重儿,反复呼吸暂停,经药物及无创正压通气无效时,需呼吸机辅助通气治疗。
3. 新生儿外科手术时及术后的维持治疗。
4. 上呼吸道阻塞包括胎粪、痰液、喉痉挛或奶汁吸入的紧急处理。
5. 由于肺内或肺外原因导致的严重通气和／或换气障碍,需呼吸机辅助通气治疗时。
6. 需行气管冲洗及行气管内吸引分泌物作微生物监测时。

二、气管插管需要的器械和用品

进行气管插管,需要准备一些器械和用品(图 12-6)
1. 喉镜　包括备用电池和备用灯泡。
2. 镜片　1 号镜片(足月儿用)、0 号镜片(早产儿用)。
3. 一次性无囊气管导管(内径为 2.5mm、3.0mm、3.5mm、4.0mm)。

4. 金属导管芯。
5. 胶布。
6. 不同型号气道内吸痰管(5F、6F、8F)。
7. 吸引器　调节吸引器的吸引压力到 100mmHg,连接 6F(或 6F 以上)吸引管和导管。
8. 胎粪吸引管。
9. 听诊器。
10. 气管插管钳(经鼻气管插管时用)。
11. 婴儿复苏气囊。
12. 剪刀。
13. 二氧化碳检测器。

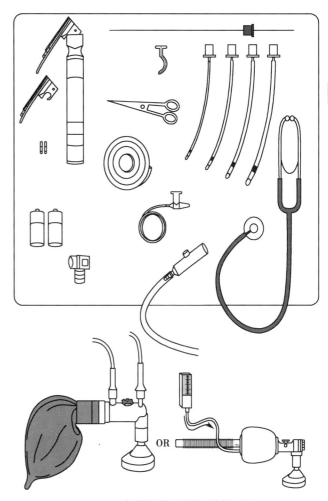

图 12-6　气管插管需要的器械和用品

三、气管导管型号和插入深度的选择

新生儿常用的气管导管为上下管径一致的无囊气管导管,不透射线,有厘米刻度标记线及进声门的管端黑色粗线(声带线)标记(图12-7),如使用金属管芯,插入管芯,在接帽处打折固定,管芯顶端在导管管端上0.5cm,不能超出管端以免损伤气管。根据不同体重和胎龄选择导管型号,表12-6为不同型号气管导管适用的出生体重和胎龄以及对应的吸痰管型号。不同体重新生儿气管导管插入深度(上唇至气管导管管端的距离)见表12-7,也可用简易公式计算:插入深度(cm)=体重(kg)+6。

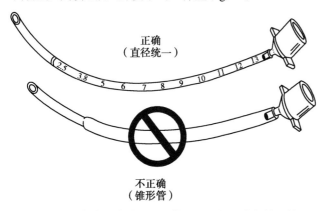

图12-7 新生儿宜选用上下管径一致的无囊气管导管

气管插管途径可分经口或经鼻两种,可根据病情、场合及习惯而定。复苏急救时通常选用经口插管。经鼻插管固定较牢固,适用于需要长期使用呼吸机的新生儿,但经鼻插管操作较复杂,长时间使用可引起鼻中隔或鼻翼坏死,分泌物不易引流而引起肺部感染。

表12-6 不同型号气管导管适用的出生体重和胎龄
以及对应的吸痰管型号

气管导管内径/mm	新生儿出生体重/g	胎龄/周	吸痰管型号
2.5	<1 000	<28	5F
3.0	1 000~2 000	28~34	6F
3.5	2 000~3 000	34~38	8F
4.0	>3 000	>38	8F或10F

表12-7 不同体重新生儿气管导管插入深度

出生体重/g[a]	插入深度/cm[b]
1 000	6~7
2 000	7~8
3 000	8~9
4 000	9~10

注:[a]<750g,仅需插入6cm;[b]为上唇至气管导管管端的距离。

四、新生儿气管插管操作步骤

1. **插管前准备** 准备好合适大小的复苏气囊和面罩,连接好氧源,以备插管前后或插管失败时使用,氧流量应调到5~10L/min。准备好所有气管插管所需物品,连接好喉镜片和镜柄,确保喉镜有足够亮度。将患儿放置在辐射保暖台或保温箱中,呈仰卧位,可在肩下垫2~3cm高的布巾让颈部轻微伸展至"鼻吸气"位(图12-8),用大号吸痰管清理干净口鼻腔分泌物。

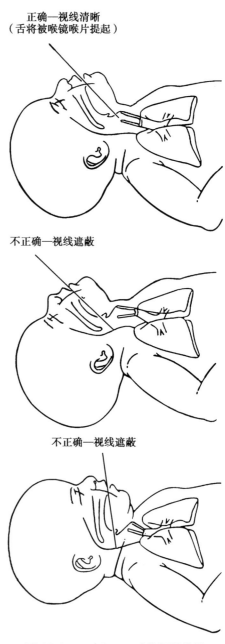

图12-8 正确和不正确的插管体位

2. 打开喉镜电源,左手持喉镜,夹在拇指与食指、中指或食指、中指、无名指之间,镜片朝外(图12-9)。应有一、两个手指空闲,紧贴新生儿面部帮助稳定。操作者站在患儿头顶端,用右手固定头部,整个操作过程应由助手提供常压给氧。

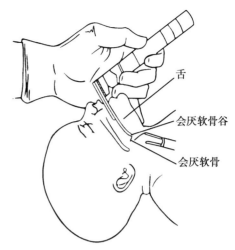

图 12-10 放置喉镜的解剖标志

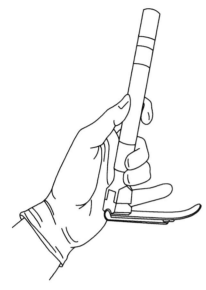

图 12-9 持喉镜的正确手势

3. **左手插入喉镜** 将喉镜镜片沿着舌面右边滑入,将舌头推至口腔左边,推进镜片直至其顶端达会厌软骨谷,即刚超过舌根(图12-10)。必要时可用右手食指张开新生儿的口腔,以方便插入喉镜。

4. **暴露声门** 采用一抬一压手法。轻轻抬起镜片,上抬时需将整个镜片平行于镜柄方向移动,使会厌软骨抬起即可暴露声门和声带(见书末彩图12-11)。如镜片顶端正确放置在会厌软骨谷,应在上方看到会厌软骨,下方看到打开的声门。还应看到声带,看起来像会

厌软骨两边的竖直条带或像倒立的"V"。如这些构造未立即出现,应快速调整镜片直至能看到这些构造。吸引分泌物也能帮助视野清晰。如未完全暴露,操作者用自己的小指或由助手用食指向下稍用力压环状软骨使气管下移有助于暴露声门(图12-12)。在暴露声门时不可上撬镜片顶端来抬起镜片(图12-13),这样既不能暴露声门,又可能损伤患儿牙槽。如插入导管时声带关闭,可采用 Hemlish 手法,即助手用右手食指和中指在胸外按压的部位向脊柱方向快速按压1次促使呼气产生,声门就会张开。如有黏液,可予以吸引。

5. **右手插管** 右手持气管导管,沿着喉镜右侧进入口腔,当声门张开时,插入导管顶端,直到导管上的声带线达声门水平(图12-14)。如声门关闭,等待其开放,不可硬行插管,会引起声带损伤、痉挛。如果20秒内声

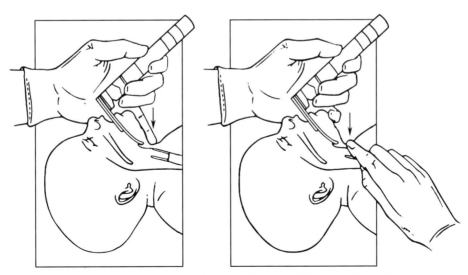

图 12-12 由操作者(左)或助手(右)压环状软骨以改善可见度

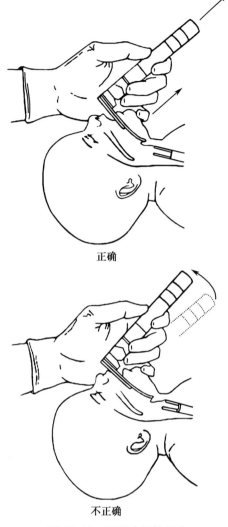

正确

不正确

图12-13 暴露声门的手法

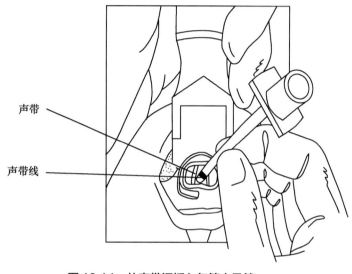

声带

声带线

图12-14 从声带间插入气管内导管

门未张开,暂停插管,行面罩气囊正压通气,待心率和肤色改善后重新尝试。

6. **退出喉镜** 一手固定导管,另一手退出喉镜,右手固定面部,将导管紧贴在唇上和/或用一个手指按在患儿上腭。左手小心退出喉镜,而不移导管。注意不要将导管压得太紧以致压扁导管、堵塞气流。如使用金属导芯,此时拔除金属导芯。

7. 羊水胎粪污染且婴儿无活力,需要气管内吸引清除胎粪时,将胎粪吸引管直接连接气管导管,以清除气管内残留的胎粪。吸引时复苏者用右手食指将气管导管固定在新生儿的上腭,左手食指按压胎粪吸引管的手控口使其产生负压,边退气管导管边吸引,3~5秒将气管导管撤出气管外并随手快速吸引一次口腔内分泌物(图12-15)。

8. **经鼻气管插管** 步骤1~4同经口气管插管,将气管插管从一侧鼻腔轻轻插入,如遇阻力,可轻轻转动插

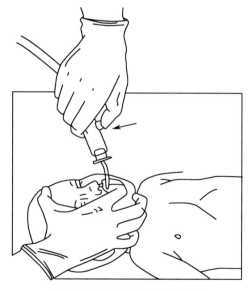

图12-15 胎粪吸引管的使用

管,将插管送至咽喉部。将喉镜插入口腔,暴露声门,

用插管钳夹住插管送入声门至声带线达声门水平，或按经口插管的深度加 1cm。退出喉镜，用胶布固定气管导管。

9. 退出喉镜后，用手固定气管导管接气囊正压通气。判断气管导管位置的方法：正压通气时导管管端应在气管中点，判断方法如下。①声带线法：导管声带线与声带水平吻合；②胸骨上切迹摸管法：操作者或助手的小指尖垂直置于胸骨上切迹上，当导管在气管内前进时小指尖触摸到管端，则表示管端已达气管中点；③体重法：参照表 12-8。

10. 确定导管位置正确后以胶布固定气管导管。确定插管成功的方法：①胸廓起伏对称；②听诊双肺呼吸音一致，尤其是腋下，且胃部无呼吸音；③无胃部扩张；④呼气时导管内有雾气；⑤心率、血氧饱和度和新生儿反应好转；⑥有条件可使用呼出气 CO_2 检测器，可快速确定气管导管位置是否正确（图 12-16）；⑦行胸部 X 线检查，正确位置导管前端应位于第 2 胸椎水平。如果病人状况无改善且怀疑气管导管未插入气管，应右手固定导管，左手重新插入喉镜直至能看见声门，并看清导管是否穿过声带。如插管未成功，退出导管，用面罩气囊正压通气稳定心率和肤色，再重复气管插管操作。

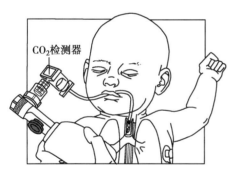

图 12-16　呼出气 CO_2 检测

11. 整个插管过程要求在 20 秒内完成（不包括插管的固定）。如超过了 20 秒，或者在操作过程中患儿出现发绀、心率减慢时应立即停止操作，予以面罩气囊正压通气，待心率和肤色改善后重新尝试。当面罩正压通气无效、气管插管不成功时，可用喉罩气道。

12. 插管过程中，助手的工作非常重要，包括以下内容：①准备好器械；②摆好婴儿位置，固定头部；③常压给氧或正压通气；④吸引口鼻腔分泌物；⑤给插管者递送导管；⑥如插管者需要，压环状软骨；⑦两次插管的尝试之间给正压人工呼吸；⑧连接气管导管与复苏装置；⑨连接 CO_2 监测器，注意 CO_2 监测器的颜色改变；⑩听诊心率，评估是否有改

善，观察胸廓运动，听诊双肺呼吸音是否对称，胃部有无呼吸音。

五、气管插管常见并发症及处理方法

气管插管时最常见问题是气管导管误插入食管或插入右主支气管。气管导管误插入食管时患儿表现为：对气管插管反应差（发绀，心动过缓等）；CO_2 检测器无法显示呼出 CO_2；未听及呼吸音；听见空气入胃的声音；可见胃部扩张；管内无雾气；胸廓运动不良。气管导管误插入右主支气管时患儿表现为：心率或肤色不改善；右胸听到呼吸音，但左胸未听及；右胸呼吸音比左胸响得多。其他常见并发症见表 12-8。

表 12-8　气管插管常见并发症及处理方法

并发症	可能的原因	考虑采取的预防或纠正措施
低氧血症	插管时间延长	用气囊面罩预输氧 插管过程中，常压给氧 20 秒后停止气管插管
	管端位置不正确	重新插管
心动过缓 / 呼吸暂停	低氧血症	用气囊面罩预输氧
	插入喉镜或吸引管的迷走反应	插管过程中，常压给氧 插管后做气囊面罩及气管插管给氧
气胸	导管进入一侧主支气管所致的过度通气	纠正导管位置
	人工呼吸压力过大	使用适宜的人工呼吸压力
舌、牙龈、咽、声门、声带或食管损伤	操作粗暴 错误地上撬喉镜 喉镜镜片太长或太短	加强练习 / 提高操作技能 使用正确的操作手法 选择合适型号的器械
食管或气道穿孔	导管金属芯超过导管尖端 导管插入用力过大	正确放置金属芯 动作宜轻柔
气管插管堵塞	导管扭曲或分泌物阻塞导管	用吸引器吸净导管分泌物或重插
感染	病原体通过器械或手进入	注意清洁 / 消毒技术

（荣箫　周伟）

参考文献

1. 周文浩, 程国强. 早产儿临床管理实践. 北京: 人民卫生出版社, 2016: 96-113.

2. 中国新生儿复苏项目专家组. 中国新生儿复苏指南 (2016 年北京修订). 中华围产医学杂志, 2016, 19 (7): 481-486.

3. MAHESHWARI R, TRACY M, BADAWI N, et al. Neonatal endotracheal intubation: How to make it more baby friendly. J Paediatr Child Health, 2016, 52 (5): 480-486.

13

第十三章
早产儿循环系统疾病

第一节 早产儿循环系统生理学与病理生理学基础

随着围产期与新生儿重症监护医学的快速发展，早产儿生存率在逐年上升。早产儿，尤其是超低体重儿与超早产儿在救治过程中与存活后均面临着对器官发育状态及未来发育结局的评估与预测。然而，对其发育中的生理学、生物化学及病理生理学认识尚不完全清楚。早产儿循环器官即心血管系统处在不断发育成熟的过程，此期发生的疾病必然表现出成熟依赖性。充分理解产时体、肺循环宫内外的过渡，动脉导管开放，休克状态的血流动力学变化以及脑血流调节病理生理基础对提高早产儿救治质量具有重要意义。本节将就胎儿心脏血管发育的生理机制、过渡期转换特征及血流动力学的发育与病理机制予以概述。

一、胚胎期与胎儿早期心脏发育

在胚胎发育过程中，人类心脏是最先形成与发挥作用的器官之一。胚胎3周末时，被动的氧弥散已经不能满足胚胎发育代谢需求。胚胎22天时，心脏起源于原始心管，开始成为氧与营养物质传输的关键器官。胚胎第4周末时开始出现主动的胎儿循环。早期的心脏组织发育涉及复杂组织的增殖、生长、分化及形态发生过程。心脏及其周围组织器官主要来源于中胚层、心脏上皮周围及神经嵴几种祖细胞，最终在胎龄7周时形成四腔心结构。宫内胎儿生活在安全、独立稳定的低氧环境中，主要的营养物质共给与传输、代谢废物排出与气体交换均依赖于母亲胎盘结构功能完整正常。

1. **心脏发生的组织细胞学** 早期的心脏发育涉及心肌祖细胞，包括来源于中胚层侧板的第一心野（first heart field，FHF）与第二心野（second heart field，SHF）祖细胞和原心脏上皮祖细胞和外胚层衍生的颅神经嵴细胞（图13-1）。这细胞在来源于3个胚层的生发层的诱导与抑制性信号的相互作用下相互融合分化［分化抑制因子（wingles integrated，Wnt），分化诱导因子：成纤维细胞生长因子（fibroblast growth factor，FGF）与骨形态发生蛋白（bone morphogenetic proteins，BMPs）］。构成FHF与SHF细胞组织最终分化为不同心肌细胞、心脏传导细胞，流出道血管与冠状血管，而来源外胚层的细胞组织分化部分心外结构与副交感神经。

2. **四腔心结构形成** 在胚胎2周时，FHF与SHF迁移至前方，在多种转录因子的调节下不断生长分化，在3周时形成原始心管（primitive heart tube，PHT）与流出道（SHF），4周时原始心管分化成左右心室，室间隔缺损特征表现为心内流出道与房室通道融合的膜性孔道。最初的心搏始于PHT，血液在心管内不断流动产生不同应力促使心肌细胞、心内细胞不断增殖，心管形态球形化，在4周时逐渐形成心室、心房，且与肺动脉、流出道连接。静脉极细胞群分化成上下腔静脉（见书末彩图13-2）。

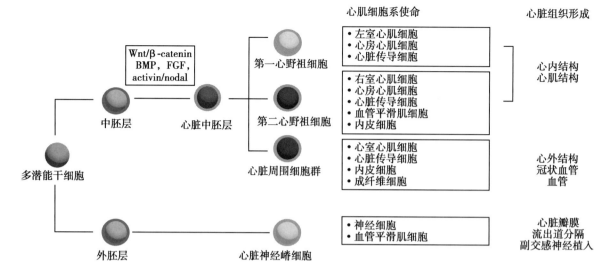

图 13-1　胚胎期心脏的组织发生

3. 心外膜、瓣膜与副交感神经支配　心外膜前体祖细胞于胚胎期分化为心肌成纤维细胞和心脏冠状血管及小部分心肌细胞,这部分细胞最终发育成心外膜。参与心脏形成的第四祖细胞群由颅神经嵴细胞构成,通过咽弓的北侧神经管迁入,参与流出道与心脏瓣膜分隔和形成。神经嵴细胞还可以生成主动脉与肺动脉内平滑肌细胞,同时完成心脏自主神经与感觉神经的支配分布。心脏神经嵴细胞异常与多种心脏 - 颅面部畸形有关。通过心脏环路形成,FHF、SHF 与前体心外膜祖细胞、神经嵴细胞相互作用,心脏 4 腔结构分隔完成。于胚胎 7 周完成主肺动脉干连接,开始了真正胎儿循环。

二、胎儿循环发育的生理特征

胎儿循环最主要的特征是保证胎盘气血交换后的高氧含量血液供给脑和心脏,而不进入肺脏,即肺循环为高阻低容器官,不发挥气血交换功能。为维持这种发育循环特征需要,无论是在生物化学还是在解剖结构方面,胎儿循环都具有其鲜明特点。

1. 血管收缩舒张功能的调节　宫内胎儿血管张力的调节主要与两大系统,即前列环素系统与内皮素 -1 系统有关,此期血管收缩调节上调,特别是内皮素 -1 表达增高是维持胎儿循环肺血管阻力增高的最主要因素。此外,前列腺素中缩血管功能的 F2α 水平增高,而前列腺素 E_2,I_2 至胎儿晚期才开始增高,也对维持肺循环高阻状态起到一定作用。

2. 胎儿循环的解剖学特征——4 个分流通路　在胎儿 10 周时,胎儿循环的气血交换已由卵黄囊与胎盘的氧被动扩散转为胎盘主导的主动气血交换。胎盘血管床低阻高容状态保证了大量血液的气体交换,尽管交换后氧含量仍较低,但是较高的心输出量与较强的胎儿血红蛋白氧结合力充分保障了胎儿组织器官的氧供应。在解剖学上,4 个分流通路发挥了重要作用:静脉导管(dutus venous,DV),50%~60% 的脐静脉血液绕过肝循环经 DV 进入下腔静脉,与低氧饱和度的血液混合。余部分血液进入肝脏,最终与来自下肢静脉的血流入下腔静脉,进入右心房。在右心房,血液分流经过两个通路:超过一半的血液经过卵圆孔进入左心房。这部分高氧饱和度的血液与来自肺静脉的血液混合进入左心室,心脏泵出到颈动脉与升主动脉和冠状动脉。余下腔静脉血液与来自上腔静脉的低氧饱和度血液混合,经三尖瓣进入右心室,继而进入肺动脉(仅很少一部分)。因高肺血管阻力使得大部分血液绕过肺循环而经过动脉导管(ductus arteriosus,DA)进入降主动脉(见书末彩图 13-3)。

3. 胎儿循环 - 心率、心搏出量与肺血流　正常胎儿心率在 110~160 次 /min,由于胎盘血管床血管阻力很低,使得体循环的阻力也很低,来源于左右心室的血液搏出后 40% 回到胎盘。肺循环高阻力使得血液在心房 FO 与经右心室至肺动脉在 DA 水平发生右向左分流,经 DA 分流血液占右心室搏出量的 2/3,供应下半身,回流至胎盘。左心室搏出血直接进入冠状动脉与颈动脉供应脑与心肌细胞。胎儿期心搏出量(器官灌注率)可达 470~500ml/(kg·min),而由于肺血管发育及血管高阻力,进入肺循环的血液在胎龄 20 周时仅占心搏量的 13%,30 周时达到 25%~30%,进入胎儿晚期 38 周又降至 19%,肺血管阻力也呈现"高—低—高" 的 "U" 形变化。胎儿这种循环特征还保证了胎儿发育中器官免受高氧攻击。源于胎盘的脐静脉血氧饱和度约 85%,而由肺脏回流血氧饱和度仅为 45%,

胎儿期肺血流是很低的,由肺回流血液与来源脐静脉高氧血混合后供给脑及冠状循环血氧饱和度为65%左右,进入到下半身的血氧饱和度为55%(最高)。动物实验研究证明,尽管母亲血氧分压为90~100mmHg(1mmHg=0.133kPa),但是脐静脉血氧分压仅为32~35mmHg,升主动脉血氧分压为25~28mmHg,吸入100%O_2后动脉血氧分压可达400mmHg,但是胎儿的升主动脉氧分压仅仅增加至30~35mmHg。母亲的高氧血症增加胎儿左肺动脉血流,进而使肺脏回流血液增加缓冲进入脑组织的氧水平,因此升主动脉血氧增加非常有限。

三、过渡期的新生儿循环

过渡期即胎儿由宫内环境转变至宫外环境的时期,是机体生理的快速变化期。宫外环境促使胎儿心肌细胞发育模式由增殖模式(细胞数量增加)转为生长模式(细胞体积增加)。生后最初几个月,心肌细胞体积增加近30倍。但对于早产儿,特别是超早产儿,心肌细胞生长受到产前及生后因素影响,很难有理想发育速率,导致心肌收缩与储备功能非常有限。产时及生后这段时间的心肺适应转变不仅仅是胎盘与肺气体交换功能的交接,更重要的是生物化学、生理学与解剖结构的持久转变,这些转变的顺利完成标志着正常新生儿循环(成人型循环)的建立。

1. **过渡期新生儿生物化学变化** 肺膨胀、肺液吸收与肺泡表面活性物质分泌、肺泡功能残气量建立、肺泡氧分压不断增加使肺血管阻力不断下降,同时也使得胎儿内皮细胞形成和NO合成酶上调,产生大量NO扩张肺血管,降低血管阻力。抑制环加氧酶-2,使收缩血管活性物质血栓素合成下降。同时前列腺素E_2、I_2分泌增加,内皮素-1表达下调。此外,在产时状态下有大量儿茶酚胺释放,皮质醇及甲状腺素释放增加,使心肺血管扩张的β肾上腺素受体上调,促进肺液清除。

2. **过渡期胎儿循环转变** 宫内胎儿心肺循环转为新生儿循环主要发生以下改变:4个分流通路功能上结束历史使命,即胎盘循环终止、静脉导管关闭、动脉导管与卵圆孔分流关闭或暂时性表现为左向右的分流;肺血管阻力显著下降,血流量明显增加,双侧心室搏出量增加。当各种原因不能使肺血管阻力显著下降时,肺动脉压超过体循环压力,胎儿循环状态不能完全终止,将发生新生儿持续性肺动脉高压(persistent pulmonary hypertension of the newborn,PPHN),产前与产时很多因素是PPHN的高危因素,如窒息、败血症、肺脏感染与

严重RDS、肺血管结构发育异常、心脏结构异常导致流出道梗阻、肺循环阻力增加等。在超低体重儿与超早产儿中,由于肺血管发育不成熟,肺循环血管阻力在生后下降缓慢,尤其是宫内生长受限、有感染与炎症反应、重度RDS,表现为早期肺动脉高压(生后96小时内不能降至正常范围,心脏超声提示肺动脉高压),肺血管过度延迟(delayed pulmonary vascular transition,DPVT),此类患儿发生BPD与BPD相关肺动脉高压风险极高。

3. **心房水平分流与动脉导管未闭(PDA)** 早产儿时期,通常一直存在心房水平的分流,多半对血流动力学影响较小,但是超早产儿若发生较大的心房水平分流同时合并PDA,则发生BPD的风险增加。足月新生儿的心房水平分流通常在生后3月开始解剖学关闭,但是只有50%在5岁时关闭,甚至仍有30%在成年时存在可探及分流,是心脑血管病的潜在风险。PDA的发生率明显表现为成熟依赖性,胎龄越小,关闭时间越晚。50%胎龄小于26周的超早产儿关闭时间为71天,50%胎龄26~29周的早产儿关闭时间为7~14天。有些功能性关闭的儿童在发生感染、NEC时,PDA可重新开放,严重影响器官灌注。

心房水平与DA分流关闭后,双侧心室的搏出量近乎平衡,心肺转换早期的高心输出量逐渐在24小时内降至稳定水平,早产儿心输出量在150~200ml/(kg·min),为成人的2倍。早产儿心肌尚在发育中,肌纤维排列紊乱、收缩应力变化差、心肌收缩僵硬,因此在容量变化时,依据Frank-Starling定律能够增加的每搏输出量非常有限,因此,心输出量稳定主要依赖心率。当器官灌注不足时,心率代偿性增加变得尤为重要,尤其是感染休克早期,心率增加是感染发生的重要临床特征。早产儿在出生早期,常常可见血压偏低,特别是舒张压较低,这主要与过渡期肺循环血液回流及动脉导管开放有关。在没有代谢紊乱与其他灌注异常表现时,通常会逐渐恢复正常,不需要干预,也称可允许性低血压(permissive hypotension)。在发生休克,特别是脓毒症休克时,血压下降不是早期诊断指标,持续的低血压预示结局不良。

四、早产儿血流动力学临床评估、低血压与器官灌注

血流动力学评估核心是评价心脏输出功能与血管阻力变化对器官灌注的调节作用。因此,血流动力学临床评估包括3个方面:心脏输出功能与血管阻力的定

量定性评价、器官灌注与功能改变及组织细胞代谢状态。血流动力学临床评估主要指标有：心音、心率、血压、心搏出量与心输出量，周围血管灌注状态（毛细血管再充盈时间>3秒），体、肺循环的血管压力、阻力，器官灌注与组织代谢，尿量［少尿<1ml/(kg·h)］，血清肌酐、BUN，脑电活动监测，局部脑组织氧饱和度分析，血清乳酸水平（>2.8mmol/L）。

尽管无创性血流动力学监测方法很多，但是一致性与特异性很差。在这些方法中首选心脏超声学靶向监测，有学者建议在下述情况下需要床旁超声学评价：PPHN、循环功能异常表现，如低血压、休克、扩容后仍无尿，hsPDA，HIE早期表现循环功能不稳定。在这些情况下也常常需要评估组织的氧合状态，以便清楚血流动力学对器官功能的影响，临床上可以应用近红外光谱（near-infrared spectroscopy）。

1. 正常血压与低血压 体循环血压是血流动力学重要参数，其与心输出量和体循环血管阻力相关，一般血压（blood pressure,BP）=心输出量（cardiac output, CO）×体循环血管阻力（systemic vascular resistance, SVR），虽然有创（脐动脉置管）与无创方法测定的BP有很好的相关性，但是有创方法仍是BP测定的金标准。BP受胎龄、生后日龄、出生体重以及产前、生后多种因素影响。一般BP与胎龄、生后日龄与出生体重呈正相关，随日龄逐渐增加。通常出生3天后，早产儿平均动脉压应大于30mmHg，足月儿大于50mmHg。有关血压的正常范围可参考表13-1与13-2。

表 13-1　正常血压（基于纠正胎龄）　　　　　　　　　　　　　　　　单位：mmHg

胎龄	收缩压			舒张压			平均血压		
	最大值	中位值	最小值	最大值	中位值	最小值	最大值	中位值	最小值
24	68	49	33	46	29	14	53	36	20
25	69	51	36	47	30	15	54	37	22
26	70	52	38	48	31	17	55	38	24
27	71	54	40	49	32	18	56	39	25
28	72	55	41	50	33	19	57	40	26
29	73	56	42	51	34	20	58	41	27
30	78	59	43	52	35	21	60	43	28
31	78	61	46	53	36	22	61	44	30
32	80	62	48	54	37	23	63	45	31
33	81	63	50	55	38	24	64	46	33
34	83	66	51	56	39	25	65	48	34
35	84	69	52	57	40	26	66	50	35
36	87	71	55	58	41	27	68	51	36
37	89	72	57	59	42	28	69	52	38
38	90	75	59	60	43	29	70	54	39
39	91	78	60	60	44	30	70	55	40
40	92	80	61	61	44	30	71	56	40
41	93	81	62	62	46	31	72	58	41
42	95	82	63	63	47	32	74	59	42
43	97	83	65	64	48	33	75	60	44
44	98	86	66	65	49	34	76	61	45
45	100	88	69	66	50	35	77	63	46
46	102	89	71	66	51	36	78	64	48

注：依据 Dilli D,Soylu H,Tekin N.Neonatal hemodynamics and management of hypotension in newborns.Turk Pediatr Ars 2018;53（Suppl 1）S65-S75 改编，最大值与最小值为95%可信区间。

表 13-2　出生第一天正常血压(基于体重)

出生体重 /g	收缩压			舒张压			平均血压		
	最大值	中位值	最小值	最大值	中位值	最小值	最大值	中位值	最小值
750	60	43	28	44	28	12	49	33	17
1 000	62	46	30	45	30	14	51	35	19
1 250	64	49	32	46	31	15	52	37	21
1 500	66	50	34	48	32	16	54	38	22
1 750	69	52	37	49	33	17	56	39	24
2 000	71	55	39	50	34	18	57	40	25
2 250	73	58	41	51	35	19	58	43	26
2 500	76	60	43	52	37	21	60	45	28
2 750	79	62	45	53	38	22	62	46	30
3 000	80	64	48	54	39	23	63	47	31
3 250	82	68	50	55	40	24	64	49	33
3 500	85	70	52	56	41	25	66	51	34
3 750	88	72	54	57	42	26	67	52	35
4 000	90	74	56	58	43	28	69	53	37

注：依据 Dilli D, Soylu H, Tekin N.Neonatal hemodynamics and management of hypotension in newborns.Turk Pediatr Ars 2018；53（Suppl 1）S65-S75 改编，最大值与最小值为 95% 可信区间。

2. 低血压的诊断　目前诊断低血压的定义尚不统一，以下几种定义可供参考：①平均动脉压（mean BP）小于胎龄周数或同胎龄的第三百分位数；②收缩压、舒张压、mean BP 低于同胎龄的 95% 可信区间范围的低值；③胎龄 32 周生后 72 小时 mean BP＜30mmHg；④ 器官与组织血流灌注受损时的 BP。血压的降低是多种因素相互作用的结果，如影响心脏前后负荷因素、血容量、血管阻力、心肌收缩力、心率与节律变化、血液黏滞度及应激状态下的肾上腺与其他内分泌功能改变。如单一血压数值低于"正常范围"但是没

有组织器官功能与灌注代谢紊乱表现，在一定时间内应结合早产儿所处的生理变化期，如早期心肺循环过渡，心搏出量受 PDA 与肺循环高阻力影响可能处于暂时的低血压，这时若没有器官功能改变也称为可允许性低血压（permissive hypotension）。然而，如血压持续下降或持续处于较低水平，则必须综合分析判定是否存在改变血流动力学的内在因素，是否影响组织灌注与代谢。需要应用更精细的管理手段（靶向心脏超声血流动力学评估）与组织代谢评估（NIRS）指导临床救治，有关低血压处理流程参见图 13-4。

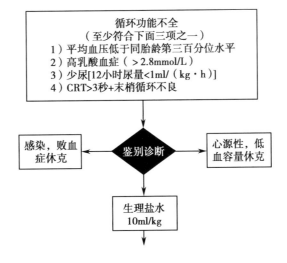

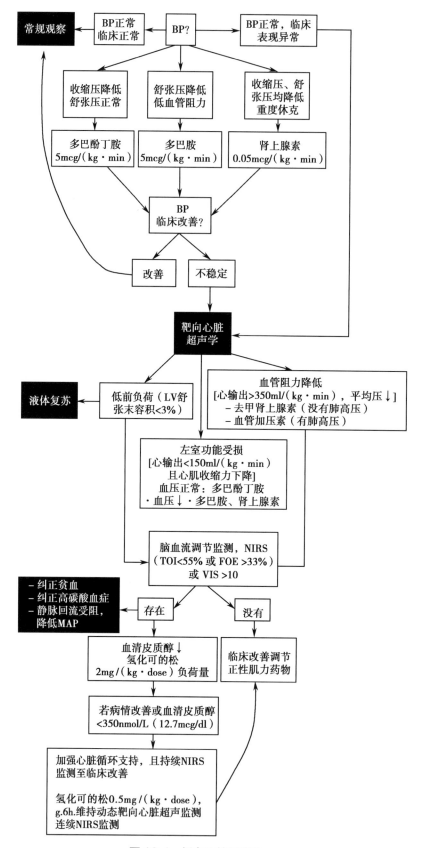

图13-4 低血压处理流程

BP:血压;TOI:组织氧指数;FOE:氧摄取分数;VIS:血管活性正性肌力药物评分

依据 Dilli D,Soylu H,Tekin N.Neonatal hemodynamics and management of hypotension in newborns.Turk Pediatr Ars 2018;53(Suppl 1)S65-S75 改编。

低血压的进一步解析须分析 CO（CO= 心率 × 心搏出量），体循环阻力（SVR）与组织氧的利用。尽管早产儿心率增快是增加心输出量的重要代偿机制，但是持续的心率>180 次 /min 或<100 次 /min 会导致心输出量显著下降。一般情况下，心输出量正常范围在 150~350ml/（kg·min）（不同方法会有差异）。组织器官的功能除需要有正常灌注外，血红蛋白水平，动脉血氧分压都与其正常代谢密切相关。组织氧合（tissue oxygenation）=CO × 1.34 × Hb × SaO_2（SpO_2）+（PaO_2 × 0.003），正常值 20~40ml/（kg·min），可以应用 NIRS 分析局部组织的氧饱和度如脑组织（rCSO_2），若已知此时动脉氧饱和度，即可计算出局部组织氧摄取分数（fractional oxygen extraction，FOE）=SaO_2–SvO_2（NIRS）/SaO_2（正常值：0.15~0.22）。

任何器官的灌注在一定血压波动范围内可以维持在稳定状态，保证器官功能正常，这种功能称为自身调节，当血流自身调节被破坏时，器官灌注将呈现压力被动血流调节，在早产儿脑循环血流调节不完善，脑血自调范围很狭窄，胎龄越小，脑血流调节越差，越容易发生脑缺血或出血。既往有研究认为早产儿的脑血流调节下限阈值为 28~30mHg（平均动脉压）。不过器官血流

与代谢结合研究确定调节阈值可能更有实际意义。

（毛 健）

参考文献

1. TAN CM, LEWANDOWSKI AJ. The transitional heart: from early embryonic and fetal development to neonatal life. Fetal Diagn Ther, 2020, 47: 373-386.
2. LAKSHMINRUSIMHA SAUGATAD OD. The fetal circulation, pathophysiology of hypoxemic respiratory failure and pulmonary hypertention in neonates, and the role of oxygen therapy. J Perinatol, 2016, 36 (suppl): S3-S11.
3. MIRZA H, GARCIA JA, CRAWFORD E, et al. Natural history of postnatal cardiopulmoanry adaptation in infants born extremely preterm and risk for death or bronchopulmonary dysplasia. J Pediatr, 2018, 198: 187-193. e1.
4. BATTON B. Neonatal blood pressure standards: What is "normal"?Clin Perinatol, 2020, 47 (4): 469-485.
5. EL-KHUFFASH AF, MACNAMARA PJ. Hemodynamic assessment and monitoring of premature infants. Clin Perinatol, 2017, 44 (3): 377-393.
6. DILLI D, SOYLU H, TEKIN N. Neonatal hemodynamics and management of hypotension in newborns. Turk Pediatr Ars, 2018, 53 (Suppl): S65-S75.

第二节　早产儿血流动力学

过去二十年在极低出生体重儿（VLBW）救治方面取得了很大的进步，但是心血管功能评估和监测的临床指标可靠性仍不尽如人意，如心率或毛细血管再充盈时间等。病理生理机制可能是多种多样的，所以刻板的监测评估方法可能并不适合所有的患儿。另一方面，在低血容量方面缺乏共识、对于治疗相关的远期预后缺乏数据，这些可能是导致出现不同治疗方案的原因。血流动力学不稳地的极早产儿的诊断和治疗，目前存在困境，需要进一步研究。

一、影响血流动力学的主要因素

动脉导管未闭（PDA）是影响全身血流动力学的主要决定因素。PDA 是一个共同的问题，胎龄小于 29 周的患儿约有 40%~55% 会出现 PDA 带来的血流动力学问题，PDA 的管理策略仍然存在高度争议。Kluckow 等人研究了胎龄小于 30 周的早产儿早期（<5 小时）的

导管收缩，预测在这些婴儿中动脉导管保持开放的状态。研究结果可以为早期使用非甾体类抗炎药进行治疗提供依据。这种处理策略可能过于简单，忽略 PDA 的临床症状，使无症状的婴儿接受了不必要的临床干预。预防性应用吲哚美辛关闭导管的方法，使约 40% 的 PDA 可以自发性关闭的婴儿在可能由于预防性治疗而出现不利影响。临床上所有的 PDA 引起急性生理或临床的变化，最后导致急性或慢性导致器官损伤，是不是都会进一步导致新生儿发病，目前缺乏证据去支持此种因果关系。在某些情况下，临床治疗的失败、有医疗的风险或手术方案，都使一些研究者质疑关闭 PDA 的必要性。实际上，目前还没有解决疾病的分期问题（类似到缺氧缺血性脑病 Sarnat 分期或坏死性小肠结肠炎 Bell 分期）。之前我们曾提出了一个"PDA 分期"系统，根据临床表现和超声心动图的标准进行分类。在分期系统的基础上得分越高，表明呼吸系统发病率就越高。该评分系统仅用于确定需干预的 PDA 患儿，但哪些患

13章

儿能受益于治疗,还需要前瞻性评估。

平均血压(blood pressure,BP)是衡量是否需要进行干预治疗的指标:无论是晶体液或血管活性药物的应用,ELBW 在生后的最初几天血压正常范围仍有争议。Munro 等研究显示,在平均血压自动调节曲线中,低血压患儿中脑血管自动调节功能是不起作用的,脑血流量约 30mmHg 时存在一个断点。其他研究者认为,体循环血流量(systemic blood flow,SBF)〔如心输出量,上腔静脉(superior vena cava,SVC)血流〕是作为决定是否需要治疗的重要的决定因素。Evans 等人提出的 SVC 血流可作为一种新的衡量指标,代表上半身血流量,其中约 80% 流至脑部,是脑灌注的一个有用的标记。早产儿过渡时期的循环和分流的影响可能会改变早产儿的临床表现。SVC 血流是 SBF 的替代指标,它已经被证明与左心室输出(left ventricular output,LVO)有显著的相关性($R = 0.63$,$P<0.000\ 1$)。虽然统计上 SVC 血流和 LVO 之间的相关性已经被证明,但是仍然存在无法连续检测和受观察者个体差异影响的缺点。早期低 SVC 血流与脑室内出血后期较高的死亡率、发病率和 3 年内的发育障碍都有关系。

尽管 BP 是心输出量和体循环血管阻力(systemic vascular resistance,SVR)的综合表现,但 BP 和 LVO 之间关系并不强。West 等人在超过 40 名早产儿(24~30 周)研究中,测量血流量,BP 和定量脑电图(electroencephalogram,EEG)数据之间的关系,作为替代生后第一个 48 小时脑灌注和功能的指标。超声心动图尽可能在生后 5、12、24 和 48 小时进行测量,血流量和脑电图振幅在生后 12 小时和 24 小时之间($R2=0.12$,$P=0.03$;$R2=0.20$,$P=0.009$)有差异统计学显著。右心室输出量和最小及中位数幅度($R2=0.29$,$P=0.002$;$R2=0.18$,$P=0.02$)有显著关系。在 5、24 或 48 小时脑电图振幅和右心室输出量无明显关系。SVC 血流、收缩压、舒张压和平均血压与任何时间点脑波振幅都无关。虽然处理全身性低血压的理由是保护重要器官灌注,尤其是维持脑血流量,但血流的区域性分布和器官特异性血管阻力才是最终影响特定器官灌注的因素。单靠血压无法准确反映器官的血流量。因此,在治疗早产儿低血压时,应采用维持酸碱平衡,保持在正常血压基础数值的原则。同时,早产儿全身性低血压与死亡率的增加、脑室内出血、脑室周围白质软化和神经疾病的发病率都相关。虽缺乏有关证据(如 BP 的治疗和改进,临床治疗措施与相关的长期预后)并不意味着缺乏联系,BP 仍然是一个重要的和广泛使用的指标,目前许多临床措施依据 BP 而定。

血流动力学受多因素之间复杂的相互作用影响(前负荷、心肌功能和后负荷),仅着眼于一个变量可能使问题过于简单化。心律失常或先天性心脏病的存在可能会进一步混淆临床信息,使治疗策略更加复杂。危重患儿的管理,除临床症状和体征之外的信息,可能对确定病因是有帮助的。

二、扩容和正性肌力药

ELBW 低血压常规扩容治疗,多次推注 10ml/kg 的扩容剂(如生理盐水)。围产医学的英国协会联合工作小组建议对于早产儿低血压的起始扩容使用胶体液,当对容量治疗反应迟钝时,使用正性肌力药物。对于一个多病因的临床问题,忽略其本身的生理特点的单一治疗方案是有风险的。

产前出血或双胎输血情况下,如在没有太多容积丢失的基础上输入较多的液体。将可能导致液体超负荷,是导致导管持续开放和支气管肺发育不良的重要病因。循证医学对预防性早期扩容在极早产儿救治中应用,发现并不是基于有病理证据的干预。存在心血管问题的早产儿,特别是低血压的早产,并没有临床研究去比较输注液体与不输注液体的差别。由此可见,目前的标准流程方法还没有被循证医学证据。

内源性儿茶酚胺、多巴胺是拟交感胺类中最常用的治疗早产儿低血压的药物。Seri 等人最近讨论多巴胺在早产儿低血压治疗中对脑血流动力学的影响。此 Meta 分析中纳入 5 个研究,共收录了 75 名婴儿。分析显示,脑血流量(cerebral blood flow,CBF)增加与多巴胺管理相关($r =0.36$),效果大小的估计只有 0.12(数字越大,CBF 就越大)。最初剂量建议是 2~20μg/(kg·min),这是从健康成人的药效学得到的数据。然而,不成熟的心血管肾上腺素表达的变化可能会导致低血压患儿对"传统的"剂量的药物出现耐药。在疾病状态下或极早产儿中,肾上腺素受体的下调是可以预期的。没有任何证据显示,需要维持正常血压时,高剂量多巴胺治疗或额外的肾上腺素具有不利的血管收缩效应。同时,过多的血管收缩效应的影响和随之而来的 SVR 和后负荷增加对心输出量的影响也需要慎重考虑。

另一方面,多巴酚丁胺是具有选择性的激动心脏受体,它的使用也与总外周血管阻力下降有关。因为它可能会降低后负荷,原发性心肌功能障碍和周围血管阻力升高的新生儿最有可能受益于多巴酚丁胺的治疗。多个随机研究表明,多巴胺在提高早产儿的血压比多巴酚丁胺更有效。一项 Meta 分析结果证实,多巴胺组婴儿治疗失败的较少,这是一个正性肌力药比其他药物更好的证据支持。一项缺乏证据的研究显示,任何儿茶酚胺升压药的使用可以改善临床重要结局,但是临床风险/效益比、长期使用正性肌力药物的远期预后仍不明了。

在胎儿向新生儿过渡的阶段,胎儿期左心室对抗的是低血管的阻力(胎盘)。一旦脐带被结扎,体循环就会被替换。在早产儿,心肌对这种 SVR 的突然增加适应不良可能是导致疾病的重要的原因。可以与导管结扎手术血流动力学变化比较,在结扎前,由于分流,左心室是抵抗较低的 SVR(动脉导管未闭),结扎之后,SVR 的突然增加,导致心肌收缩力和左室输出量明显下降。收缩末期室壁的应力(end-systolic wall stress,ESWS,替代负荷)和平均圆周纤维缩短速度(mean velocity of circumferential fiber shorting,mVCF)之间存在负线性关系。ESWS 增加伴随着 mVCF 的减少。

三、临床医师进行床边超声心动图在临床工作中的作用

近年来在早产儿心血管治疗,尤其是在出生后的过渡循环时期治疗中有一个重大进展,就是新生儿重症监护病房超声心动图的使用。其可以对动脉导管未闭、心肌功能和肺循环、体循环血流动力学进行有限度的评估,解决特定的临床问题或管理难题。床旁超声应被视为物理评估,而不是作为一个单纯超声心动图评价心脏结构。它对心脏功能和全身血流动力学特征进行评估,找出心血管损害的确切性质并指导治疗。在澳大利亚和一些欧洲的新生儿监护病房、新生儿科在下列情况下使用超声心动图:①评估动脉导管未闭,如大小、流量和终末器官灌注;②低 SVC 筛查或心输出量的评估;③低血压,如心肌性能受损和前负荷;④评价肺血流动力学,如右心室收缩动脉压、分流是否存在。

实时的生理数据有助于临床医师为患儿提供更加有针对性的重症监护。在澳大利亚和新西兰最近的一项关于新生儿科医师的调查显示:对多巴酚丁胺和多巴胺治疗反应不佳的患儿,利用心脏超声(CPCU),57% 的患儿可以得到进一步信息指导治疗。

总之,应由专业的临床医师进行超声,通过提供额外的血流动力学信息来提高临床决策。如果有临床怀疑先天性心脏病,应及时进行小儿心脏专科进行会诊。

CPCU 也存在其局限性。测量不连续的、瞬间的时间评估,可能会产生一个重大的错误(腔内或导管分流)。CPCU 实施的客观问题需要解决,包括昂贵的设备、研究报告、影像归档和人员培训。目前迫切需要从事儿科心脏病专家,在这样的教育活动中,分享他们的知识和经验。

四、血流动力学异常的患儿肾上腺皮质功能不全

相对肾上腺皮质功能不全(adrenocortical insufficiency,AI)是新生儿的救治的热点主题。虽然目前没有公认的定义,<15μg/100ml 是判断随机皮质醇值相对 AI 的初步证据。最近的研究显示,大多数危重新生儿皮质醇和促肾上腺皮质激素值都非常低,低皮质醇值已被发现与死亡率和发病率的增加,特别是心血管功能障碍与升压药耐药性低血压密切相关。研究表明,有 56%~74% 的危重期和晚期早产儿接受升压药治疗,皮质醇值 <15μg/ml 的婴儿对氢化可的松(hydrocortisone,HC)的治疗是有反应的。Bourchier 随机进行 40 例极低出生体重儿,接受多巴胺或 HC 来治疗低血压。两组的 BP 均到达平均血压的水平,并保持高于目标水平;HC 组从 48 小时起有一个始终保持较高的平均血压。在那些没有明显左向右分流的患儿中,所有多巴胺组婴儿对治疗有反应,而 HC 组 17/21(81%)对治疗有反应。先前的研究也显示,接受产前糖皮质激素的母亲比没有接受激素的母亲所生孩子更不易出现低血压。其他调查也显示了接受 HC 治疗可以较快地改善血压和缩短使用正性肌力药物时间,但颅内出血率无差异。以前的研究也证明地塞米松对早产儿低血压的作用。Gaissmaier 等在接受肾上腺激素治疗的早产儿低血压中,将地塞米松与安慰剂对比,结果显示肾上腺激素的持续时间较固醇治疗组短。

总之,尽管各种不同剂量的类固醇已被应用,但是没有数据显示其对神经发育的长期影响。虽然在改善血压方面的效果已将被证实,前瞻性随机对照试验证明,迫切需要了解对长期预后的影响。

五、框架优化治疗

极低体重早产儿低血压目前管理包括容量、正性肌力药物(尤其是多巴胺)和在难治性病例中糖皮质激素的应用。在心血管系统疾病中,针对生理变化的框架性治疗是最需要的。较早提出了针对导管结扎手术后血流动力学不稳定的管理模式。

目前存在 BP 临界值的各种标准,如果治疗策略是

由 BP 决定,那么会始终遵循一个固定的标准。Zubrow 等(费城新生儿血压研究中心)进行了一项前瞻性多中心研究,使用了 9 911 天婴儿记录和 24 052 个人的测量血压数值,最终生成一个 BP 的回归模型。胎龄和出生天数与收缩压和舒张压有着显著的相关性($P<0.000\ 1$)。鉴于血压和血容量之间的较差的相关性,当针对低血压时,扩容应该更加谨慎。在低血容量(产前出血,双胞胎输血)和 / 或超声心动图有提示特征时才考虑进行扩容。数据显示,通过检测在心脏和呼吸周期的 M 模式超声心动图中的下腔静脉(inferior vena cava,IVC)的内部尺寸变化。在无阻碍的状态下,这些变化可能会被认为是下腔静脉到右心房血流变化的表达。评估 IVC 动力学可以作为一个可重复的超声心动图的画面来评估右心室充盈和功能,虽然分流(卵圆孔未闭等)的存在会影响,但机制尚不清楚。

研究已经证明,多巴胺在升高血压方面的有效性,如果目标是要解决低血压数值(在没有或代替超声心动图的信息),那么正性肌力药超过多巴酚丁胺将成为首选的。如果所需的治疗目标是一种低心输出量的状态[超声心动图测量低 LVO<150ml/(kg·min)和 / 或减少 mVCF],然后多巴酚丁胺将是一个合适的选择。然而,重要的是体会到,在早产儿中,BP 和 LVO 之间的关系是复杂的,低血压可以伴随着正常 / 高 LVO,正常血压可以伴随着低 LVO。当使用超声心动图来获得信息时,心内和心外分流例如卵圆孔未闭和 PDA 等的影响都是需要考虑的。在新生儿的常见做法,肾上腺素仍然是备份的正性肌力药和对血管扩张性休克特别有效的药物。米力农已被证明可以改善婴幼儿心脏手术的心脏输出状态。最近,它已被证明在动脉导管结扎手术后心肌衰竭的管理中是有用的。在早产过渡循环时,只有非常有限的数据来证明它的作用。米力农在生后 24 小时的极早产儿中并没有妨碍全身的血液低灌注的作用。

在婴幼儿顽固性低血压治疗中,HC 已被证明是一种有效的方法。糖皮质激素在低血压的管理中似乎已经好似获得认可的,在最近产后使用糖皮质激素的评估中,10% 的极低出生体重儿接受糖皮质激素治疗(主要是 HC)。早产儿生后早起使用 HC,他们中的一些也可能是对吲哚美辛,可能会导致严重的副作用,如自发性肠穿孔。短期的副作用(如高血糖症)以及这种疗法对长期神经发育方面的数据是缺乏的。开始治疗难治性低血压和确定低血压时间轴(缺乏有效的最大剂量为两个正性肌力药,本地确定的最大剂量)是在不同的机构中可能不一样。虽然缺乏有关低血压和

神经发育差之间的因果关系的共识,大多数临床医师往往会及时进行治疗当达到规定的数字(根据本地公认的定义为 BP)。在这方面,在治疗早期应用 HC 是否有作用需要进一步评价(例如,对一个单一的正性肌力药最大剂量没有反应),特别是在 AI(如前面定义的)的存在下。这种干预的结果必须包括长期的评估,而不是单独达到正常血压。在病理方面,这种做法似乎很有道理,虽然安全性和有效性需要在设计良好的随机对照试验的进一步确定。但不幸的是,对于顽固性低血压使用后,虽然疗效显著,可能存在长期未知的风险,这种不幸是由规定和缺乏严谨的科学证据所导致的。

超声心动图是一个非常有用的辅助临床工具,必须始终作为临床技能的延伸。在一线医师熟练的应用下,它应该被用来定义相应疾病的过程和定制治疗原则。"金标准"似乎用来鉴定确切的病因。对正性肌力药物支持和糖皮质激素反应不良时超声可以进一步明确病因,例如,如果低血压和心血管疾病的原因是心包积液引起心脏压塞。

六、结论

在生后最初几天,极早产儿的心血管生理学,涉及负荷量、导管分流和表面活性剂引起的通气效果之间复杂的相互作用。一个方案适合所有患儿的做法可能是将问题过于简单化。ELBW 婴儿心血管问题可能是多方面的,由传统的临床经验很难预测,临床医师进行新生儿超声心动图是为了在改善治疗方法和需要积极探讨其对临床结果的影响。

(何少茹)

参考文献

1. KLUCKOW M, JEFFERY M, GILL A, Evans N. A randomised placebo-controlled trial of early treatment of the patent ductus arteriosus. Arch Dis Child Fetal Neonatal Ed. 2014, 99 (2): F99-F104.

2. MUNRO MJ, WALKER AM, BARFIELD CP. Hypotensive extremely low birth weight infants have reduced cerebral blood flow. Pediatrics. 2004, 114 (6): 1591-1596.

3. EVANS. K. Cardiovascular Transition of the Extremely PrematureInfant and Challenges to Maintain Hemodynamic Stability. J Perinat Neonatal Nurs. 2016, 30 (1): 68-72.

4. WEST CR, GROVES AM, WILLIAMS CE. Early low cardiac output is associated with compromised electroencephalographic activity in very preterm infants. Pediatr

Res. 2006, 59 (4 Pt 1): 610-615.

5. DASGUPTA SJ1, GILL AB. Hypotension in the very low birthweight infant: the old, the new, and the uncertain. rch Dis Child Fetal Neonatal Ed. 2003, 88 (6): F450-F454.

6. SERI I. Cardiovascular support in the preterm: treatments in search of indications. J Pediatr. 2007, 150 (2): e31-e33.

7. O'ROURKE DJ, EL-KHUFFASH A, MOODY C. Patent ductus arteriosus evaluation by serial echocardiography in preterm infants. Acta Paediatr. 2008, 97 (5): 574-578.

8. NOORI S, MCNAMARA P, JAIN A, et al. Catecholamine-resistant hypotension and myocardial performance following patent ductus arteriosus ligation. J Perinatol. 2015, 35 (2): 123-127.

9. 郑曼利, 何少茹, 刘玉梅, 等. 具有血流动力学影响的动脉导管对极低出生体重儿的血流动力学影响. 发育医学电子杂志, 2014, 4 (4): 81-86.

10. BOURCHIER D, WESTON PJ. Randomised trial of dopamine compared with hydrocortisone for the treatment of hypotensive very low birthweight infants. Arch Dis Child Fetal Neonatal Ed. 1997, 76 (3): F174-F178.

11. GAISSMAIER RE, POHLANDT F. Single-dose dexamethasone treatment of hypotension in preterm infants. J Pediatr. 1999, 134 (6): 701-705.

12. ZUBROW AB, HULMAN S, KUSHNER H, et al. Determinants of blood pressure in infants admitted to neonatal intensive care units: a prospective multicenter study. Philadelphia Neonatal Blood Pressure StudyGroup. Perinatol. 1995, 15 (6): 470-479.

第三节　早产儿动脉导管未闭

胎儿期肺循环阻力较高,可使来源于脐静脉的高氧血液经右心室、肺动脉进入动脉导管(ductus arteriosus, DA),维持体循环重要脏器的部分灌注与氧合。胎儿出生后肺循环阻力下降,体循环阻力增加,DA 的分流由右向左、双向,演变至左向右分流,直至完全关闭,完成真正的体肺循环过渡(systemic-pulmonary circulation transition, SPCT)。

然而 DA 关闭失败或延迟关闭,即在一定时间内保持开放,称为动脉导管未闭(patent ductus arteriosus, PDA),由于分流程度与影响分流的作用因素不同,可能导致不同程度血流动力学改变,甚至严重影响体肺循环的灌注成为有显著血流动力学意义的 PDA(hemodynamically significant PDA, hsPDA),进而使得并发 hsPDA 的早产儿易罹患坏死性小肠结肠炎(necrotizing enterocolitis, NEC)、急性肾损伤(acute kidney injury, AKI)、脑白质损伤(cerebral white matter injury, CWMI)、脑室内出血(intraventricular hemorrhage, IVH)、肺出血(pulmonary hemorrhage, PH)、支气管肺发育不良(branchopulmoanry dysplasia, BPD)、早产儿肺动脉高压(pulmonary artery hypertension, PAH)与死亡风险显著增加。

动脉导管关闭表现成熟依赖性,同时与缺氧、感染、贫血与遗传等因素密切相关。目前,关于 hsPDA 的定义、早期临床干预措施及结扎关闭的指征与时机选择尚存争议。本节将集中阐述 hsPDA 临床基本评价及管理关键问题现状。

【PDA 生物学基础与影响关闭因素】

1. **PDA 生物学基础**　胚胎发生过程中,成对的咽弓动脉(pharyngeal arch arteries, PAA)形成,并且与心脏和背侧主动脉连接,DA 是由左侧第 6 枝 PAA 远端部分发育而来,其血管内皮来自第二心野,而平滑肌来源于神经嵴的祖细胞。PAA 的发育异常不但与 DA 持续开放有关,也可导致多种先天性心脏病。通常 DA 在生后不久即关闭,或在一定时间自然关闭,即 PDA 总体上是散发的,受外在因素影响的缺陷。但是有很多遗传学研究发现,PDA 常并发于某些遗传性疾病,同时 10% 左右的 PDA 与染色体异常相关。单核酸多态性分析显示,某些基因表达于非综合征性散发 PDA。然而,对绝大多数早产儿,尤其是超低体重超早产儿来讲,PDA 可能更体现为成熟依赖性,即胎龄越小,PDA 发生比例越高。生后 hsPDA 发生率越高,对发育结局影响越大。

2. **影响 DA 关闭的因素**　胎儿期 DA 需要维持持续的开放以维持重要器官的灌注与氧合,一旦动脉导管宫内关闭将导致更严重的肺动脉高压,右心肥厚衰竭导致胎儿死亡。DA 开放的维持主要与一氧化氮(nitric oxide, NO)、前列腺素 E_2(prostglandin E_2, PGE_2)、腺苷、心房钠尿肽、一氧化碳与钾通道活化作用有关。生后 DA 关闭始于肺血管阻力下降、体循环阻力增加、循环中 PGE 水平显著下降;同时呼吸功能建立、动脉血氧分压增加、内皮素 -1 增加、钾通道受抑等促使 DA 收缩、血管内膜垫形成、出现性缺血坏死区、血小板黏附栓塞管腔逐渐使 DA 发生解剖学重塑,形成动脉韧带,进而永久关闭。

胎龄愈小,DA 生后早期自然关闭率愈低。胎龄小于 28 周的早产儿,DA 很少自然关闭,其关闭时间与胎龄负相关,有些 DA 常需要数月或数年方能关闭。一项观察研究表明,胎龄<26 周、26^{+0}~27^{+6} 周、28^{+0}~29^{+6} 周与 ≥30 周自然关闭中位时间分别为 71、13、8 与 6 天;出生体重<750g、750~999g、1 000~1 249g、1 250~1 500g 自然关闭中位时间分别为 48、22、9 与 8 天。

早产儿 DA 在结构上与成熟的血管有很大不同:早产儿 DA 的血管内膜垫不完整或缺少,平滑肌很薄,也缺少滋养血管。这种状态可能促使 DA 在出生后发生部分性收缩,而不发生缺血驱动性重塑进而永久关闭。早产儿 DA 在外在因素作用下更容易开放或难以关闭。心脏超声学研究表明,早产儿若表现为双向分流、右向左分流或血流速度降低,DA 都不容易关闭,药物治疗常常无效。这也说明,肺血管阻力和血流动力学改变影响 DA 的血管张力。在感染或炎症反应、肺损伤时,PGE_2 降解减少,在循环水平升高,使关闭的 DA 重新开放。也有研究表明,血小板数量和功能改变会影响 DA 的自然和药物关闭,然而输注血小板并没有促使血小板减低早产儿的 DA 关闭,可能血小板的功能更重要。

【PDA 流行病学】

PDA 更多见于极低和超低体重早产儿,出生体重越低,PDA 发生率越高。极低体重儿 PDA 发生率在 18%~77%,超低体重儿生后 8 天内仅有 34% 发生 DA 关闭,胎龄<26 周早产儿生后 2 个月仅有 73% 发生 DA 自然关闭,95% 超低体重儿 DA 平均关闭时间为 44 天。持续 PDA 存在导致体、肺循环血流动力学变化,将对早产儿发育结局产生深远影响。

【PDA 临床表现与主要受累器官结局】

PDA 的临床表现与导管两端体、肺循环的压力变化,导管内径相关的分流量大小密切相关。目前尚无统一的定义,临床上称作“症状性 PDA(symptomatic PDA)”或 hsPDA。其基本原则应基于 PDA 的存在足以产生体、肺循环血流动力学改变,持续存在将影响器官的正常功能状态,即产生肺循环过度灌注(pulmonary overcirculation,ROC),或体循环低灌注状态(systemic hypoperfusion,SHP)。

一般情况下,hsPDA 由于体循环压力显著高于肺循环,临床常表现为经 DA 分流至肺循环的血液增加,回流至左心房与左心室的血液也相应增加,导致心脏前负荷增加一定范围内依据 Starling 定律,左心室搏出量显著增加。患儿表现为心率增快或活动后心率增快需要很久才可回到原来水平、心前区搏动增强、第一心音亢进、胸骨左缘 2、3 肋间可闻及明显的收缩期杂音或双期杂音,且向颈部方向传导。ROC 同时增加左心房压力,患儿常表现为呼吸增快、通气条件增加、肺脏湿啰音出现或增加,严重者发生肺水肿,甚至导致肺出血。这种情况更易发生在超早产儿、严重 RDS、感染或并发其他危险因素的状态下。

由于 DA 分流“盗血”使得舒张期血压降低,脉压增宽,大动脉可扪及洪脉,严重时动脉搏动减弱、足背动脉搏动消失。由于组织灌注下降,肤色苍白或有花纹、毛细血管再充盈时间延长、代谢性酸中毒、高乳酸血症、肠动力减弱、尿量减少,不及时救治将发生 AKI、NEC 或导致自发性肠穿孔、低血容量休克甚至死亡。体循环灌注降低是非常危险的 PDA 的临床表现,容易与脓毒症休克混淆,难以鉴别。非常严重的 PDA 可很早就导致显著的体循环灌注下降,如出现低血容量休克应迅速甄别救治。hsPDA 状态并不是独立存在的,发生 hsPDA 的极低与超低体重早产儿同时可能接受呼吸支持,面临多种救治措施的实施,由于 hsPDA 的高动力循环状态(心率增快,心搏出量持续增加)或体循环低灌注的的影响,脑血流处于波动状态,由于脆弱的脑血流自我调节能力不足以对抗脑灌注的变化,这些早产儿更易发生严重 IVH 或脑室周围白质软化。

肺发育正处于小管期时,由于肺血管床面积很小,肺血管阻力非常高。胎龄越小的早产儿 DA 在形态上越接近胎儿 DA,与足月儿相比,对左向右分流的反应有较大不同:①由于中间层的平滑肌数量相对较少,肺动脉内在张力不足,不能产生适当肺血管收缩,在早产儿 hsPDA 发生过度肺循环和心脏容量负荷过度更早(生后 2~3 周),在足月儿多在 3~6 周;②长期 hsPDA 者表现有持续过度性肺循环,患儿常暴露在高容量高压力通气下,肺血管成熟度延迟,肺血管平滑肌增殖肥厚导致肺血管疾病风险增加,极易发生肺动脉高压(PAH);③PDA 与肺发育是相互伴行的,长期 hsPDA 者发生重度 BPD 与死亡的风险显著增加。

需要注意的是，较大 PDA 在一些早产儿长期存在，高的容量负荷通常在早期发生（生后 4 周内），然后进入平台期，左心恢复到正常大小，形态转变需要 10 周左右。但是室壁开始增厚、重塑，右心负荷增加，PAH 发生，使得心功能不全，呼吸做功增加。有时临床会有暂时的肺循环过度灌注改善、湿啰音减少，这可能不是好转的表现，而是 PAH 增高所致，更严重的问题会随之而来。

【hsPDA 临床与实验室检查评估】

hsPDA 的临床表现及其对器官功能影响主要取决于导管分流大小（DA 内径、体、肺循环血管阻力）、心肌收缩适应能力、肺循环过度灌注与体循环低灌注严重程度。目前临床评价 hsPDA 的主要方法有：①心脏超声多普勒评价 DA 特征、房室负荷收缩特性与器官血流变化评估 PDA 对体肺循环灌注影响；②近红外光谱（near-infrared spectroscopy, NIRS）评价器官血流容积与氧合代谢状态，推定 hsPDA 的影响程度；③分析血液或尿液中的生物学标志物：B 型尿钠肽，也称脑钠素或脑钠肽（B-type natriuretic peptide, BNP），N 端前体 BNP（N-terminal pro-BNP, NT-ProBNP）与心脏肌钙蛋白 T（cardiac tropinin T, cTnT）等。

心脏超声多普勒是诊断评价 hsPDA 的最好方法，主要包括以下三个方面：① DA 特征：DA 内径的大小、彩色多普勒判定分流方向与测量流经导管的血流速度；②肺循环过度灌注评价：左心房与左心室容量负荷、左心房与主动脉根部内径比值、左肺动脉舒张期血流速度、二尖瓣 E 峰与 A 峰比值、左心搏出量、等容舒张时间；③体循环低灌注评价：导管后降主动脉血流速度与频谱形式、肠道血流（腹主动脉、肠系膜上动脉）、肾血流（肾动脉）与脑血流（大脑中动脉、大脑前动脉）分析。目前心脏超声多普勒评价动脉导管分流效应的判别参考数值见表 13-3。

表 13-3 PDA 分流程度超声学评价指标

DA 分流的超声学指标	少量	中等程度	严重程度
PDA 特征描述			
DA 内径 /mm	<1.5	1.5~2.0	≥2.0
DA 与左肺动脉内径比	<0.5	0.5~1.0	≥1.0
DA 内径 /BW/(mm·kg⁻¹)	-	-	≥1.4
经导管收缩期峰速 /(m·s⁻¹)	>2.0	1.5~2.0	<1.5
经导管收缩与舒张速度比	<2.0	2.0~4.0	>4.0

续表

DA 分流的超声学指标	少量	中等程度	严重程度
肺循环过度灌注			
左肺动脉舒张末期流速 /(cm·s⁻¹)	<20	20~50	>50
肺静脉舒张期 D 波流速 /(cm·s⁻¹)	<0.3	0.3~0.5	>0.5
左房与主动脉根部比值	<1.5	1.5~2.0	>2.0
左室舒张末期内径（Z-score）			
左室搏出量 /(ml·kg⁻¹·min⁻¹)	<200	200~300	>300
二尖瓣 E/A 比值	<1	1	>1
左室等容舒张时间 /ms	>40	30~40	<30
体循环低灌注			
体循环动脉舒张期血流频谱特征 （降主动脉、大脑中动脉、腹主动脉肠系膜上动脉、肾动脉）	向前	消失	反向血流
肺循环与体循环比			
左室搏出量：上腔静脉血流量	-	-	≥4.0

引自：DE BOODE WP, KLUCKOW M, MCNAMARA PJ, et al. Role of neonatologist-performed echocadiography in the assessment and management of patent ductus ateriosus physiology in the newbron. Seminars in Fetal and Neonatal Medicine, 2018, 23：292-297。

PDA 的超声学评价应全面评估体肺循环血流动力学状态，特别是不能忽视体循环灌注的改变。研究表明，DA 内径越大，降主动脉血流下降越明显，舒张血流反向愈显著。基于心脏磁共振成像研究也进一步证实，DA 内径、左心房舒张末期内径与主动脉根部比值，动脉导管舒张与收缩血流比与分流程度、降主动脉血流反向密切相关。生后 1 周内，若 DA 内径>2mm 或左心房舒张末期内径与主动脉根部比值>1.4，器官发生低灌注的风险增加 8 倍；若同时满足以上两个条件，则低灌注的风险增加 38 倍。可见上述指标对诊断 hsPDA 具有重要意义。

El-Khuffash 等的研究发现，出生胎龄、DA 内径与流速，左室搏出量和左室 a' 波（评价舒张功能指标）独立与 BPD/ 死亡密切相关。PDA 严重程度评分以 5.0 为临界值时，阳性与阴性预测值分别为 92% 和 82%。值得说明的是，上述评价指标没有结合心肌的收缩功能改变，没有考虑血流动力学其他指标改变和心房水平分流影响，因此，在应用时应密切结合临床实际，综合判定其与血流动力学的关系。

NIRS 是一种无创连续监测局部组织氧合状态的

技术,已有应用于 PDA 对血流动力学影响的评价。研究结果表明,肾脏氧饱和度<66% 时,对 47 例小于 29 周早产儿发生 hsPDA 的预测敏感度为 81%,特异度为 77%;继发于 hsPDA 的降主动脉舒张期血流反向与低肠区氧饱和度降低显著相关;需要手术结扎的 PDA 组局部脑氧饱和度显著低于药物关闭和正常对照组,在相当于足月儿时,MRI 显示脑容积也最低。此外,手术结扎或药物关闭 PDA 前后,脑组织摄取氧的能力有明显变化,结扎后局部脑氧饱和度明显增高,而氧摄取分数显著降(fractional tissue oxygenation extraction,FTOE)。IRS 连续局部组织氧合的监测反映灌注变化受多种因素影响,如血红蛋白水平、需要呼吸支持程度、心脏功能与器官血流自身调节能力等,因此,监测过程中应连续综合评估 hsPDA 对器官灌注的影响。

血清或尿液中生物学标志物(BNP/NT-proBNP)监测对于预测 hsPDA 有重要意义:出生早期 BNP/NT-proBNP 显著增高往往提示 PDA 需要药物治疗或会发生显著血流动力学改变;BNP/NT-proBNP 持续或严重增高常提示发生心脏功能不全或 PDA 难以药物关闭。无论是药物关闭还是手术结扎后的 PDA 患儿,血清 BNP 均会显著下降,动态监测这些生物学标志物对于指导评价临床决策有重要意义。

目前关于 hsPDA 的诊断还没有达成共识。近 30 余年的几乎所有非预防性药物关闭 PDA 的 RCT 研究中,均已将 DA 内径>1.5mm 作为纳入标准,显然有些偏颇。hsPDA 的诊断评价应结合胎龄、多项心脏超声学指标和临床表现(心肺功能改变、体循环灌注)。有研究者建议 hsPDA 标准如下。

(1)心脏超声学指标:①DA 内径 ≥1.5mm(胎龄 ≤26 周),≥2.0mm(胎龄 ≤30 周),血流表现为搏动性、加速性频谱而非关闭性频谱特征;②肺循环过度标准:左心房舒张末期内径与主体动脉根部内径比值 ≥1.4,左心搏出量>300ml/(kg·min),左肺动脉舒张末期血流速度>20cm/s;③体循环低灌注标准:降主动脉血液反流,大脑中动脉、肾动脉、肠系膜上动脉与腹主动脉收缩期血流速度降低或舒张期血流消失甚至反向。

(2)临床表现指标:①心血管功能异常,需要正性肌力药物或升压药物。②呼吸支持方式改变、通气条件升高、肺水肿严重出血。③喂养不耐受、肠动力异常、血清肌酐水平增高,甚至发生少尿;应注意胎龄对 hsPDA 风险度评估具有重要意义:胎龄 ≤25 周具有更高风险,而>28 周风险降低。也有学者依据临床与超声学表现进行严重程度分级,尽管没有被公认,但是对 hsPDA 临床观察与治疗决策会有很大帮助(见表 13-4)。

表 13-4 hsPDA 严重程度临床表现与心脏超声学分度标准

临床表现分级	心脏超声分级
C1 无症状	E1 二维或多普勒超声无 DA 开放表现
C2 轻度	E2 较小无意义 DA:
氧合困难,OI<6	DA 内径<1.5mm
偶尔 OI<6,氧饱和度下降,心率减慢或呼吸暂停	限制性连续性血流 DA 最大流速>2.0m/s
	缺少左心容量负荷增加表现(二尖瓣反流>2.0m/s 或 LA:Ao>1.5)
需要呼吸支持 nCPAP 或 MV(MAP<8cmH₂O)	
喂养不耐受(>20% 胃内残留)	缺少左心压力负荷增加表现(E/A>1.0 或 IVRT>50ms)
	终末器官血流灌注正常
C3 中度	E3 中度 hsPDA
氧合困难,OI 7~14	DA 内径 1.5~3.0mm
频繁(1 小时)氧饱和度下降、心率减慢或	非限制性搏动性 DA 血流最大流速<2.0m/s
呼吸暂停	轻中度容量负荷增加:LA:Ao(1.5~2):1
通气条件增加 MAP 9~12cmH₂O	轻中度压力负荷增加:E/A>1.0 或 IVRT
少尿伴轻度血浆肌酐增加	50~60ms
低血压(低平均动脉压或舒张压)+单一正性肌力药物	肠系膜上动脉、大脑中动脉或肾动脉血流降
有心脏扩大或肺水肿影像证据	低或舒张期血流消失
轻度代谢性酸中毒(pH 值 7.1~7.25 和/或 BE-7~-12)	
C4 重度	E4 重度(巨大)hsPDA
氧合困难,OI>15	DA 内径>3.0mm
通气条件增加,MAP>12cmH₂O 或需要高频通气	非限制性搏动性 DA 血流
严重或反复肺出血	重度容量负荷增加:LA:Ao>2:1,二尖瓣返流
NEC 样腹胀伴有压痛或腹壁红肿	>2.0m/s
急性肾衰	重度压力负荷增加:E/A>1.5 或 IVRT>60ms
血流动力学不稳定需要一种以上的正性肌力药物	肠系膜上动脉、大脑中动脉或肾动脉舒张期
中重度代谢性酸中毒 pH 值<7.1 或 BE>-12	血流返向

注:OI,氧合指数;MAP,平均气道压力;nCPAP,经鼻持续气道正压通;LA,左房舒张末期内径;Ao,主动脉根部内径;E/A,二尖瓣 E 峰与 A 峰比值,IVRT,等容收缩时间。引自 McNamara P,Sehgal A.Towards rational management of the patent ductus arteriosus:the need for Disease staging.Arch Dis Child Fetal Neonatal Ed2008;93(1):F78(correction).Arch Dis Child Fetal Neonatal Ed.2007;92(6):F424-F427。

【早产儿 PDA 治疗管理】

目前,世界范围内还没有针对需要关闭的 PDA 的临床与超声学标准达成共识,因为越来越多的临床实践证明,随着 NICU 总体救治监护水平的提高,需要结扎的 PDA 比例呈逐年下降趋势,早产儿 PDA 自然关闭时间与发育成熟程度相关,保守治疗(非药物关闭)仍然有很高的自然关闭可能。然而严重的 hsPDA 对体肺循环的影响事实是客观存在的,还有一部分 hsPDA 不能被药物关闭,使得这些早产儿可能长期暴露在危险的血流动力学状态下,他们需要更高的氧合与呼吸支持条件,需要容量控制与面临能量代谢紊乱与生长衰竭,需要正性肌力药物与利尿剂调整心肌收缩力与容量负荷,即便如此,其仍然面临体、肺循环长期改变使其发生 NEC、AKI、IVH/CWMI、BPD,以及 BPD 相关肺高压与死亡风险成倍增加。因此,对 PDA 管理的核心是靶向管理 hsPDA,准确评估筛选危险性 hsPDA,应用合理、综合的评估诊断方法,在合适的干预时间选择合适的干预治疗,结束 hsPDA 导致的器官损害。

1. **保守管理策略**　主要是指通过多种途径期待 DA 自然关闭或远期选择治疗,而不是通过主动的药物治疗或手术方式关闭 DA,降低 hsPDA 分流影响。这种治疗策略源于临床研究证据;多数早产儿 PDA 都有自然关闭的可能;无论是早期还是晚期的主动性药物治疗及手术治疗对死亡、BPD 发生及远期神经发育预后影响都是不显著的。所以有很多 NICU 对所有的 PDA 管理采取"怀疑主义"态度,选择保守管理。但是保守治疗不能被认为是 hsPDA 的唯一选择,不是忽略 PDA 的存在,也不是排除主动评价与治疗 hsPDA,更不是放任已知的 hsPDA 的恶果,而是 hsPDA 的基础管理,通过调节肺血管阻力或降低肺动脉血流,降低 hsPDA 左向右分流。

目前,一致性共识是 PDA 的血流动力学影响源于分流量的大小,而不是单纯的 DA 内径估测。分流量大小可依据流体力学的伯努利方程 Flow=(P_1-P_2)/Resistance,Resistance=$8\eta L/\pi r^4$(P_1:体循环的压力;P_2:肺循环压力;Resistance:血流阻力;η:血液黏滞度;L:流经血管的长度;r:血管内径)进行分析评估,调整相关因素改变导管水平的左向右分流。改变分流量的大小除了缩小导管内径外,改变体、肺循环压力、血液黏滞度、同样也会发挥一定作用。目前保守治疗的措施主要包括如下。

(1)液体限制:通常生后第 1 天液体入量设定为 60ml/(kg·d),暖箱湿度设置在高水平 70%~80%,甚至更高,监测尿量、尿比重、电解质水平,但要避免高钠血症(>150mmol/L),依据不同情况调整液体,总体平均最大入液不超过 120ml/(kg·d)(有限的研究建议),实际上在 hsPDA 状态下是不能自由依据生长发育需要设定入液标准的。

(2)利尿:没有充分证据证明常规的利尿剂应用会促使 PDA 关闭,或使 hsPDA 治疗明显获益。呋塞米能够刺激肾脏合成 PGE_2,不能有效减少 PDA,对 PDA 关闭影响效果低于噻嗪类利尿剂,同时增加肾内钙化,耳毒性风险。因此,目前利尿治疗并非 PDA 常规措施。

(3)调整合理的通气设置条件:接受有创通气时的 hsPDA 可能需要更高的 PEEP,较短的吸气时间,可允许的高碳酸血症理论上会影响肺血管的阻力降低分流,但实践证据不足。高频通气或许有更好的血流动力学稳定作用,也需要临床进一步证明。

(4)合理的目标氧管理与血红蛋白水平:目前没有充分的临床研究显示不同的目标氧饱和度及血红蛋白水平对 PDA 关闭的影响结果如何,但是低氧饱和度或贫血将增加死亡风险,因此我们建议应及时纠正贫血状态,理论上有助于降低 PDA 分流,选择氧饱和度目标为 90%~95%。

2. **早期靶向预防性药物关闭**　环加氧酶抑制剂(cyclooxygenase)降低前列环素 E 水平,起到关闭 PDA 作用,早期预防性(生后 24 小时内)静脉应用吲哚美辛(indomethacin)能够显著降低 hsPDA 发生、严重脑室内出血和肺出血发生率,但是多年深入研究并没有证明其对死亡率、BPD、NEC 及远期神经精神发育有很好贡献。所以目前很少对所有极低与超低体重早产儿应用药物预防性关闭 PDA。但是也有建议可以考虑对胎龄小于 26 周 $^{+0/7}$,体重小于 750g,NICU 中 PDA 自然关闭率较低的患儿预防性应用药物关闭。

3. **早期靶向药物治疗(生后 2~5 天)**　经超声学与临床评估的 hsPDA 临床需要呼吸支持(至少吸入氧浓度>0.25,氧流量>2L/min),和／或其他明确血流动力学改变临床证据,超声证明为中至大的 PDA。通常治疗药物选择应充分考虑其关闭率与不良反应的发生率,多因素荟萃分析研究表明,COX 抑制剂布洛芬(ibuprofen)优于吲哚美辛,口服与静脉应用具有相同效果。既往吲哚美辛常作为预防性治疗与静脉用药的习惯性选择,高剂量的布洛芬可能有更好的关闭率,但是不良反应发生的远期评估需要更深入研究。对乙酰氨基酚(paracetamol)能够抑制前列腺素合成中的过氧化酶(perioxidationase,POX),降低 PGE_2 产生,静脉注射与口服治疗均具有关闭 PDA 作用。不过目前没有充分证据显示其优于 COX 抑制剂,有时也尝试作为 COX 抑制剂失败后的挽救性治疗。药物关闭和 hsPDA 具体应用方法与临床评价见表 13-5。

表 13-5　目前 PDA 药物治疗策略与效果评价

治疗策略	药物选择	剂量应用	预后评价与临床建议
靶向预防 (生后 6~24h)	吲哚美辛 i.v.,间隔 12 小时*	3×0.1mg/(kg·次)	①生后 6 小时开始,不建议应用布洛芬因为增加肾衰、消化道出血、PPHN 风险 ②减低重度 IVH、肺出血,可能改善男孩神经发育 ③很多非 hsPDA 没有必要治疗
早期靶向治疗 (生后 <6 天)	吲哚美辛	首次 0.2mg/kg,i.v., 12h 2×0.1mg/kg 间隔 12 小时*	①不建议 24 小时内应用 i.v. 布洛芬 ②降低肺出血风险,住院死亡 ③一些非 hsPDA 治疗没有必要,也不清楚对预后影响
	布洛芬	首次 10mg/kg,p.o. 或 i.v.,5mg/kg × 2, 间隔 24 小时	①证据显示布洛芬效果优于吲哚美辛且具有更少的不良反应; ②口服优于静脉注射,早期应用更好。
症状性 hsPDA (生后 ≥6 天)	布洛芬	首次 10mg/kg,p.o. 或 i.v.,5mg/kg × 2 间隔 24 小时	①高剂量的治疗可能更有效,仅治 hsPDA ②没有充分证据显示长期的益处,仍有可能发生不良预后如 BPD(由于长期暴露)。
挽救性治疗	对乙酰氨基酚	15mk/(kg·次),p.o. i.v. 间隔 6 小时持续 3~7 天	①主要尝试用于 COX 抑制剂失败时候,COX 抑制剂禁忌时可以尽早应用; ②或许可以减少有创的 PDA 关闭措施。未见已知肾、胃肠不良反应; ③不清楚对神经发育预后影响结果。

*注射时间至少 30 分钟,超声监测显示压力限制性 PDA(关闭)后应停止应用;口服布洛芬应该服入后再进 2ml/kg 水或奶(因为高渗透性)。

4. 晚期靶向药物性关闭治疗　早期动态监测 hsPDA 仍然表现有临床表现及充分的超声学证据,需要呼吸支持,早期药物关闭失败可再次行布洛芬关闭治疗,有研究证明,高剂量的布洛芬可显著增加 PDA 关闭率。一般 2 次布洛芬药物治疗时间间隔应在 48 小时以上,需要注意用药期间监测尿量及肾功能(血清肌酐水平)及其他不良反应生。目前较多研究证明,晚期应用对乙酰氨基酚(静脉或口服)可作为布洛芬失败的挽救性治疗。非甾体类抗炎药物 COX 抑制剂与对乙酰氨基酚降低 PGE_2 的靶点不同,研究显示对乙酰氨基酚作用于 POX,COX 依赖于 POX 活性;而 POX 的抑制作用不依赖于 COX 的活性。目前一些研究显示,无论是早期还是晚期的对乙酰氨基酚的治疗效果都不逊于布洛芬,虽然其肾功能影响较小但是对肝功能的影响是密切监测的重点,未来对乙酰氨基酚能否作为一线用药还需要增加更充分的证据,这不仅是 PDA 的关闭率降低,也需要分析其在不同胎龄的药物代谢动力学与药效学,及不良反应发生情况。一般 2 个疗程的药物关闭或挽救性治疗关闭失败的 hsPDA 通常面临手术或介入治疗的选择。

5. hsPDA 的手术结扎治疗　尽管保守治疗、药物关闭及 NICU 综合救治技术不断进步,需要手术治疗的 PDA 呈现逐年下降的趋势,但 hsPDA 手术治疗并未失去存在价值。因为严重的 hsPDA 药物关闭失败或药物禁忌时,关闭 PDA 可及时挽救生命,避免长期呼吸支持、液体限制、正性肌力药物维持心脏功能,影响正常生长发育。手术结扎关闭 PDA 需要多学科团队密切配合,在围手术期准备、手术中的麻醉与监护管理、术者操作熟练程度训练、术后并发症预防管理等各方面应有很好管理流程,充分降低手术并发症及远期发育不良结局,使关闭 PDA 获得更大的生理益处。

多项研究表明,hsPDA 手术结扎的降低伴随 BPD 明显增加,去除混杂因素后,手术结扎并没有增加不良神经发育结局和死亡,因此我们面对不同临床实践研究带来的改变应该深入思考,治疗策略的选择更应该结合本中心的实际个体化评估。

(1)手术结扎 hsPDA 指征

1)预防性或早期(生后 1 周内)不建议做手术结扎,因为临床研究显示不能带来真正的发育改善,相反可能并发症风险更高,不良发育结局风险更高。在早期的循环转换过程中,早期关闭 PDA 不利于肺高压的降低,会使某些病人呼吸状态严重恶化;一部分病人 PDA 尚有自然关闭可能;尽管有研究显示,早期结扎降低 NEC 发生,但是以增加 BPD 为代价。

2)经过合理的药物治疗,hsPDA 导致的血流动力学改变仍然没有改善,或者药物治疗禁忌时,如 NEC、急性肾功能衰竭,心力衰竭药物及呼吸支持治疗不能改善。

3)呼吸循环状态不稳定,需要紧急关闭 PDA,这时药物缺少足够时间或禁忌,或者效果不可靠。这种情况虽然少见,但是严重顽固性低血压需要多种正性肌力药物,或氧合状态极度恶化,甚至有 AKI 与低血容量休克表现,是临床决策重要指征。

4)需要长期呼吸支持,呼吸器依赖,持续生长障碍。这类患儿长期暴露在高氧、高压力同期状态下,同时液体限制不能获得合理能量营养支持,需要动态评估心脏状态及长期肺循环过度导致,肺高压风险,选择合理手术结扎时机。

需要说明的是,有些患儿 PDA 经过药物治疗没有获得关闭,在保守治疗和正性肌力药物作用下心脏功能在一定时期没有恶化,甚至可以撤离呼吸支持,在未关闭的状态下出院仍然有需要手术治疗风险,上述治疗只是延迟手术结扎。

5)双向分流并发肺高压 PDA 手术。当心脏超声学监测发现 PDA 血流为双向分流时需要认真评估这时的肺高压是 PDA 驱动的还是 PDA 支持性肺高压,前者往往有如下表现:$FiO_2 < 0.5$,右向左分流占比 <10%,左心负荷增加明显与高心输出量,左向右心房水平分流,右心功能正常,肺血管扩张剂可逆转分流;而 PDA 支持性肺高压者表现为严重的氧合恶化,$FiO_2 > 0.5$,右向左分流占比 >10%,右心负荷显著增加与心排量减少或正常,心房水平表现右向左分流与一系列右向左分流证

据,绝大多数分流不能被血管扩张剂逆转。如果临床评价为支持性 PDA 肺高压,这时选择手术结扎 PDA 是非常危险的,将发生右心衰竭,严重肺高压危象。

(2)手术时机选择:对于多数 hsPDA,在保守治疗、药物关闭的基础上,血流动力学没有改善,符合手术指征的前提下应该选择合适时间手术或导管介入关闭。一般手术选择时间多在生后的 2~4 周,hsPDA 暴露时间越长,发生重度 BPD 与死亡风险越高,BPD 合并肺高压风险越高,当然在这个过程中需要不断进行心脏超声学的评估指导临床决策。

(3)术后主要并发症预防管理

1)通气条件上升:多数情况下,经胸腔结扎 PDA 手术后均会有短时间的通气条件增高,个别情况下肺膨胀不良,麻醉镇痛可能导致胸壁僵硬,肺循环灌注暂时下降明显,这时依据肺呼吸力学与氧合改变调整通气条件,必要时选择高频通气。

2)高血压:由于心脏后负荷增加,体循环阻力明显增高,术后高血压是非常常见的。这时可以选择尼卡地平(Nicardipine),或硝普钠持续静脉滴注控制高血压。

3)PLCS:PLSC 突出表现即低心排,低血压,往往由于术前高心搏出量恢复到正常,心肌收缩力不足。胎龄越小,体重越低,发生 PLCS 的风险越高。PLCS 常发生在术后 6~12 小时内。病人表现为严重循环功能不全,需要循环支持,或合并有氧合恶化,这时需要迅速诊断,快速处置。床旁摄片或超声学检查除外肺脏病变;如气胸或肺过度膨胀,需调整合理通气条件;若低血压,左心搏出量 <200ml/kg,需用生理盐水 10ml/kg 1 小时输注,米力农静脉滴注 0.33mcg/(kg·min);同时应评价肾上腺功能增加对手术应激反应,术后 2~4 小时仍有低血压表现可以静脉滴注氢化可地松,如收缩压不能升高,心搏出量仍低,可加用多巴酚丁胺,若舒张压低,可以再次容量复苏;4~12 小时仍有严重低血压应考虑用肾上腺素或肾上腺素加多巴酚丁胺,同时注意通气参数调整。需要说明的是,心脏负荷转变与心肌收缩力不相适应是发生 PLCS 的关键,有研究表明术前可应用米力农调整心脏舒张功能,能够减少术后 PLCS 发生。

6. hsPDA 导管介入治疗 随着介入导管器具不断改进,目前,已有很多出生体重 500~700g 以上的 hsPDA 早产儿成功地接受了导管介入封堵治疗,这项技术正逐步走向成熟。理论上会避免手术带来的更多并发症的风险,术中可以评价 PDA 关闭的血流动力学变化,尤其是对双向分流肺高压 PDA 的评估有很好治疗指导意义,可能降低 PLCS 发生。但是也面临着射线暴露、操作性心脏结构及血管损伤等风险。术者的熟练

程度与导管器具精密程度对治疗效果有很大影响,在不久的将来可能会改变 hsPDA 治疗的选择现状。

(毛 健)

参考文献

1. HAMRICK SEG, SALLMON H, ROSE AT, et al. Patent ductus of arteriosus of the preterm infant. Pediatrics, 2020, 146 (5): e20201209.

2. SEMBEROVA J, SIRC J, MILETIN J, et al. Spontaneous closure of patent ductus arteriosus in infants ≤ 1 500g. Pediatrics, 2017, 140 (2): e20164258.

3. DE KLERK JC, ENGBERS AG, VAN BEEK F, et al. Spontaneous closure of ductus arteriosus in preterm infants: A systematic review. Front Pediatr, 2020, 8: 541

4. VAN LAERE D, VAN OVEREIRE B., GUPTA S, et al. Application of neonatologist echocardiography in the assessment of a patent ductus arteriosus, 2018, 84suppl: S46-S56.

5. DE BOODE WP, KLUCKOW M, MCNAMARA PJ, GUPTA S. Role of neonatologist-performed echocadiography in the assessment and management of patent ductus ateriosus physiology in the newbron. Seminars in Fetal and Neonatal Medicine, 2018, 23 (4): 292-297.

6. SMITH A, EL-KHUFFASH. Defining "hemodynamically significance" of the patent ductus arteriosus: Do we have all the answers?Neonatology, 2020, 117 (2): 225-232.

7. SHEPHERD JL, NOORI S. What is hemodynamically significant PDA in preterm infants?Congenit Heart Dis, 2019, 14 (1): 21-26.

8. MCNAMARA P, SEHGAL A. Towards rational management of the patent ductus arteriosus: the need for Disease staging. Arch Dis Child Fetal Neonatal Ed2008, 93 (1): F78 (correction). Arch Dis Child Fetal Neonatal Ed, 2007, 92 (6): F424-F427.

9. HAGADORN JI, BENNETT MV, BROWNELL EA, et al. Covariation of neonatal intensive care unit-level patent ductus arteriosus management and in-neonatal intensive care unit outcomes following preterm birth. J Pediatr, 2018, 203: 225-233. e1.

10. SONG SI, LEE MH, AHN SY, et al. Effect of nonintervention vs oral ibuprofen in patent ductus arteriosus in preterm infants: A randomized clinical trial. JAMA Pediatr, 2020, 174 (8): 755-763.

11. SONG SI, CHANG SY, AHN SY, et al. Conservative nonintervention approach for hemodynamically siginificant patent ductus arteriosus in extremely preterm infants. Front Pediatr, 2020, 8: 60513.

12. JASANI B, WEISZ DE, MCNAMARA PJ. Evidence-based use of acetaminophen for the hemodynamically significant patent ductus arteriosus in preterm infants. Semin Perinatol, 2018, 42 (4): 243-252.

13. MITRAS, FLOREZID, TAMAYO M, et al. Association of placebo, indomethacin, ibuprofen and acetaminophen with closure of hemodynamically significant patent ductus arteriosus in preterm infants: A systematic review and meta-analysis. JAMA, 2018, 39 (12): 1221-1238.

14. EL-KHUFFSHA AF, JAIN A, MCNAMARA PJ. Ligation of the patent ductus arteriosus in the preterm infant: understanding the physiology. J Pediatr, 2013, 162 (6): 1100-1106.

15. WEISZ DE, GIESINGER RE. Surgical management of a patent ductus arteriosus: Is this still an option? Semin Fetal Neonatol Med, 2018, 23 (4): 255-266.

16. SATHANANDAM S, BALDUF K, CHILAKALA S, et al. The role of transcatheter patent ductus arteriosus closure in extremely low birth weight infants. Catheter Cardiovas Interv, 2019, 93 (1): 89-96.

第四节 心功能评估及处理

一、胎儿循环

胎儿左右心室泵血呈并联关系,而不是串联。左心室(lelf ventricle, LV)泵血入主动脉,供应上半身血液,静脉血经上腔静脉回到右心房,再由右心房经三尖瓣入右心室(right ventricle, RV)泵入肺动脉,由于胎儿肺血管阻力较大,肺动脉搏出血液大部分进入降主动脉,供应下半身和胎盘。在子宫内,胎盘有氧合血液及清除代谢产物的作用。含氧较高的血液从胎盘运输到静脉导管,其中部分血液避开肝脏微循环,主要回流右房,通过卵圆孔至左心房,然后入 LV,由 LV 泵入上半身。胎儿心脏的 3 处分流(静脉导管、卵圆孔和动脉导管)使体肺循环呈"并联"关系,而不是串联。因为卵圆孔的存在,左、右心房的压力几乎相等;由于存在未闭合的动脉导管,左、右心室舒张末期压力是相等的。

二、影响胎儿心输出量的因素

在肌纤维长度方面,胎儿心肌发育较成人不活跃。结构上存在差异(如 T- 管系统和成熟的肌原纤维较少),而且肌浆网摄取钙的能力也存在差异。降低不成熟心肌的交感神经支配和心肌的对交感神经的应激反应。胎儿心肌细胞较小,线粒体、肌浆网、肌原纤维、α- 和 β- 肾上腺素能受体、T- 管含量少,DNA 含量高,这些反映出胎儿心肌细胞具有较大的能量。在胎儿时期,心肌细胞的生长或做功增加是通过心肌细胞数目增多从而导致心肌增加,而出生后心肌细胞的生长只是通过增加细胞的大小或肥厚(增加每个细胞的蛋白含量)。在很不成熟心脏中,肌原纤维被呈较混乱的方式排列,但随着胎龄的增加,它们会变得有秩序。胎儿心肌代谢的能量来源几乎全是葡萄糖。在成人心肌中,脂肪酸是主要能量来源。胎儿心率波动在 55~200 之间可以保证心室每搏输出量能够维持足够的心肌和全身组织灌注。此范围之外的,通常会出现低心输出量导致心力衰竭。总之,心输出量的主要决定因素是胎儿心室后负荷。因此,任何影响射血功能的因素会通过影响心脏的收缩和舒张功能降低左心室搏出量。

三、过渡期循环

新生儿出生后,血液气体交换由胎盘转移至肺部。随着新生儿肺血管阻力的下降,生后 2~3 天内动脉导管关闭,同时卵圆孔也随压力梯度逆转而功能性关闭。

四、胎儿水肿的病因

以下所有因素均为胎儿心脏应激反应弱和容易发生心力衰竭的原因:胎儿心脏收缩的能力低、后负荷大,心肌顺应性降低,Frank-Starling 机制的减弱,心输出量对心率的高度依赖性,和心肌肾上腺素能受体的缺乏。以上原因,导致胎儿体液容易从毛细血管进入组织,胎儿组织水肿。胎龄越小,细胞外液越多和组织压力越低。血管内外体液的流动依赖于血管内及血管外的静水压、渗透压和滤过系数,它是由毛细血管膜(胎儿期更对流体和蛋白有较高的渗透性)决定的。白蛋白浓度决定渗透压的大小,胎儿期渗透压较低,胎龄的增大胶体渗透压增加。对于胎儿水肿,首先,必须确定积液是心源性、炎症性或代谢性。排除胎儿感染后,引起胎儿心脏衰竭的原因有几种病因(表 13-6)。

表 13-6　胎儿心脏衰竭的病因

病因	影响因素
心律失常	血流动力学改变
肥厚性心肌病	血流动力学改变
扩张型心肌病	血流动力学改变
先天性心脏病	血流动力学改变
胎 - 胎输血受血者	血容量增加
病毒性心肌炎	心肌收缩力下降
感染性心肌炎	心肌收缩力下降
自身免疫性疾病	心肌收缩力下降
药物性	心肌收缩力下降或心律失常

五、胎儿充血性心力衰竭的机制

1. **后负荷增加**　血容量增加如胎 - 胎输血,双胞胎中较大的胎儿,在双胎输血综合征中可能为受血者,血容量增加导致充血性心力衰竭。有心输出量和血压的明显升高表现。通常情况下,双胎之小产生的血管活性物质导致血管收缩,双胎之大会血容量增加而保持较高的心输出量。随着 RV 的负荷缓慢增加,会出现心肌代偿性肥厚,收缩功能和血流动力学代偿的迹象。随着体积和压力负荷的快速增加,RV 扩张并出现三尖瓣反流。随着心肌肥厚和收缩早期负荷的增加,冠状动脉灌注和心内膜下心肌关注逐渐减少。这可能与右心室舒张末压力增加有关。这反映在右心房舒张末压力的升高。压力升高导致右心房收缩时对肝脏和下腔静脉产生逆流。静脉导管可以看到早期血流模式的改变。随着脐静脉搏动或者心房发生逆转,代谢性酸中毒可能很快出现。尽管有很多因素会影响这个结果,但其中最重要的是右心室心肌储备。心血管(CV)评分已经用来评估心脏受累的严重程度。

2. **前负荷增加**　动静脉瘘使胎儿从动脉到静脉的循环分流,导致大量血液回流到右心房。这将导致右心脏结构扩张和高心输出量。如果是逐渐增加,胎儿心脏能很好地适应增加的容积负荷。如果发生急性大量分流,如骶尾部畸胎瘤,可能很快发生心功能失代偿,出现胎儿水肿。另一常见引起心脏衰竭的动静脉瘘是盖伦静脉瘤,会增头部的血流。还有一种比较常见动静脉瘘是从脐动脉到脐静脉瘘,导致脐静脉出现"静脉曲张"。可能会导致严重的充血性心脏衰竭和水肿的发生。最后一种造成高心输出的原因是静脉导管的缺如,导致脐静脉与心脏或下腔静脉的直接连接。这和胎儿心脏和心外结构异常、异倍性、水肿有很明显的关系。胎儿存在肝旁路循环也是发生充血心脏衰竭的病因，即使胎儿心血管解剖是正常的，也显著影响预后。这些情况下，右心室失代偿期的一个重要标志是瓣膜关闭不全。如果出现三尖瓣关闭不全的早期迹象，应该增加对胎儿的监护。二尖瓣关闭不全的并持续进展，胎儿往往预后不良，也是即将发生水肿前的明显标记。

3. **外部压缩** 在肺囊性腺瘤样畸形胎儿可表现出心脏的外部压迫和心脏形状较小表现。在 41 名胎儿中出现水肿的有 15 名（36.5%）。已经发生水肿的胎儿和未发生水肿的胎儿比较，心/胸比较低（0.18∶0.23，$P=0.001$）。水肿胎儿也证明早期心室充盈会增加。三尖瓣和二尖瓣的早期心室充盈与心房收缩（E/A 比值），显著高于水肿的胎儿（$P=0.005$ 和 $P=0.03$）。在水肿的胎儿中，下腔静脉的多普勒影像显示出心房收缩逆转发生率更高（29.7% *vs.* 15.1%，$P=0.003$）。

六、胎儿心脏衰竭的预后

（一）胎儿超声评估心血管使用

1. **心脏/胸部大小比例** 心脏除以胸廓面积比（正常 0.25~0.35）或 C/T 圆周率（正常<0.5）。囊性腺瘤样畸形胎儿 C/T 比值<0.2 与预后不良相关。在孕期的任何时间，心脏的心胸面积比>0.35。

2. **静脉多普勒** 下腔静脉（或肝静脉）（心房收缩期逆转），静脉导管（波反转）和脐静脉（脉动）。

3. **瓣膜的多普勒检查（房室瓣）** 任何反流的瓣膜，都应进一步评估。

（二）胎儿心室功能

心脏功能的评估可以使用 Tei 指数或心肌性能指标。可以应用动静脉的灌注时间和心室射血时间来计算。

（三）胎儿充血性心力衰竭

James 认为，胎儿充血性心力衰竭的定义与出生后新生儿充血性心力衰竭相似，本质都是组织灌注不充分。心输出量不足导致机体一系列复杂的反应，不能改善正向血流或不能满足重要器官的灌注，导致的胎儿一系列不良反应。

组织器官灌注不足，周围血管反应，机体分泌过量的循环性胆酸胺。促使强烈的神经体液反射调节，包括水、钠平衡，心肌负荷增加，肾上腺皮质激素过多，代谢增加，调动额外热量供应。

胎儿充血性心力衰竭的诊断与治疗应该与出生后诊断与治疗基本相似。患儿出生后可发现心脏肥大、心动过速、呼吸急促和肝肿大典型临床四联症。心力衰竭胎儿超声检查至少可发现 5 类征象。以下类别分别是用 10 分制得 2 分定量评估心血管系统：积水，脐静脉多普勒，心脏大小，异常心肌功能和动脉多普勒。心血管概况评分异常可以出现在胎儿出现水肿之前。

非免疫性水肿的胎儿，首先必须确定水肿病因是由于心脏病、炎症或代谢性疾病。胎儿全身感染可导致水肿。使用标记物识别病原，如细小病毒或腺病毒，肝炎感染会影响蛋白质的产生，血管内胶体渗透压降低从而导致组织水肿。免疫性积水需要进行鉴别，但是贫血等其他原因也会引起水肿，如血红蛋白病。宫内感染可引起溶血贫血，可以通过胎儿输血来治疗。

在早期阶段，胎儿水肿可能合并腹水、胸腔积液、心包积液。严重水肿，可出现全身性皮肤水肿，头皮和腹壁尤为显著。在心血管概况评分为 1 分早期水肿 2，全身性皮肤水肿 2 分。

Hofstaetter 等统计了 59 名水肿胎儿资料，死亡率为 21/59，中位数得分是 5。存活组分值高于死亡组。先天性心脏病胎儿，30 天胎儿死亡率和心血管整体评分之间呈负相关。脐动脉中没有或逆转舒张末期血流，静脉导管中逆转的 A 波，心脏扩大，水肿和低心血管特征评分与胎儿生长受限儿童的小学年龄的不良结果相关。这些胎儿参数在预测胎儿生长受限儿童的长期结果中起重要作用。Matsuura 等研究在胎儿超声心动图中，通过二维斑点追踪超声心动图（2DSTE）评估日本人群胎儿左心室（LV）扭转的可行性和可重复性。结果发现胎儿中 2DSTE 的 LV 扭曲分析在大量人群中是可行的，并且可以提供对产前期间心脏功能的新见解。另一方面，其可重复性一般，需要改进。

Neves 胎儿超声心动图中收集以下数据：心脏大小∶胸部大小（c∶t）；静脉多普勒检查下腔静脉或肝静脉；增加心房反转和脐带静脉（搏动）；四个瓣膜出现反流应进一步评估。如果这些测量值有异常，则可能存在心脏原因或相关的生理问题：胎儿心力衰竭的诊断。

心室增大是心力衰竭的普遍症状。胎儿也是如此,但对其机制了解不多。在某一时刻,心室大小的增加表明舒张末期压力的增加。另一方面,胎儿持续性心动过速很少出现卡他丘胺过量的迹象。囊性腺瘤样畸形胎儿心脏体积小并伴有外部压迫与水肿,和预后不良有关。当心脏大小小于胸部面积的 20% 时,胎儿预后受到明显影响。在囊性腺瘤样畸形胎儿中,小的 C:T 比值(<0.2)与预后不良有关。在子宫内,心脏的面积可以很容易地与胸腔的面积进行比较,在正常的胸部发育情况下,这个比例应该小于 1/3 且大于 1/4。心脏功能通过心室壁的整体缩短和增厚以及房室瓣和半月瓣的功能间接评估。左心室和右心室的直径在收缩期比舒张期缩短 28%。用 M 型超声心动图测量随时间变化的心脏尺寸。缩短分数(FS)通过计算心室舒张期之间的差异(DD),舒张压和收缩压维度(SD)得出。

(四) Ebstein 畸形中心血管整体评分

Chen 等在研究 Ebstein 畸形时,发现脑血管阻力和左心室心肌性能(左室 Tei)是不正常的。通过胎儿超声心动图来评价 11 例有 Ebstein 畸形的胎儿大脑中动脉和脐动脉的波动指数、左室 Tei、左室射血分数和心血管整体评分。在 Ebstein 畸形群组中,计算 MCAPI/UAPI 的价值。对照组包括 44 名健康无并发症胎龄相匹配的妊娠胎儿(按 1:4)。结果表明,Ebstein 畸形的胎儿 MCAPI MCAPI/UAPI 比对照组的胎儿要低。Ebstein 畸形的胎儿 UAPI 和 LV Tei 要比对照组胎儿的高。左室射血分数在组间无明显差异。Ebstein 畸形胎儿的心血管整体评分中位数低于对照组,这种差异有统计学意义。MCAPI 和 LV Tei 与 Ebstein 畸形的胎儿 CVP 是有相关关系的。他们的结论是,Ebstein 畸形胎儿在子宫内,脑血管阻力和整体 LV 功能会被降低,单纯依靠 Tei 指数评估是不准确的。

七、胎儿心力衰竭的治疗

干预措施旨在改善心脏的有效输出,延长怀孕时间,防止早产和产前窒息。

地高辛的治疗在减少心室缩短方面的证据是有争议的。地高辛可以减少充血性心力衰竭的儿茶酚胺反应,如果胎儿存在舒张功能障碍,则可以提高灌注和降低灌注的阻力。如果后负荷较高,耗氧量增加,可增加心肌收缩力,但不伴有心肌灌注量的提高。地高辛的治疗剂量目前也有争议。特布他林似乎有正性肌力及负性肌力作用,仍需要其对胎儿心肌可能产生的不良影响进行研究。目前地高辛主要用于治疗因心律失常和高输出状态导致的充血性心力衰竭,如动静脉瘘和贫血的胎儿。

Huhta 诊断各种原因导致胎儿充血性心力衰竭。根据充血性心力衰竭的病因,胎儿心血管问题的治疗可分为五种类型:异常外周阻力、贫血动静脉瘘引起的高输出、一级或二级瓣膜返流、心肌功能障碍、心动过速/心动过缓。干预措施旨在延长妊娠期、预防早产和产前窒息。在各种原因导致胎儿心脏衰竭的治疗中,应用地高辛 0.25mg,p.o.,b.i.d. 的治疗的疾病是胎儿房室扩张或持续性反流静脉导管。

对于无心脏畸形的胎儿,胎儿输血或脐带结扎,激光治疗可以改善心力衰竭。封闭动静脉瘘供应动脉血流的尝试已经取得了一些成功。对于有贫血的胎儿,通过脐静脉输血是可行的。胎儿贫血的诊断可以使用大脑中动脉峰值流速评估。胎儿有贫血,会通过增加心输出量而代偿携氧能力降低。当有心脏问题,如果怀孕持续足够长时间使药物达到治疗水平,那么使用胎盘进行营养心肌治疗是合理的。

(何少茹)

参考文献

1. JAMES C HUHTA. Diagnosis and treatment of foetal heart failure: foetal echocardiography and foetal hydrops. Cardiol Young. 2015, 25,(Suppl 2):100-106
2. HOFSTAETTER S Gudmundsson. Venous Doppler in the Evaluation of Fetal Hydrops. Obstet Gynecol Int, 2010, 2010:430157.
3. ALAINEN N, RÄSÄNEN J, KAUKOLA T, et al. Fetal hemodynamics and adverse outcome in primary school-aged children with fetal growth restriction: a prospective longitudinal study. Acta Obstet Gynecol Scand, 2017, V96N1:69-774.
4. MATSUURA Y, DAIMON M. Feasibility and Reproducibility of Fetal Left Ventricular Twist Using Two-Dimensional Speckle-Tracking Analysis in a Japanese Population. Int Heart J, 2019, V60N3:671-678.
5. NEVES MATHIAS L, WILHM M, et al. Evaluation of prenatal risk factorsforpredictionofoutcomeinrightheartlesions: CVPscorein fetal right heart defects. J Mater Fetal Neonat Med, 2014, 27:1431-1437.

第五节　早产儿肺动脉高压

早产儿肺动脉高压(pulmonary hypertension,PH)发生主要有两个时期:①生后早期(96 小时内),表现为体肺循环过渡延迟,肺血管阻力处于高水平状态,甚至发生新生儿持续性肺动脉高压(persistent pulmonary hypertension of the newborn,PPHN);②早产儿晚期 PH,主要见于重度支气管肺发育不良(bronchopulmonary dysplasia,BPD)患儿。早产儿 PH 流行病学数据甚少,有限的临床报道显示,早期体、肺循环过渡延迟和 PPHN 发生与胎龄呈负相关,27 周以下超早产儿 PPHN 患病率平均为 8.1%,胎龄 24 周者为 11.1%,重度 BPD 合并 PH 者为 16.4%~48%。还有很少部分早产儿的 PH 是由于先天性与遗传性肺发育性疾病所致。因此,早产儿 PH 实际上是肺发育性疾病合并肺动脉高压。本节主要讨论 BPD 相关的肺动脉高压(BPD related pulmonary hypertension,BPD-PH)。

【病因与发病机制】

由于早产儿 PH 主要发生在两个不同时期,在病因学与发病机制方面有着明显不同,但是在某些方面又有密切联系。比如宫内生长受限的超早产儿既是 BPD-PH 的高危人群,又易发生体、肺循环过渡延迟与 PPHN。这里我们分别进行阐述。

1. 体、肺循环过渡延迟与早产儿 PPHN　体、肺循环过渡亦称生后心肺适应(postnatal cardiopulmonary adaptation)或肺血管过渡(pulmonary vascular transition,PVT)。研究表明胎龄越小,体、肺循环过渡越慢(肺血管阻力越高,下降越慢),这可能与此时肺血管数量与密度处于非常低的水平有关。实际上肺血管发育与肺泡的发育(肺单位)是平行的,随着胎龄增加,肺血管阻力(pulmonary vascular resistance,PVR)显著下降,至近足月后再次增加,因此 PVR 生理性表现为"U"形变化,超早超低早产儿与晚期早产儿是 PPHN 的高危人群。

2. 早产儿 PPHN 主要分类与病因　①宫内或产时获得性原因导致肺血管过渡延迟或障碍如,宫内炎症反应(绒毛膜羊膜炎)、早发败血症、窒息、低体温、严重宫内生长受限、严重的肺液吸收延迟导致的"恶性暂时

性呼吸困难",呼吸窘迫综合征及胎粪吸入综合征等;②肺实质发育正常(气道与肺泡)但肺血管已重塑,即特发性肺动脉高压或 PPHN;③肺血管发育不良,如先天性膈疝,肾脏发育不良、Potter's 综合征,肺泡毛细血管发育障碍;④内源性的梗阻,如红细胞增多症导致血液黏滞度增加,肺血管阻力增高。上述 PPHN 原因在不同发育成熟度早产人群分布有很大差异,胎龄越小,发生心肺过渡失败的风险越高,PPHN 发生率越高,这不是因为肺血管对 NO 反应性发育的生理性原因,实际上,即使胎龄很小,NO 也是调节肺血管阻力的重要机制,发生在超早产儿、超低体重儿的 PPHN 原因更多可能是肺发育不良。

需要特别说明的是,晚期早产儿是 PPHN 的高危人群,特别是有选择性剖宫产史,因暂时性呼吸增快并发缺氧性呼吸衰竭者,常因为早期没有给予合理的呼吸支持,仅为鼻导管或氧气函(高浓度)氧疗,这些病人没有正压呼吸支持,高浓度氧吸入极易导致吸收性肺不张(脱氮性肺不张),使得对氧的需求更高,肺泡内过高的氧分压使得活性氧增加,NO 失活加速,增加肺血管缺氧后收缩反应性,进而增高发生 PPHN 的风险,这类暂时性呼吸增快通常被称为"恶性暂时性呼吸增快"。

3. 早产儿 PPHN 发生主要机制　PPHN 特征性表现为生后短时间内心肺过渡失败,肺血管阻力维持在较高水平,右心系统血液经动脉导管与卵圆孔向左分流而使肺循环血流显著减少,导致严重低氧血症。持续性高肺血管阻力是发生 PPHN 的关键。正常心肺过渡时肺血管阻力下降,原因是肺在逐渐膨胀的过程中,肺液不断吸收,肺泡氧分压不断增加,导致内源性血管扩张因子释放增加,主要有一氧化氮(NO)与前列环素类物质,同时缩血管物质(内皮素 -1 等)显著降低。肺泡膨胀、PVR 下降、肺血流增加、血管应力与血氧张力的变化也可诱导内皮细胞一氧化氮合成酶表达增加,使得 NO 介导肺血管扩张作用增强。NO 主要作用于可溶性鸟苷酸环化酶(soluble guanylate cyclase,sGC)与环磷酸鸟苷(cGMP)而发挥扩张肺血管作用,研究表明一氧化氮合成酶被急性或慢性抑制后,通过 cGMP 通路的循环过渡失败而发生肺动脉高压。此外在不同病

因作用下(窒息、感染等),除 NO 扩张肺血管通路受阻外,ET-1 表达增加与前列环素类血管活性物质扩血管作用的下调对 PPHN 的发生发挥重要作用。需要注意的是,心肺过渡失败导致 PPHN 的原因并非均为单一血管阻力调节异常所致,并非所有以 NO 为靶向治疗的肺动脉高压均能逆转 PPHN 发生,这时需要除外严重心脏结构或功能异常,如肺静脉压增高导致肺动脉高压;发育中早产儿肺动脉高压多继发于肺血管发育异常,肺动脉高压更常见于肺发育不良,遗传性肺结构异常如肺泡毛细血管发育不良、*TBX4*、*NKX 2.1* 突变、肺间质糖原沉积症、肺泡蛋白沉积症、肺淋巴管扩张症及肺表面活性蛋白异常表达性疾病等,在肺动脉高压疾病的分类中与 BPD-PH 同属于"发育中肺疾病相关肺动脉高压"。

4. 早产儿 PH 及 BPD 相关 PH(BP-PH)发生机制　早产儿 PH 主要见于重度 BPD 患儿和一些特发性早产儿,胎龄越小,发生 PH 的风险越高。BPD 发生的原因除了肺泡生长发育异常,也包括肺血管发育异常。肺血管发育停止或严重异常是发生 PH 的基本原因。研究表明,在肺血管化与肺泡化的关键期,血管生成障碍是 PH 发生的主要原因。临床研究也证明,异常胎盘血管发育,胎盘低灌注与宫内生长受限密切相关,同时也是 BPD 与 BPD-PH 的危险因素。产前应激,包括绒毛膜羊膜炎、子痫、宫内生长受限,母亲吸烟是 BPD-PH 的危险因素。生后早期心肺适应过渡延迟与 BPD 及 BPD-PH 密切相关,同时也是 BPD 患儿死亡的危险因素。可见,早产儿发生 PH 的部分原因是胎源性和生后血管发育异常。一部分早产儿 PH 发生可以没有严重的肺实质性疾病,如 RDS、肺脏感染。

临床上还有一部分早产儿 PH 的发生与 BPD 的严重程度密切相关,这与 RDS 导致缺氧性呼吸衰竭的严重程度、呼吸机相关肺损伤、长期的高氧暴露、持续的动脉导管开放及生后反复感染密切相关,生后的相关因素导致 BPD 及 BPD-PH 的详细的发病机制尚不十分清楚。

【临床表现】

依据目前的临床流行病学研究证据,早产儿 PH 易发生在两个发育时期即超早产儿时期与早产儿晚期,这主要与肺血管生长与血管张力的调控生理发育有关。因此,早产儿 PH 既受先天与遗传发育因素影响,又是后天因素作用于发育中的肺血管与其他肺结构不良的结果。早产儿持续存在的 PH 将对其生命质量产生持久影响。早产儿生后不同时期的 PH 临床表现不尽相同,这里仅就 BPD-PH 的发生临床表现简要概述。

1. 生后早期早产儿 PH 表现(生后 2 周内)

(1)PPHN:中晚期早产儿 PH 主要因不同病因导致的急性缺氧型呼吸衰竭并发肺动脉高压,产生卵圆孔水平和动脉导管水平的右向左的分流。PPHN 也可见于超未成熟儿,这些发生 PPHN 的患儿除需注意暂时性过渡期肺疾病外(RDS,感染),还应注意肺发育不良。

(2)肺血管过渡延迟(delayed pulmonary vascular transition,DPVT):即心肺适应转换延迟,表现为肺动脉压下降延迟,表现为多种模式,通常于生后 96 小时后发生,不表现 PPHN 导致的严重低氧血症,此类患儿 BPD 与死亡风险较高。

(3)早期 PH 通常发生在生后 7~14 天,在心脏超声学检查中发现,多易发生超未成熟儿、宫内生长受限,DPVT 及脱机困难患儿,此时,诊断 PH 对预测远期 BPD 及 BPD-PH 有重要意义。

2. 晚期肺动脉高压(生后数周～数月)　主要发生在 BPD 患儿,特别易见于重度 BPD 患儿。临床常现为需要持续长时间呼吸支持,反复缺氧发作;转出 NICU 或出院后氧依赖和持续呼吸支持,喂养、生长困难,常易患呼吸系统疾病,间歇性缺氧、睡眠性呼吸暂停、胃食管反流。

3. 慢性 PH(数月～数年,或终身肺血管病)　生长发育落后,运动耐力下降,超声学监测持续有肺动脉高压表现,心脏结构异常(婴幼儿至儿童期阶段),严重患儿可以表现为右心功能不全,甚至应激状态下肺动脉高压危象。

【诊断与鉴别诊断】

1. 病史与临床表现

(1)早产儿肺动脉高压发生具有成熟依赖性,胎龄越小发生 PH 风险越高;母亲患有妊娠期高血压疾病(pregnancy-induced hypertension,PIH)且胎儿表现有宫内生长受限。

(2)胎盘灌注不良或胎盘血管性疾病,羊水过少,先天性膈疝及肺发育不良。

(3)绒毛膜羊膜炎、感染增加 BPD 发生风险。

(4)生后过渡期表现有 PPHN 或 DPVT。

(5)BPD-PH 发生在 BPD 的进程中,反复缺氧发作,特别是表现明显氧浓度以来性低氧血症,有创呼吸支持时间越长,氧依赖越久,BPD-PH 发生风险越高。以往的 BPD 诊断标准不能反映呼吸支持方式与肺发育

13 章

功能对 BPD 严重程度的贡献,对于胎龄 <32 周,累积用氧 >28 天,矫正胎龄(postmenstral age,PMA)36 周评价 BPD 严重程度,重度 BPD 符合吸氧浓度 >30%,或需要呼吸支持。目前研究证明,不同程度的呼吸支持与远期神经发育结局和死亡密切相关。

(6)晚期与慢性期 PH 主要表现为生长缓慢、长期氧依赖或活动后氧依赖、喂养困难、反复发绀,甚至缺氧发作,运动耐力下降。

2. 确诊标准

(1)PH 定义:目前没有针对不同时期的早产儿 PH 诊断标准定义,2018 年世界肺动脉高压定义与分类修订大会将平均肺动脉压(mean pulmonary arterial pressure,mPAP)正常下限由 24mmHg 下调至 20mmHg,目前儿童肺动脉高压指南定义中同样采用这一标准。这一诊断界值主要针对生后 3 个月以上的患儿,适用早产儿时并没有说明是否需要胎龄矫正,同时并不是所有的 PH 高危早产儿都需要做有创肺动脉压评估。因此,早产儿 PH 的早期诊断与相关管理需要多学科配合。

(2)PH 辅助诊断:目前早产儿 PH 的辅助诊断主要依赖与心脏超声学检查,对 PH 高危儿的超声学检查是早期发现 PH 的首选方法。美国儿童肺动脉高压协作网专家委员会推荐对早产儿肺动脉高压超声完整的筛查应该包括至少以下几个方面:完整的解剖结构评价及异常结构对生理影响的特征,确定分流与肺静脉情况;评价左右心室大小、肥厚程度、收缩与舒张功能;收缩与舒张室间隔位置;三尖瓣与肺动脉反流速度(存在时);同时测定体循环血压。PH 的超声学表现诊断依据可参考如下标准:①导管或心房水平的显著双向分流或右向左分流;②没有显著分流表现但是有右心室收缩压(right ventricular systolic pressure,RVSP)>40mmHg 和 / 或 ③ RVSP/SBP(systolic blood pressure)>0.5 和 / 或不同程度收缩期室间隔平坦化(严重时显著偏向左室呈现"D"改变);④右心室增大、肥厚。尽管可以应用多种方法,不同参数定量、定性评价 PH 后的肺动脉的血流动力学改变,右心负荷与收缩功能改变,且与 BPD-PH 发生密切相关,但是目前尚无统一标准。心脏 MRI 与 CT 血管显像与心功能分析也有用于早产儿 BPD-PH 研究报道,两者均能很好评估右心负荷与肺动脉高压状态,同时能够反映肺灌注情况,除外肺血管性疾病导致肺动脉高压(如肺静脉狭窄),但是需要特殊镇静、甚至麻醉,检查的安全性与结果获得后临床意义有待进一步研究改进。

(3)血清脑型利钠肽(brain natriuretic peptide,BNP)与 N 末端脑型利钠肽前体(N-terminal probrain natriuretic peptide):血清 BNP 与 NT-proBNP 主要来源于心肌细胞,是心肌细胞对心肌应力增加一种反映,是监测心功能不全与肺动脉高压很好指标,尽管它们不是特异性的 PH 生物标志物,不能代替超声学检查,但是其与 BPD-PH,BPD 严重程度,特别是合并 PDA 时有很好相关性,动态监测其变化对评估心功能状态有参考价值。

(4)右心导管检查:目前绝大多数早产儿 PH 诊断主要依据超声学评价。心导管检查对于早产儿来说,尤其在病情不稳定状态时具有较高的血管及血液动力学紊乱并发症风险,即使是很有经验的团队均应该平衡选择心导管检查与治疗结局的益处。在没有心脏结构异常时可应用心导管检查评价 PH 严重程度,分析肺静脉氧饱和度(肺疾病严重程度指标),除外肺静脉狭窄,明确体肺循环血管吻合枝和评价肺血管反应性。急性血管扩张实验(acute vasodilator testing,AVT)主要是肺血管针对氧和或 NO 吸入后的 PH 变化情况,通常反映在氧饱和度或动脉血氧分压明显增加。但是目前不建议用其评价钙通道阻滞剂 BPD-PH 治疗作用。BPD-PH 有时常合并 PDA,房间隔缺损,在评估这些分流对肺循环影响程度时,特别是关闭动脉导管前应准确评估导管分流对肺动脉高压作用,右向左分流时应该针对肺动脉高压药物治疗一段时间,再进行评估。切忌无明显改变的肺动脉高压状态贸然结扎动脉导管,否则将有导致肺动脉高压危象与右心衰竭危险。

3. 鉴别诊断 主要需鉴别 BPD-PH 与其他病因的肺动脉高压。如 BPD 同时合并有心脏结构异常(室间隔缺损、房间隔缺损及动脉导管未闭),特别是肺静脉狭窄(pulmonary venous stenosis,PVS)时可导致鉴别困难,以下几个方面可供参考:高危因素与临床特征,如宫内生长受限、羊水减少、胎盘病理(灌注异常)、胎龄(BPD 发生的独立因素)、DPVT 及 PPHN;超声学及其他影像学动态评估,明确肺发育不良与心脏结构异常;BPD-PH 实质是严重 BPD 的病理特征之一,本质是(pulmonary vascular disease,PVD)发展结果,其发生 PH 时间多在生后 3 个月内,需要动态监测;对于严重、难以纠正的低氧血症、肺动脉高压,应注意除外先天性肺发育不良与遗传性肺疾病;对于复杂性早产儿肺动脉高压,应明确肺血管结构、心脏结构异常对其影响,确定救治方案前应该进行右心导管检查评估。

【管理与治疗】

早产儿 PH 管理因病因不同而有所差异。对于非 BPD-PH,特别是过渡期肺动脉高压或 PPHN 由肺发育不良与严重心脏结构异常为主要原因的,应积极救治原发病,改善肺循环灌注,避免因肺动脉高压危象导致右心衰竭甚至死亡。尽管NO吸入治疗不做为胎龄34周以下早产儿急性缺氧性呼吸衰竭的临床推荐治疗方法,但在没有NO吸入禁忌证情况下,应用NO吸入能够降低早产儿,尤其是肺发育不良导致的肺动脉高压、PPHN患儿的死亡率。

1. BPD-PH 管理与治疗 早产儿PH更多发生在BPD患儿,特别是重度BPD患儿,因此,预防此类患儿发生肺动脉高压的生后管理策略的核心是尽最大可能减少BPD发生、降低BPD严重程度。对BPD-PH高危人群进行早期心脏超声动态筛查。目前BPD-PH管理方案如下。

在矫正胎龄36周时明确BPD严重程度,且完成心脏临床超声学评价,依据PH评估结果进行动态管理:①缺少PH证据时(超声学参数提示肺动脉压<1/2体循环动脉压),持续BPD治疗管理,每隔4~6个月筛查一次心脏超声,直到停止用氧;②轻中度PH(超声学参数提示肺动脉压1/2~2/3体循环动脉压):综合BPD管理SatO₂ 92%~95%,对BPD其他并发疾病综合管理如降低胃食管反流、间歇性缺氧发作、对肺实质与气道病变针对性治疗与合理营养支持,反复心脏超声监测肺动脉压,可结合血清BNP与NT-proBNP动态变化,精细评估,若没有改善或持续恶化应进行心导管检查,明确肺动脉高压严重程度及肺血管反应状态,合并心肺血管疾病情况,选择合理治疗;③重度PH(超声学参数提示肺动脉压>2/3体循环动脉压,室间隔严重扁平化)应开始经验性药物治疗,同时应精细评估PH程度与肺血管反应性,除外PVS,明确有无需要干预的肺外分流及吻合血管交通,同时持续进行BPD综合管理,防止呼吸道病毒感染、气道高反应导致喘息发作。肺动脉高压危象时,在合理通气基础上,可以选择紧急NO吸入治疗,多学科团队会诊指定综合管理方案。

2. BPD-PH 靶向药物治疗 目前早产儿BPD-PH靶向药物治疗主要有3类药物可供选择:磷酸二酯酶5(phosphodiesterase-5,PDE5)抑制剂,内皮素受体拮抗剂与前列腺素类,此外磷酸二酯酶3受体(phosphodiesterase-3,PDE3)抑制剂米力农(milrinone)有时也可作为辅助药物,药物应用简要介绍如下:

(1)西地那非(sildenafil):PDE5抑制剂,口服低剂量起始0.5~1.0mg/(kg·次)q.6~8h.,逐渐增加计量可至2~3mg/(kg·次),主要副作用有低血压、胃食管反流、激惹、头痛、支气管痉挛等。静脉注射0.25~0.5mg/(kg·次),缓慢注入(>60分钟)但目前很少用于慢性期PH,临床应用效果进一步评价中。

(2)波生坦(bosentan):内皮素受体拮抗剂,口服起始剂量1mg/kg,q.12h.,若耐受良好,转氨酶正常可以2~4周左右增至2mg/kg,每日2次口服。主要副作用有转氨酶增高,特别是在病毒感染时更易发生。

(3)吸入伊洛前列腺素(inhaled lloprost):2.5~5.0μg间隔2~4小时,可在机械通气时持续吸入,起始浓度为1μg,间隔4小时逐渐增至5μg,然后持续吸入。主要副作用有气管痉挛、低血压、呼吸管路产生结晶阻塞、肺出血及前列腺素类药物副作用,可能对护理接触者存在致畸作用。

(4)静脉注射依前列醇(intravenous epoprostenol):起始剂量1~2ng/(kg·min),每间隔4~6小时递增,可缓慢增至20ng/(kg·min)。应用时注意规范调增剂量间隔时间,因为易产生快速耐药,依据临床治疗目标调整避免副作用。主要副作用有低血压、通气血流比失调、胃肠道功能紊乱;短暂中断易发生肺动脉高压反跳;输液通道易发生感染、阻塞、血栓形成。有时会发生心律失常。应用此药或合并其他药物(如米力农)时,应严密监测不作用发生。

(5)曲前列环素(曲前列尼尔,treprostinil):静脉或皮下注射,起始剂量2ng/(kg·min),每间隔4~6小时逐渐递增至20ng/(kg·min),依据耐受情况与治疗目标可以再缓慢增加剂量(通常耐受程度为同剂量依前列醇的1.5~2倍)。主要副作用有皮下注射部位疼痛。静脉用药副作用与依前列醇相同,但是其半衰期更长,降低PH反跳风险。

(6)米力农(milrinone):PDE3抑制剂,静脉注射,剂量范围0.15~0.5μg/(kg·min),与其他血管扩张剂合并应用时应注意减量,肾功能不全时应慎用。主要副作用有低血压严重时心肌灌注下降,心律失常。可以与升压药合并应用减轻体循环低血压发生。

目前,早产儿PH的认识与管理尚不成熟,随着对发育中的早产儿,尤其是超低体重儿、超早产儿救治存活率不断提高,早产儿PH发生复杂病因会逐步阐明,然而无论如何,早产儿PH更常见于肺血管本身结构与功能异常发展变化的结果,因此PH是PVD的临床表现特征之一,因此对早产儿PH的预防与管理应从肺血管发育与损伤机制阐明、肺发育整体与其他器官发育相互作用综合多方面因素入手,单纯的肺动脉高压的药物靶向治疗意义可能是非常有限的,严重肺动脉高压与肺功能恶化可能需要器官移植治疗。

(毛健)

参考文献

1. NAKANISHI H, UCHIYAMA A, KUSUDA S. Impact of pulmonary hypertension on neurodevelopmental outcome in preterm infants with bronchopulmonary dysplasia: a cohort study. J Perinatol, 2016, 36 (10): 890-896.

2. ARJAANS S, ZWART EAH, PLOEGSTRA MJ, et al. Identification of gaps in the current knowledge on pulmonary hypertension in extremely preterm infants: a systemic review and meta-analysis. Paediatr Perinat Epidemiol, 2018, 32 (3): 258-267.

3. MIRZA H, ZIEGLER J, FORD S, et al. Pulmonary hypertension in preterm infants: prevalence and association with bronchopulmonary dysplasia. J Pediatr, 2014, 165 (5): 909-914.

4. LAKSHMINRUSIMHA S, SAUGSTAD OD. The fetal circulation, pathophysiology of hypoxemic respiratory failure and pulmonary hypertension in neonates, and the role of oxygen therapy. J Perinatol, 2016, 36(suppl2): S3-S11.

5. ABMAN SH. Pulmonary hypertension: the hidden danger for newborns. Neonataology, 2021, 118 (2): 211-217.

6. HANSMANN G, SALLMON H, ROEHR CC, et al. Pulmonary hypertension in bronchopulmonary dysplasia. Pediatr Res, 2021 (3), 89: 446-455.

7. ARJAANS S, HAARMAN MG, ROOFTHOOFT MT, et al. Fate of pulmonary hypertension associated with bronchopulmonary dysplasia beyong 36 weeks postmenstrual age. Arch Dis Child Fetal Neonatal Ed, 2021, 106 (1): F45-F50.

8. MOURANI PM, SONTAG MK, YOUNOSZAI A, et al. Early pulmonary vascular disease in preterm infants at risk for bronchopulmonary dysplasia. Am J Respir Crit Care Med, 2015, 191 (1): 87-95.

9. MOURANI PM. MANDELL EW, MEIER M, et al. Early pulmonary vascular disease in preterm infants is associated with late respiratory outcome in childhood. Am J Respir Crit Care Med, 2019, 199 (8): 1020-1027.

10. LEVY PT, JAIN A, NAWAYTOU H, et al. Risk assessment and monitoring of chronic pulmonary hypertension in premature infants. J Pediatr, 2020, 217(e4): 199-209.

11. KRISHNAN U, FEINSTEIN JA, ADATIA I, et al. Evaluation and management of pulmonary hypertension in children with bronchopulmonary dysplasia, 2017, 188: 24-34.

第六节　早产儿休克

休克（shock）是由各种致病因素导致的一种急性细胞能量衰竭状态，表现为急性、复杂的循环功能障碍，进而导致细胞能量代谢衰竭，导致循环功能障碍的常见机制有低血容量、血管调节衰竭和／或心肌收缩障碍。

早产儿休克是导致早产儿最重要的死亡原因之一，早产、感染是新生儿期死亡最主要的原因。脓毒症性休克在早产儿休克中最常见，是早产儿脓毒症危重的表现。在早产儿，虽然血压正常也同样可以有较差的体循环灌注，即休克的早期往往没有严重或明显的低血压。但是，由于血液的再分布而使得非重要器官血流减少，心率增快是循环功能障碍重要表现；同时可以有严重的呼吸暂停，甚至呼吸衰竭。因此，早产儿休克的主要表现特征明显不同于其他人群，必须高度警惕，早期发现早期救治才能降低死亡的风险。目前，尚缺少早产儿休克流行病学的资料，已有的研究主要集中在各种感染导致的脓毒症性休克，实际上新生儿败血症每年会导致一百万新生儿死亡，其最主要原因即是脓毒症性休克。一项回顾性研究6年NICU收治3 800名新生儿，脓毒症休克发生率为1.3%，但死亡率极高，超低出生体重儿的脓毒症性休克死亡高达71%，可见越是发育不成熟的早产儿，发生脓毒症性休克的死亡率越高。除死亡率高外，严重的脓毒症性休克也往往导致严重的神经发育迟滞，慢性肺疾病（支气管发育不良）增加和加重，住院时间延长。

【病因与发病机制】

休克可以发生在早产儿生后各个时期，生后早期主要与产前和产时的危险因素有关，如双胎输血综合征、胎盘早剥、严重窒息及早发型脓毒症等，常有低血压表现；而晚期的休克病因多为脓毒症、心脏功能异常、内分泌及代谢疾病、神经功能异常及过敏等。目前，休克没有统一的分类标准，依据休克发生的始动因素可以分以下几种。

1. 分布性休克（distributive shock）

（1）异常的外周血管调节如生后过渡期NO异常增加，神经血管调节通路异常。

（2）脓毒症相关的炎症反应导致炎症介质大量释

放,导致血管通透性增强和扩张。

(3)少见原因如过敏性休克(anaphylactic shock)和神经源性休克(neurogenic shock)。

2. 低血容量休克(hypovolemic shock)

(1)经胎盘失血:胎盘早剥。

(2)母胎间输血。

(3)胎儿 - 胎儿输血。

(4)颅内出血。

(5)PDA 导致大量肺出血。

(6)DIC。

(7)大量血浆成分进入血管外(毛细血管渗漏综合征)。

(8)大量细胞外液丢失,如不感蒸发,或使用利尿剂没有合理补充液体。

3. 心源性休克(cardiogenic shock)

(1)各种原因导致的心肌收缩功能异常如窒息、感染、心肌缺血(心肌梗死)、心肌发育异常(心肌病、心肌致密化不全)等代谢原因导致心肌病。

(2)心脏传导系统异常导致收缩节律障碍如心律失常,严重的电解质紊乱(高钾血症)。

4. 梗阻性休克(obstructive shock)　各种原因导致血流梗阻而使心脏搏出量降低。

(1)流入性梗阻:完全性肺静脉异位引流,三尖瓣和二尖瓣闭锁、血管内气体栓塞、血栓形成及严重的气胸、纵隔气肿和心包周围积液和积气。

(2)流出道梗阻:主动脉狭窄或闭锁,主动脉弓严重发育不良。肺动脉狭窄或闭锁等。

【病理生理】

不同原因导致组织灌注降低,细胞代谢衰竭,依据始动病因不同而有不同,如心源性休克往往表现迅速的循环衰竭和心功能障碍,会有显著的血压下降;而脓毒症性休克早期代偿期,尽管有组织灌注不良表现但是血压往往是正常的。不同于年长儿和成人,早产儿休克表现心肌的储备功能很差,在早产儿刚出生后不久更是如此,为改善或代偿组织的代谢,增加心率是最常见的变化。

对脓毒症性休克研究表明,早产儿休克早期并没有左心室搏出量的下降,相反还增加,射血分数与正常对照组比较也没有明显的差异。可见,组织的灌注异常和代谢障碍可能原因主要是血管调节异常,细胞的代谢异常除了源于灌注减少外,更主要的线粒体功能异常。各种病原体导致的全身性炎症反应

(systemic inflammatory response syndrome, SIRS)、脓毒症(sepsis)、重症脓毒症(severe sepsis)、脓毒症性休克(septic shock)及多脏器功能衰竭,是一系列连锁反应。不同病原体通过不同模式识别受体和病原相关的模式,如革兰氏阴性细菌主要与 TLR4 结合,而阳性球菌与 TRL2 结合,TRL3 主要与病毒等病原微生物结合,当然也可以通过非 TLR 核内受体结合,激活机体炎症反应,导致组织损伤与功能障碍;在早产儿粒细胞功能和补体功能极不成熟,抗炎反应明显不及足月儿,所以感染极易泛化,导致终末器官受累和脓毒症性休克发生,特别是革兰氏阴性菌和白色念珠菌感染导致的休克死亡率极高,常有合并严重的弥散性血管内凝血(DIC),血小板下降持续时间较长。对于肠道病毒感染导致休克,常常是严重心肌受累所致。

早产儿发生休克往往是呼吸功能障碍最早的临床表现,这不仅仅见于脓毒症性休克的早期,由于大量炎症介质的释放,特别是前列环素系统激活,作用于中枢神经系统使其释放抑制性神经递质,是早产儿发生严重的呼吸暂停,动物实验研究表明,这种呼吸抑制能够被 COX-2 抑制剂吲哚美辛阻断。因此,在明确感染所致的呼吸暂停病人,不应该应用咖啡因等黄嘌呤类呼吸兴奋药;此外,极不成熟的早产儿,脓毒症性休克常使 PDA 重新开放,或不能关闭,使得早期心搏出量异常增高,肺循环血流增加,极易发生肺水肿和肺出血。因此,在早产儿休克管理中呼吸支持是最基本的救治措施必须牢记。

不可逆性休克往往表现为心率持续增加而代谢性酸中毒和高乳酸血症不能纠正,持续的尿量减少,直至发生血压下降,心率下降往往提示休克已进入终末期。

【临床表现与动态监测】

休克的临床表现依据不同病因及机体的代偿状态而有所不同,新生儿特别是早产儿发生脓毒症性休克不同于成人。由于心肌储备功能极差,通常代偿期以心率增快为主要表现来增加心输出量改善组织的灌注,同时,体循环阻力增加表现为指端温度降低,体核温度与末梢温差增大,皮肤变凉,花纹甚至苍白,毛细血管再充盈时间延长,通常超过 3 秒,由于腹腔脏器血流灌注减少,肾血流减少出现少尿,甚至无尿。而心源性休克,低血容量休克发生时低血压常是早期表现,不能纠正容量不足或去除病因,患儿会迅速进入循环衰竭状态。

通常代偿阶段,表现心率增快而没有明显的低血压;脓毒症性休克是大量炎症介质释放使血管扩张,毛

细血管通透性增加使得体循环阻力下降,而发生低血压,脉压增宽,是休克的早期表现。

当组织灌注持续不能改善,收缩压降低常常见于低血压休克;血压不能维持正常,可能预示器官损伤进入不可逆阶段,心脏将停止跳动。目前,早产儿血压正常范围还没有很好的研究获得肯定,通常生后前3天,平均动脉压小于其胎龄,超低出生体重儿小于30mmHg被认为出现了低血压。这主要基于,平均动脉压小于30mmHg将使脑血流明显下降,持续低血压导致脑缺血使早产儿脑室周围白质损伤的风险明显增加。

休克时脑灌注下降,脑组织代谢障碍早产儿常常早期即表现为反复周期性呼吸,甚至发生严重的呼吸暂停需要辅助通气;早产儿意识状态通常在早期即表现反应低下:少哭,少动,嗜睡甚至出现反应迟钝;肠动力明显降低,肠鸣音消失,发生胃肠功能衰竭,有时需要与NEC鉴别。持续的尿量减少或无尿预示休克进入到严重阶段。

早产儿脓毒症性休克,由于感染及炎症级联反应,组织损伤,凝血功能发育不完善极易发生弥散性血管内凝血(DIC)。

目前,临床在休克血压动力学的监测方面虽然有很多有创的方法,如有创血压、CVP、心搏量及肺动脉楔形压分析,但是很少用于新生儿。无创的超声多普勒心搏量监测刚刚开始应用,在早产儿尚缺少诊断效力的评价,床旁功能心脏超声有望为早产儿血流动力学提供更客观准确的方法。

在外周灌注和组织代谢的评价方面,NIRS(近红外光谱)可能是较可靠的方法,同时也可以评价脑组织的氧合情况。血液中的乳酸水平是评价组织灌注和判定预后的很好指标,也是指导治疗的重要参考目标,在成人和年长儿血浆乳酸水平大于4mmol/L常提示预后不良。但在新生儿,特别是早产儿这方面研究尚少。但是,无论如何持续升高的乳酸提示代谢衰竭,不良结局即将发生。

【治疗】

早期识别,迅速正确的处理是救治休克的关键。对于心源性休克及梗阻性休克应积极迅速去除病因,维持代谢正常,纠正电解质紊乱。而对于早产儿脓毒症性休克应建议实施"ABC"处理原则——"立即开放气道呼吸支持,液体复苏"。以下着重讨论早产儿脓毒症性休克的处理。

1. 呼吸支持 呼吸功能障碍是早产儿休克的常见表现,反复的呼吸暂停导致严重低氧血症,将加重组织缺氧,同时心肌缺氧缺血导致心率和心肌收缩力下降将使休克进一步恶化;早期的呼吸支持,不但能避免呼吸暂停导致的上述结局,同时维持体肺循环的平衡,减少休克时的肺损伤,减少肺出血的发生。这时依据病人病情进展情况给予有效的呼吸支持是非常必要的,也是休克治疗的基础。休克时呼吸动力不足,胃肠功能障碍,肠动力差,不建议应用无创的通气方式。

2. 液体复苏 早期抗休克治疗液体复苏是关键。目前,液体复苏的种类仍首选晶体等张的生理盐水,RCT研究结果不建议应用含有白蛋白的液体或血浆作为首选,因为未发现其比生理盐水更好,同时增加生物制品源性相关感染风险和相关的并发症。通常液体复苏应用生理盐水为10~20ml/kg快速静脉注射15~30分钟,一般总量不超过30~40ml/kg。若有严重贫血或凝血功能障碍应输注红细胞或冰冻血浆。液体复苏时注意依据病人的情况选择输液速度,过快有增加颅内出血的风险,尤其是在合并有PDA患儿,尤为需要注意。

液体复苏的目标:心率逐渐下降,血压维持稳定正常,毛细血管再充盈时间小于2秒;血浆乳酸小于2mmol/L,尿量大于1ml/(kg·h)。严重休克即使予以充分的液体复苏,仍不能维持血压稳定,且出现下降,肝脾增大,不建议再进行复苏,应积极查找原因,同时应用血管活性药物(vasoactive agent)调节血管阻力,增加心肌收缩力来改善组织灌注不足。

3. 多巴胺(dopamine) 最常用的血管活性药物,有明显剂量依赖性的生理作用,低剂量0.5~2μg/(kg·min)作用于周围血管受体,如肾、肠道和冠状动脉,使其血流增加而不作用于心肌;5~10μg/(kg·min)有正性肌力和变时的作用,更高浓度会使血管阻力明显增加提升血压。

4. 多巴酚丁胺(dobutamine) 主要用于增加心肌收缩力,通常应用浓度5~15μg/(kg·min),可以降低血管阻力,与多巴胺合用可以进一步增加心肌收缩力,增加心搏量,剂量增加变时作用增强,心率加快,对于低血压而非窒息的病人,应首选多巴胺。

5. 肾上腺素(epinephrine) 具有显著的变时和变力作用,通常应用剂量0.05~0.3μg/(kg·min)。主要用于多巴胺升压无效的情况下,或外周血管阻力降低导致的低血压,尤其是过敏性休克。

6. 米力农(milrinone) 一种磷酸二酯酶抑制剂,能够增加心肌收缩力,降低体肺循环阻力,改善心脏的舒张功能,对心脏原因导致休克会有一定意义,但是应注意液体复苏,通常与多巴胺配伍应用。

7. 休克严重时发生顽固性低血压 除了积极病因学治疗,纠正糖代谢紊乱、酸中毒、严重电解质紊乱外,充足液体复苏仍有持续的低血压,需要积极升压治疗:主要应用药物高剂量的多巴胺、肾上腺素、去甲肾上腺素(norepinephrine);有时血管加压素(vasopressin)可能有效,不过在早产儿应用的报道罕见。也有建议对于应用升压药物无效的低血压(升压抵抗性低血压,pressor-resistant hypotension)可以应用氢化可的松(hydrocortisone)3mg/(kg·d),分三次。但是应注意,尤其合并 PDA 病人发生 NEC 的风险。

早产儿休克病人的预后依赖于产生休克的病因,及早期发现、合理的救治。脓毒症性休克死亡率极高,特别是发生在极低和超低出生体重儿的休克,不但死亡率高,远期神经精神发育障碍的风险也高。目前,对早产儿的休克尚没有统一诊治规范的推荐,亟需临床开展多中心的研究。

(毛 健)

参考文献

1. BRIERLEY J, CARCILLO JA, CHOONG K, et al. Clinical practice parameters for hemodynamic support of pediatric and neonatal septic shock: 2007 update from the American College of Critical Care Medicine. Crit Care Med, 2009, 37 (2): 666-688.

2. DEMPSEY EM, BARRINGTON KJ. Evaluation and treatment of hypotension in the preterm infants. Clin Perinatol, 2009, 36 (1): 75-85.

3. WYNN JL, WONG HR. Pathophysiology and treatment of septic shock in neonates. Clin Perinatol, 2010, 37 (2): 439-479.

4. CARCILLO JA. A synopsis of 2007 ACCM clinical practice parameters for hemodynamic support of term newborn and infant septic shock. Early Hum Dev, 2014, 90(S1): S45-S47.

5. SAINI SS, KUMAR P, KUMAR RM. Hemodynamic changes in preterm neonates with septic shock: A prospectictive observational study. Pediatr Crit care Med, 2014, 15 (5): 443-450.

6. MUNRO MJ, WALKER AM, BARFIELD CP. Hypotensive extremely low birth weight infants have reduced cerebral blood flow. Pediatrics, 2004, 114 (6): 1591-1596.

14 第十四章 早产儿感染性疾病

第一节　胎儿及早产儿免疫系统发育生物学

感染严重影响早产儿的生存,是引起早产儿死亡的主要原因。目前,感染性疾病仍占早产儿疾病之首,最常见的病原是细菌和病毒等。近年来,随着病原学检测技术和分子生物学技术的发展,对早产儿感染的发病机制、诊断、治疗和预防等也取得了一些新的进展。

一、胎儿期免疫细胞的起源及其发育

免疫系统(immune system)是机体执行免疫应答及免疫功能的一个重要系统,是人体抵御病原菌侵犯最重要的保卫系统。由免疫器官(骨髓、脾脏、淋巴结、扁桃体、小肠集合淋巴结、阑尾、胸腺等)、免疫细胞(淋巴细胞、单核吞噬细胞、中性粒细胞、嗜碱性粒细胞、嗜酸性粒细胞、肥大细胞、血小板等)和免疫分子(补体、免疫球蛋白、干扰素、白细胞介素、肿瘤坏死因子等细胞因子等)组成。免疫系统分为固有免疫和适应免疫,其中适应免疫又分为体液免疫和细胞免疫。免疫系统的功能主要包括:①识别和清除外来入侵的抗原,如病原微生物等,这种防止外界病原体入侵和清除已入侵病原体及其他有害物质的功能被称为免疫防御;②识别和清除体内发生突变的肿瘤细胞、衰老细胞、死亡细胞或其他有害的成分,这种随时发现和清除体内出现的"非己"成分的功能被称为免疫监视;③通过自身免疫耐受和免疫调节使免疫系统内环境保持稳定,这种功能被称为免疫自身稳定。尽管新生儿的免疫功能是不成熟的,但对于健康的足月新生儿来说,一般还是具有免疫应答能力的,但早产儿由于更不成熟,其免疫应答能力就不那

么充分了。

二、胎儿免疫系统发育

人类免疫系统的发生发育始于胚胎早期,到出生时尚不成熟,机体的免疫应答水平仍需逐渐完善和继续发育成熟。

1. T 细胞的发育和分化　胸腺最初形成于孕 4 周,在孕 7~8 周时,造血干细胞进入胸腺,并在胸腺上皮细胞和体液因子的作用下发育成 T 细胞。当干细胞定植于胸腺后不久,T 细胞受体(TCR)的基因重排就开始了,大约孕 8~10 周开始 T 细胞的分化发育。当干细胞进入胸腺后,细胞数量可在 2 周内增加 10 万倍。在这些细胞的成熟过程中,经过阳性和阴性选择,97% 的皮质胸腺细胞死亡,存活的细胞已从不成熟的 $CD4^+CD8^+$ 双阳性细胞转变为成熟的 $CD4^+$ 或 $CD8^+$ 单阳性细胞,并迁移至胸腺髓质。胸腺细胞成为单阳性细胞时开始具有 T 细胞的功能,但是直到离开胸腺时才发育完善。大约胎龄 11~12 周时,T 细胞开始从胸腺释放,分布于全身周围淋巴组织。于胎龄 15~20 周时,在血液循环中可出现多量 T 淋巴细胞。

2. B 细胞的发育和分化　与 T 细胞的发育平行,B 细胞也从孕 7 周时开始在胎儿肝脏发育。B 细胞分化过程可分为 2 个阶段,即抗原非依赖期和抗原依赖期。在抗原非依赖期,B 细胞分化与抗原刺激无关,主要在中枢免疫器官内进行。而抗原依赖期是指成熟 B 细胞受抗原刺激后,可继续分化为合成和分泌抗体的浆

细胞阶段，主要在周围免疫器官内进行。B 细胞与其他血细胞一样，也是由骨髓内多能干细胞分化而来。过去认为，T 和 B 细胞可能来自共同的淋巴样干细胞，但迄今对其分化途径、分化部位以及其特异的表面标志尚未明确，有待进一步研究。

已证明，B 细胞在骨髓内的发育，可经过祖 B 细胞（pro-B）、前 B 细胞（pre-B）、不成熟 B 细胞（immature B）及成熟 B 细胞（mature）几个阶段。B 细胞在骨髓内分化各阶段的主要变化为免疫球蛋白基因的重排和膜表面标志的表达。B 细胞在发育分化过程中，同样也经历选择作用，以除去非功能性基因重排 B 细胞和自身反应性 B 细胞，形成周围成熟的 B 细胞库。成熟 B 细胞释放至周围淋巴组织，构成 B 细胞库，在此阶段经抗原刺激后，可继续分化为合成和分泌抗体的浆细胞，即抗原依赖的分化阶段。胎龄 3 个月左右开始先后具有产生 IgM、IgG 和 IgA 的能力，但在胎儿期始终维持在低微水平，若有宫内感染，则将产生较多量的 IgM 类抗体。

三、早产儿免疫系统特点

人类的免疫系统包括非特异性免疫（固有免疫）和特异性免疫（适应性免疫）。非特异性免疫是指新生儿抵抗病原微生物入侵的第一道防线，是由细胞、体液因子和表面屏障所构成的，主要涉及中性粒细胞、单核巨噬细胞、树突状细胞、NK 细胞和补体的非特异性活化。

1. 非特异性免疫系统

（1）中性粒细胞和单核巨噬细胞：血液中具有吞噬功能的细胞，主要为中性多核粒细胞和单核细胞，胎儿期开始发育，至出生后可达 $(8 \sim 13) \times 10^9$ 个 /L（8 000~13 000 个 /mm³），72 小时后下降至 0.4×10^9/L（400 个 /mm³），维持一定低水平，2~3 周后再度上升达正常。新生儿时期血清中的促吞噬因子功能比成人低，使中性粒细胞的游走能力及吞噬功能差，但其直接杀菌功能与成人相似。新生儿在应对感染时生成中性粒细胞的能力不足，败血症患儿往往表现为中性粒细胞减少；而且新生儿中性粒细胞的趋化能力显著低下，研究显示，早产儿中性粒细胞的迁移能力约在生后 2~3 周才开始发育，且速度缓慢。

单核巨噬细胞对病原体的识别是启动固有免疫防御系统的关键环节，这一识别主要由 Toll 样受体（TLR）来完成。TLRs 可识别病原相关分子模式，通过信号转导引起核转录因子（NF-κB）和干扰素（IFN）调节因子的活化，在抗感染免疫和诱导适应性免疫中发挥重要作用。目前，已知人类有 10 种 TLRs，其中 TLR2 和

TLR4 表达于细胞表面，分别识别革兰氏阳性和阴性菌。但新生儿单核巨噬细胞 TLR4 信号传导通路的相关蛋白表达不足，导致新生儿单核巨噬细胞对刺激的应答能力低下，炎症反应被抑制，表现为功能不全。

（2）屏障作用：小儿皮肤黏膜屏障功能差，尤其是新生儿期，易因皮肤黏膜感染而患败血症。血脑屏障发育不成熟，易患颅内感染。其他如胎盘屏障的发育也较差，尤其是前 3 个月，此时若孕妇患病毒感染，均可通过胎盘引起胎儿先天性病毒感染，常见者有风疹、疱疹、巨细胞病毒等。

（3）体液因素：正常体液中有多种非特异性抗微生物的物质，如补体、溶菌酶、乙型溶解素、备解素及干扰素等均处于一种低水平，因此抗病能力较差。补体系统是固有免疫的重要组成部分，从胚胎 6~14 周起胎儿已能自己合成补体成分，并随着胎龄增长而升高，于生后 3~6 个月达成人水平。母体的补体不输送给胎儿，新生儿经典途径的补体（CH50）和 C3、C4、C5 活性是其母亲的 50%~60%；旁路活化途径及其各种成分，包括 B 因子和备解素的活性发育更为落后，分别仅为成人水平的 35%~60% 和 35%~70%；早产儿经典和旁路途径的补体浓度均低于成熟儿。

2. 特异性免疫系统

（1）细胞免疫：胎龄 15 周时，T 细胞即随血流从胸腺迁移至全身周围淋巴组织，并参与细胞免疫反应，但其功能尚欠成熟，出生时，T 细胞功能已近完善，但因从未接触过抗原，因而需较强抗原刺激才有反应。T 辅助淋巴细胞功能在新生儿期尚不成熟，因此，辅助 B 淋巴细胞合成抗体能力较差。早产儿生后数周内胸腺继续快速增长，来自骨髓的前淋巴细胞在胸腺内分化发育为成熟 T 淋巴细胞的速度相对较足月儿快；但早产儿 T 细胞数量较足月儿少，对丝裂原刺激的转化率也低。

（2）细胞因子：早产儿期，一些细胞因子合成或细胞因子受体表达不足，是造成早产儿对病毒和细菌高度易感的因素之一。出生时 IFN-γ 和 TNF 能够促进 NK 细胞和吞噬细胞功能，并能够在炎症中促进一些黏附分子表达（ICAM-1、VCM-1、ELAM-1）和诱导其他细胞因子的产生，IFN-γ 和 TNF 水平低下可能与早产儿 IL-12 合成不足有关。同时 T 细胞和 B 细胞表面的一些细胞因子受体表达不够，细胞难以对细胞因子做出充分的反应。

（3）体液免疫：

1）B 淋巴细胞：脐血中 B 细胞的百分比略高，且由于淋巴细胞总数高，所以，B 细胞的绝对数量高于儿童和成人，但脐血中的 B 细胞经刺激后合成免疫球蛋白的种类和量都显著低于儿童和成人。出生后，新生儿应

对新环境中遇到的免疫刺激合成 IgM 类免疫球蛋白的速度快速提高,未成熟儿也与足月儿相似。经特异性免疫后,新生儿能产生 IgM,但不能有效地转换产生其他类型的免疫球蛋白,这可能是由于体内的 T 辅助细胞功能不足的缘故。在诱导 Ig 类型转换中最关键的信号转导是表达于 T 细胞的 CD40 配体(CD40L)与表达于 B 细胞的 CD40 的相互作用。研究显示,成人 T 细胞被活化后,CD40L 出现短暂的上调,而新生儿 T 细胞则不能检测到 CD40L 表达,只有经 CD3 抗体活化后,新生儿 T 细胞才出现 CD40L 表达上调。

2)免疫球蛋白:早产儿的血清免疫球蛋白绝大部分为通过胎盘的母体 IgG,自身合成的各类免疫球蛋白都很少,甚至测不出。大约在孕 12 周,胎儿已可以获得一定量的来自母体的 IgG,且持续增加,至出生时脐血的 IgG 浓度已与母体相当,甚至超过母体。IgG 是唯一能透过胎盘充分转运给胎儿的免疫球蛋白,包括其所有的亚类,只是 IgG2 稍少。IgG 水平胎龄 8 个月时为成人的 56%,9 个月时为 88%,足月新生儿脐血 IgG 含量可超过母体,而早产儿 IgG 含量较足月儿低得多。出生后 IgG 逐步消耗,而自身合成能力尚不足。至 1~3 岁相当于成人的 60%,10~12 岁后基本达成人水平。IgA 是主要的外分泌的保护性免疫球蛋白,不仅存在于消化道、呼吸道和泌尿生殖道,而且在体液中也有一定的浓度。胎龄 30 周左右开始合成极少量 IgA,IgA 不能通过胎盘,新生儿的 IgA 来自母亲初乳。生后一个月含量仅为成人的 2.6% 左右,10 岁左右达成人水平。分泌型 IgA 于新生儿、至晚 6 个月可接近成人水平,对保护婴儿免受损害起着一定的作用。胎儿 10~12 周开始合成 IgM,出生时约为成人的 10%,以后逐渐上升,1~2 岁达成人水平,IgM 不能通过胎盘,宫内感染时 IgM 含量升高。因此,脐血 IgM 升高,则提示宫内感染。胎龄 31 周开始出现 IgD,其自身合成较少,生后脐血含量仅为成人的 1%,1 岁为 10%,2~3 岁达成人水平。IgE 在内外体液中都存在,在碱性粒细胞核肥大细胞表面都有高亲和力的 IgE 受体,因此 IgE 是过敏反应的主要介质。胎龄 11 周开始合成 IgE,7 岁左右达成人水平。

由于早产儿 T、B 淋巴细胞功能不成熟,经胎盘转运的母体抗体少以及内源性 Ig 合成水平低下等因素,使其比足月儿更易受病原体侵袭,且感染更严重,病程更长。近年来有报道早产儿应用静注免疫球蛋白(IVIG)进行预防和治疗,但结论不一。理论上对 32 周以前的早产儿可能有效,因为母亲 Ig 转运发生于 32 周以后。但 Cochrane 评价 IVIG 的作用表明能减少早产儿感染的发生率,但对于感染的死亡率、NEC、BPD、IVH 等发生率没有改变,因此,目前不常规推荐早产儿预防性应用 IVIG。

(袁天明 俞惠民)

参考文献

1. CAPPELLETTI M, DELLA BELLA S, FERRAZZI E, et al. Inflammation and preterm birth. J Leukoc Biol, 2016, 99 (1): 67-78.
2. GLASER K, SPEER CP. Toll-like receptor signaling in neonatal sepsis and inflammation: a matter of orchestration and conditioning. Expert Rev Clin Immunol, 2013, 9 (12): 1239-1252.
3. CUENCA AG, WYNN JL, MOLDAWER LL, et al. Role of innate immunity in neonatal infection. Am J Perinatol, 2013, 30 (2): 105-112.
4. SHARMA AA, JEN R, BUTLER A, et al. The developing human preterm neonatal immune system: a case for more research in this area. Clin Immunol, 2012, 145 (1): 61-68.
5. ALKAN OZDEMIR S, OZER EA, KOSE S, et al. Reference values of serum IgG and IgM levels in preterm and term newborns. J Matern Fetal Neonatal Med, 2016, 29 (6): 972-976.
6. OHLSSON A, LACY JB. Intravenous immunoglobulin for preventing infection in preterm and/or low birth weight infants. Cochrane Database Syst Rev, 2013, 2(7): CD000361.

第二节 早产儿败血症

新生儿败血症(neonatal sepsis)是指新生儿期细菌或真菌侵入血液循环并在其中生长繁殖,产生毒素所造成的全身性感染。细菌性败血症一直是导致新生儿尤其是早产儿高发病率和高死亡率的主要原因之一。近年来,随着新生儿重症监护水平的不断提高,足月儿早发型败血症(early-onset sepsis,EOS)的危害已经减少,但早产儿早发型败血症的预后仍不佳。极低出生体重儿(VLBW)也存在晚发型败血症(院内感染)的危险。

感染败血存活的新生儿可由于中枢神经系统感染或由于感染性休克、持续肺动脉高压以及严重肺部实质病变导致的继发性缺氧等而发生严重的神经系统后遗症。

【病因与发病机制】

1. 病原学

(1) 革兰氏阳性球菌：

1) 链球菌(Streptococcus)：B族溶血性链球菌(GBS)最常见，早发型感染的典型表现为中-重度呼吸窘迫、低血压、低灌注和其他感染症状，国内感染率不清楚。肺炎链球菌感染可能占1.5%~5%，症状与GBS相似。

2) 葡萄球菌(Staphylococcus)：常见为金黄色葡萄球菌(凝固酶阳性)和表皮葡萄球菌(凝固酶阴性)。感染表现为多种症状：皮肤感染、眼、耳、鼻腔和胸腔感染、败血症、肺炎、骨髓炎、关节炎、中枢感染、肠道感染或心内膜炎等。MRSA是NICU院内感染的特殊菌株，表皮葡萄球菌感染常与中心置管有关，发生率可达50%，临床表现为惰性而非暴发性，死亡率约为2%~10%，由于院内感染者有73%~100%耐甲氧西林，因此往往使用万古霉素治疗。

3) 肠球菌(Enterococci)：是院内感染的常见菌，约4%~15%，死亡率约为20%，感染与早产、长时间住院、静脉置管、抗生素应用有关。耐万古霉素肠球菌(VRE)的出现是近年来关注重点。

(2) 革兰氏阳性杆菌：李斯特菌(Listeria monocytogenes)：围产期感染者死亡率可达25%~50%，症状与GBS感染类似。羊水胎粪污染是常见的表现，<32周的早产儿发生胎粪污染是该菌感染的标志，严重病例可出现肉芽肿性皮疹(呈现红斑基底上突出苍白区)。

(3) 厌氧革兰氏阳性杆菌：梭状芽胞杆菌(Clostridia)：常见为难辨梭状芽胞杆菌，表现为假膜性肠炎和NEC，由于广谱抗生素的应用后发生如青霉素、克林霉素以及头孢菌素。

(4) 革兰氏阴性球菌：奈瑟球菌(Neisseria)：是G⁻双球菌，母亲感染未治疗者易发生淋病奈瑟菌眼炎，严重的可致盲；新生儿感染也与播散性或非播散性疾病有关。

(5) 革兰氏阴性杆菌：

1) 肠杆菌科(Enterobacteriaceae)：大肠埃希菌(E.coli)、克雷伯杆菌(Klebsiella)和其他肠杆菌是NICU院内感染的主要病原菌，其他细菌包括沙雷菌(Serratia)、变形杆菌(Proteus)、枸橼酸杆菌(Citrobacter)、沙门菌(Salmonella)和不动杆菌(Acinetobacter)等。NICU中G⁻菌暴发感染与环境污染、呼吸治疗、吸引器、喂养器具等有关。肠杆菌感染往往是严重的，伴呼吸窘迫、心血管失代偿、严重代酸、多器官功能衰竭和脑膜炎等，死亡率高达40%~90%，院内感染者常为耐药菌株。

2) 流感嗜血杆菌(Haemophilus influenzae)：在早产儿感染是不常见的，但有时与肺炎和脑膜炎有关。临床表现与GBS感染有些相似，常引起4种类型表现：RDS、败血症和脑膜炎、软组织或关节感染、中耳炎或乳突炎。

3) 假单胞菌(Pseudomonas)：铜绿假单胞菌是最常见的，常发生于皮肤黏膜屏障缺陷的早产儿。虽在潮湿环境中生长迅速，但目前流行减少的原因可能与NICU中的呼吸装置较好有关。

(6) 革兰氏阴性厌氧菌：脆弱类杆菌(Bacteroides fragilis)：正常情况下常生长在呼吸道、肠道和女性生殖道，但也与呼吸道感染、伤口感染以及NEC有关。

(7) 真菌：念珠菌(Candida)：白色念珠菌(Candida albicans)和近平滑念珠菌(Candida parapsilosis)是感染早产儿中分离到的最常见真菌，约7%VLBW发生真菌感染(Benjamin DK,et al.Pediatrics,2006,117：84-92)。侵袭性真菌感染往往发生在具有高危因素的VLBW，而且是引起VLBW播散性感染的重要原因，但血培养阳性率不高而临床进展很快，因此，死亡率高达25%~60%。

2. 感染发生时间

关于早期感染和后期感染的时间问题：早期(early onset)：24小时~3天或7天；确切时间其实并非最重要，因为有80%~90%第一周感染的于第二周发病。极早期(very early onset)：<24小时发病，意味着宫内感染；晚期(late onset)：3天后或7天后，大多为院内感染。极后期(very late onset)：生后60天发病。主要是与不同时间的病原菌不同有关。

3. 流行病学

1996年以来，随着产时预防性应用抗GBS治疗后，EOS总体发生率较前下降。目前国外的研究表明，总体的EOS发病率大约1~2例/1 000活产婴儿，但近来的报道发现在VLBW中EOS的发病率在每1 000VLBW中约15~23例。主要与定植在产道的病原菌有关，除了国外报道较多的GBS，大肠埃希菌、李斯特菌和念珠菌也是常见病原菌，也包括非致病菌：乳酸杆菌、消化链球菌和酵母菌等。EOS的危险因素包括：母亲GBS定植，产时发热>38℃和绒毛膜羊膜炎，羊膜早破>18小时，早产<37周和出生低体重<2 500g。VLBW发生早发型感染的死亡率接近

40%,且发生感染的存活者与神经系统后遗症(脑瘫、视觉和听力损害)密切相关。晚发型感染常常是医院内获得的感染且在生后72小时表现出来,约发生在20%的VLBW。国外也强调主要是院内感染的常见病原菌,包括阳性球菌(葡萄球菌属、肠球菌属)、阴性菌(肠杆菌属、假单胞菌属等)以及真菌感染。近年来关注的重点是多重耐药菌(MRSA、ESBLs以及耐万古霉素的肠球菌)和真菌(白色念珠菌和近平滑念珠菌等)。此外,一些社区获得的病毒:RSV、流感、副流感、轮状病毒、水痘病毒等也可发生院内感染,尤其是没有获得母体抗体保护的早产儿。

【临床表现】

EOS可以表现为无症状菌血症、败血症、肺炎或脑膜炎等,其临床症状往往在生后第1小时就较为明显,90%婴儿在出生24小时内出现症状。呼吸窘迫是最常见症状,其表现可以是严重的呼吸困难或轻度的气促和呻吟,需要或无需氧气支持甚至呼吸衰竭等;PPHN也可伴发败血症。其他的一些败血症的非特异性的表现包括:激惹、昏迷、体温不稳定、低灌注和低血压等,严重的脓毒性休克可发生瘀点瘀斑甚至弥散性血管内凝血(DIC)。消化道的症状包括少吃、呕吐以及肠梗阻等;脑膜炎可表现为惊厥、呼吸暂停或低反应等,但败血症也可无明显的神经系统特异症状,因此,腰椎穿刺在评价败血症的过程中就尤为重要了。

晚发型感染:局灶感染的表现比早发型感染常见,但暴发性而非局灶性感染也是经常发生的。发生的危险因素有:小胎龄、住院时间、中心血管通路、侵入性操作以及使用广谱抗生素尤其是3代头孢菌素。临床症状包括:呼吸暂停增加、喂养不耐受或腹胀、呼吸支持要求增加、嗜睡以及肌张力降低等,实验室征象有:白细胞计数异常、难以解释的代谢性酸中毒、高血糖等。

【实验室检查】

1. 非特异性检查

(1)白细胞(WBC)计数:出生12小时以后采血结果较为可靠。WBC减少($<5 \times 10^9/L$),或WBC增多($\leqslant 3$天者WBC$>25 \times 10^9/L$;>3天者WBC$>20 \times 10^9/L$)。

(2)白细胞分类:杆状核细胞/中性粒细胞(immature/total neutrophils, I/T)$\geqslant 0.16$。

(3)C-反应蛋白(CRP):为急相蛋白中较为普遍

开展且比较灵敏的项目,炎症发生6~8小时后即可升高,$\geqslant 8\mu g/ml$(末梢血方法)。有条件的单位可作血清前降钙素(PCT)或白细胞介素6(IL-6)测定。

(4)血小板$\leqslant 100 \times 10^9/L$。

(5)微量血沉$\geqslant 15mm/1h$。

2. 病原学检查

对于细菌或真菌感染,培养结果是金标准。血、体液、尿液以及分泌物培养的结果有助于临床的评判。脑脊液检测是重要的,但需要患儿相对稳定。有报道认为:小于1个月的婴儿败血症有1/3并发脑膜炎。临床上往往是感染者出现神经系统表现时才进行腰穿检查,而实际上发现34%血培养阴性的VLBW脑脊液培养阳性。因此,较多学者建议在患儿稳定的情况下腰穿检查可作为评价早产儿感染的一部分。此外,对于生后3天患儿也可将尿液培养作为评价早产儿感染的另一部分,但3天以内的不易获得阳性结果,当然应该进行耻骨上穿刺和导尿管获得标本,以减少污染的影响。

3. 其他检查

近年来,有较多的研究表明一些细胞因子的检测,如IL-6、TNF、IL-8、Fibronectin、黏附分子(ICAM和E-seletin)等可预测感染;在分子诊断技术上也取得一些进展,有研究表明,可通过PCR检测细菌DNA以及细菌基因芯片诊断技术等可以早期、快速判断可能的病原菌。

【诊断与鉴别诊断】

诊断标准:由中华医学会儿科学分会新生儿学组于2003年讨论制定。

1. 确诊败血症

具有临床表现并符合下列任一条:①血培养或无菌体腔内培养出致病菌;②如果血培养标本培养出条件致病菌,则必须与另次(份)血,或无菌体腔内,或导管头培养出同种细菌。

2. 临床诊断败血症

具有临床表现且具备以下任一条:①非特异性检查$\geqslant 2$条;②血标本病原菌抗原或DNA检测阳性。

【治疗】

1. 抗菌治疗

包括明确治疗(definitive therapy)、假设治疗(presumptive therapy)、经验性治疗(empirical therapy)和预防性治疗(prophylaxis therapy)。目前临床管理从明确治疗、假设治疗向经验性治疗和预防性治疗发展后,感染的发生率下降,但也带来了没有疾病者暴露于治疗的危害的增加。尤其经验性治疗和预防性治疗需要大规模、多中心的研究来判断其有效性和安全性。

（1）早发型和晚发型感染：疑似细菌感染，氨苄西林和氨基糖苷类是国外标准的经验治疗，因为能覆盖GBS以及革兰氏阴性菌。头孢噻肟由于其较强的渗透入脑脊液的能力，常被用于阴性菌的脑膜炎；万古霉素或奈夫西林（nafcillin）常常替代氨苄西林用于疑似院内感染者。抗菌治疗的疗程如下：确诊的败血症一般10天，革兰氏阳性菌的脑膜炎14天，阴性菌脑膜炎21天。院内感染的革兰氏阴性菌多为耐药菌株，尤其是ESBL或产AmpC β内酰胺酶菌株，因此，使用碳青霉烯或酶抑制剂类半合成抗生素以及四代头孢菌素等是需要的。

（2）真菌的经验性治疗：早产儿真菌感染的危险因素有血小板减少、侵入性操作史、广谱抗生素应用史。虽然经验性抗真菌治疗的安全性和有效性尚未能证实，但对于有危险因素且有感染症状的早产儿不应该过分小心。两性霉素B被认为是首选：广谱和在新生儿的耐受性较好。若明确对氟康唑敏感的亦可作为选择。同时拔除中心置管通路或使用外周血管通路或在不同的解剖位置予新的中心置管通路与病原菌（葡萄球菌、肠球菌以及革兰氏阴性菌）的快速清除是密切相关的，但对于念珠菌血症者的理想效果可能与细菌者不一致。应该注意的是，拔除导管或更换导管后持续的菌血症常提示血管内血栓性感染或心内膜炎。

（3）抗菌药物用法及间隔时间：新生儿败血症在未获得血培养结果之前即要选用抗生素治疗，以后根据血培养结果及细菌药敏试验选用抗生素。通常联合应用一种青霉素类和一种氨基糖苷类抗生素作为初选药物，但应注意氨基糖苷类抗生素的耳毒性作用。因为这两种抗生素的配伍具有较广泛的抗菌谱并能产生协同作用。在严重感染的病例可选用第三代头孢菌素和青霉素类联合应用。

1）大肠埃希菌败血症：一般认为羊膜早破、产程延长、产时感染以及生后3天内发病的以大肠埃希菌感染为主，可选用氨苄西林加用庆大霉素或阿米卡星。氨苄西林为新生儿期细菌感染的常用药物，不仅对球菌具有强大的抗菌作用，对新生儿感染常见病原菌如大肠埃希菌、流感杆菌等革兰氏阴性杆菌具有较高的抗菌活性。剂量：每次25~50mg/kg；胎龄≤29周：日龄≤28天，每12小时一次；日龄>28天，每8小时一次；胎龄30~36周：日龄≤14天，每12小时一次；日龄>14天，每8小时一次；胎龄37~44周：日龄≤7天，每12小时

一次；日龄>7天，每8小时一次。庆大霉素剂量：胎龄≤29周：日龄≤7天，每次5mg/kg，每48小时一次；日龄>7天，每次4mg/kg，每36小时一次；胎龄30~34周：日龄≤7天，每次4.5mg/kg，每36小时一次；日龄>7天，每次4mg/kg，每24小时一次；胎龄>35周：每次4mg/kg，每24小时一次。由于庆大霉素有耳毒副作用，使用时应作血药浓度的监测，输注30分钟以上。因大肠埃希菌各菌株的药敏差别较大，应以药敏试验结合临床选用抗生素。对上述抗生素耐药或临床疗效不佳，可改用第三代头孢菌素。第三代头孢菌素治疗各种革兰氏阴性和阳性需氧菌所致的败血症疗效满意。尤其是对革兰氏阴性细菌，疗效更为突出。如头孢噻肟和头孢曲松除有明显的杀菌作用外，还能透过有炎症的血-脑屏障。头孢噻肟剂量：每次50mg/kg；胎龄≤29周：日龄≤28天，每12小时一次；日龄>28天，每8小时一次；胎龄30~36周：日龄≤14天，每12小时一次；日龄>14天，每8小时一次；胎龄>37周：日龄≤7天，每12小时一次；日龄>7天，每8小时一次。头孢三嗪：50mg/kg（脑膜炎每次80~100mg/kg），每24小时一次。治疗的疗程为2~3周左右。

2）金黄色葡萄球菌败血症：治疗可选用青霉素，但金黄色葡萄球菌大多数对青霉素耐药，故常用耐酶青霉素，如苯唑西林、氯唑西林、双氯西林，或用万古霉素加上述耐酶青霉素。苯唑西林剂量：每次25mg/kg；胎龄≤29周：日龄≤28天，每12小时一次；日龄>28天，每8小时一次；胎龄30~36周：日龄≤14天，每12小时一次；日龄>14天，每8小时一次；胎龄>37周：日龄≤7天，每12小时一次；日龄>7天，每8小时一次。万古霉素的剂量：每次10mg/kg（脑膜炎每次15mg/kg）；胎龄≤29周：日龄≤14天，每18小时一次；日龄>14天，每12小时一次；胎龄30~36周：日龄≤14天，每12小时一次；日龄>14天，每8小时一次；胎龄>37周：日龄≤7天，每12小时一次；日龄>7天，每8小时一次。

3）链球菌败血症：B族链球菌败血症早期的临床表现和新生儿呼吸窘迫综合征相类似，不易区别，治疗上用大剂量青霉素20万~40万U/（kg·d），分2~3次静脉给药。

4）厌氧菌败血症：治疗上以甲硝唑为首选药物。剂量：起始剂量15mg/kg，维持剂量每次7.5mg/kg，首剂后经一次间隔时间开始；胎龄≤29周：日龄≤28天，每48小时一次；日龄>28天，每24小时一次；胎龄30~36周：日龄≤14天，每24小时一次；日龄>14天，每12小时一次；胎龄>37周：日龄≤7天，每24小时

一次;日龄>7天,每12小时一次。疗程为7~10天。

5)院内感染所致败血症:凝固酶阴性葡萄球菌引起的院内感染败血症应选用万古霉素,剂量同上,疗程为7~10天。

革兰氏阳性细菌引起的院内感染败血症选用氨基糖苷类抗生素如庆大霉素,剂量同上。但庆大霉素的耐药性很普遍,而阿米卡星的耐药性较低,常被选用。阿米卡星剂量:胎龄≤29周:日龄≤7天,每次18mg/kg,每48小时一次;日龄8~28天,每次15mg/kg,每36小时一次;日龄>28天,每次15mg/kg,每24小时一次;胎龄30~34周:日龄≤7天,每次18mg/kg,每36小时一次;日龄>7天,每次15mg/kg,每24小时一次;胎龄>35周:每次15mg/kg,每24小时一次静脉给药。由于氨基糖苷类抗生素共同的副作用是有耳毒作用和肾脏毒性作用,因此需监测血清药物浓度。

6)其他:亚胺培南+西司他丁、美罗培南、头孢吡肟等也可用于新生儿败血症。鉴于氨基糖苷类有耳、肾毒性,在VLBW儿半衰期长且差别又大,国内监测血药浓度也不普遍,故常以第三代头孢菌素替代。

2. 一般治疗　注意保暖,维持水、电解质平衡及补充热卡,及时纠正酸中毒及缺氧,局部感染灶如脐部及皮肤的处理等。

3. 对症治疗　有抽搐时用镇静抗惊厥药,有黄疸给予蓝光治疗,有脑水肿及时给予降颅压处理。

4. 支持治疗　少量多次输血或输血浆;拔除导管;液体复苏;正性肌力药物;纠正代酸;呼吸支持等

5. 其他治疗

(1)免疫球蛋白治疗:早产儿因免疫球蛋白水平低,生后极易发生低免疫球蛋白血症而致严重感染,败血症的发生率和病死率均较成熟新生儿为高,静脉用丙种球蛋白含有大量免疫球蛋白和特异型抗体,因此可用于败血症的辅助治疗。国内外资料推荐剂量:每次0.2~0.5g/kg,每周1次,共用4周。

(2)粒细胞集落刺激因子(GM-CSF):在使用抗生素的同时合用GM-CSF在治疗后14天存活率没有增加,但在粒细胞减少的败血症组死亡的危险性下降至0.34。因此,常规使用GM-CSF是没有必要的,但对于粒细胞减少的感染早产儿可能有作用。

(3)粒细胞输注:早产儿G⁻菌败血症伴中性粒细胞减少予粒细胞输注不能减少感染的死亡率,认为常规使用治疗早产儿败血症是不必要的。

(4)抗细胞因子治疗:己酮可可碱(pentoxifylline),一种黄嘌呤衍生物,能抑制TNF释放,在抗生素应用时合用可以降低病人的死亡率,但需要多中心研究来进一步证实其在早产儿G⁻败血症中的治疗作用。此外,抗TNF抗体、凋亡抑制剂以及重组人活性蛋白C等,在成人严重感染性休克时能降低死亡率,但在早产儿感染中尚未进行研究。

【预防】

早发型感染:产时预防。晚发型感染:主要是院内感染的预防。

院内感染的预防策略:

1. 局部润肤剂改善早产儿皮肤屏障功能　多中心研究表明增加了感染的危险,可能与污染或细菌生长加速有关。

2. 益生菌促进胃肠道功能　有研究发现,口服益生菌能减少NEC和严重NEC的发生,未能减少败血症的发生;但一项多中心研究也发现未能减少NEC、败血症和泌尿道感染的发生。

3. 早期微量喂养　防止胃肠道黏膜萎缩;缩短TPN时间;缩短静脉留置时间;促进胃肠道黏膜免疫功能的成熟;缺乏肠内喂养使肠道细菌过度生长,局限在某一肠袢,并进入血液循环。

4. 预防性应用氟康唑预防侵袭性念珠菌病　一项随机双盲予氟康唑[3mg/(kg·次),第1~2周每3天一次;第3~4周隔天一次;第5~6周每天一次]预防治疗的研究发现:治疗组未发生真菌感染而对照组感染发生率为20%。其他的单中心研究包括历史对照结果等也表明,减少了真菌感染的发生,而且对肝功能影响不明显;2007年的多中心研究结果也支持能减少感染的发生,但总体的死亡率没有改变。目前,对于出现耐药性或是否会导致向曲菌感染转变等仍值得关注,因此,需要更大的多中心研究来证实。

5. 中心静脉导管的管理　消毒、减少抽血等。成人和大孩子已有使用抗生素浸润的导管,但适合早产儿用的小管还没有。适量的肝素减少管头血栓堵塞等在临床使用,但仍缺乏大规模多中心研究来证实其预防感染的有效性。

6. 预防策略的进展　*NOD2-3020insC*和*IL-6 174G/C*基因与血培养阳性率和反复感染有关,携带*IL-6 174G*基因的VLBW与阳性菌感染相关,因此研究发现对于*IL-6 174G*携带者予替考拉宁(teicoplanin)预防性应用,感染的发生率明显下降(2.4%*vs.*16.5%),提示检测感染的相关基因进行分级预防性用药对于减少不必要的抗生素预防性治疗将是有意义的。

(袁天明　俞惠民)

参考文献

1. KRISTÓF K, KOCSIS E, NAGY K. Clinical microbiology of early-onset and late-onset neonatal sepsis, particularly among preterm babies. Acta Microbio Immun Hungar, 2009, 56: 21-51.

2. WU YD, CHEN LH, WU XJ, et al. Gram stain-specific-probe-based real-time PCR for diagnosis and discrimination of bacterial neonatal sepsis. J Clin Microbiol, 2008, 46 (8): 2613-2619.

3. 余加林, 吴仕孝. 新生儿败血症诊疗方案. 中华儿科杂志, 2003, 41: 897-899.

4. SAIMAN L. Strategies for prevention of nosocomial sepsis in the neonatal intensive care unit. Curr Opin Pediatr, 2006, 18 (2): 101-106.

5. HAQUE K, MOHAN P. Pentoxifylline for neonatal sepsis. Cochrane Database Syst Rev, 2003, 4: CD004205.

6. BIN-NUN A, BROMIKER R, WILSCHANSKI M, et al. Oral probiotics prevent necrotizing enterocolitis in very low birth weight neonates. J Pediatr, 2005, 147: 192-196.

7. DANI C, BIADAIOLI R, BERTINI G, et al. Probiotics feeding in prevention of urinary tract infection, bacterial sepsis and necrotizing enterocolitis in preterm infants. A prospective double-blind study. Biol Neonate, 2002, 82: 103-108.

8. FEJA KN, WU F, ROBERTS K, et al. Risk factors for candidemia in critically ill infants: a matched case-control study. J Pediatr, 2005, 147: 156-161.

9. MANZONI P, STOLFI I, PUGNI L, et al. A multicenter, randomized trial of prophylactic fluconazole in preterm neonates. N Engl J Med, 2007, 356: 2483-2495.

10. AHRENS P, KATTNER E, KÖHLER B, et al. Mutations of genes involved in the innate immune system as predictors of sepsis in very low birth weight infants. Pediatr Res, 2004, 55: 652-656.

第三节　早产儿中枢神经系统先天性感染

　　宫内感染又称先天性感染或母婴传播疾病,是指孕妇在妊娠期间受到感染而引起胎儿的宫内感染。过去临床常用的 TORCH 综合征是指弓形虫(toxoplasma)、风疹病毒(rubella virus)、巨细胞病毒(cytomegalovirus,CMV)、单纯疱疹病毒(herpes virus)及其他病原体所致的宫内感染的总称,是为了提醒人们许多病原体可以在新生儿引起共同的临床特征,包括小头畸形、肝脾大、瘀点、眼睛异常等,也会导致远期的后遗症。但由于许多其他的病原体如梅毒螺旋体、HIV、肠道病毒、结核分枝杆菌等都能引起类似的疾病,因此,对于怀疑 TORCH 感染的婴儿,诊断不应仅限于最初的 4 个病原体。感染的途径包括:①致病微生物经胎盘垂直传播给胎儿;②孕妇下生殖道致病微生物的逆行扩散;③胎儿分娩时的围产期感染。感染的病原、感染时的胎龄以及感染的方式(宫内、生殖道感染或母乳等)不同将导致不同的先天性感染的症状和表现。有时,先天性感染的症状在婴儿期可不明显,可在随后的几年内出现表现。

一、先天性巨细胞病毒感染

　　巨细胞病毒(cytomegalovirus,CMV)感染是疱疹病毒家族的一种双链 DNA 病毒,仅在人类发现,是导致先天性感染和儿童长期神经发育障碍的常见原因。我国有较高的 CMV 感染发生率,孕妇血清 CMV-IgG 抗体阳性率达到 90.0%~96.3%;而美国 40 以下人群血清抗体阳性率为 50%~85%,而且母亲血清抗体的高阳性率也与先天性感染的高发生率相关。母亲原发的 CMV 感染是新生儿 CMV 先天性感染的高危因素,与母亲再发激活感染者相比,感染率分别为 30%~40% 和 1%~3%。先天性 CMV 感染是指 CMV 感染的母亲所生育的子女于出生 14 天内证实有 CMV 感染,是宫内感染所致,感染率为 0.6%~8.5%。在怀孕早期感染,胎儿的损伤将可能较严重。

【临床表现】

　　先天性 CMV 感染的临床表现和经典的临床特征包括:早产、胎儿生长受限、黄疸和肝脾大等,神经系统表现包括小头畸形、惊厥、肌张力低下、意识不清、视网膜脉络膜炎和颅内钙化等。可通过头颅 B 超、CT 或 MRI 等影像学检查进一步评价先天性 CMV 感染的中枢神经系统损伤。研究认为先天性 CMV 感染导致中枢神经系统损伤的特殊表现:中重度脑室扩大,颅内钙化,皮质萎缩,皮层发育不良,大脑非对称性发育不良等以及两次以上不同年龄>30dB 的听力丧失;而孤立的单侧脑室扩大、室管膜下囊肿、豆纹血管病变不认为是先天性 CMV 的特征性病变。先天性 CMV 感染者仅10% 左右在出生时就出现症状,但也有 10%~25% 患儿在以后出现听力和视力障碍或神经发育异常。

【诊断】

新生儿 CMV 感染的诊断可通过 3 周内尿液病毒培养,尿液、血液、唾液和脑脊液的 CMV-DNA PCR 检测,或血液 CMV-IgM 抗体检测等进行。对于一些以前无症状的患儿,若随访发现有感染的证据,也可以通过新生儿期进行血筛查时收集和保存的干血片样本进行 CMV-DNA 检测来进行回顾性诊断。

对于诊断先天性 CMV 感染的患儿,应该进行详细的体格检查和各种实验室检查,如头颅 MRI 或 CT 扫描、眼睛检查、听力检查等,以及血常规、肝功能和脑脊液检查等。需要注意的是有症状的 CMV 感染者若神经影像学异常,大约 90% 可能出现神经系统后遗症;但即使神经影像学正常者,也有约 30% 患儿可能出现神经系统后遗症。

【治疗】

目前,更昔洛韦(ganciclovir,GCV)、缬更昔洛韦(valganciclovir,VGCV)、膦甲酸、西多福韦等抗病毒药物可用于治疗 CMV 感染,但对于先天性症状性 CMV 感染的抗病毒治疗,仅有更昔洛韦的用药经验。CMV 感染应用抗 CMV 药物的指征主要是:①有中枢神经系统累及的症状性先天性 CMV 感染的新生儿,以预防听力损害恶化;②有明显活动期症状的 CMV 感染患儿,如肺炎、肝炎、脑炎和视网膜脉络膜炎等。而对于无症状的 CMV 感染甚至轻症 CMV 感染患儿,尤其是生后感染者可先不治疗,但需临床随访。抗病毒药物如阿糖胞苷、阿糖腺苷以及阿昔洛韦(无环鸟苷)等对人 CMV 均能起到短暂的抑制作用使症状缓解,但不能清除感染。更昔洛韦(丙氧鸟苷)效果较好,重症感染者每天 7.5~10mg/kg,分 2 次静滴 14 天后,继以每天 5mg/kg 维持治疗 1~2 个月;对先天性感染可用每天 12mg/kg,分 2 次连续治疗 6 周,但一般不超过 6 周。不良反应有白细胞及血小板下降、肝功能异常,但停药后可迅速恢复正常,偶可致不可逆性无精症。因此,在用药过程中需监测副作用:每周 3 次血象、肝肾功能和电解质,有条件者每周监测血药浓度;停药指征:中性粒细胞<500µl 或 PLT<25 000/µl。近年来的一些研究表明更昔洛韦治疗能改善感染患儿的听力损伤,但对于药物治疗的利弊及副作用仍需衡量。

【随访】

由于一些先天性 CMV 感染者在出生时未出现症状,而在以后出现听力和视力障碍或神经发育异常。因此,先天性 CMV 感染者需长期随访至学龄期。

听力随访:宜监测脑干听觉诱发电位;随访时间:新生儿期,一岁以内每 3 个月一次,1~3 岁 6 个月一次,4 岁以后一年 1 次至学龄期。眼底检查:新生儿、12 个月、3 岁及学龄前期。而神经系统发育及体格生长发育也需要儿科医师综合评估和长期随访。

关于母乳喂养:虽然母乳是新生儿 CMV 感染的常见原因,但对于足月新生儿发生有症状的感染是罕见的。由于早产儿未能获得足够的胎传 IgG,可能不能很好地起到保护作用,因此有学者建议需要进行母乳的 CMV 检测,再决定是否母乳喂养。若母乳 CMV 检测阳性者,可将母乳进行巴氏消毒法或冰冻处理,以减少 CMV 的含量,但尚不能清除病毒;但在目前仍没有一个循证的方法来减少早产儿尤其是极早期的早产儿暴露于 CMV 感染母乳的危险。

二、先天性风疹病毒感染

先天性风疹病毒感染是最早发现的新生儿垂直感染的疾病之一,先天性风疹综合征在发展中国家的发病率为每 1 000 活产儿的 0.6~2.2,这与西方发达国家的报道类似,这也与风疹疫苗的应用有关。但非免疫的母亲孕 3 个月内原发风疹病毒感染后,发生垂直传播的危险性高达 80%~90%。在孕 12 周以后,由于胎儿器官发育接近完全,耳聋可能是先天性风疹感染的唯一症状。2/3 先天性风疹者出生时无症状,但可在 5 岁内出现一定的后遗症。

【临床表现】

先天性风疹病毒感染的临床表现和症状:典型表现者常累及全身各器官系统,故临床表现复杂,但先天性心脏病、白内障及耳聋是先天性风疹感染存活儿的常见三大先天缺陷。此外,新生儿出生后可表现为:低体重、肝脾大、心脏缺陷包括动脉导管未闭、肺动脉狭窄或主动脉缩窄等,其他异常表现包括紫癜、贫血、血小板减少、小头畸形、骨骼异常等。后期的症状也包括听力异常、胰腺功能不全、神经行为异常等。

【诊断】

诊断:3个月内血风疹病毒-IgM阳性;6~12个月风疹特异性IgG阳性;另外,血、脑脊液、鼻咽分泌物或尿PCR检测等有助于诊断,也可通过病毒分离明确诊断。

【治疗】

无特异治疗,主要是对症处理。儿童或育龄妇女风疹病毒疫苗接种是预防先天性风疹感染的关键。

三、先天性弓形虫病

弓形虫病(Toxoplasmosis)是由刚地弓形虫(*Toxoplasma gondii*)引起的一种人兽共患传染病,一般是由于环境中卫生不洁或水污染,通过肉或肉制品获得感染。虽然人类的感染常常是无症状或轻症表现,但胎儿感染会导致严重病变。据报道,美国12~49岁人群血清学抗体阳性率为15.8%,而全世界不同国家报道孕期妇女的血清学抗体阳性率为4%~80%。研究表明孕妇原发感染弓形虫者即使治疗胎儿的感染率也达25%~30%,但国内报道的先天性弓形虫病发病率却较低。美国近20年报道的先天性弓形虫病发病率为(1~10)/万,因此每年有500~5 000的先天性弓形虫病患儿。

【临床表现】

先天性弓形虫病的临床症状:大多数先天性弓形虫病虽然80%~90%的患儿在后期会发生眼睛和神经系统病变,但最初往往是无症状的。典型的症状是脉络膜视网膜炎、颅内钙化和脑积水,其他的表现包括贫血、黄疸、肝脾大、淋巴结病变以及小头畸形等。但临床症状往往是非特异性的,而且与其他病原感染如单纯疱疹病毒、巨细胞病毒及风疹病毒等难以区别。

【诊断】

孕期诊断通过检测弓形虫特异性IgG和IgM抗体明确,弓形虫特异性IgM抗体在原发感染后2周左右

出现,1个月左右达高峰,但可持续12个月,因此IgM抗体阳性不一定提示近期感染。但在婴儿期,存在弓形虫特异性IgM抗体或弓形虫特异性IgG持续超过12个月阳性则表明先天性弓形虫感染。此外,有报道用弓形虫膜抗原作ELISA法,对于近期感染的标本,检出特异性IgA抗体和IgM抗体,而慢性感染者仅检出IgG抗体。近年来,弓形虫特异性DNA探针技术及PCR技术已用于弓形虫感染的诊断,具有较高的特异性和敏感性。对于急性弓形虫感染血症期,其阳性率明显高于免疫学诊断,提高了弓形虫感染的诊断水平。

【治疗】

历史对照研究表明,母亲和新生儿期的治疗将改善先天性弓形虫感染的后果。药物治疗:

1. **乙胺嘧啶**(pyrimethamine)和**磺胺嘧啶**(sulfadiazine,SD) 合用是治疗本病最常用的方法,前者每天1mg/kg,每12小时一次,2~4天后减半,同时合用叶酸每天10~20mg,以减少毒性反应。SD剂量为每天50~100mg/kg,分4次口服。疗程:4~6周,用3~4个疗程,每疗程间隔1月。

2. **螺旋霉素**(spiramycin) 剂量每天100mg/kg,2~4次分服。适用于孕妇患者和先天性弓形虫病。眼部弓形虫病亦可用螺旋霉素,若病变涉及视网膜斑和视神经头时,可加用短程肾上腺皮质激素。

3. **其他** 乙胺嘧啶与阿奇霉素、克拉霉素(clarithromycin)、罗红霉素等合用均曾试用于治疗HIV感染伴弓形虫脑炎患儿取得疗效。

四、先天性单纯疱疹病毒感染

新生儿单纯疱疹病毒(herpes simplex virus,HSV)感染是一种较为常见的产道感染,但常导致严重的并发症。以前的报道表明HSV-2是引起新生儿疱疹的主要原因,但近年来发现HSV-1也是其主要原因。研究表明育龄妇女血清HSV-1和HSV-2抗体阳性率分别为80%和15%;原发的母亲感染与再发感染相比,新生儿疱疹的发病率高得多。在孕早期发生宫内HSV感染罕见,多数新生儿HSV感染是由于围产期接触母亲产道内感染灶获得。

【临床表现】

先天性HSV感染的症状与围产期获得性HSV

感染的表现是不同的(表14-1),新生儿围产期获得性HSV感染往往在第2或3周出现典型表现,常常表现为以下特征之一:①位于皮肤、眼和口腔(SEM);②位于CNS者常表现为昏迷、喂养困难和呼吸窘迫等;③播散性病变常包括多器官损伤且与新生儿败血症难以区别。在有症状的患儿身上仅70%出现典型疱疹。

表 14-1 先天性 HSV 感染与围产期获得性 HSV 感染的不同特点

	皮肤-眼-口疾病	CNS 疾病	播散性疾病	先天性 HSV
传播	围产期	围产期	围产期	宫内
发病时间	1~2 周	2~4 周	1~2 周	出生时
临床特征	皮肤、口腔疱疹;角膜、结膜炎	昏迷 惊厥 喂养困难 呼吸暂停	黄疸 凝血障碍 肺炎 败血症样表现	FGR 小头畸形 脉络膜视网膜炎
疱疹	100%	50%	20%	疱疹或瘢痕
预后不良	0%	70%	13%	100%

【诊断】

疱疹液或皮损处染色可见典型的多核巨细胞,有助于临床诊断。皮损处、结膜分泌物、鼻咽分泌物或脑脊液 HSV 培养阳性是确诊的依据。PCR 技术检测脑脊液 HSV DNA 有助于诊断 CNS 和播散性 HSV 感染,但仅有 70% 的阳性率。血清学检测 HSV 抗体对早期诊断的价值不大,因为 IgM 抗体往往较迟出现。

【治疗】

在抗 HSV 的药物中,临床常用的有阿昔洛韦(acyclovir)、更昔洛韦(ganciclovir)、阿糖腺苷(vidarabine)等。这些药物均能抑制病毒 DNA 合成,使病毒在细胞内不能复制,从而减轻临床症状,但不能彻底防止潜伏感染的再发。阿昔洛韦:30~60mg/(kg·d)分 3 次,或眼部局部以 5% 外用;阿糖腺苷:每天 30mg/kg,浓度 <0.7mg/ml,每 12 小时一次静滴。疗程:病变局限于皮肤-眼-口者 14 天;CNS 或播散性感染 21 天。

(袁天明 俞惠民)

参考文献

1. KADAMBARI S, WILLIAMS EJ, LUCK S, et al. Evidence based management guidelines for the detection and treatment of congenital CMV. Early Hum Dev, 2011, 87 (11): 723-728.
2. GANDHI RS, FERNANDEZ-ALVAREZ JR, RABE H. Management of congenital cytomegalovirus infection: an evidence-based approach. Acta Paediatr, 2010, 99 (4): 509-515.
3. SHET A. Congenital and perinatal infections: throwing new light with an old TORCH. Indian J Pediatr, 2011, 78 (1): 88-95.

第四节 早产儿中枢神经系统细菌性感染

早产儿中枢神经系统细菌性感染即早产儿细菌性脑膜炎是严重的感染,但早产儿的脑膜炎症状不明显,常导致诊断延误,而且早产儿免疫力较差,易发生并发症和后遗症。

【病因与发病机制】

引起早产儿脑膜炎的病因很多,最常见的为革兰氏阴性菌如大肠埃希菌,另外革兰氏阳性菌 B 族链球菌也较常见。按脑膜炎的发生时间可分为早发型及晚发型脑膜炎两种,早发型脑膜炎常见于出生后 48~72 小时内,与母体产道感染有关,常合并呼吸窘迫或败血症等,死亡率高。而晚发型脑膜炎则常发生于出生 1 周左右及以后,死亡率亦不低,因此早期诊断和治疗是改善早产儿脑膜炎预后的关键。近年来医源性脑膜炎报道增多,国外报道脑膜炎败血性黄杆菌感染病死率高,其他医源性感染细菌包括铜绿假单胞菌、沙雷菌等,真菌性脑膜炎近年来也有报道。

【临床表现】

早产儿脑膜炎的症状与一般脑膜炎略有不同,缺乏典型的脑膜炎表现。如头痛、呕吐、颈项强直等在早产儿较为少见,往往以不定时发热、哭闹不安、拒食、活力欠佳等为主要表现,有时会出现黄疸、昏睡、呼吸急促或呼吸暂停等特殊症状,而且早产儿脑膜炎常是早产儿坏死性小肠结肠炎、脐炎、肺炎或败血症等的合并症。

【诊断】

对胎膜早破、产程延长、脑脊膜膨出、皮肤窦道的早产儿,如果出现难以解释的体温不稳定,精神、哭声、面色不好及拒奶等,应仔细检查有无激惹、易惊、尖叫、嗜睡、凝视或前囟紧张、饱满、骨缝增宽等提示颅内感染的表现。但诊断脑膜炎必须行脑脊液检查,以明确病原菌,也可通过培养明确药物的敏感性。因为,脑膜炎在早产儿并无特定的症状,所以,当怀疑脑膜炎的可能性时,需积极行脑脊液检查,以免延误诊治;当然,对于脑膜炎患儿也应追踪脑脊液的变化,以了解治疗的成效。

【治疗】

新生儿化脓性脑膜炎的治疗有抗菌治疗、脑室膜炎的治疗、支持和对症治疗等。

1. **抗菌治疗** 原则上选用敏感和易通过血-脑屏障的抗生素,静脉滴入。①当病原菌尚未明确前,可根据本地区化脑的常见病原菌选用抗生素。因致病菌以大肠埃希菌和金黄色葡萄球菌最常见,故可先试用氨苄西林,但有些地区对此种抗生素已产生耐药,故有人已采用易进入脑脊液的第三代头孢类药物。阿米卡星对耐庆大霉素的菌株仍有效,也可采用。②当致病菌和药敏已明确,则对未产生耐药的葡萄球菌、B组溶血性链球菌、肺炎球菌等可选用青霉素,剂量需加大;如系大肠埃希菌可用头孢噻肟或头孢曲松;如为克雷伯杆菌用头孢他啶或头孢曲松,对铜绿假单胞菌用头孢哌酮;对耐甲氧西林的葡萄球菌用万古霉素;对肠球菌和李斯特菌仍用氨苄西林。疗程3~4周,如疗效出现较晚,则疗程相应延长至4周以上。

2. **脑室膜炎的治疗** 除选用上列抗菌药物外,尚需向侧脑室插入保留导管,每天或隔天注入有效抗生素,至脑脊液培养阴转和常规化验接近正常。

3. **支持和对症治疗** 支持治疗不容忽视,可多次输新鲜血或血浆,IVIG等免疫疗法;液体输入量控制在60~80ml/(kg·d),颅内压增高时可用甘露醇脱水,惊厥时用苯巴比妥等。

4. **糖皮质激素** 关于糖皮质激素在危重儿的应用,目前仍有争论。在成人细菌性脑膜炎或儿童细菌性脑膜炎可考虑短程激素治疗,有报道认为退热快,可减少并发症,一般予地塞米松每天0.4~0.6mg/kg,共3~5天。但对于新生儿细菌性脑膜炎是否应用地塞米松的资料尚不充分,缺乏循证依据,因此多数学者认为在新生儿发生细菌性脑膜炎时,不推荐常规使用糖皮质激素。

(袁天明 俞惠民)

参考文献

1. CLOHERTY JP, EICHENWALD EC, HANSEN AR, et al. Manual of neonatal care. 7th ed. Philadelphia: Lippincott William & wilkins, 2012: 624-625.

2. FEIGIN RD, MCCRACKEN GH JR, KLEIN JO. Diagnosis and management of meningitis. Pediatr Infect Dis J, 1992, 11: 785-814.

3. STOLL BJ, HANSEN N, FANAROFF AA, et al. To tap or not to tap: high likelihood of meningitis without sepsis among very low birth weight infants. Pediatrics, 2004, 113: 1181-1186.

4. 邵肖梅, 叶鸿瑁, 丘小汕. 实用新生儿学. 第4版. 北京: 人民卫生出版社, 2011: 841-844.

5. TUNKEL AR, HARTMAN BJ, KAPLAN SL, et al. Practice guidelines for the management of bacterial meningitis. Clin Infect Dis, 2004, 39 (9): 1267-1284.

6. VAN DE BEEK D, CABELLOS C, DZUPOVA O, et al; ESCMID Study Group for Infections of the Brain (ESGIB). ESCMID guideline: diagnosis and treatment of acute bacterial meningitis. Clin Microbiol Infect, 2016, 22 Suppl 3: S37-62.

14章

第五节 早产儿中枢神经系统真菌感染

随着围产医学和NICU救治技术的不断发展,虽然越来越多的极低和超低出生体重早产儿获得存活,然而仍然有很多问题尚待解决。其中感染就是最重要的问题之一,其不但是导致早产儿死亡的重要原因,也是影响早产儿神经发育障碍的重要因素。由于免疫系统尚在发育中,在面临多重危险因素时早产儿胎龄越小,发生真菌感染的风险越高。据目前资料证明,侵袭性真菌感染已成为晚发型败血症的第三位原因。虽然极低和超低体重儿侵袭性真菌感染在发达国家的发生率仅为5%~10%,但却是导致早产儿伤残的主要原因,其中多脏器的终末器官受累,特别是中枢神经系统感染占有重要的地位。由于中枢神经系统真菌感染的病理表现的多样性,不同的真菌感染中枢受累的发生率不同,目前还缺少准确的中枢神经系统感染的流行病学数据。一般侵袭性真菌感染时中枢神经系统感染的发生率为10%~25%。

【病因与发病机制】

早产儿最常见的侵袭性真菌感染病原体是假丝酵母菌(念珠菌),尽管也有罕见的曲霉和隐球菌感染的报道。最常见的假丝酵母菌分别是白假丝酵母菌、近平滑假丝酵母菌、光滑假丝酵母菌、热带假丝酵母菌、克柔假丝酵母菌等,有时也有其他少见的非白假丝酵母菌,如菌膜假丝酵母菌暴发感染的报道。血行感染是中枢神经系统感染的主要途径,此外脑室分流手术或脑室引流等操作有可能导致直接的种植感染。

早产儿是真菌感染的易感人群,胎龄越小发生感染机会越高。主要危险因素有:长期使用抗生素,特别是三代头孢菌素类和超广谱抗生素、中心静脉置管、应用糖皮质激素、静脉高营养(特别是高葡萄糖浓度)、腹部外科手术或长期不能肠内营养及 H_2 受体阻滞剂;次要危险因素有出生体重<1 000g、胎龄<32 周、鼻胃管喂养及经产道分娩等。

中枢神经系统真菌感染很少独立存在,多发生在全身性侵袭感染的基础之上。很少有先天性的感染,感染一般多发生在生后的 2~3 周。易真菌感染的高危早产儿先有真菌的定植暴露(皮肤黏膜、呼吸道、消化道和泌尿道等),在易感因素作用下发生黏附侵袭发生真菌血症,然后大量繁殖侵袭终末器官(心、肝、脑、肺、肾、眼、皮肤及关节等)。终末器官的受累与否取决于真菌的细胞毒性、黏附力及侵袭性,通常白假丝酵母菌是最常见的病原体。

中枢神经系统感染有多种病理表现,既有脑实质受累,也有血管炎性表现,此外脑室系统内真菌团块导致脑室管膜炎和脑积水也并不少见。广泛分布的微小脓肿常常是真菌感染的重要特征,脓肿常见于皮层与白质交界区、白质区、基底节、胼胝体及小脑。脑膜炎及巨大脑脓肿也是常见病理表现。当血管炎发生时或形成炎性血栓常常导致脑梗死、真菌性动脉瘤及蛛网膜下腔出血。

【临床表现】

发生于早产儿中枢神经系统真菌感染很少有独立的神经系统表现。若患儿表现有持续的神经系统异常的症状和体征:惊厥、意识状态改变、肌张力及原始反射异常可能已不是早期表现。原发性的感染通常见于医源性原因,如脑室腹腔分流手术后。因血源性感染是主要感染途径,继发于真菌血症的中枢神经系统感染的发生率约为 15%(3%~23%),主要病理类型是脑膜炎和脑脓肿。通常全身侵袭性感染表现为:反复的呼吸暂停或者原有的呼吸暂停加重、心率增快、体温不稳定、喂养不耐受、循环功能异常,甚至有休克表现,有些病人发生 NEC 或局部肠穿孔。这些表现通常与细菌感染的晚发型败血症很难鉴别。因此,中枢神经系统感染诊断不能依赖临床表现,凡是有晚发型败血症临床表现均应尽早做血液、脑脊液及其他体液的定性检查。

【实验室检查】

真菌感染的败血症外周血中通常有中性粒细胞减少表现,有时 WBC 有明显增高,多数情况 WBC 总数变化不明显;血小板明显下降见于 90% 感染病人,下降越明显,感染越重,血小板变化通常与病情变化平行。CRP 常有明显增高,但是发生的较晚,增高的程度通常没有革兰氏阴性细菌感染明显。血 $1,3\text{-}\beta\text{-}D$ 在新生儿真菌感染诊断的敏感性和特异性上缺少严格的临床研究,常常在白假丝酵母菌感染增高更明显,与临床感染变化有很好的相关性。在中枢神经系统感染时脑脊液中的 $1,3\text{-}\beta\text{-}D$ 也有明显增高。真菌 DNA 和其他血清标志物的分析也有研究报道,但是临床应用较少。脑脊液真菌培养阳性率极低,因为脑脊液中真菌含量可能极少,通常 1ml 的脑脊液做培养是远远不够的。因此,虽然脑脊液培养阳性是脑膜炎诊断的金标准,但是还是需要依据 CSF 常规细胞学和生化学检查诊断真菌性脑膜炎。CSF 中的多形核白细胞和蛋白增加常轻度增高,甚至有时不高,糖也是轻度降低或不低。有研究表明,只有 25% 的病人脑脊液表现异常。

【影像学检查】

颅脑超声学和 MRI 检查必不可少,因为脑实质受累常表现为脑脓肿,这时脑脊液检查可能是正常的。脑脊液异常也不能除外脑脓肿的发生。真菌感染时多发微小脓肿是非常常见的,特别是白假丝酵母菌感染。此外,脑室系统也常受累而见大量的真菌团块、脑室扩张和脑积水。脑脓肿常常是多发微小脓肿,早期超声学常表现为粟粒或结节状强回声或环状强回声。DWI-MRI早期表现为高信号,T_1WI 为高信号,增强 MRI 有明显的强化效应。若脓肿病灶微小(<5mm),通常超声难以分辨(图 14-1~ 图 14-3)。对脑脓肿动态的 MRI 检查会有助于临床的治疗评价。除了头部的影像学检查外,心脏、肾脏、肝脏等均应常规做超声学的检查,特别是证实了是白假丝酵母菌感染。眼底的检查也是十分必要的,真菌感染时 ROP 发生率会明显增加,更重要的是会有眼内炎时眼底视网膜常受累(表 14-2)。

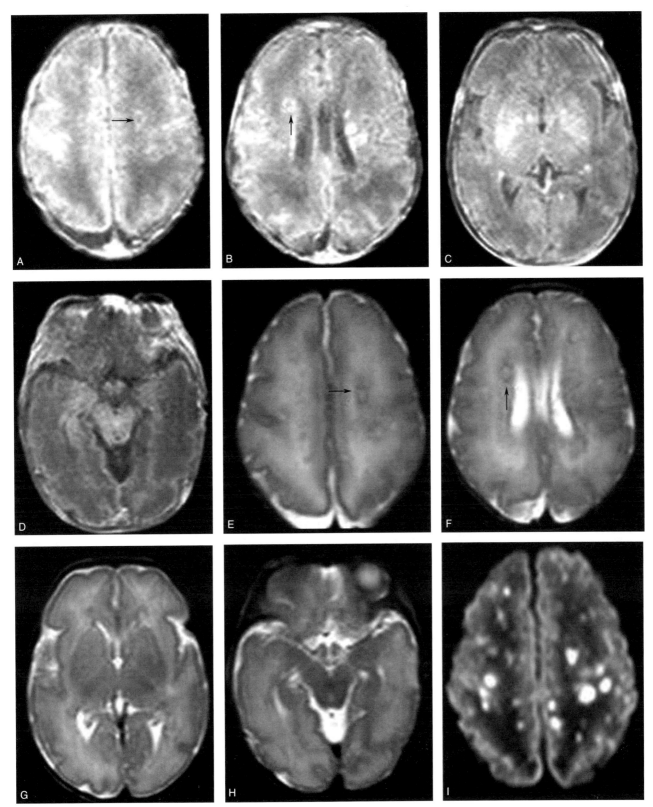

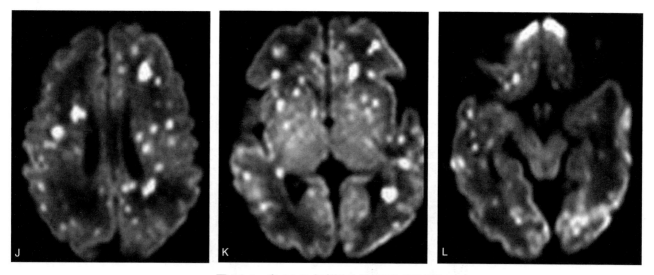

图14-1 表14-2中病例2的DOL15MRI

T₁WI（A~D）：半卵圆中心、脑室周围白质、基底节可见结节病灶呈高信号，部分呈环形结节，周边呈高信号，中央低信号（箭头所示）；T₂WI（E~H）：信号改变与之相反；DWI（I~L）：提示受累范围更广，信号改变更明显，呈弥漫性结节样高信号。

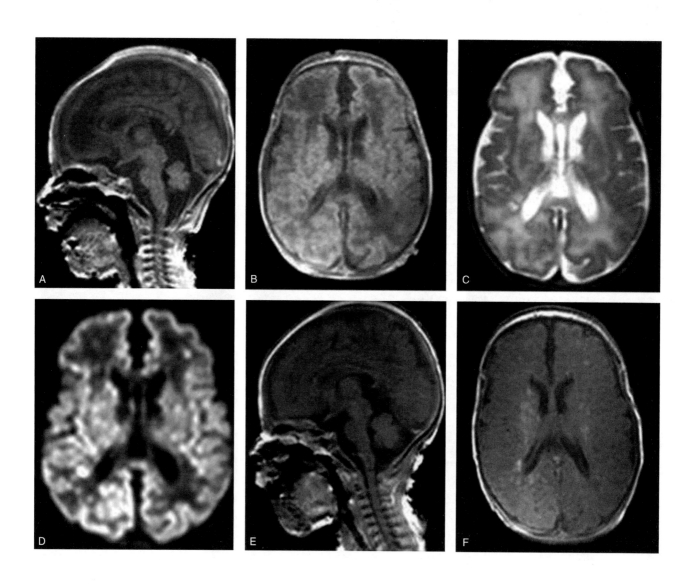

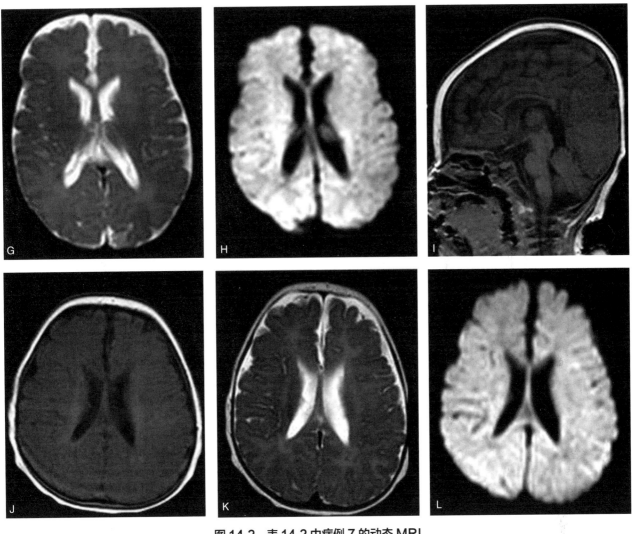

图14-2　表14-2中病例7的动态MRI

DOL23（A~D）：A~B为T$_1$WI，可见胼胝体多发点状高信号，基底节、脑室周围及枕部受累，T$_1$WI/T$_2$WI信号改变没有DWI显著。DOL64（E~H）：DWI异常信号消失；T$_1$WI异常信号减少，且呈点线状高信号，T$_2$WI明显低信号，似钙化性改变，胼胝体变薄。DOL132（I~L）：仍处于足月新生儿脑发育水平，胼胝体变薄，T$_1$WI/T$_2$WI/DWI陈旧病灶消失。

14章

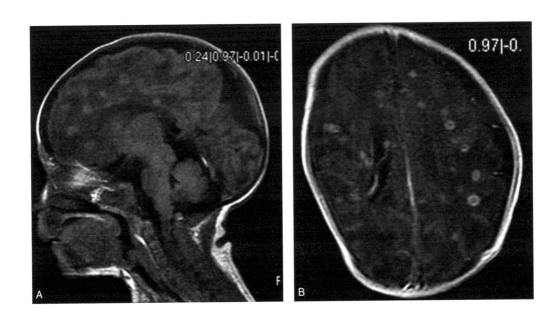

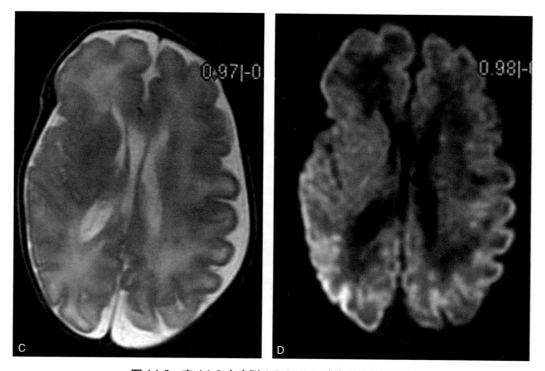

图 14-3　表 14-2 中病例 1 DOL31,感染后 2 周 MRI

T_1WI 矢状切面可见多发结节样高信号,部分呈环形(A),增强 MRI 病灶有明显的强化(B),这时 T_2WI 和 DWI 病灶信号改变没有 T_1WI 明显(C、D)。

表 14-2　13 例中枢神经系统假丝酵母菌感染 CSF 与影像检查

序号	CSF			真菌培养				MRI、US
	WBC/RBC ×10⁶/L	Glu mmol/L	Pro g/L	CSF	血液	尿液	PICC 导管	
1	2/3	1.21	1.2	−	+	−	−	多发脑脓肿
2	10/20	0.99	2.9	−	+	−	−	多发脑脓肿
3	82/13	1.60	2.1	−	+	−	+	多发脑脓肿
4	90	1.54	1.4	−	+	−	−	多发脑脓肿
5	5/400	2.41	1.5	−	+	−	−	多发脑脓肿
6	150/300	1.84	3.0	−	+	+	−	多发脑脓肿
7	2	2.14	2.2	−	+	+	−	多发脑脓肿
8	52/12	1.07	1.4	−	+	−	+	未见异常
9	40	1.11	1.6	+	+	−	−	多发脑脓肿、脑室炎、脑室扩张
10	54	3.22	2.6	−	+	−	−	多发脑脓肿
11	399	0.56	1.2	+	+	−	+	脑室炎、脑室扩张
12	31	1.06	1.7	+	+	−	+	多发脑脓肿
13	160	1.00	1.3	+	+	−	+	多发脑脓肿、脑室炎

注:病例 1~8 为中国医科大学附属盛京医院的资料,影像学检查方法为 MRI,余来自 Huang CC,全部进行了头部超声检查,此外病例 11、13 也完成了 MRI 检查。

【诊断与鉴别诊断】

主要依据：有晚发型败血症的临床表现，全身血行感染的证据（真菌血症）即血培养阳性，或其他无菌体液培养有真菌生长，CSF 检查有炎性表现，CSF 培养阳性。在没有 CSF 培养阳性情况下，主要依据 CSF 的炎性改变，即其 WBC 增高，但有时在早产儿其正常值范围上不统一，WBC>20/mm³，也有以>40/mm³ 为增高的标准。鉴于中枢神经系统真菌感染多种病理表现，仅做 CSF 是不够的，应做常规的头部超声学和 MRI 检查，即使是 CSF 也应如此。新生儿期中枢神经系统感染不仅有脑膜炎，脑实质受累并不少见，同时感染导致炎症反应同样会对脑发育产生不同程度的影响。金黄色葡萄球菌、枸橼酸杆菌、大肠埃希菌、阴沟杆菌及真菌都可能导致脑脓肿发生。在影像特征方面，真菌性脑脓肿常为微小、多发脓肿，分布广泛；而其他脓肿往往较大，大小不一。临床上脑脓肿的鉴别主要还是依据病原学证据。

【预防与治疗】

防止中枢感染的关键是预防和及时治疗真菌血症。通常真菌感染的治疗分三层次：预防性治疗、经验性治疗和针对性治疗。

目前有多个 RCT 研究证明对具有高危因素的极低和超低早产儿应用氟康唑（fluconazole）3mg/（kg·次）或 6mg/（kg·次），48~72 小时一次，能明显降低真菌的定植和感染的发生。口服制霉菌素对感染的发生也可能有一定作用。对临床晚发型败血症，不能除外真菌感染时或血浆 1,3-β-D 明显增高，在血培养结果未出前进行经验性治疗：首次氟康唑 12mg/（kg·24h），然后 6mg/（kg·24h），72 小时后复查 WBC、PLT 及 CRP，根据临床表现结合血培养结果进一步考虑是否更改治疗方案。对于没有终末器官受累，仅表现为菌血症的全身性感染，血培养转阴 2 周即可。当然，治疗上也可首选两性霉素 -B，当有终末器官受累，特别是脑受累时加用氟康唑或氟胞嘧啶（flucytosine），但后者为口服制剂，副作用较多但与两性霉素 -B 合用时毒性增加，会导致严重腹泻、肝炎，甚至严重骨髓抑制，目前很少应用。

诊断证实中枢神经系统感染时应两性霉素 -B 合用氟康唑，或依据药敏来选择合适的药物。一般药敏情况可参照表 14-3。这里两性霉素 -B 主要是清除菌血症和其他部位感染，因为其脑脊液中浓度很低，而氟康唑目前证实最高，且呈剂量依赖性。应用剂量同上。依据脑脊液和血液培养、常规检查，结合临床表现，通常疗程 4~6 周。其他抗真菌药物如伏立康唑（voriconazole）、棘白霉素类卡泊芬净（caspofungin）和米卡芬净（micafungin）广谱抗真菌药，仅有临床应用报道较少，没有与氟康唑的比较研究。

【预后】

实际上，由于真菌感染导致极低出生体重儿的死亡比率可达 10.2%~43.0%。中枢神经系统感染的预后与早产儿的发育成熟度、感染种类及病理类型有关。对超低出生体重儿的研究表明，不同程度神经精神发育损害可达到 70%。广泛的微小脓肿感染，虽然临床上获得了良好的治疗效果，但是并不一定有很好的脑发育，甚至出现明显的脑白质损伤和发育障碍。脑室管膜受累严重，也可导致难治性的脑积水，可能需要脑室引流或分流手术。动态的影像学评价和神经发育随访显得尤为重要。

（毛　健）

表 14-3　血液中分离常见的白色念珠菌属真菌对抗真菌药物的敏感性

真菌种类	发生率 /%	Flu	Itra	Vori	5FC	Ampho	Caspo
白色念珠菌	53~70	S	S	S	S	S	S
近平滑念珠菌	15~39	S	S	S	S	S	S（to I？）
光滑念珠菌	0~14	SDD to R	SDD to R	S to SDD	S	S to I	S
热带念珠菌	0~16	S	S	S	S	S	S
克柔念珠菌	0~3	R	SDD to R	S to SDD	I to R	S to I	S
其他念珠菌	0~3	V	V	V	V	V	V

参考文献

1. STOLL BJ, HANSEN N. Infections in VLBW infants: studies from the NICHD Neonatal research network. Semin Perinatol, 2003, 27 (4): 293-301.
2. STOLL B, HANSEN NI, ADAMS-CHAMPMAN I, et al. Neurodevelopmental and growth impairment among extremely low-birth-weight infants with neonatal infection. JAMA, 2004, 292 (19): 2357-2365.
3. KAUFMAN D, FAIRCHILD KD. Clinical microbiology of bacterial and fugal sepsis in the very-low-birth weight infants. Clinical Microbiol Rew, 2004, 17 (3): 638-680.
4. BENJAMIN DK, POOLE C, SREINBACH WJ, et al. Neonatal candidemia and end-organ damage: A critical appraisal of the literature using meta-analysis techniques. Pediatrics, 2003, 112 (3): 634-640.
5. EDINA H, MOYLETT. Neonatal candida meningitis. Semin Pediatr Infect Dis, 2003, 14 (2): 115-122.
6. JONG AY, STINS MF, HUANG SH, et al. Transversal of Candida albicans across human blood-brain barrier in vitro. Infet Immun, 2001, 69 (7): 4536-4544.
7. SÁNCHEZ-PORTOCARRERO J, PEREZ-CECILIA E, CORRAL O, et al. The central nervous system and infection by Candida species. Diag Microbiol and Infect Dis, 2000, 37 (2): 169-179.
8. PENDLEBURY WW, PERL DP, MUNOZ DG. Multiple microabscesses in the central nervous system: a clinicopatho-logic study. J Neuropathol Exp Neurol, 1989, 48 (3): 290-300.
9. YAMAGUCHI K, GOTO N. An autopsy case of brain candidiasis in premature infant: morphology and intraparenchymal distinction of Candida foci. No To Hattatsu, 1993, 25 (4): 369-373.
10. HUANG CC, CHEN CY, YANG HB, et al. Central nervous system candidiasis in very-low-birth weight premature neonates and infants: US characteristics and histopathologic and MRI imaging correlates in five patients. Radiol, 1998, 29 (1): 49-56.
11. FAIX RG, CHAMPMAN RL. Central nervous system candidiasis in the high-risk neonate. Semin Perinatol, 2003, 27 (5): 384-392.
12. SMITH PB, GARGES HP, COTTON CM, et al. Meningitis in prertm neonates: Importance of cerebrospinal fluid parameters. Am J Perinatol, 2008, 25 (7): 421-426.
13. FERNANDEZ M, MOYLETT EH, NOYOLA DE, et al. Candidal meningitis in neonates: A 10-year review. Clin Infet Dis, 2000, 31 (2): 458-463.
14. LEE BE, CHEUNG PY, ROBINSON JL, et al. Comparative study of mortality and morbidity in premature infants (birth weight < 1 250g) with candidemia of candidal meningitis. Clin Infect Dis, 1998, 27 (3): 559-565.
15. MUELLER-MANG C, CASTILLO M, MANG TG, et al. Fungal versus bacterial brain abscesses: is diffusion-weighted MR imaging a useful tool in the differential diagnosis? Neuroradiology, 2007, 49 (6): 651-657.

第六节 早产儿巨细胞病毒感染

巨细胞病毒（cytomegalovirus,CMV）感染是宫内及新生儿期常见的病毒感染之一,以早产儿多见。早产儿巨细胞病毒感染在发病特点、临床表现、诊断及治疗方面等都具有其特殊性。由于感染时间不同,可分为先天性感染（congenital infection）即妊娠早期感染、围产期感染（perinatal infection）和生后感染（postnatal infection）或获得性感染（acquired infection）。先天性CMV感染率与育龄期女性CMV血清阳性率成比例。在CMV血清阳性率高的地区（80%~100%）,先天性CMV感染率为1%~5%,而在CMV血清阳性率相对较低的地区（40%~70%）,先天性CMV感染率为0.4%~2.0%。我国曾报道新生儿脐血CMV-IgM抗体检测的阳性率为0.6%~8.5%,明显高于上述其他国家或地区报道的感染率。先天性CMV感染,症状性感染（symptomaticinfection）,占10%~15%,且病情严重,常累及神经系统、神经性耳聋及各种发育畸形,可留有相应的后遗症。围产期及生后感染虽然病情相对较轻,但由于早产儿免疫功能不成熟,从母体获得的保护性抗体量较少,因此成为CMV感染的高危人群,胎龄越小,感染概率越大、病情越重。早产儿感染后多表现为症状性感染,可累及单一器官,也可多个脏器同时受损,常累及的脏器如肝脏、肺脏、胆道、肠道、血液、内耳等,此外心脏、肾脏、神经系统、眼等也可受累,重者可危及生命。

【病因】

CMV 是疱疹病毒科 β 亚科中基因组最大的双链 DNA 病毒,又称人疱疹病毒 5 型,是一种条件致病病毒,具有潜伏、活化的生物学特性。本病属非流行性传染,无明显季节性。人是 CMV 的唯一传染源和宿主,且具有普遍易感性,其感染率与社会经济条件明显相关。我国育龄妇女 CMV 感染率高达 90% 以上,但免疫功能正常者多不表现症状称为无症状性感染(asymptomatic infection),近期感染或原发性感染(primary infection)更具有传染性。早产儿 CMV 感染途径有垂直传播、水平传播、医源性传播。垂直传播指生前感染(宫内感染),母体内 CMV 通过胎盘传染胎儿。胎儿感染的风险随着孕妇感染孕周的增加而增大,而症状性感染(symptomatic infection)的发生率随着发生感染的孕周增加而逐渐降低。水平传播包括出生时感染,即胎儿通过产道时被含有病毒分泌物感染;出生后感染,通过密切接触感染者的体液,包括乳汁、尿液、唾液、血液和生殖器分泌物等,其中唾液及尿液是重要的排毒途径。CMV-IgM 血清阳性母亲的母乳喂养是早产儿尤其是极低出生体重儿生后 CMV 感染的主要途径。一般认为初乳有较低的感染风险,其病毒含量的高峰时间是分娩后的 3~5 周,此时 97% 的标本可检测出 CMV-DNA 阳性,但感染率为 10%~50%,其与母亲为原发性感染或感染的早期及血清特异性抗体滴度变化有关,如:血清 IgG 抗体由阴性转为阳性,或 IgM 阳性,IgG 抗体亲合力指数(avidityindex,AI)低于阈值下限(抗体为低亲和力),则提示可能是近 3 个月内感染。医源性传播主要指住院早产儿通过输血及医务人员在护理 CMV 病人中的传播。此病毒对外界抵抗力差,在 −4℃ 可保存数天,对乙醚、氯仿等脂溶剂敏感,20% 乙醚处理 2 小时,加热 60~65℃、30 分钟及紫外线下 5 分钟可杀灭病毒。

【发病机制】

通常母体通过胎盘向胎儿提供免疫保护性抗体,早产儿缺乏这种保护机制,加之自身免疫功能发育不完善,因此具有 CMV 感染的高危性,且与胎龄密切相关,感染的发生率范围较宽,可高达 75%,其中还与个体的易感性相关,具体发病机制尚未完全清楚。

机体感染后,CMV 主要侵犯上皮细胞、内皮细胞和成纤维细胞,此外,外周血白细胞、特殊实质细胞如脑和视网膜的神经细胞、胃肠道平滑肌细胞、肝细胞也是易感细胞。因此,CMV 感染具有嗜多细胞、多组织易损性,可引起机体多脏器损害(图 14-4)。宫内感染时,母体血管内中性粒细胞可将病毒携带到子宫毛细血管内皮细胞,进一步感染固定绒毛的血管内皮细胞滋养层,合体细胞增大、多核及染色质浓染,单核细胞或浆细胞浸润,间质细胞增生并广泛纤维化,绒毛退行性变,进而影响人绒毛膜促性腺激素(hCG)、胎盘生乳素(HPL)等的分泌,造成胎儿宫内发育异常、早产、死胎或死产等。同时 CMV 可通过直接感染胎盘滋养层细胞和结缔组织细胞进入胎儿血流,亦可通过被感染孕母的白细胞通过脐血管进入胎儿循环引起感染。

无论是宫内还是生后感染,CMV 进入患儿体内,通过血流分布至全身各主要脏器,受感染的组织细胞变性,体积增大呈巨细胞化,胞质和胞核内可见包涵体,然后崩解,导致局部坏死和炎症。脑部可表现为脑积水、脑室周围出血、局部软化,组织坏死后可以发生肉芽肿(星状细胞增生)、血管周围炎性浸润和钙化等;肺泡和支气管上皮也可见巨细胞并有单核细胞浸润;肝脏可见肝细胞水肿和类似慢性肝炎样改变;肠黏膜上皮细胞受累,引起水肿、出血、坏死等;肾脏受累时主要累及肾小管近端,常有间质细胞浸润;累及肝内胆管上皮细胞,引起胆管炎、胆汁瘀积和黄疸;心脏可表现心肌水肿,炎细胞浸润,妊娠早期感染可导致心脏发育畸形;此外还累及眼、内耳及腺体(唾液腺、性腺)血细胞等。

【临床表现】

CMV 感染常表现为临床潜伏感染或复发感染(活动性感染)。按照临床征象分为症状性感染和无症状性感染,早产儿 CMV 感染多表现为症状性感染,且先天感染重于生后获得性感染。

1. 先天性 CMV 感染 晚期早产儿(或足月儿)多见,感染多发生在妊娠早期,发病者绝大多数在生后或 14 天内有相应的临床表现。

(1)生后常表现为胎儿生长受限;贫血、血小板减少,瘀点或紫癜、"蓝莓小松饼"斑(见于感染严重者);肝脾大;小头畸形,脉络膜视网膜炎;感觉神经性耳聋(多为不可逆性)和大脑钙化、脑积水等。受累患儿的尿中可出现尿巨细胞包涵体,部分患儿有先天性肾病综合征表现。

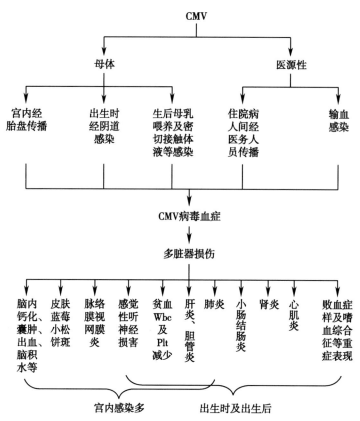

图14-4 CMV感染引起机体多脏器损害

（2）先天性CMV感染还可导致各种先天畸形，如先天性心脏病、脐疝、腹股沟斜疝、鞘膜积液、胆道闭锁、胆总管囊肿、巨结肠、多囊肾、肾积水、尿道下裂、腭裂、小颌畸形及四肢畸形等。

（3）其他表现包括喂养困难、肺炎、昏睡、张力减退、惊厥。实验室异常包括Coombs试验阴性的溶血性贫血、肝酶升高和脑脊液蛋白增高。

2. 围产期及生后感染 以胎龄小于32周的早产儿多见，围产期感染多在生后3~12周出现症状，生后获得性感染多在生后12周以后发病。以肝炎最多见，也可表现为肺炎、小肠结肠炎，重者为全身重症感染综合征样表现。

（1）早产儿以肝脏受累最多见，多起病隐匿，早期黄疸持续不退，由间接胆红素升高为主转变为直接胆红素升高为主，逐渐出现转氨酶升高、肝脏肿大及尿色黄、大便颜色变浅等胆汁淤积的表现，同时可伴有溶血性贫血（多为轻、中度）、白细胞及血小板减少、单核细胞增多，血片中异性淋巴细胞较多；食欲减退、腹胀、腹泻等消化道症状；体重不增及皮肤颜色晦暗等；由于腹胀及腹压增高，常伴有脐疝、腹股沟疝、睾丸鞘膜积液；严重者可出现脾脏肿大、营养不良、凝血机制障碍等。腹部超声有助于诊断及鉴别胆道病变。

（2）肺部表现：症状不典型，多无发热，可有咳嗽、气促，偶闻及分布湿啰音。小早产及极低出生体重儿症状重者可表现为继发性RDS。X线检查多见双肺弥漫性肺间质性病变，可有支气管周围浸润伴肺气肿和结节性浸润。支气管肺泡灌洗液定量培养和定量PCR及气管镜肺活检检测出CMV为确诊的重要手段，但是由于该项检查为侵袭性操作，在临床应用受限。目前主要依据病因、临床表现、影像学特点进行诊断。病程1周~3个月，平均1个月左右。如病程迁延，可与BPD的发生与不良预后有关。

（3）小肠结肠炎：多为经口所致的肠道内感染，可表现为出血性小肠结肠炎，伴有腹肌紧张、血便等，近年来已将其列入NEC的病原学当中，并推测是由于肠道CMV感染后肠黏膜发生炎症，有利于肠道内细菌移位和感染，进而发生NEC，但这一推测还需进一步研究证实。

（4）感觉神经性听力损害：可为CMV感染的唯一症状。值得注意的是早产儿生后通过含有CMV的母乳喂养也可引起听力受损，尤其是较小的早产儿（胎龄<28周）更加易感，其胎龄的高危性较感染发生的时间更为重要。生后感染的听力损伤多为可逆的，一般治疗后可在矫正月龄12个月时恢复。

(5)颅内病变:影像学检查可见:①脑内点状出血:多发生在脑室周围和后颅窝处。这些改变是否与CMV感染是否直接相关目前尚无定论(因为早产儿本身也是脑内该部位出血的高危儿),但普遍认为CMV感染可增加早产儿脑室内出血的风险。②室管膜下囊肿:病毒侵袭脑内,造成室管膜下脑组织破坏,形成囊肿;出血后吸收期可形成假性囊肿。

(6)重症病例可有类似败血症样表现,多见于胎龄小于28周的早产儿,由于自身免疫系统发育不完善,加之CMV感染进一步影响免疫功能,导致免疫功能紊乱的表现。可有发热、精神萎靡、皮肤发花、低血压、肝脾大、白细胞、CRP增高及嗜血综合征等,甚至发生DIC、多脏器功能衰竭而危及生命。由于免疫功能差,可合并各种细菌、真菌感染。

【实验室检查】

1. CMV标志物的检测

(1)用光镜直接在样本中寻找典型病变和包涵体,本病的特征性病变为受染细胞体积增大,胞质和胞核内可见包涵体。该方法阳性率低,如唾液或尿液脱落细胞检查,阳性率也仅为50%左右。

(2)免疫标记技术检测病毒抗原,如CMV pp65,该抗原在感染的早、晚期均有表达,是活动性CMV感染时外周血白细胞中的主要抗原,已被公认为活动性感染的重要标志。其敏感性为89.18%,特异性为100%。CMVpp65抗原水平的高低能帮助临床预测发生CMV感染的可能性。

2. 病毒分离
可从尿液、唾液、脑脊液及活检组织中分离出CMV。新生儿感染后尿中排病毒量大,排病毒时间长达数月至数年,但排病毒为间歇性,故多次尿培养分离可提高阳性率。病毒分离应收集新鲜清洁尿、6小时内接种,是提高阳性率的重要环节。由于早产儿,尤其女婴留取尿液困难,临床应用受到一定限制。

3. 荧光定量聚合酶链反应方法测定标本 (血、尿)中CMV-DNA的拷贝数量及分子杂交法或PCR方法定性测定CMV-DNA或mRNA;但用分子杂交或PCR法从受检材料中检出CMV-mRNA,表明产毒性感染,检出CMV-DNA特异片段,只表明CMV感染,不能区分为产毒性或潜伏性感染,然而生后早期血滤纸片的PCR检测结果可回顾性确定产前感染的诊断。在尿液中检测到CMV-DNA只能说明该患儿被CMV感染了,而不能肯定和临床症状的密切相关性。

4. CMV抗体检测及其临床意义

(1)CMV-IgM不能通过胎盘且产生后在体内存留时间较短,为6~8周,故血清中检出CMV-IgM可确定为CMV近期活动性感染;如同时抗CMV-IgG阴性,表明近期(原发性)感染,但早产儿产生IgM能力较弱,可出现假阴性。

(2)抗CMV-IgG:阳性表明CMV感染;6个月以内婴儿需除外胎传抗体;从阴性转为阳性表明原发性感染;双份血清抗体滴度呈≥4倍增高,表明产毒性感染。严重免疫缺陷者,可出现假阴性。

(3)国外研究发现,在哺乳期的母亲若是血清IgG抗体阳性者,病毒可在乳腺中再活化,甚至在血清IgM和尿病毒阴性时乳汁仍可能排泄病毒。然而其母乳中的免疫学参数在CMV感染的早产儿中,有症状和无症状者无差异性,提示这些不能预测通过母乳喂养感染疾病的风险,但是母乳中IgG的活性与CMV定量呈负相关,说明母乳中特异性IgG对减少CMV侵染母乳有重要的保护作用。

【诊断】

临床上能证实宿主体内有CMV侵入,无论有无症状或病变均可诊断为CMV感染。

1. 早产儿CMV感染的诊断
可根据不同的感染方式、症状及实验室阳性结果出现的时间诊断。

(1)先天性感染:生后早期即出现临床表现,患儿病原学检测多于生后14天内证实有CMV感染。由于早产儿免疫功能不成熟,血清中抗体常呈阴性反应,目前以检测CMVpp65抗原作为确诊最常用的方法。

(2)围产期感染:多于生后第3~12周内出现症状及实验室证实有CMV感染,以经过产道或吸吮母乳感染多见。

(3)生后感染或获得性感染:主要是通过母乳和医源性感染所致,多在出生12周后发现CMV感染。

2. 根据临床征象分类

(1)症状性感染:出现CMV感染相关的症状、体征,包括两个或两个以上器官或系统时称全身性感染,多见于先天性感染及早产儿(尤其胎龄<32周)的感染;主要集中于某一器官或系统,如肝脏或肺部时则称为CMV肝炎或CMV肺炎。

(2)无症状性感染:实验室检查已证实CMV感染,但无任何临床症状与体征,主要见于胎龄>34周的早产儿(或足月新生儿)。

【治疗】

重点介绍抗病毒治疗,以中~重度症状性CMV感染者作为治疗对象,不推荐对无症状感染者进行治疗。

1. 更昔洛韦(ganciclovir,GCV) 是广谱抗疱疹类病毒药物,能有效地抑制CMV的活性,使血CMV-IgM和尿CMV-DNA迅速转阴,总转阴率为88.9%。其作用机制是和三磷酸脱氧鸟苷竞争与DNA合成酶的结合,从而阻断CMV-DNA合成达到抗病毒作用。其在病毒细胞内的浓度可以高于非感染细胞100倍,不易产生耐药,是目前用于治疗CMV感染的首选抗病毒药物。许多研究和临床报道已证实,更昔洛韦用于治疗症状性先天性CMV感染可以有效改善听力损害,并有助于增加体重及头围、缓解肝脏损害、使病毒血症转阴并且降低尿液中排出的病毒数量。虽然在中止抗病毒治疗后,血液及尿液中病毒的数量会逐渐恢复至治疗前的水平,但是并不影响CMV感染症状的改善。剂量:先天性感染12mg/(kg·d),分两次静脉滴注,每次滴注时间不少于1小时,连续治疗6周;生后一般感染:5mg/kg,每天2次静脉滴注,共2~3周,如有听力损伤者延长治疗至4~6周;重症感染者用7.5~10mg/(kg·d),分2~3次静滴2周后,继以5mg/(kg·d)维持治疗4~8周。不良反应有白细胞及血小板下降、肝功能异常,但停药后可迅速恢复正常。远期副作用:尽管动物实验发现其有抑制雄性激素,影响生育能力,但目前没有证据表明新生儿期给予更昔洛韦会导致任何长期不良反应。

2. 缬更昔洛韦(valganciclovir,VGCV) 为更昔洛韦的前体(缬氨酸酯)药物,口服后在肠壁及肝脏代谢为活化型GCV,生物利用度达62.4%。剂量每次16mg/kg,每天2次口服,口服后血浆更昔洛韦药物浓度与静脉注射6mg/kg更昔洛韦相仿,主要用于治疗能口服用药的CMV感染者或静脉应用更昔洛韦后的序贯疗法。

3. 其他抗病毒药物 如阿昔洛韦、阿糖胞苷及干扰素等,抗CMV治疗作用有限,不作为首选。

【预防】

CMV感染对早产儿危害较大,即使治疗有效,但部分病例也难免留下后遗症,所以预防尤为重要。

1. 加强孕前CMV病毒筛查 有条件的孕龄妇女在孕前或首次建册时进行CMV抗体检测,尤其是有分娩CMV感染婴儿史的妇女,感染者尽量做到孕前治疗;如妊娠早期高度怀疑胎儿CMV感染,可行羊水穿刺、脐血穿刺和连续B超监测胎儿大体发育情况等有助于产前诊断,及时发现及时治疗;如妊娠晚期的感染,并证实母体在排毒期,尽量选择剖宫产分娩。

2. 疫苗接种 接种CMV疫苗是预防妊娠期CMV感染及阻断母婴CMV垂直传播最理想的方法。Ⅱ期临床试验表明:接种CMV重组糖蛋白疫苗的女性,血清抗体转化率能达45%~50%,但目前CMV疫苗正处在研发阶段,尚未投入临床正式应用。

3. 母乳喂养 对于CMV感染的母亲能否进行母乳喂养的问题,多数学者认为通过授乳传播CMV感染足月儿的发生率极低或感染后大多无症状,因此可以继续母乳喂养。对于早产儿、低出生体重儿和极低出生体重儿来说,目前仍然存在争议。由于其免疫功能发育不全,喂养CMV血清阳性母亲的母乳可导致症状性CMV感染,但是,考虑到其症状性感染率较低(10%~15%),感染后大多治愈效果及预后良好,而且母乳的营养价值和生物学功能更适合早产儿的需求,并能降低早产儿相关疾病的发生率。因此,国外多数学者认为,母乳喂养的益处大于感染带来的风险,尤其母亲血清CMV-IgG较高,且抗体为高亲和力(具有免疫保护作用),推荐用新鲜母乳常规喂养。研究发现采取冷冻(−20℃,>72小时)解冻法可降低体外母乳中CMV的传染性,但并不能降低CMV感染风险。巴氏消毒方法(加热62.5℃,30分钟)可灭活CMV活性,但同时破坏母乳中的各种酶、免疫球蛋白及营养成分,不建议使用。

4. 极低出生体重儿住院期间的预防 首先尽量保证患儿自身的最佳状态,包括早开奶、尽快做到完全经口喂养,以缩短静脉营养的时间,减少医源性失血,预防感染、贫血、颅内出血、症状性PDA及BPD等各种并发症的发生,上述对预防获得性CMV感染极其重要。另外,在护理时注意隔离、洗手措施,尽量减少患儿间传播的危险。输血时应事先筛查血源,应用CMV阴性血,或用浓缩红细胞等成分输血,去除白细胞的血液,可减少获得性感染的机会。有报道静脉注射免疫球蛋白可使得接受CMV阳性血制品受CMV疾病发病率从

60% 降至 21%。

【随访及预后】

先天性 CMV 感染病死率高,受感染的胎儿除流产、死产外,常引起先天性畸形,严重者在生后数天或数周内死亡;出生时有胎儿生长受限、脉络膜视网膜炎或小头畸形,则高度提示可能存在精神发育迟缓和运动障碍;皮肤瘀点瘀斑和胎儿生长受限则是出现听力损害的高危因素,生后神经系统影像学检查异常提示合并听力损害的可能性更大。大约 40% 症状性感染和 5% 出生时无症状的婴儿会发生乳牙牙釉质缺陷。生后感染后遗症的发生与胎龄和感染的时间密切相关,早产儿及极低出生体重儿生后早期(<8 周)感染,其后遗症的风险明显增加。由于先天性 CMV 感染 10%~15% 的患儿在出生时及新生儿期都没有出现听力损害,在 2 岁以后甚至儿童时期出现症状;生后通过母乳感染早产儿、极低出生体重儿也有发生听力损伤的风险,因此建议建立完善随访及听力筛查制度,生后前半年应每月随访 1 次,后半年每 2 个月 1 次,之后每年根据具体病情定期随访直至学龄期。随访的内容包括:体格及智力发育评估、听力筛查、脑干听觉诱发电位检测、眼底检测、血清学检测(全血细胞计数、血小板计数、转氨酶水平、胆红素水平)以及尿液标本的病毒学检测等。鉴于 CMV 传染源广泛,多为隐性传播,途径复杂而不易控制加之普遍易感性,对胎儿及早产儿更具有危害性,故期待 CMV 疫苗研制成功并早期应用于临床。

(严超英)

参考文献

1. ALKHAWAJA S, ISMAEEL A, BOTTAG, et al. There prevalence of congenital and perinatal cytomegalovirus infections amongstnewborns of seropositive mothers. J Infect Dev Ctries, 2012, 6 (5): 410-415.

2. WATERS A, JENNINGS K, FITZPATRICK E, et al. Incidence of congenital cytomegalovirus infection in Ireland: implications for screening and diagnosis. J Clin Virol 2014, 59: 156.

3. 叶颖子, 叶丽静, 董妞妞, 等. 先天性巨细胞病毒治疗的疗效和安全性观察. 中国循证儿科杂志, 2018, 13 (2): 97-101.

4. 中华医学会围产学分会, 儿科分会, 医学病毒学分会等. 先天性巨细胞病毒筛查与临床干预指南. 中国实用妇科与产科杂志, 2019, 35 (4): 417-423.

5. CHIAVARINI M, BRAGETTI P, SENSINI A, et al. Breastfeeding and transmission of cytomegalovirus to preterm Infants. Case report and kinetic of CMV-DNA in breast milk. Ital J Pediatrics, 2011, 37 (6): 1-5.

6. 何晓周, 王晓芳, 王世文, 等. 先天性巨细胞病毒感染状况及检测方法的研究进展. 病毒学报, 2013, 28 (1): 73-77.

7. BAERTS W, STAATEN H. Auditory neuropathy associated with postnatally acquired cytomegalovirus infection in a very preterm infants. BMJ Case Rep. 2010, 2010: bcr0120102689.

8. MASCHMANN J, HAMPRECHT K, WEISSBRICH B, et al. Freeze-thawing of breast milk does not prevent cytomegalovirus transmission to a preterm infant. Arch Dis Child Fetal Neonatal Ed, 2006, 9: F288-F299.

9. CFISCHER, PMEYLAN, MBICKLEGRAZ, et al. Severe postnatally acquired cytomegalovirus infection presenting with colitis, pneumonitis and sepsis-like syndrome in an extremely low birthweight infant J. Neonatology, 2010, 97: 339-345.

10. 方峰. 新生儿巨细胞病毒感染及疾病的诊断. 中国实用儿科杂志, 2011, 26 (1): 6-8.

11. NIJMAN J, LOON AM, KREDET TG, et al. Maternal and neonatal anti-cytomegalovirus IgG level and risk of postnatalcytomegalovirus transmission in preterm infants. J Med Virol, 2013, 85: 689-695.

12. PEHLINGER E, WEBSTER EM, KANG H, et al. Maternai Cytomegalovirus-Specific Immune Responses and Symptomatic Postnatal Cytomegalovirus Transmission in Very Low-Birth-Weight Preterm Infants. J Infec Dis, 2011, 204: 1672-1682.

13. 中华医学会儿科学会感染学组, 全国儿科临床病毒感染协作组,《中华儿科杂志》编辑委员会. 儿童巨细胞病毒性疾病诊断和防治的建议. 中华儿科杂志, 2012, 50 (4): 290-292.

14. NIJMAN J, SVRIES L, ESSEHOOM CK, et al. Postnatally acquired cytomegalovirus infection in preterm infants: a prospective study on risk factors and cranial ultrasound findings. J Arch Dis Child Fetal Neonatal Ed, 2012, 97: F259-F263.

14章

第七节　早产儿和低出生体重儿疫苗接种

疫苗（vaccine）是世界医学史上最伟大的发明之一，免疫接种也成为预防、控制和消灭传染病最安全、有效且经济、便捷的手段，控制了全球范围内传染病的传播，极大地延长了人类的平均寿命。研究发现胎儿晚期已具备对多种疫苗的反应能力，因此在新生儿期即开始部分疫苗接种已在世界多个国家进行，并对相关传染病预防取得显著效果。近年来，我国早产儿及低出生体重儿的发生率有逐年上升的趋势，目前估计早产儿的发生率在 8%~9%。随着围产医学和新生儿重症医学的发展，早产儿的死亡率在不断下降，但早产儿出生后 2 年内持续患病和再住院概率却在增加，其中一个重要原因就是早产儿因不能按时接种疫苗增加了疫苗可以预防感染性疾病的发生率。不能按时接种疫苗的主要原因，一是由于与早产儿出生时相关的高的医学并发症有关；二是疫苗接种人员担心这些婴儿免疫功能差，不能对常规接种的疫苗产生保护性免疫反应。三是担心疫苗接种后可能出现疫苗接种的相关不良事件。一项研究涉及 7 785 例早产儿，发现生后体重 1 500~2 499g 早产儿和低出生体重儿 6 个月疫苗按时接种率比正常足月儿低 3%~15%。对这些细胞和体液免疫不成熟的早产儿和低出生体重儿如何选择合适的疫苗接种时机，既能在接种后产生免疫反应，又能减少疫苗相关副作用及不良事件的发生，就变得尤为重要。早产儿延迟疫苗接种最重要的原因是缺乏早产儿和低出生体重儿疫苗安全和有效的相关知识，包括疫苗接种人员、儿科医师和父母均对相关问题比较模糊。因此，相关专家建议进行旨在增加官方推荐执行疫苗接种顺应性的教育项目。本节主要针对早产儿和低出生体重儿对我国目前实行的几种常规接种疫苗的免疫反应、接种时间、接受常规免疫后的保护作用以及疫苗本身的安全性和耐受性等问题进行阐述。

一、儿童疫苗接种概论

自 2007 年起，中国开始扩大国家免疫规划（National Immunization Program，NIP）范围，将甲型肝炎疫苗（hepatitis A vaccine，HepA）、脑膜炎球菌疫苗（meningococcal vaccine，MenV）、流行性乙型脑炎疫苗（Japanese encephalitis vaccine，JEV）和麻疹 - 流行性腮腺炎 - 风疹联合减毒活疫苗（measles，mumps and rubella combined attenuated live vaccine，MMR）纳入 NIP；在全国范围内对适龄儿童实行免费常规接种，并用无细胞百日咳 - 白喉 - 破伤风（百白破）联合疫苗（acellular pertussis，diphtheria and tetanus combined vaccine，DTaP）代替全细胞（whole cell）百白破联合疫苗（DTwP）；同时在流行地区对特定人群进行肾综合征出血热等疫苗免费接种，疫苗种类由原来的 6 种扩大到 14 种，这是中国免疫规划史上的一个里程碑。2016 年国家卫生和计划生育委员会又公布了最新的儿童疫苗接种规划，意味着一个儿童要完成全部免疫，在 2 岁之前需要接种疫苗 18~20 剂次。

（一）0~6 岁儿童免疫程序

儿童传染性疾病起始免疫月龄的制定主要取决于疾病的易发年龄、母传抗体干扰和婴幼儿免疫应答等多方面的因素。以百日咳为例，抗百日咳毒素抗体（antibody to pertussis toxin，Anti-PT）和抗丝状血凝素抗体（antibody to filamentous haemagglutinin，Anti-FHA）可通过胎盘传给婴儿，但其半衰期为 6 周，在 4~6 月龄时消失。因此，尽管胎盘传递抗体十分有效，但由于目前普遍缺少在青少年和成人期百日咳疫苗的加强免疫，母亲体内的百日咳抗体水平很低，加上婴儿血清中母传抗体的快速衰减，故新生儿抵抗百日咳的能力相当有限。国外研究证实生后 6 周，只有 11% 婴儿体内的百日咳抗体水平为阳性。因而百日咳患儿 91% 的死亡发生在 <6 月龄的婴儿，其中 <2 月龄病死率达 75%。国内一项针对新生儿百日咳、白喉和破伤风胎传抗体水平调查结果提示，新生儿白喉抗体达到保护水平的仅为 48.59%，破伤风抗体达到保护水平的也只有 52.11%。因此，及早开始接种 DTaP 有利于对百日咳、白喉和破伤风的预防，故世界卫生组织（WHO）推荐第一剂在 6 周龄时接种。另一个要考虑的因素是婴幼儿免疫系统的成熟度，尤其是对多糖抗体的免疫应答。已知

b 型流感嗜血杆菌(Hib)荚膜多糖抗原是一种 T 细胞非依赖型抗原,在<18 月龄婴幼儿体内诱导的抗体以 IgM 为主,再次接种后无加强免疫应答反应,故保护效果不佳。S.pneumoniae 和 MenV 各型荚膜多糖具有与 Hib 同样的特性,而这几种疾病的高发人群正是<2 岁的婴幼儿。因此,解决这一问题的方法不是推迟接种年龄,而是改进疫苗本身,即通过共价键的方式结合一种蛋白载体,使多糖成为 T 细胞依赖型抗原。

目前,世界各国有不同的儿童免疫程序。这是由于疫苗研制时间的先后以及各个国家的免疫策略所造成的,而不是基于一种免疫程序优于另一种的原因。目前公认的原则是高接种率和群体免疫效果与早期接种和加强免疫同样重要。事实上,制定免疫程序时要考虑的因素很多,包括病原体可能侵入机体致病的最早月龄,来自母体特异性抗体的残留时间,儿童免疫系统的建立时间与有效接种的最早月龄等。抗原保护的持久性也是一个关键因素,尤其是在制定加强免疫程序时。为获得有效保护,接种应尽早开始,以便在年龄特异性疾病发生高峰来临之前安全地启动免疫应答。美国免疫实施咨询委员会(Advisory Committee on Immunization Practice,ACIP)2011 年推荐的 0~6 岁儿童免疫程序提示:DTaP、Hib、IPV、口服轮状病毒疫苗(ORV)和 PCV 均从 2 月龄开始基础免疫,免疫程序为 2、4、6 月龄;加强免疫给出一个足够长的时间段,以提供操作的灵活性。我国 2016 年 0~6 岁儿童免疫规划见表 14-4。

表 14-4 国家免疫规划疫苗儿童免疫程序表(2016 年版)

疫苗种类		接种年(月)龄													
名称	缩写	出生时	1月	2月	3月	4月	5月	6月	8月	9月	18月	2岁	3岁	4岁	5岁	6岁
乙肝疫苗	HepB	1	2					3								
卡介苗	BCG	1														
脊灰灭活疫苗	IPV			1												
脊灰减毒活疫苗	OPV				1	2								3		
百白破疫苗	DTaP				1	2	3				4					
白破疫苗	DT															1
麻风疫苗	MR								1							
麻腮风疫苗	MMR										1					
乙脑减毒活疫苗 或乙脑灭活疫苗	JE-L								1			2				
	JE-I								1、2			3				4
A 群流脑多糖疫苗	MPSV-A							1		2						
A 群 C 群流脑多糖疫苗	MPSV-AC												1			2
甲肝减毒活疫苗 或甲肝灭活疫苗	HepA-L										1					
	HepA-I										1	2				

注:1. 选择乙脑减毒活疫苗接种时,采用两剂次接种顺序;选择乙脑灭活疫苗接种时,采用四剂次接种顺序;乙脑灭活疫苗第 1、2 剂间隔 7~10 天。

2. 选择甲肝减毒活疫苗接种时,采用一剂次接种顺序;选择甲肝灭活疫苗接种时,采用两剂次接种顺序。

(二)儿童疫苗接种禁忌证与慎用症

1. 对鸡蛋过敏者不能接种流感疫苗。

2. 对凝胶及含凝胶物质过敏的在接种麻腮风疫苗(MMR)、水痘疫苗前应十分谨慎。接种前,应考虑皮肤凝胶敏感性试验。

3. 对应接种多剂次疫苗(如百白破),接种首剂次后发生严重不良反应者,不能再接种余下的剂次。

4. 目前尚未知抗流感病毒药是否会影响流感减毒活疫苗(LAIV)的安全性、有效性。为慎重起见,LAIV 应在中止抗病毒治疗 48 小时后接种,接种 2 周内也不建议给予抗流感病毒治疗。抗疱疹病毒药物(如阿昔洛韦)可能会降低水痘疫苗的有效性,最好在停药 24 小时后再接种。

5. 对凝血障碍或接受抗凝血治疗者,应由熟悉其身体状况的医师综合考虑,决定是否接种疫苗并选择合理方式接种(如肌内注射)。如果正接受血友病等治疗,可在治疗后按程序接种。接种应选择细针,接种后按压接种部位2分钟,并嘱咐受种者注意观察注射部位的血肿情况,将结果及时反馈给接种人员。

6. 对明确或可能出现免疫功能改变的婴儿,应权衡利弊,决定是否接种轮状病毒疫苗。有资料表明,因先天免疫力缺陷等原因导致机体免疫力受损的儿童可能会遭受严重甚至致命的轮状病毒胃肠炎。

7. 使用血液制品或注射免疫球蛋白3~11个月内的对象,不能接种水痘疫苗。一般情况下,接种水痘疫苗后2周内不能使用含有抗体成分的产品;在应急情况下使用抗体成分的产品后,应在适当的时间后检测血清抗体水平,若血清抗体呈阴性,则应进行补种。

8. 有慢性胃肠道疾病史(包括先天性吸收不良综合征、先天性巨结肠病、短肠综合征、原因不明性持续呕吐)的婴儿接种轮状病毒疫苗前,应由医师综合考虑利弊,决定是否接种。

(三) 儿童疫苗接种注意事项

1. 接种疫苗前应认真阅读疫苗使用说明书,随着医学和生物学技术的不断发展,疫苗种类、复合疫苗不断增加,因此,接种人员应熟悉疫苗说明书。

2. 在抽取疫苗前,必须首先核对出厂日期,防止使用过期疫苗,同时要注意观察其清亮度,遇有浑浊或有摇不匀的硬块时禁止使用。

3. 部分疫苗在接种前需要充分摇匀,如百白破疫苗就是一种混悬液,使用前如果未经充分摇匀,疫苗均匀度低,就会增加接种后的副作用,且容易形成硬结。因此,凡是混悬液状态的疫苗,在接种前必须充分摇匀,并要观察有无硬块。

4. 注意根据儿童不同月龄或年龄选择适宜的注射器及针头。如1岁内的婴儿用1ml注射器及小于5号的针头,考虑到早产和低出生体重儿肌肉组织的限制,应用长度1.59cm或更短的针头在臀部前外侧肌内注射可能确保接种有效和安全性。

5. 正确选择注射部位和接种途径。疫苗不同,注射部位及注射途径也有所不同,必须严格执行,如婴儿和新生儿可在大腿前外侧肌肉接种乙肝疫苗。

6. 严格消毒及讲究卫生,预防保健工作者及医护人员在接种疫苗时必须严格执行消毒制度。

7. 告知家长在儿童接种后的注意事项,以加强接

种后的卫生保洁,防止引起接种后副作用。例如,在接种后的当天和第二天要防止儿童活动过多而致出汗增加,汗液形成刺激可使接种局部副作用增多。

8. 注意替换接种部位。有些疫苗需要多次强化接种,注意不在一侧的固定部位多次接种,而应利用身体两侧交替注射接种,以免发生接种后硬结。

9. 注意疫苗间隔时间。如乙肝疫苗,如果接种了第1剂,因某种原因而未按时接种第2剂,则应尽快接种,且第2剂和第3剂之间至少要间隔2个月;如果只是第3剂未按时接种则应尽快接种。

二、早产及低出生体重儿疫苗接种

在我国大约在出生时8%~9%是早产和低出生体重儿,由于他们免疫系统与足月儿比较不成熟,增加了疫苗可预防疾病的风险,但医务人员考虑到这些孩子的脆弱和疫苗接种后的保护能力以及可能患的各种疾病,很少在出生后给予疫苗接种,资料显示早产儿比足月儿不接种疫苗人数高1~3倍。

(一) 早产儿和低出生体重儿的疫苗免疫反应

大多数针对早产儿接种疫苗后的免疫反应研究认为,胎龄、出生体重、临床状况及治疗可能影响抗体的产生,但祛除这些因素的变化,在大多数情况下疫苗可以引起保护性的免疫反应。胎龄对疫苗接种后抗体的产生取决于疫苗的类型。在大多数情况下,白喉、破伤风疫苗即使在很小的胎龄儿接种,与适于胎龄比也没有显著的差异。全细胞百日咳疫苗还有争议,脱细胞百日咳疫苗胎龄越低,免疫反应也越低。Padella等研究发现给予34个平均胎龄32周在出生后3、5、11个月给予白百破和乙肝联合疫苗并与28个足月儿比较,联合疫苗血清学转换,所有婴儿第3剂量接种后抗体全部阳转,但在首剂接种后,<31周胎龄的早产针对抗原产生的抗体显著低于>31周者,后者免疫反应与足月儿相似,但所有早产儿针对抗原的特异性抗体水平均显著高于具有保护作用的水平。尽管抗体水平低,在纠正胎龄的基础上进行预防接种,<31周的早产儿能产生针对百日咳的保护作用。相似的情况也可在口服脊髓灰质炎疫苗中见到,研究表明在<31周和极低出生体重儿出院后给予2~3个剂量口服脊髓灰质炎疫苗能产生针对三个血清型的保护性抗体,尽管可能低于足月儿水平,其抗体水平具有保护性。胎龄在肺炎疫苗接种中的重要性也被Esposite所研究证实,在出生后3、5、11个月给

予 >32 周的早产儿接种 PCV-7 能产生与足月儿一样的免疫效果,在首剂量和加强剂量后能产生与足月儿一样的针对所有肺炎血清型抗体水平。相反,Rugg 等给予足月儿和 <30 周的早产儿在出生后 2、3、4 个月,1 年后加强,发现 2~5 个月时在 6 个血清型,12 个月时在 5 个血清型,13 个月时在 3 个血清型,Ig-GMT 水平早产儿明显低于足月儿。把 Ig 水平 0.35μg/ml 作为保护水平,对 4、6B 及 9V 血清型在 5 个月时低,4、6B、18C、19F 和 23F 在 12 个月时低,在增强剂量后约 93% 都产生了保护性抗体。针对脑膜炎球菌的研究发现不管胎龄是否大于或小于 32 周在免疫原性和抗体浓度血清中细菌活动度与足月儿比较都无显著性差异。一项针对 153 例超早产儿与足月儿研究显示,与未接种的同龄儿比较减少了 100% 的住院率和急诊就诊率,说明此疫苗有效。有关 B 型流感嗜血杆菌疫苗针对早产儿和低出生体重儿的研究结果结论还不一致,有研究认为给予接钟后早产儿的抗体水平低于足月儿,有两个研究 Hib 抗体水平分别为 0.15 或 1μg/ml(代表短期和长期保护水平的血清学指标)在早产儿低于足月儿,而 KRI 等研究发现 <29 周的早产儿给予 3 剂量的 Hib 疫苗后能产生与足月儿一样的抗体水平。

综上所述,目前推荐除乙肝疫苗在出生后立即接种外,其他所有早产儿在矫正胎龄后应与足月儿一起常规接种疫苗。医疗权威专家均提倡不管早产儿还是低出生体重儿都应该尽可能地与足月儿一样进行常规的预防接种。

(二) 早产儿对疫苗的免疫原性和安全性

目前的证据表明,早产儿的免疫反应与孕龄(GA)和出生体重成正比。多种因素可影响抗体产生。然而,尽管有这些因素诱导的变化,但在大多数情况下,疫苗在早产儿中诱导保护性免疫应答。研究已经证明,多数情况下早产儿和足月儿免疫反应并无显著性差别,但胎龄、出生体重、临床状况及治疗可能影响早产儿接种疫苗后抗体的产生,但祛除这些因素的变化,在大多数情况下疫苗可以引起保护性的免疫反应,胎龄对疫苗接种后抗体的产生取决于疫苗的类型。

给予早产儿常规疫苗接种总的来说是安全和能够很好耐受的,与足月儿相比并不增加不良事件的发生率。一项前瞻性随机对照研究表明,93 名婴儿平均孕周 26.9 周,平均出生体重 896g,在矫正胎龄 57.5 天时给予 1 个剂量的无细胞百白破疫苗(DTaP),在疫苗接种后 48 小时内观察呼吸暂停和心动过缓的发生率,

并与 98 名未接种疫苗的早产和低体重儿比较,延长的呼吸暂停和心动过缓发生率分别为 16.1%、58.1% 与 20.4%、56.1%,呼吸暂停 >30 秒的发生率研究组为 2.2%,对照组为 5.1%,心动过缓(<60 次/min)的发生率分别为 54.8% 与 50%,严重不良事件的发生率也相似,由此可见百白破三联疫苗(DTP)接种后出现的心肺问题只是这个胎龄患儿出现的共性问题。Klein 等给予在新生儿重症监护病房(NICU)中住院患儿接种疫苗后,发现其更频繁的呼吸暂停多发生于疫苗接种前 24 小时,见于胎龄小的婴儿和患严重疾病的婴儿,因此临床医师不能因为安全理由而延迟极早产儿和极低出生体重儿的预防接种。

(三) 早产儿、低出生体重儿新生儿期疫苗接种

我国目前开展的新生儿期疫苗接种主要是乙型肝炎(简称乙肝)疫苗和卡介苗(BCG),一是由于中国药典及预防接种管理部门制定的新生儿疫苗接种适应证和禁忌证及相关规定比较笼统,从业者难以科学掌握;二是由于医患关系紧张、预防接种异常反应被社会过度渲染等因素,造成部分从业者非常谨慎本着宁严勿松的原则,将早产儿、低出生体重儿列为接种禁忌证,使早产儿不能按时接种疫苗成为常态。

1. 乙肝疫苗　乙型肝炎病毒(hepatitis B virus,HBV)感染是一个世界性的公共卫生问题,全球有近 3 亿 HBV 携带者,其中我国占 45%。HBV 感染仍然是我国最常见的传染病之一,母婴传播是 HBV 感染的主要途径,估计 30%~50% 的慢性乙肝患者是通过母婴传播途径感染的。有研究发现,新生儿和儿童期感染 HBV 慢性化转归比例分别为 80%~90% 和 30%~50%,明显高于青少年和成年人时期的 5%~10%。因此阻断母婴传播是控制乙肝流行和降低 HBV 感染后危害的关键手段。我国 1992 年起对所有健康足月儿按(0、1、6 个月)方案接种乙肝疫苗(HepB),HepB 接种已被列入法定常规预防接种项目,由于新生儿普遍接种 HepB 和对乙肝母亲婴儿进行联合免疫阻断,2014 年我国人群总的乙肝病毒表面抗原(HBsAg)携带率已经降至 7.18%。尽管乙肝母婴工作取得显著成绩,但目前乙肝每年仍位居我国新发传染病发病的前列,新生儿 HepB 接种还存在接种不及时、不规范等突出问题。国内有研究发现,早产及低出生体重为新生儿出生后 HepB 首针未及时接种的主要原因。

(1)接种时间及剂量

1)HBsAg 阴性母亲所生早产儿、低出生体重儿:

我国 1992 年起对所有健康足月儿按(0、1、6 个月)方案接种 HepB,规定出生体重>2 500g 且孕周>37 周的健康新生儿出生 24h 内接种 HepB。美国儿科学会(AAP)建议临床状态稳定的体重>2 000g 的早产儿和低出生体重儿应该像足月儿一样,在出生后不久完成第 1 针 HepB 接种。美国疫苗接种咨询委员会规定出生后 30d 内出院的早产儿和体重<2 000g 的低出生体重儿,应该在出院的时候完成第 1 针 HepB 接种。中华医学会妇产科学分会产科学组 2013 年制定的《乙型肝炎病毒母婴传播预防临床指南》中也建议:如果生命体征稳定,出生体重 ≥2 000g 时,即可按 0、1、6 个月 3 针方案接种;如果早产儿生命体征不稳定,应首先处理相关疾病,待稳定后再按上述方案接种。如果早产儿<2 000g,待体重到达 2 000g 后接种第 1 针(如出院前体重未达到 2 000g,在出院前接种第 1 针);1~2 个月后再重新按 0、1、6 个月 3 针方案进行。Lian 等研究表明,在临床状态稳定时接种 HepB,78% 的体重<1 800g 的早产儿可以获得血清学保护。Arora 等通过对 82 名早产儿和 60 名宫内发育迟缓的足月儿进行对照研究表明,无论出生体重多少,出生时在计划免疫外增加 1 剂乙肝疫苗对早产儿均是有益的。国内一项多中心临床研究均表明早产儿和足月儿对乙肝疫苗的免疫反应相似。

根据上述指南及相关研究,建议将 HBsAg 阴性母亲所生早产儿和低出生体重儿,若出生体重>2 000g,病情稳定后尽快接种 HepB。如果早产儿<2 000g,待体重到达 2 000g 后接种第 1 针(如出院前体重未达到 2 000g,在出院前接种第 1 针);1~2 个月后再重新按 0、1、6 个月 3 针方案进行。危重症新生儿,如极低出生体重儿、严重出生缺陷、重度窒息、呼吸窘迫综合征等,应在生命体征平稳后尽早接种第 1 剂乙肝疫苗。由于疫苗接种政策性强,2016 年 12 月国家卫生计划生育委员会下发国卫办疾控发〔2016〕52 号《国家免疫规划儿童免疫程序及说明(2016 年版)》未对此类情况作出明确规定,因此对 HBsAg 阴性母亲所生早产儿和低出生体重儿,是否将既往规定的出生体重>2 500g 改为 2 000g,还需由接种部门综合判断执行,但趋势应该尽快与国际接轨。

2)HBsAg 阳性母亲所生早产儿、低出生体重儿:HBsAg 阳性母亲所生新生儿是 HBV 感染的高危人群,如不采取免疫预防,HBsAg 阳性、乙肝病毒 e 抗原(HBeAg)阴性母亲所生新生儿,在 12 月龄时发生慢性感染的比例高达 40%~50%,而 HBsAg 和 HBeAg 同为阳性的母亲所生新生儿,在 12 月龄时 90% 将发生慢性

HBV 感染。Mollah 等研究发现早产儿与低出生体重儿组和足月儿组比较,在第 3 剂疫苗接种后 1 个月时乙肝表面抗体(HBsAb)滴度>10IU/L 的百分比分别为 94% 和 98%,差异无统计学意义($P>0.05$)。

根据目前国内外相关指南及国卫办疾控发〔2016〕52 号国家免疫规划儿童免疫程序及说明(2016 年版)最新要求建议:母亲 HBsAg 阳性所生早产儿、低出生体重儿,无论母亲 HBeAg 阳性还是阴性,不管胎龄和出生体重,出生后无论婴儿身体状况如何,必须在出生后 12 小时内(理论上越早越好)注射乙肝免疫球蛋白(hepatitis B immunoglobulin,HBIG)(剂量 ≥100IU),HBIG 有效成分为乙肝表面抗体(抗 -HBs),肌内注射后 15~30 反分钟即开始发挥作用,保护性抗 -HBs 至少可以维持 42~63 天,此时体内已主动产生抗 -HBs,故无需第 2 次注射 HBIG。有关 HepB 接种,对于体重<2 000g 的早产儿,如生命体征稳定,无需考虑体重,尽快在不同部位接种 1 针 10μg 重组(酵母)HepB 或 20μg 重组[中国仓鼠卵巢细胞(CHO 细胞)]HepB;如果生命体征不稳定,待稳定后,尽早接种第 1 针,1~2 个月后或体重达到 2 000g 后,再按 0、1、6 个月程序完成 3 剂次共 4 针 HepB 接种方案。若出生体重>2 000g 早产儿,如生命体征稳定,与足月新生儿一样按 0、1、6 个月程序完成 3 剂次接种方案。如果母亲 HBsAg 结果不明,先给新生儿注射 HBIG,然后立即给母亲进行乙肝标志物快速检测,根据检测结果参照上述标准执行。

(2)接种部位:乙肝疫苗在右上臂三角肌肌肉注射,HBIG 在大腿前外侧中部肌肉注射。HBIG 与 BCG 在不同部位同时接种不会降低 BCG 的免疫效果。给早产儿肌肉注射疫苗时针头长度应适合早产儿的肌肉大小。

(3)接种后无应答的处理:全程接种乙肝疫苗后,绝大多数接种者体内可产生高滴度的保护性抗体。但由于免疫功能低下或其他原因,少数接种者对疫苗接种无应答(抗 -HBs<10IU/L)。目前对于接种后无应答的处理尚未达成共识,建议对 HBsAg 阳性母亲所生早产儿接种完最后一剂乙肝疫苗 1~2 个月后进行 HBsAg 和抗 -HBs 检测。若发现 HBsAg 阴性、抗 -HBs<10IU/L,可按照 0、1、6 个月免疫程序再接种 3 剂乙肝疫苗。

2. 卡介苗(BCG) 结核病是人类历史上最古老的传染病之一,据世界卫生组织(WHO)估算,2015 年我国结核病发病数为 93 万,仅次于印度和印度尼西亚,居全球 22 个结核病高负担国家的第 3 位。1921 年 BCG

开始用于人类结核病的预防,每年全世界 100 多个国家约 10 亿份疫苗给儿童注射。一项关于疫苗接种的 *Meta* 分析显示,BCG 可以预防 50% 的结核病发生,对于 64% 的结核性脑膜炎预防有效,可以预防 80% 以上的儿童结核病扩散。国内有研究发现,BCG 未及时接种原因主要是早产、低出生体重、患病(免疫缺陷、转儿科、先天畸形)、家长拒绝等。

(1)作用机制:BCG 的防护作用主要通过诱导细胞介导的免疫反应来完成,接种 BCG 后形成初次感染,经过巨噬细胞的加工处理,将抗原信息传递给免疫活性细胞,使 T 淋巴细胞分化增殖,形成致敏淋巴细胞,机体再次感染结核杆菌时,巨噬细胞和致敏淋巴细胞被激活,引起特异性免疫反应。接种后 4~8 周产生免疫力,免疫一般可持续 3 年以上。虽然 BCG 对结核病的预防作用并不与结核菌素反应相一致,但结核菌素试验仍然是目前判断 BCG 接种有否有效的最有力指标。

(2)接种时机及部位:WHO 建议,高危人群尽可能在出生后给单剂量的 BCG,我国疫苗接种计划规定,胎龄>37 周且出生体重>2 500g 的新生儿应在出生后进行接种,接种部位在左上臂三角肌中部略下处皮内注射。对于早产儿和低出生体重儿,我国执行的 BCG 接种标准是等其满足孕周>37 周且出生体重>2 500g,关于早产儿接种后的免疫效应,国内研究不多。国外研究发现,低出生体重儿较足月儿一样具有有效的免疫反应,通过体外检测淋巴细胞增殖、IL-2 产生和结核菌素转换率,证实早产儿并不是 BCG 摄取和细胞介导的免疫反应差的原因。还有一项研究选择孕周 31~33 周早产儿,出生后给予 BCG 接种并与该胎龄早产儿矫正孕周 34 周后接种 BCG 进行免疫效果评价,研究发现两组卡疤形成率、6 个月时结核菌素试验(PPD)阳性率和不良反应发生率无显著性差异,认为对孕周 31~33 周早产儿出生时就行 BCG 接种安全有效。但也有研究认为胎龄<33 周的早产儿出生后不应该常规接种 BCG。

建议早产儿、低出生体重儿严格执行我国疫苗接种计划规定,对胎龄>37 周且出生体重>2 500g 的新生儿出生 24h 内进行 BCG 接种,接种部位在左上臂三角肌中部略下处皮内注射。未接种 BCG 的早产儿在出生 3 个月内满足孕周和体重要求后可直接进行接种;3 月龄~3 岁儿童结核菌素纯蛋白衍生物(TB-PPD)或卡介菌蛋白衍生物(BCG-PPD)试验阴性者,应予补种。≥4 岁儿童不予补种,婴儿出生后 3 个月后到指定的卫生防疫机构进行 BCG 接种效果检查。

(3)接种剂量及接种后效果评估:BCG 接种效果与剂量呈正相关,皮内接种法一般剂量为 0.05~0.10ml。BCG 接种剂量是否适当,可从 BCG 疤痕的大小确定。BCG 接种的阳性反应是接种后 2 周左右在注射部位出现红斑和丘疹,8~12 周伴随着溃疡和愈合形成卡疤。已接种 BCG 的儿童,即使卡痕未形成也不再予以补种。

(4)BCG 接种不良事件:接种 BCG 后的并发症较罕见,接种后出现致死性播散结核感染的概率约为(0.19~1.56)/100 万,几乎无一例外是因疏忽大意而对细胞免疫严重抑制的个体接种 BCG 所致。严重的局部反应(如广泛的局部溃疡和区域性淋巴腺炎)的发生率<1‰,且多数病例(>99%)系免疫缺陷者。与大龄儿童相比,新生儿出现疫苗诱发的化脓性淋巴腺炎的风险较高,因此严格掌握新生儿接种剂量。造成注射部位脓肿主要是因为进针角度过大、进针过深,或为皮下注射,甚至是肌肉注射,给婴儿造成不必要的伤害。疫苗要充分摇匀,防止注射后疫苗外溢,可避免引起严重深部脓肿。

(5)BCG 的保存及使用中的注意事项:需要在 4~8℃冰箱内保存,目前国内使用的冻干菌苗在 13~17℃时随储存的时间延长菌苗活性下降,22~23℃时活力明显减退,30~37℃时菌苗活性在短时期内迅速降低。光线是影响 BCG 效能的又一重要因素,在直射日光下,5min 内即有 50% 的 BCG 被杀死,而间接日光下 15min 会有同样结果,因此储存与运输菌苗时须冷藏与避光。稀释后的 BCG 需在半小时内用完,未用完者不能再用。每次抽吸药液时要充分摇匀。

有研究证实,新生儿 12h 内同时注射 HBIG 和 BCG 不会降低 BCG 的免疫效果,且有助于提高 HbsAg 阳性母亲所生新生儿接种 BCG 的效果。

(四)早产儿出院后的疫苗接种问题

国外研究认为早产儿和低出生体重儿应该按实际年龄接种多价联合疫苗,但在接种前应该认真评估其身体健康状况。AAP 建议早产儿(包括低出生体重儿)应按实龄与足月儿的免疫程序一样进行免疫接种,即早产儿的预防接种按照实际月龄而不是纠正月龄进行。但是考虑到新生儿 T 淋巴细胞和 B 淋巴细胞功能不成熟在早产儿中更为明显,针对具体接种的每种疫苗,特别是新的疫苗和联合疫苗,作出具体接种建议前,需由承担预防接种的保健医师和儿科医师对婴儿共同评价,决定是否进行该类疫苗接种。目前国内有的单位成立了高危儿预防接种评估门诊,对进一步规范早产儿预防接种是个很好的尝试。

1. 百白破疫苗 超过50%的百日咳报告病例发生在婴儿。与正常出生体重儿相比,早产低出生体重儿患病风险明显增加。最近一项来自澳大利亚的前瞻性研究指出,早产儿是严重百日咳感染的独立危险因素。白喉和破伤风类毒素的免疫原性很强,而且预防疾病所需抗体水平不太高。多项研究证实白喉、破伤风疫苗即使在很小的胎龄儿接种与适于胎龄的免疫效果也无显著差异。Vázquez等报道在第2、4和6个月使用六价DTaPHBVIPV/Hib(白百破、乙肝、脊髓灰质炎疫苗/流感嗜血杆菌联合疫苗),98%的早产儿(24~36孕周,出生体重<2 000g)达到保护性几何平均滴度(GMTs,定义为≥0.1IU/ml的水平)。Faldella等研究发现给予34名平均胎龄32周在出生后3、5、11个月给予DTP和乙肝联合疫苗并与28名足月儿比较,联合疫苗血清学转换,所有婴儿第3剂量接种后抗体全部阳转,但在首剂接种后,<31周胎龄的早产针对抗原产生的抗体显著低于>31周者,后者免疫反应与足月儿相似,但所有早产儿针对抗原的特异性抗体水平均显著高于具有保护作用的水平。尽管抗体水平低,在纠正胎龄的基础上进行预防接种,<31周的早产儿能产生针对百日咳的保护作用。总之,目前的证据支持在早产儿中使用与足月儿相似的破伤风类毒素结合疫苗。

2. 脊髓灰质炎疫苗 按足月儿实龄推荐的免疫程序给较大胎龄早产儿接种脊髓灰质炎减毒活疫苗(OPV),均可诱发充分的免疫应答。Slack等报道了对50名早产儿(平均胎龄28.5周)和60名足月儿采用脊髓灰质炎灭活疫苗(IPV)进行2、3、4个月的免疫接种计划,免疫应答两者间差异无统计学意义,所有早产儿对血清型Ⅰ、Ⅱ和Ⅲ的抗体水平均具有保护性。还有一项研究对2个月时给予IPV,随后在4个月时给予OPV的极早早产儿(平均胎龄25.9周)和足月儿的免疫应答进行研究,结果血清型Ⅰ(85%和80%)和血清型Ⅱ(100%)的保护与足月儿相似,早产儿血清型Ⅲ保护率低于足月儿(0%比31%)。上述研究可以发现IPV基本为早产儿提供了针对脊髓灰质炎病毒Ⅰ、Ⅱ的保护。

3. 肺炎结合疫苗 肺炎球菌是细菌感染性疾病的主要病原菌之一,可引起肺炎、脑膜炎、脓毒症、中耳炎等疾病,在2岁以下婴幼儿和老年人中发病率最高,已成为世界范围内引起死亡的重要原因之一。侵袭性肺炎球菌疾病占新生儿脓毒症的11%,与足月儿相比,早产儿和低出生体重儿患肺炎球菌疾病的风险增加。早在1880年美国Steinberg和法国Pasteur最先分离出肺炎球菌,并于1882年的实验后指出通过疫苗预防肺炎球菌感染的可能性。1914年,全菌体疫苗首次得以使用,20世纪40年代,1、2、5和7型4价肺炎多糖疫苗及1、2型2价肺炎多糖疫苗研制成功。1977年,14价肺炎多糖疫苗在美国获得许可使用,1983年23价肺炎多糖疫苗研制成功并投入市场,我国于2000年自行开发出23价肺炎多糖疫苗,2006年正式上市。肺炎球菌多糖抗原是非T淋巴细胞依赖性抗原,初次免疫能诱导产生保护水平的抗体,但再次免疫不能诱导产生免疫记忆;并且该疫苗对2岁以下的儿童不能引起有效的保护性抗体应答,而该年龄段人群是肺炎球菌感染的高危人群。7价肺炎球菌结合疫苗(PCV7)已于2000年通过美国食品和药物管理局(FDA)批准上市,2008年引入中国,这种疫苗可用于2岁以下儿童预防肺炎球菌性疾病,本疫苗包括的7种血清型(4、6B、9V、14、18C、19F和23F),这7种血清型占美国6岁以下儿童菌血症的86%,脑膜炎的83%,急性中耳炎的65%。虽然近年来PCV10、PCV13型疫苗已经在国外应用,但目前PCV7还是作为WHO评估和注册新的肺炎疫苗免疫反应的经典对照疫苗。最新一项研究将60例早产儿按出生体重分成<1 000g组和≥1 000g组,分别于出生后2、4、6、16个月接种4次PCV7,研究结果显示第3剂疫苗接种后1个月检测针对疫苗抗体滴度≥0.35g/L(WHO规定的免疫有效抗体浓度)的比率分别为90.7%和91%,接种第4剂疫苗后2组均达到100%,证明对不同出生体重早产儿进行肺炎疫苗接种同样有效。美国的一项多中心研究纳入4 340名出生在38周之前的婴儿,包括167名<32周的早产儿,证明早产儿对所有疫苗血清型的免疫应答均高于足月儿,抗侵袭性肺炎球菌疾病的效果等同于足月儿的效果。因此建议早产儿从2月龄起接种肺炎球菌疫苗,对10价或13价疫苗在早产儿中的免疫原性有必要进行进一步研究。

4. 流感疫苗 早产儿和低出生体重儿增加了流感的发病率,患有慢性心肺疾病、肾脏疾病和代谢性疾病早产儿住院率更高,大约有10%的病死率。有研究比较了3价流感疫苗接种给患有慢性肺疾病(CLD)的45例早产儿,比较其与18名足月儿的体液和细胞免疫。尽管细胞介导的免疫反应在CLD患儿中低,但几乎所有婴儿在疫苗接种后均能获得稳定的免疫保护性抗体,在疾病期间或恢复期在接种,疫苗接种无明显不良反应。建议早产儿从6月龄起,每年秋季的流感疫苗接种对于患有 CLD 的早产儿特别重要,6 月龄以下儿童的家庭成员和其他接触者也应接种流感疫苗。

5. 轮状病毒疫苗　与足月儿相比,早产儿轮状病毒感染后的并发症和住院风险增加。在出生的早产儿中,低出生体重儿(<2 500g)或极低出生体重儿(<1 500g)存在轮状病毒感染住院概率高于足月儿。Goveia 等在 2 070 名 25~36 周的早产儿中研究了 5 价人类重组轮状病毒疫苗(RotaTeq)的有效性和安全性。与安慰剂相比,3 剂 5 价疫苗将轮状病毒胃肠炎引起的早产儿的住院率和急诊就诊率降低了 100%(95%*CI* 82.2%~100.0%)。该疫苗还预防了 73.0%(95%*CI* 2.2%~95.2%)的严重轮状病毒胃肠炎病例。在一项前瞻性队列研究探讨了 5 价轮状病毒疫苗对 3 岁以下早产儿的住院次数的影响,结果发现接种疫苗后前 2 个流行季由轮状病毒腹泻导致的住院次数减少了 2.6 倍,将第 3 个流行季的住院次数减少了 11 倍。这些数据支持早产儿或低出生体重儿如果临床体征稳定、除外免疫缺陷、身体状况良好,可以与足月儿按相同的免疫接种程序接种轮状病毒疫苗。

6. 联合疫苗接种问题　联合疫苗的概念始于 20 世纪 30 年代,是指数种疫苗抗原联合制成的疫苗。1948 年白喉和破伤风二联疫苗首先获得批准,随后与灭活全细胞百日咳(wP)疫苗进行联合研制成功吸附全细胞百白破(DTwP)联合疫苗,1981 年日本学者首先研制了 DTaP 联合疫苗。20 世纪 90 年代,IPV、b 型流感嗜血杆菌疫苗(Hib)和 HepB 先后实现了与 DTP 疫苗的联合。在我国联合疫苗也是未来疫苗的发展趋势,相对于单价疫苗,联合疫苗的优点包括:减少多次接种引起的不适和不良反应;减少接种疫苗的成本(减少去医院接种疫苗的次数、减少注射器的使用、减少需要冷链疫苗的储量等),从而增加接种人群的依从性,提高疫苗接种率和全程接种率。优质的联合疫苗与单个疫苗的免疫效果一样,能一次为儿童提供多方位的安全保障。如目前常用的五联疫苗可以同时预防脊髓灰质炎、百日咳、白喉、破伤风和 b 型流感嗜血杆菌引起的感染等 5 种儿童常见感染性疾病。五联疫苗还将传统需要注射的 12 针减少到了 4 针,减少了 8 次接种时不良反应风险,家长减少了 8 次接种的奔波,更加省时、省力。但接种者也应注意每种疫苗的成分,对其中一种成分有禁忌证者应禁用联合疫苗。

(张雪峰)

参考文献

1. CA American Academy of Pediatrics. Immunization of preterm infants and low bith we-ight infants. Pediatrics. 2003, 112: 193-198.

2. WALKER JC, SMOLDERS MA, GEMEN EF, et al. Development of lymphocyte subpopulations in preterm infants. Scand J Immunol, 2011, 73 (1): 53-58.

3. 潘新年, 李燕, 韦秋芬, 等. 不同胎龄早产儿免疫功能水平及影响因素. 中国新生儿科杂志, 2015, 30 (6): 428-432.

4. PAN XN, LI Y, WEI QF, et al. A study on the immune function and its influencing factors of early-and late-preterm infants. Chin J Neonatal, 2015, 30 (6): 428-432.

5. ESPOSITO S, SERRA D, GUALTIERI L, et al. Vaccines and preterm neonates: why, when, and with what. Early Hum Dev, 2009, 85 (10 Suppl): S43-45.

6. 万华杰. 新生儿乙型肝炎疫苗首针免疫及时接种率调查. 中国实用医药, 2012, 7 (14): 269-270.

7. WAN HJ. Investigation on the first vaccination rate in time of neonatal hepatitis B vaccine. Chin Pract Med, 2012, 7 (14): 269-270.

8. SAARI TN, American Academy of Pediatrics Committee on Infectious Diseases. Immunization of preterm and low birth weight infants. American Academy of Pediatrics Committee on Infectious Diseases. Pediatrics, 2003, 112 (1 Pt 1): 193-198.

9. 中华医学会妇产科学分会产科学组. 乙型肝炎病毒母婴传播预防临床指南(第 1 版). 中华妇产科杂志, 2013, 48 (2): 151-154.

10. ZHANG L, ZHAI XJ, LI YP, et al. Multi-center matching study on antibody response between preterm and full-term infants after primary immunization of hepatitis B vaccine. Chin J Epidemiol, 2012, 33 (2): 185-188.

11. 中华医学会肝病学分会, 中华医学会感染病学分会. 慢性乙型肝炎防治指南 (2015 更新版). 中华肝脏病杂志, 2015, 23 (12): 888-905.

12. 中国妇幼保健协会新生儿保健专业委员会. 新生儿期疫苗接种及相关问题建议. 中华新生儿科杂志, 2017, 32 (30): 161-164

13. SAROHA M, FARIDI MM, BATRA P, et al. Immunogenicity and safety of early vs delayed BCG vaccination in moderately preterm (31-33weeks) infants. Hum Vaccin Immunother, 2015, 11 (12): 2864-2871.

14. 石海燕, 成海斌, 石海霞. 同时注射乙肝高效免疫球蛋白和卡介苗对新生儿接种卡介苗效果影响研究. 中国医学创新, 2016, 13 (8): 138-141.

15. MARSHALL H, CLARKE M, RASIAH K, et al. Predictors of disease severity in children hospitalized for pertussis during an epidemic. Pediatr Infect Dis

14章

J, 2015, 34 (4): 339-345.

16. PRINCIPI N, ESPOSITO S. Use of the 13-valent pneumococcal conjugate vaccine in infants and young children. Expert Opin Biol Ther, 2012, 12 (5): 641-648.

17. GAGNEUR A, PINQUIER D, QUACH C. Immunization of preterm infants. Hum Vaccin Immuno-ther, 2015, 11 (11): 2556-2563.

18. ROUE JM, NOWAK E, LE GAL G, et al. Impact of rotavirus vaccine on premature infants. Clin Vaccine Immunol, 2014, 21 (10): 1404-1409.

19. 张雪峰. 早产儿和低出生体质量儿疫苗接种策略. 中华实用儿科临床杂志, 2017, 32 (14): 1045-1050.

15 第十五章 早产儿消化系统疾病

第一节 胎儿及早产儿消化系统发育生物与生理学

胃肠道发育与功能成熟不仅体现在食物的摄取、消化、吸收利用，也表现在对外部环境侵害(致病微生物、不同性质损伤及不同抗原)防御功能成熟，并且通过不断发育完善与免疫系统相互作用，促进免疫系统发育，参与调节机体免疫反应。胃肠道微生态环境的不断变化与进化反映了外部环境对肠道作用与胃肠道发育成熟的相互作用、相互影响，肠道微生态环境的变化与肠道疾病与肠外疾病密切相关，如 NEC 与肠道有益的益生菌种类减少有关，微生态环境变化与炎性肠病和 1 型糖尿病密切相关。本节主要讨论早产儿胃肠发育成熟过程中的几个常见问题，由于很多发育问题上缺少丰富的临床研究证据，多依据实验研究，所以对于一些常见问题尚没有循证医学的结论，因此我们只是阐述一般的概念和观点。

一、胃肠动力发育与胃食管反流

1. 胃肠动力发育 胃肠动力非常复杂，常受多种因素影响，除了胚胎发育因素外，神经系统的损伤及发育、肠道血流调节变化及肠道神经系统发育变化都是非常重要的影响因素。NICU 中的早产儿，受到缺氧、感染、反复呼吸暂停等多种并发疾病或病理生理影响，常伴随着肠道功能转变，并影响肠内喂养过程。

在胚胎 4 周时气管支气管囊出现在前肠的腹侧，左侧迷走神经在右侧迷走神经前方；这时胃呈纺锤形的管状，其背侧生长快于腹侧，而形成大小弯。胚胎 7 周时胃顺时针旋转 90°，大弯到左侧，左侧迷走神经到胃前部，而右侧迷走神经到后部。10 周时，食管和胃发育成合适位置关系，并且出现环行和纵行肌层，并附有神经节细胞。胚胎 11 周时，胎儿有吞咽能力，18~20 周出现吸吮动作，至足月每天可以吞咽和循环近 500ml 羊水，因此吞咽运动的出现促使胃肠蠕动运动的产生始于胎儿时期。

胃肠运动受肠道的兴奋与抑制神经元控制并遵循肠道 Starling 定律：肠腔接收到刺激后兴奋性神经元发出冲动使上部出现收缩，而下部受抑制性神经元控制发生舒张，进而产生节段性的蠕动。兴奋性神经元通过副交感迷走神经通路来自于迷走神经背侧运动核，而抑制性神经元属于血管活性肠肽(VIP)能或硝基能通路，主要神经递质为血管活性肠肽和 NO。

2. 咽食管运动反射 - 原发性食管蠕动与继发性食管蠕动 食管括约肌发育与胎儿发育成熟度密切相关。研究表明，胎龄 33 周早产儿食管上端的静息状态压力(UES)为(17±7)mmHg，而足月儿为(26±14)mmHg，在成人更高为(53±23)mmHg，随着食管增长和发育成熟，食管的运动和 UES 也明显改变，研究食管下端括约肌也发现同样的规律。研究发现在胎龄 33 周时出现原发的食管蠕动运动，即依赖于咽部吞咽运动，此时呼吸暂时停止(是一种保护机制)，食管上端括约肌舒张，食物进入食管近端，而不依赖于呼吸的食管节段性蠕动为继发性的食管蠕动,食管下端括约肌舒张而使食物进入胃。继发性的蠕动使 UES 压力增高,且是容量和成熟依赖性的,这种变化称为 UES 收缩反射,是防止反流的重要机制;同理,食管下端舒张反射促进食物进入胃内。

3. 胃肠运动反射 胃肠运动功能调节与发育程度密切相关,胃肠道激素、神经内分泌激素及旁分泌激素与胃肠道的肌肉发育相互作用,尽管这些调节机制直到婴儿后期才发育成熟,但在胎龄 32 周时神经与肌肉结构发育已经出现,并发挥一定功能。

在空腹状态和进食状态,胃肠运动形式不同。进食状态,肌层表现无规律形式,使得营养物质和分泌物不断混合,搅拌均匀,其意义使转运至远端的营养物有助于消化吸收;而空腹状态,胃肠运动表现为有组织规律 I～IV 内消化复合的迁移运动(migrating motor complex,MMC)。这种运动控制主要由 Cajal 间质细胞(ICCs,十二指肠和小肠上段的肌细胞)和胃动素,虽然早产儿胃动素水平与成人相当,但是不能反复循环产生。红霉素与胃动素有相似的胃肠动力作用,主要是激活 MMC 活动,但是在 32 周以下早产儿却很少有此作用,说明此时胃动素受体发育不完善。无论是非营养性吸吮还是小量的喂养都能促进胃肠动力的发育成熟。早产儿由于胃肠动力发育的不成熟有可能出现对"弹丸式(bolus)"喂养的不耐受,但是若延长喂养时间或延长喂养间隔可能会增加耐受。

4. 胃食管反流与胃食管反流病 胃食管反流(gastroesophageal reflux,GER)是指胃内容物逆流进入食管。无论是在足月儿还是早产儿,GER 常是一种良性的生理过程,而当 GER 发生导致临床症状(表现)或并发症出现(如呼吸暂停,严重时甚至发生呼吸心搏骤停,加重慢性肺疾病,喂养不耐受,喘鸣及生长迟滞,吸入性肺炎,食管下端炎症、狭窄)就应该诊断为胃食管反流性疾病(gastroesophageal reflux disease,GERD)。

众所周知,由于食管胃肠动力发育不完善的原因,尽管在 26 周吞咽能够激发食管蠕动运动和 LES 舒张反射,但是在早产儿蠕动速度明显慢于足月儿;LES 防止反流的主要机制靠食管的平滑肌和膈肌的功能成熟。在没有吞咽运动时,食管下段也会发生暂时的舒张活动,多数情况下这种舒张活动不伴有 GER 发生,当 LES、膈肌及胃肠功能变化时,如腹胀、胃排空延迟(配方奶,母乳强化剂,益生菌应用、膈肌持续收缩或舒张等将使 GER 发生。尽管吞咽运动时 LES 舒张,但是与单纯的暂时性 LES 舒张比较并没有增加 GER 机会。因此,GER 活动通常是很难从临床上发现的,但同时诊断 GERD 可能非常困难,或者说主要依赖医师的临床判断。

应用食管下端 pH 值监测结合电阻抗的方法,虽然可以判定反流发生、发生时间、反流性质频次,但是仅仅说明了反流而已;胃肠造影动态检查,能够确认结构异常与反流关系和胃排空情况,但是有时会漏掉反流事件的发生;核素扫描对胃排空和反流及吸入肺炎诊断可能敏感,同样对新生儿,特别是早产儿来讲不能作为诊断金标准。由于早产儿不能常规接受内镜检查,诊断 GERD 必须结合临床表现。

喂养不耐受,反复呼吸暂停,特别是在超低出生体重儿和极低出生体重儿是非常常见的 GER 临床表现,但是不能由此表现诊断为 GERD,予以过度的治疗。无论是应用 H_2- 受体阻滞剂,还是质子泵抑制剂,由于使真菌感染和 NEC 增加的风险,红霉素及一些胃动力药不能常规作为喂养不耐受的首选治疗。

二、肠道黏膜屏障生物结构与病理生理意义

胃肠道的发育始于胚胎早期,一开始就受到羊水中各种营养因子的作用。生后不久,食物、环境因素和各种抗原进入肠道与其相互作用,调节生后的发育并最终影响肠道的功能和结构的完整性。肠道发育持续至整个儿童早期发育阶段,并最终成为最大防御屏障和先天免疫系统最关键的器官。

肠道黏膜屏障包括多层的防御结构,它们之间精密协调整合:非特异的黏膜层,特异细胞 - 抗原相互作用层,特异的细胞 - 细胞相互连接(紧密连接,tight junctions,TJ)主要阻隔肠腔内大量微生物和食物抗原与机体内和固有层免疫细胞的效应器。异常的胃肠道发育或黏膜屏障的破坏刺激黏膜免疫系统导致免疫耐受与炎症反应失衡,导致不适宜的抗原反应,增加宿主的易感性。临床上,肠道黏膜破坏可以导致急性发病,如细菌异位导致脓毒症,甚至多器官损伤,也可以导致发育远期的疾病如炎症性肠病等。

1. 黏膜屏障结构与功能 特殊分化肠道上皮细胞,固有层内的免疫细胞构成了肠道内的非特异性的防御屏障,它们共同作用防止潜在损伤性病原体定植和抗原的作用。非特异性的防御屏障包括:消化酶、正常的胃肠蠕动、快速的抗原抗体复合物清除系统及多价的免疫球蛋白 A(固有层中浆细胞分泌,与肠腔中抗原结合,减少抗原穿透进入)。另一个重要的宿主非特异性防御结构就是黏膜层,其实水、电解质、黏蛋白和免疫球蛋白

（sIgA）、糖脂和白蛋白的复合体，其直接阻止上皮细胞和微生物的结合，促进细菌的清除。黏蛋白是由肠道杯状细胞分泌，目前确定 20 多种基因与其有关，黏蛋白的分泌调节是黏膜屏障保护中的关键环节。

细胞 - 抗原的相互作用 - 肠道的固有免疫（先天免疫）功能的实现者，主要通过潘氏细胞分泌抗微生物肽（antimicrobial peptides，AMPs），一些其他细胞也有这种能力。这种 AMPs 对抗 LPS 和致病性抗原，AMPs 是固有免疫系统保守保存下来的蛋白，具有广泛的抗微生物活性，有两个主要家族：防御素（defensin α，β）和抗菌肽（cathelicidins），它们的作用主要是通过"打孔"促进阴离子进入微生物细胞内最终杀死微生物。当然，其他的潘氏细胞分泌的溶酶体酶和磷脂酶 A2 参与到固有免疫系统中来。

2. 黏膜屏障生理病理意义 紧密的细胞与细胞的黏附和相互作用构成了肠道防御屏障的基础，它把机体内环境与肠腔中外来的潜在不和谐环境状态分离开。肠道屏障的调节与维持通过两种途径实现：跨细胞途径和细胞旁途径，肠道上皮细胞作为屏障的质膜阻止绝大多数的亲水性的溶质，但是上皮细胞间的细胞旁间隙部分关闭，形成完整的上皮屏障，上皮细胞通过黏附与紧密连接（TJ）互相黏附，TJ 复合体负责肠道与集体内环境间的交通管理：不允许大分子物质通过，但是可以转运电解质、小分子肽等。上皮间紧密连接由三种成分构成，它们具有封闭功能：TJs、黏附性连接（AJs）和细胞间的桥粒。TJs 构成中，有多种蛋白，参与通透性的调节。TNF-α、INF-γ 和 NO 能够破坏屏障功能，而 TLR2 能够活化蛋白激酶 C 异构体影响 ZO-1 连接蛋白的排列，增加屏障的完整性。

在早产儿生后一周内，特别是 3 天内肠道通透性非常高，胎龄小的早产儿就更高。在病理状态下，如 NEC 肠道屏障功能破坏，肠道病原体过度增殖，跨膜细菌增加，炎症反应加重；反之，炎症反应或其他因素使肠道屏障通透性增加，病原体增殖，诱发 NEC 和晚发型败血症发生。长期的营养不良，生长障碍导致肠道微绒毛萎缩，黏膜屏障功能破坏，长期的 TPN 而缺少肠道喂养或剥夺肠道发育进程，使肠道易损性增加，增加细菌转位使败血症和 NEC 发生风险率增加；母乳喂养能够增强肠道屏障的完整性，降低其通透性。综上，早产儿肠道微生态环境建立需要很长时间才能完成，开奶时间延迟、广谱抗生素的应用、长期的 TPN 和配方奶喂养，极易导致致病菌过度定植增生，通过损伤的肠道屏障导致全身炎症反应和脓毒症发生，也增加 NEC 发生的风险。

三、肠道微生物群变化与新生儿疾病

肠道的微生物群是一个复杂的生态系统，其与宿主共生，随着人类发育不断进化并参与机体发育。人类基因组学计划的实施和完成，新的非培养技术分子生物学发展，促使人们研究人类胃肠道微生物组学与人类健康和疾病关系，胃肠脑科学的研究已成为关注的焦点。

在个体发育早期，肠道微生物群的变化不但受到个体发育的基因调控，而且受到饮食和其他环境因素的影响。这些微生物群不但与营养代谢密切相关，而且也影响机体免疫系统的发育。它们的营养作用常体现在维生素 K、短链脂肪酸和生物素的合成，它们对免疫炎症反应的影响常体现在与 NEC、哮喘、湿疹、炎性肠病密切相关。

1. 肠道微生物群发育 应用培养和非培养的分子检测技术发现，胎儿的肠道并非是无菌的，许多早产而在宫内都暴露在含有多种微生物的羊水中。人们推测，吞咽羊水在肠道微生态与免疫发育中起重要作用。在 166 名胎膜完整的早产孕妇的羊水中发现有细菌、真菌和古生菌 rDNA，培养联合 PCR 方法能够发现更多种类的微生物，多达 18 个种属，其中包括对营养条件非常挑剔的极少见细菌属如纤毛菌属。细菌 rDNA 密度与分娩时的胎龄呈剂量 - 反应关系，由此有专家推测微生物的多样性及种类变化可能与早产的发生有因果关系。以 16S 为基础的高通量分析技术对 23 名早产儿肠道微生态进行分析，胎便中能够检测到微生物 DNA，即将母乳喂养早产儿与有绒毛膜羊膜炎病史的早产儿，以及胎龄 <30 周的早产儿肠道微生物的种类有明显的不同。此外，分娩方式也影响肠道微生态群的建立，剖宫产肠道微生物群的种类少，细菌微生物群类似皮肤表面，常以葡萄球菌为主，乳酸杆菌和双歧杆菌很晚才能完成定植，人们推测剖宫产婴儿易患湿疹、哮喘及 1 型糖尿病与肠道微生态群的多样性对免疫发育影响有关。

2. 早产儿的微生态群与 NEC 对 29 例超低出生体重儿生后 3~56 天的连续监测粪便中微生物群发现，主要的微生物菌属是葡萄球菌，而双歧杆菌极少。微生物群的多样性与肠外营养和抗生素使用成负相关。无论是在美国还是我国，极低出生体重儿的抗生素的暴露多达 90% 以上，两项近期研究发现 NEC 发生与该临床实践有关。长期应用广谱抗生素明显改变了肠道的微生物群和微生物组学，降低了微生物的多样性，使得"不利"细菌占优势，这种情况会长期存在且极易导致

15章

NEC 发生,同时易导致对抗生素耐药基因产生。因此,目前很多国家的临床实践中,通过早期应用益生菌来预防 NEC 和晚发型败血症的发生,多项 RCT 研究已获得很好临床证据。但是,要使其成为一种规范,尚需要对益生菌种类、质量标准、应用剂量、应用时间等进行更深入的研究,同时更应该对作用机制进行深入探讨。

(毛 健)

参考文献

1. MANSFIELD LE. Embryonic origins of the relation of gastroesophageal reflux disease and airway disease. Am J Med, 2001, 111: 3S-7S.

2. GOYAL RK, PADMANABHAN R, SANG Q. Neural circuit in swallowing and abdominal vagal afferent-mediated lower esophageal sphincter relaxation. Am J Med, 2001, 111: 95S-105S.

3. OMARI TI, MIKI K, FRASER R, et al. Esophageal body and lower esophageal sphincter function in healthy premature infants. Gastroenterology, 1995, 109: 1757-1764.

4. STAIANO A, BOCCIA G, SALVIA G, et al. Development of esophageal peristalsis in preterm and term neonates. Gastroenterology, 2007, 132: 1718-1725.

5. NEU J, MACKEY AD. Neonatal gastrointestinal innate immunity. Neoreviews, 2003, 4 (1): e14-e19.

6. LOUIS NA, LIN PW. The intestinal immune barrier. Neoreviews, 2009, 10 (4): e180-e190.

7. PENDERS J, THIJS C, VINK C, et al. Factors influencing the composition of intestinal microbiota in early infancy. Pediatrics, 2006, 118: 511-512.

8. DIGIULIO DB, ROMERO R, AMOGAN HP, et al. Microbial prevalence, diversity and abundance in amniotic fluid during preterm labor: a molecular and culture-based investigation. PLoS ONE, 2008, 3 (8): e3056.

9. JACQUOT A, NEVEU D, AUJOULAT F, et al. Dynamics and clinical evolution of bacteria gut microflora in extremely premature patients. J Pediatr, 2011, 158 (3): 390-396.

10. COTTEN CM, TAYLOR S, STOLL B, et al. Prolonged duration of initial empirical antibiotic treatment is associated with increased rates of necrotizing enterocolitis and death for extremely low birth weight infants. Pediatrics, 2009, 123 (1): 58-66.

第二节 早产儿喂养不耐受

早产儿开始肠道喂养后,由于不能消化摄入的奶液,出现呕吐、腹胀、胃潴留、大便异常等临床症状,导致喂养计划延迟,称为喂养不耐受(feeding intolerance, FI)。早产儿中喂养不耐受的发生率高,据相关报道,极低出生体重儿喂养不耐受的发生率为55%,超低出生体重儿可高达71%。

【病因与发病机制】

早产儿喂养不耐受与出生胎龄、出生体重密切相关,此外,围产期窒息、开奶时间 ≥3 天、机械通气、应用氨茶碱等因素也影响早产儿喂养耐受性。

早产儿喂养不耐受的发病机制尚不确定。目前研究认为,早产儿 FI 主要与早产儿胃肠道动力低下有关。胎儿胃肠蠕动出现在妊娠第 24~25 周,此期胃肠蠕动紊乱,无向前推进的作用。至妊娠第 27~30 周,胃肠无规律的蠕动模式逐渐向节律性的蠕动转变。但胎龄 <31 周的早产儿仍然无清晰可见的消化间期移行性运动复合波(migrating motor complex, MMC),而是呈低幅无规律的簇动(cluster),同时早产儿胃肠神经发育不健全使其消化道的跨越式蠕动延迟,因食物发酵而造成细菌的过度生长和胀气,进一步影响胃肠蠕动。

其次,早产儿胃肠道黏膜屏障不完善,盐酸分泌量及消化道的黏液厚度均低于足月儿,定植于黏膜的免疫细胞数量不足,对侵入肠道的病原体免疫力低下,易出现与感染相关的喂养不耐受。另外,早产儿胃肠道内正常菌的群定植较足月儿延迟,生物屏障未能及早建立,外加抗生素的应用易导致肠道菌群失调,进一步加剧喂养不耐受。

再则,早产儿的胃蛋白酶、乳糖酶、舌脂酶和胃脂酶等消化酶的活性低下,容易引起营养物质消化吸收障碍,导致喂养不耐受。

【临床表现】

胃潴留是早产儿喂养不耐受最常见也是最早发生的症状,它反映了早产儿胃排空延迟,胃十二指肠动力不足。早产儿、特别是极低出生体重儿可以出现少量胃潴留,只有潴留量超过一定范围才被认为是喂养不耐受的表现,潴留量超过前一顿奶量的50%,或者体重≤750g者潴留量>2ml/kg,>750g者>3ml/kg被认为存在喂养不耐受。也有学者认为潴留量>24小时喂奶量的10%可诊断喂养不耐受。除了容量,潴留液的黏稠度和颜色也很重要,出现胆汁样、血性的胃潴留均为喂养不耐受的表现,并且提示可能进一步发展为坏死性小肠结肠炎(necrotizing enterocolitis,NEC)。在评价胃潴留时应考虑其他因素的影响,如持续喂养方式胃潴留量较间断喂养小,另外胃管插入过深可能出现胆汁样胃潴留、插管时黏膜损伤可能出现血性胃潴留。

呕吐也是喂养不耐受的表现之一。如1天内呕吐≥3次者高度提示存在喂养不耐受,将延缓喂养计划。另外,早产儿喂养不耐受也可表现为大便次数及性状的变化,便秘较为常见,超过48小时未排便需要考虑,或者大便次数增多,含未消化的奶瓣,甚至含血块、鲜血,也需考虑喂养不耐受。

腹胀是喂养不耐受的重要体征,查体可发现明显腹胀。有学者将其定义为两顿奶之间腹围增加超过2cm,可伴有肠型,腹部X线片检查可发现肠管充气扩张,但若不伴其他症状,单独因腹胀预测延迟完全肠道喂养的价值较弱。

此外,如果早产儿出现呼吸暂停、心动过缓或原有疾病状态加重,无明显原因时也应考虑喂养不耐受的可能性。

上述症状体征常先后出现,需要仔细观察,前后比较,排除相关的病理因素。

【诊断】

出现以下情况时:①呕吐≥3次/d;②胃潴留,潴留量大于2~4ml/kg或前一餐喂养量的50%,或胆汁样、血性胃潴留;③腹胀,伴或不伴肠管扩张;④便秘或腹泻,伴大便性状异常;⑤呼吸暂停或心动过缓;⑥原有疾病恶化。在排除主要疾病的基础上,考虑存在早产儿喂养不耐受。

【鉴别诊断】

1. 新生儿坏死性小肠结肠炎(NEC)　根据改良Bell分级,喂养不耐受较难与NEC的Bell Ⅰ期表现相鉴别,但是NEC可能持续进展,出现肠鸣音减弱或消失、腹壁张力增高、腹壁静脉显露、皮肤红斑或瘀青,X线片可发现肠梗阻、肠壁积气甚至气腹等严重表现,内科治疗困难,常须外科干预,而喂养不耐受经内科积极治疗后可较快逆转。

2. 牛奶蛋白过敏　亦可表现腹胀、便秘、腹泻等,原因为消化吸收障碍,而胃肠动力大多正常,较少出现胃潴留。早产儿胃肠道免疫系统尚未完全建立,发生过敏的可能性不大。

3. 先天性巨结肠　系小儿外科最常见的消化道畸形之一,病变肠段神经节细胞缺失导致肠段运动失调。临床表现以便秘为特点,间断或进行性腹胀,若病变严重并发肠梗阻时出现呕吐、胃潴留,不同于喂养不耐受早期即出现明显的胃潴留、呕吐。

4. 胃肠炎或消化道溃疡　早产儿围产期窒息导致应激及胃肠道黏膜缺血、坏死,临床表现以消化道出血为主,未开始喂养即出现症状,喂养后症状可加重。

5. 肠扭转　以腹痛为主要症状,患儿可出现异常哭吵,腹胀明显,进展迅速,低压钡剂灌肠协助诊断,X线片示钡剂停滞于直肠上端,尖端呈鸟嘴样或锥形螺旋形狭窄。早产儿小肠、结肠肠祥活动低下,发生肠扭转相对少。

【治疗】

1. 调整喂养策略

(1)选择合适的奶方:提倡母乳喂养。较多临床研究及Meta分析显示,早产儿母乳喂养较配方奶更能加速胃排空,改善喂养不耐受。与早产母乳相比,配方奶的蛋白质、热卡含量更高,可使早产儿体重快速增长,但容易增加胃肠道负担导致喂养不耐受。

1)低乳糖配方奶:早产儿喂养不耐受可能与其肠道乳糖酶的活性暂时性低下有关。低乳糖配方奶喂养与高乳糖配方奶相比,能够提高肠内热卡摄取,促进体重增长,更快达到完全肠内喂养;较少出现胃潴留和喂养中断,同时NEC的发生率也更低。

2)蛋白水解配方奶:部分研究认为,蛋白水解配方奶能够促进胃排空、缩短胃肠转运时间、诱导肠道益生菌在早产儿肠道内定殖、减轻便秘,但改善早产儿喂养耐受性的证据尚不足。

(2)改进喂养方法:微量喂养:喂养量一般是12~24ml/(kg·d),宜尽早开始,可持续5~10天。研究证明微量喂养有利于促进早产儿胃肠道生长发育,改善喂养耐受性,缩短达到完全肠内喂养的时间。

1)早期肠内喂养:指出生后4天以内开始喂养。延迟肠内喂养可能影响消化道的适应功能,导致早产儿后期喂养不耐受。早期喂养能缩短全肠外营养的时间及喂养终止的发生率,明显减少中心静脉置管相关败血症的发生,也是提高平均生长速率的一个显著因素。

2)持续喂养:早产儿胃容量小、胃动力不足、胃排空延迟,持续喂养有助于改善这一问题。Meta 分析表明,持续喂养能改善超低出生体重儿的喂养耐受性,但喂养过程可能伴随脂肪和钙质流失,而且需要特殊的泵奶装置。另外,间歇喂养可能有助于减少胃食管反流的发生。

2. 促胃肠动力药物

(1)红霉素(erythromycin):小剂量红霉素在改善喂养不耐受中可能有一定的作用,研究剂量范围为每天 3~12mg/kg,口服或静脉应用。张志群等的 Meta 分析表明,对于喂养不耐受高危儿及胎龄≤32 周的喂养不耐受早产儿,静脉应用小剂量红霉素的证据尚不充分;对于胎龄>32 周的喂养不耐受早产儿,今后研究应确定是否存在一个最佳剂量以缩短静脉营养时间及住院时间。

红霉素促进胃肠动力作用与其特殊的分子结构密切相关,它对全胃肠道均有不同程度的促动力作用,效应主要包括以下几方面:①促进食管收缩及增加下段食管括约肌压力(LESP);②促进胃窦收缩,改善胃窦、十二指肠功能的协调性;③诱导消化间期移行性运动复合波(MMC),促进结肠运动及胆囊收缩。

(2)多潘立酮(domperidone):作为第二代多巴胺 2 受体拮抗剂,多潘立酮能够促进胃排空,且不透过血脑屏障,神经系统的副作用比甲氧氯普胺小。极低出生体重儿使用剂量为 0.3mg/(kg·8h),尚无在胎龄<32 周早产儿中应用的资料。

(3)西沙必利(cisapride):国内有研究表明西沙必利能改善早产儿喂养不耐受的相关症状,但因其疗效不明确以及严重的不良反应,如致死性心律失常,美国食品和药品监督管理局(FDA)已停止其临床应用,不能在早产儿中使用。

3. 其他措施

(1)促进胎粪排出:胎粪排出和排空延迟导致肠管扩张、腹胀,伴呕吐、胃潴留等喂养不耐受表现,促进胎粪排出可改善以上症状。改善措施包括腹部按摩、刺激直肠促进排便等,开塞露、生理盐水、N-乙酰半胱氨酸(NAC)可用于刺激肛门。泛影葡胺能促进胎粪排出,但可能导致黏膜损害,增加 NEC 风险。

(2)益生菌(probiotics):双歧杆菌、乳酸杆菌等益生菌具有调节肠道菌群定植、抑制细菌移位的作用,可能有助于改善早产儿的喂养耐受性,但证据尚不充足,且不同菌株有不同的影响,有待进一步研究。

(谢恩萍 孙建华)

参考文献

1. 唐振, 李明霞, 周英. 早产儿喂养不耐受发病机制研究进展. 中国儿童保健杂志, 2011, 19 (6): 546-548.
2. 常艳美, 刘惠丽, 葛美茹, 等. 早产儿喂养不耐受的临床特征分析. 中国新生儿科杂志, 2006, 21 (5): 268-270.
3. MERENSTEIN GB, GARDNER SL. Handbook of Neonatal Intensive Care. 6th edition. Mosby Elsevier, 2006: 335-338.
4. LUCCHINI R, BIZZARRI B, GIAMPIETRO S, et al. Feeding intolerance in preterm infants. How to understand the warning signs. J Matern Fetal Neonatal Med, 2011, 24 (1): 72-74.
5. FANARO S. Feeding intolerance in the preterm infant. Early Hum Dev, 2013, 89 (S2): S13-S20.
6. FANARO S. Strategies to improve feeding tolerance in preterm infants. J Matern Fetal Neonatal Med, 2012, 25 (4): 54-56.
7. PATOLE S. Strategies for prevention of feed intolerance in preterm neonates: a systematic review. J Matern Fetal Neonatal Med, 2005, 18 (1): 67-76.
8. 张志群, 朱建幸. 早产儿喂养不耐受治疗进展. 临床儿科杂志, 2009, 27 (6): 592-596.
9. 张志群, 李慧萍, 朱建幸. 静脉应用小剂量红霉素防治早产儿喂养不耐受的 Meta 分析. 中国循证儿科杂志, 2009, 4 (3): 280-288.

第三节 早产儿胃食管反流

胃食管反流(gastroesophageal reflux,GER)是指胃内容物反流入食管的一种临床症状,可伴有反流或呕吐。GER 常见于新生儿期,尤其早产儿更多见,胎龄<34 周出生者发生率约为 22%,平均每小时发生 3~5 次,往往发生于进奶后而无症状,被认为是早产儿的一种生理过程。仅有一小部分早产儿出现中度~重度 GER,引发临床症状,导致吸入性肺炎、食管炎、喂养问题和生长停滞等并发症,称之为胃食管反流性疾病(gastroesophageal reflux disease,GERD)。

【病因与发病机制】

早产儿 GER 与多种因素有关,主要由于其相对大量的乳汁(液体)摄入量和仰卧体位,使得液态胃内容物很容易逆向进入食管,再加上食管动力发育不成熟引起反流性食管廓清能力差。其他原因包括留置鼻胃管和胃排空延迟。

具体病理机制包括以下几个方面:

1. **食管下端括约肌短暂性松弛**(transient lower esophageal sphincter relaxation,TLESR) TLESR 是与吞咽过程无关的短时间 LES 松弛。研究发现这是造成早产儿 GER 和 GERD 的关键因素,而胃扩张(如进食)和胸腹腔紧张(如运动过程中)可引起 TLESR。留置鼻胃管和胃排空延迟也可能与 TLESR 有关。

2. **大量乳汁(液体)摄入和仰卧体位** 早产儿每天 180ml/kg 的乳汁摄入量对应于成人约每天摄入 14L 液体,同时其通常的仰卧姿势使食管 - 胃连接处持续位于液体表面以下,因而极易出现反流。

3. **食管廓清能力降低** 正常情况下,食管廓清能力有赖于食管蠕动、唾液冲洗及中和酸性作用、食物重力和食管黏膜下分泌的碳酸氢盐等保护机制维持,对反流物进行清除,以缩短反流物与食管黏膜的接触时间。早产儿胃肠功能不成熟导致食管蠕动振幅减弱,清除反流物能力下降,延长反流物在食管内停滞的时间,增加黏膜损伤;而食管廓清能力降低使胃内容物可由逆蠕动波继续向上反流溢出,加重 GER 程度而表现出不良症状。

4. **反流物 pH 值** GER 不良症状取决于反流物性质(如 pH 值),而不是反流量。早产儿 GER 时可以出现酸性、弱酸性和弱碱性反流物,有研究发现"健康"早产儿 24 小时内最多发生 70 次反流,其中酸性占 25%、弱酸性占 73% 和弱碱性占 2%。酸性胃反流物可致哭闹不安、反复发作呼吸暂停、食管炎、吸入性肺炎等表现,而弱酸性和弱碱性反流物的病理学机制尚不清楚。

【临床表现】

早产儿 GER 多数无症状,仅发生于喂乳后短时间内,如出现一系列临床症状,应考虑 GERD。

1. **呕吐** 最常见症状,生后第一周即可出现,表现为溢乳、轻度呕吐或喷射性呕吐,呕吐较顽固。

2. **激惹** 酸性反流可致食管黏膜损伤,患儿表现为不安、不明原因哭吵等。

3. **呼吸暂停** 由于呼吸暂停常发生于进奶后即刻,临床普遍认为 GER 可以引起呼吸暂停,但缺乏直接证据。而两者均系早产儿常见症状,可以伴发出现,对于两者之间关联性的争论一直持续至今。

4. **生长迟缓** GER 常与小儿生长迟缓有关,而 GER 早产儿的留院天数较长,但与相关此人群的研究资料仍有限。目前认为,早产儿出现生长迟缓须先考虑其他原因,尤其是热卡摄入不足等问题。

5. **呼吸道问题** 反流物或呕吐物易吸入肺部,可引起复发性肺炎、肺不张等。但尚无证据表明 GER 与支气管肺发育不良或慢性肺病有关。

6. **常伴发其他先天性疾病** 先天性食管闭锁、食管裂孔疝、先天性膈疝、唇腭裂、心脏畸形等先天畸形患儿可并发 GER。

【实验室与影像学检查】

1. **食管钡剂造影** 方法简便,可以观察食管形态、食管动力改变和胃食管区解剖形态以及判断有无合并症存在。食管钡剂造影可对消化道畸形作出明确诊断,但结果正常并不能排除 GER。新生儿可用泛影葡胺 5~10ml 稀释后喂入,检查时头低位,腹部加压可提高检出阳性率。应观察 5 分钟,有 3 次以上反流才能确定诊断。反流到食管下端即有诊断意义,如达食管中段或上段则意义更大。Mecagey 将 GER 造影检查分为 5 级:Ⅰ级反流至食管下端;Ⅱ级反流至气管隆嵴平面以上,颈部食管以下;Ⅲ级反流至颈部食管;Ⅳ级贲门完全松弛,反流至颈部食管;Ⅴ级反流合并气管或肺吸入。

2. **食管 24 小时 pH 值监测**(intraesophageal pH determination) 这是目前最常用的 GER 诊断方法,但此法依靠检测酸反流发现 GER,而当胃酸 pH 值>4 时此法不能发现 GER。早产儿因胃酸酸度低、喂养次数较频繁等特点,多数时间的胃酸 pH 值>4,因而 pH 值监测不太可靠。

3. **食管阻抗检测** 阻抗监测探头使用电子环通过监测反流物的电阻值来确定反流物性质,若联合 pH 值监测,可有效判断反流物为酸反流(pH 值<4),弱酸反流(pH 值 4~7)或非酸反流(pH 值>7)。因而,同时应用 24 小时食管阻抗和 pH 值监测对 GER 诊断的敏感性和特异性均可高于 90%,是目前最好的检测工具。

4. **胃食管放射性核素闪烁扫描** 用胶体硫酸锝(^{99m}Tc)与牛乳混合喂入后做扫描检查,可测出食管反流量,并可观察食管廓清能力和胃排空功能,确定有无肺部吸入,证实呼吸道症状与 GER 的关系。

15章

5. B超检查 为无损伤性检查,较实用,可见食管下端充盈,胃与食管间有液体来回流动。可检测食管腹腔段的长度、黏膜纹理状况、食管黏膜的抗反流作用,同时可探查有无食管裂孔疝,敏感性达95%,特异性58%。观察指标包括:食管下括约肌开放、胃内容物向食管远端移动、消除反流物情况、食管下括约肌关闭、腹腔内食管长度、反流持续时间及胃食管夹角。20钟内未见发作或一次<2分钟为阴性。

6. 其他 近期有报道,应用口腔拭子检测到胃蛋白酶(原)与早产儿症状性GER有关。

【诊断与鉴别诊断】

多数GER早产儿并无症状,仅少数GER存在临床表现,但又缺乏特异性。目前,依靠任何一项辅助检查均很难确诊,必须采用综合诊断技术结合临床表现进行诊断。

早产儿GER需与牛奶蛋白过敏、神经系统疾患、感染以及便秘等鉴别。

【治疗】

1. 非药物治疗 作为无合并症的早产儿GER一线治疗。

(1)体位治疗:喂奶后30分钟~1小时取左侧卧位可以明显减少酸性反流,而后保持俯卧位则能更有效地防止反流,促进胃排空,但须注意观察患儿的呼吸情况,以防发生猝死。头高位对防治GER无效,而仰卧位和右侧卧位可加重GER,"汽车座椅"体位则促发严重GER。

(2)喂养策略:少量多次喂奶可以缓解酸性反流患儿的症状,而对非酸性反流为主者,可延长喂养持续时间;深度水解蛋白配方奶粉可通过促进胃排空改善早产儿酸性反流;使用母乳强化剂与奶粉增稠剂对GER无效,并可能有害。关于非营养性吸吮作用的研究尚不充分。曾有作者提出,为避免鼻胃管对GER可能的不利影响,应在一次推注奶液后予以拔除。

2. 药物治疗 用于重症GERD患儿。

(1)促胃肠道动力药:能提高LES的张力,增加食管和胃的蠕动,提高食管廓清能力和促进胃排空,从而减少反流和反流物在食管内滞留。

1)多潘立酮:系外周多巴胺受体阻滞剂,直接作用于胃壁,增加LES张力,防止反流;增加胃蠕动,促进胃排空;不通过血-脑屏障,对脑内多巴胺受体无抑制作用,无锥体外系副作用。每次0.3mg/kg,每日2~3次。奶前30分钟服用,连续7~10天。

2)红霉素及其衍生物:为非肽类胃动素受体兴奋剂,能增加LES张力,使胃底胃窦强烈收缩,增加小肠收缩,促进胃排空及肠蠕动。口服红霉素分为高剂量[12.5mg/(kg·dose),每天4次,共14天]、中剂量[10mg/(kg·dose),每天4次,服2天后,继以4mg/(kg·dose),每天4次,共5天]和低剂量[6~15mg/(kg·d),分4次,服8天],但已有低剂量无效的报道。有研究表明,红霉素对于<32周早产儿GER无效。

(2)抗酸制剂:抑制酸分泌和中和胃酸,常用组织胺H₂受体阻滞剂(如西咪替丁)和质子泵抑制剂(如奥美拉唑),但有报道指出可能增高NEC和感染发生率。

(孙建华 李菁)

参考文献

1. DHILLON AS, EWER AK. Diagnosis and management of gastro-oesophageal reflux in preterm infants in neonatal intensive care units. Acta Paediatr, 2004, 93 (1): 88-93.

2. PETER CS, SPRODOWSKI N, BOHNHORST B, et al. Gastroesophageal reflux and apnea of prematurity: no temporal relationship. Pediatrics, 2002, 1 (109): 8-11.

3. WENZL TG, SCHNEIDER S, SCHEELE F, et al. Effects of thickened feeding on gastroesophageal reflux in infants: a placebo-controlledcrossover study using intraluminal impedance. Pediatrics, 2003, 111 (4 Pt1): e355-e359.

4. BIRCH JL, NEWELL SJ. Gastroesophageal reflux disease in preterm infants: current management and diagnostic dilemmas. Arch Dis Child Fetal Neonatal Ed, 2009, 94 (5): F379-F383.

5. OMARI TI, BARNETT CP, BENNINGA MA, et al. Mechanisms of gastro-oesophageal reflux in preterm and term infants with reflux disease. Gut, 2002, 51 (4): 475-479.

6. PETER CS, WIECHERS C, BOHNHORST B, et al. Influence of nasogastric tubes on gastroesophageal reflux in preterm infants: a multiple intraluminal impedance study. J Pediatr, 2002, 141 (2): 277-279.

7. MITCHELL DJ, MCCLURE BG, TUBMAN TR. Simultaneous monitoring of gastric and oesophageal pH reveals limitations of conventional oesophageal pH monitoring in milk fed infants. Arch Dis Child, 2001, 84: 273-276.

8. GRANT L, COCHRAN D. Can pH monitoring reliably detect gastro-oesophageal reflux in preterm infants? Arch Dis Child Fetal Neonatal Ed, 2001, 3 (85): F155-F157.

9. LÓPEZ-ALONSOM, MOYA MJ, CABO JA, et al. Twenty-four-hour esophageal impedance-pH monitoring in healthy preterm neonates: rate and characteristics of acid, weakly

Acidic, and Weakly Alkaline. Pediatrics, 2006, 118 (2), e299-e308.

10. VANDENPLAS Y, RUDOLPH CD, DI LORENZO C, et al. Pediatric gastroesophageal reflux clinical practice guidelines: joint recommendations of the North American society for pediatric gastroenterology, hepatology, and nutrition (NASPGHAN) and the European society for pediatric gastroenterology, hepatology, and nutrition (ESPGHAN). J Pediatr Gastroenterol Nutr, 2009, 49 (4): 498-547.

11. FRAKALOSS G, BURKE G, SANDERS MR. Impact of gastroesophageal reflux on growth and hospital stay in premature infants. J PediatrGastroenterol Nutr, 1998, 26 (2): 146-150.

12. SINDEL BD, MAISELS MJ, BALLANTINE TV. Gastro-esophageal reflux to the proximal esophagus in infants with bronchopulmonary dysplasia. Am J Dis Child, 1989, 9 (143): 1103-1106.

13. SIFRIM D, CASTELL D, DENT J, et al. Gastroesphageal reflux monitoring: review and consensus report on detection and definitions of acid, no acid, and gas reflux. Gut, 2004, 53 (7): 1024-1031.

14. FARHATH S, HE Z, SASLOW J, et al. Detection of pepsin in mouth swab correlation with clinical gastroesophageal reflux in preterm infants. J Matern Fetal Neonatal Med, 2013, 26 (8): 819-824.

15. ORENSTEIN SR. Prone positioning in infant gastroesophageal reflux: is elevation of the head worth the trouble？J Pediatr, 1990, 117 (2 Pt 1): 184-187.

16. BAGUCKA B, DE SCHEPPER J, PEELMAN M, et al. Acid gastro-esophageal reflux in the 10 degrees-reversed-Trendelenburg-position in supine sleeping infants. Acta Paediatr Taiwan, 1999, 5: 298-301.

17. ORENSTEIN SR, WHITINGTON PF, ORENSTEIN DM. The infant seat as treatment for gastroesophageal reflux. N Engl J Med, 1983, 309 (13): 760-763.

18. JADCHERLA SR, CHAN CY, MOORE R, et al. Impact of feeding strategies on the frequency and clearance of acid and nonacid gastroesophageal reflux events in dysphagic neonates. J Parenter Enteral Nutr, 2012, 36 (4): 449-455.

19. MIHATSCH WA, HÖGEL J, POHLANDT F. Hydrolysed protein accelerates the gastrointestinal transport of formula in preterm infants. Acta Paediatr, 2001, 90 (2): 196-198.

20. CORVAGLIA L, FERLINI M, ROTATORI R, et al. Starch thickening of human milk is ineffective in reducing the gastroesophageal reflux in preterm infants: a crossover study using intraluminal impedance. J Pediatr, 2006, 148 (2): 265-268.

21. 赵翠霞, 岳晓红, 芦惠, 等. 非营养性吸吮对早产儿胃排空及胃食管反流的影响. 中华儿科杂志, 2004, 42: 772-776.

22. PETER CS, WIECHERS C, BOHNHORST B, et al. Influence of nasogastric tubes on gastroesophageal reflux in preterm infants: a multiple intraluminal impedance study. J Pediatr, 2002, 141 (2): 277-279.

23. CHEN CM. Erythromycin for the treatment of feeding intolerance in preterm infants. Pediatrics and Neonatology, 2012, 53 (1): 2-3.

24. GUILLET R, STOLL BJ, COTTEN CM, et al. Association of H2-blocker therapy and higher incidence of necrotizing enterocolitis in very low birth weight infants. Pediatrics, 2006, 117 (2): e137-e142.

25. MORE K, ATHALYE-JAPE G, RAO S, et al. Association of inhibitors of gastric acid secretion and higher incidence of necrotizing enterocolitis in preterm very low-birth-weight infants. Am J Perinatol, 2013.

26. TERRIN G, PASSARIELLO A, DE CURTIS M, et al. Ranitidine is associated with infections, necrotizing enterocolitis, and fatal outcome in newborns. Pediatrics, 2012, 129 (1): e40-e45.

15章

第四节　早产儿坏死性小肠结肠炎

新生儿坏死性小肠结肠炎(necrotizing enterocolitis, NEC)以腹胀为主要症状,腹部 X 线平片以部分肠壁囊样积气为特征,病理以回肠远端和结肠近端坏死为特点,是新生儿最严重的消化道急症。近年,随着早产儿数量增多,存活时间延长,早产儿 NEC 发生率呈增高趋势,尤其在极低和超低出生体重早产儿。美国报道出生体重 500~1 500g 早产儿 NEC 发生率 7%,2011 年我国新生儿学组对 31 家 NICU 调查结果显示,极低出生体重儿 NEC 发生率 6.6%(170/2 564)。NEC 病死率高达 20%~30%,是早产儿后期(第 2~4 周)的主要死亡原因,已成为新生儿科最为棘手的问题之一。

【病因与发病机制】

NEC 病因尚未完全阐明,是由多种原因共同作用所致,其中以早产和感染最为重要。

1. 早产和低出生体重 早产和低出生体重是 NEC 发生的主要危险因素。90%~95% 的 NEC 发生在出生胎龄小于 36 周的早产儿,在极低出生体重儿 NEC 发生率为 5%~10%。Fitzgibbons 等多中心前瞻性研究显示,出生体重越小,NEC 发病率越高,501~750g 组 NEC 发生率 12.0%,751~1 000g 组 9.2%,1 001~1 250g 组 5.7%,1 251~1 500g 组 3.3%。早产儿消化系统解剖结构和功能发育不成熟是发生 NEC 的根本内在因素。

2. 遗传易感性 有些早产儿更容易发生 NEC,有些足月儿也发生 NEC,显示 NEC 发生可能有一定的遗传易感性,在 NEC 病例中有 51.9% 可能与遗传因素有关(95% CI 33.2%-70.6%;$P<0.001$)。

3. 肠道菌群失衡 肠道菌群失衡可能与 NEC 发生有关,早产儿肠道菌群缺乏多样性,引起新生儿肠道菌群紊乱的因素很多,其中早期使用抗生素可能起重要作用。生后 4 天内应用抗生素会降低新生儿肠道菌群多样性,改变菌群结构,双歧杆菌生长抑制,肠球菌过度生长。多中心回顾性队列研究(n=4 039)显示,对细菌培养结果为阴性的极低出生体重儿,长时间(≥5 天)早期(生后 3 天内)经验性抗生素治疗可能与不良预后有关,抗生素治疗每增加一天,都将增加 NEC 发生风险(OR=1.07;95% CI:1.04-1.10;$P<0.001$),尤其对肠内喂养开始晚的患儿(≥5 天),早期长时间经验性抗生素治疗会明显增加 NEC 风险(OR=1.50;95% CI:1.14-1.97)。

4. 感染 感染与 NEC 密切相关,有报道 1/5 的严重 NEC 与轮状病毒感染有关。Bagci 等前瞻性研究(n=1 804)发现星状病毒感染与部分 NEC 发生有关(P=0.004)。巨细胞病毒感染也可导致 NEC。Okogbule-Wonodi 等研究(n=368)显示,围产期脲原体感染可增加早产儿 NEC 发生率(OR=2.43;95% CI:1.13-5.22;P=0.023)。阪崎肠杆菌也常引起 NEC 暴发,主要是由于使用了被污染的配方乳所致。多中心前瞻性研究(n=2 035)显示,新生儿晚发型败血症是 NEC 发生的危险因素(OR=5.38;95% CI:2.86-10.14;P=0.000),早发型败血症也与 NEC 发生有关(P=0.004),败血症休克患儿有 50% 发生 NEC。Meta 分析研究(n=624)显示败血症与 NEC 发生有密切关系(OR=4.94;95% CI:2.14-11.41)。

5. 肠内喂养 不适当的肠内喂养会增加 NEC 发生率,如肠内喂养量过多,加奶速度过快,近 90% 的 NEC 发生在开始肠内喂养后的新生儿。研究发现 NEC 患儿母乳喂养率明显低于对照组(OR=0.32;95% CI:0.11-0.98),平均微量喂养[<1ml/(kg·h)]时间明显短于对照组(平均相差 –2.9 天,95% CI:–4.9- –0.9 天),达到全量喂养明显早于对照组(平均相差 –4.4 天,95% CI:–7.3- –1.5 天)。Meta 分析(n=151)显示,母乳喂养与配方乳喂养相比 NEC 发生危险性下降(RR=0.21;95% CI:0.06-0.76),母乳喂养可使 NEC 发生风险降低 79%(95% CI:24%-94%)。

6. 药物 研究显示输注大剂量静脉丙种球蛋白(IVIG)可能会增加 NEC 发生风险,Figueras-Aloy 等在患有同种免疫性溶血性黄疸的晚期早产儿及足月儿进行观察性研究(n=492)显示,大剂量使用 IVIG(500mg/kg,2~4 小时输入)是 NEC 发生的独立危险因素(OR=31.66;95% CI:3.25-308.57)。使用 H_2 受体拮抗剂与 NEC 发生率增高有关,Terrin 等多中心前瞻性研究(n=274)显示,雷尼替丁增加极低出生体重儿 NEC 发生风险(OR=6.6;95% CI:1.7-25.0,P=0.003)。H_2 受体拮抗剂提高胃内 pH 值,不利于病原微生物灭活和抗原结构水解,增加早产儿对 NEC 易感性。

7. 围产期窒息 围产期窒息使机体产生"潜水反射",导致肠道血流分布减少,引起肠道缺血,进而导致 NEC 发生。流行病学研究和病例对照研究尽管发现围产期窒息可影响肠系膜上动脉血流并导致喂养不耐受,但没有发现与 NEC 发生有关。

8. 输血 最近研究显示,输血可能与 NEC 发生有关。Paul 等一项回顾性队列研究(n=2 311)显示,输注浓缩红细胞会增加极低出生体重儿 NEC 发生风险(OR=2.3;95% CI:1.2-4.2)。Singh 等进行 1:2 配对病例对照研究(n=111)显示早产儿输血后 48 小时内患 NEC 风险增加(OR=5.55;95% CI:1.98-15.59,P=0.001)。Mohamed 等 Meta 分析显示,输血后 48 小时内是 NEC 的危险因素,输血相关 NEC 病死率更高。因此,输血后 48 小时内须密切观察病情变化,加奶要非常谨慎,甚至暂缓加奶。

【病理变化】

NEC 可累及整个小肠和结肠,但好发部位多在回肠远端和升结肠近端,轻症者坏死肠段只有数厘米,重症者可伸延至空肠和结肠部位,但一般不影响十二指肠。早期病变主要为肠黏膜及黏膜下层充血、水肿、出血、坏死。进展期病变范围扩大,累及肌层,严重者肠壁全层坏死,可并发肠穿孔和腹膜炎。

【临床表现】

以早产儿为多见,散发为主,无明显季节性。出生后排胎粪正常,常在生后 2~3 周内发病,以 2~10 天为高峰。在新生儿腹泻流行时 NEC 也可呈小流行。

1. 全身症状　NEC 患儿常有反应差、神萎、拒食,严重病例面色苍白或青灰、四肢厥冷、休克、酸中毒、黄疸加重,反复呼吸暂停、心律减慢。体温正常或低热,或体温不升。早产儿 NEC 一般先出现全身症状,进展很快。

2. 腹胀和肠鸣音减弱　先有胃排空延迟、胃潴留,随后出现腹胀。轻者仅有腹胀,严重病例症状迅速加重,腹胀如鼓,肠鸣音减弱,甚至消失。腹胀和肠鸣音减弱是 NEC 较早出现的症状,对高危患儿要随时观察腹胀和肠鸣音次数的变化。但早产儿 NEC 腹胀不典型。

3. 腹泻和血便　开始时为水样便,每天 5~6 次至十余次不等,1~2 天后为血样便,可为鲜血、果酱样或黑便。早产儿可无腹泻和肉眼血便,或仅有大便隐血阳性。

4. 呕吐　患儿可出现呕吐,呕吐物可呈咖啡样或带胆汁。早产儿常无呕吐,先表现为胃潴留,胃内可抽出含咖啡或胆汁样胃内容物。

如病情进展可并发败血症、多脏器功能不全、DIC、肠穿孔和腹膜炎,出现腹膜炎和腹水时腹壁外观发红、发亮、水肿,然后发紫。早产儿 NEC 肠穿孔发生率显著高于足月儿。

【辅助检查】

1. 腹部 X 线平片检查　对诊断 NEC 有非常大的价值,但早产儿 NEC 表现不典型,要多次随访检查,观察动态变化。

(1) 早期表现　①小肠轻、中度胀气,结肠可少气或胀气;②肠腔内可有小液平;③肠壁黏膜及肠间隙增厚;④肠管排列紊乱,外形僵硬,管腔不规则或狭窄变细。

(2) 进展期变化　①肠腔胀气加重,液平增多,呈阶梯状,提示病变累及肌层;②肠壁黏膜下层出现积气,表现为密集的小泡沫样透亮区,称肠壁囊样积气(pneumatosis intestinalis),浆膜下积气呈细条状、半弧形或环状透亮影;③肠壁积气时间较长,气体可从肠壁上升至门静脉,导致门静脉积气,在肝脏门脉处呈现树枝样向上的透亮影,病情改善者可在 4 小时内被吸收消失;④肠管固定;⑤腹腔积液,急性肠穿孔时出现气腹,如穿孔处被肠系膜覆盖封闭,逸出的气体被吸收后,X 线片上不易显示。

2. 腹部超声检查　超声检查具备无创且操作方便,可动态实时随访,特异性和敏感性高。超声检查可发现肠壁增厚、肠壁积气、门静脉积气。①肠壁增厚:

增厚部位以小肠为主,小肠壁厚度>3.0mm。②肠壁积气:肠壁黏膜下可见散在点状气体回声或颗粒状气体回声,浆膜下可见线状或短条状高回声,积气较多时可见点状或颗粒状高回声环绕肠壁,呈半圆形或圆形图像。③门静脉积气:可见门静脉主干或分支内呈现气泡样或串珠样高回声光点,和(或)肝实质门静脉分支内高回声光斑或条片状高回声区。

【诊断】

1. 病史和临床表现　对有高危因素的早产儿,要密切观察腹胀和肠鸣音变化。但早产儿 NEC 早期临床表现主要是非特异性的喂养不耐受、胃潴留、反应差、精神萎、呼吸暂停等,而腹胀、呕吐、血便不明显。一旦腹胀比较明显,病情已非常严重,很快发生肠穿孔。早产儿 NEC 肠穿孔发生率高达 20%~30%,而足月儿为 3%~4%,早产儿 NEC 呕吐和血便发生率较低。因此,早产儿发生喂养不耐受、胃潴留、反应差、精神萎、呼吸暂停等表现时,应密切观察病情变化,立即摄腹部平片。

2. 腹部影像学检查　腹部 X 线平片是诊断 NEC 的主要手段,一旦怀疑 NEC,应立即摄腹部 X 线正侧位平片,但早期 X 线征象多为非特异性的肠道动力改变,很难诊断 NEC,应每隔 6~8 小时随访腹部平片,观察动态变化。由于腹部平片诊断存在一定的主观性,不同医师对腹部平片的认识和判断存在差异,美国 Duke 大学 Coursey 等建立 Duke 腹部 X 线评分量表(Duke abdominal assessment scale, DAAS),对腹部 X 线平片根据量表进行评分,将腹部 X 线表现定为 0~10 分。0 分:肠腔充气正常;1 分:肠腔轻度扩张;2 分:肠腔中度扩张或正常充气伴有粪便样球状透明影;3 分:局部肠襻中度扩张;4 分:局部肠间隙增厚或肠襻分离;5 分:多发肠间隙增厚;6 分:肠壁积气可能伴有其他异常表现;7 分:肠襻固定或持续扩张;8 分:肠壁积气(高度怀疑或者肯定);9 分:门静脉积气;10 分:气腹。评分越高病情越严重,评分 ≥7 分,提示已发生肠坏死,需要手术治疗。通过腹部 X 线评分量表,将腹部 X 线表现进一步细化和量化,有助于判断 NEC 的严重程度。

腹部超声检查对观察肠壁血流状况、是否存在腹水、门静脉积气等,超声比 X 线平片更有优势,床旁腹部超声检查可以作为 X 线平片检查的补充。

3. 周围血象　白细胞增高或减少,分类左移。重症 NEC 多伴有血小板减少。

4. 粪便检查　外观色深,隐血阳性,镜检下有数量不等的白细胞和红细胞。

5. 病原学检查 应积极做病原学检查,大便细菌培养以大肠埃希菌、克雷伯菌和铜绿假单胞菌多见。血培养结果与粪培养一致,对诊断 NEC 的病因有意义。手术时取腹腔液作培养,阳性率高。

6. 炎症反应指标 C 反应蛋白(CRP)显著升高是 NEC 病情进展的重要指标,CRP 对早期诊断敏感性较差,但特异性相对比较好,CRP 显著升高者,提示 NEC 病情已非常严重。由于早期临床表现和 X 线平片为非特异性,早期诊断 NEC 非常困难,近年国内外开展 NEC 炎症标志物的研究,试图通过检测外周血或粪便中的炎症标志物,达到早期发现和诊断 NEC。研究较多的有肠道脂肪酸结合蛋白(I-FABP)、肝脂肪酸结合蛋白(L-FABP)和葡萄糖苷酶(CBG)等。但是,炎症标志物血清水平还不稳定,特异性较差,尚未用于临床。

7. NEC 的分级诊断 1978 年,Bell 根据全身表现、腹部表现及 X 线平片结果,将 NEC 的诊断分为三级(表 15-1),Ⅰ 级为疑似病例,临床表现为非特异性;Ⅱ 级为确诊病例;Ⅲ 级为晚期。Bell 分级诊断有助于 NEC 的早期诊断,但关键问题是,Bell Ⅰ 级仍然是非特异性的,很难作出明确诊断。

表 15-1 新生儿 NEC 严重程度分期(Bell 标准)

分期	全身症状	胃肠道症状	影像学检查
ⅠA 期 疑似 NEC	体温不稳定、呼吸暂停、心动过缓和嗜睡	胃潴留,轻度腹胀,大便潜血阳性	正常或肠管扩张,轻度肠梗阻
ⅠB 期 疑似 NEC	同 ⅠA	直肠内鲜血	同 ⅠA
ⅡA 期 确诊 NEC (轻度)	同 ⅠA	同 ⅠA 和同 ⅠB,肠鸣音消失,和(或)腹部触痛	肠管扩张、梗阻、肠壁积气征
ⅡB 期 确诊 NEC	同 ⅡA,轻度代酸,轻度血小板减少	同 ⅡA,肠鸣音消失,腹部触痛明显和(或)腹壁蜂窝织炎或右下腹包块	同 ⅡA 门静脉积气、和(或)腹水
ⅢA 期 NEC 进展 (重度,肠壁完整)	同 ⅡB,低血压,心动过缓,严重呼吸暂停,混合性酸中毒,DIC,中性粒细胞减少,无尿	同 ⅡB,弥漫性腹膜炎,腹胀和触痛明显,腹壁红肿	同 ⅡB,腹水
ⅢB 期 NEC 进展 (重度,穿孔)	同 ⅢA,病情突然恶化	同 ⅢA,腹胀突然加重	同 ⅡB,腹腔积气

【预防】

由于 NEC 病情重、早期诊断困难、病死率高,预防非常重要。应针对 NEC 的病因和危险因素,采取积极预防措施,尽可能降低 NEC 的发生率。

1. 积极防治感染 不同部位、不同病原感染,都与 NEC 的发生密切相关,积极预防和治疗新生儿感染,对预防 NEC 非常重要。必须强化预防意识,降低院内感染发生率。同时密切观察病情变化,早期发现感染,一旦发现感染,给予积极治疗。在临床工作中应权衡利弊,仔细观察和评估早产儿的病情变化,尽可能限制抗生素的使用,尤其是减少生后早期预防性使用抗生素,这对预防 NEC 有重要意义。

2. 口服益生菌制剂 许多 NICU 给予极低出生体重儿预防性口服益生菌制剂,国际上已开展许多 RCT 研究,现有证据显示,使用益生菌预防的早产儿,NEC 发生率明显降低。但也有担心早产儿使用益生菌制剂的安全性,是否会增加感染等。因此,在许多国家还没有普遍推广应用。

3. 母乳喂养 母乳喂养对预防 NEC 的效果比较明确,应大力提倡母乳喂养,因地制宜,在新生儿科建立母乳库,提高母乳喂养比例。

4. 喂养方法 适当增加肠内喂养的量和速度,可促进早产儿的生长发育,但喂养量和速度超过早产儿的承受能力,则增加发生 NEC 的风险。在临床实践中,必须权衡利弊,要时刻评估早产儿的实际情况,根据实际情况,随时调整喂养量和速度,不能机械性地照搬公式,应该掌握动态平衡,掌握肠内喂养量和速度的节奏调整。近年,发达国家对早产儿肠内喂养更加积极,但发达国家母乳喂养率比较高,而我国新生儿病房母乳喂养率比较低,不宜照搬发达国家的方法。

5. 输血后观察 输血后 48 小时内是 NEC 的危险因素,输血相关的 NEC 病死率更高。因此,输血后 48 小时内须密切观察病情变化,不加奶,甚至减少肠内喂养量。

【治疗】

一旦怀疑发生 NEC,应立即开始内科治疗,内科治疗是基础,必须积极采取各种措施。

1. 禁食 对有可能发生 NEC 或一旦怀疑 NEC 患儿应立即停止肠内喂养,可先禁食 1~2 天,观察病情的发展,计划下一步治疗。对确诊的患儿,症状轻的禁食 3~5 天,重症者禁食 7~10 天。大部分患儿同时需要胃肠减压。禁食期间营养和液体主要由肠外营养液补充,可以从周围静脉滴入。待腹胀、呕吐消失、肠鸣音恢复、食欲恢复,才可开始喂奶,以新鲜母乳为宜。从少量开始(1~2ml/次),逐渐缓慢加量,如胃中有积乳则不加量或降至前一次量。加奶后如症状复发,需再次开始禁食。

禁食时间不宜太长,争取早些恢复肠内喂养,但恢复肠内喂养初期的奶量要严格控制,加奶速度宜慢。应避免禁食时间太长,而恢复喂养速度又太快,导致病情反复。

2. 密切监护　应 24 小时密切监护生命体征和观察腹部情况,监测血常规、生化、血气分析、CRP 等,动态随访腹部 X 线平片,随时评估病情变化,为进一步治疗提供依据。血小板明显下降和 CRP 明显升高是病情恶化的主要指标。

3. 改善循环状况　根据血压、末梢循环、尿量等情况,给予扩容,使用血管活性药物。早产儿扩容量既要足够,但又要注意避免过量,以免发生心功能不全和肺水肿。

4. 加强抗感染治疗　感染既是 NEC 的主要病因,同时几乎所有 NEC 都继发感染,NEC 患儿感染的病原多为耐药菌,毒力强,加强抗感染治疗至关重要。NEC 患儿感染的病原主要为革兰氏阴性菌和厌氧菌。

5. 积极支持治疗　NEC 患儿全身状况比较差,需要积极支持治疗。

6. 外科治疗　约 1/3 的 NEC 患儿需要外科手术治疗,但手术指征和时机一直存在争论。肠穿孔是手术的绝对指征,但肠穿孔患儿因合并严重腹膜炎、休克,手术耐受力比较差,术中和术后病死率比较高,尤其是超低出生体重儿肠穿孔,病死率更高。

由于肠穿孔作为手术指征往往为时已晚,提出许多相对指征,例如:肠襻固定、腹壁红肿、腹部触到肿块、门静脉积气、内科治疗无效等,但这些手术相对指征临床较难确定,不同医院、不同医师对这些手术相对指征的把握度也有不同。目前,还没有非常明确的量化指标决定手术时机,并且手术指征和时机随时在快速变化,只能通过内科和外科密切合作,仔细观察和随时评估病情变化,根据病人的实际情况,尽可能把握相对最好的手术指征和时机。一旦决定手术治疗,围术期处理非常重要,仔细做好术前准备,采取积极措施使患儿内环境保持稳定,提高手术耐受力。

(陈　超)

参考文献

1. NEU J, WALKER WA. Necrotizing enterocolitis. N Engl J Med, 2011, 364 (3): 255-264.

2. THOMPSON AM, BIZZARRO MJ. Necrotizing enterocolitis in newborns: pathogenesis, prevention and management. Drugs, 2008, 68 (9): 1227-1238.

3. FITZGIBBONS SC, CHING Y, YU D, et al. Mortality of necrotizing enterocolitis expressed by birth weight categories. J Pediatr Surg, 2009, 44 (6): 1072-1076.

4. BAGCI S, EIS-HUBINGER AM, FRANZ AR, et al. Detection of astrovirus in premature infants with necrotizing enterocolitis. Pediatr Infect Dis J, 2008, 27 (4): 347-350.

5. TRAN L, FERRIS M, NORORI J, et al. Necrotizing enterocolitis and cytomegalovirus infection in a premature infant. Pediatrics, 2013, 131 (1): e318-e322.

6. OKOGBULE-WONODI AC, GROSS GW, SUN CC, et al. Necrotizing enterocolitis is associated with ureaplasma colonization in preterm infants. Pediatr Res, 2011, 69 (5 Pt 1): 442-447.

7. FIGUERAS-ALOY J, RODRIGUEZ-MIGUELEZ JM, IRIONDO-SANZ M, et al. Intravenous immunoglobulin and necrotizing enterocolitis in newborns with hemolytic disease. Pediatrics, 2010, 125 (1): 139-144.

8. TERRIN G, PASSARIELLO A, DE CURTIS M, et al. Ranitidine is associated with infections, necrotizing enterocolitis, and fatal outcome in newborns. Pediatrics, 2012, 129 (1): e40-e45.

9. PAUL DA, MACKLEY A, NOVITSKY A, et al. Increased odds of necrotizing enterocolitis after transfusion of red blood cells in premature infants. Pediatrics, 2011, 127 (4): 635-641.

10. SINGH R, VISINTAINER PF, FRANTZ IR, et al. Association of necrotizing enterocolitis with anemia and packed red blood cell transfusions in preterm infants. J Perinatol, 2011, 31 (3): 176-182.

11. MOHAMED A, SHAH PS. Transfusion Associated Necrotizing Enterocolitis: A Meta-analysis of Observational Data. Pediatrics, 2012, 129 (3): 529-540.

12. COURSEY CA, HOLLINGSWORTH CL, WRISTON C, et al. Radiographic predictors of disease severity in neonates and infants with necrotizing enterocolitis. Amer J Roentgenol, 2009, 193 (5): 1408-1413.

13. NG PC, ANG IL, CHIU RW, et al. Host-response biomarkers for diagnosis of late-onset septicemia and necrotizing enterocolitis in preterm infants. J Clin Invest, 2010, 120 (8): 2989-3000.

14. 陈超, 新生儿坏死性小肠结肠炎的临床问题与防治策略, 中华儿科杂志, 2013, 51 (5): 321-325

15. 王雪莲、陈超, 新生儿坏死性小肠结肠炎的病因及危险因素, 中华儿科杂志, 2013, 51 (5): 340-344

15章

第五节　消化系统常见先天畸形

新生儿消化系统先天畸形比较常见,多在出生后出现临床表现,以呕吐、腹胀为主要临床表现,严重者发生胃肠穿孔等急腹症表现。本节主要介绍 4 种常见的胃肠道畸形。

一、先天性食管闭锁(congenital esophageal atresia)

食管闭锁的发病率为 1/(3 000~4 000),以食管上段闭锁,下段有瘘管与气管相通的类型最为常见,约占 86%。约半数患儿伴有其他先天性畸形,如先天性心脏病(包括室间隔缺损、动脉导管未闭、法洛四联症)达 29%,胃肠道畸形(包括肛门畸形、十二指肠闭锁、肠旋转不良)27%,各种泌尿系畸形 24%,染色体病 8%,脊柱及其他骨骼畸形。7% 患儿合并多种以上畸形,包括脊柱、肛门、食管、肾脏和桡骨称之为 VATER 综合征。

【发病机制】

食管气管共同起源于前肠,初级前肠的发育异常是导致食管、气管畸形的根本原因。在胚胎第 3~6 周食管发育过程中管腔贯通发生障碍,以及食管气管间分隔不全,形成食管闭锁及不同形态的食管气管瘘。

【临床表现】

出生后口腔及咽部有大量黏稠泡沫不断向口鼻溢出。第一次喂水或奶,吸吮 1~2 口后即出现剧烈咳呛、发绀、呼吸困难甚至窒息,经吸引清除后方可缓解,再次喂食又出现同样症状。当伴有食管气管瘘时,由于酸性胃液经瘘管反流入气管、支气管,引起化学性肺炎或肺不张,然后继发细菌感染,出现气急、发绀,肺部湿性啰音。同时因大量气体随呼吸经瘘管进入胃肠道,腹部膨胀,叩诊鼓音。如系无瘘管者,气体不能经食管进入胃,则呈舟状腹。

【诊断】

母亲常有羊水过多。经腹或经阴道超声检查,如探不到胃泡,提示食管闭锁。但伴食管气管瘘时,羊水可经瘘管进入胃内而无上述表现。羊膜腔穿刺造影,可发现造影剂未入胎儿胃肠道而进入呼吸道,显示气管、支气管及其分支,出生前即可确诊。

出生后见有唾液外溢,喂食后呛咳、发绀等症状,应怀疑食管闭锁。可经口或鼻孔插入 F8 号导管,若进入 10cm 左右时有受阻感,则提示导管达到食管盲端,如继续插入导管可从口腔回出,不能进入胃内。经导管注入空气 1~2ml,进行颈胸腹正侧位 X 线摄片,可清楚显示闭锁的食管盲端。胃肠道明显充气者表明有食管气管瘘,如无气体,则为食管闭锁而无瘘管,同时需注意心、肺、脊柱、肋骨的 X 线表现。

【治疗】

诊断确立后,应置导管至食管盲端持续吸引,清除口咽分泌物。患儿置上体抬高 30°~40° 体位,保暖,吸氧,静脉补液。如有呼吸窘迫,因面罩加压吸氧、持续气道正压呼吸(CPAP)或气管内插管均可引起急性胃扩张,应同时作急症胃造瘘才能缓解。

体重超过 1 500g,无肺炎等情况应争取尽早行食管端端吻合术。如体重<1 500g,伴有肺炎则应延期手术,可吸引盲端分泌物,应用抗生素,静脉营养(TPN),并作胃造瘘,待体重>1 500g,肺炎吸收后再手术治疗。

术后发生胃食管反流、食管狭窄和气管软化等并发症者,应尽早认识和及时处理。如胃食管反流导致肺炎、不能维持正常生长发育,应早期行胃底折叠术。吻合口狭窄可采用气囊扩张术。

【预后】

影响食管闭锁预后的危险因素有肺炎、严重的伴发畸形。现在,食管闭锁生存率均有明显提高,国外报道出生体重 1 500g 以上、无其他严重合并畸形者,治愈率可达 98%,国内一些儿科专科医院的治愈率亦可达 90%。

二、先天性肥厚性幽门狭窄(congenital hypertrophic pylorus stenosis)

先天性肥厚性幽门狭窄是新生儿期常见疾病,是由于幽门环肌肥厚、增生,使幽门管腔狭窄而引起的机械性幽门梗阻。我国发病率约为 1/1 000,男女之比为(4~5):1,早产儿比较少见。

【病因】

尚无定论,可能与以下因素有关:①遗传因素:本病有家族性发病倾向,可发生于同胞兄弟或孪生子,目前认为可能是一种多基因病,但遗传基因尚未明确。②神经细胞发育不良:作幽门神经节细胞组织化学检查、酶活性测定,发现胆碱酯酶和脱氧酶及神经特异性烯醇酶的活性降低,阻碍了神经节细胞的发育。③胃肠激素:患儿术前有血清胃泌素增高,但究竟是病因还是幽门狭窄的结果尚有争论。研究发现患儿血清及胃液中前列腺素(PGE2)有明显升高,提示发病机制是幽门肌层局部激素浓度增高,使幽门处于持续痉挛而致继发性肥厚。④局部生长因子异常:近年较多报道提示幽门局部的生长因子异常与本病的相关性。

【病理】

幽门肌层弥漫性明显增生肥厚,以环肌为主,达正常的 3 倍,使幽门区呈一细长管道,引起狭窄,甚至仅1mm 直径。整个幽门成纺锤形肿块,质地坚硬,表面光滑,色泽苍白。肥厚的肌层凸出于幽门管内,近端向胃窦部移行逐渐趋向正常,远端肥厚肌肉突然终止,突出于十二指肠内。

【临床表现】

1. **喷射性呕吐**　常于生后第 2~3 周出现。起初仅为溢奶或一般的呕吐,以后呕吐的程度及频度进行性加重,可在每次喂奶后短期内发生。呈喷射状、量多,为奶及奶块与胃液,不含胆汁,但可能带有咖啡色血液。呕吐后即饥饿欲食,但食后又再次发生呕吐。

2. **右上腹肿块**　上腹部可见胃蠕动波。触诊时在右上腹肝脏下缘腹直肌外侧可扪及橄榄大小质地坚硬

的幽门肿块,此为本病特有的体征,对诊断有重要意义。

3. **营养不良、代谢紊乱**　随呕吐加剧、摄入不足,引起脱水、营养不良。大量胃液丢失,导致低氯性碱中毒及低钾血症。血中游离钙下降,可发生喉痉挛及手足搐搦。以后又可因酸性代谢产物潴留而致代谢性酸中毒。2%~9% 患儿伴有黄疸,可能因肝细胞葡萄糖醛酸转移酶活力降低或因胆红素肝肠循环增加,亦可能在脱水时胆汁浓缩瘀积而引起,黄疸于手术后 72 小时内消退。

【诊断】

根据反复的喷射性非胆汁性呕吐及右上腹扪及橄榄样肿块即可临床确诊。B 型超声显像示肥厚的幽门肌层呈实质性低回声区,幽门管长度增加 ≥18mm,肌层厚度增厚 ≥3mm,幽门指数(肌层厚度 ×2 幽门直径 ×100%)>50% 者,可诊断本病。

对临床症状不典型、腹部未扪及肿块的患儿,应做钡餐检查,以确定诊断。主要 X 线表现有:胃扩张,胃蠕动增强,幽门管延长(1~3.5cm),管腔呈线形狭窄,幽门前区呈鸟喙状,十二指肠球底压迹呈蕈状阴影及胃排空延迟。检查后应放置胃管吸出钡剂,并用温盐水洗胃,以免呕吐发生钡剂吸入。

本病应与幽门痉挛、胃食管反流、食管裂孔疝以及肠梗阻、中枢神经系统疾病、全身或局部感染等鉴别。

【治疗】

确诊后纠正失水和代谢失衡,尽早行幽门环肌切开术。

三、先天性肠旋转不良(congenital malrotation of intestione)

先天性肠旋转不良是胚胎期肠管发育过程中,中肠以肠系膜上动脉为轴心的旋转运动不完全或异常,使肠道位置发生变异及肠系膜附着不全,引起肠梗阻或肠扭转。发病率约为 1/6 000,男多于女。

【病理】

1. **腹膜索带压迫十二指肠**　因盲肠与结肠襻旋转过程受阻,盲肠停顿于中上腹胃幽门部下方,由盲肠和升结肠出发的片状腹膜索带附着于右侧后腹壁,跨越并压迫十二指肠而形成十二指肠梗阻。有些病例空肠第

一段亦被腹膜组织所牵缠,使之扭曲而形成梗阻。

2. 肠扭转 由于小肠系膜附着不全,仅在肠系膜上动脉根部有狭窄的系膜附着于后腹壁,全部小肠乃至右半结肠悬挂于该狭窄段的系膜根部,因而小肠极易环绕肠系膜根部发生顺时针方向扭转(即中肠扭转),从而造成间歇性或急性肠梗阻,甚至绞窄性肠梗阻,肠系膜上动脉栓塞,导致整个中肠坏死。

【临床表现】

80% 于新生儿期出现症状,少数于婴儿期或儿童期发病。患儿出生后有正常胎粪排出,一般在第 3~5 天出现胆汁性呕吐,腹部不胀,表现为十二指肠梗阻。若症状加重,呕吐咖啡样液体,出现血便,并有发热、腹胀、腹膜炎体征甚至休克,表明肠扭转引起绞窄性肠梗阻,以致广泛的肠段坏死、腹膜炎。

【诊断】

凡新生儿有高位肠梗阻症状,且曾有正常胎粪排出者,应考虑肠旋转不良。X 线腹部平片显示有十二指肠梗阻。作钡剂灌肠,见到盲肠和升结肠位于上腹部或中腹部,即可确诊。

【治疗】

有肠梗阻症状者应尽早手术。术前作电解质测定、补液以纠正水电解质失衡和酸中毒、胃肠减压,必要时输血制品。

若无其他严重的先天性畸形并存,预后良好。肠旋转不良的最主要的死亡原因为肠扭转导致小肠广泛坏死,一旦发生,患儿常因严重的中毒性休克而死亡。

四、先天性巨结肠(congenital megacolon)

先天性巨结肠是一种比较多见的因胃肠道发育畸形而引起的功能性肠梗阻,是新生儿结肠梗阻最常见的原因。发病率 1/(2 000~5 000)。其发病的性别差异非常明显,男性较女性多 3~4 倍。有家族性发病倾向,不同的文献报道兄弟姐妹及后代的发病率高达 1.5%~17.6%,为正常人群中男孩的 130 倍,女孩的 360 倍。可同时伴发 21- 三体综合征、室间隔缺损等其他先天性畸形。

【病因】

从胚胎第 6 周到第 12 周,迷走神经嵴中的神经母细胞沿着从头端到尾端的方向逐步移行到消化道壁内,形成肌间神经丛中的神经节细胞。以后在胚胎第 12~16 周,肌间神经丛的神经母细胞通过肠壁环肌,亦是依从头到尾方向,移行到黏膜下与黏膜形成黏膜下神经节细胞。如果移行过程中发生停顿,则停顿开始部位的远端肠壁肌间神经丛和黏膜下神经丛中就缺乏神经节细胞。发育停顿愈早,无神经节细胞肠段愈长。尾端的直肠、乙状结肠最后形成神经节细胞,因而是最常见的病变部位。

【病理】

先天性巨结肠的病理变化可分为三部分:①扩张段:肠段异常扩大,较正常粗 1~2 倍,色泽略苍白,肠壁增厚,黏膜水肿,可有小的溃疡。肠腔内有大量粪便积滞,一般多为近端乙状结肠和部分降结肠。②狭窄段:在扩大肠管远端,常为直肠和部分乙状结肠。肠壁无明显异常,但较狭窄,缺乏正常蠕动,呈痉挛状,故又称"痉挛段"。③移行段:在扩张段和狭窄段之间有一过渡的移行区,呈漏斗形,长 3~8cm。

组织学检查变化:①狭窄段:肠壁内、肌层和黏膜下层神经丛的神经节细胞完全缺如,这是本病的基本病变,故先天性巨结肠又称"无神经节细胞症"。其次,在这些神经丛内,副交感神经的节前胆碱能神经纤维增多、增粗,紧密交织成束。②扩张段:肌层肥厚,黏膜呈卡他性炎症,但肌间神经丛内有正常的神经节细胞,副交感神经纤维无变化。③移行段:肠壁肌层可见少量发育不良的神经节细胞。

病变范围:在临床上最常见的无神经节细胞肠段从齿状线开始向上达乙状结肠中下段,约占 80%。少数病变范围局限于直肠远端,称短段型。亦有病变范围广泛,包括降结肠、脾曲,称为长段型。极少数病例整个结肠甚至包括回肠末端受累,完全没有神经节细胞,称为全结肠或结肠 - 回肠无神经节细胞症。

【临床表现】

新生儿出生后无胎粪排出,或每天仅有少量胎粪,3~5 天尚未排净,同时出现明显的腹部膨胀,并可有呕吐,吐出物含有胆汁或粪汁,表现为急性低位肠梗阻的症状。直肠指检于取出手指时有较多的胎粪和气体冲出,放置肛管,又可排出大量胎粪和气体,腹胀改善,症状暂时缓解,但以后仍经常便秘,必须依靠开塞露或灌肠才能排出粪便。部分患儿于初生时排便基本正常,数周或数月后才出现便秘现象。由于便秘,食欲不佳,患儿有失水,体重下降、低蛋白血症、贫血等表现。有些患儿可发生小肠结肠炎,表现为腹泻、排出大量黄色水样奇臭的粪便,高热,严重腹胀、失水、酸中毒,全身情况迅速恶化,严重者肠段坏死、穿孔,甚至死亡。

【诊断】

在新生儿期典型的表现为胎粪排出障碍、腹胀及胆汁样呕吐,新生儿出现低位肠梗阻应怀疑先天性巨结肠。诊断方法包括钡剂灌肠、直肠肠壁组织学检查。钡剂灌肠可见无神经节细胞肠段与其近端结肠的口径差别,尤其在侧位片可见直肠及乙状结肠远端较细狭(狭窄段),随之为一锥形扩张(移行段),以后为扩大的近侧肠管(扩大段)。24小时复查仍有钡剂滞留。新生儿由于近端肠段尚未扩张,不易作出对比,有20%~30%不能确诊。

经肛门于距齿状线2~3cm处吸取直肠壁进行组织学检查,如在黏膜下及肌间神经丛无神经节细胞,作组织化学检查见乙酰胆碱酯酶染色呈阳性可以确定诊断,准确率达96%~100%。直肠肛管测压法因新生儿常缺乏正常的直肠反射,在新生儿期测试的准确性不高。

【治疗】

一旦诊断确立即需进行治疗,根据具体情况选择相应治疗:

1. 结肠灌洗　适用于诊断尚未完全确定的病例,或已确诊作为术前准备,多用于病变段不超过乙状结肠远端的常见类型者。用温等渗盐水反复灌洗抽吸,直到流出液不含粪汁,腹部柔软不胀,保证扩大肠段内充分减压并使发生小肠结肠炎的危险性达到最小程度。

2. 结肠造瘘　灌洗效果不满意或已有小肠结肠炎者,应及早作结肠造瘘。造瘘部位需选择在经术中冷冻切片证实已有神经节细胞的正常结肠部位。

3. 根治性手术　诊断明确,全身情况良好者,不论任何年龄,均应尽早施行根治术。

(陈　超)

参考文献

1. VERMA A, RATTAN KN, YADAV R. Neonatal Intestinal Obstruction: A 15 Year Experience in a Tertiary Care Hospital. J Clini Diagnostic Res. 2016, 10 (2): SC10-SC13.
2. 柴雪娥. 先天性肠旋转不良的X线诊断. 临床小儿外科杂志.2008, 7 (3) :2.
3. 黄雄, 李会, 徐伟珏, 等. 新生儿先天性肠旋转不良的诊治探讨. 中国新生儿科杂志, 2010, 25(4) :240-241.

15章

16

第十六章
早产儿中枢神经系统疾病

第一节　胎儿和早产儿脑发育生物与生理学

一、胎儿和早产儿脑发育生物学特点

不同胎龄早产儿保留了相应孕周阶段正常胎儿神经发育的特点。正常中枢神经系统发育包括四个时期：原始诱导过程、脑室脑池发育期、细胞增生期和神经元迁移期。中枢神经系统早期发育起源于外胚层，从神经板形成开始，经历神经沟，成为神经管。早期神经发育的最大特点是诱导作用，细胞黏附因子在神经诱导中起关键作用。脑的成熟主要体现在脑皮质神经细胞的分层、定向、排列组合，树突增加及延长，建立突触联系以及胶质细胞的增殖与分化，从而完成突触连接、神经回路建立以及髓鞘化等。

1. **皮质发育**　脑沟回是从胎儿期逐渐发育而来，神经元迁移自孕 6~7 周开始直至 40 周，20 周时脑皮质板增厚形成原始脑回，24~40 周是第二脑回的发育期，36~40 周属第三脑回发育期。胚胎 14 周出现外侧裂，15 周时已存在脑岛，24~26 周中央沟和矩状沟出现，28 周时除枕叶外，所有脑沟均已存在。此后，次级和三级脑沟逐渐形成并不断增多，脑沟更深，脑回发育更明显，而且随着皮层细胞排列密度的变化和皮层下纤维系统的发育，脑沟回更加复杂化。脑灰质的成熟从深部皮质开始，之后是枕部皮质，最后为额叶，其分化转变的时间分别为孕 25 周、孕 32 周和孕 35 周，成熟时间分别为孕 34 周、孕 36 周和孕 39 周。

2. **白质发育**　脑白质的发育从胎儿时期延续至生后一段时间，白质的发育较皮质的发育稍晚，但时间更长。神经轴突的髓鞘化是脑发育的重要内容，少突胶质细胞沿轴突排列，其浆膜形成髓鞘膜。脑白质髓鞘化开始于胚胎 4 个月，在 2 岁左右基本完成。中枢神经系统的髓鞘化起始于脊髓，然后延伸至脑干、间脑，最后是大脑半球。从髓鞘出现到完全发育成熟大脑各部位所需时间不等，内囊部位是 6 周，而额极部位长达 69 周。妊娠 28 周，在脑干、间脑和小脑已有髓鞘形成，孕 34 周后，髓鞘化速度加快，大脑半球髓鞘形成。中枢神经系统白质的发育顺序是从下向上、从后向前、从中央白质到周边白质、最后皮层下白质。

3. **脑血管的发育**　大脑血管发育的特殊性在早产儿脑损伤中占有重要作用。大脑中动脉和大脑前动脉在孕 7 周开始形成，孕 24~32 周脑的主要动脉分支间逐渐吻合，形成分水岭，当各种原因导致血流动力学改变时，分水岭部位易供血不足，使相应区域发生缺血性损害。生发基质位于双侧脑室下、尾状核头及体之上，在尾状核和丘脑核团之间的凹陷中，在孕 10~20 周提供大脑神经母细胞，孕 28 周提供神经胶质细胞前体，孕 30 周逐渐变薄，32~34 周退化。该部位由大脑前动脉的分支供血，该血管仅由一层内皮细胞组成，缺乏结缔组织和肌肉支撑，当血流动力学改变时易发生破裂出血，从而导致相应区域出现出血性脑损伤。

4. **脑发育的调控**　神经发育过程涉及多个方面

的调控,包括神经细胞特性、细胞数量、细胞分化时间、细胞分化的格局化、空间控制等。这些调控由神经细胞内基因表达程序和细胞外环境共同作用,同源盒基因是发育调控的主要基因。各种神经介质、神经肽、神经生长因子在脑的发育过程中也在发生变化,完成不断生成、储存、释放、灭活的过程,并参与神经发育调控。

二、胎儿和早产儿脑发育生理学特点

1. 早产儿运动功能　早产儿的肌张力与运动功能是神经发育成熟程度的重要检查指标。孕 28 周的早产儿肢体常有自然的伸展姿势或轻微弯曲,对被动活动的抵抗力极小。孕 32 周时,下肢的屈肌张力增加,开始出现髋、膝关节屈曲姿势。孕 36 周后屈肌张力进一步增加,腘角呈 90°,肘部屈曲,呈新生儿典型的四肢屈曲姿势。头部侧屈是最早出现的胎儿运动,出现于孕 7 周半到 8 周,全身性自发运动最早出现在孕 9 周,孕 28 周早产儿自发运动表现为动作缓慢的扭动,偶尔也有大幅度的肢体运动。孕 32 周后髋、膝均有动作,但颈肌力弱,不能抬头。孕 36 周出现主动的肢体屈曲、交替性动作,并且颈张力较前增强,以至于头可

短暂竖立数秒。

2. 醒觉与睡眠周期　早产儿醒觉睡眠周期的建立反映脑的成熟过程。早产儿醒觉与睡眠周期是一个逐步形成的过程。孕 28 周前的新生儿,难以确定觉醒期,持续刺激后可睁眼,并有数秒醒觉状态;孕 28 周后轻轻摇晃即可从睡眠中醒来,醒觉持续数分钟;孕 32 周后已有交替醒觉睡眠,并可有自发睁眼及眼球转动,随孕周的增加觉醒时间延长。

3. 视听功能　早产儿的视听功能随视听神经传导通路的建立及脑整合功能的完善而发育。就视觉发育而言,光刺激后,孕 28 周的早产儿有眨眼现象,32 周有闭眼动作,37 周开始有随光动作,40 周后才可以对光或鲜艳的红球有明确的追随动作。对听力发育而言,孕 28 周的早产儿,仅对噪声有眨眼和惊跳反应,随胎龄增长对声音的反应才逐渐敏感及明确,如声音刺激后,中止进行中的动作,出现张口等反应。总之,新生儿的视听功能都处于初级形成阶段,早产儿就更加不成熟,随胎龄增加不断完善。

(罗　蓉)

参考文献

张巍,童笑梅,王丹华.早产儿医学.人民卫生出版社,2008.

第二节　早产儿神经肌肉发育临床检查与评估

一、早产儿神经肌肉发育临床检查

神经系统检查是全身检查的重要部分,早产儿神经肌肉发育的检查方法和内容与足月儿基本相同。但对于早产儿尤其是极早产儿,由于人工呼吸器械、暖箱和监测仪器等的应用,因而不可能对患儿进行过多的检查,在具体操作时应根据新生儿当时的状况来实施。检查结果的评价应根据早产儿发育成熟度(即胎龄)的不同而有差异。为避免饥饿和溢乳的影响,应选择在 2 次哺乳间期进行,动作轻柔,环境舒适。检查内容分为被动观察与主动检查两方面,包括一般状况、行为能力、肌张力、原始反射等,本节以临床实际检查顺序先后来进行阐述。

(一) 被动观察

1. 观察有无特殊面容(如 21 三体面容)、畸形、外伤等。

2. 观察安静时的体位,这是判定神经系统是否正常的重要线索。一般而言,新生儿期以屈肌张力升高为主,胎龄 32 周以上的正常早产儿在卧位时两大腿轻度外展,两肘、髋和踝关节屈曲,轻度握拳,但臀位分娩者两下肢常呈伸直位。胎龄 25~30 周的早产儿两上肢屈曲,两下肢屈曲或伸直。如胎龄 25 周以上早产儿,卧位时四肢均完全伸直,呈"蛙腿"体位,是姿势性肌张力减低的一个重要体征,说明存在神经肌肉发育的异常。

3. 观察肢体活动情况与自发性运动。新生儿清醒时双手可有自发的开合动作,肢体伸展、屈曲交替,具有柔和、连贯、对称、有力的特点。早产儿的韧带偏松弛、

肌张力偏低,自发运动频率相对减少,但对响声刺激常产生肢体的快速颤动,以上肢明显。胎龄越小,这种表现越突出。

4. 观察有无惊厥出现,如有则应注意观察具体的异常表现形式,必要时应延长观察时间,新生儿惊厥的临床表现与婴儿和儿童期有明显不同,应注意区别。

(二)主动检查

1. 头部检查

(1)囟门和颅骨缝检查:囟门和颅骨缝应是主动检查的第一步,如果新生儿被激扰而啼哭,将影响对囟门和骨缝的大小和紧张度的评价。非应激状态的足月新生儿,前囟压力稳定;但在早产儿,可出现暂时性颅内压增高,表现为生后24小时内压力几乎增加一倍,以致囟门明显增大,生后24至48小时之间,囟门的压力和大小又降至出生水平。头皮水肿、经产道时颅骨过度变形、帽状腱膜下出血和静脉液体外渗等情况易造成囟门检查困难和混淆,应注意识别。

(2)头围测量:测量头的最大前后周线。未成熟儿正常头围标准(张宝林等,1986-1987全国15城市协作研究,见表16-1)。出生即有小头畸形者提示有产前疾病,是以后发生神经系统伤残的重要标志。头围增大说明可能是脑积水或颅内出血,需进一步做影像学检查。

表 16-1　不同孕周早产儿头围参考值

胎龄/周	28	29	30	31	32	33	34	35	36	37
平均值/cm	27.3	28.3	28.5	29.5	29.9	30.6	31.3	32	32.5	33.1
标准差	1.8	1.7	1.9	2.0	1.8	1.7	1.5	1.5	1.4	1.3

2. 脊柱、皮肤

神经系统疾病的皮肤表现与外胚层的发育异常有关,临床出现神经皮肤综合征的症状体征,如结节性硬化等。往往在出生时就会有表现,主要为色素脱失或沉着。应检查脊柱部位皮肤有无肿物、陷窝、毛发增生、色素痣等,注意有无脊膜膨隆、脊柱裂的存在。

3. 睡眠与觉醒

胎龄34周以上的早产儿一旦被唤醒之后,可以在整个检查过程中始终保持觉醒状态。胎龄28~33周的新生儿不易保持长时间的觉醒。胎龄25~27周的新生儿常需要给以刺激才能保持觉醒状态。唤醒过程中可出现睁眼、面部怪相、哭叫及四肢运动,完全不能引出四肢运动和面部怪相为不正常,是意识状态受抑制的表现。对唤醒刺激的过度反应则为颤动

(Jitteriness),特点是下颌及肢体低频率、高振幅的抖动。颤动也可见于没有任何外界刺激时,可误诊为惊厥,根据脑电图检测鉴别。

4. 脑神经

唤醒以后出现的面部怪相和哭叫,正好是检查面部表情运动是否正常的机会。通过检查觅食和吸吮反射(具体见后)可测试第Ⅴ、Ⅵ、Ⅶ脑神经的部分功能。检查吞咽动作可测试第Ⅸ、Ⅹ脑神经功能。瞳孔反射在胎龄31周后即存在,由于眩眼反射(一种瞬目反射)的干扰使检查有困难。视觉和听觉在初次检查时不易得到准确结果,必要时多次测定。嗅觉和味觉检查,在新生儿期没有多大临床意义。

5. 肌张力检查

肌张力检查是早产儿神经系统检查的重要内容,是肌肉对牵张所产生的阻抗。可分为两种类型:位相性肌张力(也称为被动肌张力)和姿势性肌张力(也称为主动肌张力)。

(1)位相性肌张力:短暂的、高幅度的牵张产生位相性肌张力,常常通过肢体对于被动伸直的抵抗来检查,常用肢体回弹检查来测定。方法:胎龄32周以上的新生儿,使其两下肢完全被动伸直以后,可以缩回而呈屈曲位;胎龄36周以上的新生儿,使其上肢完全伸直以后也可缩成屈曲位。若对伸直的阻力增加,且缩回运动亢进者,提示有早期痉挛性肌张力增高。被动伸直时阻力减小,说明肌张力降低。

(2)姿势性肌张力:由重力引起的低幅度的、持续性的牵张则引起姿势性张力,是对于地心引力的抗抵。常用三种检查方法:牵拉反应(traction response),直立位托起(vertical suspension),水平位托起(horizontal suspension)。其中以牵拉反应最敏感,也最有用,具体如下:检查者抓住新生儿两手,慢慢将其拉起,小儿头部也立即随着抬离床面,只稍稍落后于躯干,当被拉到坐位时,头部只能暂时保持竖直位,随即很快向前垂下。牵拉时新生儿肘、膝和踝关节均呈屈曲位。胎龄大于33周的早产儿,头部落后于躯干较多,肘部屈曲的力量较小,但能抬头。胎龄33周以下的早产儿极少出现牵拉反应。

6. 原始反射(primary reflex)检查

原始反射是新生儿期或婴儿早期存在,以后消失的神经反射,应该出现时不出现或应该消失时不消失则视为异常,原始反射检查方法较多,主要有:

(1)觅食与吸吮反射(rooting response):通过触摸小儿口角周围的皮肤引出,表现为头向刺激侧旋转、张口,并将检查者手指衔于两唇之间。胎龄23周已有觅食反射,但反应很慢而不完全;胎龄32周即可有完全的反应。当觅食反射很弱或完全消失时,检查者应将指尖插

入小儿口内 3 厘米,以试验吸吮反射。胎龄 28~30 周时,吸吮很慢且弱,不能持久。随胎龄周数的增加吸吮越来越有力。36 周时吸吮持续有力,已适于哺乳。

(2)洋娃娃眼反射:用手轻轻将小儿头由一侧向另一侧旋转,可引起眼球向对侧运动(洋娃娃眼手法)。甚至在小的未成熟儿也能用洋娃娃眼手法引出两眼同向侧视运动。

(3)拥抱反射(moro reflex):有数种检查方法,方法一:小儿仰卧,手放在小儿头后部,将头抬起与桌面呈 30 度,使小儿呈半坐位,迅速将手下降 10~15 度,手不离开小儿头;方法二:小儿仰卧,握住小儿双手向前上方提起,当小儿肩部离开桌面(头未离开),迅速将手松开;方法三:小儿仰卧,双手握住小儿下肢,肩部略为离开桌面(头未离开)。此时新生儿的第一个反应是伸开动作,双上肢伸直外展,两手张开,然后出现抓握动作,两上肢屈曲内收,两手握拳。胎龄 28 周的未成熟儿一般只见到伸开动作而不见到抓握动作。拥抱反射时,下肢常可见到一些伸直动作,但并不是特异的。伸开动作完全消失最常见于有严重脑功能抑制或有运动单位疾病的新生儿。两上肢运动不对称提示有臂丛麻痹。

(4)紧张性颈反射(强直性颈反射,tonic neck reflex):将小儿头部固定于中线位,用手将新生儿头慢慢向右侧转动,出现右侧上下肢伸肌肌张力加强,而左侧上下肢屈肌肌张力加强。紧张性颈反射强制出现或过度增强,是神经系统异常的一个重要症状。若异常反应只见于一侧,说明伸直肢体的对侧有大脑半球损伤。

(5)回缩反射(屈肌反射,withdrawal reflex):针刺小儿一侧足底,引起被刺激侧下肢屈曲,对侧下肢伸直,对侧下肢也可不伸直。如果被刺激的下肢不出现任何屈曲动作,说明运动单位有异常。胎龄 28 周时回缩反射已恒定存在。

7. 眼底检查　在早产儿体格检查中非常重要,此检查可由眼科医生会诊完成。可快速地了解有无新生儿期两种重要的眼底异常:视网膜前出血和脉络膜视网膜炎,前者与颅内出血有关,后者提示宫内感染。

二、早产儿神经发育评估

对于足月新生儿及小婴儿神经发育的评估已有较多研究。评估方法包括影像、电生理等客观评估手段,以及 NBNA、贝利等主观评价量表。这些评价手段不仅可评价新生儿神经发育状况,还可用于远期神经发育结局的预测。对于早产儿而言,已有影像、电生理相关

的大量研究和一定的临床应用,就量表评价而言,相关研究和临床应用较少。到目前为止,在神经学检查等主观评估手段中,仅 GMs 有关于早产儿的有限的数据资料。本节将介绍影像、电生理等常用客观评价手段对于早产儿脑发育的功能状态评价价值。

(一)早产儿脑结构发育评价:影像学检查

早产儿的脑保留了相应胎龄胎儿脑的特征,由于孕期、围产期各种高危因素的存在,不但可以造成先天性脑发育畸形,也可使某一阶段脑发育停滞、缓慢,使早产儿脑的结构在很多方面不同于足月儿。脑结构发育评价手段包括 CT、MRI 和超声。超声检查具有简单、方便的特点,但检查结果受检查者水平影响大。MRI 由于其高分辨率等优势,越来越受到科研和临床广泛应用。对脑结构的评价指标包括脑容积大小、脑沟回形态、脑室大小、脑整体影像等。

1. 脑容积大小　脑容积大小是脑发育最直观指标,脑重量增加的具体体现,随胎龄增长而增加。较之头围测量,影像学检查可去除颅骨和脑外间隙的干扰,直接测量脑的大小。

2. 脑沟回　脑沟回体现了脑表面积的大小。总体来说,早产儿脑沟回弯曲曲线细窄,脑沟浅,脑回宽。25 周左右早产儿脑表面光滑;28~29 周的早产儿,沟回弯曲尚不完善;36~37 周脑沟回大小基本同于足月儿,但弯曲曲线仍显单薄;40 周脑沟回影像弯曲自然,为 1~2mm 宽的强回声多弯曲曲线。

3. 脑室形态　胎儿脑室的大小与脑容积大小的变化有关,脑室发育是一个由大到小的变化过程,28 周时双侧脑室仍保留胎儿期未完全回缩的大脑室迹象,主要表现为侧脑室前角、后角分别向额叶、枕叶方向延伸,其中以后角大最为明显;34 周后双侧脑室形态基本正常,到足月出生时达到常规大小和形状。

4. 脑整体影像背景　脑整体影像背景体现了脑的微细结构发育成熟情况,包括神经轴突、突触数量、髓鞘化、血管发育,以及脑内磷脂、DNA、水分含量等。其中脑含水量对影像学上改变影响较突出,孕周越小,脑的含水量越多,有形成分少,超声表现为均匀且低的回声;CT 则显示低密度且脑灰白质分界不清;MRI 对脑白质的成熟度、甚至走行有更清晰地信号显示。需要注意的是,MRI 的 T_2 加权成像脑室周围白质及皮层下白质的弥漫性高信号,即弥漫性白质高信号(diffuse high signal intensity,DEHSI)在胎龄 <36 周的新生儿不能提示确定的脑发育异常。

（二）早产儿的脑功能评价

脑的功能状态反映了不同胎龄早产儿神经系统发育成熟程度。母亲孕期的各种高危因素常常会影响到胎儿脑的正常发育，严重脑损伤的早产儿可出现不同脑区的功能减弱或障碍。对早产儿脑功能进行评价，不仅可提供及时干预的依据，还可为远期结局提供参考。对足月儿和其他年龄组小儿而言，已有很多方法用于脑功能评价，但在出生不久的早产儿尚难实施，如新生儿神经行为评分（neonatal behavioral neurological assessment，NBNA）、发育商的检测、事件相关电位、功能核磁（functional magnetic resonance imaging，fMRI）等。本节将重点从电生理角度进行阐述。

1. 脑电图对早产儿脑发育的评价　脑电图检查是脑功能的客观体现，是脑细胞电生理活动的有效评价方法，已广泛用于临床。处于发育过程中的脑，其脑电图也在不断发展变化中，不同胎龄的早产儿这种变化更为显著。早产儿皮层功能尚不成熟，兴奋性高，髓鞘化不完全，脑电图放电的同步化程度低，且电活动的传导速度缓慢，易于出现阵发性电活动。在早产儿脑电图判读时，应以矫正孕周龄计算。从睡眠周期、背景活动、不成熟波形和异常阵发性放电等方面进行分析。

（1）脑电图背景活动：早产儿脑电背景活动随发育成熟过程而不断变化，28周以下为非连续性图形，34周左右逐渐转变为交替性图形，最后成为连续性图形，非连续性图形是脑不成熟的表现，主要见于早产儿。

（2）睡眠周期：早产儿以及新生儿的睡眠分为活动睡眠期（active sleep，AS）和安静睡眠期（quiet sleep，QS）。小于30周的早产儿没有明确的觉醒 - 睡眠周期；32~34周开始出现睡眠周期，37周后可明确区分。脑电图上，早产儿的活动睡眠期和安静睡眠期均为非连续图形，与多导图记录的生理参数的一致性较差，区分主要依靠临床行为观察和其他生理指标鉴别，36周后睡眠各期脑电图和多导图的指标才基本一致。

（3）不成熟脑电图波形：一过性尖波、δ刷等特殊脑电波形，与在其它年龄阶段出现意义不同，是早产儿脑功能发育不成熟的表现。一过性尖波多为散发且部位不固定的负相尖波，与惊厥发作无关。但如果棘波、尖波持续固定在某一部位反复频繁出现、周期性发放或长时间节律性爆发则应考虑为异常。δ刷是早产儿常见的另一种不成熟波形，其波形特征是在0.3~1Hz的δ波上复合10~20Hz的快波节律，中央区、枕区和颞区多见，

前头部相对少见。δ刷可于孕24~26周出现，35~38周后逐渐从清醒、活动睡眠期及安静睡眠期消失。

近年来，在新生儿临床引入了一种脑电监测手段，即振幅整合脑电图（amplitude integrated electroencephalography，aEEG），又叫脑功能监护仪（cerebral function monitor，CFM）是简化的、单导的脑电生理监测，主要反映脑电背景活动的变化，也可提示癫痫样活动，具有操作简单、判读容易、可长时床旁连续监测的优点。连续动态监测对神经系统预后有良好的预测作用。因此，在早产儿脑功能评价中有较好的应用前景。

2. 诱发电位检查　诱发电位（evoked potential，EP）是评价脑功能状态的另一种神经电生理检查方法，在给予一定刺激后记录的电活动。常用检查方法有视觉诱发电位（visual evoked potential，VEP），脑干听觉诱发电位（brainstem auditory evoked potential，BAEP）及体感诱发电位。在早产儿，以前两者应用较多。

（1）视觉诱发电位：VEP主波的潜伏期变化反映了视觉系统的发育过程。VEP波的潜伏期、振幅与孕周呈负相关。在妊娠24周可记录到N300呈现一个大的负波，妊娠31周N300潜伏期较前缩短，并可记录到一个明显的长潜伏期正相P100波，孕35周后VEP波稳定出现。

（2）脑干听觉诱发电位：检测从耳蜗神经核经脑干直至听觉皮层不同部位神经元的电活动。胎龄越小，潜伏期和波间期越长，波幅越不规则，而且听阈越高。

3. 近红外光谱技术对早产儿脑功能的评价　氧在维持脑的正常生理活动中具有重要作用，脑的耗氧量占整个机体的20%。一定程度的缺氧就可造成神经元不可逆的损伤。体内氧的监测是新生儿重症监护病房（NICU）不可缺少内容。近红外光谱技术是通过光学原理的方法测得组织中氧合血红蛋白（HbO₂）、脱氧血红蛋白（Hb）和总血红蛋白 tHb）的变化，计算出组织局部血氧饱和度（rSO₂），达到实时反映脑组织氧状况，并获得脑血流量、脑血容量信息。给予刺激后，不同胎龄早产儿Hb、HbO₂变化的幅度不同，即脑反应性不同。胎龄越小，Hb、HbO₂变化的幅度越小，脑反应性越差，34周以后的早产儿脑的反应性逐渐达到足月儿水平。

（罗　蓉）

参考文献

1. 张巍, 童笑梅, 王丹华. 早产儿医学. 北京: 人民卫生出版社, 2008.
2. 曾蔚越. 早产与早产儿. 北京: 人民军医出版社, 2006.

第三节　早产儿颅内出血

早产儿颅内出血是早产儿常见颅内病变,主要类型为脑室周围-脑室内出血(periventricular intraventricular hemorrhage,PVH-IVH),是导致早产儿死亡和伤残的重要原因之一。PVH-IVH多发生于<32周早产儿,发生率与胎龄和出生体重密切相关,胎龄越小、出生体重越低发生率越高。Antoniuk等报告胎龄<32周或/和出生体重低于1 500g的早产儿PVH-IVH的发生率为20%~40%,主要发生于生后第1周(65%),其中70%为Ⅰ级。国内上海第二医科大学及上海市儿科研究所对10年住院早产儿的回顾性调查指出,早产儿颅内出血的发生率为56%,其中重度出血的发生率为16%。随着围产医学技术的进步,早产儿PVH-IVH发生率也呈下降趋势,但超低出生体重儿颅内出血的发生率仍较高。

【病因与发病机制】

早产和呼吸窘迫是早产儿PVH-IVH两个最主要的高危因素,主要同早产儿存在胚胎生发层基质有关。生发基质(germinal matrix,GM)是一种由原始神经元和胶质细胞组成的神经组织,血管形态学研究发现其富含未成熟、脆性极大的幼稚毛细血管,是GM易于发生出血的重要原因。生发基质位于侧脑室底的室管膜下,其最突出的部分位于尾状核头部,从侧脑室前角延续至颞角,第三和第四脑室顶部也存在。室管膜下生发基质在胎龄24~32周时最显著,以后逐渐萎缩,至足月时仅在尾状核丘脑沟处存在少量生发组织。生发基质易于出血的原因和机制除前述原因外,尚有:①该处毛细血管壁内皮细胞富含线粒体,代谢旺盛,耗氧量大,对缺氧极为敏感,易引起血管壁破裂。②脑静脉压增高:分娩过程中宫缩和产道对胎头的挤压、机械通气和气胸时中心静脉压与胸内压升高,加之该处小静脉系统迂曲走行(呈"U"型),血流缓慢,易发生栓塞等,均可导致该处毛细血管内压力升高而导致管壁破裂出血。胚胎生发层是主要集中于侧脑室近尾状核头部和丘脑交界处的原始细胞区域,相当于室间孔水平的室管膜下,通常在胎龄26~32周时最明显,至足月时基本消失。其毛细血管丰富,直径大,管壁薄,结构疏松,对脑血流的

波动(增加或减少)、脑静脉压的增高、缺氧、高碳酸血症以及酸中毒均极为敏感。当血压不稳定,脑血流突然增加,脑静脉压增高,以及脑血流降低等情况下,均易引起该基质破裂。约有20%的出血仅在室管膜下胚胎生发层基质(Ⅰ级),大多数出血将穿过室管膜进入脑室腔引起Ⅱ级脑室内出血。脑室内出血可随着脑脊液通路进入蛛网膜下腔,常引起脑脊液的循环通路阻塞,导致出血后脑积水,其发生率在重度脑室内出血患儿中可达一半以上,通过影像检查可观察到脑室呈进行性扩张。室管膜下胚胎生发层基质的出血还可阻塞终末静脉,造成引流脑白质的髓静脉出血性梗死,发生率为15%~25%。脑实质梗死区其后常形成孔洞脑,预后较差。

【临床表现】

早产儿PVH-IVH临床表现多不典型,往往与出血部位、出血程度有关。主要表现为中枢神经系统的抑制症状,大部分早产儿在生后3天内起病,症状轻重不一。最常见症状为Moro反射消失,肌张力低下,淡漠及阵发性呼吸节律不整及呼吸暂停。晚期出现惊厥及昏迷。面色苍白、前囟膨隆、双眼凝视、瞳孔不等或散大固定、光反射消失。严重者可急剧恶化,在数分钟或数小时内进入昏迷、抽搐。出血量多者有贫血、血压不升。少量出血可无症状,预后较好,大量出血则神经系统症状进展快,在数分钟到数小时内意识状态从迟钝转为昏迷、瞳孔固定、对光反应消失、惊厥及去大脑强直状态和血压下降;心动过缓、呼吸停止死亡。部分患儿在病程中有好转间隙,有的患儿病情不再加重,有的经过稳定期后,出现新的症状,大量出血的早产儿存活后常留有脑积水和其他神经系统后遗症。

【影像检查】

由于25%~50%的早产儿PVH-IVH在临床上往往缺乏明显或特异的神经系统症状和体征,极易被忽视,其早期诊断有赖于B超、CT等影像学检查。

1. 床旁B超　虽然B超、CT和MRI检查均可很好诊断早产儿PVH-IVH,但由于早产儿PVH-IVH病因

复杂,尤其全身血压的迅速变动,常可引起脑血液动力学的突然改变和脑血流自动调节功能的受损,导致出血的发生。因而早产儿在生后早期应尽量避免搬运,一般不宜进行 CT 和 MRI 检查,应选择床旁头颅 B 超检查。床旁 B 超是诊断早产儿 PVH-IVH 的首选方法。床旁连续头颅超声可对早产儿 IVH 的开始时间、出血部位及严重程度提供可靠的信息,而且价廉、方便,无须搬动患儿,又无放射线损伤。对发生早产儿 PVH-IVH 的高危人群,应常规在生后 3 天、1 周及相应时间段进行头颅超声筛查。经床旁 B 超可将 IVH 分为 4 级。Ⅰ级:出血限于室管膜下,不伴脑室内出血。Ⅱ级:不伴脑室扩张。Ⅲ级:PVH-IVH(>50% 脑室区域)伴脑室扩大。Ⅳ级:脑室内出血合并脑实质出血或脑室周围出血性梗死。

2. **头颅 CT**　CT 是证实早产儿 PVH-IVH 的部位和程度的有效手段,对早产儿脑实质的损害,CT 的诊断价值优于超声。但 CT 目前尚不能床旁进行,并有使患儿暴露于放射线的危险。

【诊断】

1. **病史**　孕周小于 32 周,体重不足 1 500g,易发生早产儿 PVH-IVH,多发生于生后 3 日以内。

2. **临床表现**　常无特异性,如出现 Moro 反射消失,肌张力低下,淡漠及阵发性呼吸节律不整及呼吸暂停等表现,应予重视。

3. **影像学检查**　如床旁头颅 B 超、头颅 CT 是主要诊断手段。根据头颅 B 超或 CT 检查结果可的了解病变类型、部位及程度,并做出分级诊断和对预后作出评估。

【治疗】

早产儿 PVH-IVH 没有特异性治疗手段,主要是支持疗法,包括:

1. 维持脑的灌流,大量出血时,由于动脉压降低和颅内压增高,脑灌流减少,因此必须维持血压正常,同时也应避免血压和脑血流的过度波动。

2. **控制惊厥**　原则上选择一种药物,剂量要足,或两种药物交替使用。用药期间需监测药物血浓度。

(1)苯巴比妥:控制新生儿惊厥首选。首次给以负荷量 15~20mg/kg,肌内注射或静脉缓慢注射。如惊厥仍未控制,可每隔 10~15 分钟再给 5mg/kg,直到惊厥停止,总量可达 30mg/kg。惊厥控制后,12~24 小时开始给予维持量,按每天 5mg/kg,分两次静脉或肌内注射,

每 12 小时 1 次。

(2)地西泮(安定):为治疗新生儿惊厥持续状态的首选药物,剂量为每次 0.03~0.05mg/kg,缓慢静脉注射。此药半衰期为 15min,可于 15~20 分钟后重复使用。

3. 支持疗法,维持正常的通气、循环、体温和代谢。因脑水肿致颅内高压时,控制液体量每天 60~80ml/kg,并根据电解质、血浆渗透压及尿量、体重变化进行调整。

4. 床旁 B 超随访,监测脑室变化,必要时行头颅 CT 检查。

【并发症治疗】

早产儿 PVH-IVH 后常并发脑积水。其中急性脑积水主要与血凝块梗阻脑脊液循环通路的狭窄部位有关,而亚急性或慢性脑积水则主要由室管膜和 / 或蛛网膜的炎性改变继发神经胶质增生,导致脑脊液的吸收障碍所致。临床早产儿 PVH-IVH 后脑积水多为交通性脑积水,常在出血后 2~3 周发生。文献报道,Ⅲ级以上 PVH-IVH 脑积水的发生率可达 70%~80%,此时应密切监测头围及脑室增大情况。

连续腰椎穿刺方法防治早产儿 PVH-IVH 后脑积水始于 20 世纪 80 年代初,主要是去除过多的脑脊液和积血,防止脑脊液循环通道阻塞,并减少因室内压增高所致脑室周围缺血性损伤。迄今为止,循证医学证据指出该方法疗效不确切且易造成感染等并发症,不能改善远期预后,故不建议临床推广。当脑室呈进行性扩张、神经系统症状逐渐加重、头围明显增大时,需外科处理。外科的传统治疗方法为脑室外引流术或脑室 - 腹腔分流术,前者可暂缓脑积水进展,为接受其他外科治疗创造条件。虽然分流术易出现分流管堵塞、颅内及腹腔感染等并发症,但目前尚无更好、更简便的外科方法可供临床选择。

【预后】

早产儿 PVH-IVH 的预后与其原因、出血量、部位、类型、脑损害程度及其他围产期因素而异。Ⅰ - Ⅱ级 PVH-IVH 患儿的远期预后良好,其神经发育后遗症(如脑瘫、智力低下等)的发生率与超声检测正常的早产儿相近;Ⅲ级 IVH 不伴脑白质损害者,病死率低于 10%,成活患儿认知或运动障碍的发生率为 35%~50%,Ⅳ级 IVH 伴有 PVHI 和 / 或 PVL 者,发生脑瘫和认知障碍等严重神经系统后遗症的发生率可能高达 75%。

(陈大鹏)

参考文献

1. INAGAKI T, KAWAGUCHI T, et al. Management of intraventricular hemorrhage in preterm infants with low birth weight. Acta Neurochir Suppl. 2012, 113: 173-175.

2. KLEBERMASS-SCHREHOF K, CZABA C, et al. Impact of low-grade intraventricular hemorrhage on long-term neurodevelopmental outcome in preterm infants. Childs Nerv Syst. 2012, 23.

3. SVEINSDOTTIR S, CINTHIO M, LEY D. High-frequency ultrasound in the evaluation of cerebral intraventricularhaemorrhage in preterm rabbit pups. Ultrasound Med Biol. 2012, 38 (3): 423-431.

4. O'SHEA TM, ALLRED EN, et al. Intraventricular hemorrhage and developmental outcomes at 24 months of age in extremely preterm infants. J Child Neurol. 2012, 27 (1): 22-29.

第四节　早产儿脑白质损伤

【流行病学】

无论是在发展中国家,还是发达国家,早产儿的救治始终是 NICU 的主体。随着 NICU 救治技术的不断发展,以及影像诊断技术的进步,特别是 MRI 技术的广泛应用,在过去的 30 余年早产儿神经病学的研究发生了巨大变化。在早产儿阶段,由于神经系统发育特点决定了白质损伤的易损伤性,目前还没有详尽资料阐述脑白质损伤的发病率,但是严重的脑白质损伤(囊性脑室周围白质软化)在逐年降低。既往的研究多集中在极低出生体重儿,这些存活者中发生痉挛性脑瘫的比率为 5%~10%,而认知障碍、注意力缺陷和社交障碍的发生率高达 25%~50%。实际上,任何胎龄的早产儿都易发生白质损伤,甚至足月儿也是这样。尽管我们对早产儿脑白质损伤的认识已有一百多年的历史,在临床治疗方面我们仍无完整的对策。

众所周知,感染 / 炎症反应、缺氧缺血是导致早产儿的脑损伤的基本原因。临床上早产儿表现的脑损伤类型常见有出血性损伤:生发基质脑室内出血、脑室内出血伴脑室旁出血性梗死、蛛网膜下腔出血、小脑出血以及其他类型的脑出血;非出血性损伤类型常见有脑白质损伤(有时常诊断为脑室周围白质软化,periventricular leukomalacia,PVL)、脑梗死及其他类型的脑实质损伤。由于早产本身就是多因素作用的结果,所以与其相伴随的器官损伤也是多因素所致,脑白质损伤也常合并出血性损伤,有时甚至是某些白质损伤的一种病理表现。

早产儿脑白质损伤认识发展的历史实际上是早产儿脑发育与损伤神经病理研究的发展史,也是脑损伤临床影像学诊断发展史。19 世纪末,Parrot、Little、Virchow 等学者就在研究中发现发育中的脑白质的易损性,Parrot 曾描述脑室周围白质内径 5~6mm 的黄色或变白的扁平的损伤区域,而灰质没有损伤。1962 年,Banker 和 Larroche 系统的标志性的病理学研究,报道临床与病理特征的相关性,提出脑室周围白质软化(PVL)临床病理诊断,认为其是许多早产儿发生发育迟滞和痉挛性瘫痪的基础。

20 世纪 70~80 年代,Gilles 等在分析了 200 例胎儿和新生儿脑病理所见后提出"围产期端脑白质脑病"(perinatal telencephalopathy,PTL)或"获得性白质脑病"概念及其四点病理特征,并由此推断急性的胶质细胞损伤包括将来发育成少突胶质细胞的胶质细胞,由于损伤它可能被破坏或者发生转化,胶质细胞增生实际是能够转化为产生胶质纤维细胞的多潜能胶质细胞,而不是产生髓鞘的胶质细胞。Gilles 研究提示应用大样本临床流行病学研究 PTL 共同的危险因素或不同 PTL 的特征;内毒素在白质损伤潜在的作用;人类病理学研究提出的假设在动物模型中得到证实(内毒素导致白质损伤)。

PVL 有两种基本病理改变:脑室周围白质局灶型坏死和白质区域的弥漫性胶质细胞增生。20 世纪末和 21 世纪初,由于免疫组织化学和分子病理学发展,Volpe 团队研究证实白质损伤的主要靶细胞为前体少突胶质细胞(pre-oligodendrocyte,Pre-OL):急性期白质损伤 Pre-OLs 数量减少,而亚急性期和慢性期表现明显增加,但是不能形成髓鞘;同时发现白质损伤时有轴突明显损伤的表现,板下神经元也具有选择易损性。早产儿的白质损伤与脑组织神经元和胶质细胞发育特征密切相关。无论是病理学还是临床影像学研究都证实:

16 章

脑白质损伤并非单纯的白质受累,深部灰质和皮层、轴突同样受累,是多种损伤的复合体,同时其结局也是多种损伤后发育的共同体现。从这个意义上说,称早产儿脑白损伤为早产儿脑病(encephalopathy of prematurity,EP)更合适。本节仍以白质损伤为核心来阐述早产儿非出血性脑损伤,因为新生儿期临床诊断发现还是以白质损伤为主。

【神经病理】

早产儿脑损伤有多种病理改变,然而白质损伤即PVL仍为最主要的病理改变,尽管轴突和神经元异常常伴随PVL。PVL病理包括两种基本的病理构成:局灶型坏死(病变区所有细胞成分丧失)和弥漫性细胞特异性损伤,受累的细胞为分化早期的少突胶质细胞(即髓鞘化前的少突胶质细胞)伴有广泛的星形胶质细胞和小胶质细胞增生。当较大的局灶性坏死易发生囊性变(液化坏死),常称作囊性脑室周围白质软化(cystic PVL),通常经超声发现;若局灶型坏死很小仅1~2mm或更小,它们已形成胶质瘢痕而不易发生囊性变,称作非囊性脑室周围白质软化(noncystic PVL)。Noncystic PVL通常能够经MRI发现,但是目前我们还没有确定MRI改变与病理变化的一一对应关系。因为实时脑损伤MRI所见的信号变化代表的病理变化可能是多种多样的,病理改变有时通常都是慢性期变化;弥漫性胶质细胞增生也很难在目前临床应用的MRI得到客观的证实。Cystic PVL已明显减少,通常在存活的极低出生体重儿中的发生率不到5%,而noncystic PVL占据白质损伤的90%,在极低出生体重儿中约为50%。无论是cystic PVL还是noncystic PVL,髓鞘化前的少突胶质细胞弥漫性损伤都将导致髓鞘生成障碍,最终导致脑髓鞘发育不良。

早在20世纪90年代中期Takashima S应用免疫组化的方法发现PVL时β-淀粉样蛋白表达异常,Haynes RL等研究发现大于1/2急性或亚急性PVL弥漫性损伤部分Fractin表达增强(一种凋亡标志物)证明存在广泛的轴突变性(溃变);而没有PVL的病例无轴突变性的表现。此外,Kinney等发现PVL白质上方皮层第五层的锥体细胞(神经元)密度降低40%,这些神经元主要与下行性皮质脊髓束的形成有关,它们的减少可能是逆神经变性的结果。实际上深部灰质结构在PVL时也有损伤表现,如丘脑,特别是背内侧和网状核;皮层下的板下神经元在PVL时数量明显下降。可见,PVL本身虽是白质的主要病理表现,但是发生白质损伤时并非单一的局限在白质,从这个意义上讲EP更能反映早产儿脑损伤的全貌。

此外,临床病理研究发现约有1/4的PVL合并有出血性损伤,特别是生发基质脑室内出血。这说明有时脑损伤经历了不同的病理生理过程,或者PVL与颅内出血有相同的因素作用获得,如感染或炎症反应。

【发病机制】

1. 脑缺血 脑白质损伤的部位常位于脑室周围的深部白质,特别是视放射、听放射、半卵圆中心和侧脑室前角周围白质。深部白质的血流供应在早产儿为有限的长穿支动脉,这些区域往往是动脉的终末区;皮层下白质常为短穿支动脉,它们之间缺少侧支吻合。胎龄越小,脑室周围白质的静脉系统比动脉系统发育越完善,即胎龄越小越容易发生生发基质脑室内出血和白质损伤。实际上,在整个新生儿期,白质区域的血管密度和面积都是很低的,而且增加有限(图16-1、图16-2)。因此,一般白质区的血流明显低于灰质区血流。当脑血流下降时,深部的白质最易遭受缺血性的损伤。

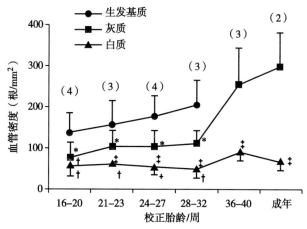

图 16-1 血管发育的胶原蛋白-6 研究

动脉系统明显落后于静脉系统。

早产儿脑血流自身调节发育不完善,表现为压力被动脑血流状态,特别严重疾病状态如休克、PDA、酸中毒、反复呼吸暂停和低碳酸血症的情况下尤其如此,即脑灌注随血压变化而变化。然而,有研究表明同样程度缺血的白质损伤仍有明显的不同,原因在于该区域发育中的少突胶质细胞的分化程度不同。前体少突胶质细胞越多,越易发生损伤,即细胞发育的异质性决定了细胞易损性。

实际上,不仅仅是早产儿,足月的新生儿在体外循环或深低温下实施心脏手术后发生脑白质损伤的风险

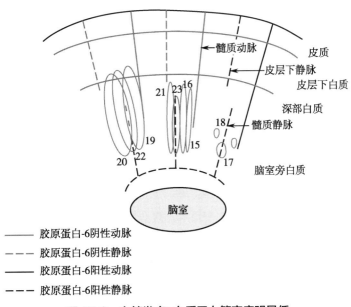

图 16-2　血管发育：白质区血管密度明显低

也非常高。从另一个侧面反映白质缺血是导致损伤的基本病理基础。

2. 分化中少突胶质细胞的内在易损性

（1）少突胶质细胞系发育经历四个阶段：少突胶质细胞祖细胞（OL progenitor）→前体少突胶质细胞（pre-oligodendrocyte，Pre-OL）→未成熟少突胶质细胞（Immature OL）→成熟少突胶质细胞（Mature OL）。前三个阶段均不具有完整的产生髓鞘的能力。四阶段细胞标志物分别是：A2B5、O4、O1 和 MBP。整个新生儿期 Pre-OL 都占主导地位，胎龄 28 周前占少突胶质细胞总数的 90%，近足月时降至 50%。因此，白质损伤的主要靶细胞——少突胶质细胞主要是 Pre-OL。由于 Pre-OL 的发育特征决定了白质损伤表现为成熟依赖性，具体机制表现如下：

1）对自由基损伤的易损性：PVL 时，无论是 ROS 还是 RNS 都异常增加，它们可以来自 Pre-OL、小胶质细胞和星形胶质细胞；Pre-OL 抗氧化系统各种酶（MnSOD、Cu-ZnSOD 和 Catalase）直到足月也未达到成人水平；Pre-OL 易捕获 Fe^{2+} 而易受自由基攻击。

2）对兴奋性毒性（兴奋性氨基酸）易损性：Pre-OL 高表达主要在谷氨酸盐载体；在 AMPA 受体单位表达特征性表现为 GluR1 高表达，而 GluR2 缺陷，这样极易发生钙内流，这种受体表达特征在新生儿期一直处于高水平状态；此外，Pre-OL 同样高表达 NMDA 受体，其同样与钙离子内流有关；兴奋毒性导致细胞损伤过程中可能产生 ROS/RNS，有实验研究应用 AMPA 受体阻滞剂盐酸妥吡酯能够显著减少实验性白质损伤。

3）细胞因子：细胞因子在 PreOLs 死亡机制中发挥重要作用。缺血再灌注过程中伴有大量小胶质细胞活化，炎性细胞迁移和大量细胞因子分泌。同时细胞因子增加和炎症细胞反应也是感染的重要特征。研究证明，TNF-α、IL-1、IL-6 和干扰素 -γ 都能作用于 PreOLs 使其发生凋亡或坏死。临床研究证明，脑白质损伤患儿气血中细胞因子 TNF-α、IL-1β 和 CD45RO 明显高于没有白质损伤组，炎症免疫反应机制是导致白质损伤发生的重要原因。生后 72 小时内循环中前炎因子增加伴有动脉血压的降低与脑损伤密切相关；无论是实验研究还是母亲胎儿的感染或炎症反应的临床研究都证明，细胞因子参与了脑白质损伤的发生。除了直接作用于 PreOLs，细胞因子可能通过增加血 - 脑屏障的通透性、损伤血管内皮和降低脑血流等途径导致白质损伤。

（2）小胶质细胞的活化：体外研究表明，脂多糖（LPS）诱导的少突胶质细胞的损伤，在没有小胶质细胞的存在下是不能发生的。敲除小胶质细胞表面的 LPS 结合受体，少突胶质细胞的存活率没有明显下降。可见，小胶质细胞在炎症反应诱导少突胶质细胞损伤中是一个重要的中心环节。早产儿时期脑室周围白质的小胶质细胞数量不断增加，在此时期处于高分阶段，为 PVL 使小胶质细胞的活化和增生提供了基础。外源性配体或内源性的配体可以分别通过病原相关分子模式（pathogen-associated molecular patterns）和危险相关的分子模式（danger-associates molecular patterns）作用于 TLRs 受体（toll-like receptors）发生活化，产生大量的 ROS、RNS；同时也会释放大量的细胞因子如 TNF-α、IL-1 和干扰素 -γ 等作用于 PreOLs 而使其发生分化成熟障碍。此外，小胶质细胞活化影响谷氨酸盐的转运，

16 章

进而增强兴奋性氨基酸的毒性作用。

综上所述,导致 PreOLs 损伤的基本病因是缺氧/缺血和感染/炎症反应。它们可以通过内源和外源方式(DAMPs、PAMPs)作用于小胶质细胞表面不同的 TLRs,使其活化产生细胞因子、ROS/RNS 和兴奋性氨基酸转运异常而导致谷氨酸盐增加,进而攻击 PreOLs。当然,最近的研究表明,亚急性和慢性期脑白质损伤并没有少突胶质细胞数量的减少,而有大量的祖细胞和前体细胞的增殖,但它们分化和成熟能力丧失,不能产生髓鞘。这可能是白质损伤后不能修复的重要原因。目前尚不十分清楚,丧失分化能力的具体原因。实际上,感染/炎症反应与缺氧缺血也是相互存在和相互作用的,缺氧缺血状态下更易发生感染/炎症反应致脑损伤。

【诊断】

1. 脑白质损伤的危险因素 实际临床上所有的危险因素的核心都是缺氧缺血和感染/炎症反应。产前感染:绒毛膜羊膜炎、胎膜早破、胎盘早剥或其他原因导致的失血,各种原因导致的产时严重窒息、严重的胎儿代谢性酸中毒、低碳酸血症、症状性的 PDA、生后感染/败血症、反复呼吸暂停、心动过缓和休克/低血压等都与脑白质损伤密切相关。

有研究表明,产道分娩、产时需要高级心肺复苏(major CRP)、感染是白质损伤的独立危险因素;临床上脑白质损伤往往是特异明确的临床表现,但是严重的脑损伤时除了有明确的危险因素外,生后早期可能表现有反复呼吸暂停、惊厥和电解质紊乱,特别是低钙血症和低钠血症。而一般轻中度白质损伤常临床表现不明显。尽管一些生物标志物特别是细胞因子被证明与白质损伤密切相关,但是还不能用其作为临床诊断筛查指标。因此,脑白质损伤的诊断主要依据危险因素和影像学检查进行筛查而获得。

2. 脑白质损伤超声学诊断 超声学检查是早产儿脑损伤筛查和诊断的重要方法。对生发基质脑室内出血、脑积水、脑梗死和部分发育性脑疾病有较好的特异性。对脑白质损伤的诊断,敏感性较高,但特异性较低,但对较大 Cystic PVL 具有较好的检出率。通常超声诊断脑白质损伤的标准如下:

PVL 的超声分级

Grade Ⅰ暂时性脑室周围强回声(PVE)(>7 天);

Grade ⅡPVE 进展成局灶性囊性损伤(额叶-顶叶);

Grade ⅢPVE 进展成广泛脑室周围囊性损伤;

Grade Ⅳ强回声进展成脑室周围和皮层下广泛的囊性损伤。

超声学检查评价应动态进行,生后第一周完成首次检查,以后每周都应该至少检查一次,直至 36~40 周。

动脉缺血性的白质损伤往往病灶是对称性的,它不同于脑室周围出血性梗死,后者往往是静脉性的出血性梗死,造成白质的损伤往往是单侧的,紧邻侧脑室。

3. 脑白质损伤的 MRI 诊断 MRI 越来越多地用于新生儿脑损伤、脑发育、脑功能和脑代谢诊断评价。目前,早期常规应用 MRI 诊断脑白质损伤尚没有统一的规范,脑白质损伤的 MRI 分类和程度分级也没有统一的标准。但是,由于 MRI 不同于 CT,没有电离辐射,在脑发育、功能和代谢诊断评价方面无可替代。临床上 MRI 应用于早产儿的诊断评价已成为一个发展趋势。不过,由于 MRI 检查常常需要较长时间、需要镇静,同时在梯度转换时产生较大的噪声,因此需要很好的护耳;对危重的早产儿需要在磁场中能够配备兼容的监护急救设备。目前可以参考的早产儿脑白质损伤的 MRI 诊断标准如下:

(1)Miller SP 等方法(矢状面 T_1WI,见图 16-3):

1)轻度:局灶型点状高信号,病灶 ≤3 处,或病灶 ≤2mm。

2)中度:多灶点状或片状高信号,病灶>3 处,或病灶>2mm。

3)重度:病灶范围 ≥ 每侧大脑半球脑室周围白质 5%。

(2)有些国家早产儿 MRI 检查指征选择是超声检查异常者或胎龄 <28 周;检查 MRI 时间在校正胎龄 40 周(term-equivalent age,TEA)。通常应用的评价方法如表 16-2:

表 16-2 早产儿脑白质损伤严重程度评分

严重程度	1分	2分	3分
白质(损伤与信号改变)	正常	局灶性,<2/每个半球	多灶性>2/每个伴球
白质容积	正常	轻中度减少,脑室周围	明显减少,广泛,脑外间隙大
囊性异常	正常	局灶性,<2mm	多灶性,或 ≥2mm
脑室扩张	正常	中度	更广泛全脑室扩张
胼胝体改变	正常	局部变薄	整体变薄
总分	5~6(正常)	7~9,10~12(轻度/中度)	13~15(重度)

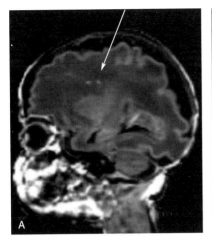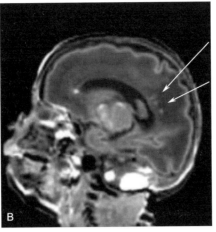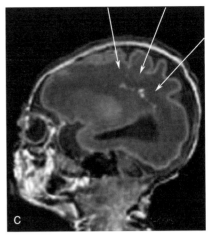

图 16-3 Miller SP 脑白质损伤分度(A,B,C)
A. 轻度;B. 中度;C. 重度。

(3)中国医科大学附属盛京医院常用的方法是结合常规 T₁WI/T₂WI 和 DWI 的方法，首次检查时间最好在生后 2 周内完成，动态随访可以在校正胎龄 40 周或第一次检查完成后 2 周左右。诊断分类方法如下(图 16-4)。

1)轻度:局灶性，侧脑室前后角、半卵圆中心白质有单个或多个(≤3 处)局灶性损伤，且病灶 ≤2mm。

2)中度:广泛性，多处深层脑白质受累而不伴有皮层下白质受累，病灶>3 处，或>2mm，常伴有胼胝体受累。

3)重度:弥漫性，脑室旁深部白质和皮层下白质均有受累。

早期 T₁WI 损伤常表现为高信号，弥漫性严重损伤时刻能弥漫性低信号或一致性脑水肿样改变;DWI 表现为高信号，且越是严重的损伤 DWI 改变越明显，早期优于 T₁WI;T₂WI 早期表现为低信号或等信号。多数情况下，T₁WI 高信号和 T₂WI 低信号并非出血性损伤，而是胶质细胞增生的表现，同时可能由于细胞坏死，巨噬细胞吞噬了坏死组织而含有脂类成分。一部分可能是出血所致，应该进一步做磁敏感成像加以鉴别。

终末期的脑白质损伤 MRI 表现:脑室周围白质容积减少、脑室不规则扩张(方形化)、髓鞘发育落后和胼胝体明显变薄;严重的脑白质损伤常伴有皮层发育落后(脑沟增深，颅外间隙增宽)，基底节、丘脑和小脑体积减小。实际上严重的早产儿缺氧缺血性脑损伤不仅累及白质，也同时累及基底节和丘脑。只不过是白质在早产儿更易发生损伤，具有选择易损性;当重度的缺氧缺血时也可以表现深部灰质和皮层受累，体现出损伤等级性(图 16-5)。

4)分散过度高信号(diffusive extensive high signal intensity,DEHSI):晚近人们发现有些早产儿在校正胎龄 40 周时或以后很长一段时间 MRI-T₂WI 白质表现过度的信号增高。Counsell SJ 报道，DEHSI 早产儿的过度高信号白质部分的水分子的表观扩散系数与有显著脑白质损伤早产儿的差异不显著，随访其预后也有发育异常的表现。认为其是一种弥漫性的白质损伤表现。然而，近两年大样本的生后 18~22 个月随访研究表明，尽管不同的程度的 DESHI，他们的 MRI-DTI 表现出不同白质发育差异，但是临床随访并没有发现发育方面的区别。DEHSI 可能是白质发育异常的表现，这种异常是暂时的还是持续存在的，产生的原因是来源于不同程度的白质损伤，还是由于遗传代谢因素导致的，这些可能与预后有密切关系，而不是单纯的一次的 DEHSI。因此，在没有其他表现时，单纯的一次 MRI 的 DESHI 不能诊断为弥漫性的脑白质损伤。

4. EEG 和 aEEG 既往的研究，Rolandic 区阳性尖波(Rolandic positive sharp wave)对 PVL 诊断具有较高的特异性。aEEG 的诊断效力的研究尚少。

【预防与预后】

目前有限的治疗研究多局限在动物实验，虽然 NMDA 受体和 AMPA 受体的阻滞剂、Melatonin、IGF-1、雌激素、EPO、Minocycline(抑制小胶质细胞活化)及氧自由基的清除剂等在不同方面都表现出治疗意义，但是目前还没有真正的临床研究显示它们的应用前景。除了药物本身之外，脑白质损伤的早期诊断仍然是困扰着我们的最基本问题。因此，脑白质损伤的临床治疗仍然还有很长的路要走。

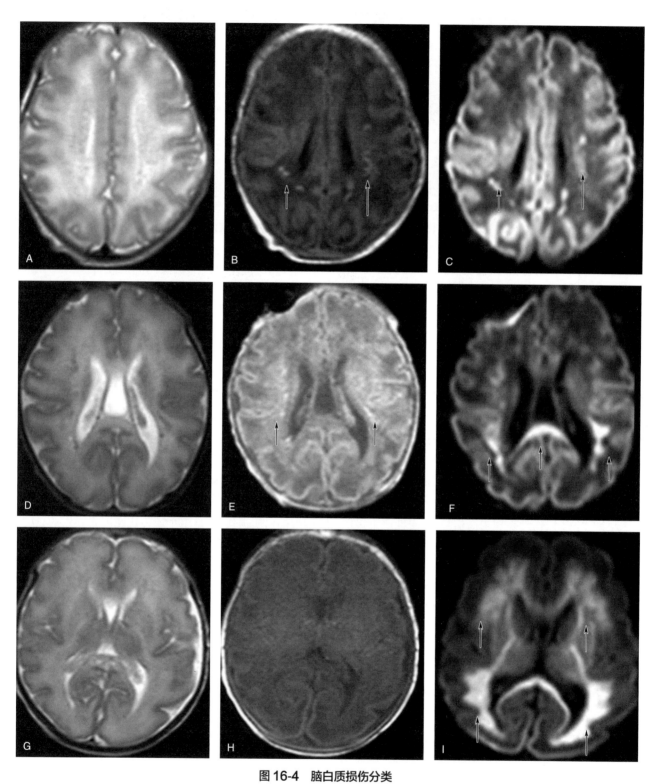

图 16-4 脑白质损伤分类

A、B、C 分别为局灶性脑白质损伤 T_2WI、T_1WI、DWI 成像；D、E、F 分别为广泛性脑白质损伤 T_2WI、T_1WI、DWI 成像；

G、H、I 分别为弥漫性脑白质损伤 T_2WI、T_1WI、DWI 成像。

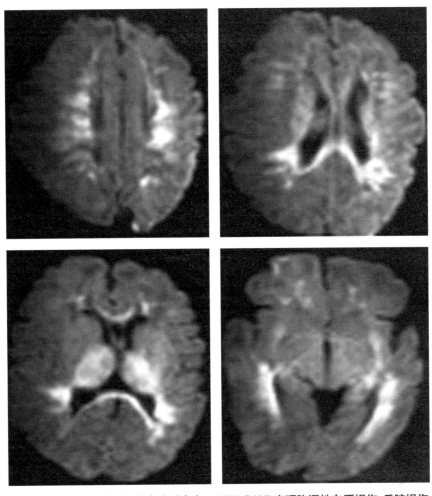

图 16-5　36 周早产儿，重度产时窒息。MRI-DWI 表现弥漫性白质损伤，丘脑损伤

　　由于早产儿脑白质损伤病因的多样性、严重的囊性 PVL 越来越少见，而微小点状损伤更多见，我们很难有更针对的预防策略。但是，对围产期感染的防治以及维持胎儿和早产儿的稳定的脑血流动力学如防治低血压、高碳酸血症等是我们最基本的防治白质损伤的基本原则。

　　随着我们对早产儿脑白质损伤研究的不断深入及 NICU 救治技术的进步，损伤后的神经精神发育的问题也发生了巨大变化。这些变化主要源自以下的原因：① cystic PVL 越来越少，而微小型和弥漫性白质损伤与病变越来越常见；② 虽然白质损伤是脑组织结构改变的主体，但是在不同的发育时期、不同程度的损害因素作用、不同的致病原因，白质损伤的同时常常有轴突损伤、神经元损伤，特别是丘脑基底节、小脑、脑干及板下神经元损伤，最终可导致皮层发育障碍和感觉神经发育异常。因此，早产儿脑白质损伤的预后问题是损伤后脑发育的整体问题。既往的痉挛性双下肢瘫痪（脑瘫）仅占很小一部分比例，而认知功能障碍、注意力缺陷和社会交际障碍成为预后的主要问题。当然，白质损伤越重，脑瘫发生率越高，同时其他方面的问题也就越多。此外，我们应注意听觉和视觉障碍或发育异常也是早产儿脑白质损伤随访和预后评价中的重要内容。

（毛 健）

16 章

参考文献

1. SYNNES AR, ANSON S, ARKESTEIJIN A, et al. School entry age outcome for infants with birth weight <800 grams. J Pediatr, 2010, 157 (6): 989-994. e1.

2. VOLPE JJ. Brain injury in premature infants: a complex amalgam of destructive and developmental disturbances. Lancet Neurology, 2009, 8 (1): 110-124.

3. BANKER B, LARROCHE J. Periventricular leukomalacia of infancy. A form of neonatal anoxic encephalopathy. Arch Neurol, 1962, 7 (5): 386-410.

4. KINNEY HC, VOLPE JJ. Encephalopathy of Prematurity: Neuropathology. Volpe's Neurology of the Newborn Six Edition. ELSEVIER, 2018: 389-404.

5. PIERSON CR, FORLKERTH RD, BILLIARDS SS, et al. Gray matter injury associated with periventricular leukomalacia in the premature infant. Acta Neuropathol, 2007, 114 (6): 619-631.

6. HAYNES RL, BILLIARD SS, BORENSTEIN NS, et al. Diffuse axonal injury in periventricular leukomalacia as determined by apoptotic marker fractin. Pediatr Res, 2008, 63 (6): 656-661.

7. BACK SA. White matter injury in the preterm infant: pathology and mechanism. Acta Pathol, 2107, 134 (3):331-349.

8. BUSER JR, MARIE J, RIDDLE A, et al. Arrested preoligodendrocyte maturation contribition to myelination failure in premature infants. Ann Neurol, 2012, 71 (1): 93-109.

9. MILLER SP, FERRIERO DM, LEONARD C, et al. Early brain injury in premature newborns detected with magnetic resonance imaging is associated with adverse early neurodevelopmental outcome. J Pediatr, 2005, 147 (5): 609-616.

10. WOODWARD LJ, ANDERSON PJ, AUSTIN NC, et al. Neonatal MRI to predict neurodevelopmental outcomes in preterm infants. N Engl J Med 2006, 335 (7): 685-694.

11. NIWA T, DE VRIES LS, BENDERS MJ, et al. Punctate white matter lesions in infants: new insights using susceptibility-weighted imaging. Neuroradiology, 2011, 53 (9): 669-679.

12. RAYBAUD C, AHMAD T, RASTEGAR N, et al. The premature brain: developmental lesional anatomy. Neuroradiology, 2013, 55 (Suppl2): S23-S40.

13. COUNSELL SJ, ALLSOP J, HARRISON M, et al. Diffusion-weighted imaging of the brain in preterm infants with focal and diffuse white matter abnormality. Pediatrics, 2003, 112 (1Pt1): 176-180.

14. DE BRUINE FT, VAN DEN BERG-HUYSMANS AA, LEIJSER LM, et al. Clinical implications of MR Imaging findings in the white matter in the very preterm infants: A 2-year follow-up study. Radiology, 2011, 261 (3): 899-906.

15. KIDOKORO H, ANDERSON PJ, DOYLE LW, et al. High signal intensity on T2-weighted MR Imaging at term-equivalent age in preterm infants does not predict 2-year neurodevelopmental outcomes. AJNR Am J Neuroradiol, 2011, 32 (11): 2005-2010.

第五节　先天性中枢神经系统发育畸形

中枢神经系统的发育过程大致分为神经管形成（neurulation）、前脑形成（prosencephalization）、组织发生等三期，要经历背面诱导发生，形成并关闭神经管，腹面诱导发生，神经元增殖和移行，神经细胞连接和选择等众多事件。中枢神经系统发育过程受到任何干扰均可能产生不同类型的神经系统先天畸形（表 16-3）。

表 16-3　常见中枢神经系统先天性发育畸形

发生畸形的时期	常见疾病
神经管形成期	神经管缺陷（neural tube defect）
	无脑（anencephaly）
	脑膨出（encephalocele）
	脊柱裂：囊肿性脊柱裂（spina bifida cystica）
	隐性脊柱裂（spina bifida occulta）
	脊髓空洞症（syringomyelia）
前脑形成期	前脑无裂畸形（holoprosencephaly）
	嗅脑不发育（olfactory aplasia）
	部分或完全性的前脑裂开
	两半球间联系的缺陷

续表

发生畸形的时期	常见疾病
组织发生期	脑皮质发育异常（disorders of cortical development）
	神经细胞增殖分化异常（disorders of proliferation and differentiation）
	头小畸形（microcephaly）
	头大畸形（megalencephaly）
	神经细胞迁移异常（disorders of migration）
	无脑回（lissencephaly），（又称无脑回-巨脑回 Agyria-pachygyria）
	组织移位（heterotopias）
	多小脑回（polymicrogyria, microgyria）
其他	脑积水（hydrocephalus）
	颅缝早闭（craniosynostosis）
	脑穿通畸形（porencephaly）
	颅裂（cranium bifida）
	先天性皮毛窦（congenital dermal sinus）
	神经皮肤综合征（neurocutaneous syndrome）

(一) 神经管畸形

神经管在排卵后 18~26 天闭合,如果其闭合异常则出现神经管缺陷(neural tube defect,NTD),包括无脑(anencephaly)、脑膨出(encephalocele)、脊柱裂(spina bifida)或隐性脊柱裂(spina bifida occulta)等畸形,其中无脑畸形在生后数小时或数天内即死亡。

神经管缺陷在众多神经系统畸形中最为常见,但在不同国家和人种中发生率相差巨大。我国 NTD 发生率1992 年为 18/1 万;英格兰和威尔士 1994 年为 8/1 万。

常见的神经管畸形如下。

1. **脑膨出(encephalocele)** 患儿的大脑皮质、脑膜以及外被皮肤经由颅骨缺损处伸出到颅腔外,最常见于枕骨中线,也可在额部、鼻咽部、颞部或顶部发现囊性包块,各国发病率不同,美国约 1/1 万活婴,英国为0.4/1 万活婴,女婴多于男婴。脑膨出包块的大小和内容物不同,可同时存在其他脑结构畸形,如大脑帘小脑幕缺损,小脑蚓部、被盖畸形及大脑半球异常等。脑膨出内容物中可无脑组织,合并多种畸形者预后不良。

2. **脊髓脊膜膨出(myelomeningocele)** 又称囊肿性脊柱裂(spina bifida cystica)。患儿的脊膜、脊髓和脑脊液等内容物通过脊柱裂膨出在脊柱部位的体表形成囊性包块。发病率在英美国家为(5~10)/1 万活婴。患儿在生后第 1 周多能存活,如能够急诊手术治疗,存活几率明显增加。

本病是神经轴及其中胚层被盖发育的联合畸形,常出现脊髓及脊柱的多发畸形。骨畸形包括部分或完全椎弓缺如、椎弓根外移,还可见脊柱侧裂或前凸。膨出的囊内多数包含有脊膜、脊髓和脑脊液(称为脊髓脊膜膨出),少数患儿(10%~20%)仅有脊膜而无脊髓(称为脊膜膨出)。脊膜膨出部位以下的脊髓大多有畸形,如脊髓积水、脊髓空洞症、脊髓纵裂等。脊髓脊膜膨出的患儿,常同时伴有不同程度的 Arnold Chiari 畸形,其主要异常包括小脑蚓部延长,其尾端疝入枕骨大孔(疝入部分可发生坏死),使得延髓及上颈髓受压,还导致脑干及第四脑室向下移位,可累及后组脑神经,伴发脑积水。另外还可合并多种畸形如导水管狭窄、大脑半球内异位等。

患儿容易出现各种运动障碍,如双下肢瘫痪(痉挛性、迟缓性或混合性)、痉挛性单瘫等,常伴有不同范围的感觉缺失,膀胱功能障碍,以及脑积水。生后应尽早进行 CT、颅部超声以及 MRI 检查以了解中枢及脊髓有无其他畸形,并定期随访。

脊髓脊膜膨出的胎儿约 25% 发生流产、死产,活产儿 15% 死于生后 1 周。如不手术治疗,半数在 1 岁内死亡,仅 1/4 可存活。早期死因多为并发脑膜炎,晚期则多死于脑积水,未接受治疗的幸存者均为单纯脊膜膨出而无脑积水者。

最好能在生后 24 小时内即进行手术,修复囊性膨出以及完成脑室 - 心房或脑室 - 腹腔分流手术(需要随年龄增长继续加以修正)。进一步还需要康复治疗,约1/3 患儿智力、运动及膀胱功能正常,1/4 患儿有运动障碍。如果患儿脊髓病变重、脑积水明显、脊柱严重畸形或其他系统严重畸形,则手术效果不佳。

3. **隐形脊柱裂(spina bifida occulta)** 由于中层的被盖部发育异常导致椎弓闭合产生微小缺陷形成骨性裂隙,病变处皮肤多正常,极少数患儿合并脊髓畸形。出生时多无症状,随着年龄增长可因脊髓受到束缚而渐渐产生步态和膀胱功能失调。脊柱 X 线摄片可明确骨缺损,可进一步行 MRI 检查以了解有无束缚征,还可以行下肢肌电图检查。部分患儿可伴发脊髓纵裂(diastematomyelia)、皮肤窦道(dermal sinus)及腰骶部脂肪瘤(lumbosacral lipoma)。要根据具体情况选择不同的手术方式,主要目的是关闭脊膜防止感染,以及解除脊髓压迫。

4. **脊髓空洞症(syringomyelia)** 脊髓出现管状空腔,常见于颈部,也可累及全脊髓。儿童期常无症状。常伴发 Arnold-Chiari 畸形,小脑扁桃体经枕骨大孔疝入颈椎管内形成的先天性畸形。临床分为两种类型,Ⅰ型:双侧小脑扁桃体疝入椎管,贴附于延髓可达颈髓表面,致延髓受压。Ⅱ型:第四脑室、脉络丛、小脑扁桃体一起疝入枕骨大孔,延髓受压更明显。常伴发脑积水和脊髓脊膜膨出和脊髓空洞症。

神经管缺陷的发生与孕母在怀孕前后叶酸缺乏相关,但机制仍不完全清楚。当前主张孕妇从受孕前至少1 个月至受孕后 3 个月,每天补充叶酸 400μg(0.4mg),高危孕妇还需增加剂量。

(二) 前脑形成期发育畸形

前脑形成期发育畸形包括前脑无裂畸形(holoprosencephaly)、嗅脑不发育(olfactory aplasia)、部分或完全性的前脑裂开,两半球间联系的缺陷。可伴有面部发育畸形,如无眼(anophthalmia)、鼻缺损,轻度畸形可见双眼间距缩短(hypotelorism)、单一中切牙(single central incisor tooth)而面部外观正常。例如 13、15 三体综合征患儿表现为全前脑及面部中线缺陷,胎儿多为死产或在新生儿期死亡。而胼胝体缺如畸形中的 Aicardi 综合征表现为女孩患病,有色素视网膜病变、视神经缺损、小眼、脑穿通畸形、胼胝体部分或完全缺如以及婴儿痉挛等。

(三) 组织发生期发生的畸形

组织发生期发生的畸形主要包括脑积水 (hydrocephalus) 及头颅畸形。

1. 脑积水 为新生儿期头颅增长过快的最常见原因,本身并非孤立疾病,见于多种疾病所致的脑脊液含量及循环异常。

脉络丛以 0.37ml/min 的速度分泌脑脊液入侧脑室,汇入第三脑室后向下经导水管到第四脑室,通过路氏、马氏孔进入蛛网膜下腔,最后经蛛网膜绒毛回吸收至大静脉窦,此时需要有一定压力。新生儿颅骨较软又有骨缝和囟门缓冲,因而蛛网膜下腔的压力较低,蛛网膜绒毛回吸收脑脊液能力减弱,是脑积水形成因素之一,部分儿童待骨质坚硬后可自行缓解。进行性脑室扩大可导致脑皮质受压,脑室周围白质最受累,灰质及神经元受累较轻,如能及时缓解可恢复正常。

先天性脑积水以各种原因导致的脑脊液循环障碍(即梗阻)为主,梗阻可发生于脑室系统内,也可因外来压迫造成梗阻(又称为交通性脑积水)。有极少数新生儿由于脑脊液产生过多导致脑积水。

脑脊液循环梗阻的常见原因包括:先天导水管狭窄畸形,Dandy-Walker 综合征[第4脑室扩大成囊状,患儿枕部突出(颅透光强阳性),伴小脑畸形],Arnold-Chisri 综合征,Galen 大静脉畸形,颅内出血,细菌性脑膜炎等。

新生儿期脑积水的主要症状为头围过快增大伴骨缝裂开,而颅内压增高征(呕吐、嗜睡、视乳头水肿)少见或晚期出现;患儿可能有惊厥或有严重神经系统异常,但这常常是其他潜在病变的表现。后期头皮静脉显现、扩展,并可出现落日眼(瞳孔上方露出巩膜是上丘受压所致)。

头围生长速度监测有利于早期筛查,头颅超声、CT、MRI 等影像学检查可以确诊。应该注意与硬膜下血肿,积水性无脑畸形(hydranencephaly),脑穿通畸形(porencephaly),巨脑(megalencephaly),软骨发育不全(achondroplasia)等鉴别。

目前主要治疗方法为脑室腹膜腔分流手术,颅内出血后的脑积水有可能自行终止发展,如无好转再行手术。连续多次腰椎穿刺排放脑脊液和口服乙酰唑胺的疗效不肯定。

2. 小头畸形(microcephaly) 头围按胎龄矫正后小于正常头围的第五百分位(P_5)为小头。患儿不一定有智力低下,如垂体侏儒症中有 25% 为小头而智力正常。先天性小头可因宫内感染、妊娠期母亲吸毒或滥用药物、新生儿缺氧缺血性脑病(HIE)、染色体畸变,颅缝早闭(craniosynostosis)等引起,还可见常染色体隐性遗传的家族性小头,故应进一步作病因诊断。

3. 其他头型异常

(1) 颅缝早闭(craniosynostosis):可导致头部外观畸形。病因不明,可能是颅腔膜样骨发育异常,而与脑本身的缺陷无关。早闭的骨缝使其周围脑组织生长受限,而仍保留裂开的骨缝区的脑组织可出现代偿生长。临床上矢状缝早闭最常见,可有家族聚集现象,男性多发,较少合并眼异常、颅内压增高或智力低下;冠状缝早闭的患儿由于前颅凹过短,导致视神经受压以及面部异常,多有智力发育障碍;而多颅缝早闭容易出现颅内压增高。颅缝早闭的新生儿常表现为颅骨不对称、前囟过早闭合或过小、颅缝重叠难以分开、颅骨不能被移动、骨缝边缘有骨样堆。后期容易出现眼距宽、眼不对称、眼球突出、斜视等。X 线颅骨不同角度摄片可以协助早期诊断。可在生后 2~3 月手术新建颅缝,以达到降低颅压和整容的目的。

(2) 遗传性巨脑畸形(Inherited Megalencephaly):患儿除了头围过度增大外还伴有学习障碍、惊厥及其他异常的神经精神异常。

(3) 单侧巨脑症(Hemimegalencephaly):患儿单侧脑容积增加,可伴有难以控制的惊厥、发育迟缓以及偏瘫等。

(夏 斌)

参考文献

1. CHRISTOPHER VERITY, HELEN FIRTH, CHARLES FFRENCH-CONSTANT. Congenital abnormalities of the central nervous system. J NeurolNeurosurgPsychiatry, 2003, 74 (Suppl I): 13-18.

2. NICHOLAS D. E. GREENE AND ANDREW J. COPP. Development of the vertebrate central nervous system: formation of the neural tube. PrenatDiagn, 2009, 29: 303-311.

3. 王艳萍, 朱军, 吴艳乔, 等. 1988~1992 年中国神经管缺陷发生率的动态变化. 中国预防医学杂志, 1998, 32 (6): 369-371.

第六节 早产儿脑梗死

新生儿脑梗死(neonatal infarction),也称为新生儿脑卒中,指生后28天内新生儿脑血管的一个或多个分支因各种原因发生梗塞,导致相应区域的脑组织损伤。根据神经影像学或神经病理学,新生儿脑卒中分为动脉缺血性卒中(arterial ischemic stroke,AIS)和大脑静脉窦血栓形成(cerebral sinus venous thrombosis,CSVT)两种类型,其中以AIS多见。足月儿AIS发病率为1/(2 300~5 900),小于34周的早产儿发病率可达7/1 000。新生儿CSVT发病率约为(0.6~12)/100 000。早产儿脑梗死发病率较高的原因可能是大多数孕周小于34周的早产儿出生后即进入NICU治疗,常规行头颅B超检查,多数新生儿脑卒中患者在新生儿期无特异性临床症状,通常在一些常规检查中偶然发现,或者在脑卒中发生4~5个月后,出现偏瘫、运动发育落后、惊厥等表现时通过回顾性分析才做出诊断,因此新生儿脑卒中患儿早期易发生漏诊,治疗往往滞后,对新生儿危害极大尽管随着神经影像学技术的发展进步,新生儿医师对早产儿脑梗死诊断水平有明显提高,但目前仍缺乏有效的预防和治疗措施。

【病因与发病机制】

1. 血液高凝状态

(1)孕母血液系统的变化:妊娠期纤维蛋白原、血小板、凝血因子浓度均较非孕期增多。具有抗凝活性的蛋白S在妊娠期却相对减少,纤溶活性降低;并且妊娠后静脉管径增粗,静脉血易淤滞,使孕母血液处于高凝状态。此外,分娩时可激活凝血机制,血小板活性增高,分娩引起的血管损伤也可促进血栓的形成。以上高凝因素是产生血管阻塞、胎盘梗死、影响母婴循环的重要原因,可导致新生儿出生前后发生脑梗死。

(2)胎儿及新生儿血液成分的特点:胎儿在宫内处于相对缺氧状态,红细胞生成素合成增加,导致红细胞和血红蛋白含量增高。生后6~12小时因进食较少和不显性失水相对增加等因素,红细胞数和血红蛋白量较出生时相对升高。另外,出生时血红蛋白以胎儿血红蛋白为主,且血容量较成年人相对多,血细胞比容和血液粘滞度高,利于血栓形成。

(3)凝血因子基因突变、多态性及某些遗传代谢性疾病:凝血因子Ⅱ G20210A 基因突变、抗凝血酶缺乏、蛋白C缺乏、蛋白S缺乏、纤溶酶原缺乏及半胱氨酸浓度增高等引起的血液成分改变,破坏凝血系统和抗凝系统间的平衡,导致血液高凝状态,使母婴具有血栓形成倾向。

2. 内皮细胞损伤
正常状态下,内皮细胞可合成和释放抗凝物质,还可合成促进血小板黏附于内皮下胶原的辅助因子及纤溶酶原活化素抑制物等,具有抗凝作用。一旦损伤,则利于局部血栓形成。

(1)血管插管术:血管插管可直接造成血管壁内皮损伤,插管使血流受阻,血液淤滞,插管输入静脉高营养可损伤内皮细胞,某些材料本身亦可导致血栓形成。

(2)出生时损伤:出生时机械操作可直接损伤血管,如胎头吸引后可引起双侧脑梗死。另外,出生时宫内和体外的压力差较大,出生瞬时压力的突然改变也可损伤脑血管。

(3)病原微生物及其毒素作用:病原微生物及其毒素可直接损伤内皮细胞(如败血症、脑膜炎等),可导致脑膜、脑组织炎症反应,广泛性血管充血,炎症细胞浸润,纤维蛋白渗出,引发脑水肿,发生闭塞性小血管炎而致脑梗死。

(4)半胱氨酸浓度增高:机制尚不完全明确,可能与其损伤血管内皮细胞、诱导平滑肌细胞增生、增高血小板黏附率和聚集率等有关。

3. 血流动力学改变

(1)母亲因素:子痫前期由胎盘血管缺陷引起,其结果是胎盘血流减少、流速减慢,易形成血栓。另外,母亲凝血酶原前体异常是子痫前期发生的诱因之一,可导致血栓形成。母亲若患绒毛膜羊膜炎,炎性细胞因子如IL-6、IL-1β等在羊水和脐带血中增多,使脐血管收缩,血流减慢,血流量减少,导致胎儿循环血量减少及脑缺血。此外,细胞因子还可以破坏血脑屏障,导致脑水肿,造成胎儿脑缺血。

(2)新生儿因素:某些疾病及环境改变也可诱导血栓形成而导致脑梗死,如先天性心脏病、遗传代谢性疾病、宫内生长迟缓、宫内窘迫等。宫内生长迟缓的新生儿其促红细胞生成素水平、血细胞比容及胎儿血红蛋白含量高于正常新生儿,故血液黏滞度高,易形成血栓。先天性心脏病,尤其是右向左分流型,缺氧可刺激红细胞代偿性增多,血液黏稠度增高,血流缓慢,脑处于缺血缺氧状态,易发生脑血栓。

(3)缺血缺氧:缺血缺氧时颅内血液重分布,局部脑缺血,血流减慢、淤滞,凝血物质易积聚,同时可引发缺氧"瀑布效应",释放大量细胞因子,使血管内皮细胞受损,利于血栓形成。另外缺血缺氧时产生大量氧自由基和炎症因子,诱导机体产生大量缩血管物质,使血管收缩,血流量减少,故缺血缺氧是新生儿脑梗死发病的危险因素。

【临床表现】

惊厥是足月儿脑梗死最常见的临床症状,69%~90%的脑梗死足月儿最初临床表现为惊厥,惊厥多发生在出生后3天内。早产儿脑梗死临床症状非常不典型,只有25%的脑梗死早产儿临床表现为惊厥症状,大多数早产儿脑梗死是通过常规头颅B超检查发现的。脑梗死惊厥多为病灶对侧躯体局灶抽搐,有时也出现不同程度的意识障碍、肌张力、原始反射异常等非特异性症状和体征。惊厥常发生于大脑前、中、后动脉主干血管供血区大面积严重梗死的病例,而当梗死区病变并不十分严重及脑血管分支供血区发生梗死时,不一定表现出惊厥。由于早产儿脑梗死的神经系统症状比较隐匿,临床医师应注意在住院期间定期对早产儿进行头颅B超检查,以便早期诊断。

【实验室与影像检查】

1. 血液学检查

(1)外周血象:外周血白细胞计数<5×10⁹/L或>20×10⁹/L,中性粒细胞杆状核细胞的比例≥20%,出现中毒颗粒或空泡,提示脑梗死或感染的可能。新生儿外周血红细胞计数和血红蛋白含量高于年长儿,血液黏稠度增高,容易发生栓塞。血小板计数增多,如>1 000×10⁹/L,提示为血小板增多症,容易形成血栓。

(2)凝血功能检查:如凝血酶原时间(PT)、活化部分凝血活酶时间(APTT)缩短,提示为高凝状态,应进一步检查有无凝血因子Ⅱ G20210A基因突变,抗凝血酶、蛋白C、蛋白S和纤溶酶原缺乏及半胱氨酸等。

2. 脑脊液检查

脑脊液压力增高提示大面积脑梗死,出血性梗死时脑脊液可呈现血性或镜下红细胞,感染性脑栓塞时脑脊液细胞数增高(早期以粒细胞为主,晚期以淋巴细胞为主),脂肪栓塞的脑脊液可见脂肪球。

3. 心脏检查

疑有心源性栓子或血栓,可做心脏超声、多普勒、心电图等。

4. 代谢病检查

可根据病例特点检查血电解质、血和尿中的氨基酸、乳酸、血糖、有机酸、血脂、尿素、肝功能等。

5. 脑电图

大脑出现病理改变时,脑电图可以出现变化,但是,脑电图不能确定病变性质和疾病的严重程度,临床上必须结合其他检查进行全面分析。另外,通过分析脑电图背景活动如脑电波的振幅、持续性、对称性、频率等,在一定程度上可以判断脑梗死的预后,因此,建议在生后24小时内完成脑电图检查。

6. 神经影像学

神经影像学检查是脑梗死的重要辅助诊断手段,主要包括传统的头颅超声(cranial ultrasonography,CUS)、常规电子计算机X线断层成像(computed tomography,CT)、磁共振成像(magnetic resonance imaging,MRI)等,其中MRI是诊断新生儿脑梗死安全、可靠的方法。

(1)头颅超声检查:CUS可进行早期床旁检查,因其无创、方便、经济,常作为首选的筛查方法。病变早期在超声中表现为梗死部位强回声反射,病变晚期,梗死部位脑组织逐渐坏死液化,呈现低回声或无回声。常规头颅超声对大脑前动脉及中动脉梗死显示良好,而对大脑后动脉供血区的梗死不易诊断。近年来发展起来的三维和四维超声技术(three-and four-dimensional sonography),在一定程度上弥补了常规CUS的不足,可以提高脑梗死诊断的准确性。

(2)头颅CT检查:CT能证实足月儿动脉缺血性梗死的数目、体积、血管分布区域以及病灶区域是否存在出血,同时对静脉窦血栓也具有诊断价值。早期典型CT表现为局灶性低密度影,脑结构界限模糊,可对发病后24小时内的病变进行早期诊断,晚期则可出现典型的锲形病灶。虽然CT能发现脑梗死1cm以上的病灶,但对于小于6mm病灶静脉栓塞和动脉缺血性梗死不容易早期发现,容易导致漏诊,同时由于CT放射污染相对MRI大,因此目前不推荐使用。

(3)头颅磁共振成像:MRI是目前新生儿脑梗死影像学诊断的金标准,可了解具体脑损伤部位、范围及其周围脑水肿情况。由于能发现最小直径1mm的病灶,因此对于小梗死灶的早期诊断,MRI比CT更加敏感。同时,MRI检查可以对脑损伤部位进行详细定位,更有利于早产儿脑梗死预后的判断。

由于常规MRI很难分辨新生儿不成熟的髓鞘形成、脑梗死所致的脑水肿和正常新生儿脑部高含水量,对于小梗死灶早期常规 MRI 检查可能出现漏诊,可选择磁共振血管造影(magnetic resonance angiography,MRA)。同时,近年来发展起来的一些新的 MRI 技术,如弥散加权成像(diffusion weighted imaging,DWI),由于能明确检测到细胞内水肿,发现脑梗死后数小时之内的病灶,因此可以对小梗死灶进行早期诊断。

【诊断与鉴别诊断】

早产儿脑梗死发病常为亚临床型,无危险因素提示(如出生时可无或仅有轻度窒息,也可无宫内缺氧病史),早期症状轻微或无症状证实脑损伤,临床诊断比较困难,因此,对高危新生儿应早期进行脑梗死的评估,以利于早期诊断。评估内容应包括母亲疾病史、妊娠史、家族史和辅助检查等(表 16-4)。

表 16-4　新生儿脑梗死的评估内容

病史
母亲疾病史(抗磷脂抗体综合征,药物滥用)
妊娠其疾病(自然流产,子痫前期,宫内生长迟缓,多胎妊娠,胎盘疾病)
产伤,围产期窒息
家族史(早期心血管疾病,血栓形成前疾病,精神发育迟滞)
影像学
DWI,MRA,常规 MRI
如不能完成 MRI,应做 CT
如不能完成 CT,应做超声
ECG
实验室检查
血常规
PT/PTT
蛋白 C
蛋白 S
抗凝血酶Ⅲ
FV Leiden 突变
凝血酶原 20210A 突变
抗磷脂抗体
肝素辅因子Ⅱ
富组氨酸糖蛋白
同型半胱氨酸(MTHFR 突变)
脂蛋白 A
纤维蛋白溶酶原(PAI 突变)

续表

小便检查
毒理学筛查
有机酸和氨基酸
其他
EEG(24 小时内完成,有利于预后判断)
胎盘病理学
与母亲凝血功能障碍相关的检查

影像学在脑梗死评估和诊断中具有重要意义,可以对脑梗死病灶进行急性期评估和诊断,并且可以对其预后进行初步判断。新生儿脑梗死常规影像学检查应包括 CUS、CT 和 MRI。由于 DWI 可以早期发现小的梗死灶,对于疑似病例,如头颅超声、CT 和 MRI 提示正常时,应选择 DWI 对病灶定位和预后判定。对于危重早产儿,由于病情等原因在 48 小时内不能完成头颅 MRI 检查,应选择 CT;如无 CT,则应选择头颅超声进行初步筛查。另外,通过分析脑电图背景活动可以初步判断脑梗死的预后,因此建议在生后 24 小时内完成脑电图检查。

由于早产儿脑梗死诊断困难,临床诊断应遵循诊断流程:

1. 了解患儿头颈外伤史,感染史,是否有无明原因发热和不适,母亲药物使用情况,家族中有无发育迟滞、凝血功能紊乱和头痛。

2. 仔细询问与早期心血管疾病,血栓形成前疾病,精神发育迟滞有关的家族史。

3. 体格检查包括生命体征、意识状态、头部、皮肤、心脏和颈动脉等。

4. **影像学检查有 MRI 和 MRA(如因病情等原因不能完成,应选择 CT)**　①如果 MRI 和 MRA 发现梗死灶和血管分布位置,应选择下列检查:ECG,EKG,血常规,血沉,血清铁和叶酸,血红蛋白电泳,蛋白 C,蛋白 S,抗凝血酶Ⅲ,FV Leiden,肝素辅因子Ⅱ,纤维蛋白溶酶原,纤维蛋白溶酶原抗体,Ⅷ因子,Ⅻ因子,抗心磷脂抗体,狼疮抗凝物质,同型半胱氨酸,脂蛋白,胆固醇,感染筛查,水痘抗体,腰椎穿刺,头颅超声和颈锥体 X 线;②如果 MRI 和 MRA 发现梗死灶,但无血管分布位置,应选择下列检查:脑脊液中的乳酸,血氨,血浆氨基酸和尿有机酸;③如果 MRI 和 MRA 发现有出血,应选择下列检查:凝血功能检查和常规血管造影;④如果检查 MRI 和 MRA 正常,应做常规的血管造影。

早产儿脑梗死的病因众多,鉴别诊断应根据病史、体征、惊厥发作特点、颅内压、脑电图、神经影像学检查

16章

及其他辅助检查确定其病因。如提示为感染,应注意有无脑膜炎、脑脓肿,HIV 感染的首发症状可能表现为脑梗死。如提示为颅内占位,应考虑有无颅内血肿、肿瘤、脓肿、寄生虫病等。如提示凝血功能障碍,应检查有无凝血因子 Ⅱ *G20210A* 基因突变,抗凝血酶、蛋白 C、蛋白 S 和纤溶酶原缺乏及半胱氨酸血症。遗传代谢性疾病所致脑梗死可根据家族史和生化检查等做出诊断。

【治疗】

虽然目前对成人脑梗死的治疗已有许多成熟有效的方法,但是由于早产儿个体的特殊性,对其脑梗死仍以对症治疗为主。近年来,随着对新生儿脑梗死发病机制及神经细胞损伤后修复机制研究的不断深入,对其治疗的研究亦取得了一定成果,但大多仍处于基础研究阶段,尚未应用于临床。

1. 急性期治疗 急性期治疗主要以支持和对症治疗为主,抗凝治疗在早产儿脑梗死中缺乏安全性和有效性评价,目前不主张常规使用。

(1)病因治疗:病因治疗是早产儿脑梗死的基础治疗措施。应积极寻找引起脑梗死的病因,尽可能去除病因,如感染所致,应根据病原学证据积极抗炎治疗,如有亚甲基四氢叶酸还原酶基因突变,应合理使用叶酸和维生素 B,以维持同型半胱氨酸的正常水平。

(2)支持和对症治疗:惊厥是早产儿脑梗死的早期症状,频繁惊厥会加重脑损伤,增加继发癫痫的风险。早期积极有效控制惊厥是减轻脑损伤的重要治疗措施,首选药物是苯巴比妥,负荷剂量 20~40mg/kg,维持剂量每日 5mg/kg。单用苯巴比妥无法控制的惊厥,可使用二线抗惊厥药物。惊厥持续状态时可使用咪达唑仑,负荷量 0.15mg/kg、静脉推注,维持剂量每分钟 1~7μg/kg。严重顽固的惊厥可用利多卡因持续静脉滴注,首剂 2mg/kg,然后以 6mg/(kg·h)持续,待惊厥控制后再逐渐减量。并给予相应支持治疗,如改善全身循环、纠正电解质紊乱等。

(3)抗凝治疗:溶栓治疗已经用于新生儿周围血管栓塞,但由于缺乏治疗早产儿脑梗死的安全性和有效性评价,故不推荐常规使用,只用于临床和影像学证明脑血栓出现加重的病例。

(4)替代治疗:血小板明显减少所致颅内出血时,应及时补充血小板;凝血因子缺乏,应及时采用替代疗法。

(5)抗凋亡治疗:脑梗死发生后,缺血边缘区主要造成神经元凋亡,因此抗凋亡在该病治疗中十分重要,而

神经营养因子则是近年研究焦点之一。虽然神经营养因子,尤其是脑源性神经营养因子 BDNF 对神经细胞的存活、生长和分化具有重要作用,但是在早产儿中的应用仍缺乏循证医学依据。

2. 慢性期治疗 慢性期治疗主要提倡尽早进行康复治疗;除患儿有遗传性凝血物质缺乏外,不主张长期使用药物。

(1)康复治疗对于早产儿脑梗死应尽早进行康复治疗,促进肢体功能的恢复,改善感觉障碍,预防和纠正不良的习惯性运动。同时,家长应积极配合,学习脑损伤康复的相关知识,正确认识新生儿脑梗死康复治疗的重要性。

(2)促进血管再生:脑梗死后,血管再生对保护受损脑组织起到重要作用,其机制与多种因子的调控有关。动物实验证明,脑梗死后,应用 HIF-1α 的诱导剂去铁草酰胺(desferrioxamine,DFO)可减少脑梗死体积;而腹腔注射促红细胞生成素(erythropoietin,EPO)能保护脑梗死后大脑半球的缺血性损害,明显改善大鼠前肢运动功能。

(3)促进神经再生:早产儿脑梗死后神经细胞自身修复能力有限,因而利用干细胞移植修复脑损伤,替补丢失的神经元是近年来研究的热点。将神经干细胞(neural stem cells,NSCs)移植入新生大鼠受损皮质或海马区,发现 NSCs 不仅能分化为发育成熟的神经元,还可分化成星形胶质细胞、少突胶质细胞,提示新生动物大脑内微环境能有效诱导 NSCs 的分化和神经再生,为早产儿脑梗死的治疗带来了希望。

(4)预防性治疗由于新生儿脑梗死复发少见,不提倡长期预防性使用低分子肝素等药物,但是对于具有血栓形成高危因素(如复杂性先天性心脏病)的新生儿再次发生动静脉栓塞的风险高,应对其采用预防性治疗措施,如脑梗死系遗传性凝血因子缺乏,应长期预防性使用替代疗法。

【预后】

围产期脑梗死病死率很低,但约 50% 存活患儿可能遗留脑瘫、认知功能损伤、癫痫或感觉缺陷等神经系统后遗症。与足月儿相比,早产儿脑梗死后更容易出现脑瘫、惊厥、语言发育延迟、行为学相关问题。在早产儿中,胎龄是影响预后的重要因素,胎龄越小越容易出现认知、语言和教育等问题。

(母得志)

参考文献

1. ADEN U. Neonatal stroke is not a harmless condition. stroke, 2009, 40 (6): 1948-1949

2. BARKAT-MASIH M, SAHA C, HAMBY DK, et al. Feeding problems in children with neonatal arterial ischemic stroke. J Child Neurol, 2010, 25 (7): 867-872.

3. GARDNER MA, HILLS NK, SIDNEY S, et al. The 5-year direct medical cost of neonatal and childhood stroke in a population-based cohort. Neurology, 2010, 74 (5): 372-378.

4. GOVAERT P, RAMENGHI L, TAAL R, et al. Diagnosis of perinatal stroke I: definitions, differential diagnosis and registration. Acta Paediatr, 2009, 98 (10): 1556-1567.

5. HUSSON B, HERTZ-PANNIER L, RENAUD C, et al. Motor outcomes after neonatal arterial ischemic stroke related to early MRI data in a prospective study. Pediatrics, 2010, 126 (4): 912-918.

6. MINEYKO A, KIRTON A. The black box of perinatal ischemic stroke pathogenesis. J Child Neurol, 2011, 26 (9): 1154-1162.

7. RAFAY MF, CORTEZ MA, DE VEBER GA, et al. Predictive value of clinical and EEG features in the diagnosis of stroke and hypoxic ischemic encephalopathy in neonates with seizures. Stroke, 2009, 40 (7): 2402-2407.

8. RENAUD C, BONNEAU C, PRESLES E, et al. Lipoprotein (a), birth weight and neonatal stroke. Neonatology, 2010, 98 (3): 225-228.

9. WANIGASINGHE J, REID SM, MACKAY MT, et al. Epilepsy in hemiplegic cerebral palsy due to perinatal arterial ischaemic stroke. Dev Med Child Neurol, 2010, 52 (11): 1021-1027.

10. MARTINEZ-BIARGE M, FERRIERO DM, COWAN FM. Perinatal arterial ischemic stroke. Handb Clin Neurol, 2019, 162: 239-266.

16章

17 | 第十七章 早产儿高胆红素血症

第一节 胎儿及早产儿胆红素代谢发育生物学

新生儿黄疸是指新生儿时期由于胆红素代谢异常,引起血中胆红素水平升高,出现以皮肤、黏膜及巩膜黄染为特征的病症,是新生儿中最常见的临床问题。早产儿由于胆红素代谢途径发育更加不完善,包括红细胞破坏的程度、肝脏成熟度、白蛋白与胆红素的联结能力以及血脑屏障功能都不健全,比足月儿更容易受到胆红素的影响导致胆红素脑病的损伤。

一、胆红素(bilirubin)代谢

(一) 血清胆红素的来源和产生

胆红素是血红蛋白降解的最终产物,其来源有三个方面:

1. **衰老红细胞的血红蛋白** 衰老的红细胞可被肝、脾和骨髓的单核-巨噬细胞系统(网状内皮细胞)所吞噬和破坏,将血红蛋白分解成血红素、铁和珠蛋白。血红素在网状内皮细胞微粒体血红素加氧酶(HO)催化及还原型辅酶Ⅱ(NADPH)和细胞色素 P450 还原酶的参与下,释放出游离铁和一氧化碳(CO),形成胆绿素,胆绿素在胆绿素还原酶和 NADPH 作用下转变为胆红素。1g 血红蛋白可产生 34mg 胆红素。此部分来源的胆红素约占体内总胆红素来源的 80%。

2. **旁路胆红素** 是骨髓内一部分网织红细胞和幼

红细胞尚未发育到成熟阶段,即被分解,其血红蛋白的血红素再转变为胆红素。正常情况下,这部分来源的胆红素很少,约占总胆红素的 3% 以下。

3. **其他** 肝脏和其他组织内含血红素的血色蛋白,如肌红蛋白、过氧化物酶、细胞色素等。这部分来源的胆红素约占总胆红素的 20%。

(二) 胆红素在血液中的运输

生理 pH 值条件下,胆红素是难溶于水的脂溶性物质,在网状内皮细胞中生成的胆红素能自由透过细胞膜进入血液,在血液中主要与血浆白蛋白结合成复合物进行运输。这种结合既有利于其在血液中转运,也阻止了游离型胆红素进入细胞内产生细胞毒作用。每个白蛋白分子上有一个高亲和力结合部位和一个低亲和力结合部位,每分子白蛋白可结合两分子胆红素。在正常人每 100ml 血浆的血浆白蛋白能与 20~25mg 胆红素结合,而正常人血浆胆红素浓度仅为 0.1~1.0mg/dl,故正常情况下,血浆中的白蛋白足以结合全部胆红素。但某些有机阴离子如磺胺类、脂肪酸、胆汁酸、水杨酸等可与胆红素竞争与白蛋白结合,从而使胆红素游离出来,增加其透入细胞的可能性。过多的游离胆红素可与脑部基底核的脂类结合,并干扰脑的正常功能,称胆红素脑病。因此,在新生儿高胆红素血症时,对多种有机阴离子药物必须慎用。

（三）胆红素的存在形式及生理特性

1. 未结合胆红素（unconjugated bilirubin） 血浆中的胆红素 90% 是未结合胆红素。从网状内皮细胞释放的胆红素进入血液循环后，大部分与血清白蛋白呈可逆性联结，每分子白蛋白可联结 15mg 胆红素，在正常白蛋白浓度时，联结胆红素浓度为 350~425μmol/L（20~25mg/dl）。未结合胆红素与重氮还原剂产生"间接反应"，亦称间接胆红素，凡登白试验呈间接阳性。

2. 结合胆红素（conjugated bilirubin） 主要为胆红素单葡萄糖苷酸和胆红素双葡萄糖苷酸，溶于水，无毒性，不能进入脂性胞膜，可通过胆汁排入肠道进行代谢。结合胆红素与重氮还原剂产生"直接反应"，故又称直接胆红素，凡登白试验呈直接阳性。

3. 游离胆红素 极微量胆红素以游离形式溶解于血浆中，因未与白蛋白结合，故又称为游离型胆红素。不溶于水而溶于脂性溶剂，当其超过一定浓度时可透过细胞膜进入胞内产生细胞毒作用。在多种病理因素下，游离胆红素产生增加，可通过血 - 脑屏障，引起脑损伤。

（四）胆红素的肝内代谢及肠肝循环

1. 肝细胞对胆红素的摄取 肝细胞内有两种色素载体蛋白即 Y 蛋白和 Z 蛋白，是肝细胞内主要的胆红素载体蛋白。胆红素进入肝细胞后即被这两种受体蛋白所结合。Y 蛋白是一种碱性蛋白，在肝内含量较多，既能结合胆红素也能结合其他有机阴离子，但不能结合胆汁酸。Z 蛋白是一种酸性蛋白，它与胆红素的亲和力次于 Y 蛋白，优先结合游离脂肪酸。

2. 肝细胞对胆红素的转化作用 胆红素通过特异性分布于肝细胞基底膜上的有机阴离子转运多肽 2（OATP2）摄取进入肝细胞，肝细胞将摄取的胆红素转移到肝细胞的滑面内质网，首先在尿苷二磷酸葡萄糖醛酰转移酶（UGT）转化下，生成胆红素单葡萄糖苷酸，后又在葡萄糖苷酸葡萄糖醛酰转移酶催化下，生成胆红素双葡萄糖苷酸。经上述生物转化结合反应生成的胆红素葡萄糖苷酸为结合胆红素，溶于水，与血浆白蛋白亲和力小，易随胆汁排出至肠道，也易透过肾小球从尿排出。但不能通过脂膜，故不能在肠黏膜被吸收，也不能透过血 - 脑屏障，是胆红素解毒的重要方式。OATP2 和 / 或 UGT 缺陷均可影响胆红素的代谢。

3. 胆红素的排泄与肠肝循环（enterohepatic circulation） 结合胆红素随胆汁排泄到肠内，在回肠末端和结肠部位，被肠道内 β- 葡萄糖醛酸苷酶解除其葡萄糖醛酸基形成未结合胆红素，由肠黏膜吸收，重新回到肝脏。部分结合胆红素在肠道细菌作用下还原成胆素原类包括粪胆素原、尿胆素原等。其中绝大部分（约 80%）随粪便排出；小部分（10%~20%）在结肠被吸收，经门静脉回到肝脏，与上述经 β- 葡萄糖醛酸苷酶作用形成的未结合胆红素共同在肝脏由肝细胞重新转化形成结合胆红素，再经胆道排泄，此即肠肝循环。未被肝脏重新转化的少量胆素原可进入体循环，通过肾小球滤过，由尿排出，即尿胆素原。

二、胎儿胆红素代谢特点

1. 胎儿期胆红素存在形式 孕晚期胎儿已具备分解红细胞产生胆红素的能力，胎儿期已存在血红素加氧酶和胆绿素还原酶，血红素通过酶的催化降解为胆红素。胎儿期肝脏尚未发育成熟，胎儿肝内 Y 和 Z 蛋白的含量少、葡萄糖醛酸转移酶活力极低，故胎儿时期肝脏摄取、结合胆红素的能力差。胎儿的白蛋白水平较成人低，甲胎蛋白（AFP）较多且与胆红素有较高的亲和力，所以胎儿时期除白蛋白外，AFP 也是参与胆红素转运的重要蛋白。胎儿期存在着静脉导管，可使静脉血不流经肝脏直接进入下腔静脉，减少胆红素在肝脏代谢的机会。因此，胎儿体内绝大部分是以胆红素 - 白蛋白复合物形式存在于血浆的非结合型胆红素，少量经肝脏转化为无毒的结合型胆红素，还有微量的游离型胆红素。

胎儿期肠黏膜已能分泌 β- 葡萄糖醛酸苷酶，能将结合型胆红素水解为非结合型胆红素通过肠壁重吸收进入循环。胎儿肠道无菌，不能将结合胆红素分解为胆红素原。

2. 胎儿胆红素代谢 胎儿胆红素主要经胎盘进入母体循环，靠母亲肝脏和胎儿本身肝脏进行代谢。胎儿脐动脉中胆红素浓度是脐静脉的 2 倍，说明经胎盘能有效清除胆红素。胎盘合体滋养细胞膜上的胆红素转运载体通道是胆红素转运的主要方式。胎盘合体滋养细胞基侧膜（即胎儿侧）存在有机阴离子转运多肽，其作为摄入载体将胎儿血中非结合型胆红素摄入至胞内，由滋养细胞顶侧膜（即母体侧）的泵出载体多药耐药相关蛋白家族（MRPs）转运至母血循环。MRP1 转运经过滋养细胞顶侧膜进入母体是一个 ATP 依赖的限速步骤，只能进行胎儿侧到母体侧的单向转运，胎儿体内非结合型胆红素将顺浓度梯度经胎盘合体滋养细胞上的胆红素载体转运至母体，再由母体肝脏进行代谢。有研究证实，母循环血中结合胆红素不能经胎盘转运至胎儿，

17章

胎儿血中结合胆红素也不能经胎盘转运至母体。当孕母有肝炎或妊娠胆汁瘀积时,胎儿血结合胆红素不会升高,因此,若早产儿生后即有结合胆红素升高,提示宫内有肝病存在。

三、早产儿胆红素代谢特点

早产儿胆红素代谢特点为肝脏胆红素负荷大和肝脏清除胆红素能力低。

1. 胆红素生成相对较多　早产儿每天产生的胆红素量为成人的 2~3 倍,原因有:①红细胞数量较多:胎儿出生后由于环境氧分压升高,红细胞破坏过多;②红细胞寿命较短(仅为成人的 2/3);③旁路和其他组织来源的胆红素增多:新生儿生后短期内停止胎儿造血,使该部分胆红素来源增多,早产儿旁路系统来源的胆红素占总胆红素的 30%,足月儿为 20%~25%。

2. 肝细胞对胆红素的摄取与运转能力不足　早产儿肝功能发育不完善,Y、Z 蛋白含量低,且早产儿生后多伴有不同程度的酸中毒,影响胆红素与白蛋白结合,使肝细胞摄取与运转胆红素的能力不足。

3. 肝脏微粒体中形成结合胆红素的功能缺陷　与配体蛋白结合的未结合胆红素被送到肝细胞的光面内质网后,与葡萄糖醛酸结合成结合胆红素,这需要葡萄糖醛酸转移酶(UDPGT)的作用,早产儿出生时 UDPGT 含量低且活力不足,使胆红素结合受阻。生后 UDPGT 活性迅速增加,至 6~14 周达成人水平。

4. 胆红素排泄缺陷　新生儿尤其是早产儿肠道菌群尚未建立,不能将肠道内的结合胆红素还原成尿胆原和尿胆素排出体外,若胆红素生成过多或其他阴离子增加都会引起胆红素排泄障碍,易致暂时性肝内胆汁瘀积。

5. 肠肝循环增加　新生儿肠腔内 β- 葡萄糖醛酸苷酶活性较高,可将结合胆红素水解为未结合胆红素,被肠道吸收入血液循环,加重肝脏的胆红素负荷。早产儿常会发生喂养不耐受,使肠道正常菌群未能及时建立,肠道内无细菌,不能将结合胆红素还原为尿胆素原类化合物随粪便或肾脏排出,胎粪排出延迟也增加了胆红素的回吸收,可使肠肝 - 循环量增加。

四、早产儿黄疸

凡能引起胆红素生成过多,或使肝细胞对胆红素处理能力下降的因素,均可使血中胆红素浓度增高,称高胆红素血症(hyperbilirubinemia)。当血清中胆红素浓度高时,则可扩散入组织,称为黄疸(jaundice)。新生儿由于毛细血管丰富,血清总胆红素(TSB)>85μmol/L(5mg/dl)时才可在皮肤上察觉黄染。早产儿约有 80% 肉眼可见黄疸。

(一) 早产儿黄疸特点

1. 早产儿发生高胆红素血症的风险大于足月儿。

2. 早产儿黄疸时总胆红素峰值高,持续时间长,低出生体重儿的总胆红素峰值更高,持续时间更长。

3. 早产儿各器官功能成熟度差,易发生低氧血症、低血糖症、低体温、高碳酸血症及败血症等,易使游离胆红素透过血 - 脑屏障发生核黄疸;早产儿感染风险大,感染时出现溶血及肝功能受损的机会大。

4. 其严重程度和消退时间常与产前因素(母亲产前应用大量的缩宫素或维生素 K 等)、产时因素(产时窒息缺氧,损伤出血)和产后因素(产后受凉、饥饿,喂养延迟等)的影响。

(二) 早产儿生理性黄疸

1. 近年来,国内外大量临床流行病学调查和研究表明,生理性黄疸的程度受许多因素的影响,除个体差异外,还与种族、地区、遗传、喂养方式等有关。

2. 80% 以上的早产儿于生后 2~3 天出现黄疸,4~5 天达高峰,一般情况好,由于血浆白蛋白偏低,肝功能不成熟,黄疸程度较重,消退也较慢,可延长到 2~4 周。

3. 实验室检查血清胆红素以未结合胆红素增高明显,其增高的生理范围随日龄而异,早产儿血总胆红素 24 小时内<136.8μmol/L(8mg/dl),48 小时内<205.2μmol/L(12mg/dl),72 小时<256.5μmol/L(15mg/dl)。凡登白试验呈间接反应。尿中胆红素阴性。红细胞、血红蛋白、网织红细胞都在正常范围,肝功能正常。

4. 生理性黄疸无需特殊治疗,多可自行消退。早期喂奶,供给充足奶量,可刺激肠管蠕动,建立肠道正常菌群,减少肠肝循环,有助于减轻黄疸程度。临床应结合胎龄、体重、病理因素、监测血胆红素,及时诊断,给予相应的干预和治疗措施。

(三) 早产儿病理性黄疸

1. 凡早产儿黄疸有下列情况之一者,应视为病理性黄疸　①早产儿在 48 小时以内出现黄疸,血清总胆红素>102μmol/L(6mg/dl);②早产儿血清总胆红素>255μmol/L(15mg/dl);③血清总胆红素每天上升

>85μmol/L(5mg/dl)；④血清结合胆红素>25.7μmol/L(1.5mg/dl)；⑤黄疸持续时间较长，超过2~4周，或进行性加重。

2. 早产儿病理性黄疸分类　分类与足月新生儿、儿童及成人相同。按发病机制可分为红细胞破坏增多(溶血性、肝前性)、肝脏胆红素代谢功能低下(肝细胞性)和胆汁排出障碍(梗阻性、肝后性)三大类。按实验室检查中血清总胆红素和结合胆红素浓度的增高，又可以分为高未结合胆红素血症和高结合胆红素血症，两者同时存在时称为混合性高胆红素血症。

（童笑梅　沈蔚）

参考文献

1. KAPLAN M, HAMMERMAN C, MAISELS MJ. Bilirubin genetics for the nongeneticist: Hereditary defects of neonatal bilirubin conjugation. Pediatrics, 2003, 111: 886-891.

2. SECRANO MA, BAYON JE, PASCOLO L. Evidence for carrier-mediated transport of unconjugated bilirubin across plasma membrane vesicles from human placental tropho-blast. Placenta, 2002, 23 (7): 527-535.

3. MCDONAGH AF. Movement of bilirubin and bilirubin conjugates across the placenta. Pediatrics, 2007, 119 (5): 1032-1033.

4. BRIZ O, MACIAS RI, SERRANO MA, et al. Excretion of fetal bilirubin by the rat placenta-maternal liver tandem. Placenta, 2003, 24 (5): 462-472.

5. WATSON RL. Hyperbilirubinemia. Crit Care Nurs Clin North Am, 2009, 21 (1): 97-120.

6. DENERY PA. Metalloporphyrins for the treatment of neonatal jaundice. Curr Opin Pediatr, 2005, 17 (2): 167-169.

7. MONPOUX F, DAGEVILLE C, MAILLOTTE AM, et al. High-dose intravenous immunoglobulin therepy and neonatal jaundice due to red blood cell alloimmuniza-tion. Arch pediatr, 2009, 16 (9): 1289-1294.

8. FIELD TM. Massage therapy effects. Am Psychol, 1998, 53 (12): 1270-1281.

9. NUVIALA RJ, LAPIEZA MG, CASTILLI MC, et al. Effect of physical training on hematological parameters in young swimmers. Sangre, 1992, 37 (5): 363-367.

第二节　早产儿高未结合胆红素血症

【概述】

早产儿肝脏不成熟，葡萄糖醛酰转换酶不足，因而对胆红素代谢不完全，生理性黄疸持续时间长且较重，常引起高胆红素血症，有时甚至发生核黄疸。早产儿因肝功能不全，肝合成蛋白质的功能不足，血浆蛋白低下，易致水肿，从而增加感染和核黄疸的危险性。

新生儿高未结合胆红素血症较为常见，多发生在新生儿早期。它是由于胆红素生成过多、肝脏对胆红素摄取和结合能力低下、肠肝循环增加所致，为多种病因引起的高胆红素血症。临床表现为皮肤、巩膜黄染，粪便色黄，尿色正常，血清未结合胆红素升高为特点，亦称高间接胆红素血症。

【病因】

1. 胆红素生成过多　由于红细胞破坏增多，导致胆红素生成过多。如：①同族免疫性溶血：ABO溶血病、Rh溶血病等；②红细胞酶缺陷：葡萄糖-6-磷酸脱氢酶(G-6-PD)缺陷、丙酮酸激酶缺陷；③红细胞形态异常：遗传性球形红细胞增多症等；④血红蛋白病：地中海贫血等；⑤红细胞增多症：如母胎输血、双胎间输血、断脐延迟等；⑥体内出血：如头颅血肿、皮下血肿、肺出血，引起血管外溶血，使胆红素产生过多；⑦感染；⑧药物。

2. 肝细胞摄取和结合胆红素能力低下　如感染，可抑制肝酶活力，致使肝细胞结合胆红素能力下降；窒息、缺氧、酸中毒；低体温、低血糖、低蛋白血症，影响肝酶活力；先天性非溶血性高未结合胆红素血症：如Gilbert综合征、Crigler-Najjar综合征Ⅰ型和Ⅱ型；家族性暂时性高胆红素血症等。

3. 肠肝循环增加　如部分严重母乳性黄疸、先天性肠道闭锁、幽门肥大、巨结肠等均可使胎粪排出延迟，增加胆红素的回吸收。

【诊断】

新生儿血清胆红素≥205μmol/L(≥12mg/dl)可诊断为高胆红素血症，早产、低体重和生后时间短出现肉眼可见的黄疸时诊断指征应予放宽。临床上应注意黄疸出现的时间和进展程度,结合其他症状综合分析。

(一) 病史

详细询问病史(包括母亲孕、产史及妊娠并发症、孕期用药),各种围产因素(分娩方式、产程时间、缩宫素使用情况、产时用药、出生时有无窒息),感染因素,父母血型、籍贯及家族史。

(二) 患儿情况

详细了解生后喂养方式、喂养量、呕吐情况、生理性体重下降情况;黄疸出现时间,进展情况;胎便排完的时间、尿量或尿次及大小便颜色。

对黄疸出现时间应仔细询问,生后 24 小时即有明显黄疸,应考虑 Rh 或 ABO 血型不合溶血病;生后 2~3 天出现黄疸并超过生理性黄疸范围,多由各种围产因素所致;生后出现或 4~5 天后明显加重,多考虑有感染或胎粪排出延迟。黄疸持续不退或加深,应考虑晚发性母乳性黄疸、感染性疾病、甲状腺功能减退等。尿黄、白色粪便应考虑新生儿肝炎、胆管闭锁、遗传代谢性肝病等。

(三) 体格检查

1. **目测皮肤黄染程度** ①轻度:巩膜和面部黄疸,胆红素水平 102.6~136.8μmol/L(6~8mg/dl);②中度:肩部和躯干出现黄疸,胆红素水平 136.8~ 171μmol/L(8~10mg/dl);③重度:下肢明显黄疸,胆红素水平 171~ 205.2μmol/L(10~12mg/dl)。全身皮肤包括手足心黄疸,血清胆红素在 205.2~256.5μmol/L(12~15mg/dl)以上。

2. 检查新生儿一般情况,是否有皮肤苍白、出血点或脓疱疹;有无呼吸困难、肺部啰音;肝脾是否肿大、脐周有无红肿、脐部有无分泌物等。

3. 对重度黄疸患儿应注意有无神经系统症状,如精神萎靡或激惹、前囟是否紧张、肌张力有无增高或降低、新生儿生理反射是否减弱或消失等。

(四) 实验室检查

1. 血清胆红素及直接胆红素测定。
2. 红细胞、血红蛋白、网织红细胞、有核红细胞、血细胞比容测定。

3. 血型,新生儿溶血三项(Coombs 实验、游离抗体试验和抗体释放试验),G-6-PD 测定。

4. 肝功能检查;甲状腺功能测定;TORCH、细菌培养(血、尿、便)。

5. **基因检测** 检测与胆红素代谢相关的 UGT 基因突变情况。

由于早产儿皮肤较足月更薄,皮下血管暴露更充分,发现皮肤黄染时检测血清胆红素时往往已经达到相对较高的水平。观察和检测早产儿黄疸应每天在自然光线下观察裸体的新生儿,胎龄较大的早产儿在大多数可以早期观察到皮肤和巩膜的黄疸。检查者用拇指按压身体较硬部位的皮肤表面,如:前额,胸前,或大腿等,主要是使皮肤变白有助于观察潜在的黄色。胎龄小的极低出生体重儿仅仅目测有时会延误病情,应该做血清胆红素的测定。

使用经皮测胆红素仪是评估临床新生儿黄疸程度的另一种方法。经皮测胆红素与血清胆红素水平有很好的相关性,但胎龄小的极低出生体重儿生后早期皮肤处于充血状态可能会影响结果的判断。临床针对早产儿黄疸病例,应做全身检查包括腹部触诊,并回顾母亲和新生儿有无血型不合的病史以及家族史、兄弟姐妹或亲属在儿童时期的黄疸病史,并结合实验室依据如肝功、总胆红素和直接胆红素(结合胆红素)、抗体滴度和 Coombs 试验结果等做出综合诊断。

【治疗】

由于早产儿黄疸程度以轻度、中度占多数,主要采用光照治疗。重度高胆红素血症者也可同时静脉输注白蛋白、血浆治疗,必要时给予换血治疗,预防胆红素脑病发生(表 17-1)。

生理性黄疸不需要特殊治疗,多可自行消退。早期喂奶,供给充足奶量,可刺激肠管蠕动,建立肠道正常菌群,减少肠肝循环,有助于减轻黄疸程度。

(一) 光照疗法

1. **光源选择** 胆红素能吸收光线,以波长 450~460nm 的光线作用最强,由于蓝光的波长主峰在 425~475nm,故认为是人工照射的最好光源。绿光波长主峰在 510~530nm,由于皮肤的光学特性,波长较长的光易于穿透皮肤,绿光较蓝光更易穿透皮肤。有研究报道光疗最有效的光源是波长较长的蓝 - 绿光(490~510nm),能对胆红素转变成光红素起到联合效应。

表 17-1　出生体重<2 500g 早产儿生后不同时间光疗和换血的血清总胆红素参考标准（mg/dl，1mg/dl=17.1μmol/L）

出生体重 /g	<24h		24~<48h		48~<72h		72~<96h		96~<120h		≥120h	
	光疗	换血	光疗	换血	光疗	换血	光疗	换血	光疗	换血	光疗	换血
<1 000	4	8	5	10	6	12	7	12	8	15	8	15
1 000~1 249	5	10	6	12	7	15	9	15	10	18	10	18
1 250~1 999	6	10	7	12	9	15	10	15	12	18	12	18
2 000~2 299	7	12	8	15	10	18	12	20	13	20	14	20
2 300~2 499	9	12	12	18	14	20	16	22	17	23	18	23

（1）荧光灯管：应用最广泛的荧光灯光源有日光或冷白光、蓝光。其蓝光光谱为 300~700nm，输出能量小。适用于控制早产儿或足月儿缓慢升高的血清胆红素。特殊蓝光灯是近年来最有效的光源，其发射的窄光谱蓝光辐射强度显著高于普通蓝光灯，主要发射蓝 - 绿光谱的光，常用于治疗严重的高胆红素血症。在此波长下，光对皮肤的穿透性好，最大程度被胆红素所吸收。有别于常用的蓝光灯。特殊蓝光在婴儿皮肤发出淡蓝色彩，可能掩盖发绀。故在 NICU 使用时，需监测脉搏氧饱和度。为减缓对肤色的影响，在光疗设施上安装灯管时，将 4 根特殊蓝光灯管置于中心，两侧各加 1 根普通蓝光灯管。另外，在特殊蓝光周围的护理人员可有头痛、头晕及恶心等不适，可以外罩屏障以保护护理人员免受光的影响。

（2）卤素灯：高压汞蒸汽卤素灯在蓝光范围能提供良好的效能。这种灯装有移动臂，可以随意移动，因此增加了光源与婴儿间的距离而降低了辐射作用，但不能距婴儿过近（不能短于厂商要求的距离），易造成烫伤。但标准的荧光灯可距离婴儿在 10cm 以内从而增加辐射强度，而不引起温度的增加。另外，多数卤素灯投射的区域相对小，辐射区域内强度不均衡，中心强度高，周边明显降低。

（3）光纤设备：20 世纪 80 年代末引入的纤维光学光疗仪，也称纤维毯或光疗毯，是由一个钨 - 卤素灯泡发出的光，经过多芯纤维导线输送到一个塑料衬垫内发射出光。一种纤维光束在较宽衬垫内包绕在婴儿身体周围；另一种是婴儿需要躺在针织纤维衬垫上，或当抱起时可以卷在衣服下面。前者光纤毯发射波长为 420~480nm，后者提供更均衡的辐射。因投射面积与辐射强度成反比，因此应减小衬垫的面积来提高辐射强度。故适用于 VLBW 儿。光纤毯比传统光疗优越之处是不需要眼罩，易于护理和抱起，而且体积小，便于家庭光疗。缺点是由于照射面积小使其光谱功率低。

（4）发光二极管（LED）：发光二极管是近来提出的产生窄谱（30nm）高强度的一种新方法。使用高强氮化镓的发光二极管在设定光谱（蓝光、蓝 - 绿光等）下以最小的热能产生高辐射强度。此装置重量轻、电压低、功率低及便于携带，是在医院或家中能提供高强光疗的有效方法。

2. 光疗方法

（1）单面光疗：用 20W 或 40W 蓝色或绿色荧光灯 6~8 支，呈弧形排列，灯管间距约 2.5cm，光疗装置置于患儿的上方，灯管距患儿正面皮肤 25~35cm，患儿裸体睡于中央。单面光疗仪有固定于暖箱和移动式两种，多用于不宜双面光疗的患儿，如在开放辐射台或闭式暖箱中的患儿。对于胆红素水平较高又不宜接受双面光疗者，除上方单面光疗外，可在患儿两侧增加单面光疗加强疗效。

（2）双面光疗：婴儿要位于光疗箱的上、下两排光源当中，距离上排灯为 25~35cm。目前多数采用双面光疗，因被照射面积大，疗效优于单面光疗。现国内普遍采用的是双面光疗箱，箱内上下各设置一组蓝光灯，患儿裸露于中间的有机玻璃床板上，箱内可根据需要设定，能保证相对恒定的温度，箱温过高或过低可报警。光疗箱无湿化装置，不显性失水增加，故光疗时注意补充生理维持液体。

光疗分连续和间断照射，后者照 6~12 小时后停止 2~4 小时再照，也有照 8~12 小时后停 16 或 12 小时，不论何法，应视病情而定。若为 Rh 溶血病或黄疸较重的 ABO 溶血病则照光时间较长，一般需 48~72 小时。一般高胆红素血症，大多数只需 24~48 小时即可获得满意效果。有的研究认为连续或间断照射疗效相同，后者可减少副作用。

17章

（二）换血疗法

换血是治疗高胆红素血症最迅速的方法。主要用于重症母婴血型不合的溶血病，可及时换出抗体和致敏红细胞、减轻溶血；降低血清胆红素浓度，防止胆红素脑病；同时纠正贫血，防止心力衰竭。

血液的选择

（1）Rh 血型不合时，应该采用和母亲相同的 Rh 血型。在 Rh（抗 D）溶血病无 Rh 阴性血时，亦可用无抗 D（IgG）的 Rh 阳性血。ABO 血型不合时，最好采取 AB 型血浆和 O 型红细胞混合后换血，国内文献报道多主张红细胞与血浆之比为 2:1，也可选用抗 A 及抗 B 效价 <1:32 的 O 型血液。

（2）对有明显贫血或心力衰竭的患儿可用血浆减半的浓缩血来纠正贫血和心力衰竭。

（三）其他治疗

1. 酶诱导剂 通过诱导肝细胞微粒体增加葡萄糖醛酸转移酶的生成，提高未结合胆红素与葡醛酸结合的能力，从而改善肝脏清除胆红素的功能，使血清胆红素下降。早产儿应用疗效较差，故应及早用药。常用的酶诱导剂是苯巴比妥。苯巴比妥 5~10mg/（kg·d），分 2 次口服，疗程 4~5 天。

2. 白蛋白 1g 白蛋白可与 16mg 胆红素联结，因此通过增加白蛋白与未结合胆红素的联结，预防胆红素脑病的发生，但不能减轻黄疸程度。主要适用于早产儿或重度黄疸儿。白蛋白 1g/kg 加葡萄糖 10~20ml 滴注，心力衰竭者禁用。如无白蛋白可用血浆，每次 10ml/kg 静脉滴注。白蛋白或血浆一般每天 1 次，可根据胆红素高低调整为 1~2 次。

3. 静脉注射免疫球蛋白（IVIG） 有报道用大剂量 IVIG 治疗新生儿溶血病。IVIG 可通过阻断网状内皮系统 Fc 受体发挥作用，阻断溶血过程，减少胆红素的形成。多采用大剂量一次疗法，1g/kg，于 6~8 小时内持续静脉滴注。

4. 促进早期喂养 通过促进肠蠕动和肠道益生菌定植，促进胆红素排泄。对于出生早期微量喂养的极低和超低出生体重儿，可通过灌肠使胎便尽早排出，以减少肠肝循环中胆红素的重吸收。

【预后】

早产儿高未结合胆红素血症经治疗后一般预后良好，若合并胆红素脑病者，预后较差，常合并不可逆的不同程度智力、运动障碍。因此，对于早产儿高未结合胆红素血症，早发现，早治疗，可降低并发症。

（童笑梅）

参考文献

1. 丁国芳，张苏平，姚丹，等. 我国部分地区新生儿黄疸流行病学调查. 中华儿科杂志，2000，10（38）10: 624-627.
2. 李凤英，陈自励. 新生儿黄疸诊断治疗中的分歧和争议. 中国实用儿科杂志，1999，2（14）2: 83-84.
3. 李云珠. 新生儿胆红素脑病发病机制与防治研究进展. 全国新生儿黄疸与感染学术会议论文汇编，2000，9: 8-11.
4. TAEUSCH HW, BALLARD RA, GLEASON CA. Avery's Diseases of the Newborn. 7th Edition. London: Harcourt Publishers Limited. 1999.
5. NEWMAN TB, MAISELS MJ. Dose hyperbilirubinemia damage the brain of health full-term infants？Clin Perinatal 1990; 17 (2): 331-358.
6. American Academy of Pediatrics, Practice Parameter Management of Hyperbilirubinemia in the healthy Term Newborn. Pediatrics Vol. 94 No. 4 Octorber 1994 558-565.
7. LAWRENCE M. GARTNER, Neonatal Jaundice. Pediatrics in Review Vol. 15 No. 11 November 1994. 422-432.
8. American Academy of Pediatrics Clinical Practice Guideline Subcommittee on Hyperbilirubinemia. Management of hyperbilirubinemia in the newborn infant 35 or more weeks of gestation. Pediatrics, 2004, 114 (1): 297-316.
9. BHUTANI VK, JOHNSON LH, SHAPIRO SM. Kernicterus in sick and preterm infants (1999-2002): a need for an effective preventive approach. Semin Perinatol, 2004, 28 (5): 319-25.
10. BHUTANI VK, JOHNSON L. Kernicterus in late preterm infants cared for as term healthy infants. Semin Perinatol, 2006, 30 (2): 89-97.
11. M J MAISELS, J F WATCHKO. Treatment of jaundice in low birthweight infants. Arch Dis Child Fetal Neonatal Ed, 2003, 88: 459-463.
12. 中华医学会儿科分会新生儿学组，中华儿科杂志编辑委员会. 新生儿高胆红素血症诊断和治疗专家共识. 中华儿科杂志，2014，52（10）: 745-748.

第三节　早产儿胆红素脑病

新生儿胆红素脑病（bilirubin encephalopathy，BE）绝大多数是可防治的。最近对 ≥ 35 周的新生儿的高胆红素血症的规范防治很大程度上降低了严重高胆红素血症的发生，足月儿胆红素脑病已有明显的下降。但是，对早产儿，特别是极低和超低体重早产儿黄疸的管理仍缺少统一的规范。尽管我们已知早产儿的胆红素脑病通常没有特征性的临床表现，有时其发生常在"低胆红素水平"（总血清胆红素，并非游离胆红素），在临床上可能被忽略或者过度治疗。

自 1950 年首次报道早产儿胆红素脑病以来，人们对早产胆红素脑病持续的予以关注，但是目前仍没有完整的流行病学研究。很多早产儿胆红素脑病的诊断来源于死后的尸解。Watchko 等报道 1984—1993 年间小于 34 周尸解的早产儿核黄疸的发生率为 4%。多数的研究报道很少在新生儿期获得早期诊断，在新生儿期多没有表现严重的高胆红素血症，可见早产儿胆红素脑病的防治任务十分艰巨。

【易损因素】

目前研究较一致认为胆红素脑病发生脑组织中游离胆红素增高超过了神经细胞的处理能力，导致特定脑区域的神经核团（神经元）发生凋亡或坏死。早产儿由于红细胞半衰期很短，肝脏酶学系统发育更不成熟及肠肝循环增加等因素使得有更多胆红素产生，但是早产儿往往白蛋白水平很低，易发生酸中毒，非结合胆红素与白蛋白的亲和力与发育成熟度密切相关。因此，同样水平的血清总胆红素，在早产儿游离胆红素浓度更高或在较低的总胆红素水平下仍然有较高的游离胆红素浓度。此外，发育中血 - 脑屏障和神经元对游离胆红素的摄取和排除的能力明显不及足月儿，这主要取决于几种转运蛋白在发育中的表达即有机阴离子转运蛋白（organ anion transport protein，OATP）、多重耐药 P- 糖蛋白（multi-drug resistance P-glycoproteins，MDR）和多重耐药相关蛋白（multidrug resistance-associated proteins，MRP），由于发育的差异导致神经元处理胆红素能力的差异，因此早产儿在低水平的游离胆红素水平时仍会有大量的游离胆红素在脑内蓄积进而发生胆红素脑病。

【发病机制】

我们尚不十分清楚胆红素脑病的发病机制。有限的神经病理学和分子病理学研究证明：亲脂性的游离胆红素选择性的作用特殊的神经核团（神经元）质膜（细胞膜、细胞质和线粒体）系统，通过兴奋性氨基酸的增加、线粒体代谢衰竭和细胞内钙内流增加或炎症反应导致神经元的凋亡或坏死。无论是足月儿还是早产儿胆红素脑病都有相同或相似的神经病理改变。

典型的急性胆红素脑病的病理所见有两个基本特征：特殊核团的胆红素黄染和神经元的坏死。如无神经元损伤的显微镜下的证据，仅有胆红素的黄染，不能诊断为核黄疸（kernicterus）。足月的急性胆红素脑病脑核团黄染常有严重高胆红素血症，而早产儿急性胆红素脑病不一定有高胆红素血症，或可能是继发性的脑核团的黄染。急性胆红素脑病或核黄疸最常见的受累核团如下：苍白球、底丘核、海马 CA2-3 区、脑神经核、脑干的网状结构、小脑的齿状核和普肯耶细胞、脊髓前角细胞。

对新生儿科医师来讲，导致胆红素脑病的危险因素（任何导致游离胆红素增加的因素、血脑屏障的破坏、脑血流的增加）可能已非常清楚。但是对脑病发生的分子机制认识才刚刚开始。只有亲脂性的游离胆红素才能够进入神经细胞，进而导致神经细胞的损伤。血 - 脑屏障和血 - 脑脊液屏障的发育成熟和功能完整对防止药物和有毒物质在中枢神经系统蓄积发挥重要作用。研究表明两类重要的 ABC 转运蛋白（ATP binding cassette transporters）即 MDR/Mdr（人类 / 动物）和 MRPs/Mrps（人类 / 动物）在脉络丛、上皮细胞、内皮细胞基底膜、星形胶质细胞、小胶质细胞及神经元都有不同程度的表达。当非结合胆红素增加时，位于脉络丛上皮细胞顶端的 Mdr1a 受体，在周围的星形胶质细胞作用下表达上调，促进 CNS 内 UCB 排入脑脊液。抑制 P- 糖蛋白的药物如头孢曲松，能使鼠脑 UCB 摄取明显增加；敲除 Mdr1a（−/−）同样会使脑摄取 UCB 显著增加。当然，这些研究中的 UCB 浓度明显高于临床上

17章

能够产生的游离胆红素的浓度（Bf）。同样，无论是动物实验研究还是人类的细胞体外研究都证实 MRP1/Mrp1 上调能够转运 UCB，抑制 MRP1 表达（MK571）UCB 从细胞内外流明显减少，可能 MRP1 对 UCB 的出胞转运具有直接作用。UCB 可以通过弥散的方式进入体内任何细胞，但是只有肝细胞能够使其转变为直接胆红素。在 CNS 内所有细胞均不具有这种能力，胆红素的进出主要依赖转运蛋白的主动（转出细胞外）或被动的转运，上述的转运蛋白是否发挥同等作用尚不得而知，是否它们在不同区域的表达差异，或者在不同发育阶段大发育差异，及不同 UCB 和应激因素作用下表达的差异导致胆红素脑病发生的严重程度不同还有待进一步研究。低血清胆红素水平，可能游离胆红素水平并不低，也有可能游离胆红素水平不高但是转运蛋白表达缺陷使得 CNS 内仍可有较高 UCB 蓄积，进而发生胆红素神经损害。

胆红素的神经毒性不但表现损伤核团的选择易损性，也表现细胞选择易损性：神经元比星形胶质细胞更易发生凋亡和坏死。海马和小脑的神经元明显比皮层的神经元更易损伤。神经元的树突与轴突在 UCB 作用下可表现为突触形成减少，轴突的微管蛋白和 Tu 蛋白表达增加而使其稳定性破坏，轴突动力蛋白减少使线粒体聚集在轴突远端，神经元的骨架遭到破坏。长时间或大剂量暴露 UCB 时星形胶质细胞对谷氨酸盐的摄取发生障碍，同时神经元代谢障碍导致大量的谷氨酸盐堆积作用于兴奋性氨基酸受体（NMDA）通过线粒体途径导致细胞凋亡，神经元的易损性还表现在线粒体酶活性、UCB 的氧化能力和 MRP1 表达水平明显低于星形胶质细胞，所以神经元更易受损，发育中的神经元更易损伤。UCB 同样也可以作用于星形胶质细胞和小胶质细胞，产生前炎因子（TNF-α、IL-1β），特别是在有其他应激的情况下如感染（LPS 增加）、缺氧缺血等，共同作用于神经元而发生损伤效应。有些研究认为星形胶质细胞和小胶质细胞对 UCB 有双向不同作用，既有有利的一面，也有有害的一面。同样 UCB 对少突胶质细胞和前体少突胶质细胞具有损害作用，使得髓鞘发育障碍。

【临床表现与诊断评价】

虽然不同的国家都有早产儿胆红素血症的干预治疗方案，但是并不清楚这样的管理是否真正能完全减少早产儿胆红素脑病的发生。从低胆红素水平的早产儿发生胆红素脑病的报告分析，单纯的依据总胆红素水平去干预与管理是不够的。在早产儿的胆红素脑病发生中也体

现了成熟依赖性的特点，胎龄越小的早产儿发生损害的机会越大，临床表现越不典型。晚期早产儿的胆红素脑病发生的临床表现与足月儿相近，在新生儿期表现为急性胆红素脑病（acute bilirubin encephalopathy），Bhutani V 等应用 BIND 评分来评价 ABE 的严重程度（表 17-2）。然而小胎龄的早产儿很难在新生儿期从临床表现获得 ABE 的诊断。研究表明早产儿暂时胆红素脑病 [暂时 ABR（auditory brainstem response）异常] 发生呼吸暂停明显多于无 ABR 异常的早产儿，呼吸暂停可能是黄疸早产儿胆红素神经毒性的比较重要的临床表现。很大一部分的早产儿胆红素脑病诊断常在随访中获得，实际上是在慢性胆红素脑病时期。

表 17-2　胆红素致神经功能障碍评分（BIND）

项目	评分
意识状态 （0~3 分）	0= 正常
	1= 进乳减少，多睡
	2= 嗜睡、激惹
	3= 反应迟钝、昏迷、惊厥
肌肉张力 （0~3 分）	0= 正常
	1= 颈强、或轻微肌张力增高或肌张力减低
	2= 颈部后仰或躯干背屈
	3= 角弓反张
哭声（0~3 分）	0= 正常
	1= 高调
	2= 尖叫
	3= 不能安抚

患儿常表现：生长发育延迟、锥体外系受累的肌张力障碍、听觉发育异常（听力丧失或辨音障碍）。

虽然临床仍然依据血清总胆红素水平对早产儿黄疸进行干预和治疗，研究认为其对胆红素神经毒性的诊断效力很差，即与 ABR 相关性没有游离胆红素和胆红素与白蛋白比值（B/A）好。但是，虽然有关游离胆红素的研究表明血清游离胆红素水平与 ABR 有很好的相关性，当游离胆红素水平超过 0.8mg/dl 对胆红素神经毒性的诊断的敏感性和特异性为 100% 和 96%，然而由于分析方法的问题一直阻碍临床上普遍应用。B/A 比值增高也是发生胆红素脑病非常重要的危险因素和干预指标。Govaert 等报道急性期早产儿胆红素脑病 B/A 比值大于 0.5，MRI 上苍白球表现为明显高信号。

对早产儿的胆红素神经毒性的评价常常依据脑干听觉诱发电位（brainstem auditory evoked potential，BAEP）和 ABR。通常判定诱发电位异常通过 Ⅰ、Ⅲ和 Ⅴ 波潜伏期，波间期及波幅的大小有无进行判定。

Ⅰ波通常代表听神经，Ⅲ、Ⅴ波代表脑干听神经核、上橄榄核、下橄榄核和外侧丘系。一般早产儿胎龄 >28 周通常能检测到可重复的Ⅲ和Ⅴ波，当异常时 ABR 常表现为单一的Ⅲ或Ⅴ重复波，或无Ⅲ和Ⅴ波的重复波，或无反应。胆红素神经毒性导致的持续听觉异常常诊断为听神经病（auditory neuropathy，AN）或听觉不调（auditory dyssynchrony，ADS），严重患儿临床表现为听觉丧失，部分表现为辨音异常。一般胆红素脑病患儿内耳毛细胞结构和中耳发育是正常的，因此通常的耳声发射和中耳麦克风检查正常，这些听力检查或筛查不能作为胆红素神经毒性的判定方法。

最近 MRI 常用于足月儿 ABE 和慢性胆红素脑病（chronic bilirubin encephalopathy，CBE）的诊断。早产儿 ABE 或胆红素脑病的急性期通常 MRI-T_1WI 苍白球表现为对称性高信号影，通常认为这种信号改变是由于胆红素沉积和质膜损伤所致，持续时间较短。CBE 期 MRI-T_2WI 苍白球表现为高信号。但是也有报道新生儿期苍白球信号正常，而在 5~9 个月时表现 T_2WI 信号异常。T_2WI 苍白球信号异常可以持续较长时间，通常在 1 岁以后可能逐渐消失，而在足月儿可持续更长时间。ECT 研究表明，即使苍白球在 T_2WI 异常信号消失，其灌注仍然明显下降。除苍白球信号改变较明显外，有时底丘核和海马也可能有改变。但目前没有小脑和脑干异常信号改变的报道，可能这些部位超微结构的变化不能被 MRI 所展示。另有研究发现胆红素脑病时应用 MRS 分析基底节代谢变化，谷氨酸盐与胆碱比值明显增高，提示兴奋性氨基酸在脑病的发生中其重要作用。

综上，早产儿胆红素脑病的诊断主要依赖于神经电生理的检查和 MRI 的结构评价。实际上胆红素脑病诊断与评价包含以下四个方面：①临床高胆红素血症和胆红素脑病的高危因素；②神经功能异常临床表现（BIND）；③脑干听觉诱发电位或 ABR 异常；④MRI 苍白球、底丘核、海马异常信号。对于早产儿胆红素脑病

我们更应该：在新生儿期注重对高危早产儿的脑干听觉诱发电位和 MRI 的检查，在早产儿随访中注意发育异常，尤其是早期运动发育异常的 MRI 和脑干听觉诱发电位检查。

（毛　健）

参考文献

1. SMITHEMAN H, STARK AR, BHUTANI VK. Early recognition of neonatal hyperbilirubinemia and its emergent management. Semin Fetal Neonatal Med, 2006, 11 (3): 214-224.

2. SILVA RF, RODRIGUES CMP, BRITES D. Rat cultured neuronal and glia cells respond differently to toxicity of unconjugated bilirubin. Pediatr Res, 2002, 51 (4): 535-541.

3. HANK F, HANSEN TWR, AHMAAS R, et al. Bilirubin induces apoptosis and necrosis in human NT2-N neurons. Pediatr Res, 2005, 57 (2): 179-184.

4. TURKEL SR, MILLER CA, GUTTENBERG MF, et al. A clinical pathologic reappraisal of kernicterus. Pediatrics, 1982, 69 (2): 267-272.

5. AHDAB-BARMADA M, MOOSSY J. The neuropathology of kernicterus in the premature neonate diagnostic problems. J Neuropathol Exp Neurol, 1984, 43 (1): 45-56.

6. SHAPIRO SM, BHUTANI VK, JOHNSON L. Hyperbilirubinemia and kernicterus. Clin Perinatol, 2006, 339 (2): 387-410.

7. GOVAERT P, LEQUIN M, SWARTE R, et el. Changes in globus pallidus with (pre) term kernicterus. Pediatrics, 2003, 112 (6 Pt 1): 1256-1263.

8. OKUMURA A, HAYAKAWA F, MARUYAMA K, et al. Single photon emission computed tomography and serial MRI in preterm infants with kernicterus. Brain Dev, 2006, 28 (6): 348-352.

9. 毛健, 富建华, 陈丽英, 等. 重度高胆红素血症新生儿苍白球磁共振成像特征及临床意义. 中华儿科杂志, 2007, 45 (1): 24-29.

第四节　早产儿高直接胆红素血症管理

衰老红细胞中血红蛋白的分解代谢障碍是新生儿时期胆红素最主要的来源。在血红素加氧酶 -1（heme oxygenase-1 enzyme，HMOX-1）的作用下，血红蛋白中的血红素转变成胆绿素（biliverdin），而胆绿素还原酶（biliverdin reductase）再将胆绿素转变为胆红素（bilirubin），当胆红素在肝脏完成共轭结合反应后大部分即分泌到消化系统排出，小部分通过肝肠循环再回收。

在胎儿时期及出生后前几天胎儿 / 新生儿的肝脏共轭结合反应系统仍处于休眠中，故胎盘是胎儿时期胆红素分泌的主要途径，这也是有 70% 的新生儿在出生

后第一周可见黄疸的原因。

在 1mol 血红素转变成 1mol 胆红素的过程中释放出 1mol 的一氧化碳,故通过测定呼出气体中一氧化碳或者血液中碳氧血红蛋白的含量可估计胆红素的生成量。不少研究利用此方法得出在早产儿中胆红素生成率略高于足月新生儿,而此结果提示早产儿中衰老红细胞在血液中的比例高于足月新生儿中衰老红细胞。虽然缺乏精确的流行病学研究,但目前研究表明早产儿因胆红素诱发的神经损害风险高于足月新生儿。

在早产儿肝脏内质网酶体系中,肝脏共轭结合反应中所需的尿苷二磷酸葡萄糖醛酸转移酶(urdinediphosphoglucuronateglucuronosyltransferase,UGT)尚未成熟;而早产后出现的喂养及吸收困难会使十二指肠及结肠中的 β- 葡萄糖醛酸酶持续活动从而将 25% 分泌出来的胆红素重吸收入血,使得早产儿体内胆红素通过消化系统代谢排泄的时间延迟,导致体内胆红素堆积增多。

但早产儿尚未成熟的肝脏共轭结合反应系统导致的高胆红素血症多为非结合性高胆红素血症,结合性高胆红素血症极为少见,一旦出现,则提示早产儿存在其他疾病,通常为先天性或遗传性疾病,亦可因感染而致,而它们的共同病理生理过程为胆汁瘀积,其中胆道闭锁及新生儿肝炎综合征为导致胆汁瘀积最常见的原因。

【定义】

早产儿血清中结合胆红素占总胆红素的 20% 或以上。

【病因】

(一)肝外胆管疾病

1. **肝外胆管闭锁** 一种先天性或获得性疾病,国外新生儿中此病发病率为 1/(15 000~10 000)。先天性肝外胆管闭锁是肝外胆管先天性缺如或闭锁,病因尚未明确,现有研究考虑其可能与 Reovirus 3(血清型的正呼肠孤病毒)感染、先天畸形、先天性巨细胞病毒感染等有关;而获得性肝外胆管闭锁通常与自身免疫有关。症状通常在生后 1~6 周内出现,常见有黄疸、陶土样大便、茶色尿、腹胀、肝大等,由于此病导致高结合胆红素血症,故不会引起核黄疸。

2. **胆总管囊肿** 一种先天性胆总管扩张疾病,症状通常在生后 1 年内出现,包括间歇性上腹痛、右上腹肿块及黄疸(胆总管囊肿三联症),但同时具备此三联症

的为极少数。

3. **先天性胆管狭窄** 由于遗传或先天性原因导致个体的胆管狭窄,症状与先天性肝外胆管闭锁类似。

4. **小儿自发性胆管穿孔** 一种病因未明的少见疾病,研究考虑自发性胆管穿孔可能与胰胆管合流异常、胰液反流入胆总管,使胆管内压过高,胰液破坏胆管壁有关。症状通常于生后 3~8 周出现,可有呕吐、陶土样大便及腹胀。

5. **肿瘤** 较少见,其中恶性肿瘤占 60%~70%,包括神经母细胞瘤和肝细胞瘤等;良性肿瘤则包括血管瘤、血管内皮细胞瘤和错构瘤等。

6. **胆结石** 少见,通常与解剖上变异或畸形、溶血性疾病、胆囊囊性纤维化、胆道感染、全胃肠外营养、用药(如呋塞米之类)等有关。

(二)肝内胆管疾病

1. **Alagille 综合征** 一种影响肝脏、心脏、肾脏等多系统的常染色体显性遗传病,在新生儿中发病率为 1/100 000。有研究表明 *JAG1* 和 *NOTCH2* 基因与此病有关。黄疸通常在生后 2~6 周内出现,而其他心脏或肾脏损害症状可在更早期出现。

2. **先天性肝纤维变性** 一种常染色体隐性遗传病,以肝门区小叶间胆管增生为主要病理变化,有研究发现其可能是多囊性肾病的一种特殊类型,典型体征为胃肠道出血,黄疸为渐进性加重。

(三)肝细胞疾病

1. 代谢性疾病

(1)氨基酸代谢障碍:如高酪氨酸血症,一种先天性疾病,可引起肝肾损害及精神智力损害,在生后 1~6 个月内可出现肝衰竭症。

(2)溶酶体储存障碍(lysosomal storage disorders,LSDs):Wolman 病、Niemann-Pick 病和 Gaucher 病为 LSDs 的三大主要类型,均属于常染色体隐性遗传病,通过影响脂代谢造成肝脾脑等损伤,在生后几周 ~6 个月内可出现腹胀、呕吐、肝脾大,黄疸渐进性加重、精神智力损害等症状。

(3)糖代谢障碍

1)半乳糖血症:一种先天基因缺陷所引起的疾病,导致该病症的缺陷基因主要是编码 1-磷酸半乳糖 - 尿嘧啶核苷酸转移酶。该酶的缺陷使半乳糖及其氧化还原产物在体内积累,出现肝大、白内障等严重症状,发病

率为 1/60 000。症状包括：黄疸、肝大、呕吐、低血糖、惊厥、萎靡不振、易激惹、喂养困难、体重增加缓慢、氨基酸尿症、白内障、玻璃体积血、肝硬化、腹水、脾大或智力低下。

2）遗传性果糖不耐受症：由于肝、肾、小肠中醛缩酶 B 活性缺乏所致。果糖 -1,6- 二磷酸醛缩酶催化果糖 -1,6- 二磷酸水解生成磷酸丙糖和磷酸甘油醛。此酶活性缺乏导致患儿吸收果糖后，体内果糖 -1- 磷酸迅速聚集，引起严重的毒性症状如：黄疸、肝大、呕吐、萎靡、易激惹和惊厥，其发病率约为 1/23 000。实验室检查包括凝血时间延长、低白蛋白血症、胆红素转氨酶升高和近端肾小管功能障碍。急性果糖摄入导致患儿出现低血糖症状；长期摄入果糖，患儿会出现生长迟缓和肝脏病变。若持续摄入果糖，低血糖症状反复发作，肝肾衰竭进展，最终死亡。

3）Ⅳ型糖原贮积病：又称支链淀粉病，由于缺少 amylo-1,4->1,6- 葡萄糖转移酶，导致大量无分支糖链储存在糖原中，这些无分支的大分子不溶于水，便在肝内堆积引起各种毒性症状，主要为黄疸、肝大、肝硬化、生长障碍及肌张力低，患儿多于 1 周岁内死于心脏和肝脏衰竭。

（4）Zellweger 综合征：又名脑 - 肝 - 肾综合征（CHRS），属过氧物酶体病，是过氧物酶体功能缺陷和多种先天畸形、胆汁淤积同时存在的综合征，为常染色体隐性遗传，其确切的遗传因素和发病机制尚不清楚。新生儿期即有典型的临床表现，主要表现为颅面畸形（头小而前凸、骨缝宽，额宽前突，眼距过宽，鼻根塌陷，耳位低，三角嘴，小下颌），眼异常（小眼球，眼球震颤，角膜混浊，青光眼，白内障，色素性视网膜炎，视神经发育不良等），神经系统症状（精神运动发育迟缓，少动，反应低下，吸吮和吞咽困难，肌张力低下等），肝肿大，黄疸，可有先天性心脏病、肾囊肿。结合实验室、B 超和头颅 CT/MRI 检查可助诊断，肝、肾活检可以确诊。

2. 家族性综合征

（1）Dubin-Johnson 综合征：又称为慢性特发性黄疸，为遗传性结合胆红素增高Ⅰ型，1954 年 Dubin 等首先报告。Dubin-Johnson 综合征临床表现特点为长期性或间歇性黄疸。多数研究表明 Dubin-Johnson 综合征血缘相近比率很高，属常染色体隐性遗传性疾病。

（2）Rotor 综合征：一种病因未明的常染色体隐性遗传病，与 Dubin-Johnson 综合征类似，均为高结合胆红素血症，主要症状为无痒性黄疸。

（3）Aagenaes 综合征：又称胆汁瘀积 - 淋巴水肿综合征，一种常染色体隐性遗传病，基因定位在染色体 15q[1,2] 上，导致淋巴管先天发育不良，引起胆汁瘀积，并可逐渐进展为肝硬化或巨细胞性肝炎。

3. 蛋白质合成缺陷　α-1- 抗胰蛋白酶缺乏症：以婴儿期出现胆汁瘀积性黄疸、进行性肝功能损害和青年期后出现肺气肿为主要临床表现的一种常染色体隐性遗传性疾病。常有家族发病史。患儿常可在出生 1 周发生非外科胆汁瘀积型肝炎。患儿食欲缺乏，有时恶心呕吐、嗜睡、易激惹。出现黄疸和肝脾大。尿色深黄，大便呈白陶土色。黄疸可持续 2~4 个月后渐消退。

4. 新生儿肝炎综合征　是指新生儿期以阻塞性黄疸、肝脾大、肝功能异常为特征的一种症候群。包括乙型肝炎病毒、巨细胞病毒、单纯疱疹病毒、柯萨奇病毒和风疹病毒等所引起的肝炎，亦可由 ECHO 病毒、EB 病毒、弓形虫、李斯特菌或各种细菌所致。这些病原体可通过胎盘感染胎儿，亦可在产程中或产后感染。少数病例与先天性代谢缺陷有关。部分病例病因不明。常在出生后 1~3 周出现，表现为生理性黄疸延迟消退，或消退后又出现，黄疸持续或加剧。发病开始时其他症状不明显，也有出现吃奶减少、呕吐、体重不增加者。出生后大便颜色正常，病后逐渐变成浅黄色或灰白色。小便为深黄色。肝脏肿大。重者黄疸迅速加重，可引起高胆红素血症，还可能引起核黄疸，大便变成白色，肝脏明显肿大，质地变硬，还可出现腹水、肝性脑病、大出血等。实验室检查：总胆红素一般低于 171μmol/L（10mg/dl），结合胆红素与未结合胆红素均增高，以前者为主。

【诊断和鉴别诊断】

根据定义，早产儿血清中结合胆红素占总胆红素的 20% 或以上即可诊断为早产儿高直接胆红素血症。但其致病因素复杂，需鉴别特发性新生儿肝炎、感染、遗传因素、代谢性疾病、胆道闭锁、胆汁浓缩等各种病因。

【一般处理】

1. 加强营养，补充足够能量和脂溶性维生素等。
2. 可选用苯巴比妥缓解瘙痒症状、考来烯胺治疗脂肪性纤维瘤。
3. 可给予消炎、利胆、护肝或中西医结合等对症治疗。
4. 若有腹水，需利尿及低钠饮食。

5. 一旦发生肝衰竭,需行肝移植治疗。

【预后】

早产儿高直接胆红素血症可能持续数月,但大多数预后良好,需定期监测肝功能和生长发育情况。如有明确的引起胆汁淤积的病因,要视情况针对病因进行治疗。

(周　伟)

参考文献

1. RAJU TN. Developmental physiology of late and moderate prematurity. Semin Fetal neonatal Med, 2012, 17 (3): 126-131.
2. VENIGALLA S, GOURLEY GR. Neonatal cholestasis. Semin Perinatol, 2004, 28 (5): 348-355.
3. POWELL KK, VAN NAARDEN BRAUN K, SINGH RH, et al. Long-term speech and language developmental issues among children with Duarte galactosemia. Genetics in Medicine, 2009.
4. BEAT STEINMANN, RENE SANTER. Disorders of Fructose Metabolism//Jean-Marie Saudubray, van den Berghe Georges (in English). Inborn Metabolic Diseases: Diagnosis and Treatment (5th ed). New York: Springer, 2012: 157-165.
5. STEINBERG S, DODT G, RAYMOND G, et al. Peroxisome biogenesis disorders. Biochimicaet Biophysica Acta (BBA)-Molecular Cell Research, 2006, 1763 (12): 1733.
6. LEE JH, CHEN HL, CHEN HL, et al. Neonatal Dubin-Johnson syndrome: long-term follow-up and MRP2 mutations study. Pediatr Res, 2006, 59 (4 Pt 1): 584-589.
7. SILVERMAN EK, SANDHAUS RA. Alpha1-Antitrypsin Deficiency. New England Journal of Medicine, 2009, 360 (26): 2749-2757.
8. OZKAN TB, et al. Antiviral therapy in neonatal cholestatic cytomegalovirus hepatitis. BMC Gastroenterol, 2007, 7: 9.

第五节　早产儿高胆红素血症的换血治疗

间接胆红素过高,可通过血-脑屏障进入中枢神经系统,并与神经系统中细胞膜亲脂成分结合,造成神经系统细胞的损伤,导致胆红素脑病。因此,当间接胆红素高于一定水平时,应采用能够迅速降低血浆胆红素水平的治疗手段,以免造成胆红素脑病。换血疗法(exchange transfusion)是治疗新生儿重症高胆红素血症最迅速有效的方法。早在 1925 年 Hart 等首次成功对新生儿溶血病患儿进行了换血治疗。1951 年 Diamond 等改良了换血方法,用一根聚乙烯管通过脐静脉进行交替抽注血,使换血过程更简单、安全。此后,换血技术得到进一步改进,到 20 世纪 90 年代外周动静脉同步换血以及近年来的全自动同步换血的开展,可提高胆红素的换出率,减少感染机会,避免血流动力学的波动所致的不良影响。换血已成为新生儿重症监护中的重要技术之一。换血除了主要用于治疗新生儿溶血病和高胆红素血症外,还可用于治疗新生儿弥散性血管内凝血、严重败血症、药物中毒以及用于去除体内各种毒素等。

一、换血疗法的作用

1. 及时换出血中部分游离抗体和致敏红细胞,减轻溶血。

2. 降低血清胆红素水平,防止胆红素脑病发生。

3. 纠正贫血,改善携氧,防止心力衰竭。

二、换血指征

1. 出生前溶血病的诊断已基本确定,出生时脐血血红蛋白<120g/L,伴水肿、肝脾大、心力衰竭者。

2. 出生后任何时候血清间接胆红素 >342μmol/L(20mg/dl),且主要是未结合胆红素者。

3. 已出现早期核黄疸症状,不论血清胆红素浓度高低。早产儿脐血血红蛋白<110g/L,及(或)脐血胆红素>60μmol/L(3.5mg/dl),均应在 3 小时内进行换血。

4. 早产儿因发育不完善,高胆红素对个体的危害性较足月儿更严重。首先,在某些情况下,低于现行生理性黄疸标准也有形成胆红素脑病的可能,而超过生理性黄疸范围的健康足月儿不一定造成病理性损害;第二,早产儿生后脑血管屏障的发育和胆红素水平是一个动态的发育过程,胎龄及日龄越小,出生体重越轻,血清胆红素超过一定限度对新生儿造成脑损伤的危害性越大。所以,不能用一个固定的界值作为早产儿黄疸的干预标准,应按照胎龄、日龄、出生体重而确定(表 17-3,表 17-4)。

表 17-3　胎龄小于 35 周早产儿推荐换血胆红素水平

胎龄(周)	胆红素水平(mg/dl)
<28 0/7	11~14
28 0/7~29 6/7	12~14
30 0/7~31 6/7	13~16
32 0/7~33 6/7	15~18
34 0/7~34 6/7	17~19

表 17-4　不同胎龄 / 出生体重早产儿黄疸换血推荐标准

胎龄(出生体重)	胆红素 ≥ μmol/L(mg/dl)		
	出生 ~24h	~48h	~72h
~28 周(~1 000g)	86~120(5~7)	120~154(7~9)	154~171(9~10)
~31 周(~1 500g)	86~154(5~9)	137~152(8~13)	188~257(11~15)
~34 周(~2 000g)	86~171(5~10)	171~257(10~15)	257~291(15~17)
~36 周(~2 500g)	86~188(5~11)	205~291(12~17)	274~308(16~18)

三、血源和换血量的确定

1. 血源的选择

(1)Rh 血型不合时,采用 Rh 血型与母同型,ABO 血型与新生儿同型或 O 型血。在 Rh(D)溶血病无 Rh 阴性血时,不得已也可用无抗 D(IgG)的 Rh 阳性血。

(2)ABO 血型不合时,最好用 O 型红细胞与 AB 型血浆混和的血。也可选用 O 型或与新生儿血型相同的血。

(3)其他疾病:如 Coombs 试验阴性的高胆红素血症、败血症等用 Rh 及 ABO 血型均与新生儿相同的全血。

胎儿所有抗 Rh、抗 A 或抗 B IgG 都来自母体,故换血用的血液应该与母亲血清无凝集反应。有关换血血型的选择次序见表 17-5。

表 17-5　新生儿换血血液的选择

新生儿	换血的血型选择次序
Rh 溶血病有抗 D 者	①Rh 阴性,ABO 型同患儿 ②Rh 阴性,O 型血 ③无抗 D IgG 的 Rh 阳性,ABO 型同患儿 ④无抗 D IgG 的 Rh 阳性,O 型血
Rh 溶血病抗 C、E 等者	①Rh 型同母亲,ABO 型同患儿 ②Rh 型同母亲,O 型血 ③无抗 C、E 等 IgG 的任何 Rh 型,ABO 型同患儿 ④无抗 C、E 等 IgG 的任何 Rh 型,O 型血
ABO 溶血病	①O 型红细胞,AB 型血浆 ②O 型血 ③同型血
不明原因的高胆红素血症	①同型血 ②O 型血

2. 对供血的要求

(1)献血员应经血库筛选(除外 G-6-PD 缺乏症、镰状红细胞贫血等)。同族免疫溶血病时献血员应与母血清及婴儿血作交叉合血试验。

(2)白细胞是嗜白细胞病毒载体,可能导致巨细胞病毒、人类 T 淋巴细胞白血病病毒和人类免疫缺陷病毒等经血传播。以去白细胞血(保存前用滤器去除白细胞)或低度放射线杀白细胞血换血,可减少此类风险。国内报道换血后白细胞显著下降,24h 后复查显著上升,达正常水平,不至于影响机体防御功能而导致感染。

3. 抗凝剂的选择

(1)肝素抗凝血:每 100ml 血中加肝素 3~4mg,换血结束时可用换入血中肝素半量的鱼精蛋白中和。肝素血的贮存不能超过 24h。

(2)枸橼酸盐抗凝血:枸橼酸盐抗凝血 100ml 中含枸橼酸钠 2.2g,枸橼酸 0.8g,葡萄糖 2.45g,保养液占血量的 1/5。枸橼酸盐保养液可结合游离钙,引起低钙血症,故每换 100ml 血应缓慢注射 10% 葡萄糖酸钙 1ml,换血结束时再注射 2~3ml,但也有学者认为没必要。因保养液中葡萄糖含量较高,可刺激胰岛素的分泌,使血糖降低,故换血后数小时内应密切观察有无低血糖症的发生。必要时每换 100ml 血,补给 25% 葡萄糖液 3ml。枸橼酸盐抗凝血最好为新鲜血,不应超过 3 天,以防止高钾血症。

现代输血观点认为保存血比新鲜血更为安全,有报道枸橼酸盐 - 磷酸盐 - 葡萄糖(CDP)或枸橼酸

17 章

盐-磷酸盐-葡萄糖-腺嘌呤(CDPA)抗凝血,保存7天可看成新鲜血,能满足换血的需要,对内环境影响小,不会导致血钾过高。

4. 换血量的确定

换血量等于新生儿血容量时,可换出70%~75%的新生儿红细胞;换血量2倍于新生儿血容量时,可换出90%的新生儿红细胞。但所能换出的胆红素和游离抗体的量则显著低于红细胞,这是由于胆红素和游离抗体可进入血管外组织。

(1)双倍量换血:血型不合所致高胆红素血症,适宜的换血量为新生儿估计血容量的2倍,所需全血量(ml)为:体重(kg)×2×估计血容量或按150~180ml/kg体重计算。足月儿估计血容量为85ml/kg,而极低出生体重儿血容量约为100ml/kg。胆红素换出率约50%。采用2倍以上的换血量时,换血效果的增加非常有限。如用红细胞与血浆的"混合"血,按配制成的HCT为0.50计算,实际所用红细胞制品和血浆的量如下:所需绝对红细胞量(ml)=换血量/2;所需实际红细胞制品量=所需绝对红细胞量/红细胞制品的HCT;所需实际血浆量=换血总量-所需实际红细胞制品量。根据患儿的临床情况可以将红细胞和血浆配置成不同HCT的血液,并在换血过程中调节HCT。对于严重贫血的新生儿可以先用HCT≥0.70的浓缩血迅速纠正贫血,随后逐渐降低HCT。

(2)单倍量换血:适用于凝血缺陷病、败血症等。高胆红素血症时,单倍量换血的胆红素换出率约28.75%。

(3)部分换血

①贫血:多用浓缩红细胞进行部分换血。

$$所需浓缩红细胞量(ml)=$$
$$\frac{血容量 \times [要求\,Hb(g/L)-测得\,Hb(g/L)]}{浓缩红细胞\,Hb(g/L)-测得\,Hb(g/L)}$$

注:浓缩红细胞Hb为220g/L(22g/dl)

②红细胞增多症:多用新鲜冰冻血浆或白蛋白进行部分换血。

$$换血量(ml)=体重 \times 血管内血容量 \times$$
$$(实际\,HCT-预期\,HCT)/实际\,HCT$$

注:新生儿血容量=85ml×体重(kg),预期HCT为0.60。

四、换血术技术操作

1. 器材准备

(1)辐射加温床,输注泵,体温计,心电、血压、氧饱和度监测仪,复苏器等。

(2)婴儿约束带,胃管,吸引装置。

(3)放置动、静脉留置管的全套消毒设备,动脉、静脉留置针,静脉测压装置。

(4)换血用器皿:滤血器2~3个,20ml注射器20~30个,采血管若干支,延长管2条,静脉输液管3条,三通管3个,放置废血容器1个。

(5)药物:含6.25U/ml肝素生理盐水(100ml含肝素10mg),5%葡萄糖注射液及10%葡萄糖酸钙注射液(每100ml血备1ml可预防低血钙),硫酸鱼精蛋白1支,急救备用药品等。

2. 术前准备

(1)禁食4h,抽出胃内容物,肌内注射苯巴比妥钠10mg/kg,置患儿于辐射保温床上约束四肢,连接监护仪。

(2)如伴窒息、缺氧、酸中毒、心衰、休克、低血糖、低蛋白血症等,须先纠正。如呼吸情况欠佳或呼吸衰竭,先行气管插管给予机械通气以改善呼吸功能。

(3)高胆红素血症,无心力衰竭者换血前1h用白蛋白1g/kg静脉慢注,Rh溶血病有严重贫血时应先以浓缩红细胞作部分换血待Hb上升至120g/L以上再行双倍量全血换血。

(4)抽吸肝素生理盐水(6.25U/ml)冲洗并充满管道,由活塞排净气泡。

3. 换血方法

(1)单管交替抽注法(Diamond法)

传统采用脐静脉插管单通道反复抽、输血,其弊端较多,主要体现在:

①血流动力学影响:因抽与注不同步,血压波动可达1.3~3.9kPa。足月新生儿右心房容量为7~10ml,无论从何途径一次抽血量达20ml,均会减少回心血量和心输出量。心输出量下降可致胃肠道缺血、出血和坏死性小肠结肠炎;可诱发心动过缓、频发早搏,甚至难逆转性低血压。抽血时脑灌注量减少,可影响脑代谢,注血时脑血流增加,颅内压升高,可使绒毛状毛细血管扩张和破裂,导致脑水肿和早产儿脑室内出血。

②缓慢费时:与双管同步比较,所需时间多1~4倍,不利于急症抢救。如增加每次抽注速度和血量,会进一步加重血流动力学的波动。

③同一导管中的进、出血液可有少许相混,注射器前端死腔使每次约有1ml注入新鲜血被抽出,而约有1ml废血再次注入。按25~30次累计,换血量减少显著,可达患儿1/10血容量,故疗效不及双管同步法,现已逐步淘汰。

（2）双管同步抽注法

目前采用改良双管同步换血法，备有两条大动静脉血管通路，抽与注同时进行，同步、等量、等时。以桡动脉或颞浅动脉抽血，大隐静脉、腋静脉或股静脉输注血，血流较畅。应注意穿刺针套管较细、软、短（约1.6cm），抽血不及脐动脉顺畅，如固定不牢，有松脱出血危险。

也有报道采用外周静脉-静脉同步换血法，以股静脉抽血时，上肢或头皮静脉输血，以颈内静脉抽血时，下肢静脉输血方式换血，胆红素换出率为48.82%。

（3）血液分离系统换血法：COBE Spectra 血细胞分离机是一种完全连续流动式的血液成分分离器，能从献血者或患者体内分离及收集血液成分。可进行的血液成分单采程序：①延长血小板寿命的单采程序（ELP）；②白细胞程序（WBC）；③治疗性血浆交换（TPE）；④红细胞交换（RBC）。

其中治疗性血浆交换（TPE）临床常用于治疗血液、风湿免疫、代谢及神经系统疾病。新生儿重度黄疸应用双针 TPE 程序，通过采血泵与抗凝剂泵将患儿动脉血与抗凝剂混合后经采血管路进入采血室，当混合血经过 TPE 槽路时，血浆（含大量的胆红素）留在内部通过流出管进入收集袋废弃，细胞成分（红细胞、白细胞、血小板）通过红细胞回输管路退出槽路（回输体内），同时从回输管路将新鲜冰冻血浆（置换液）输入体内，从而换出胆红素又能保存部分白细胞、血小板。血液在封闭系统内运行可减少污染机会，应更为合理。胆红素换出率约51.5%。

4. 换血步骤　作桡动脉穿刺，连接延长管和两个串联三通管，第一个三通管接含肝素盐水的注射器，第二个三通管作为抽出患儿血液用；作周围静脉穿刺，连接三通管，与血滤管及注射器相接。另一条周围静脉同时按每 100ml 供血输入稀释的 10% 葡萄糖酸钙1~2ml。

（1）手动法

1）换血速度：每次抽血速度为 2~5ml/（kg·min）。

2）每次换血量：体重>2kg 者为 20ml/次，1~2kg 者为 10ml/次，<1kg 者为 5ml/次。

3）抽血次数：总换血量÷每次抽血量。

4）每次抽血间隔时间：5~8 分钟，换血时间：2~4小时。

（2）全自动法

①排血装置：动脉留置针连接三通管，三通管一端接肝素盐水（6.25U/ml），速度 30ml/h 以保持排血管通畅，另一端接延长管至废血量筒，输液泵置于延长管上，排血速度为 30ml/h 加输血速度。

②开始换血速度 100ml/h，10 分钟增至 120ml/h，30 分钟增至 150~200ml/h。余血量 30ml 时停止排血。

③换血时间约 150 分钟，总胆红素换出率为48.41%。

（3）血液分离系统换血法

①用洗涤红细胞或洗涤红细胞加生理盐水预充一次性置换管道（285ml），以新鲜冰冻血浆为置换液（80ml/kg），血制品均用恒温箱复温 37℃。

②将动脉置管连接入管道，输入患儿性别、身长、体重、红细胞压积等。

③设置采血 P 抗凝剂（ACD-A）比例为 12∶1，设置程序终点为 1.0 血浆容积，即 80ml/kg。

④采血泵流速及血浆 P 红细胞泵速度按患儿具体情况而定。

五、换血中的监护与管理

1. 监测血压、血氧饱和度，记录呼吸、心率、体温、尿量、每次进出血量等各项临床参数。根据中心静脉压（CVP）或血压调节抽注速度，CVP>0.78kPa（8cmH$_2$O）或血压偏高时多抽少注，CVP 或血压偏低时多注少抽。

2. 换血前、后作血培养、血生化、胆红素、血糖、血常规检查，换血中检测血气、血电解质。

3. 肝素抗凝血的血糖水平低，易发生低血糖，术中每 100ml 血给予 5~10ml 的 5% 葡萄糖，以保持血糖稳定。

4. 枸橼酸抗凝血可导致低血钙，术中每 100ml 血给予 1~2ml 的 10% 葡萄糖酸钙，须经另一静脉通路注入。目前主张根据血钙水平调整。

六、换血术并发症及其处理

1. 血制品所致并发症　血源性传播感染如乙型肝炎、巨细胞病毒感染、艾滋病、败血症；白细胞所致的非溶血性发热反应、HLA 同种免疫、输血相关移植物抗宿主病。应严格按照国家标准经中心血站的血液筛选检测，包括 HIV、HTLV、HBV、HCV 和梅毒等项目。利用少白细胞血液换血。

2. 心血管并发症

心律失常、心力衰竭、空气栓塞导致心搏骤停。应严密监测心电节律，积极寻找并纠正可致心律失常原因（电解质紊乱、酸中毒、休克等），术中注意掌握输血与输

17章

液速度,根据中心静脉压及时调整速度。换血管道切忌有空气,静脉导管不可开口放置在空气中,以免患儿哭闹或深喘气时吸入空气导致空气栓塞。

3. 血生化改变

(1) 血糖及电解质紊乱:术中或术后可出现低血糖、低血钙、低血镁、高血钾、低血钾、高血钠。术前应纠正血糖与电解质紊乱,术中注意监测血糖与电解质,保持其稳定。必要时检测供血血糖、电解质水平,以利于及时纠正。

(2) 蛋白及甲状腺素改变:总蛋白、白蛋白、甲状腺素水平下降,可在术后 3~5 天恢复正常。术后 12~24 小时血中 IgG、IgA、IgM 水平显著提高。可酌情输注白蛋白或静脉两种球蛋白,短期口服甲状腺素。

(3) 白细胞及血小板改变:白细胞、血小板数可下降,其与供血有关。严重败血症新生儿换血后,白细胞、血小板上升,可能与感染毒素清除后,骨髓抑制减轻有关。可酌情输入白细胞与血小板。

(4) 血浆渗透压改变:术中或术后血浆渗透压可升高,其可能与高血糖、高血钠有关。术中、术后应避免高渗液体输注,以免引起严重中枢神经系统损伤。

4. 出血性并发症
可致血小板减少或出血。严重血小板减少症,应在术前和术后输入血小板。DIC 患儿应采用肝素血并于术后给予半量的鱼精蛋白纠正。

5. 血管性并发症
可发生栓塞、血栓形成、坏死性小肠结肠炎。换血管道切忌有血凝块注入,及时更换易发生血凝块栓塞的三通管。避免选择脐静脉换血,减少坏死性小肠结肠炎的发生。

6. 其他
早产儿还有可能发生脑室内出血、极低出生体重儿视网膜病。注意换血速度,减少血流动力学的急剧变化,保持血压及内环境稳定。

七、换血术后处理

(1) 监测生命体征:观察血氧饱和度、呼吸、心率、心律,测血压每小时 1 次,共 4 次,以后改每 2 小时测 1 次,共 4 次,注意心功能情况。

(2) 监测血糖:换血后 4 小时内每隔 1~2 小时测血糖 1 次,及时纠正低血糖或暂时性高血糖。

(3) 蓝光治疗:高胆红素血症换血后继续蓝光治疗,次日复查血清胆红素。如仍高于 342μmol/L(20mg/dl),考虑再次换血。

(4) 预防感染:术后 3 天可用抗菌药物预防感染。

(5) 监测血常规:有报道换血后 47.56% 出现贫血,术后 3~5 天内每隔 1~2 天检测血常规,当 Hb<100g/L 时需输入与换入血型相同的浓缩红细胞。白细胞及血小板的降低可望在 3~5 天恢复,酌情输注血小板。

(6) 纠正电解质紊乱:监测电解质,常见高钠、低钾、低钙应及时纠正;有报道甲状腺素(T_4)、血清总蛋白和白蛋白降低。

(7) 穿刺针处理:注意穿刺针的脱落及出血,每 2 小时输注少量肝素生理盐水,以保持管道通畅,备再次换血之用。若不需要换血可拔管。

(周 伟)

参考文献

1. MAISELS MJ, WATCHKO JF, BHUTANIAND VK, et al. An approach to the management of hyperbilirubinemia in the preterm infant less than 35 weeks of gestation. Perinatol, 2012, 32: 660-664.
2. 《中华儿科杂志》编辑委员会, 中华医学会儿科学分会新生儿学组. 新生儿黄疸诊疗原则的专家共识. 中华儿科杂志, 2010, 48 (9): 685-686.
3. 周伟. 实用新生儿治疗技术. 北京: 人民军医出版社, 2010: 325-336.

第六节 Citrin 缺陷

Citrin 缺陷是一种由 *SLC25A13* 基因发生突变引起的常染色体隐性遗传疾病。它有两种表型:成年发病 II 型瓜氨酸血症(CTLN2)和 Citrin 缺陷所致新生儿肝内胆汁淤积(neonatal intrahepatic cholestasis caused by citrin deficiency,NICCD)。NICCD 是以新生儿 / 婴儿型胆汁淤积肝炎综合征为特点,伴随多氨基酸血症和高半乳糖血症。对于绝大多数患儿,NICCD 是一种自限性疾病。但是,一些患儿可在数年后发展成为 CTLN2,其会出现致死性的高血氨性昏迷。

Citrin 是线粒体膜上天冬氨酸 - 谷氨酸的载体,

在合成尿素、蛋白质、核苷酸和糖异生过程中有着重要的生理作用。Citrin 缺陷是一种存在于 7q21.3 染色体上的 *SLC25A13* 基因发生突变引起的常染色体隐性遗传疾病。它主要有两种表型：成年发病Ⅱ型瓜氨酸血症（CTLN2 ;MIM#603471）和 Citrin 缺陷所致新生儿肝内胆汁淤积（NICCD;MIM#605814）。CTLN2 是以晚发型高氨血症和高瓜氨酸血症脑病为特点，出现不同的肝、胰的病理变化，如非酒精性脂肪肝、肝癌和慢性胰腺炎。NICCD 是以新生儿 / 婴儿型胆汁淤积肝炎综合征为特点，伴随多氨基酸血症（包括瓜氨酸、苏氨酸、蛋氨酸、精氨酸和酪氨酸）、高半乳糖血症、低蛋白血症、低血糖症、胆汁淤积和脂肪肝。NICCD 患儿的大多数症状并不需进一步的特殊治疗，都可在一岁期间缓解。然而，一些患儿在几十年后会发展成为 CTLN2。

【疾病特点】

Citrin 缺陷在新生儿中表现为新生儿 Citrin 缺陷型肝内胆汁淤积（NICCD），在大龄儿童中表现为生长障碍和血脂异常（FTTDCD），在成年人中表现为周期性高氨血症，并伴随有Ⅱ型瓜氨酸血症的神经精神病学系统症状（CTLN2）。Citrin 缺陷的患儿通常是喜爱富含蛋白质和 / 或富含脂质的食物而讨厌富含碳水化合物的食品。

1. **NICCD** 小于一岁的婴儿表现为生长迟缓，并伴随短暂的肝内胆汁淤积、肝大、弥漫的脂肪肝和肝纤维化相关的实质细胞浸润、肝功能障碍、低蛋白血症、凝血因子减少、溶血性贫血和 / 或低血糖症。虽然 NICCD 通常表现得不严重，其症状可随着适当的治疗得到缓解，但一部分婴儿会因感染和肝硬化而死亡，而有一部分需要肝移植维持生命。

2. **FTTDCD** 在 Citrin 缺陷的 1~2 岁的儿童中，会发展为上述提到的对食物的偏好。一些患儿出现生长迟缓、低血糖症、疲劳，还有高脂血症、胰腺炎、脂肪肝和肝癌。一年或几十年后，一些患有 NICCD 或 FTTDCD 的患儿会发展为 CTLN2。

3. **CTLN2** 发病年龄通常在 11~79 岁间，起病突然。临床表现为周期性高氨血症，伴随神经精神病学症状，包括夜间谵妄、具攻击性、易怒、多动症、妄想、定向障碍、躁动、嗜睡、失忆、扑翼样震颤、惊厥性发作和昏迷。脑水肿可致患儿死亡。摄入酒精和糖类、某些药物以及（或）手术会引发上述症状。罹患 CTLN2 的患儿之前可或无 NICCD 或 FTTDCD

病史。

【诊断】

Citrin 缺陷的诊断根据临床和生化结果［通常，升高的血液或血浆氨浓度、血浆或血清中的瓜氨酸和精氨酸浓度、血浆或血清中苏氨酸和丝氨酸的比例以及血清中分泌型胰蛋白酶抑制物（PSTI）的浓度］。*SLC25A13* 等位基因是已知引起 Citrin 缺陷的唯一基因，鉴定其发生突变可确诊疾病。

1. **临床诊断** Citrin 缺陷有两种截然不同的表型：新生儿由于 Citrin 缺陷所致的肝内胆汁淤积（NICCD）和Ⅱ型瓜氨酸血症。由于 Citrin 缺陷所致的生长障碍和血脂异常（FTTD 近来被提出作为一种新的中间表型）。NICCD 是以短暂性新生儿胆汁淤积和变化肝功能障碍为特点。FTTDCD 是以 NICCD 以后 CTLN2 之前出现的生长障碍以及包括甘油三酯、总胆固醇和高密度胆固醇在内的血清脂质异常为特点。CTLN2 是以儿童型和成人型，反复发生一系列高氨血症及相关的神经精神系统症状为特点。

2. **检验** 不同表型 Citrin 缺陷的生化检测特点见表 17-6。

表 17-6 不同表型 Citrin 缺陷的生化结果

表型（年龄）	血液或血浆氨浓度（μmol/L）	血浆或血清瓜氨酸浓度（C）	血浆或血清精氨酸浓度（A）（μmol/L）	血浆或血清苏氨酸与丝氨酸比例	血清胰蛋白酶抑制物浓度（PSTI）（ng/ml）
对照组	18~47	17~43	54~130	1.10	4.6~20
NICCD（0~6个月）	60	300	205	2.29	30
FTTDCD（>1~11岁）	正常或轻度升高	正常或轻度升高	通常为正常	未知	未知
CTLN2（11~79岁）	152	418	198	2.32	71

此外，在新生儿筛查的血滴中，大约 40% 的 NICCD 患儿血浆中半乳糖、蛋氨酸和 / 或苯丙氨酸浓度升高；血浆中苏氨酸、蛋氨酸、酪氨酸升高（表 17-7）；血浆中胆红素、胆汁酸、甲胎蛋白升高（表 17-8）。

17 章

表 17-7 0~6 个月 NICCD 患儿血浆中苏氨酸、蛋氨酸、酪氨酸的浓度

氨基酸	中位数 (25%~75% 范围) (μmol/L)	控制范围 (μmol/L)
苏氨酸	496(291~741)	67~190
蛋氨酸	124(53~337)	19~40
酪氨酸	178(99~275)	40~90

摘自：Kobayashi, et al.2007。

表 17-8 检测 0~6 个月 NICCD 患儿的肝细胞功能

检测指标	中位数 (25%~75% 范围) (mg/dl)	控制范围 (mg/dl)
NICCD 患儿 TB	4.9(2.8~8.0)	0.2~1.0
CTLN2 患儿 TB	0.8(0.52~1.1)	
NICCD 患儿 DB	2.5(1.5~3.7)	0~0.4
CTLN2 患儿 DB	0.3(0.2~0.4)	
NICCD 患儿的 TB/DB 比率	0.55(0.41~0.66)	-
TBA	239(172~293)	5~25
AFP	91 900(33 200~174 700)	260~6 400[1,2] 2~55[2,3]

注：TB，总胆红素；DB，直接胆红素；TBA，总胆汁酸；AFP，甲胎蛋白；-，无数据。

[1] 0~1 个月；[2] Tamamori A，Okana Y，Fujimoto A，et al.Neonatal intrahepatic cholestasis caused by citrin deficiency：severe hepatic dysfunction in an infant requiring liver transplantation.Eur J Pediatr，2002，161（11）：609-613；[3] >1 个月。

3. 分子遗传检测 基因 SLC25A13 是唯一被证实的引起 Citrin 缺陷的基因突变位点（表 17-9）。

表 17-9 Citrin 缺陷分子遗传诊断总结

基因标志	检测方法	突变检测	通过方法 1 检测突变的阳性率	方法的可用性
SLC25A13	序列分析	序列变异性	>95%	临床
	缺失/重复分析	删除外显子和整个基因	不详	

【治疗】

1. 症状的治疗

（1）NICCD：给予含脂溶性维生素食物和使用无乳糖配方奶粉（包括在半乳糖血症患儿）或含中链脂肪酸甘油三酯配方奶粉。

（2）FTTDCD：除了饮食治疗外，摄入丙酮酸钠可能会提高增长。

（3）CTLN2：肝移植可预防发生高氨血症，纠正代谢紊乱以及消除对富含蛋白质食物的偏好性；精氨酸通过减少热卡/碳水化合物摄入量，降低血氨浓度和高甘油三酯血症。精氨酸和丙酮酸钠可以有效地治疗高血氨和脂肪肝，从而延缓肝移植的时间。

2. 主要症状的预防 脂质和富含蛋白质、低碳水化合物饮食。

3. 监督 定期检测血浆氨浓度和瓜氨酸浓度，检测所有缺陷相关表型的 PSTI。跟踪患有 NICCD 患儿的实验室指标和 FTTDCD 患儿的阳性体征。

4. 避免制剂/环境的接触 低蛋白高碳酸饮食；由于脑水肿输入甘油和果糖；酒精；对乙酰氨基酚和抗溃疡药物。

5. 相关风险评价 确定受感染同胞的渊源者是非常需要的，这可以在症状出现之前实施适当的饮食管理。

【遗传咨询】

Citrin 缺陷通过常染色体隐性方式遗传。当父母双方都为携带者时，患儿的同胞在理论上有 25% 会发病，50% 为无症状携带者，25% 为健康患儿。当父母一方为携带者，另一方拥有两个 SLC25A13 等位基因突变时，患儿的同胞有 50% 会发病，另外 50% 为无症状携带者。如果家庭中发现有致病突变基因，携带者相关风险检查和孕期产前检查有可能会增加风险。

（周 伟）

参考文献

1. SAHEKI T, KOBAYASHI K. Mitochondrial aspartate glutamate carrier (citrin) deficiency as the cause of adult-onset type Ⅱ citrullinemia (CTLN2) and idiopathic neonatal hepatitis (NICCD). J Hum Genet, 2002, 47 (7): 333-341.

2. BEN-SHALOM E, KOBAYASHI K, SHAAG A, et al. Infantile citrullinemia caused by citrin deficiency with increased dibasic amino acids. Mol Genet Metab, 2002, 77 (3): 202-208.

3. KOBAYASHI K, USHIKAI M, TABATA A, et al. Overview of Citrin Deficiency: SLC25A13 Mutations and the Frequency. 实用儿科临床杂志, 2008, 23 (20): 1553-1557.

4. OHURA T, KOBAYASHI K, TAZAWA Y, et al. Clinical

pictures of 75patients with neonatal intrahepatic cholestasis caused by citrin deficiency (NICCD). J Inherit Metab, 2007, 30 (2): 139-144.

5. OHURA T, KOBAYASHI K, ABUKAWA D, et al. A novel inborn error metabolism detected by elevated methionine and/or galactose in newborn screening: neonatal intrahepatic cholestasis caused by citrin deficiency. Eur J Pediatr, 2003, 162 (5): 317-322.

6. KOBAYASHI H, HASEGAWA Y, ENDO M, et al. A retrospective ESI-MS/MS analysis of newborn blood spots from 18 symptomatic patients with organic acid and fatty and oxidation disorders diagnosed either in infancy or in childhood. J Inherit Metab Dis, 2007, 30 (4): 606.

7. 温鹏强, 王国兵, 陈占玲, 等. Citrin 缺陷导致的新生儿肝内胆汁淤积症 SLC25A13 基因分析. 中国当代儿科杂志, 2011, 13 (4): 303-308.

17 章

18 第十八章 早产儿内分泌和代谢性疾病

第一节 早产儿高血糖

　　糖代谢紊乱在新生儿期非常常见,由于新生儿期本身糖代谢具有许多特点,包括对奶与乳制品中糖类物质的吸收、血中葡萄糖的稳定性差,容易产生低血糖症与高血糖症。葡萄糖是胎儿能量代谢中最主要的营养物质,和其他单糖(如果糖、半乳糖)一样能从母体通过胎盘而简单地弥散。而蔗糖、乳糖等双糖则不能通过胎盘屏障为胎儿所利用。近年来对营养物质在母胎之间转输过程的大量研究证实,母体通过胎盘供应单糖之外的其他营养素极其有限,仅包括适量的氨基酸、某些肽类及不饱和脂肪酸,因而葡萄糖在其中有重要的意义。在胎儿期,糖大概能提供所需热卡的 60%~70%,胎儿主要是通过胎盘接受经过母体循环的大部分糖,从而使胎儿的血糖水平维持在母体血糖水平的 60%~75%。胎儿在临近足月时能量储备迅速完善,胎儿肝糖原的贮备主要发生在胎龄最后 4~8 周,胎龄近 37 周时肝糖原储备才迅速增加。胎儿的能量储备可因早产及胎儿生长受限(fetal growth restriction, FGR)而受到不同程度的影响。出生后脐带的中断停止了母胎之间的糖转运途径,新生儿需要迅速建立起自身的葡萄糖调节系统,主要是通过肝糖原的分解,并通过喂养及糖异生维持合适的血糖水平。在这种正常转换过程中,新生儿血糖在刚出生时的第 1~2 小时会降至低点,然后会在其后的 3~4 小时以后会逐渐增加并使血糖稳定在 65~70mg/dl。但是,如果调节不当就会出现糖代谢紊乱,早产儿因为进食少、开奶延迟、调节能力差、葡萄糖耐受能力低下

等,更容易发生糖代谢紊乱,出现低血糖或高血糖。

　　目前国际上多将新生儿高血糖症(neonatal hyperglycemia)的诊断标准定义为全血血糖>7mmol/L(125mg/dl),或血浆血糖>8.12mmol/L(145mg/dl)。由于新生儿肾糖阈低,当血糖>6.7mmol/L(120mg/dl)时常出现糖尿。高血糖症的发生率一般低于低血糖症的发生率,然而在极低出生体重儿(<1.5kg)中却常见,一般在生后最初几天内,快速输注葡萄糖溶液后可发生严重的高血糖症,也可见于其他疾病的新生儿。新生儿高血糖一般不会有特征性的表现,主要的临床问题是高渗血症和渗透性利尿,当渗透压大于 300mOsm/L 时会导致渗透性利尿(血糖浓度每升高 18mg/dl 会增加 1mOsm/L 的渗透压)。对于极低出生体重儿来说会出现迅速的脱水导致大量不显性水分丢失。此外,高渗血症时,每增加 25~40mOsm/L 或血糖浓度升高 450~720mmol/L 时,都会引起细胞内液水分转移至细胞外,继而引起脑细胞浓缩导致,使颅内出血风险增加。如不及时处理,可加重患儿的伤残率,甚至危及新生儿生命,因而新生儿高血糖近年来已引起了临床医师的高度重视。

【病因与发病机制】

　　1. 血糖调节功能不成熟、对糖耐受力低　新生儿,尤其是早产儿和小于胎龄儿,缺乏成人所具有的 Staub-Traugott 效应(即重复输糖后血糖水平递降和葡萄糖的

消失率加快),此与胰岛 B 细胞功能不完善,对输入葡萄糖反应不灵敏和胰岛素活性较差有关。胎龄小、体重低和日龄越小则越明显。随着围产医学的进步,极低出生体重儿和超低出生体重儿的存活率明显升高,对糖不耐受的问题逐渐受到重视,据报道,生后第 1 天早产儿对糖的耐受力最低,体重<1kg 者,甚至不能耐受 5~6mg/(kg·min)的葡萄糖输注速度。

2. 应激性高血糖　在应激状态下,如处于窒息、感染、休克、创伤或低体温的早产儿易发生高血糖,是临床常见病因。机体处于应激状态时,胰岛反应差、分泌减少或受体器官对胰岛素的敏感性下降,而此时体内儿茶酚胺分泌增加,血中高血糖素、皮质醇类物质水平增高,出现胰岛素抵抗,刺激糖异生、抑制组织摄取和利用葡萄糖,使血糖升高。中枢神经系统损害可能使下丘脑-垂体功能受损,使糖的神经内分泌调节功能紊乱导致血糖升高。

3. 医源性高血糖　常见于早产儿和极低体重儿输注葡萄糖量过多、速率过快或全静脉营养时,外源性糖输注不能抑制内源性糖产生所致。此外,一些外用药物的影响也易导致高血糖,如:孕母分娩前短时间用过糖和糖皮质激素;孕母使用二氮嗪抗高血压、诱导麻醉剂及镇静剂均可抑制胰岛素作用而致高血糖;婴儿在产房复苏时应用过高渗葡萄糖、肾上腺素及长期应用糖皮质激素等药物;呼吸暂停时使用氨茶碱治疗,能激活肝糖原分解,抑制糖原合成。

4. 新生儿糖尿病(neonatal diabetes)　包括新生儿暂时性糖尿病和真性糖尿病。前者又称新生儿假性糖尿病,常发生在小于胎龄儿,其病因和发病机制尚不十分清楚,认为可能与胰岛 B 细胞功能暂时性低下有关。有人报道血中胰岛素水平低下,恢复后则上升。约1/3 患儿中有糖尿病家族史。多数在生后 6 周内发病,病程呈暂时性,血糖常高于 14mmol/L(250mg/dl),出现消瘦、脱水和尿糖阳性,尿酮体常为阴性或弱阳性。治愈后不复发,不同于真性糖尿病。而真性糖尿病早产儿少见。

【临床表现】

新生儿高血糖症多见于早产儿和严重窒息、败血症、休克及中枢神经系统疾病的新生儿。

1. 轻度高血糖症无临床症状或被原发疾病的症状所掩盖。

2. 血糖增高显著或持续时间长的可发生高渗血症、高渗透性利尿,出现脱水、烦渴、多尿、体重下降、惊

厥等,患儿可呈特有面貌,眼闭合不全,伴惊恐状。

3. 早产儿因颅内血管壁发育差,出现严重高渗血症时,颅内血管扩张,甚至发生颅内出血。有人报道早产儿血糖>33.6mmol/L 时易发生脑室内出血。

【实验室与影像学检查】

1. 血糖增高　由于新生儿高血糖症的诊断标准目前尚未统一。国外学者们分别以血糖高于 7、7.8、8.0、8.3mmol/L(即 125、140、145、150mg/dl)作为高血糖的标准。国内学者多以全血血糖>7mmol/L(125mg/dl)为诊断标准。

2. 尿糖　由于新生儿肾糖阈低,当血糖>6.7mmol/L(120mg/dl)时常出现尿糖。医源性高血糖时糖尿多为暂时性和轻度,极低出生体重儿和超低出生体重儿的糖尿可持续数天或数周。

3. 尿酮体　真性糖尿病尿酮体常为阳性,可伴发酮症酸中毒。医源性高血糖症或暂时性糖尿病,尿酮体常为阴性或弱阳性。

4. 其他辅助检查　必要时完善 B 超、X 线和脑的影像学检查。

【诊断与鉴别诊断】

1. 诊断　新生儿高血糖症常无特异临床表现,诊断主要依据血糖和尿糖检测,但应及时查清原因,以利治疗。

2. 鉴别诊断　与其他病因引起的脱水和新生儿颅内出血症鉴别。新生儿颅内出血症主要由缺氧和产伤引起,病史和实验室检查、脑的影像学检查可助鉴别。

【治疗】

主要目标是通过调整葡萄糖输注速率来预防和早期监测高血糖,并动态监测血糖和尿糖的水平。有异常表现的早产儿需常规监测血糖。ELBW 早产儿(<1 000g)输注葡萄糖的速率应至少从 4~6mg/(kg·min)开始,糖速或糖浓度应根据监测的血糖浓度及日龄所适应的液体量来调整,应避免给予低渗液体(葡萄糖浓度<5%)。对于 LBW 早产儿应尽可能地早期开始肠道外营养,因为其中的氨基酸可以促进胰岛素的分泌。条件允许应早期喂养,也可以促进体内刺激胰岛素分泌的激素产生。

1. 去除病因　积极治疗原发病,如停用激素、纠正

缺氧、恢复体温、控制感染、抗休克等。

2. 医源性高血糖症 应根据病情暂时停用或减少葡萄糖入量,严格控制输液速度,并监测血糖加以调整,应注意输注低浓度葡萄糖时的渗透压,不应发生低渗性溶血和低钠血症。肠道外营养应从葡萄糖的基础量开始,逐步增加。肠道外营养应同时加用氨基酸溶液和脂肪乳,以减少葡萄糖用量。

3. 胰岛素(insulin) 对空腹血糖浓度>14mmol/L(250mg/dl),并且已经通过降低糖输入量或持续限制肠道外静脉营养中的糖而影响到了早产儿所需热卡的摄入时,可考虑试用胰岛素。由于新生儿尤其是早产儿对胰岛素有很高的敏感性,所以在应用时需要逐渐地降低血糖浓度而避免迅速的血糖改变。由于胰岛素在输注时一部分也可以通过静脉管道被其塑料表层吸收,因此很难决定实际上需要多少剂量的胰岛素才是最合适的。而且不同于成人 ICU,胰岛素及严密的血糖监测已经证实可以增加存活率,而在 NICU,不推荐常规使用胰岛素。具体剂量及用法如下:标准稀释法是 15U 的常规重组人胰岛素注射液(0.15ml)加入 150ml 的生理盐水中,配制成浓度为 0.1U/ml,在使用前,应将至少 2 倍静脉输液管道容积的胰岛素液体冲洗管道并使其充盈,避免输注时被其塑料结合位点所吸收。

(1)间歇胰岛素静脉输注:0.05~0.1U/kg,每 4~6 小时 1 次,输注时要使用注射泵大于 15 分钟以上,每隔 30 分钟~1 小时监测血糖。当给予 3 次剂量后,如果血糖持续>200mg/dl,应考虑持续胰岛素滴注。

(2)持续胰岛素滴注:滴注速度 0.01~0.2U/(kg·h),通常起始剂量 0.05U/(kg·h)。

公式:$速度(ml/h)=\dfrac{剂量(U/kg/h)\times 体重(kg)}{浓度(U/ml)}$

举例:患儿体重 0.6kg,要求剂量 0.05U/(kg·h),液体浓度 0.5U/ml

$$输液速度 = \dfrac{0.05(U/kg/h)\times 0.6kg}{0.5U/ml}=0.06ml/h$$

初始应每 30 分钟监测血糖,以调节胰岛素的速度,直至稳定。如果血糖仍>180mg/dl,以 0.01U/(kg·h)为单位逐渐上调胰岛素速度。如果发生了低血糖,应中断胰岛素输注,并静脉给予 10% 的葡萄糖 2ml/kg。胰岛素滴注期间应每 6~12 小时监测血钾水平。

(3)皮下注射胰岛素:现在已很少应用,但新生儿糖尿病除外。如果血糖>200mg/dl,给予皮下 0.03U/kg。不要频繁给予,应至少间隔 3 小时以避免出现低血糖,且需更换注射部位。动态监测血糖,起初隔 6 小时应监测电解质尤其是钾离子。在皮下给予胰岛素 15~30 分钟后就会起效,而且高峰出现在 30 分钟 ~2.5 小时。

4. 重症高糖血症 伴有明显脱水或出现尿酮体阳性时,应做血气分析和电解质监测,根据结果及时纠正水、电解质紊乱和酮症酸中毒。

(张 静 毛 健)

参考文献

1. JOHN P MD, ERIC C MD, et al. Manual of neonatal care 7th edition [M]. USA: Wolters Kluwer, 2012: 284-296.
2. BEARDSALL K, VANHAESEBROUCK S, OGILVY-STRART AL, et al. Early insulin therapy in very low birth weight infants. N Engl J Med, 2008, 359: 1873-1884.
3. CORNBLATH M, HAWDON JM, WILLIAMS AF, et al. Controversies regarding definition of neonatal hypoglycemia: suggested operational thresholds. Pediatrics, 2000, 105: 1141-1145.
4. DE LEON DD, STANLEY CA. Mechanisms of disease: advances in diagnosis and treatment of hyperinsulinism in neonates. Nat Clin Pract, 2007, 3: 57-68.

第二节　早产儿低血糖

低血糖是新生儿期最常见的代谢性问题之一,但是对于其定义以及临床表现和治疗管理仍然存在争议。各地所报道的低血糖发病率随定义的不同而不同,但是已经证实大于胎龄儿占发病率的 16%,小于胎龄儿占15%。目前,对于新生儿低血糖(neonatal hypoglycemia)的定义为全血血糖低于 2.2mmol/L(40mg/dl),而不论胎龄和日龄,而低于 2.6mmol/L 为临床需要处理的界限值。出生后 1 小时内的新生儿血糖普遍低于儿童或成人,对于健康新生儿,可以通过出生后迅速喂养使血糖浓度维持在合适的范围。而早产儿生后 12 小时内是发生低血糖的高峰期,1 周内需监测血糖,而整个新生儿期都有可能发病。新生儿发生低血糖时,不管伴有或不伴有临床症状时,均需要进行临床处理,其临床症状可通过迅速重建正常血糖而改善,反复严重或持续低血糖可产生严重神经系统后遗症。

【病因与发病机制】

由于早产儿具有以下特点：①糖原和脂肪储备不足、摄入热量不足；②生后正常及应激状态代谢所需能量相对较高；③糖异生、生酮作用和肝糖原分解机制不成熟；④胰岛素水平相对较高；⑤易合并其他高危因素，如 VLBW、SGA 和窒息等，这些使得早产儿较足月儿更易发生低血糖。

1. **新生儿低血糖的发生主要有以下几个方面**

(1) 高胰岛素血症(hyperinsulinemia)：是新生儿持续性低血糖的主要原因，不仅能降低血糖水平，而且通过抑制脂肪酸的释放和酮体合成阻止脑细胞利用二次能源，Shilyanske 等研究提出未治疗的持续性高胰岛素血症性低血糖可引起严重神经系统后遗症或死亡。一些高胰岛素血症性低血糖病例是暂时的，通过治疗后可好转，而其他则需要积极和持续治疗。暂时性高胰岛素血症常见于母亲患糖尿病的婴儿，因孕妇血糖高，胎儿血糖也随之增高，进而刺激胎儿胰腺 B 细胞代偿性增生，血中胰岛素水平增高，分娩后来自母亲的葡萄糖中断而发生低血糖。严重溶血病的胎儿由于红细胞破坏，红细胞内谷胱甘肽游离在血浆中可对抗胰岛素的作用，也可使胎儿的胰岛 B 细胞代偿性增生而发生高胰岛素血症。红细胞增多症患儿经用枸橼酸葡萄糖作保养液的血换血后可出现低糖，因保养液中葡萄糖浓度较高，刺激胰岛素分泌，换血后短时间中胰岛素水平仍较高。脐动脉插管管口位于胸 10~ 腰 2 椎体时，葡萄糖流入腹腔动脉过多导致胰岛素分泌过多，从而肝脏葡萄糖产生下降。持续性的高胰岛素血症包括胰岛细胞腺瘤、胰岛细胞增殖症和 Beckwith 综合征(特征是体重大、舌大、脐疝和某些畸形伴高胰岛素血症)。

(2) 糖原和脂肪贮存不足：胎儿肝糖原的贮备主要发生在胎龄最后的 4~8 周，胎儿棕色脂肪的分化从胎龄 26~30 周开始，一直延续至生后 2~3 周。一方面，低出生体重儿包括早产儿和小于胎龄(SGA)儿的糖原和脂肪贮存量少；另一方面，生后代谢所需的能量相对又高，因而易发生低血糖症。有资料证实早产儿和 SGA 儿由于糖异生的限速酶磷酸烯醇丙酮酸羧激酶发育延迟，摄取糖异生所需的特殊氨基酸的能力低下，导致糖异生障碍出现低血糖。而一些重要器官组织代谢的需糖量却相对较大，SGA 儿的脑对葡萄糖需要量和利用率明显增高，其脑重与肝重之比由正常的 3:1 增大至 7:1，脑对糖的利用为肝脏的 2 倍。孕母发生过妊娠高血压综合征或胎盘功能不全者其婴儿低血糖症的发生率更高。

(3) 葡萄糖利用增加：新生儿患严重疾病如窒息、RDS、硬肿症等均容易发生血糖低下。这些应激状态常伴有代谢率增加、缺氧、低体温和摄入减少。早产儿和 SGA 对环境要求高，环境温度过高或过低都使新生儿代谢率增高，葡萄糖消耗增加。新生儿患严重疾病时对糖的无氧酵解增加，组织对葡萄糖摄取增加，导致血糖下降。围产期应激、窒息和酸中毒使儿茶酚胺的分泌持续增多，导致新生儿早期短暂的高血糖，后期因胰岛素水平缓慢下降和胰高血糖素水平延迟上升而出现低血糖。窒息对足月儿和早产儿糖代谢的影响不同，Guther 等发现在 Apgar 评分 1~3 分的新生儿中发生低血糖症的都是足月儿，因为应激状态下足月儿利用葡萄糖迅速，而早产儿利用葡萄糖的能力差。此外，感染时患儿的摄入减少、消化吸收功能减弱，也容易导致低血糖症。

(4) 内分泌和代谢性疾病：皮质醇和生长激素是拮抗胰岛素的主要激素，是维持体内糖稳定的重要因素，单纯的生长激素缺乏或全垂体功能减低者，ACTH、糖皮质激素不足，将使糖原异生减少，空腹时出现低血糖。患半乳糖血症的新生儿因血中半乳糖增加，葡萄糖相应减少。糖原贮积症的患儿糖原分解减少，致血中葡萄糖量低。患亮氨酸过敏症的新生儿，母乳中的亮氨酸可使其胰岛素分泌增加。其他如脑垂体、甲状腺或肾上腺等先天性功能不全也可影响血糖含量。

(5) 遗传代谢及其他疾病：偶尔可见。

2. **低血糖脑损伤的发病机制**　早产、长时间低血糖患儿和患有严重疾病的新生儿出现持续低血糖或反复惊厥发作可引起严重的中枢神经系统损害，使脑细胞能量代谢障碍，神经细胞膜上的离子通道开放，引起水内流，使神经细胞肿胀、软化、坏死，临床上可出现智力低下、脑瘫等神经系统后遗症。由于中枢神经系统各部位对低血糖的敏感度不同，受损部位及相应症状出现的顺序也不同。病理表现主要是大脑皮质广泛的神经细胞变性和坏死；胶质细胞增生，以枕部及基底节最严重，有时可损伤视觉下中枢如丘脑下部、运动、感觉中枢及自主神经等低级中枢和基底节等部位，严重时可出现延脑生命中枢功能障碍的症状。低血糖对脑组织的损伤取决于低血糖的严重程度及持续时间，有人观察到新生儿全血血糖<2.6mmol/L，持续 3 天可引起神经发育异常，有人预测高危新生儿低血糖持续时间超过 12~24 小时可能引起神经系统后遗症，而短期、自限性、无合并症的无症状性低血糖不会遗留神经系统后遗症。

18章

【临床表现】

新生儿低血糖常缺乏症状,同样血糖水平患儿的症状轻、重差异很大,原因尚不明。无症状性低血糖较症状性低血糖多 10~20 倍。

1. 症状和体征 症状和体征常为非特异性,多出现在生后数小时~1 周内,或因伴发其他疾病过程而被掩盖。主要表现为反应差、阵发性发绀、震颤、眼球不正常转动、惊厥、呼吸暂停、嗜睡、拒食等,有的出现多汗、苍白及反应低下等。

2. 低血糖脑病(hypoglycemia encephalopathy) 低血糖会导致中枢神经系统损伤,严重时可出现延脑生命中枢功能障碍的症状。

根据发病特点可分为以下几种类型:

(1)早期过渡型:此型多发生在窒息、重度溶血病、母亲患糖尿病和延迟开奶者,80% 患儿仅血糖低而无症状。有症状者多发生于生后 6~12 小时内,低血糖持续时间不长,只需补充少量葡萄糖即可纠正,血糖常于 12 小时内达正常水平。

(2)经典型或暂时性低血糖症:发生于母亲患妊娠期高血压疾病或双胎,多为 SGA。80% 出现症状,可发生在刚出生时或生后 2~3 天,还可伴发于红细胞增多症、低钙血症、中枢神经系统病变或先天性心脏病,需积极治疗,在新生儿期可多次发生低血糖。

(3)继发型:此型由某些原发病如窒息、硬肿症、败血症、低钙血症、中枢神经系统缺陷或突然中断静脉滴注高浓度葡萄糖液等引起。低血糖症状和原发病症状常不易区别,如不监测血糖易漏诊。

(4)严重反复发作型:多由先天性内分泌或代谢性疾病引起,可伴有原发病的临床表现如脑垂体发育不良、胰岛腺瘤、甲状腺功能亢进、亮氨酸过敏、半乳糖血症、糖原累积症等,患儿对治疗的反应差。

【实验室与影像检查】

1. 血糖测定是确诊和早期发现本病的主要方法。生后 1 小时内应监测血糖。对有可能发生低血糖者(如早产儿、SGA 儿、糖尿病母亲分娩的新生儿及患有严重疾病的新生儿),应强调生后早期的动态监测血糖,应于生后第 3、6、12、24 小时监测血糖。

2. 其他检查 诊断不明确者,根据需要查血型、血红蛋白、血钙、血镁、尿常规与酮体,必要时做脑脊液检查。

3. 头颅 B 超及 CT 检查由于缺乏特异性,一般不用于诊断早产儿低血糖性脑损伤。

MRI 对脑灰、白质的分辨率异常清晰,常用来作为早产儿低血糖性脑损伤的诊断工具。枕顶叶是低血糖脑损伤最易受累区域,同时也可累及脑室周围区域、基底节区及脑干等,主要表现为急性期脑组织水肿,尤其是枕顶区皮质的弥漫性水肿,以及慢性期的萎缩、髓鞘形成延迟或异常、脑组织缺失及囊性变等。

4. 低血糖同样可引起视觉、脑干听觉诱发电位及 EEG 的异常,应作相应的检查。

【诊断】

诊断:主要根据病史、临床表现、血糖确诊。

1. 病史 常有母亲糖尿病史、妊娠高血压综合征史,婴儿患红细胞增多症、ABO 或 Rh 血型不合溶血病、围产期窒息、感染、硬肿症、RDS 等史,特别是早产儿、SGA 儿以及开奶晚、摄入量不足等情况。

2. 临床表现 有上述临床表现、特别是经滴注葡萄糖液症状好转者,或具有无原因解释的神经系统症状、体征患儿,均应考虑本症。

【鉴别诊断】

低血糖因其临床症状不典型,与脓毒症、代谢障碍、先天性心脏病、电解质紊乱、新生儿呼吸窘迫综合征和颅内疾病表现相似,注意与其鉴别。

低血糖的最终诊断主要依据血糖水平。目前,关于低血糖的定义世界范围内没有统一的标准。但是,低血糖的评估诊断可以分为三个层次:无症状性低血糖(生化数值定义)、症状性低血糖和低血糖脑病(或并发其他器官损伤)。生后不同时间血糖的统计学正常范围不同,通常 24 小时内血糖平均值在 30mg/dl,24 小时后在 40mg/dl 以上。一般血浆葡萄糖低于 2.6mmol/L,被普遍接受为低血糖的干预值。目前对于早产儿低血糖定义很少与足月儿进行区分,因为血糖持续性降低或反复降低通常会明显增加精神神经发育异常风险。

通常认为血糖为 1.5mmol/L 以下为严重的血糖降低,必须立即处理;任何情况的症状性低血糖发生都应当立即处理;反复血糖下降低于 2.6mmol/l(3 次以上)常常提示有明确致病因素;难治性低血糖,常常需要高浓度糖的输注[10~12mg/(kg·min)],和 / 或需要升糖药物治疗。

【治疗】

由于早产儿低血糖容易导致脑损伤，所以应重视监测和预防。预防早产儿低血糖性脑损伤需要从出生开始严密的监测，以及适当的干预。除常规的监测和早开奶等外，需要预防医源性低血糖发生，如母乳不足、过分强调母乳喂养、热量不足、输血不当、换血、使用吲哚美辛、输注葡萄糖速度过慢和静脉快速输注葡萄糖后突然停输等。低血糖的救治原则如下：

应常规对救治中不稳定早产儿进行血糖监测，尤其是发生过血糖低于 2.6mmol/L 的早产儿；对症状性低血糖或严重低血糖早产儿立即静脉补充葡萄糖，并持续监测；对于难治性低血糖应加入升糖药物，积极明确病因；对低血糖早产儿应常规随访。

1. **补充葡萄糖**　对可能发生低血糖者应从生后 1 小时即开始喂奶，可喂母乳或婴儿配方奶，24 小时内每 2 小时喂 1 次。早产儿出生后应尽快给予 5%~10% 葡萄糖液 2~6ml/kg，注意葡萄糖浓度不易过高，以免发生高渗和诱发反跳性高血糖症。如血糖低于需要处理的界限值 2.6mmol/L，患儿无症状，可静脉点滴葡萄糖 6~8mg/（kg·min），每小时监测血糖，直至血糖正常后逐渐减少输液速度。如严重低血糖，患儿有症状，应立即静脉注入 10% 葡萄糖 2~4ml/kg，速度 1ml/min，随后继续滴入 10% 葡萄糖，糖速为 5~8mg/（kg·min），以维持正常血糖水平。如仍不能维持正常血糖，则逐渐增加输注葡萄糖量至 10~12mg/（kg·min），外周静脉输注葡萄糖的最大浓度为 12.5%，如超过此浓度应放置中心静脉导管。纠正超过 6 小时以上的低血糖时，溶液中应给予生理需要量的氯化钠和氯化钾。症状好转后及时喂奶，同时逐渐减少葡萄糖的用量，血糖正常 1~2 天，改为 5% 葡萄糖滴注。在血糖平稳以前每天至少测血糖 1 次。

2. **激素疗法**　如上述方法仍不能维持血糖水平可加用氢化可的松 5~10mg/（kg·d），至症状消失，血糖恢复后 24~48 小时逐渐减量至停止，可持续数天~1 周。

3. **高血糖素**　0.1~0.3mg/kg 肌内注射，必要时 6 小时后重复应用。可有效增加肝脏糖原的释放，但早产儿和生长发育迟缓的新生儿因肝糖原贮备不足，使用无效。

4. **其他药物**　二氮嗪和生长抑素仅用于治疗难处理的高胰岛素血症，但要密切观察不良反应的发生，生长抑素主要不良反应是肠动力下降、NEC。二氮嗪 5~20mg/（kg·d），分 3 次口服；生长抑素 1~10mcg/（kg·dose），每 6 或 8 小时 1 次静脉注射或皮下注射。

5. **原发病治疗**　半乳糖血症患儿应完全停止乳类食品，代以不含乳糖食品；亮氨酸过敏婴儿，应限制蛋白质；糖原累积症应昼夜喂奶；先天性果糖不耐受症，应限制蔗糖及水果汁等。

【预后】

如能及时诊断和治疗，早产儿低血糖一般预后良好。低血糖预后取决于：持续时间、严重程度、脑血流速率和脑葡萄糖利用率。应关注患儿神经发育情况、智商、阅读能力、计算能力和运动能力等因素。患儿可在校正年龄 1 个月时接受视觉评估，在校正年龄 3、6、9、12 和 18 个月时随访生长发育、神经发育、视觉和听觉情况。

（张　静　毛　健）

参考文献

1. JOHN P MD, ERIC C MD, et al. Manual of neonatal care 7th edition. USA: Wolters Kluwer, 2012: 284-296.
2. BURNS CM, RUTHERFORD MA, BOARDMAN JP, et al. Patterns of cerebral injury and neurodevelopmental outcomes after symptomatic neonatal hypoglycemia. Pediatrics, 2008, 122: 65-74.
3. KAPOOR RR, FLANAGAN SE, JAMES C, et al. Hyperinsulinaemic hypoglycaemia. Arch Dis Child, 2008, 94: 450-457.
4. TAM EW, WIDJAJA E, BLASER SI, et al. Occipital lobe injury and cortical visual outcomes after neonatal hypoglycemia. Pediatrics, 2008, 122: 507-512.

第三节　早产儿血清钙与镁的代谢紊乱

胎儿的血清钙和镁主要是靠胎盘的主动转运，因此即使存在胎盘功能不良或母亲营养不良等情况，仍能保证胎儿正常的钙镁水平。分娩时，脐血的钙和镁的水平均高于母亲，后逐渐下降，而出生数小时后因突然母体供应中断，外源供给量少，新生儿的血钙下降，持续约 24~48 小时，血总钙和离子钙可降至大约 2.3mmol/L 和

1.1mmol/L,而早产儿由于提前出生,由母体处所获得的钙不足,钙储备少,则易发生低钙血症,且发生时间较早,其血钙可降至 1.8mmol/L。

钙、镁在体内的代谢既相互联系,又相互影响,其共同在肠道吸收,又共同从肾脏排泄,当钙的摄入增加时,镁的吸收减少,同时,磷的吸收增多时可减少对钙和镁的吸收。钙和镁在体内的代谢受到甲状旁腺激素(PTH)、降钙素(CT)及维生素 D[1,25-(OH)$_2$D$_3$]的调节。当血钙浓度降低时,PTH 分泌增加,促进肾脏对钙的吸收和磷的排出,促进骨质溶解,同时加速 25-(OH)D$_3$转变成 1,25-(OH)$_2$D$_3$,使肠中钙吸收增加,促使血钙上升;反之,血钙超过正常时,PTH 分泌减少,降钙素分泌增加,使血钙下降。当血磷升高时,PTH 分泌增加,1,25-(OH)$_2$D$_3$ 生成减少,使血磷下降;当血磷降低时,又可促使 1,25-(OH)$_2$D$_3$ 的生成增加,从而使血磷上升。同样,当血清镁下降时 PTH 分泌增加;反之,当血清镁升高时,PTH 的分泌则受到抑制。

一、低钙血症(hypocalcemia)

当血钙低于 7mg/L(1.8mmol/L)或游离钙低于 4mg/L(1.0mmol/L)时称为低钙血症。对于极低出生体重儿,游离钙在 0.8~1.0mmol/L 时比较常见且常无临床表现。

【病因与发病机制】

新生儿低钙血症病因可分为以下几个方面:

1. **早发性低钙血症** 生后 2 天内出现,孕母多合并糖尿病、妊娠期高血压、缺钙、甲状旁腺亢进等。

2. **晚发性低钙血症** 生后 2 天以上发生,多见于牛乳喂养足月儿。

3. **甲状旁腺功能异常** 母亲甲状旁腺功能异常,暂时性先天性特发性甲状旁腺功能不全,永久性甲状旁腺功能不全等。

而对于早产儿较早发生低钙血症,即生后 2~3 天出现,主要由于:①早产儿未经过后期的钙蓄积,致体内血钙减少。②早产儿由于其 25-(OH)D$_3$向 1,25-(OH)$_2$D$_3$ 转化能力不足,尿磷排出减少,肾 cAM 对甲状旁腺激素反应低下,且常伴血浆蛋白低下和酸中毒,故更易发生早期低血钙。同时,早产儿胎龄越小,出生体重越低,低钙血症发生率越高。③当早产儿合并窒息、新生儿 RDS、高胆红素血症时,低钙血症发生率显著增高。窒息、新生儿 RDS 时,不同程度的缺氧加重了甲状

旁腺的损害,同时由于细胞的破坏,有机磷释放至细胞外液与血钙结合,致血清游离钙不同程度地降低,而经吸氧、纠酸治疗后,血 pH 值回升,血清钙进一步下降。高胆红素血症时胆红素作用于生物膜,可抑制和改变生物膜 Na-K-ATP 酶、Ca-Mg-ATP 酶的活性,影响细胞内外 Ca^{2+} 浓度的调节,加以光疗时,光源中所含的紫外线通过患儿的皮肤产生大量的维生素 D,使钙沉着于骨,导致血清钙降低。

【临床表现】

早产儿低钙血症往往缺乏典型的临床表现,轻者易激惹、烦躁、面肌或四肢肌肉小抽动,重者全身性惊厥,同时要注意早产儿低钙血症所致惊厥性呼吸暂停。

【辅助检查】

血钙降低,血磷早期可正常,晚期升高,可伴有低血糖,心电图示 Q-T 时间延长,早产儿大于 0.2 秒,传导阻滞,T 波倒置或心动过速。

【诊断】

依据相关临床表现及实验室检查诊断。

【治疗】

(一)补充钙

1. **静注钙**

(1)无症状高危儿低钙血症予支持疗法,每天给予钙 24~35mg/(kg·d)静脉缓慢滴注。

(2)出现惊厥或其他兴奋症状时,应静脉补钙,用 10% 葡萄糖酸钙每次 2ml/kg,以 5% 葡萄糖稀释一倍缓慢静注 1ml/min,必要时间隔 6~8 小时再次给药 1 次。

2. **口服钙** 惊厥停止后改为口服补钙维持,可用乳酸钙或葡萄糖酸钙 1g/d,对于较长期或晚期低钙口服钙盐 2~4 周,维持血钙在 2.0~2.3mmol/L。

(二)维生素 D

有甲状旁腺功能不全时,需长期口服补钙,同时应用维生素 D(10 000~25 000IU/d),或二氢速变固醇

0.05~0.1mg/d。

（三）镁盐治疗

低钙合并低镁时，单纯给钙，惊厥不易控制，甚至使血镁更低，此时要注意应用镁盐治疗。

（四）其他治疗

饮食调整，进行母乳喂养或钙磷比例适当的配方奶。

二、高钙血症

血清钙高于 2.75mmol/L（11.0mg/dl），或游离钙高于 1.4mmol/L（5.6mg/dl），称高钙血症（hypercalcemia）。轻度血钙升高（血钙在 11.0~12.0mg/L）比较常见且不需要特殊干预，而较严重的高钙血症（血钙大于 16.0mg/L 或游离钙大于 1.8mmol/L）需要立即进行处置。

【病因及发病机制】

1. 补充过多。
2. **低磷酸盐血症**　不适当肠道外营养或早产儿易出现磷摄入相对不足。
3. **甲状旁腺功能亢进**　肠道和肾对钙的再吸收增加。
4. 补充维生素 D 过多。
5. 少见的先天性高钙血症。

【临床表现】

新生儿期较少见，临床表现因血钙增高程度、病程缓急及伴随疾病而异，表现嗜睡、激惹、食欲缺乏、拒乳、恶心呕吐、多尿、脱水、体重不增等，危象时血钙大于 3.75mmol/L，患儿可昏迷、重度脱水、心律失常、心力衰竭等。

【辅助检查】

1. **实验室检查**　血清总钙或游离钙增高，必要时检测 PTH、尿钙、磷等。
2. **影像学检查**　X 线检查对于明确高钙血症原因有帮助，甲状旁腺功能亢进时典型表现为骨矿化不全，维生素 D 过多时可见骨硬化损伤。

【诊断】

1. **病史**　家族高钙病史，过多摄入药物等。
2. **临床表现**（见上）。
3. **实验室及其他辅助检查**
(1) 血清钙、游离钙、磷、镁、ALP、血清蛋白、尿钙、磷、肾功能等。
(2) X 线骨片。
(3) 超声、CT 或核素扫描、心电图。
(4) 母亲血钙、磷及相关检查，必要时家族检查。

【治疗】

1. 轻症无症状者查找病因，进行病因治疗。重症危象者除解除病因同时要降钙治疗。
2. 限制维生素 D 及钙的摄入。
3. 急性或危重病例要进行静脉补液、利尿，以生理盐水 10~20ml/kg 静脉注射，后用呋塞米 2mg/kg 静推，并监测电解质，每 6~8 小时监测一次。
4. 血磷低患儿，提供磷酸盐，每天 0.5~1.0mmol/kg 元素磷口服，分次给予，防止磷酸盐过量。
5. 维生素 D 中毒、肉芽肿病、白血病、淋巴瘤等引起的高钙血症，可给予泼尼松 1~2mg/(kg·d) 或静脉滴注氢化可的松有一定疗效，至少 2~3 周疗程。

三、低镁血症（hypomagnesemia）

血镁正常值 0.6~1.1mmol/L，低于 0.6mmol/L，称为低镁血症。血镁低于 0.5mmol/L 时可出现类似于低钙性惊厥。

【病因】

1. 胎龄短，镁先天贮备不足。
2. 镁摄入不足，进食母乳少，人工喂养母乳代用品镁磷比例不当，吸收不良。
3. 早产儿及窒息儿甲状腺功能减退，血磷增高，致血镁降低。
4. 窒息时脑细胞水肿，能量缺乏，离子转运障碍。

【临床表现】

早产儿绝大多数在生后 48 小时以内出现低镁血

18章

症,无特异性表现,以神经肌肉的兴奋性增高为主,包括烦躁、惊跳、抽搐等,每次持续数秒或数分钟,可自行缓解,与低钙临床表现相似。有时可表现为屏气发作或呼吸暂停,严重者可出现心律失常。

【辅助检查】

血清镁检查,24 小时尿镁测定比血镁更能反映实际情况,心电图表现为 T 波平坦、倒置及 ST 段下移,无特异性,但 QT 间期正常,可与低钙血症相鉴别。

【诊断】

根据病史、临床表象,主要是化验室检查进行诊断。

【治疗】

1. 临床出现抽搐时立即给予肌内注射 25% 硫酸镁 0.2~0.4ml/kg,或静注 2.5% 硫酸镁 2~4ml/kg,以每分钟不超过 1ml 速度缓慢静注,每 8~12 小时重复一次。早产儿不做肌内注射,因肌内注射过浅可致局部坏死,一般注射 1~4 次惊厥即止。惊厥控制后可将上述剂量与 10% 葡萄糖静脉滴注或口服 10% 硫酸镁每次 1~2ml/kg,每天 2~3 次,硫酸镁浓度过高易致腹泻,疗程 7~10 天,肠吸收不良时,口服剂量加大,5ml/(kg·d)。

2. 硫酸镁治疗时,每天监测血镁浓度,静脉给药时,若出现肌张力低下,腱反射消失或呼吸抑制等血镁增高表现,应立即静注 10% 糖酸钙 2ml/kg。

3. 伴有低钙时,用钙剂或维生素 D 多数无益,反而会更低,此时应强调用镁治疗。

四、高镁血症(hypermagnesemia)

血镁大于 4mmol/L(10mg/dl),称为高镁血症。

【病因】

多为医源性,常见于以下情况:

1. 母亲产前应用硫酸镁。

2. **镁盐摄入过多** 硫酸镁进行导泻或灌肠时,或是治疗低镁血症时,摄入过多等。

3. **肾脏排镁盐减少** 尤其是窒息儿或早产儿,肾脏排泄能力较弱。

【临床表现】

临床表现与血镁升高程度密切相关,多表现为中枢神经系统抑制、神经肌肉阻滞、肌张力减低、循环功能衰竭等,可出现喂养不良、嗜睡、哭声弱、反射减弱、呼吸暂停、腹胀等。

【辅助检查】

血清镁升高,心电图可见 QT 间期缩短。

【诊断】

根据病因、临床表现及辅助检查进行诊断。

【治疗】

1. 可用 10% 葡萄糖酸钙 2ml/kg,静脉注射,在心电监护下进行。

2. 必要时用枸橼酸血换血。

3. 存在呼吸抑制,换气功能不足时给予呼吸支持治疗。

4. 患儿必须保证充足水分供给及适当使用利尿剂。

(于文婷 毛 健)

参考文献

1. GHIRRI P, BOTTONE U, COCCOLI L, et al. Symptomatic hypercalcemia in the first months of life: calcium regulating hormones and treatment. J Endocrinol Invest, 1999, 22: 349-353.

2. ILVES P, KIISK M, SOOPOLD T, et al. Serum total magnesium and ionized calcium concentrations in asphyxiated term newborn infants with hypoxia ischaemic. Acta Paediatr, 2000, 89: 680-685.

3. ANDREA HARTWIG. Role of magnesium in genomic stability. Mutation Res, 2001, 475: 113-121.

4. JEANETTE AM MAIER. Low magnesium and atherosclerosis: an evidence-based link. Mol Asp Med, 2003, 24: 137-146.

第四节　早产儿代谢性骨病

早产儿代谢性骨病(metabolic bone disease of prematurity,MBD)是由于体内钙磷代谢紊乱所致的骨矿物质含量的异常,但维生素 D 并不一定缺乏,临床可出现佝偻病、骨质软化和骨质疏松,轻症仅表现为生化异常。早产儿尤其是极低和超低出生体重儿由于宫内钙磷储备少、生后摄入不足,所以是 MBD 的好发人群,故了解早产儿骨代谢的特点,早期监测骨代谢标志物的变化,对于 MBD 的早期诊断及治疗,保证其骨骼的正常发育非常重要。

【病因与发病机制】

1. **钙磷的储备不足及排泄增加**　钙磷是骨组织的主要矿物质,孕末期是胎儿宫内钙储备最快的时期,80% 的钙磷蓄积出现在孕 25 周～足月,早产儿体内矿物质储备的多少与出生孕周呈正相关;因此早产儿失去贮存维生素 D 和钙、磷的最佳时期,造成了钙、磷的储备不足。同时,由于早产儿本身肾脏发育不成熟,或使用不当的利尿治疗,均会使尿中的排泄量增加。

2. **钙磷的摄入不足及吸收障碍**　早产儿骨骼的生长速度与维生素 D 和钙磷的需要量成正比,新生儿尤其是早产儿生长速度越快,对上述物质的需求量越大,则更易于缺乏,同时早产儿出生后的早期肠道外营养或纯母乳喂养,亦可使钙磷摄入不足;部分早产儿由于胆道系统疾病,胆汁分泌少,长期腹泻或慢性肺疾病需激素的治疗等均可导致钙磷的吸收障碍。

【临床表现】

临床症状及骨 X 线表现早期不明显,通常发生在生后 6~12 周,表现为严重的佝偻病症状如烦躁哭闹、夜惊、颅骨软化、生长缓慢、肋骨软化或肋骨骨折时可引起呼吸困难;X 线表现肋骨软化、长骨骨质疏松、方颅,严重的可引起多发性病理性骨折。

【实验室与影像学检查】

1. 磷是构成骨组织的主要物质之一,血磷的降低与低骨密度有很好的相关性,ALP 及血磷的水平可作为临床早期诊断 MBD 的重要指标,尤其当血磷<3.5~4.0mg/L(1.1~1.3mmol/L) 碱性磷酸酶活性升高时,而当血磷<4.0mg/L(1.3mmol/L), 碱性磷酸酶>800IU/L 时尤为严重。生化指标碱性磷酸酶 ALP 或骨碱性磷酸酶 BAP 在生后 3 周就明显增加,可达 1 000IU/L 以上;该病早期血磷降低,尿钙增高,进一步发展则出现血钙降低,故尿钙的增高比血钙的降低更能早期发现体内矿物质的缺乏。

2. **X 线诊断**　虽然骨质的改变要靠 X 线诊断,但骨矿物质的降低要达 20% 以上才能在 X 线上表现出来,主要是进行腕部和膝部的 X 线检查。主要表现为骨质变薄,长骨干骺端毛糙,严重者伴骨折,甚至多发性骨折。

【诊断与鉴别诊断】

1. **诊断**　早产患儿,尤其是超低出生体重儿,或胎龄小于 26 周,体重低于 800g,有长期肠道外营养或纯母乳喂养病史,或有其他影响钙磷吸收的病史,轻症可仅表现生化异常,早期血清磷水平下降发生于生后 2 周左右,血清 ALP 升高在 4 周左右,重症临床可出现佝偻病、骨质软化和骨质疏松,X 线改变在生后 4~20 周。

2. **鉴别诊断**　早产儿代谢性骨病的临床表现、实验室检查和 X 线影像学改变与婴幼儿佝偻病较为相似,但早产儿代谢性骨病主要病因是机体钙、磷储备和摄入不足所致,而并不一定是缺乏维生素 D,在治疗上应加以区分。

【治疗】

早产儿尤其是极低和超低出生体重儿强调早期肠道喂养,加强肠道建设,以增加对钙磷的吸收,减少代谢性骨病的发生,并注意钙磷以及维生素 D 的同时补充。

1. **肠道外静脉营养**　早期肠道外静脉营养液中保证充足的矿物质钙、磷及镁,同时注意摄入钙、磷的比例,这对骨矿物质的含量很重要。<1 500g 的极低出

18章

生体重儿每天提供钙 2~3mmol/kg,磷 1.5~2mmol/kg；<1 000g 的超低出生体重儿每天提供钙 6.5mmol/kg、磷 3.1mmol/kg,可以保证每天增长 16g 体重所需要的矿物质,同时保证每天尿中钙和磷的正常排泄(尿钙 ≥1.2mmol/L、尿磷 ≥0.4mmol/L)。

2. 强化母乳喂养 早产儿母乳中钙磷含量不能保证其达到宫内生长的速度,故纯母乳喂养必须额外添加钙和磷,以保证骨骼的正常发育。

3. 维生素 D 维生素 D 是保证钙磷等矿物质骨转化的必要条件,纯母乳喂养的早产儿从生后 2 周开始补充维生素 D 800~1 000IU/d,同时保证每天 550mg 钙和 300mg 磷的摄入,持续至生后纠正年龄 3~4 个月,可减少 MBD 的发生率。

(于文婷 毛 健)

参考文献

1. BACKSTROM MC, KUUSELA AL, MAKI R. Metabolic bone disease of prematurity. Ann Med, 1996, 28 (4): 275-282.
2. BACKSTROM MC, KOURI T, KUUSELA AL, et al. Bone isoenzyme of serum alkaline phosphatase and serum inorganic phosphate in metabolic bone disease of prematurity. Acta Paediatr, 2000, 89 (7): 867-873.
3. CATACHE M, LEONE CR. Role of plasma and urinary calcium and phosphorus measurements in early detection of phosphorus deficiency in very low birth weight infants. Acta Pediatr, 2003, 92 (1): 76-80.
4. MITCHELL SM, ROGER SP, HICKS PD, et al. High frequencies of elevated alkaline phosphatase activity and rickets exist in extremely low birth weight infants despite current nutritional support. BMC Pediatr, 2009, 9: 47.

第五节 早产儿晚发代谢性酸中毒

早产儿晚发代谢性酸中毒(late metabolic acidosis, LMA)是早产儿最常见的营养代谢问题之一,多见于低出生体重儿(早产儿及足月小样儿),其发生率明显高于足月儿,出生体重 ≤1 500g 的极低出生体重儿发生率更高。其发病与饮食中蛋白质的质和量以及肾功能发育不完善、肾脏酸负荷过高有关。典型的晚期代谢性酸中毒可发生在不伴有其他疾病的早产儿生后第 1~3 周,以血 pH 值<7.30,碱剩余低于 -7.0mmol/L 为特点,同时伴有一系列临床表现的代谢性疾病。早产儿胎龄越小,出生体重越低,代谢性酸中毒持续时间越长,重者可危及生命,故应积极加以预防。

【病因与发病机制】

晚期代酸的产生主要是内源性酸产生与肾脏泌酸之间的不平衡。这种不平衡性可源于内源性蛋白质合成酸异常升高、肾泌酸异常减低或两者兼而有之。

1. 饮食中蛋白质的质和量 由于早产儿氨基酸的代谢特点,即在氨基酸合成和分解蛋白质的过程中需要多种酶的参与,而早产儿某些酶的活性较低或完全缺乏,从而影响氨基酸的代谢,导致某些不良作用。其中以芳香族氨基酸(苯丙氨酸、酪氨酸)和含硫氨基酸(甲硫氨酸即蛋氨酸、半胱氨酸、胱氨酸和牛磺酸)的代谢缺陷最为突出,易导致高氨基酸血症如高酪氨酸血症和高苯丙氨酸血症。而早产儿出生后希望达到宫内生长速度就需要增加热卡和蛋白质的供给,高蛋白质饮食时摄入净酸的量增大。如以酪蛋白为主的牛乳或配方乳喂养,由于酪蛋白中苯丙氨酸及甲硫氨酸含量较高,新生儿尤其早产儿肠道中缺乏转换这两种氨基酸的酶可使这两种酸在血中浓度增高,血尿素氮和血氨也明显增加,并形成酸中毒。

另外,早产儿小肠黏膜细胞双糖酶缺乏时,造成进食乳类食物后肠道内乳酸增加,乳酸吸收入体内后,可致乳酸性酸中毒。

2. 肾脏排酸能力不足 人体在代谢过程中产生大量的酸性物质,包括挥发性酸和非挥发性酸(固定酸),前者可通过分解为二氧化碳和水从肺部排出体外,而后者主要在蛋白质代谢过程中生成,其量与摄入的蛋白质量成正比。固定酸主要由肾脏远曲小管通过分泌 H^+、产氨和酸化尿的过程排出体外,同时重新生成 HCO_3^-,用以保证体内酸碱平衡的稳定。足月儿肾脏排净酸的能力基本成熟,而早产儿在出生后 3 周才能达到足月儿水平。早产儿肾处理酸负荷的能力较差的原因为:

(1)与正常足月儿相比,早产儿肾脏碳酸氢钠阈值偏低,早产儿<19mmol/L,足月儿>21mmol/L。

(2)早产儿对碳酸氢钠丢失的代偿能力较差。

(3)肾小管排泄氢离子、降低尿 pH 值的能力差。

这种肾脏调节酸碱失衡的能力至生后 4~6 周逐渐增强。故早产儿晚期代谢性酸中毒的发生率明显高于足月儿,极低出生体重儿发生率更高。

【临床表现】

晚期代谢性酸中毒发生在人工喂养的早产儿,轻症可无症状,仅在血气分析时可被发现。较重者通常在生后 2~3 周出现症状,常表现为:

1. 早产儿胎龄越小,发病时间越早,近足月儿发病时间以出生后第 2 周末或第 3 周多见;极低出生体重儿常在生后 10~21 天出现;超低出生体重儿发病时间可早至日龄 4~6 天。

2. **体重不增** 虽然摄入热卡和蛋白质量较充足,但患儿体重却增长缓慢或不增,尤以低出生体重儿较明显。

3. **反应低下** 精神萎靡,哭闹少,体温不升,食欲低下,皮肤苍白,肌张力稍低下;部分表现为腹胀、腹泻,甚至有循环障碍;极低出生体重儿可表现有嗜睡、呼吸暂停。

4. **呼吸深长** 除个别严重酸中毒外,一般呼吸深长均不明显。

【实验室与影像学检查】

1. **血气分析** 血 pH 值<7.30,碱剩余低于 –7.0mmol/L,严重病例 pH 值可降至 7.15 左右,碱剩余可降至 –12mmol/L 以下,PO_2 和 PCO_2 一般都在正常范围。

2. **其他辅助检查** 常规做胸片检查,除外肺部感染;常规做 B 超和心电图检查,除外心、肝、肾等病变。

【诊断与鉴别诊断】

1. **诊断** 人工喂养的早产儿、极低出生体重儿,出生后 1~3 周出现不明原因的体重不增或增加缓慢,血 pH 值<7.30,碱剩余低于 –7.0mmol/L 应考虑该疾病。但由于晚期代谢性酸中毒的症状均非特异性,其他疾病如感染性疾病、呼吸系统疾病等也会出现类似症状,同时伴有代谢性酸中毒,因此,对晚期代谢性酸中毒的诊断应慎重,要分析其摄入蛋白质的质和量是否容易引起晚期代谢性酸中毒。同时应作必要的检查,除外其他可能的病因。

2. **鉴别诊断** 由于新生儿晚期代谢性酸中毒的症状均非特异性,因此诊断必须除外其他的病因后才能考虑此病,如注意与新生儿感染性疾病、呼吸系统疾病等相鉴别。

【治疗】

对晚期代谢性酸中毒的治疗主要是调整患儿摄入蛋白质的质和量。

1. **母乳喂养** 提供母乳喂养是预防本病的最好方法。

2. **调整奶方** 如母乳喂养困难,在没有母乳情况下,早产儿选用含蛋白质及酪蛋白较低,以乳清蛋白为主的早产儿配方奶粉。

3. **碱性液治疗** 如患儿症状较重,血 pH 值<7.2 时,宜用碱性液治疗。

(1)口服 5% 碳酸氢钠:可口服 5% 碳酸氢钠,常用量为每天 5mmol/kg,加入配方乳中口服,或每次 2.5ml/kg,2 次 /d,直至 pH 值>7.25(不必使 pH 值恢复到正常范围)。

(2)静脉滴注 1.4% 碳酸氢钠:症状较重者也可静脉滴注 1.4% 碳酸氢钠溶液。随着酸中毒程度减轻可逐渐调整剂量,一般疗程为 1~2 周。调整饮食后可缩短疗程。

【预防】

宣传新生儿喂养和预防新生儿晚期代谢性酸中毒的知识。对新生儿尤其早产儿应大力提倡早产儿母乳喂养,若必须人工喂养时,应选择蛋白质以乳清蛋白为主的配方奶粉。有研究表明,改变配方乳的成分,如增加枸橼酸钾、氯化钙和碳酸钙,或乳酸钙,或采用低磷配方,可降低早产儿肾脏的净酸排泄。

(张 静 毛 健)

参考文献

1. 张家骧,魏克伦,薛辛东. 新生儿急救学. 2 版. 北京: 人民卫生出版社, 2006: 230.

2. 吴圣楣,陈惠金,朱建幸,等. 新生儿医学. 上海: 上海科学技术出版社, 2006: 38.

3. BEHRAMAN RF, KLIEGMAN RM. Nelson Textbook of Pediatrics. 16th ed. Philadephia: Saunders, 2000: 531.

18章

第六节　早产儿甲状腺功能减退

先天性甲状腺功能减低症(congenital hypothyroidism)简称先天性甲低,是由于甲状腺胚胎发育不良、甲状腺激素合成障碍或内外环境导致胎儿出生后甲状腺功能减退的一类疾病,而早产儿因全身各器官发育未成熟,包括下丘脑、垂体、甲状腺,可能会发生暂时性甲状腺功能减低症,同时,早产儿暂时性甲状腺功能减低症也分2种情况:①暂时性低甲状腺素血症(THOP):是因为下丘脑-垂体-甲状腺轴的功能发育不成熟所致,表现为T_3、T_4均降低,TSH正常或稍低;②低T_3综合征:因缺氧、感染、酸中毒及营养不良等疾病使周组织脱碘酶受抑制,T_4向T_3转变受阻,故表现为T_3降低为主,T_4、TSH均正常。

【病因及发病机制】

早产儿甲状腺分泌特点:早产儿TSH、FT_4、T_4及T_3水平上升是迟缓的,胎龄大于30~32周的早产儿FT_4、T_4水平逐渐上升,至生后4~8周达到足月儿水平。极低出生体重儿或是胎龄小于30周的早产儿在出生1天后出现FT_4、T_4水平逐渐下降,生后1~2周达到最低水平。

早产儿甲状腺功能减退机制尚不清楚,但考虑与多种因素有关:

1. **早产**　早产儿生后甲状腺功能有逐渐成熟的过程且胎龄越小甲状腺功能成熟越晚,早产儿的甲状腺功能与足月儿相比,T_4的差异程度较T_3、TSH、FT_4小,因为早产儿肝肾功能组织发育不成熟,T_4不能很好地脱碘转化为T_3,故在血清中维持相对较高水平。

2. **缺氧**　窒息后患儿的甲状腺激素发生变化,窒息后内分泌系统受损,合成TH的酶受抑制;缺氧缺血引起肝肾功能损害,使T_4的脱碘过程受抑制,使T_4转化为T_3减少;窒息后存在的应激状态可抑制T_4转化为T_3,同时窒息缺氧后甲状腺分泌反应降低,可降低氧耗及代谢。

3. **感染**　严重感染时,由于病原体的侵袭和毒素的作用,抑制血清T_3、T_4与甲状腺结合蛋白结合,导致T_3、T_4含量下降。另外,重症感染时,患儿因高热、缺氧等使碳水化合物摄入不足,使5'-脱碘酶活性降低,

T_3下降。

4. **母体**　母亲血中如果存在促甲状腺素结合抑制免疫球蛋白的增高,抗体进入胎儿导致新生儿暂时性低甲状腺素血症,患儿的T_4降低,TSH正常,需与先天性甲状腺功能减退相鉴别。

5. **营养**　HIE患儿低蛋白血症可造成患儿出现甲状腺功能减退。

【临床表现】

早产儿甲状腺功能减退可能存在不同程度的反应差、少哭、少动、喂养困难、食欲差或拒乳、腹胀、便秘、体重增长不理想、低体温、四肢末端及生殖器水肿、心率减慢、高胆红素血症、皮肤粗糙、哭声低哑等。同时研究表明,暂时性甲状腺功能减退的早产儿需氧及机械通气时间延长,严重脑室内出血及脑室周围白质软化,智力障碍及脑瘫等与之密切相关。

【实验室检查】

1. **新生儿筛查**　正常新生儿在出生72小时后,7天内足跟采血,测定干血滤纸片TSH值。早产儿由于下丘脑-垂体-甲状腺轴反馈建立延迟,可能出现TSH延迟升高,为防止筛查假阴性,可在生后2~4周或体重超过2 500g时重新采血复查。

2. **血清测定**　主要是T_3、FT_4、TSH的测定,也可以进行TBG、TGAb、TRAb的检测。早产儿T_3、T_4在生后24小时内改变不明显,所以24小时内监测意义不大,而在病情急性期和恢复早期,发病率很高,故生后7~10天监测危重早产儿甲状腺功能是必要而且是可行的。

3. **骨龄测定**　膝关节正位片,与标准图谱对照。

4. **甲状腺B超检查**　对甲状腺发育情况进行评估。

5. **放射线核素检查**　^{99m}Tc、^{123}I多用于异位甲状腺检查。

6. **其他检查**　基础代谢率降低,病程长者可出现轻度贫血,血胆固醇、甘油三酯升高,心电图可出现心动

过缓、低电压、T波低平。

【诊断及鉴别诊断】

1. **诊断** 临床表现及相关辅助检查。
2. **鉴别诊断** 在新生儿早期由于甲状腺功能减退所出现的呼吸困难,面色苍白及发绀等表现需要与先天性心脏病造成的呼吸困难相鉴别。患儿表现出的反应差、少哭、少动、喂养困难等问题须与败血症、脑损伤等原因进行鉴别。延迟性黄疸则须与溶血性贫血、败血症或肝脏疾病相鉴别。

【治疗】

本章只讨论早产儿暂时性甲状腺功能减退的治疗,一般认为,对于低 T₃ 综合征,待原发病好转后 T₃ 水平即可上升至正常,因此只需要治疗原发病即可。而 THOP 是否需要治疗尚存争议,国外研究显示,早产儿 THOP 与远期智力障碍和脑瘫有关,因此希望通过早期应用甲状腺素干预 THOP 以预防远期智力障碍和脑瘫的发生。对胎龄<31 周的早产儿生后 1~2 周内开始应用左甲状腺素(levothyroxine)10μg/(kg·d),疗程 2~8 周;对胎龄<27 周的早产儿生后 24 小时内应用甲状腺素 8μg/(kg·d),疗程 6 周,可以减少 THP 发病率,并改善远期神经系统预后,这些婴儿 2 岁时智商较未干预组提高 10~18 分。因此,对无严重病理状态、胎龄较大的早产儿(>32 周),若 TT₄ 低于正常可密切随访,一般不需治疗,2 周内多可恢复正常。对于以下 2 种情况应积极治疗:①早产儿有并发症者如窒息低氧血症后和低蛋白血症、酸中毒出现甲状腺功能减退;②单纯早产儿若出现甲状腺功能减退,伴有喂养不耐受、体重增加缓慢、黄疸消退延迟。对于 TSH、TT₄ 均低的早产儿除给予甲状腺素片治疗外,尚应给予神经系统方面的早期干预。

(于文婷 毛健)

参考文献

1. LEGER J, OLIVIERI A, DONALDSON M, et al. European society for Pediatric Endocrinology consensus guidelines on screening, diagnosis, and management of congenital hypothyroidism. J Cliin Endocrinol Metab, 2014, 99: 363-384.
2. STAGNARO-GREEN A, ABALLOVICH M, ALEXANDER E, et al. Guideline of the American Thyroid Association for the diagnosis and management of thyroid disease during pregnancy and postpartum. Thyroid, 2011, 21: 1081-1125.

第七节 早产儿肾上腺皮质功能减低

新生儿肾上腺皮质功能减低(neonatal adrenocortical insufficiency)是由于肾上腺皮质激素生物合成酶系中某种或数种酶的先天性缺陷,使皮质醇等激素水平改变所致的一组疾病,常呈常染色体隐性遗传,其临床表现和生化改变取决于缺陷酶的种类和程度,可表现为糖、盐皮质激素和性激素水平改变和相应的症状、体征和生化改变,大多数患儿有不同程度的性征异常和肾上腺皮质功能减退。临床上以 21- 羟化酶(21-OHD)缺陷症为最常见,占 90%~95%。不同种族的发病率有很大差异。最近新生儿筛查统计,全世界 21-OHD 发生率为 1/13 000,北美 1/15 000,欧洲国家为 1/14 000~1/10 000,非典型 21-OHD 在白种人其发生率约 1/1 000~1/500;日本新生儿筛查统计,非典型者为 1/100 000;Speiser 等报道,犹太人发生率较高 1/21,其他如西班牙、南斯拉夫、意大利相对发病率较高,其他白种人 1/1 000,主要是白种妇女,故也有种族差别。该病女性患儿多于男性,女:男为 2:1。

【病因与发病机制】

肾上腺合成 3 种类固醇:①糖皮质激素(皮质醇是最重要的一种);②盐皮质激素(醛固酮是最主要的一种);③雄激素。皮质醇分泌有昼夜节律,在应激情况下至关重要,它的缺乏会引起肾上腺危象包括低血压和低血糖,如果不及时救治会导致死亡。肾上腺雄激素生成过多会导致宫内男性化,女性婴儿出生时有生殖器两性畸形,在稍大年龄男性和女性都会发生性早熟。肾上腺和性腺雄激素生成障碍会导致男性男性化不足,缺少青春期发育。在肾上腺皮质功能减低时,类固醇合成酶活性不同程度下降,导致糖皮质激素、盐皮质激素和性激素分泌异常,从而出现不同程度的临床表现。而酶活性下降程度及临床表型又是由基因突变的严重程度和突

18章

变类型决定。

性腺和肾上腺中类固醇生成途径相同，因此，部分临床表现是由于性腺中类固醇合成异常引起，而非肾上腺激素异常引起。在胎儿期，米勒管结构的退化是由于存在由睾丸产生的非类固醇物质——米勒管抑制因子。因此，没有睾丸的胎儿不管雄激素的水平如何都会有正常的女性内生殖器解剖结构。有正常睾丸的胎儿，不管雄激素的水平如何，米勒管结构都不会发育。

按缺陷酶的种类，可分为 5 类：①21- 羟化酶(21-OHD)缺陷症，又分为典型失盐型、男性化型及非典型型等亚型；②11β- 羟化酶(11β-OHD)缺陷症，又可分为Ⅰ和Ⅱ型；③3β- 羟类固醇脱氢酶(3β-HSD)缺陷症；④17α- 羟化酶(17α-OHD)缺陷症，伴或不伴有 17,20- 裂链酶(17,2-0LD)缺陷症；⑤胆固醇碳链酶缺陷症。

【临床表现】

临床上以 21- 羟化酶缺陷症为最常见，其发病率约为 1/4 500 新生儿，其临床特征为皮质醇分泌不足、失盐及雄激素分泌过多而引起的各种表现。其次为 11β- 羟化酶缺陷症，占 5%~8%，其发病率为 1/7 000~1/5 000 新生儿。其他类型均为罕见。

1. 21- 羟化酶(21-OHD)缺陷症(21-hydroxylase deficiency)的临床表现

(1) 失盐型：为 21- 羟化酶完全缺乏所致，占 21-OHD 患儿总数约 75%。皮质醇和醛固酮合成严重障碍，不能被增加的 ACTH 及血管紧张素所代偿，生后很快即出现肾上腺皮质功能减退和失盐症状，男性化更为严重。往往在生后 1~4 周发病，表现为精神萎靡、嗜睡、厌食、体重不增或下降、呕吐、腹泻、脱水和严重的代谢性酸中毒，难以纠正的低血钠、高血钾症，如不及时诊治则导致血容量降低、血压下降、休克，循环功能衰竭，高钾血症可致心律失常甚至心搏骤停。

(2) 单纯男性化型：为 21- 羟化酶不完全缺乏所致。此酶部分缺乏引起的皮质醇和醛固酮合成减少，可为代偿性增加的 ACTH 和血管紧张素所代偿，临床上无明显的肾上腺皮质功能减退和失盐症状，主要的临床表现为雄激素增高的症状和体征。出生时外生殖器似正常，少数有轻度的阴茎增大，阴囊色素沉着。这些患儿随着年龄增大，往往 2 岁后出现明显的雄激素过多的体征，阴茎粗大，但由于雄激素增高并非促性腺激素分泌增加所致，故睾丸并无增大，这与真性性早熟完全不同，后者伴睾丸明显发育。女性可表现为阴蒂肥大，伴或不伴阴唇融合，严重者阴唇完全融合似阴囊，阴蒂肥大似阴茎，

尿道开口于肥大的阴蒂下(似尿道下裂)，外观似男性外生殖器但未能触及睾丸，而内生殖器仍为女性。无论男女，由于雄激素异常增高，一般在 4~7 岁可明显出现胡须、阴毛、腋毛，有的甚至在婴儿期出现阴毛发育。此外，出现体臭、秃发、痤疮等。由于 ACTH 增高，在皮肤皱褶处有不同程度色素沉着。由于雄激素增高，患儿早期身高增长加速，超过同年龄、同性别正常小儿，身体强壮，似 "小大力士"，以后随着骨骺成熟提前，早闭，导致最终成人身高明显低于正常。垂体前叶分泌促黑素细胞激素(MSH)亦受皮质醇的负反馈调节，当皮质醇分泌减少时，ACTH 和 MSH 分泌均增多，患儿皮肤和黏膜色素增加，乳晕及外生殖器、皮肤发黑。

(3) 非典型型：亦称迟发型、隐匿性或轻型，是由于 21- 羟化酶轻微缺乏所致。这些患者在出生后无临床症状，外生殖器正常，随着年龄增大，多在儿童期或成年期，渐渐出现雄激素增高的体征。女性可有多毛、月经初潮延迟、继发性月经过少或不孕症等。男孩较早出现胡须、阴毛、痤疮，精子减少可导致生育能力障碍。亦有一直无症状者，仅 ACTH 刺激试验时 17- 羟孕酮(17-OHP)增高。

2. 11β- 羟化酶(11β-OHD)缺陷症(11β-hydroxylase deficiency)的临床表现　此酶缺乏时，使 11- 去氧皮质酮和 11- 脱氧皮质醇分别向醛固酮和皮质醇的转变通路被阻断，后两者合成障碍。临床可分为典型和非典型型。典型者雄激素合成过多致女性外生殖器男性化和男性假性性早熟。11- 去氧皮质酮和 11- 脱氧皮质醇大量增加，亦具有弱的糖皮质激素作用，所以可无肾上腺皮质功能减退症状。非典型者发病晚，症状轻。可出现失盐症状，但皮质醇及雄激素合成正常，肾上腺皮质不增生，亦无性征异常。尿 17- 羟类固醇(17-OHS)及 17- 酮类固醇(17-KS)排量正常。

3. 肾上腺危象(adrenal crisis)　在急性感染时出现，特别是脑膜炎球菌败血症时(亦可见于肺炎球菌、链球菌等所致之败血症)，患儿很快出现严重休克进入昏迷，并有急性紫癜，开始为皮肤出血点，很快扩大融合成大片瘀斑，血压下降，脉搏增速，呼吸困难，皮肤青紫发凉。血钠的降低可以被血液的浓缩所掩盖。临床上称为暴发型流脑或华佛综合征，肾上腺出血仅为病理诊断。循环衰竭的主要原因是由于毒血症引起的微循环障碍。

【实验室与影像学检查】

电解质检测　血清 Na、K、Cl、血气及血糖测定，失

盐型可有低钠、高钾血症。

（1）血皮质醇和 ACTH 测定：典型失盐型病例，皮质醇水平减低，单纯男性化型可在正常范围或稍低于正常。ACTH 不同程度升高，部分患儿尤其非典型者可正常。

（2）检查血浆肾素血管紧张素原（PRA）、醛固酮（Aldo）、17-OHP、DHEA、脱氧皮质酮（DOC）及睾酮（T），其中 17-OHP 是 21-OHD 较可靠的诊断指标。

（3）测定尿液 17-OHCS、17-KS 和孕三醇，其中 17-KS 是反映肾上腺皮质分泌雄激素的重要指标，对本病的诊断优于 17-OHCS。

其他辅助检查：

1. 性染色体检查 女性细胞核染色质为阳性，男性则为阴性，女性染色体计数性染色体为 XX，男性则为 XY，可确定其真正性别。

2. 影像学检查 先天性肾上腺皮质增生女性假两性畸形的内生殖器正常，B 超和经插管 X 线造影能显示子宫和输卵管。B 超、CT、MRI 有助于鉴别肾上腺增生或肿瘤，先天性增生为双侧肾上腺对等增大，而肿瘤多为单侧孤立肿块，可有钙化，因出血和坏死可形成液化腔。X 线片骨龄超过正常同龄儿。

【诊断与鉴别诊断】

1. 诊断 主要根据：①外生殖器性别不清，男性阴茎大或尿道下裂、隐睾，女性外生殖器男性化；②生后早期出现水盐代谢障碍或高血压；③家族史中有过本病患者；④实验室检查是确诊的重要依据。

2. 产前诊断 ① 21-羟化酶缺乏：在孕 9~11 周取绒毛膜活检进行胎儿细胞 DNA 分析，孕 16~20 周抽取羊水检测孕三醇、17-OHP 等。因大部分非典型型 21-OHD 患儿生后 17-OHP 水平无法明显升高，故基因检测是此型患儿唯一的早期诊断方法。② 11β-羟化酶缺乏：主要测定羊水 DOC 或取绒毛膜进行相关基因分析。

3. 鉴别诊断

（1）单纯男性化型与下列疾病鉴别：

1）男性者应与真性性早熟鉴别：外生殖器形态类似，但后者睾丸和阴茎同时增大，接近青春发育，17-KS 及睾酮达青春期水平，但 17-OHP 正常，FSH、LH 增高。

2）女性该型需与真两性畸形鉴别，虽外生殖器均可男性化，但后者血 17-KS 与睾酮等雄激素水平可正常。

3）肾上腺雄性化肿瘤：出生后雄性化症状逐渐发展，血雄激素水平可增高，17-OHP 正常，B 超或 CT 可发现一侧肾上腺肿块。

（2）急性失盐型应与引起新生儿期失盐的其他疾病鉴别：

1）先天性肥厚性幽门狭窄：生后出现呕吐、脱水，失盐型为低钠、低氯、高钾和代谢性酸中毒，但本病为低钠、低氯、低钾和代谢性碱中毒，以及右上腹肿块，超声、钡餐及 X 线征可鉴别。

2）肾上腺皮质出血（adrenocortical hemorrhage）：窒息、难产、早产、凝血障碍或败血症等所致，无特征异常。局部出血消散后肾上腺皮质功能恢复。

3）假性醛固酮减低症（pseudohypoaldosteronism）：由于肾远曲小管对醛固酮无反应，导致失盐。无特征性异常。血醛固酮及肾素均增加，尿 17-KS 正常。

【治疗】

1. 肾上腺皮质危象的处理

（1）迅速纠正脱水及电解质紊乱：首先扩容，纠正酸中毒，然后根据累计损失量和生理需要量继续静脉滴注。

（2）补充糖皮质激素：在确诊前尽量不给糖皮质激素，以免影响诊断检查。如果病情严重，仍需给予。首选氢化可的松静脉滴入，首日新生儿每次剂量为 25~40mg，根据病情可 6~8 小时重复一次，第一天可按 10mg/kg 计算；第二个 24 小时氢化可的松减量，按 5mg/(kg·d) 分次静脉滴注，连续 2~3 天，直至症状缓解改为口服，5~10mg/次，每 8 小时一次，逐步减至维持量，一般以 15mg/(m²·d) 计算。

（3）补充盐皮质激素：在补充糖皮质激素同时患儿仍有低钠血症，可选用醋酸去氧皮质酮（DOCA）1~2mg 肌内注射，每天 1 次（首日给予 2 次）；或选用氟氢化可的松 0.05~0.2mg/d 口服。使用过程中需仔细观察水、钠潴留情况，及时调整剂量。

（4）高钾血症的治疗：对失盐型不可给予含钾液体，禁用含钾的抗生素及库存血。严重高钾血症可发生心律失常而威胁生命，可应用葡萄糖酸钙或碳酸氢钠等治疗。

2. 长期治疗

（1）糖皮质激素：首先氢化可的松，补充肾上腺皮质激素合成不足，同时反馈性抑制垂体促肾上腺皮质激素的释放，使肾上腺皮质雄激素分泌减少。剂量每天 10~15mg/(m²·d)，分 3 次口服；每天补充 1~2g 氯化钠，定期监测电解质、ACTH、17-羟孕酮、睾酮。

18章

（2）盐皮质激素：可协同糖皮质激素的作用，使ACTH分泌进一步减少。9α-氟氢可的松0.05~0.15mg/d，症状改善后逐渐减量。

（3）注意事项：氢化可的松替代治疗终生服药，应向家人交代不可停用；如遇应激情况，如严重呕吐、腹泻或手术等，轻度可不增加皮质醇或稍增加剂量，中度给予2倍维持剂量，重度或外科急症给予3倍剂量。随访内容包括：生长速率、骨龄、发育状态。

【预防】

新生儿筛查：主要指新生儿21-OHD的筛查诊断。目的是预防危及生命的肾上腺皮质危象以及由此导致的脑损伤或死亡、预防女性男性化，预防过多雄激素造成的以后身材矮小，心理、生理发育等障碍，使患儿在临床症状出现之前及早得到诊治。方法是对每位出生的婴儿在生后3~5天，于足跟采血，滴于特制的滤纸片上，通过用各种检测方法，如酶联免疫吸附法（ELISA）、荧光免疫法等测定滤纸血片中17-OHP浓度来进行早期诊断。正常婴儿出生后17-OHP可暂时性升高，12~24小时后降至正常。17-OHP水平与出生体重有一定关系，出生后的新生儿如合并某些心肺疾病时17-OHT也会上升，由于上述原因可导致假阳性率和召回率升高。17-OHP筛查的阳性切割点仍应根据各实验室方法制定，并通过长期观察、总结经验来加以调整。阳性病例需密切随访，通过测定血浆皮质醇、睾酮、DHEA、DHA及17-OHP水平等以确诊。

（张　静　毛　健）

参考文献

1. COULM B, COSTE J, TARDY V, et al. Efficiency of neonatal screening for congenital adrenal hyperplasia due to 21-hydroxylase deficiency in children born in mainland France between 1996 and 2003. Arch Pediatr Adolesc Med, 2012, 166 (2): 113-120.

2. 薛辛东, 杜立中. 儿科学. 北京: 人民卫生出版社, 2005: 467.

3. VAN DER KAMP HJ, WIT JM. Neonatal screening for congenital adrenal hyperplasia. Eur J Endocrinol, 2004, 151: S71-S75.

4. NG PC, LEE CH, LAM CW, et al. Transient adrenocortical insufficiency of prematurity and systemic hypotension in very low birthweight infants. Arch Dis Child Fetal Neonatal Ed, 2004, 89 (2): F119-F126.

19

第十九章
早产儿血液系统疾病

第一节　胎儿及早产儿造血和凝血功能的发育生物与生理学

一、胎儿及早产儿造血功能的发育生物与生理学特点

造血器官起源于中胚叶,在胚胎期及出生后的不同发育阶段,造血的主要器官并不相同。

(一) 胎儿造血分期

造血首先在卵黄囊的血岛出现,然后出现肝、脾等髓外造血,最后转移至骨髓造血,因而形成三个不同的造血阶段,这三个造血阶段不能截然分割,存在互相交错。胚胎及胎儿血细胞生成可分为三期(图 19-1):

1. **中胚层造血期**(mesoblastic hematopoiesis period)　在胚胎第 2~4 周起可在卵黄囊上见到许多血岛形成,血岛细胞按两个方向分化,边缘的细胞形成血管的原始内皮细胞,中间的细胞从血管游离至管腔,变成原始血细胞,染色呈强嗜碱性,不含血红蛋白,分化后开始出现血红蛋而成为原始红细胞,此种细胞体积较大,核染色质粗糙,与巨幼细胞相似。

胚胎第 6 周后,血岛开始退化,巨幼红细胞样的血

细胞逐渐减少,至胚胎 12~15 周消失。

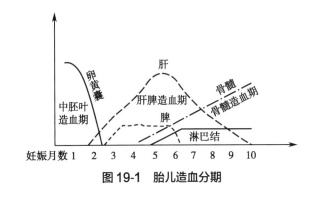

图 19-1　胎儿造血分期

2. **肝、脾造血期**(liver, spleen hematopoiesis period)　自胚胎第 5~6 周起,在肝脏的窦状隙出现造血细胞,至第 5 个月这种造血功能达高峰,以后逐渐减退。肝脏制造的红细胞与卵黄囊制造的原红细胞不同,它的胞体较小,胞核的结构与骨髓的原红细胞近似,称为定型的原红细胞,它可分化成无核的红细胞,经血窦壁进入血流。在肝脏造血开始两个月后的几周内,脾脏也参与造血,但为时较短,至胚胎 5 个月时已停止生成上述细胞,偶有延至出生时,但保留造淋巴细胞的功能可维持终生。有研究表明,胎鼠肝脏的星状细胞具有在体外分化成脂肪细胞及骨细胞的能力,支

持造血。

约自胎儿4个月开始淋巴结和胸腺也参与造淋巴细胞。

3. 骨髓造血期（myeloid hematopoiesis period） 胚胎第6周开始出现骨髓，但至胎儿4个月时才开始造血活动，骨髓制造的血细胞很少，主要造粒细胞，但迅速成为主要的造血器官，直至出生后2~5周成为唯一的造血器官。至胎儿30周，骨髓中粒细胞、红细胞、巨核细胞等系统增生都很活跃。初生时所有的骨髓都充满造血组织。

（二）早产儿造血

早产儿造血与出生的胎龄一致，出生时胎龄接近足月，则造血状况接近足月儿，但早产儿出生后由于各种问题和疾病的影响，会出现一些相应改变。

髓外造血（extramedullary hematopoiesis）：正常情况下，早产儿几乎无骨髓外造血。出生后，当发生感染性贫血或溶血性贫血等造血需要增加时，肝、脾、淋巴结可以随时适应需要，恢复到胎儿时的造血状态，出现肝脾淋巴结的肿大。同时外周血出现有核红细胞或（和）幼稚中性粒细胞。在新生儿中，髓外造血大部分情况下不是一种病理现象，而被认为是一种解决矛盾的方法。在某些疾病中，如先天性风疹、巨细胞病毒感染的新生儿可累及皮肤，表现为典型的"蓝莓松饼"皮疹。

（三）胎儿期各类血细胞的发育

卵黄囊血岛细胞增殖、分化、迁移产生了最原始的具有造血功能的造血干细胞。通过自我更新和自我复制，体内造血干细胞池的大小和数量始终保持恒定。造血干细胞的生物学特性：①具有高度自我更新能力；②具有多向分化的能力，生成大量形态上可以识别的幼稚和成熟的血细胞；③不均一性：造血干细胞不是单一的细胞群体，而是由不同的发育等级的干细胞组成。与此同时，造血干细胞在多种造血生长因子作用下其细胞特性发生改变并逐渐分化、发育成熟，成为形态上能够辨认的各系前体细胞及各种成熟血细胞，以供集体所需。

1. 红细胞 在胚胎早期，红细胞计数、血红蛋白浓度和血细胞比容与足月儿相比是很低的，但红细胞体积较大，大部分有核，且含血红蛋白含量较高。随胎儿发育，红细胞计数、血红蛋白浓度及血细胞比容增加，而红细胞平均体积、红细胞平均血红蛋白及循环中未成熟红细胞的比率下降。

2. 粒细胞 胚胎5~7周时在肝实质和各种结缔组织如脑膜、肠系膜及淋巴丛的基质中可见到少量白细胞产生。直到骨髓造血期，白细胞产生明显增加。锁骨和骨髓是最初生成白细胞的部位，当胎龄10~20周时，粒细胞及粒细胞前体占骨髓中细胞成分的30%~40%。

3. 淋巴细胞 胚胎第7周在胎儿肝及淋巴丛可见淋巴细胞生成，第7~10周在胸腺及肠相关淋巴样组织中有淋巴细胞产生，第10~20周，脾及骨髓中可见淋巴细胞。胚胎7~8周时在胎儿血液循环中有少量淋巴细胞。以后逐渐增加，至第20周时达 $10 \times 10^9/L$，妊娠后半期，淋巴细胞又缓慢减少。

4. 巨核细胞 胚胎第5~6周时在卵黄囊上可见巨核细胞，从此时直至分娩，在肝脏可见到巨核细胞。胎儿3个月后骨髓内可见巨核细胞。胎龄11周时周围血液循环中可见到血小板。胎儿血小板与胎龄成线性相关，胎龄30周时巨核细胞活性与血小板计数与成人相似（见书末彩图19-2）。

（四）早产儿造血特点

正常早产儿，出生时氧分压从胎儿时的25~30mmHg急剧升高至90~95mmHg，引起血清红细胞生成素降低，导致出生时红细胞生成停止，这一过程持续6~8周，骨髓造血的停止导致生理性贫血。红细胞寿命短而使贫血加重。由于早产儿生长速度快，体重和血容量迅速增加，超过了红细胞容积的缩减，而使贫血更加明显，在低出生体重儿更明显。早产儿血红蛋白浓度下降至最低值为生后6周，为足月儿的1/2时间。然而，血红蛋白的降低最终导致组织氧分压下降及红细胞生成素释放的相应增加，刺激骨髓产生新的红细胞。

二、胎儿及早产儿凝血功能的发育生物与生理学特点

正常人的小血管损伤后出血，数分钟后即可自行停止，称为生理性止血。生理性止血过程包括三部分内容。首先是初步止血，即：小血管受伤后立即收缩，若破损不大可使血管封闭，主要是损伤刺激引起的局部缩血管反应，持续时间短。其次，血管内膜损伤，内膜下组织暴露，可激活血小板和血浆中的凝血系统；激活的血小板在血管性血友病因子存在下黏附于内膜下组织并积聚成团，形成松软的白色血栓以填塞伤口。几乎在同

时,局部迅速出现血凝块,即血浆中可溶的纤维蛋白原转变成不溶的纤维蛋白分子多聚体,并形成由纤维蛋白和血小板一道构成的牢固的红色血栓,有效地制止了出血。与此同时,血浆中也出现了生理的抗凝血活动与纤维蛋白溶解活性,以使止血局限于血管破损部位。

(一) 凝血、抗凝与纤维蛋白溶解

血液离开血管后数分钟,由流动的溶胶状态变为不能流动的胶冻状凝块,称为血液凝固。在凝血过程中,血浆中的纤维蛋白原转变为不溶的血纤维。血纤维交织成网,将很多血细胞网络在内,形成血凝块。血液凝固后 1~2 小时,血凝块又发生回缩,并释出淡黄色的液体,称为血清。血清与血浆的区别,在于前者缺乏纤维蛋白原和少量参与血凝的其他血浆蛋白质,但又增添了少量血凝时由血小板释放出来的物质。

血浆内又有防止血液凝固的物质,称为抗凝物质。血液在血管内能保持流动,抗凝物质起了重要的作用。血管内还存在一些物质可使血纤维再分解,这些物质构成纤维蛋白溶解系统(简称纤溶系统)。在生理止血过程中,凝血、抗凝与纤维蛋白溶解相互配合,既有效地防止了失血,又保持了血管内血流畅通。

1. 血液凝固　血浆与组织中直接参与血液凝固的物质,统称为凝血因子。凝血因子迄今至少有 14 种,包括 12 个经典的凝血因子(coagulation factor,F),即 F I ~ XII(其中因子 VI 是因子 V 的活化形式,已被废除)以及激肽系统的 2 个因子,即激肽释放酶原(prekallikrein,PK)和高分子量激肽原(high molecular weight kininogen,HMWK)。国际凝血因子命名委员会规定,经典凝血因子以罗马数字命名。除 F IV(Ca^{2+})为金属离子外,其他均为蛋白质;除组织因子(tissue factor,TF)外,其他均存在于血浆中。凝血因子 II、VII、IX、X、XI、XII 以及前激肽释放酶都是内切酶,只能对某一条肽链进行有限水解。因子 II、VII、IX、X、XI、XII 通常都是无活性的酶原,必须通过有限水解在其肽链上一定部位切断或切下一个片段,以暴露或形成活性中心,才能成为有活性的酶,这个过程称为激活。被激活的酶,称为这些因子的"活性型",在其右下角加字母"a"来表示。因子 VII 是以活性型存在于血液中的,但必须有因子 III(即组织凝血激酶,tissue thromboplastin)同时存在才能起作用,而在正常时因子 III 只存在于血管外,所以通常因子 VII 在血流中也不起作用。

凝血过程基本上是一系列蛋白质有限水解的过程,凝血过程一旦开始,各个凝血因子便一个激活另一个,形成一个"瀑布"式的反应链直至血液凝固。凝血过程大体上可分为三个阶段:即因子 X 激活成 Xa;因子 II(凝血酶原)激活成 IIa(凝血酶);因子 I(纤维蛋白原)转变成 Ia(纤维蛋白)。因子 X 的激活可以通过两种途径。如果只是损伤血管内膜或抽出血液置于玻璃管内,完全依靠血浆内的凝血因子逐步使因子 X 激活从而发生凝血的,称为内源性激活途径;如果是依靠血管外组织释放的因子 III 来参与因子 X 的激活,称为外源性激活途径,如创伤出血后发生凝血的情况。

经典的瀑布学说认为,血液凝固是一系列活化凝血因子的酶促反应过程,每个凝血因子都被其前因子所激活,最后生成纤维蛋白。这个过程可分为三条途径:

(1) 内源性凝血途径:内源性凝血途径(intrinsic coagulation pathway,ICP)是指从因子 XII 被激活到因子 IXa-VIIIa-Ca^{2+}-PF3 复合物形成的过程。当血管壁损伤时,内皮下组织成分(胶原等)暴露,F XII 被胶原等激活为 F XIIa;少量 XIIa 与 HMWK 结合,使 PK 转变为激肽释放酶(kallikrein,K),后者与 HMWK 可迅速反馈激活 F XII。被激活的因子 XII(F XIIa)再激活 F XI,F XIa 与 Ca^{2+} 再激活 F XI。F IXa 与 Ca^{2+}、F VIIIa(被凝血酶激活)、PF3(磷脂酰丝氨酸)共同形成复合物,该复合物激活 F X 为 F Xa。

1) 因子 XII 的激活:①固相激活:因子与带负电荷的物质接触后,称为活化因子 XII(因子 XIIa);②液相(酶类)激活:在激肽释放酶的作用下,因子 XII 被激活(因子 XIIa),此时需 HMWK 的参与。因子 XIIa 的主要作用是激活因子 XI、VII、PK 和纤溶酶原(PLG)。

2) 因子 XI 的激活:在因子 XIIa 的作用下,因子 XI 被激活,此时也需 HMWK 的参与。因子 XIa 的作用是激活因子 IX。

3) PK 的激活:在因子 XIIa 的作用下,PK 被激活成激肽释放酶(K)。K 的作用是激活因子 XII、因子 XI 和因子 VII,使 HMWK 转变成缓激肽,使 PLG 转变成纤溶酶(PL)。

4) HMWK 的作用:HMWK 为接触反应的辅助因子,参与因子 XII、XI 的激活。生成的缓激肽有扩张血管、增加血管通透性和降低血压的作用。

5) 因子 IX 的激活:因子 XIa 激活因子 IX(因子 IXa)。

6) 因子 VIII:C 的作用:因子 VIII:C 被凝血酶激活成因子 VIIIa,后者与因子 IXa、Ca^{2+} 和磷脂(PF3)结合,形成 IXa-VIIIa-Ca^2-PF3 复合物,有激活因子 X 的作用。

必须指出的是,最近研究发现,在某些情况下因子 XII 不参与内源性凝血途径,而因子 XI 可直接被凝血酶活化为 F XIa。

19章

(2) 外源性凝血途径：外源性凝血途径(extrinsic coagulation pathway,ECP)是指从释放 TF 到 TF- Ⅶa-Ca²⁺ 复合物形成的过程。当组织和血管损伤后，释放出组织因子(TF)。TF 与 FⅦ或激活的 FⅦa 形成复合物(TF-FⅦa)，该复合物可激活 FX 和 FⅨ。目前研究认为病理性凝血时，首先启动外源性凝血途径，一旦 TF 进入血液便可明显地促进凝血反应过程。

1) 因子Ⅲ(TF)：是一种跨膜糖蛋白，其胞外区是因子Ⅶ的受体，可与因子Ⅶ或因子Ⅶa 结合，胞质区可提供凝血反应的催化表面。

2) 因子Ⅶ的激活：因子Ⅶ可被因子 Xa、Ⅸa、Ⅻa、凝血酶、K 等激活成因子Ⅶa。

3) TF- Ⅶa-Ca²⁺ 复合物形成：TF 与因子Ⅶa 和 Ca²⁺ 结合形成 TF- Ⅶa-Ca²⁺ 复合物，后者可激活 FX 和 FⅨ，使内源和外源凝血途径相沟通。

(3) 共同凝血途径：共同凝血途径(common coagulation pathway,CCP)是指从因子 X 的激活到纤维蛋白形成的过程，属内、外凝血途径的共同凝血阶段。激活的 FXa 与 PF3、Ca²⁺、FVa(被凝血酶激活)形成复合物，即凝血酶原酶(prothrombinase)。凝血酶原酶使凝血酶原(prothrombin,FⅡ)转变为凝血酶(thrombin,FⅡa)。凝血酶使纤维蛋白原(Fg)转变为可溶性纤维蛋白单体(soluble fibrin monomer,SFM)；凝血酶激活 FⅩⅢ，FⅩⅢa 使可溶性纤维蛋白单体(SFM)发生分子交联，形成不溶性稳定的纤维蛋白(fibrin,Fb)，此时血液凝固。

应着重指出，外源性凝血系统即外源凝血途径加共同凝血途径；内源性凝血系统即内源凝血途径加共同凝血途径。

经典凝血理论即凝血的瀑布学说认为，凝血过程是一系列的酶促反应，其中包括内源性、外源性途径和共同通路，内源性途径是生理性止血中凝血过程的主要途径，外源性途径是次要的或辅助性的。近 10 余年来，随着凝血因子结构与功能以及因子间相互关系的逐渐阐明，特别是组织因子途径抑制(TFPI)的发现与深入研究，使人们对组织因子(TF)和因子Ⅶ在启动血液凝固中的作用日益重视，并在传统凝血理论即凝血的瀑布学说基础上提出现代的观点。首先是启动阶段，当血管受损后，TF 立即与因子Ⅶa 结合，从而启动 TF 途径(外源性途径)，但由于 TFPI 的存在，外源性途径的作用是短暂的，只能形成微量凝血酶；然后是放大阶段，由外源性途径生成的微量凝血酶激活血小板和因子 V、Ⅷ、Ⅺ，通过"截短的"内源性途径生成足量凝血酶，以完成正常凝血过程。

2. 纤维蛋白溶解 在生理止血过程中，小血管内皮

的血凝块常可成为血栓，填塞这一段血管。出血停止、血管创伤愈合后，构成血栓的血纤维逐渐溶解，先形成一些穿过血栓的通道，最后达到基本畅通。血纤维溶解的过程，称为纤维蛋白溶解(简称纤溶)。

纤维蛋白溶解系统包括：纤维蛋白溶解酶原(纤溶酶原，血浆素原)、纤维蛋白溶解酶(纤溶酶、血浆素)、纤溶酶原激活物与纤溶抑制物。纤溶基本过程可分为两个阶段，即纤溶酶原的激活与纤维蛋白(或纤维蛋白原)的降解。

(1) 溶酶原激活：纤溶酶原激活物分布广而种类多，主要有三类：第一类为血管激活物，在小血管内皮细胞中合成后释放于血中，以维持血浆内激活物浓度于基本水平。血管内出现血纤维凝块时，可使内皮细胞释放大量激活物。第二类为组织激活物，存在于很多组织中，主要是在组织修复、伤口愈合等情况下，在血管外促进纤溶。肾合成与分泌的尿激酶就属于这一类激活物，活性很强，有助于防止肾小管中纤维蛋白沉着。第三类为依赖于因子Ⅻ的激活物，如前激肽释放酶被Ⅻa 激活后，所生成的激肽释放酶即可激活纤溶酶原。这一类激活物可能使血凝与纤溶相互配合并保持平衡。纤溶酶原的激活也是有限水解的过程，在激活物的作用下，脱下一段肽链成为纤溶酶。

(2) 纤维蛋白(与纤维蛋白原)的降解：纤溶酶和凝血酶一样也是蛋白酶，但是它对纤维蛋白原的作用与凝血酶不同。凝血酶只是使纤维蛋白原从其中两对肽链的 N- 端各脱下一个小肽，使纤维蛋白原转变成纤维蛋白。纤溶酶却是水解肽链上各单位的赖氨酸 - 精氨酸腱，从而逐渐将整个纤维蛋白或纤维蛋白原分割成很多可溶的小肽，总称为纤维蛋白降解产物，一般不能再出现凝固，而且其中一部分有抗血凝的作用。

(3) 纤溶抑制物及其作用：血液中存在的纤溶抑制物主要是抗纤溶酶，但其特异性不高。它们是广泛在血凝与纤溶过程中起作用的一些酶类。这对于将血凝与纤溶局限于创伤部位，有重要意义。

3. 表面激活与血液的其他防卫功能 血管损伤后暴露出内膜下组织，通过表面激活使因子Ⅻ激活成因子Ⅻa，因子Ⅻa 又激活肽释放酶原成为激肽释放酶，而激肽释放酶又可激活因子Ⅻ，从而形成一个正反馈环，可形成足够的Ⅻa 和激肽释放酶。这样，不但同时激活了血凝和纤溶系统，也激活了补体系统和激肽系统。补体激活的一些产物和激肽作用很强的趋化因子，能吸收吞噬细胞受损伤的部位，产生非特异性免疫反应；这样使生理止血功能与免疫功能相配合，有效地保护机体，减少创伤带来的损害。

（二）血小板的止血功能

循环血液中的血小板一般处于"静止"状态。但当血管受损伤时，通过表面接触和某些凝血因子的作用，而转入激活状态，然后释放出一系列对止血过程必需的物质。血小板进入血液后，只在开始两天具有生理功能，平均寿命7~14天。在生理止血活动中，血小板聚集后本身将解体并释出全部活性物质，也可能融入血管内皮细胞。所以，血小板除衰老破坏外，还可能在发挥其生理功能时被消耗。

血管创伤而失血时，血小板在生理止血过程中的功能活动大致可分为两个阶段，第一段主要是创伤发生后，血小板迅速黏附于创伤处，并聚集成团，形成较松软的止血栓子；第二阶段主要是促进血凝并形成坚实的止血栓子。

血管损伤后，流经此血管的血小板被血管内皮下组织表面激活，立即黏附于损伤处暴露的胶原纤维上。参与血小板黏附过程中的主要因素包括：血小板膜糖蛋白I（GPI）、VW因子和内皮下组织中的胶原。当血小板缺乏GPI或胶原纤维变性时，血小板黏附功能便受损。黏附一旦发生，血小板的聚集过程也随即发生，同时血小板脱粒，即原来贮存于致密颗粒内的ADP、5-羟色胺等活性物质被释放。ADP释放和某些前列腺素的生成，对聚集的引起十分重要，特别是从血小板释放出来的这种内源性ADP尤其重要。ADP是通过血小板膜上的ADP受体引起聚集的，还必须有Ca^{2+}和纤维蛋白原存在，而且要消耗能量。目前认为，血小板膜上有表面ATP酶，这是防止血小板相互黏聚所必需的，而ADP可抑制表面ATP酶的活性；ADP还可使血小板暴露出磷脂表面，因而可以通过Ca^{2+}"搭桥"而互相黏聚。

前列腺G_2和H_2（PGG_2、PGH_2）有很强的引起血小板聚集的作用。但是PGG_2和PGH_2都很不稳定，可以直接生成小量PGE_2和PGF_2。PGH_2可以在血栓素合成酶的催化作用下，形成大量血栓素A_2（TXA_2）。TXA_2使血小板内cAMP减少，因而有很强的聚集血小板的作用，也有很强的缩血管作用。TXA_2也不稳定迅速转变成无活性的血栓素B_2（TXB_2）。前列腺环素（PGI_2）可使血小板内cAMP增多，因而有很强抑制血小板聚集的作用，也有很强的抑制血管收缩的作用，但PGI_2很不稳定。

当血小板聚集形成止血栓时，凝血过程已在此局部进行。在表面激活血小板和血凝系统时，同时也激活了纤溶系统。血小板内所含的纤溶酶及其激活物将释放出来。血纤维和血小板释放的5-羟色胺等，也使内皮细胞释放激活物。但是，由于血小板解体，同时释放出PF_6和另外一些抑制蛋白酶的物质，所以在形成血栓时，不致受到纤溶活性的干扰。

（刘俐）

参考文献

1. KORDES C, SAWITZA I, GOTZE S, et al. Hepatic stellate cells support hematopoiesis and are liver-resident mesenchymal stem cells. Cell Chysiol Bioch, 2013, 31 (2-3): 290-304.
2. ZHEREBITSKIY V, MORALES C, DEL BIGIO MR. Extramedullary hematopoiesis involving the central nervous system and surrounding structures. Hum Pathol, 2012, 42 (10): 1524-1530.
3. 张巍, 童笑梅, 王丹华. 早产儿医学. 北京: 人民卫生出版社, 2008: 205-207.
4. 刘厚奇, 张远强, 周国民. 医学发育生物学. 北京: 科学出版社, 2004: 274-275.
5. 封志纯, 钟梅. 实用早产儿学. 北京: 军事医学科学出版社, 2010: 313-327, 295-300.
6. 王红美. 小儿出血性疾病. 济南: 山东大学出版社, 2009: 9-16, 3-17.

第二节　早产儿贫血

19章

早产儿脐血平均血红蛋白量为（175±16）g/L，与足月儿相似。早产儿生后短期内血红蛋白（Hb）多迅速下降，在生后4~8周达最低值；体重在1.2~2.3kg之间者，Hb最低点为（96±14）g/L，而体重<1.2kg者最低点可达（78±14）g/L。

【病因】

早产儿贫血（anemia）有生理因素、营养因素、医源性失血等。

1. 生理性因素

(1) 早产儿红细胞寿命比正常新生儿更短。出现生理性贫血的时间比足月儿早，程度亦较足月儿重，早产儿常在生后4~8周生理性贫血达最低值，足月儿可推迟至生后12周出现。

(2) 生长发育速度快，特别是生后前几周，其生长速度更快，血容量扩张快，而骨髓造血功能不足，血红蛋白及红细胞生成相对不足，导致血液稀释性贫血。

(3) 促红细胞生成素水平较低。主要是出生后氧饱和度升高，红细胞生成素（erythropoietin, EPO）产生受抑制，骨髓缺乏EPO的刺激，故红细胞分化成熟功能降低。而且，相对于足月儿，早产儿血浆中的红细胞生成素水平也较低，此外，早产儿骨髓中红细胞前体细胞的比例也较足月儿少。

(4) 脐带结扎的时间：脐带结扎时间过早，会使早产儿总血容量减少，使最初的血红蛋白浓度降低，从而增加发生贫血的可能性。研究表明延迟脐带的结扎时间可以减少早产儿贫血的发生概率，当然早产儿接受血量的多少取决于脐带结扎的时间及早产儿与母亲腹部位置的关系，但是脐带结扎的最佳时间还存在争议。

2. 营养因素　早产儿晚期发生的贫血中营养因素起着重要作用。主要有铁、维生素E和叶酸等。

(1) 铁：铁是合成血红蛋白的主要原料，以血红蛋白铁、组织铁和储存铁3种形式存在。妊娠前6个月时胎儿储铁较少，在最后3个月时储铁量大量增加，由于早产儿提前从母体娩出，所以从母体获得铁减少，储存铁亦少。早产儿生长发育速度快，足月儿1岁时体重增加3倍，早产儿可增加5~6倍，每增加1kg体重需要增加铁45mg，故随体重增加，血容量及组织铁相应增加，铁需要量更大，易发生缺铁性贫血。故早产儿、低出生体重儿易发生缺铁性贫血。

(2) 铜：铜缺乏时由于铁的吸收和储存铁的释放障碍，造成低色素小细胞性贫血。胎儿肝内铜的储存主要在妊娠后3个月，因此早产儿易发生铜缺乏。正常情况下，90%的铜与铜蓝蛋白结合，促进铁的吸收和储存铁的释放。血清铜小于400μg/L，铜蓝蛋白小于150mg/L表明铜缺乏，给予400~600μg/（kg·d）至血清铜或铜蓝蛋白达正常值，可纠正由于铜缺乏造成的贫血。

(3) 维生素E：维生素E是一种具有抗氧化作用的脂溶性维生素，对维持细胞膜的完整性具有重要作用，缺乏维生素E时红细胞寿命短。婴儿出生时血清维生素E水平为7.2~16.8μmol/L，是母亲的1/3~1/2。胎龄越小体重越低，缺乏的程度越重。引起早产儿维生素E缺乏的原因有储备量低、摄入量不足、吸收障碍、生长快

而需要量增加及食物中含有大量不饱和脂肪酸而增加维生素E的需要量等。

(4) 叶酸：叶酸为核酸合成所必需，缺乏时红细胞的核酸合成障碍，引起大细胞性（巨幼红细胞）贫血。新生儿生长发育迅速，需要量为成人的4~10倍。正常新生儿出生水平为成人的2~3倍，生后很快下降，早产儿下降更快，如有感染腹泻等使叶酸吸收障碍时更容易造成叶酸缺乏性巨幼红细胞性贫血。

3. 医源性失血　早产儿，特别是体重低、胎龄小的早产儿，生后因病情需要多次抽血检验。1kg婴儿抽血1ml相当于成人抽血70ml，故抽血量占早产儿总血量的比重更大。生后1~2周内采血量通常为7.5~15ml/kg，失血量可达总血量的5%~10%。采血量与贫血发生呈正相关，采血量越大，贫血发生可能性越大。因此，实验室引进小样本采血的方法可以降低早产儿贫血发生的概率。

【临床表现】

1. 早产儿贫血大多发生在生后2~6周内，一般出现面色苍白、甲床苍白、哭声低微、吸吮力弱、奶量减少，有时有呕吐、腹胀、腹泻。

2. 贫血较重者，面色多虚肿，体重不增，肝脾可肿大，可出现持续心动过速（>160次/min），无肺内疾患而呼吸急促（>50次/min），呼吸暂停，喂养困难、表情淡漠等提示缺氧的症状。

3. 生后4~10周若伴维生素E缺乏可出现溶血性贫血，引起黄疸，少数出现眼睑、下肢、阴囊水肿。若伴有维生素B_{12}缺乏可出现神经系统症状，如足和手指感觉异常等。

【实验室检查】

1. 血红蛋白　早产儿生后一周内静脉血Hb≤130g/L，毛细血管血Hb≤145g/L，可诊断为贫血。

2. 血象　如红细胞平均体积（MCV）减小、红细胞平均血红蛋白含量（MCH）降低、平均血红蛋白浓度（MCHC）降低，出现小细胞低色素，提示缺铁性贫血。如红细胞大小不均、异性明显，白细胞和血小板大多减少，大细胞正色素改变，提示巨幼细胞性贫血。

3. 骨髓象　可出现骨髓内铁减少，出现红系增生，粒红比降低，也可见红系细胞呈明显的巨幼样边，胞体增大，核染色质呈细颗粒状，疏松分散，形成特殊的间隙，胞质发育胞核成熟，形成"核幼浆老"现象。

【诊断】

贫血是综合征,必须找出其贫血的病因,才能进行合理有效的治疗。因此需详细询问病史、全面的体格检查和必要的实验室检查及结合试验性治疗作出综合判断。

【治疗】

1. **输血疗法** 输血指征无明确的界限,主要考虑两个方面,包括血红蛋白水平和临床情况。专家认为,早产儿输血要根据输血的必要性及输血的限制性去权衡输血的益处,尤其是胎龄较大的早产儿,毕竟血液是生物制品。一般认为血红蛋白<70~80g/L 时,应考虑给予适量输血。当血红蛋白水平下降不十分严重(如<100g/L),无其他原因出现以下临床症状时可考虑输血:①胎龄<30 周;②心率持续>160 次/min;③呼吸持续>50 次/min;④表情淡漠;⑤进食易疲劳;⑥体重增加<25g/d。每次输血量一般为 10~20ml/kg。

最近研究表明,输血要根据患儿生后的日龄、血红蛋白值、是否需要机械通气等指标有不同的参考值,如对于需要机械通气的早产儿血红蛋白<115g/L 时,就可以考虑输血,对于氧依赖但不需要机械通气的或晚期贫血,当血红蛋白<75~100g/L 时,可考虑红细胞输注。以下表格为《实用新生儿学》我国早产儿贫血推荐的输血指征及近年国际文献推荐的早产儿输血指征(表 19-1,表 19-2)。

表 19-1 我国早产儿贫血输血指征

Hb(g/L)	Hct	机械通气和贫血症状	浓缩红细胞输注方法
≤ 110	≤ 0.35	婴儿需要中度机械通气(MAP>8cmH₂O,FiO₂>40%)	15mL/kg,2~4h
≤ 100	≤ 0.30	婴儿需要轻度机械通气(任何种类机械通气或 CPAP>6cmH₂O,FiO₂<40%)	15mL/kg,2~4h
≤ 80	≤ 0.25	婴儿需要供氧,但不需要机械通气,有以下表现:心动过速(HR>180 次/min),气急(R>80 次/min),超过 24h;需氧较前 48h 增加鼻导管流量从 1/4~1L/min(增加 4 倍);鼻塞 CPAP 从 10~12cmH₂O(增加 ≥ 20%);乳酸浓度升高(≥ 2.5mmol/L);体重增加 <10g/(kg·d);能量 ≥ 100kcal/(kg·d)呼吸暂停及心动过缓增加(24h 内 ≥ 2 次,需要面罩吸氧),并接受甲基黄嘌呤治疗量	20mL/kg,2~4h(可分 2 次,每次 10mL/kg)
≤ 70	≤ 0.20	婴儿无症状,Ret <0.1 × 10¹²/L	20mL/kg,2~4h(可分 2 次,每次 10mL/kg)

表 19-2 近年国际文献推荐的早产儿输血指征

需维持 Hct 的值	临床表现
Hct>40%(也有专家认为可维持于 35%~45%)	伴有严重心肺疾病(需要吸入氧浓度 ≥ 35% 的机械通气)
Hct > 30%	伴有一般程度的心肺疾病
Hct > 30%	外科手术
Hct >25%(也有专家认为可维持于 20%~25%)	有症状的早产儿贫血
Hct > 20%	无症状的贫血

2. **重组人红细胞生成素(rHuEPO)** 早产儿贫血时体内红细胞生成素不像成人和儿童那样能反馈性(代偿性)增加,如补充给予红细胞生成素,早产儿骨髓和外周血中红细胞前体细胞对红细胞生成素显示出增殖和分化反应,这为早产儿贫血临床诊断提供了良好的依据。

研究表明 rhuEPO 可促进红细胞生成,提高 Hb、RBC 及 Ret 水平,且疗效与剂量有关,较大剂量疗效更显著,可减少甚至代替输血,为早产儿贫血的治疗开辟了广阔前景。虽然口服和静脉注射 rhEPO 均可减少早产儿输血率,但静脉注射效果更显著,而且 rhuEPO 升 Hb 的疗效较好。多数研究认为,rhEPO<300IU/(kg·w)难以奏效。故多数作者建议计量为 500~750IU/(kg·w),每周 2~4 次。由于使用 rhuEPO 后红细胞生成加速,可使血清铁和转铁蛋白下降,因此必须同时服用铁剂,铁剂量过低将影响 EPO 的临床效果。美国儿科学会营养委员会推荐 rhuEPO 治疗期间,每天经肠道补充元素铁 6mg/kg。超低出生体重儿出生后前 2 周应用 rhuEPO 联合铁、叶酸、维生素 B_{12}、维生素 E 可以显著减少输血的风险。

3. 铁剂的选择 补充铁剂最常用、最方便、最重要的方法是口服。铁剂必须是水溶性的,它在体内主要的吸收部位在十二指肠与空肠上段。以往常采用的是硫酸亚铁,它含铁量高,吸收较好。但硫酸亚铁是一种游离的铁离子制剂,有明显的副作用,如异味、铁中毒等,故限制了它的应用。琥珀酸亚铁含铁率(35%)高于硫酸亚铁(20%),肠黏膜的刺激作用较小,副作用的出现率较低,剂量为 20~25mg/(kg·d),分 2 次口服或鼻饲。疗程至少 3 个月。对于出生体重小于 1 500g 的早产儿,在常规饮食摄入铁的同时额外补充铁剂,并不会减少早产儿输血的机会。

4. 其他 补充叶酸、维生素 B_{12}、维生素 E;治疗中应避免不必要的采血化验,并提高采血技术、使用微量化验仪等,以减少医源性失血,从而降低早产儿贫血的发生率以及减少输血。早产儿贫血维生素 E 防治倾向于小剂量口服,最大剂量 7mg/d,补充铁剂可引起维生素 E 消耗,影响对贫血的纠正,因此,在关注维生素 E 疗效时,应考虑摄入铁剂。

【预防】

1. 减少实验室采血 频繁采血行实验室检查是最主要原因之一,利用脐带血作早期实验室检查,推广微量采血等,对减少、减轻或延迟贫血发生具有重要意义。

2. 增加胎盘输血

(1)延迟结扎脐带,足早产儿出生时 Hb 水平处于整个新生儿期的最高值,出生时通过延迟脐带结扎,以提高 Hb 水平,对于预防贫血具有重要意义。近期在欧洲 RDS 指南中建议,脐带结扎时间在出生后 30~60 秒为最佳选择。

(2)脐带血挤压

早产儿出生时,通过多次向患儿躯体方向挤压脐带,为提高早产儿生后 Hb 有效且简便易行的方法,有助于改善预后,并可降低胎龄小于 29 周早产儿的输血频度。

(刘俐)

参考文献

1. 邵肖梅, 叶鸿瑁, 丘小汕. 实用新生儿学. 5 版. 北京: 人民卫生出版社, 2018.
2. 封志纯, 钟梅. 实用早产儿学. 北京: 军事医学科学出版社, 2010: 313-327.
3. RONALD G. STRAUSS. Anaemia of prematurity: pathophysiology & treatment. Blood Rev, 2010, 24 (6): 221-225.
4. SWEET DG, CARNIELLI V, GREISEN G, et al. European consensus guidelines on the management of respiratory distress syndrome-2016 Update. Neonatology. 2017; 111 (2): 107-125.
5. 彭华, 童笑梅. 医源性失血与早产儿贫血的发生及需要输血的相关性研究. 中国新生儿科杂志, 2008, 23 (4): 197.
6. SHRENA PATEL, ERIN A. S. CLARK, CHRISTINA E, et al. Effect of umbilical cord milking on morbidity and survival in extremely low gestational age neonates. American J Obstetri & Gynecol, 2014, 211: 519. e1-7
7. 吴圣楣, 陈惠金, 朱建幸, 等. 新生儿医学. 上海: 上海科学技术出版社, 2006: 914-915.
8. 常立文, 刘皖君, 廖财绪. 不同剂量重组人类促红细胞生成素防治早产儿贫血的疗效观察. 中国实用儿科杂志, 2000, 15 (12): 740.
9. RAO R, GEORGIEFF MK. Iron therapy for preterm infants. Clin Perinatol, 2009, 36 (1): 27-42.
10. HAIDEN N, OHLS RK. Current controversies in the management of the anemia of prematurity. Semin Perinatol, 2009, 33 (1): 29-34.
11. TAYLOR TA, KENNEDY KA. Randomized trial of iron supplementation versus routine iron intake in VLBW infants. Pediatrics, 2013, 131 (2): 433-438.
12. 武玮, 张巍. 早产儿维生素 E 缺乏与贫血. 中国新生儿科杂志, 2016, 31 (1): 65-69.
13. 沈菁, 丁国芳. 早产儿贫血的治疗. 中国实用儿科杂志, 2014, 29 (11): 826-828.
14. 侯劲伊, 谢晓恬. 早产儿贫血病因与防治研究进展. 中国小儿血液与肿瘤杂志, 2017, 22 (2): 104.

第三节　早产儿输血的管理

早产儿治疗的进步使预后有了很大的改观。当早产儿由于种种原因造成失血以及血液检测引起的医源性血液丢失,可考虑输血。随着医学的发展,小胎龄低体重的早产儿存活率越来越高。胎龄越小,出生体重越小的早产儿输血的可能性越大,但目前对早产儿血液输注的标准还未进行严格的科学研究。进一步保证血制品的安全,防止输血引起的种种不良反应还存在争议。

一、早产儿红细胞输注的指征

1. 各种原因造成新生儿出血达到体内血容量(80~100ml/kg)的5%,或在新生儿虽情况稳定、血红蛋白>120g/L、血细胞比容(HCT)>0.4状况下,失血达10%时。

2. 对于需要机械通气的早产儿血红蛋白<115g/L时,就可以考虑输血;对于氧依赖但不需要机械通气的或晚期贫血,当血红蛋白<75~100g/L时,根据不同的日龄和胎龄,可考虑红细胞输注。

3. 当新生儿贫血、血色素<80g/L(HCT<30%)、表现出缺氧症状(包括心动过速、气促、反复性呼吸暂停、心动过缓等)。

若网织红细胞计数>4%,提示红细胞生成活跃,可推迟输血。

二、输血治疗的特点

1. **供血者**　需要多次或大量输血的早产儿可能会接受多位供血者的血液,使感染和输血反应风险增加。

2. **感染**　早产儿免疫系统不成熟,在接受污染血液后感染风险更大。既往报道早产儿因输血感染的病原有丙肝病毒、庚肝病毒和巨细胞病毒等,输血传递的疾病还有肝炎(甲、乙、丙型)、梅毒、巨细胞病毒(CMV)、人类免疫缺陷病毒(HIV)I型等。

3. **心功能障碍**　早产儿心脏功能尚不健全,输入血量过多,或速度过快,都会因血容量增加易引起心脏负荷过重,导致心功能障碍,所以输血量及速度依胎龄、体重、一般状况、疾病性质及输血目的而定。当血红蛋白<30g/L,宜每次7ml/kg,滴速<10滴/min。

4. **颅内出血**　超过30%的颅内出血都发生早产儿,原因考虑为早产儿大脑比较脆弱,室管膜下基质比较薄弱,而且伴随薄弱的内皮支持结构,较小血管的破裂就可能造成出血;另一方面,由于早产儿心血管系统和呼吸系统发育尚不完善,血压波动就可能导致颅内出血。

5. **体温维持**　早产儿体温调节功能差,心肺发育尚不成熟,不能耐受低温血,在输血前将装有血液的注射器放于新生儿暖箱中30分钟,是使血液加温有效且安全的做法,但不要放在光疗箱及辐射加热器发出的红外线下,否则红细胞将受到破坏。

6. **内环境稳定**　早产儿肾脏排钾保钠及维持酸碱平衡功能差,不能耐受高血钾及低血钙,早产儿输注大量库存血后,高血糖、高血钾和代谢性酸中毒风险增加,小剂量输血(<15~20ml/kg)则很少发生。

7. **其他**　输血相关的移植物抗宿主病(GVHD)、过敏反应、非溶血性发热反应、急性或迟发性溶血反应和输血相关肺损伤在早产儿不常见。

三、早产儿输血策略

虽然早产儿输血存在诸多风险,但合理的输血方案和先进的血液处理技术降低了这些风险。

1. **输注单供者血液以降低暴露于多个供血者的风险**　由于多数小胎龄早产儿及危重早产儿需要反复小量输血,为避免接受多位供血者血液,目前主张将同一供血者的库存血RBC分装成数份,专供同一早产儿。减少捐赠暴露的方法有两种:一种方法建议从家庭成员中抽选供血者;另一种则主张使用定期捐赠者的血液,这样可以最小化某些感染性疾病窗口期的感染。

2. **输注去白细胞的RBC降低感染风险**　去除白细胞可避免许多病毒传播,尤其是巨细胞病毒。将RBC制品在保存前滤过白细胞,分袋备用。

3. **加强血液制品的监测**　保证其安全性,减少不必要的输血。

(刘俐)

参考文献

1. ELGUAZZAR S, ALAOUI AM, IZGUA AT. Evaluation of the practice of transfusion in the anemia in preterm infants. Rev Med Brux, 2013, 34 (1): 4-11.
2. 吴圣楣, 陈惠金, 朱建幸, 等. 新生儿医学. 上海: 上海科学技术出版社, 2006: 914-915.
3. VENKATESH V, KHAN R, CURLEY A, et al. How we decide when a neonate needs a transfusion. British J Haematol, 2013, 160 (4): 421-433.
4. VRIES DE. Hemorrhagic lesions of the Central Nervous System//Fetal and Neonatal Brain Injury. Cambridge University Press, 2012, 24: 285-295.
5. SAEIDI R, BANIHASHE A, HAMMOUD M. Comparison of oral recombinant erythropoietin and subcutaneous recombinant erythropoietin in prevention of anemia of prematurity. Iranian Red Crescent Medical J, 2012, 14 (3): 178.
6. 邢燕, 童笑梅. 贫血早产儿输血相关临床问题探讨. 中华围产医学杂志, 2010, 13 (2): 167.
7. LEE DA, SLAGLE TA, JACKSON TM, et al. Reducing blood donor exposures in low birth weight infants by the use of older, unwashed packed red blood cells. J Pediatrics, 1995, 126 (2): 280-286.

第四节 早产儿血小板减少

早产儿血小板减少 (thrombocytopenia) 是指外周血血小板计数 $<150 \times 10^9/L$, 可由感染、围产期窒息、胎盘功能不全、同族免疫及被动免疫性等多种病因导致, 皮肤出血点及瘀斑是其常见的临床体征, 黏膜出血及颅内出血多见于严重的血小板减少。在新生儿重症监护室 (NICU), 血小板减少症患儿占总住院患儿的 22%~35%, 其中近 1/2, 即 50% 是早产儿。

【病因与发病机制】

早产儿最常见的病因是感染、围产期窒息、胎盘功能不全; 足月儿为感染、同族免疫或被动免疫。常见分类如下:

(一) 母亲疾病引起新生儿血小板减少

1. 感染 如 TORCH、细菌和病毒感染。这些病原体可通过胎盘进入胎儿血液循环而造成新生儿病变。细菌感染引起血小板减少主要是由于血小板对细菌脂多糖和炎症介质产生反应造成凝集, 同时机体免疫介导产生非特异性血小板相关抗体, 这种相关抗体结核血小板表面细菌产物, 或结合变异血小板, 或形成免疫复合物共同导致血小板减少。病毒感染引起血小板减少可能是由于病毒在巨核细胞内繁殖而影响血小板生成, 骨髓受抑制, 产生血小板抗体, 或由于合并 DIC 而使得血小板消耗过多。

2. 弥散性血管内凝血 (DIC) 其发病的关键环节是高凝状态和纤溶亢进, 在最开始的高凝环节, 血小板的过度消耗超过了骨髓巨核细胞生成和释放血小板的代偿能力, 血小板数目减少。

3. 严重的高血压 其发病的主要环节是血管痉挛收缩、血管内皮细胞受损导致血小板凝集, 血小板消耗过多, 如 HELLP 综合征, 即溶血、肝酶升高和血小板减少。

4. 抗血小板抗体异常

(1) 自身免疫性血小板减少 (autoimmune thrombocytopenia): 母亲血中的抗血小板抗体可通过胎盘进入胎儿血液循环破坏胎儿血小板, 如特发性血小板减少紫癜 (ITP)、系统性红斑狼疮 (SLE), 药物诱导的血小板减少症及妊娠或突发性血小板减少症。

(2) 同种免疫性血小板减少症 (alloimmune thrombocytopenia): 其发病机制与 Rh 溶血病相同, 血小板如同红细胞一样有多种抗原型, 当母亲的血小板特异性抗原 (HPA) 为阴性, 而胎儿的 HPA 为阳性时, 母体产生的 HPA 抗体可通过胎盘进入胎儿体内引起血小板破坏, 而导致同族免疫性血小板减少, 其中抗 HPA-1a 最多见, 另外, 与胎儿有关有核红细胞增多症相关的同种免疫性血小板减少症也属此类。

5. 用药 母亲使用肝素、奎宁、甲苯磺丁脲、肼屈嗪、噻嗪类利尿药等。按药物作用机制分为骨髓抑制性血小板减少症、免疫性血小板减少症和非免疫性血小板减少症 (直接破坏血小板型)。

(二) 胎盘疾病引起胎儿血小板减少症

较少见, 如恶性葡萄胎、血管栓塞、胎盘早剥等。

(三) 新生儿疾病引起血小板减少

1. **血小板生成减少** 如范可尼贫血(FA)、先天性白血病等。FA 为先天性再生障碍性贫血,是一种常染色体显性遗传性疾病。FA 是一种染色体不稳定的疾病,FA 基因存在多种突变形式,如基因缺失、错义和移码突变等。但 FA 的发生机制仍然不清。

2. **血小板破坏增加** 如败血症和坏死性小肠结肠炎。

3. **先天性巨核细胞增生不良性血小板减少** 这是一组少见的疾病,是一种常染色体遗传性疾病,由造血干细胞数量和分化异常所致,此类疾病伴有桡骨缺如,称为 TAR 综合征。

(四) 其他

如早产儿静脉营养以及换血、光疗、置管、机械通气等操作均可引起早产儿血小板减少。

【临床表现】

各种病因所致的早产儿血小板减少症的临床表现大致相同,主要表现为皮肤出血点和瘀斑,出血点更为常见,其特征为广泛分布、反复出现的新出血点,且间隔时间不定。另外,穿刺部位出血不止也较常见。严重的血小板减少可出现胃肠道出血、黏膜出血、颅内出血,较少见。根据临床表现出现时间的早晚可分为早发性(出生 72 小时内)和迟发性(出生 72 小时后),前者是自限性的,通常在 10 天内缓解,后者通常在 1~2 天内进展迅速,且病情严重(血小板 $< 30 \times 10^9/L$),多在 1~2 周才能恢复。

【实验室及影像学检查】

(一) 实验室检查

1. **母亲检查**

(1)母亲血小板减少症检查:检查母亲有无自身免疫性血小板减少症,如 ITP、SLE 等。

(2)母亲全血或血清中抗 HPA-1a 或 HPA-1a 同种抗体检查。

(3)母亲血小板型别的检测。

2. **新生儿检查**

(1)血象:观察血小板计数,由末梢血样本诊断

的血小板减少症应复查外周静脉血样本,血小板计数 $< 150 \times 10^9/L$ 即可确诊。

(2)末梢血涂片:观察血小板数目及形态,血小板大小正常而计数低,存活时间正常,多提示血小板生成减少;血小板增大,存活时间降低,多提示血小板破坏增加。

(3)骨髓象:观察骨髓巨核细胞数目,若巨核细胞减少多提示血小板生成减少,若巨核细胞数目正常或升高多提示血小板破坏增加。

(4)血清学检查:血小板型别及血清中抗血小板抗体的检测。

(5)凝血功能检查:出血时间延长,血块回缩不佳,束臂试验阳性。

(6)溶血指标:间接胆红素增高,血中游离血红蛋白增多。

(7)免疫指标:如特发性血小板减少性紫癜伴获得性溶血性贫血(Evans 综合征)表现为:Coombs 试验阳性,部分患儿 C_3、C_4 补体水平降低,抗核抗体阳性;结缔组织病表现为:各免疫球蛋白升高和/或补体的下降,外周血 T 细胞亚群的失调。

(8)其他检查(若有指征):若患儿有感染征象可行以下检查:① TORCH 滴度;②细菌培养。

(二) 影像学检查

主要用于鉴别继发性血小板减少及先天性巨核细胞增生不良性血小板减少,如 TAR 综合征 X 线片可见桡骨缺如,白血病 CT 可见多处肿大淋巴结核肝脾大,在早产儿血小板减少中意义不大。

【诊断与鉴别诊断】

(一) 诊断要点

1. **病史** 有血小板减少症的家族史或同胞颅内出血病史;母亲药物摄入史;感染史;其前出现出血病史。

2. **临床表现及体征** 皮肤出血点、紫癜、穿刺部位出血不止、黏膜出血、颅内出血、脐端渗血等,继发于其他疾病的血小板减少,还会有原发病的表现和体征,如黄疸、肝脾肿大、淋巴结大,白血病患儿可有胸骨压痛等。

3. **辅助检查** 血常规及血涂片示血小板减少,骨髓象可见巨核细胞数目正常或减少,感染所致血小板减少者细菌及病毒检测可能阳性,免疫性血小板减少者 Coombs 试验及血清中 HPA 抗体可阳性。

19章

(二)鉴别诊断

主要是引起早产儿血小板减少的病因之间的鉴别。

1. 免疫性血小板减少与感染性血小板减少的鉴别 前者发生时间较早,可于出生时或产后几小时就可见全身散在的紫癜和紫斑,血小板计数减少较严重,多<30×10^9/L,血清学检查母亲和新生儿血清中有抗血小板抗体;后者发生时间较晚,多在出生72小时后,血小板计数减少也较轻微,多维持在>50×10^9/L,细菌培养或病毒等其他病原体检测可为阳性,之前有感染病史。

2. 同种免疫性血小板减少与自身免疫性血小板减少的鉴别 前者多发生于第一胎,母亲本身一般没有出血和血小板减少史,新生儿颅内出血的发生率较高(>15%),血小板计数通常<30×10^9/L,血清学检查可检测到抗血小板抗体及母亲和新生儿的血小板型别差异,有时可于母亲血清中测到抗父亲血小板抗体;而后者母亲本身一般有ITP、SLE等自身免疫性疾病病史,新生儿颅内出血发生率较低(<1%),血小板计数减少较轻微。

3. 先天性巨核细胞增生不良性血小板减少与继发于急性白血病或再生障碍性贫血的血小板减少的鉴别 前者是一种常染色体遗传性疾病,出生后几乎立即出现血小板减少性出血,同时还可伴有其他如骨髓、心脏、肾脏的结构异常,实验室检查可见血小板计数减少,骨髓中巨核细胞减少或缺如,血小板寿命无明显缩短。后者会有原发疾病的表现,如白血病会有发热、出血、贫血及白血病细胞浸润的表现,会有特异性体征如胸骨压痛,骨髓象可见原始细胞增多等,可予鉴别。

【治疗】

1. 对症支持治疗 凡存在活动性出血,或虽无活动性出血,血小板<20×10^9/L均应输注血小板。危重早产儿血小板<50×10^9/L也应输注。输注标准浓度的血小板10~20ml/kg,配型应同婴儿的ABO和Rh血型相同。

2. 病因治疗 若为感染引起,应积极抗感染治疗;合并DIC者应用小剂量肝素加血浆;免疫性血小板减少应用大剂量静脉丙种球蛋白冲击及肾上腺皮质激素;静脉营养引起血小板减少者予停用脂肪乳;药物诱发血小板减少予以停用药物。

3. 并发症的防治 及时防治早产儿并发症是预防和减少血小板减少症的重要措施,如低体温或寒冷损伤、呼吸窘迫综合征、脑室内出血、缺血缺氧性脑病等并发症的控制也会减少血小板减少症的发生。

(刘 俐)

参考文献

1. FORESTIER F, DAFFOS F, GALACTEROS F. Hematological values of 163 normal fetuses between 18 and 30 weeks of gestation. Pediatric Res, 1986, 20: 342-346.
2. RENNIE JM, 著. 罗伯特新生儿学. 第4版. 刘锦纷, 译. 北京: 北京大学医学出版社, 2009: 832-833.
3. 马燕, 郭雷鸣, 王立俊, 等. 新生儿血小板减少320例临床分析. 中国医刊, 2012, 47 (1): 76-78.
4. 吴圣楣, 陈惠金, 朱建幸, 等. 新生儿医学. 上海: 上海科学技术出版社, 2006: 904.
5. 李敏. 围生期早产儿血小板减少症的高危因素分析. 浙江实用医学, 2006, 11 (2): 114-116.
6. 王红美. 小儿出血性疾病. 济南: 山东大学出版社, 2009, 9: 280-346.

第五节　早产儿弥散性血管内凝血

【概念】

弥散性血管内凝血(disseminated intravascular coagulation, DIC)不是一种独立性疾病,而是许多疾病并发的一种病理过程。其特点是在某些致病因素作用下,凝血系统被激活,凝血过程加速,微循环内发生纤维蛋白沉积和血小板凝集,形成微血栓。由于广泛发生血管内凝血,凝血因子特别是Ⅱ、Ⅴ、Ⅷ、Ⅻ因子,纤维蛋白原及血小板大量被消耗,之后纤维蛋白溶解系统被激活,其裂解产物有抗凝作用,导致广泛性出血。由于广泛形成微循环内微血栓,导致组织缺血、缺氧,影响重要脏器功能,以致发生器质性变化。在临床上,患儿主要表现为出血、休克、脏器功能障碍和贫血。此病多见于低出生体重早产儿,有缺氧、酸中毒及败血症者易患。

【病因】

1. 感染　多见于败血症、坏死性小肠结肠炎 (NEC)、宫内细菌或病毒感染。

2. 缺氧 - 酸中毒　见于窒息、胎粪吸入综合征、呼吸窘迫综合征、发绀型先天性心脏病等，致缺氧、酸中毒、血液黏稠度增加。

3. 新生儿硬肿症　由于寒冷及皮下脂肪变硬，血液循环受到影响，微循环的血液灌流减少致使组织缺氧，产生酸中毒，毛细血管损伤，血液变黏稠。

4. 新生儿严重溶血病　由于红细胞破裂，释出大量红细胞素和磷脂类凝血活酶类物质及血小板破坏释放的血小板第 3 因子，均可促发内源性凝血及血小板黏附。

5. 产科因素　见于羊水栓塞、严重妊娠期高血压疾病、胎盘早剥、前置胎盘等。

6. 其他　如早产、小于胎龄儿(SGA)、休克等。

【发病机制】

(一) 血凝、内外凝血系统被激活

1. 血管内皮细胞损伤、激活凝血因子Ⅻ，启动内源性凝血系统。感染(尤其是革兰氏阴性杆菌、病毒)、缺氧、酸中毒等在一定条件下皆可使血管内皮细胞受损，使其下面的胶原暴露，激活因子Ⅻ。同时，血小板黏附于受损血管壁上聚集及释放其内容物，形成白色血栓。另外，也可能在激肽释放酶、纤溶酶或胰蛋白酶等可溶性蛋白水解酶的作用下，因子Ⅻ或Ⅻa 通过酶性水解而生成因子Ⅻ的碎片，即激肽释放酶原复合物，可把血浆激肽释放酶原激活成激肽释放酶，后者又能反过来使因子Ⅻ进一步活化，使内源性凝血系统的反应加速。此外，在内皮细胞受损时，血小板与内皮下结缔组织中的胶原接触后可产生胶原诱导的促凝活性，此时因子Ⅺ可不通过Ⅻa 而直接被激活，从而推动凝血连锁反应，引起 DIC。

2. 组织严重破坏使大量组织促凝物及其他物质进入血液循环，启动外源性凝血系统。在外科大手术、严重创伤或实质性脏器的坏死等情况下均有严重的组织损伤或坏死，所以大量促凝物质释放入血，它们可以通过外源性凝血系统的启动引起凝血。

内、外源性凝血系统被启动后，在血液循环中形成凝血酶，后者促进血管内凝血加速发展，同时大量消耗 Ⅰ、Ⅱ、Ⅴ、Ⅶ、Ⅻ因子和血小板生成凝血障碍。

3. 继发性纤维蛋白溶解亢进　凝血酶、激活的因子Ⅻ、受损组织及血管内皮细胞的激活物质以及缓激肽的释放均能促使纤维蛋白溶解酶转变成纤溶酶，使纤维蛋白(原)降解，产生纤维蛋白(原)降解产物(FDP)。这些碎片可抗凝血酶，干扰纤维蛋白单体聚合及血小板聚集及释放，进一步加重出血。

(二) 溶血及血小板破坏

溶血及血小板破坏等均具有组织促凝活性。红细胞大量破坏释出的 ADP 与 DIC 的发生有关，因为后者触动了血小板释放反应，促进凝血过程。红细胞膜内大量的磷脂既有直接的促凝作用，又能促进血小板的释放而间接促进凝血过程。

血小板在 DIC 的发生发展中起着重要的作用。内毒素、免疫复合物、颗粒物质、凝血酶等都可直接损伤血小板，促进它的凝集。微血管内皮细胞损伤，内皮下胶原和微纤维暴露是引起局部血小板黏附、聚集、释放反应的主要原因。血小板微集物还能进一步激活血小板的凝血活性，促进 DIC 的形成。在外源性凝血系统被激活所致的 DIC 中，血小板不起主要作用，在内毒素引起的 DIC 中，血小板对白细胞的促凝机制有促进作用。

(三) 其他促凝物质进入血液

一定量异物颗粒进入血液可以通过表面接触使因子Ⅻ活化，从而激活内源性凝血系统。抗原抗体反应也可以引起 DIC，补体的激活在 DIC 的发生发展中也起着重要的作用，补体系统激活的产物 C3a、C5a 可引起组织肥大细胞、血液嗜碱性粒细胞的脱颗粒反应，从而释放 5- 羟色胺、组胺等物质。组胺能使毛细血管、微静脉等部位的血管内皮细胞收缩，内皮细胞之间的裂隙扩大，内皮下的胶原暴露，促使内源性凝血系统激活。补体系统还能直接或间接地促进血小板释放 PF_3。

早产儿和低体重儿生后抗凝活性和纤溶活性均处于被抑制或未被激活状态，凝血系统在极低水平上维持相对平衡，缺氧、低体温和酸中毒这些因素易导致这种低水平的平衡被破坏，从而使早产儿出血倾向明显增高。新生儿窒息能引起机体缺氧、酸中毒、血管内皮细胞损伤及组织器官的损伤致组织因子释放增多，从而启动内外源凝血途径，激活凝血系统而致凝血功能障碍，严重的可导致弥散性血管内凝血(DIC)。早产儿出生时凝血酶原仅达成人 10%，生后 2~3 天降至最低限

19 章

度,后逐渐恢复,加之早产儿肝脏发育不成熟,以致凝血酶原和Ⅶ因子较少,且Ⅺ、Ⅻ因子平均含量仅为成人的30%~50%,生后6个月始达成人水平。由于新生儿维生素K代谢基础浓度低,吸收量少,肝酶系统发育不成熟,出生时凝血因子活性很低,在其他诱因下易发生出血倾向。

【临床表现】

弥散性血管内凝血可有急性全身性和慢性局部性之分。前者见于严重细菌感染败血症,于数小时至1~2天出现症状;后者症状出现时间晚,且出现不严重,局限性。

疾病早期常呈高凝状态,有微循环障碍如皮肤花纹、青紫、低血压等,但无出血,此时凝血时间缩短,应注意观察,主要临床表现如下:

1. 穿刺部位出血不止,可超过24小时,皮肤有瘀点、瘀斑,脐部残端渗血及各器官组织出血。

2. 微循环障碍,心排出量不足可致低血压休克。被激活的Ⅻ因子可激活舒血管系统,促使缓激肽释放,使血管扩张,加重低血压及休克,休克又可加重DIC,两者形成恶性循环。

3. 广泛血栓形成,致受累器官栓塞、坏死。可见肺出血、胃肠出血、血尿及颅内出血。

4. 血管内凝血与红细胞膜相互作用,致使红细胞变形能力受损,破裂发生溶血,可见黄疸、血红蛋白尿及发热等。

5. 感染引起者可有低体温、少吃、少哭、少动等表现;胎盘早剥者有母阴道流血史或血性羊水等表现。

【诊断标准】

1. 存在易致DIC的基础疾病。

2. 有以下4项中2项以上临床表现:①严重或多发出血;②原发病无法解释的休克;③不明原因的器官功能障碍;④抗凝治疗有效。

3. 有以下实验室检查3项异常:① PLT <100×10^9/L 或进行性下降(肝病、白血病的 PLT <50×10^9/L);②纤维蛋白原水平(Fib)<1.5g/L 或进行性下降(肝病Fib<1.0g/L,白血病及其他恶性肿瘤 Fib <1.8g/L);③3P试验阳性或血浆 FDP>20mg/L(肝病 FDP>60mg/L),或血浆 D-二聚体水平较正常增高4倍以上(阳性);④PT延长或缩短3秒以上,激活的部分凝血活酶时间(APTT)延长或缩短10秒以上;⑤抗凝血酶-Ⅲ(AT-Ⅲ)量减少或活性<60%;⑥血浆纤溶酶抗原<200mg/L;⑦血浆Ⅷ:C 活性<50%(肝病必备);⑧血浆内皮素-1>8ng/L 或

凝血酶调节蛋白(TM)高于正常2倍以上。

【辅助检查】

1. **血小板数** <100×10^9/L 有诊断价值,特别是进行性降低。

2. **凝血时间**(clotting time,CT) DIC 早期,即弥漫性微血栓形成期,血液处于高凝状态,血液凝固时间缩短。后期继发纤溶为主,血液呈低凝状态,凝血时间延长。

3. **凝血酶原时间**(prothrombin time,PT) 是外在凝血途径的筛选试验。DIC 时因因子Ⅰ、Ⅱ、Ⅴ、Ⅶ和Ⅹ等均减少,故 PT 延长。超过正常对照3秒以上有意义。

4. **D-二聚体和FDP测定** D-二聚体(D-dimer,DD)产生于纤维蛋白原转变为纤维蛋白时,纤维蛋白交联和交联纤维蛋白降解的过程中,可提示活动性纤溶的存在,对血栓形成性疾病具有快速诊断价值,是直接反映高凝状态和纤溶酶生成的理想指标,与以前纤维蛋白原降解产物(fibrinogen degradation product,FDP)、血小板计数、凝血酶原时间等测定比较更具诊断价值,据专家统计,在 DIC 的诊断中,D-二聚体阳性诊断率为97%,阳性预测率为96%,特异度为97%,因此,D-二聚体目前被公认为是 DIC 前状态最有价值的指标之一。FDP 由于操作繁杂,人为因素影响较大,假阳性率高,有研究表明其虽敏感性高,但特异性低。反之,D-二聚体虽敏感性低,但特异性较高,但 D-二聚体增高亦非DIC 的特异试验,在成人深静脉血栓、心肌梗死、肺栓塞及外科手术等疾病均可增高。此时可以根据 Pt、PT、FDP 等异常及基础疾病鉴别。FDP 与 D-二聚体两者配合,可提高对 DIC 诊断的特异度和敏感度。

5. **纤维蛋白单体复合物**(SFMC) 失去 FPA 和 FPB 的纤维蛋白原可自行聚合成 SFMC,血浆 SFMC 的增高反映凝血酶的活性增强和纤维蛋白的生成,故可作为 DIC 的诊断指标。

6. **凝血酶-抗凝血酶复合物**(TAT) TAT 是抗凝血酶Ⅲ与凝血酶形成的复合物,是人体内凝血和抗凝血相互作用以维持生理平衡的产物。TAT 的升高是凝血酶生成和抑制剂消耗的直接证据。

7. **纤维蛋白肽A(FPA)** 此为纤维蛋白原在凝血酶的水解作用下,转变为纤维蛋白过程中释放出的多肽类物质。FPA 升高反映了凝血酶活性增强,可作为 DIC 早期诊断的特异性指标之一。此外,在血栓病人使用肝素治疗时,增高的 FPA 会下降,因此还可用它作为抗凝效果的监测治疗。

8. **纤溶酶 - 抗纤溶酶复合物（PAP）** PAP为纤溶酶与抗纤溶酶形成的复合物，其血浆水平的高低与DIC的病情相关，在DIC的诊断中有重要价值，它既反映纤溶系统的激活，也反映纤溶抑制物被消耗。动态观察PAP有助于DIC诊断和治疗效果的评价。

9. **抗凝血酶Ⅲ（antithrombin-Ⅲ, AT-Ⅲ）** 抗凝血酶Ⅲ水平降低是反映血液高凝状态的指标之一。DIC由于凝血酶、因子Ⅹa、Ⅸa等大量形成，并与AT-Ⅲ结合，因此AT-Ⅲ被消耗而明显减低，可早期诊断DIC，测定AT-Ⅲ活性比测定AT-Ⅲ抗原含量更为重要，80%~90%的DIC患儿AT-Ⅲ活性降低。

10. **纤维蛋白肽β-β15-42肽（FPβ-β15-42）** 它是纤溶酶裂解纤维蛋白所释放的片段，其值增高，表明凝血功能亢进，可作为DIC早期诊断指标，并区别于原发纤溶亢进，可利用β乙酰荼酚与FPB生成沉淀的原理，作为DIC早期诊断的定性检查。

11. **凝血酶原片段F1+2** 血浆F1+2特异性地反映Ⅹa作用于凝血酶原转变为凝血酶的活性，它既是因子Ⅹa的直接分子标志物，又是凝血酶的间接分子标志物，而且其半衰期较长，检测时较少受体外各种因素的影响，对监测高凝状态有重要作用。

12. **血栓调节蛋白（TM）** 是血管内皮细胞表面的一种糖蛋白，可与凝血酶1:1结合形成可逆性复合物，在凝血调节过程中发挥重要作用。内皮细胞受损后TM脱落进入血液，因此TM可作为血管内皮受损伤的分子标志物，是DIC时最早出现的异常指标之一，反映内皮细胞损伤的程度，是DIC诊断的首选指标之一，一些可疑DIC患儿进行血浆内TM定量测定，有利于确诊和早期诊断。

13. **纤维蛋白原定量** 正常值是2~4g/L。DIC时被消耗，<1.5g/L有意义。但在感染、妊娠、恶性肿瘤、创伤或休克等"应激"状态下，纤维蛋白原量可增加，此时的正常量，实际已有所降低。

【鉴别诊断】

早产儿DIC与几种早产儿出血性疾病的鉴别诊断见表19-3。

表19-3 早产儿DIC与几种早产儿出血性疾病的鉴别诊断

疾病	血小板数	PT	PTT	纤维蛋白原	FDP
维生素K缺乏	正常	↑	↑	正常	正常
肝病	正常或稍低	↑	↑	正常或稍低	正常或稍高

续表

疾病	血小板数	PT	PTT	纤维蛋白原	FDP
血友病	正常	正常	↑	正常	正常
免疫性血小板减少	↓	正常	正常	正常	正常
先天性纤维蛋白缺乏症	正常	正常	正常	↓↓	正常
DIC	↓	↑	↑	↓	↑

【防治】

（一）防治原发性疾病

1. 去除激发DIC的因素如缺氧、酸中毒、低体温、感染和休克等是治疗DIC最关键的环节。

2. 改善微循环和纠正电解质紊乱是组织微循环内凝血的重要措施。低分子右旋糖酐10~15ml/kg静脉滴注，以后6~12小时1次，每次5~10ml/kg，每天总量不超过20ml/kg，其作用是扩充血容量，修复破损的血管内皮，降低红细胞和血小板的黏滞度，防止血小板及红细胞凝集，抑制血栓形成，改善微循环，有可能阻止DIC继续进展。

预防和迅速去除引起DIC的病因是防治DIC的根本措施，只有去除了病因，DIC才可能完全治愈。

（二）抗凝治疗

1. **肝素** 主要加速抗凝血酶Ⅲ中和被激活因子Ⅸ、Ⅹ、Ⅺ、Ⅻ等作用。

（1）适应证：①严重出血，DIC诱因又不能迅速除去；②DIC的高凝期，或不能确定分期，可先给肝素，后用抗纤溶药及补充凝血因子，或同时应用上述几种制剂；③慢性及亚急性DIC。

（2）禁忌证：①颅内或脊髓内出血；②伴有血管损伤及严重创面，如消化性溃疡；③肝病伴DIC；④DIC后期，以纤溶为主者。

（3）首次剂量：1mg/kg静脉推注，以后0.5mg/kg，每6小时静滴一次。1小时内滴完，疗程宜短，一般1~2天。预防DIC，剂量宜小，0.25~0.5mg/kg，每12小时皮下注射一次。

（4）治疗期间应同时对凝血时间进行检测，如肝素过量，出血明显，可用鱼精蛋白进行中和。

2. 抗凝血因子的应用

(1)抗凝血酶Ⅲ(AT-Ⅲ):虽然 AT-Ⅲ治疗 DIC 的效果未取得一致意见,但近年来的许多临床研究已经证明其有效。

(2)蛋白 C 浓缩剂:蛋白 C 是生理性抗凝剂,蛋白 C 浓缩剂主要用于新生儿蛋白 C 缺乏患儿。

3. 抗血小板凝聚药　此类药物可阻抑血小板黏附和聚集,减少微血栓形成,抑制 DIC 的发展。常用药物双嘧达莫(双嘧达莫),每次 5~10mg/kg,每天 1~2 次。

(三) 抗纤溶药物的应用

一般不主张用抗纤溶药。DIC 的纤溶是继发的,只要 DIC 停止,纤溶停止,纤溶属于代偿反应。在 DIC 高凝期和消耗低凝期忌用抗纤溶药物。若病情发展出现以纤溶为主而致严重出血时,在肝素化的基础上,可应用抗纤溶药物,以助止血。若对 DIC 的动态未能确切了解或已知凝血纤溶两过程并存,以不用为宜。

(四) 血液及凝血因子的补充

近年来多数学者认为,如凝血因子低而致出血者,除输血小板外还应输注全血或新鲜冰冻血浆。一般不主张使用浓缩凝血因子,因其可能含有微量已被激活的凝血因子。贫血严重者,可输注浓缩洗涤红细胞。

(五) 其他治疗

关于 DIC 时是否应用肾上腺皮质激素尚未取得一致意见。一般认为如果原发病需要,可在原发病基础上酌情使用激素治疗。

若以上疗效不满意时,可考虑换血治疗。

近年来,随着对 DIC 发病机制的认识,已有一些新的药物进入动物实验或临床试用,主要有组织因子抑制剂,如基因工程重组线虫抗凝蛋白 C2,可特异性抑制组织因子和Ⅶ$_a$、Ⅹ$_a$ 复合物的形成;组织因子途径抑制物,可抑制组织因子基因转录;蛋白抑制剂,如抑肽酶,对纤溶酶原、血管舒缓素、纤维蛋白溶解有抑制作用。

(刘 俐)

参考文献

1. 封志纯, 钟梅. 实用早产与早产儿学. 北京: 军事医学科学出版社, 2010: 295-300.
2. 张家骧, 魏克伦, 薛辛东. 新生儿急救学. 北京: 人民卫生出版社, 2006: 515-516.
3. 赵捷, 庄思齐. 新生儿早期凝血分子标志物检测的临床意义. 国际儿科学杂志, 2006, 33 (1): 58-60.
4. 王红美. 小儿出血性疾病. 济南: 山东大学出版社, 2009: 9-16, 3-17.
5. 王岩, 苏萍. 新生儿弥散性血管内凝血的早期诊断和治疗进展. 中国新生儿科杂志, 2009, 24 (4): 247-250.
6. 刘伟, 柴家科. 弥散性血管内凝血研究现状. 中华损伤与修复杂志, 2011, 6 (3): 447-453.
7. 邵肖梅, 叶鸿瑁, 邱小汕. 实用新生儿学. 第 4 版. 北京: 人民卫生出版社, 2011.
8. ALEX VELDMAN, DORIS FISCHER, MARCEL F. NOLD, et al. Disseminated intravascular coagulation in term and preterm neonates. Semin Thromb Hemost, 2010, 4 (36): 419-428.

20 第二十章
早产儿泌尿系统疾病

第一节 胎儿及早产儿泌尿系统发育生物与生理学

人体的泌尿系统由体节外侧的中胚层分化而成，在胚胎生长演变中，泌尿系的发育是一个连续、复杂而精细的过程，涉及肾脏血管、肾小球、肾小管、细胞外基质以及尿路上皮形成与成熟等方面，这其中又囊括到数百个编码转录因子的基因（如 RET、Spry1、Wnt）、生长因子及受体（如 HGF、EGF、TGF-β）、黏附分子（如层黏连蛋白、纤维连接蛋白）、结构蛋白及其他调控蛋白的时空选择性表达，在发育的不同阶段可调控形成泌尿系不同的器官（如前肾、中肾、后肾），其中后肾的发育起始于输尿管芽的形成，当输尿管芽顶端侵入后肾间充质，输尿管芽和后肾间充质相互诱导，按顺序依次表达相应基因，释放转录因子、生长因子、细胞因子、细胞外基质和黏附分子等，最终促使整个泌尿系统的发育完善。

一、胎儿及早产儿肾脏发育生物与生理学特点

(一) 肾脏的结构与起源

作为负责调节水、电解质、内环境酸碱平衡，排出代谢废物，内分泌的重要脏器，肾脏在整个泌尿系统的作用位置毋庸置疑。在哺乳动物，肾脏发育很早就得以启动，有证据表明胚胎12周左右髓旁肾单位的各段肾小管形成，此时形成的肾单位可进行泌尿的简单功能活动，而在胚胎15周时尿液便已成为羊水的重要组成部

分，在维持羊水体内平衡中起着重要作用。肾脏就其发育过程而言可细分为三个阶段，分别为：前肾、中肾、后肾。此序贯形成的三种肾脏结构均来自于胚胎中胚层。

1. **前肾** 最早出现也最原始，由中胚层体节外侧的细胞索（Wolffian 导管附近的间充质细胞）分化而来，大约于胚胎第22天形成。前肾实际由简单的小管组成，直接通向原始的肾小管，前肾小管到胚胎4周末即相继退化。从生理学观点来说，哺乳动物的前肾为一暂时性的器官，似乎无显著功能，但其对于中肾、后肾的发育其实是必需的先导环节。

2. **中肾** 生肾索的头端（平7~14体节）发育为前肾，随着前肾的退化，中肾在肾小管的更尾部由生肾索的中段（平14~28体节）发育而来。对所有脊椎动物雌、雄两性生殖道的形成，中肾是不可或缺的组成部分。但进一步细化来说，中肾的功能对不同种类的哺乳动物又有不同的意义。就人类而言，中肾似乎也是有功能的，现有的证据表明胚胎6周的中肾结构中即有类似肾小体和肾小管样结构，故而推断胎儿中肾在后肾出现之前可能有短暂的泌尿功能。另外，对于人类胎儿来说，中肾的功能在维持羊膜液正常循环过程中也起重要作用，而羊膜液对其他器官（如肺）的发育亦是必需的。

3. **后肾** 作为暂时性的器官，前肾和中肾在胚胎发育过程中相继退化，而后肾则发育成有功能的肾脏，并延续至成年。后肾由两种不同胚基发展而成，一为自中肾管尾端发展而成的输尿管芽，发展成肾的排泄

部(集合管、肾盂、肾盏);另一为生后肾组织,发展成肾泌尿部(肾单位)。以上发育过程涉及 Wnt、BMP、FGF、Notch 等经典信号通路调节,以 Wnt 通路举例而言,其已被证实是肾脏发育过程中的必需因子,可通过激活胞质内 β-catenin、胶质源性神经生长因子(glial cell-line-derived neurotrophic factor,GDNF)的表达从而诱导后肾间充质的分化及器官形成,而在动物模型中造成其基因突变可导致肿瘤形成和畸形的发生。在胚胎第 13 周时,在近髓质和肾盂的结缔组织内即可见发育较成熟的肾小球丛,至胚胎 32 周以后,集合小管的壶腹停止生长并消失,此后再无新的肾单位形成,因此若在此期前胎儿早产出生,其肾脏发育过程也可受阻。胎儿 40 周时髓质处肾单位的体积为靠近肾皮质处肾单位体积的 2 倍,生后则肾皮质处的肾单位迅速增大并发育完善。后肾在调节水和电解质动态平衡过程中起决定性作用,同时还排出代谢废物,分泌许多重要激素(如促红细胞生成素),因而后肾的发育异常可引起多种先天性肾脏疾病。

(二)肾脏的功能

1. 肾小球的基本功能 肾小球滤过率是精确评估肾功能的指标。胎儿的肾小球滤过率(glomerular filtration rate,GFR)随胎龄增长而增加,胎龄 28~30 周时为每分钟 $10.2 \sim 13 \text{ml}/1.73 \text{m}^2$;34~36 周时为每分钟 $20 \text{ml}/1.73 \text{m}^2$;出生至生后 72 小时为 $18 \sim 24 \text{ml}/1.73 \text{m}^2$。目前研究已表明新生儿的肾小球滤过率显著低于成人,直至生后 2 年才达到成年人的正常水平。足月新生儿肾小球滤过率低,在出生后通常会短暂升高,随着生长渐下降。与之相较,早产儿的肾小球滤过率更低,并且延迟到出生后数月才开始随着年龄的增长而升高,而极低出生体重儿的肾小球滤过率仅为足月儿的 1/3~1/2。在出生后早期,新生儿一般通过肾内血管收缩和血管舒张的平衡来维持肾小球滤过率,因此外源或内源的血管作用因素的干扰可轻易地降低原本已经很低的肾小球滤过率。而早产儿或低出生体重儿则更易发生因之造成的血管运动性肾病或者急性肾衰竭。

早产儿肾小球滤过率较低多与以下生理、病理因素有关。其中生理因素见于:①肾小球的入球与出球小动脉阻力较高;②肾皮质较薄,皮质部肾小球发育差,血流供应少;③肾小球滤过膜有效孔径小;④滤过膜的滤过面积较小;⑤心排量小,动脉压偏低,有效滤过压较低。而病理因素见于:①胎龄的影响,在胎儿和早产儿肾小球滤过率随着肾脏体积增大及胎龄的增加而增加。②药物的影响:文献报道如非甾体类消炎药

(布洛芬)、抗生素、血管紧张素受体阻滞剂、硫酸镁、激素等均对肾功能有影响。妊娠高血压综合征母亲在孕期应用血管紧张素受体阻滞剂会严重损害胎儿肾功能,可导致生后无尿。③肾脏的发育与营养状况也有一定关系,早产儿因入纳少、食欲缺乏、喂养不耐受等情况,对肾功能的发育可产生一定影响。临床上早产儿生后早期肾衰竭的主要原因是肾前性机制,包括低血压、低血容量、低氧血症、围产期窒息和败血症等的影响。

2. 肾小管的基本功能 新生儿肾单位的肾小管部分相对小且在功能上不成熟,这点在早产儿表现更为突出。以下介绍胎儿及早产儿肾小管功能基本特点:

(1)有关电解质平衡的调节功能:新生儿运输钠、尿素、氯和葡萄糖的能力是随着肾阈值的降低而改变的。足月儿远段肾小管回吸收钠相应较多,故足月儿可维持钠平衡。但胎龄不足 35 周早产儿因近端肾小管回吸收能力弱,远端肾小管又不能满足其增加的钠负荷,故早产儿容易出现负钠平衡而导致低钠血症。同样,钠排泄分数亦与胎龄呈负相关,在胎龄 28 周时,数值可高达 5%~10%。在一些病理因素如缺氧、呼吸窘迫、高胆红素血症等打击下,可出现钠排泄分数增高。相比血钠,早产儿调节钾的能力较好,血钾一般可保持正平衡状态。值得一提的是,由于转运葡萄糖的能力不足,除了并发低血糖早产儿往往也容易合并高血糖和尿糖。

(2)有关浓缩、稀释的调节功能:胎儿从胎龄 26 周起渗透压和容量感受器都有刺激抗利尿激素分泌的作用,但早产儿因肾皮质-髓质渗透梯度低、抗利尿激素系统不成熟等因素影响,使得早产儿肾脏浓缩功能受到很大影响。相较于足月儿尿液渗透压 700~800mOsm/kg,早产儿仅有 600~700mOsm/kg 水平,故早产儿补液量不足时更易脱水。早产儿的尿液稀释功能相对较好,但因肾小管中尿液流速低,排出量少,故也易发生水钠潴留。

(3)有关酸碱平衡的调节功能:早产儿肾脏具有调节酸碱平衡的能力,但碳酸氢盐的肾阈值甚低,仅为 14mmol/L。同时处理酸负荷能力弱,在给以氯化铵负荷时,尿中 NH_4 和可滴定酸的排出率均低,仅约足月儿 1/2 的水平。另外,血液缓冲能力也较差,因而易发生代谢性酸中毒。

二、胎儿及早产儿输尿管发育生物与生理学特点

(一)输尿管结构与起源

如前所述,前肾和中肾又被认为是生殖系统发育

的前体。随后中胚层腹侧的细胞进一步分化,在平行于后肢的部位形成一个特殊的结构,称为后肾间充质(metanephric mesenchyme,MM)。一方面MM包含成熟肾脏肾单位上皮细胞的祖细胞,另一方面后肾间充质细胞释放诱导信号可促使Wolffian管尾端萌出一个输尿管芽(ureteric bud,UB)。UB向着MM的方向延伸,侵入MM后发生反复分支最终形成肾脏的集合系统。其中最初的分支将发育为输尿管、肾盂、肾盏。随后输尿管远端将从Wolffian管逐渐移位,最终于膀胱融合。

(二)输尿管的功能

输尿管的主要作用是将肾脏所排泄的尿液引入膀胱。输送尿液的力量主要依靠滤过压、肾盂及输尿管平滑肌收缩的作用。早产儿因先天发育异常(输尿管膀胱壁内段的纵行肌肉发育不良、黏膜下段输尿管的长度与其口径不相称、异位输尿管口、膀胱三角区发育不成熟、膀胱功能紊乱)、泌尿系感染易发(输尿管膀胱连接部先天发育异常致瓣膜作用不全、膀胱三角肌先天脆弱)等因素,易在发育不完善的基础上并发多种输尿管疾病。另外,泌尿系统畸形是早产儿最常见的出生缺陷,目前占所有出生缺陷疾病的1%。其中,UB的正常萌出和萌出部位是非常重要的,因为这个过程的异常占所有输尿管发生发育缺陷(如膀胱输尿管反流、后尿道瓣梗阻等)的大部分。

三、胎儿及早产儿膀胱、尿道发育生物与生理学特点

(一)膀胱、尿道结构与起源

膀胱及尿道形成于妊娠第2~3个月。在发育的第4~7周,作为膀胱、尿道发育的早期形式,定位于尿囊近端的泄殖腔被尿直肠隔分成原始泌尿生殖窦及直肠肛管部,而原始泌尿生殖窦最终发育成膀胱、男性的前列腺和尿道膜部及海绵体部、女性的尿道及前庭。随着泄殖腔的发育,中肾管的尾端吸收成膀胱壁。与之类似,起源于中肾管尾端的输尿管末端亦发育进入膀胱。在上述过程中,输尿管口与中肾导管逐渐发育靠拢,并进入尿道前列腺部,最终形成膀胱三角。在妊娠第3个月末端,尿道前列腺部上皮增殖形成胚芽。此胚芽在男性形成前列腺,而在女性,尿道胚芽最终发育成尿道及尿道旁腺。

(二)膀胱、尿道的功能

1. **膀胱容量、排尿量及残余尿量** 早在孕12周,胎尿即开始形成,B超可显示膀胱,但仅有少量尿液充盈,测量误差大,胎尿随着孕周增加,膀胱容量逐渐增加。20周肾脏产尿速度为5ml/h,膀胱容量为1ml(0.5~1ml/kg),40周时,产尿速度为51ml/h,膀胱相应容量为36~54ml,早产新生儿膀胱容量则平均为12ml。实际上,早产儿生长过程中膀胱容量增加分两个阶段,第1阶段为出生到排尿训练之前,容量增加4倍,而相对体重增加3倍;第2阶段为获得膀胱训练阶段,开始获得夜间控尿和高夜膀胱容量。胎儿膀胱排空发生频繁,并随着孕周增加而降低,至40周时,约1次/h。胎儿排尿方式为间断排尿模式,逐步排空膀胱,此模式多持续到新生儿期。新生儿期膀胱残余尿量的产生常由于膀胱多不能完全排空,这在早产儿表现得更为明显,如连续观察4小时,常发现有1次完全排空膀胱。残余尿量从新生儿期到2岁前多较恒定,平均4~5ml。

2. **排尿的调控** 储存和周期性排尿机制的神经支配在出生前后发生了明显变化。胎儿早期,尿液在膀胱平滑肌的自发运动下从膀胱排出体外,而不依赖于神经调节支配。以后排尿过程是由脊髓和脑干形成的原始反射通路协调完成。出生后当中枢神经系统发育成熟时,反射性排尿最终由大脑皮层自主控制调节完成。早产儿膀胱排空效率更差,可同时存在膀胱储尿或排空障碍。成熟新生儿从膀胱到大脑高级神经中枢的感觉通路可发挥作用,膀胱已受到与大脑皮层相连接的神经通路调节,故足月儿排尿前总有某种觉醒迹象发生,但在早产儿或极低体重儿,其排尿往往发生在安静睡眠中,提示其神经系统发育的不完善。

(周晓玉)

参考文献

1. 邵肖梅, 叶鸿瑁, 丘小汕. 实用新生儿学. 第4版. 北京: 人民卫生出版社, 2011: 655-661.

2. STEWART K, BOUCHARD M. Kidney and urinary tract development: an apoptotic balancing act. Pediatr Nephrol, 2011, 26 (9): 1419-1425.

3. MERKEL CE, KARNER CM, CARROLL TJ. Molecular regulation of kidney development: is the answer blowing in the Wnt? Pediatr Nephrol, 2007, 22 (11): 1825-1838.

4. GLASSBERG KI. Normal and abnormal development of the kidney: a clinician's interpretation of current knowledge. J Urol, 2002, 167 (6): 2339-2350.

20 章

5. LA MANNA G1, GALLETTI S, CAPELLI I, et al. Urinary neutrophil gelatinase-associated lipocalin at birth predicts early renal function in very low birth weight infants. Pediatr Res, 2011, 70 (4): 379-383.

第二节　早产儿泌尿系统感染

早产儿泌尿系感染是指因某种细菌感染引起的菌尿或尿中白细胞或脓细胞增多。包括肾盂肾炎、膀胱炎及尿道炎。由于感染病变难以局限在尿路某一部位,临床上无法定位,统称为尿路感染(urinary tract infection, UTI)。新生儿 UTI 的发病率为 0.1%~1%,而早产儿和高危儿(如低出生体重儿)发病率可达 4.0%~25%,超低出生体重儿 UTI 发病率为 12.2%,极低出生体重儿为 5.7%。早产儿 UTI 与新生儿 UTI 的差异主要体现在发病率更高,临床症状更不典型,尿检少见脓尿和亚硝酸盐尿,病原菌以克雷伯杆菌更为常见,而且发生脓毒血症的风险较高。

【高危因素】

1. **泌尿系解剖学的特点** 早产儿尿路特点是肾盂和输尿管较宽,输尿管管壁肌肉和弹力纤维发育不良、弯曲度大,易被压和扭转,易有尿潴留而致感染。早产儿膀胱 - 输尿管连接处的瓣膜功能较弱,当膀胱充盈压力增高时,尿液易向上逆流形成尿液反流至输尿管而感染。

2. **胎龄** 早产儿发病率较高可能与早产儿住院时间较长、各种有创操作较多和自身免疫力低下有关。发生 UTI 的平均胎龄是 30 周。胎龄越小,出生体重越低,极低出生体重儿 UTI 的发生率明显高于体重较大的早产儿。

3. **性别因素** 女婴尿道仅长 1cm,外口暴露且与肛门甚近,其外阴易受粪便污染而引起上行性泌尿系感染,上行感染机会多。但多项研究表明,在早产儿期男婴 UTI 发病率高于女婴,尤其是未行包皮环切术的男婴,这可能与包茎男婴包皮上附着的污垢积聚,增加尿道病原菌上行感染概率有关。而早产儿中男婴发病率是女婴的 3 倍。

4. **先天性畸形** 引起早产儿 UTI 的先天性尿路畸形中以肾盂积水、膀胱输尿管反流(vesicoureteral reflux, VUR)最常见。梗阻性尿路病,例如先天性肾盂输尿管连接处狭窄畸形、后天尿路结石及异物等使尿路梗阻,尿液引流不畅都给细菌感染创造了有利条件。多囊肾、输尿管积水也较常见。其他较少见的尿路畸形,如先天性膀胱憩室,也可引起 UTI。

5. **自身免疫功能低下** 早产儿免疫器官发育不完善,常存在贫血以及营养不良等因素,均可致血清中各种免疫球蛋白含量低,抗菌能力较差,易患败血症而致血行感染。

6. **其他因素** 外周静脉置管与 UTI 的发生有一定的相关性。母孕期患 UTI 也可增加早产儿 UTI 发病率,其他如脊柱裂、神经源性膀胱,均是 UTI 的易感因素。

【病原菌】

1. **革兰氏阴性菌** 早产儿 UTI 往往是由革兰氏阴性菌引起,其中最常见的致病菌为大肠埃希菌,在急性尿路感染中占 80%~90%,可能与其具有坚硬的细胞壁,可抵御血清的杀菌作用、吞噬细胞的吞噬及高渗尿破坏,它的 P- 伞能黏附在尿路上皮细胞的表面受体上,并释放脂多糖内毒素引起宿主炎症或败血症反应等有关。肺炎克雷伯杆菌、铜绿假单胞菌也常引起 UTI,多见于医院获得性 UTI。而有研究发现,在早产儿 UTI 病原菌中,克雷伯杆菌属占 42%,埃希菌属占 27%,肠肝菌属占 12%。这可能是由于早产儿住院时间较长、各种有创操作较多以及抗生素的过度应用,使早产儿更容易受到院内革兰氏阴性菌属的感染,耐药菌株明显增多。

2. **革兰氏阳性菌** 近年来肠球菌在尿路感染中的比率呈上升趋势,造成此变化的主要原因是院内感染的持续上升,可能与侵入性操作的逐渐增多及广谱抗生素的广泛应用有关。其中以粪肠球菌和尿肠球菌最常见,临床也需引起重视。

3. **病毒** 包括腮腺炎、单纯疱疹、牛痘、腺病毒和麻疹病毒等,也可引起尿路感染,但较为少见。

4. **真菌** 真菌性 UTI 罕见,通常由念珠菌属引起,但也可能是由于新型隐球菌属和曲霉菌属所致,导致从无症状念珠菌尿到临床脓毒症的各种各样的表现。真菌感染常与患儿基础疾患、长期服用免疫抑制剂等致免疫功能低下有关。

【感染途径】

1. **血行感染** 为早产儿期泌尿系感染的最常见途径,常见于败血症、化脓性脑膜炎、肺炎、脓疱病等过程中,除肠道杆菌外,金黄色葡萄球菌也常见。与早产儿免疫功能较低有关。

2. **上行感染** 由于早产儿泌尿系统的解剖特点,当膀胱充盈压力增高时,尿液易向上逆流而感染。早产儿女婴尿道仅长 1cm(性成熟期为 3~5cm),外口暴露且距肛门甚近,故上行感染机会多。早产儿男婴虽尿道较长,但每次排尿时膀胱内尿液不易排空,尤其有包茎的小儿,污垢积聚也易发生上行感染。

3. **淋巴感染** 肠道与肾脏、泌尿道之间有淋巴通路,早产儿肠道感染,尤其患大肠埃希菌性肠炎和鼠伤寒沙门菌肠炎时,易致泌尿系感染。

4. **直接感染** 较少见,但邻近器官或组织有化脓性感染,如化脓性腹膜炎、肾周围脓肿等,可直接波及泌尿道而感染。

【临床表现】

新生儿期的泌尿系感染多为血行感染,同时有全身或局部感染,以全身症状为主,缺乏特异性临床表现。主要表现为不规则发热或体温不升,喂养不耐受,面色苍白,萎靡或不安,呕吐、腹泻、腹胀、体重不增、黄疸时间延长等。严重者甚至可有频繁呼吸暂停、惊厥等。有研究发现,在早产儿中,UTI 最常见的临床表现是喂养不耐受占 62%,呼吸暂停和心动过缓占 45%,嗜睡占 30%,腹胀占 12%。另有 4.6% 的患儿伴有血小板减低($<100 \times 10^6/L$)。

如因尿道梗阻引起者,可于腹部触到胀大的膀胱或肾盂积水的肿块或输尿管积水的肿块。

【并发症】

1. **菌血症** 早产儿 UTI 可合并菌血症,也可能是脓毒血症的一部分,导致其他脏器感染。院内获得 UTI 发生脓毒血症的风险远高于社区获得性 UTI。

2. **败血症** Samayam 等研究表明,在早产儿败血症中有 6% 合并 UTI,其中,早发型败血症 UTI 发病率为 1.83%,晚发型败血症 UTI 发病率为 10.98%。对合并败血症的 UTI 患儿需要进行泌尿系统检查,以排除先天性尿路畸形。

3. **化脓性脑膜炎** 有研究提示,3 月龄以下 UTI 患儿合并化脓性脑膜炎的概率为 0~2%,因此应密切观察 UTI 患儿是否存在中枢神经系统症状:发热、易激惹、嗜睡等,必要时应给予腰椎穿刺明确是否合并化脓性脑膜炎。

【诊断】

早产儿泌尿系感染临床症状缺少特异性,易发生漏诊、误诊情况。早产儿泌尿系感染的诊断主要依靠尿液的实验室检查。对早产儿原因不明的发热或体温不升、精神萎靡或不安,以及有呕吐、腹泻等症状者,显著高胆红素血症的病因不明确者,均应及时做尿液检查,及早诊断尿路感染。

1. **尿液标本的留取** 尿液标本最好通过无菌采集获得,最方便的方法是清洁外阴,采用无菌集尿袋收集尿液标本,前 3ml 尿液应丢弃,以降低污染率。也可用集尿垫收集尿液标本,但不主张应用棉球、纱布等收集尿液标本。若非侵入性技术不可行,可经导尿管收集尿液样本或在超声引导下进行耻骨上膀胱穿刺。早产儿膀胱位置较高,尿液充盈时膀胱顶入腹腔,便于行耻骨上穿刺取尿。除膀胱穿刺外,其他尿液标本收集方法均存在标本污染风险。

2. **尿培养** 尿培养阳性仍是诊断早产儿 UTI 的金标准。尿培养阳性对诊断早产儿 UTI 的敏感性为 91.6%,特异性为 97.8%。尿培养阳性标准为:清洁尿标本单一细菌的菌落计数 $>10^5/L$ 或导尿留取尿液标本单一细菌菌落计数 $>10^4/L$,即可诊断 UTI。对于膀胱穿刺获得的尿液标本,如有细菌生长,即有诊断意义。有研究发现,早产儿尿培养结果中,克雷伯杆菌属占 42%,埃希氏菌属占 27%,肠肝菌属占 12%。

3. **尿常规** 对于症状明显的早产儿,在获得尿培养结果之前,可同时收集尿样,在显微镜下观察尿液中白细胞和细菌,若未离心尿液革兰氏染色检菌阳性或未离心尿白细胞 >10 个 /HP 也可诊断 UTI。而早产儿与足月儿不同,仅有 19% 患儿有尿白细胞升高(脓尿),仅有 10% 有尿亚硝酸盐阳性,因此即便尿常规阴性也不能除外 UTI。脓尿发生率少可能与早产儿内皮细胞对感染的炎症反应不成熟有关。亚硝酸盐尿发生率低可能与早产儿食物中硝酸盐含量少有关,而亚硝酸盐是由细菌降解硝酸盐而产生的。

20章

4. 尿液其他辅助检查 可通过尿试纸进行生化分析白细胞酯酶、亚硝酸盐还原试验、氯化三苯基四氮唑(tetrazolium chloride,TTC)试验等,辅助诊断 UTI。

早产儿 UTI 多伴有先天性肾脏发育异常,因此,在确诊 UTI 后,需要对患儿进行进一步检查以明确是否合并其他异常,如先天性肾脏或泌尿道发育异常、膀胱输尿管反流(UVR)、尿路梗阻以及获得性或先天性肾损害。常用检查方法有:

1. 超声检查 超声检查无创、简单易行,因此被广泛用作急性 UTI 一线影像学检查方法。

2. 排泄膀胱尿道造影(voiding cystourethrography,VCUG) 在 Clarke 等的研究中,VCUG 则发现 UTI 患儿有 31% 存在 Ⅱ、Ⅲ级 VUR。但 VCUG 本身有引起 UTI 的风险,且存在放射暴露。因此,对于超声检查正常,但存在复发性 UTI 早产儿,应给予 VCUG 检查以排除 VUR。而对于无典型症状者,考虑到 VCUG 是侵入性检查,有引起医源性感染的风险,且须接触辐射,不应行 VCUG。

3. ^{99m}Tc-二巯基丁二酸(^{99m}Tc-dimercaptosuccinic acid,DMSA)扫描:虽然 DMSA 扫描是检测肾实质损害最敏感的方法,但 DMSA 扫描价格昂贵且存在 X 线暴露,应谨慎应用。美国儿科协会最新的临床实践指南不推荐 DMSA 扫描作为首次发热 UTI 患儿的常规检查。但存在输尿管扩张的重度 VUR 患儿,DSMA 扫描应作为首选检查。

4. 血清及尿炎症标志物 C 反应蛋白(C-reactive protein,CRP)、肾盂前后径是永久性肾损害独立预测因子。CRP ≥ 70mg/L 且肾盂前后直径 ≥ 10mm 对诊断肾损害敏感性为 87%,特异性为 59%。血清降钙素原(procalcitonin,PCT)不仅与婴幼儿肾盂肾炎有关也是存在肾瘢痕的预测因子之一。Leroy 等研究则表明,PCT>0.5mg/L 是存在 Ⅲ级或 Ⅲ级以上 VUR 敏感、可靠的指标。但是出生 3 天以后 PCT 的检查才具有临床意义。

【治疗】

1. 一般治疗 加强护理,注意外阴部和龟头清洁,女婴换尿布时应从前向后擦拭粪便,以免污染尿道口,保证足够的入量及营养,保持电解质和酸碱平衡。

2. 抗生素治疗 早产儿 UTI 均需要住院进行静脉抗菌治疗。应依据尿液细菌培养及药敏试验结果,选用有效抗生素。无病原学诊断结果时,多选用对革兰氏阴性杆菌有效的药物。国外首选氨苄西林/舒巴坦和氨基糖苷类抗生素(如妥布霉素、庆大霉素)联合应用,国内由于早产儿慎用氨基糖苷类抗生素,因此首选氨苄西林/舒巴坦与 3 代头孢类抗生素联合治疗。有研究发现,早产儿尿培养药物敏感试验结果提示:84% 细菌对丁胺卡那敏感,75% 对庆大霉素敏感,73% 对第三代头孢菌素敏感,23.2% 对氨苄西林敏感。

目前,静脉抗感染治疗的疗程仍存在争议。最近研究表明,静脉用药超过 4 天并不能改善早产儿 UTI 预后。目前,推荐静脉用药疗程为 4 天,然后,口服抗生素治疗。总的治疗时间持续 7~14 天,对于存在尿路畸形以及伴发其他高危因素的患儿,可以根据具体情况适当延长静脉用药时间。

对耐药菌感染的选药比较困难。早产儿在 NICU 获得的感染细菌耐药率比较高,如克雷伯杆菌、大肠埃希菌、变形杆菌等,可产生超广谱 β-内酰胺酶,对青霉素类和头孢菌素类的耐药率高,应选用碳青霉烯类,如亚胺培南,其分子中羟乙基侧链可阻挡 β-内酰胺酶与内酰环结合。用药疗程一般 2~4 周,或根据尿液检查及培养结果决定疗程。对于部分高度反流、严重尿路梗阻及经常复发肾盂肾炎的患儿,必须预防性使用抗菌药物从而降低反复 UTI 发生率和肾瘢痕的发生率。

3. 病因治疗 对于存在严重尿路梗阻、尿路畸形的患儿可予相应的手术治疗,解除尿路感染的致病因素。

4. 母乳喂养 有研究发现,母乳喂养可降低早产儿的 UTI 发生率。母乳含有高浓度的免疫球蛋白 A,可以阻碍细菌吸附到肠黏膜及泌尿上皮细胞。乳铁蛋白可以防止大肠埃希菌的生长。母乳喂养的早产儿粪便 pH 值低,可以为肠道双歧杆菌和乳酸杆菌的生长提高更适宜的环境,同时也能预防肠道埃希菌的感染。

【预后】

早产儿 UTI 若能及时治疗,总体预后较好。但如果处理不当,或者合并 VUR 的患儿,UTI 可能导致脱水、尿脓毒症,易引起肾脏瘢痕形成、肾小球硬化和肾萎缩,影响肾脏发育,导致远期不良预后,如高血压、肾脏瘢痕形成、肾功能不全等。

(周晓玉)

参考文献

1. 邵肖梅, 叶鸿瑁, 丘小汕. 实用新生儿学. 4 版. 北京: 人民卫生出版社, 2011: 663-665.
2. BAUER S, ELIAKIM A, POMERANZ A, et al. Urinary tract

infection in very low birth weight preterm infants. Pediatr Infect Dis, 2003, 22 (5): 426-430.

3. ITZHAK LEVY, JACKLIN COMARSCA, et al. Urinary tract infection in preterm infants: the protective role of breast-feeding. Pediatr Nephrol, 2009, 24: 527-531.

4. ELIAKIM A, DOLFIN T, et al. Urinary tract infection in premature infants: the role of imaging studies and prophylactic therapy. Perinatol, 1997, 17: 305-308.

5. BAUER S, ELIAKIM A, et al. Urinary tract infection in very low birth weight preterm infants. Pediatr Infect Dis, 2003, 22: 426-430.

6. CLARKE D, GOWRISHANKAR M, ETCHES P, et al. Management and out-come of positive urine cultures in a neonatal intensive care unit. Infect Public Health, 2010, 3 (4): 152-158.

7. ISMAILI K, LOLIN K, DAMRY N, et al. Febrile urinary tract infection sin 0 to 3-month old infants: a prospective follow-up study. J Pediatr, 2011, 158 (1): 91-94.

8. ZORC JJ, LEVI NE DA, PLATT SL, et al. Clinical and demographic factors associated with urinary tract infection in young febrile infants. Pediatrics, 2005, 116 (3): 644-648.

9. BIYIKLI NK, ALPAY H, et al. Neonatal urinary tract infections analysis of the patients and recurrences. Pediatr Int, 2004, 46: 21-25.

10. PHILLIPS JR, KARLOWICZ MG. Prevalence of Candida in hospital acquired urinary tract infection in a neonatal intensive care unit. Pediatr Infect Dis, 1997, 16: 190-194.

11. FALCAO MC, LEONE CR, et al. Urinary tract infections in full-term infants: A risk factor analysis. Rev Hosp Clin Fac Med Sao Paolo, 2000, 55: 9-16.

12. 王天有, 申昆玲, 沈颖. 诸福棠实用儿科学. 9 版. 北京: 人民卫生出版社, 2022.

13. SAMAYAM P, RAVI CHANDER B. Study of urinary tract infection and bacteriuria in neonatal sepsis. Indian J Pediatr, 2012, 79 (8): 1033-1036.

14. TEBRUEGGE M, PANTAZIDOU A, CLIFFORD V, et al. The age-related risk of co-existing meningitis in children with urinary tract infection. PLoS One, 2011, 6 (11): e26576.

15. TEBRUEGGE M, PANTAZIDOU A, CURTIS N. Question 1. How common is co-existing meningitis in infants with urinary tract infection？Arch Dis Child, 2011, 96 (6): 602-606.

16. CLARKE D, GOWRISHANKAR M, ETCHES P, et al. Management and outcome of positive urine cultures in a neonatal intensive care unit. J Infect Public Health, 2010, 3 (4): 152-158.

17. Subcommittee on Urinary Tract Infecton, Steering Committee on Quality improvement and Management, Roberts KB. Urinary tract infection: clinical practice guideline for the diagnosis and management of the initial UTI in febrile infants and children 2 to 24 months. Pediatrics, 2011, 128 (3): 595-610.

18. LEROY S, ROMANELLO C, GALETTO-LACOUR A, et al. Procalcitonin is a predictor for high-grade vesicoureteral reflux in children: meta analysis of individual patient data. Pediatrics, 2011, 159 (4): 644-651.

19. ROLF BEETZ, MARTIN WESTENFELDER. Antimicrobial therapy of urinary tract infections in children. Antimicrobial Agents, 2011, 38S: 42-50.

20. BRADY PW, CONWAY PH, GOUDIE A. Length of intravenous antibiotic therapy and treatment failure in infants with urinary tract infections. Pediatrics, 2010, 126 (2): 196-203.

21. COPPA GV, GABRIELLI O, GIORGI P, et al. Preliminary study of breastfeeding and bacterial adhesion to uroepithelial cells. Lancet, 1990, 335: 569-571.

22. JAMES-ELLISON MY, ROBERTS R, VERRIER-JONES K, et al. Mucosal immunity in the urinary tract: changes in sIgA, FSC and total IgA with age and in urinary tract infection. Clin Nephrol, 1997, 48: 69-78.

第三节　早产儿急性肾衰竭

早产儿急性肾衰竭(acute renal failure, ARF)是由于各种不同病因的急性肾损伤未早期诊治而导致短时间内出现肾脏生理功能急剧下降甚至丧失,可表现为少尿或无尿、体液代谢紊乱、酸碱失衡以及血浆中经肾排出的代谢产物(尿素、肌酐等)浓度升高的一种临床危重综合征。早产儿 ARF 可单独由肾小球滤过功能减低引起,也可伴有肾小管功能低下或肾小管坏死,也可以是先天性肾发育不全的首先症状。

ARF 在新生儿发病率高于儿童,而其中 1/3 的 ARF 患儿为新生儿。有报道新生儿急性肾衰发病率为 8%。导致 ARF 的多数原因是肾前性的,也可由肾实质性损伤或肾后性梗阻引起。据报道,早产儿 ARF 病死率高达 25%~50%,有实质性肾损害患儿病死率最高,包括需要透析或者机械通气、长期无尿或者肾核素扫描无

20章

摄取的患儿。胎龄及出生体重越小,ARF 发生率越高,出生体重小于 1 000g 的早产儿,其肾衰发生率是足月儿的 5 倍。

【病因】

早产儿各种出生前、出生时及出生后的致病因素,均可引起 ARF。按肾损伤性质及部位不同,导致早产儿 ARF 的主要病因分为:①肾前性:各种原因导致的肾血流减少,占 75%~80%。②肾性:由于肾实质破坏和坏死。③肾后性:因远端梗阻导致尿液积存于肾脏或者集合系统(表 20-1)。有研究显示,在第三世界发展中国家,脓毒血症是引起早产儿 ARF 的主要原因(占 30.9%),血容量不足引起的占 18.7%,肾脏 - 输尿管 - 膀胱异常占 12.2%,充血性心力衰竭占 12.2%,出生窒息占 11.5%。脓毒血症引起的 ARF 死亡率高达 65.1%,成为引起早产儿 ARF 的首要死亡原因。

表 20-1 早产儿 ARF 的主要原因

肾前性

血容量减少(脱水、胃肠道丢失、伴盐丢失的肾或肾上腺疾患)

出血(胎 - 胎输血综合征、产前胎儿母亲出血、脐带脱垂或断裂、脑室内出血)

缺氧 - 缺血(窒息)

脓毒血症

心功能衰竭(动脉导管未闭、主动脉缩窄、低血压)

高黏滞血症

肾性(实质性)

急性肾小管坏死(严重缺氧 - 缺血、中毒)

感染(先天性梅毒、弓形虫病、肾盂肾炎)

肾毒性物质(氨基糖苷类、吲哚美辛、造影剂、血管紧张素转换酶抑制剂)

血管源性(肾静脉血栓、肾动脉血栓、狭窄、DIC)

先天性肾实质疾病(双肾不发育、肾囊性变、先天性肾病综合征)

早产儿一过性 ARF

母亲吸毒

肾后性(梗阻)

先天性梗阻(肾盂肿瘤、膀胱梗阻、输尿管梗阻、尿道梗阻)

结石

肾脏念珠菌病

1. 血容量减少 早产儿由于胃肠发育不成熟、喂养困难或其他原因引起的喂养不足,均可导致脱水和血管内容量减少。出血也可引起血容量显著减少,如胎母输血、帽状腱膜下出血等。脓毒血症也可引起外周血管舒张或者 "热休克",即使心功能或血容量正常,仍会引起低血压和肾灌注减少。当健康婴儿和成人血容量减少,血压下降时,肾脏通过自主调节可保持血流和灌注正常。而早产本身就成为肾衰竭独立的危险因素,因为早产儿肾发育不全,肾单位数量少,肾血管调节能力不足。一旦血容量减少,自主调节功能降低,出现实质性肾损害和肾脏血流持续减低的风险增高,甚至在全身循环血量和心输出功能恢复之后也不能复原。

2. 充血性心力衰竭 在充血性心力衰竭病例中,血容量可能正常甚至增多,但是肾灌注减少。多见于严重左向右分流的动脉导管未闭、血细胞比容异常升高者。上述因素通过减少小动脉和毛细血管血流导致肾灌注减少。

3. 缺氧缺血性损害 缺氧缺血损伤可通过多种机制导致 ARF,常发生在出生前。肾前性损害可以转变为实质性肾损害,这一转变较难预防。

4. 肾实质损害 肾实质损害时尿液分析可有管型和蛋白尿,尿渗透压降低,尿钠浓度和钠排出分数升高。早产儿肾小管功能不完善,单纯肾小管不成熟即可导致相同结果,肾脏大小正常,但放射性核素扫描发现肾实质显像延迟及排泄减少。

5. 肾毒性药物 很多药物可引起肾脏毒性,尤其当肾功能已经受损时。包括氨基糖苷类抗生素,其毒性与服药剂量、频率和疗程相关,主要对近端小管产生损害,生后最初几天损害是可逆的。非甾体抗炎药(NSAIDs)也可以引起肾功能减退。肾脏以前列腺素为媒介通过自动调节系统扩张入球小动脉并收缩出球小动脉维持功能,而 NSAIDs 可阻断前列腺素合成。吲哚美辛也可引起 ARF,当 GFR 和尿量显著减少时会影响肾脏功能,尤其大剂量应用时,包括水潴留和电解质紊乱,布洛芬也可通过相同的机制导致肾功能异常。在胎龄 32 周以下的早产儿中,吲哚美辛引起的 ARF 占 24.4%。在早产儿生后早期,使用吲哚美辛关闭 PDA 后使用呋塞米可导致早产儿 ARF 的发生率升高,但并不影响吲哚美辛关闭 PDA 的效果。母亲在孕期和分娩中摄入较多抗生素或非甾体类抗炎药的早产儿,生后更容易发生 ARF。有研究表明布洛芬较吲哚美辛的风险低。

6. 肾血管疾病 双侧肾血管疾病可导致 ARF。不论是肾脏血管还是大动脉,血栓均可自发出现,与脐动脉导管放置相关。除少尿性肾衰竭外,典型血栓可以导致高血压和血尿,治疗包括立刻移除导管和抗凝药物的适当应用。糖尿病母亲所生婴儿发生肾静脉血栓(RVT)的风险增加,围产期缺氧、红细胞增多症或严重脱水也会增加 RVT 的风险,男性更多见。

7. 一过性肾功能不全　多在生后最初几天出现少尿、血肌酐和 BUN 增高及 B 超典型的肾脏回声异常,几天后可自行消失。

8. 超低出生体重儿　急性肾衰竭可能与高平均气道压、低动脉血压和应用头孢噻肟类抗生素有相关性,合并有少尿的肾衰竭患儿死亡率更高。

9. 吗啡治疗　有研究发现,早产儿抢救中使用吗啡镇痛、镇静治疗,但肾衰和肾盂积水的发生与早产儿的吗啡治疗有相关性,可能由于膀胱的反射性收缩受到抑制,导致膀胱张力弛缓,最终导致肾血流的减少和急性肾衰竭。

【病理生理机制】

早产儿 ARF 病理生理目前认为有以下几种改变:

1. 肾小球滤过率下降　各种病因引起的肾灌注不足可致 GFR 下降而发生少尿;各种病因引起的血管源性物质如儿茶酚胺、5- 羟色胺、组织胺、血管紧张素 Ⅱ 及血栓烷等释放或活性增强,肾血管收缩,阻力增高,均可致 GFR 下降。

2. 肾组织细胞代谢紊乱　缺氧时,肾组织细胞内细胞功能紊乱,自由基生成,脂质改变,细胞膜损伤,细胞内钾下降,钠、钙内流,溶酶体中酶释放,细胞进一步受损,抑制酶活性等。

3. 肾小管内滤液回漏及再吸收障碍　肾灌注不足,肾缺血缺氧或肾毒性物质使肾小管壁受损,小管细胞坏死、脱落,基膜断裂,近端肾小管 Na^+-K^+-ATP 酶活性改变。肾小球滤液经过受损的肾小管细胞的基膜,渗入间质,回漏至血液中,肾小管再吸收障碍导致机体内环境紊乱。

4. 感染及免疫反应　严重感染(细菌、病毒等)时,免疫反应的抗原抗体复合物引起一系列反应可致 DIC,肾毛细血管梗死,血管阻力增高,GFR 降低及肾小管坏死等。毒素及缺氧造成的肾损害使肾小球通透性增加,近曲小管钠回收减少,使肾小管中氯化钠浓度增高,刺激髓质致密斑、旁球装置产生肾素 - 血管紧张素,进一步造成 GFR 下降,肾缺血缺氧,加重肾损害,形成恶性循环,即所谓管球反馈机制。有研究显示,早产儿发生 ARF 的风险还可能与肿瘤坏死因子 -α 升高和白介

素 -6 降低的基因型型有关。

5. 肾血管周围含有神经肽 y(NPY)的肾上腺素能神经　在缺血缺氧的刺激下,NPY 很可能被释放出,扩散至近端肾小管,作用于 NPY 受体而影响 Na^+-K^+-ATP 酶的活性改变。

6. 肾后性尿路梗阻　对两侧均有功能的肾脏,必须是双侧性尿路梗阻才会导致肾衰竭。

【临床表现】

早产儿 ARF 常缺乏典型临床表现,根据病理生理改变和病情经过,少尿型 ARF 临床表现分三期,即少尿或无尿期、多尿期和恢复期。

1. 少尿或无尿期　主要表现包括:

(1)少尿或无尿:早产儿尿量<1ml/(kg·h)者为少尿,尿量<0.5ml/(kg·h)为无尿。正常早产儿 93% 于生后 24 小时内,99.4% 于生后 48 小时内排尿。生后 48 小时不排尿者应考虑有 ARF。早产儿 ARF 多数有少尿或无尿症状。近年陆续有无少尿性早产儿 ARF 的报道,其病情及预后好于少尿或无尿者。早产儿 ARF 少尿期持续时间长短不一,持续 3 天以上者病情危重。

(2)电解质紊乱:早产儿 ARF 常并发下列电解质紊乱:①高钾血症:血钾>7mmol/L。少尿时钾排出减少;酸中毒使细胞内钾向细胞外转移。可伴有心电图异常:T 波高耸、QRS 增宽和心律失常。②低钠血症:血钠<130mmol/L。主要为血稀释或钠再吸收低下所致。高磷、低钙、高镁血症等。

(3)代谢性酸中毒:由于肾小球滤过功能降低,氢离子交换及酸性代谢产物排泄障碍等引起。代谢性酸中毒可加重低钾血症。

(4)氮质血症(azotemia):ARF 时,体内蛋白代谢产物从肾脏排泄障碍及蛋白分解旺盛,血中非蛋白氮含量增加,出现氮质血症中毒症状。

(5)水潴留:由于排尿减少,水分排不出,和(或)发病初期入量限制不严,使大量水分滞留体内,表现为体重增加,全身水肿,甚至有胸水、腹水,严重者可发生心力衰竭、肺水肿、脑水肿,是此期死亡的重要原因之一。

2. 多尿期　随着肾小球和一部分肾小管功能恢复,尿量增多,一般情况逐渐改善。如尿量迅速增多,可出现脱水、低钠或低钾血症等。此期应严密观察病情和监测血液生化改变。

3. 恢复期　患儿一般情况好转,尿量逐渐恢复正常,尿毒症表现和血生化改变逐渐消失。肾小球功能恢复较快,但肾小管功能改变可持续较长时间。

20章

四、诊断

早产儿急性肾衰竭的诊断标准(中华医学会儿科学会肾脏学组,1993 年)包括以下内容:

1. 出生后 48 小时无尿(每小时<0.5ml/kg)或出生后少尿(每小时<1ml/kg)。

2. 氮质血症　血清肌酐(serum creatinine,Scr) ≥88μmol/L,血尿素氮(blood urea nitrogen,BUN) ≥7.5mmol/L,或 Scr 每天增加≥44μmol/L,BUN ≥3.75mmol/L。

3. 常伴有酸中毒、水电解质紊乱、心力衰竭、惊厥、拒奶、吐奶等表现;若无尿量减少者,则诊断为非少尿性 ARF。肾前性、肾性 ARF 的实验室鉴别参数见表 20-2。

表 20-2　早产儿肾前性与肾性 ARF 的实验室鉴别要点

项目	肾前性	肾性
尿常规[**]	正常	异常
尿钠(mmol/L)	<20	>25
FENa[*](%)	<2.5	>3.0
尿渗透压 (mOsm/kg H$_2$O)	>350	<300
尿/血浆渗透压	≥1.2	1.0 左右
尿 BUN/血 Cr (mg/mg)	≥10	同步升高
尿 Cr/血 Cr (mg/mg)	>20	<10
尿 BUN/血 BUN (mg/mg)	>20	<10

注:[**]如发生急性肾小管坏死或肾中毒,尿中常可检到细胞碎片、棕色素管型、上皮细胞、红、白细胞、少量蛋白尿。

[*]尿排钠分数 %=尿 Na(mmol/L)×血 Cr(g/L)/血 Na(mmol/L)×尿 Cr(g/L)×100。

尿量是判断肾衰的关键指标,出现少尿要考虑有否 ARF,但 ARF 患儿尿量可正常甚至增加。研究发现,早产儿严重窒息引起 ARF 中,60% 不伴少尿,少尿和无尿的病例分别占 25% 和 15%。

早产儿生后即刻血肌酐反映母亲肾功能,且血肌酐正常值与胎龄(表 20-3)和出生日龄有关,越不成熟儿血肌酐越高。足月儿生后 24~36 小时内血肌酐轻度升高,随后降低,约 5 天稳定在 35.4mmol/L。早产儿生后 2~3 天血肌酐达高峰,然后逐渐下降,6 天稳定。胎龄越小,血清肌酐值越高,且生理性下降越缓慢。对于早产儿,尤其是极低出生体重儿,需监测每天的血清肌酐浓度,尤其在生后前 5 天,若第 1 天肌酐上升超过 43μmol/L 和(或)后面 4 天超过 20μmol/(L·d),则需考虑诊断早产儿 ARF。

表 20-3　出生血肌酐正常值与胎龄

胎龄(w)	肌酐(mmol/L)
23~26	68.1~92.8
27~29	67.2~90.2
30~32	61.9~70.7
33~45	68.1~79.6

4. 其他辅助检查

(1)肾脏超声检查:能精确描述肾脏大小、形状、积水、钙化及膀胱改变。对疑有肾静脉血栓形成或无原因的进行性氮质血症者,应做此项检查。

(2)CT 及磁共振:有助判断肾后性梗阻。

(3)GFR 的计算:由于应用经典的内源肌酐清除率评估 GFR 较复杂,在临床上可应用 Schwartz 公式计算早产儿 GFR,评价早产儿 ARF 肾功能状态,其结果与应用内源肌酐清除率值呈显著正相关。Sohwartz 公式:

$$GFR\left[ml/(rnln·1.73m^2)\right]=0.55×L/Pcr$$
(L 为身长 cm,Pcr 为血浆肌酐 mg/dl)

【治疗】

早产儿 ARF 的治疗重点包括:去除病因,保持水及电解质平衡,供应充足热量,减少肾脏负担等。

1. **早期防治**　重点为去除病因和对症治疗。对高危儿密切监护血压、血电解质、记出入量。纠正低氧血症、休克、低体温及防治感染等。肾前性 ARF 应补足容量及改善肾灌流。此时如无充血性心力衰竭存在,可给等渗盐水 20ml/kg(或 10% 葡萄糖生理盐水 10~20ml/kg) 2 小时内静脉输入,如仍无尿可静脉内给呋塞米 2mg/kg,常可取得较好利尿效果。有资料报道同时应用呋塞米与多巴胺 3~5μg/(kg·min)以增加 GFR,促进肾小管中钠的再吸收,比单用一种药疗效为佳。甘露醇可增加肾髓质血流,对减轻水肿有一定疗效。肾后性 ARF 以解除梗阻为主,肾前及肾后性 ARF 如不及时处理,均可致肾实质性损害。

2. **少尿期或无尿期治疗**

(1)控制液量:每天计算出入水量。严格控制液体入量 = 不显性失水 + 前 1 天尿量 + 胃肠道失水量 + 引流量-内生水。足月儿不显性失水为30ml/(kg·d),早产儿或VLBW儿可高达50~70ml/(kg·d),每天称量体重,以体重不增或减少0.5%~1%为宜。此期水负荷多可引起心力衰竭、肺水肿、肺出血等危重并发症。

(2) 纠正电解质紊乱:①高钾血症:应停用一切外源的钾摄入。无心电图改变时,轻度血钾升高(6~7mmol/L)予以阳离子交换树脂(钠型Kayexalate)1g/kg,4~6小时1次口服或灌肠,可降低血清钾1mmol/L,应用时需注意钠潴留。有心电图改变或血钾>7mmol/L,应给葡萄糖酸钙静注以拮抗钾对心肌的毒性,并可同时应用5%碳酸氢钠1~2ml/kg碱化血液促进钾转移至细胞内。但如并发高钠血症和心力衰竭,应禁用碳酸氢钠。也可给以葡萄糖和胰岛素输入以促进钾进入细胞内,每3~4g葡萄糖加胰岛素1U。必要时12小时可重复一次。②低钠血症:以稀释性低钠血症多见,轻度者(血钠120~125mmol/L)限制入液量多可纠正。血钠<120mmol/L且有症状时可适当补充3%NaCl,1.2ml/kg可提高血钠1mmol/L,6ml/kg可提高血钠5mmol/L。③低钙血症:血清钙<8mmol/L时,可给10%葡萄糖酸钙1ml/(kg·d)静脉滴入,可同时给予适量维生素D_2、D_3或25-羟基骨化醇或1,25-双羟胆骨化醇以促进钙的吸收。

(3) 纠正代谢性酸中毒:pH值<7.2或血清碳酸氢盐<15mmol/L时,应给予碳酸氢钠,5%碳酸氢钠1ml/kg可提高血清碳酸氢盐1mmol/L,可先按提高2~3mmol/L给予或按实际碱缺失×0.3×体重(kg)计算,于3~12小时内视病情分次输入,避免矫枉过正。

(4) 供给营养:充足的营养可减少组织蛋白的分解和酮体的形成,而合适的热量摄入及外源性必需氨基酸的供给可促进蛋白质合成和新细胞成长,并从细胞外液摄取钾、磷。ARF时67kJ(40kcal)/(kg·d)以上热量,主要以糖和脂肪形式给予。脂肪乳剂可加至2g/(kg·d)。氨基酸量一般为1~1.5g/(kg·d)。少尿期一般不给钾、钠、氯。应注意维生素D、B复合物,维生素C及叶酸的供给。

(5) 腹膜透析(peritoneal dialysis,PD):应用以上措施治疗后如无效,且伴有下列情况,可给予透析:①严重的液体负荷,出现心力衰竭、肺水肿;②严重代谢性酸中毒(pH值<7.15);③严重高钾血症;④持续加重的氮质血症,已有中枢抑制表现,或BUN>35.7mmol/L(100mg/dl)者。禁忌证:腹腔炎症、出血素质或低灌流者。

透析方法:在患儿右下腹近麦氏点或左下腹相对应部位切开,沿腹膜后大网膜前植入透析管,应用透析液每次20~30ml/kg(根据情况可渐加至每次40ml/kg),

加肝素0.2mg,头孢唑林0.01g,开始时每天透析20~24次(透析周期为1小时,用开关阀调节理想的时间分配为透析液流入腹腔内10分钟,在腹腔内保留35分钟,经引流管流出15分钟),病情好转趋于稳定后可逐渐减少为每天透析10~12次。根据水肿情况及血生化、血糖等指标调整,透析液葡萄糖浓度1.50%~4.25%。

虽然腹膜透析是侵入性操作,但是它是早产儿急性肾衰的有效治疗方法。腹膜透析操作过程的复杂性和有创性有可能会引起并发症和死亡率的增高,但是如果选择适当的导管和置管技术,则可提高疗效。对于早产儿,腹透优于血液透析(hemodialysis),因为腹透是一个更为简单的过程,而且可以用于无法进行血透的早产儿。由于早产儿身材小且腹壁弹性差,因此很难找到合适的透析管。有报道在急性腹膜透析中使用14号Arrow血管导管是安全有效的,腹透过程可有助于急性肾衰中血液动力和新陈代谢的平衡,并且相关并发症少。

(6) 持续性血液滤过:对严重的ARF,特别是对有心肺功能不稳定、严重的凝血性疾病和由于外科手术或外伤而不能行腹膜透析者,血液滤过对液体负荷过多和严重的电解质或酸碱平衡紊乱是有帮助的。血液滤过属体外疗法,液体、电解质和小或中等大小的溶质持续通过对流或超滤从血液中滤出。在对流中由于压力使水分并带着其他分子(尿素)滤过半透膜而得到清除,血容量通过静脉输入含有所需的、与血液相似的电解质成分的替代液体而得以重新调整。目前应用的有持续动-静脉血液滤过(continuous arteriovenous hemofiltration,CAVH)、持续性静脉-静脉血液滤过(continuous veno-venous hemofiltration,CVVH)和血液透滤(hemodiafiltration)三种技术。国内已有应用CAVH治疗成功的报道。

3. 利尿期治疗 经上述治疗奏效者经数天后进入利尿期,肾实质开始修复,肾小管上皮细胞逐渐再生,但肾功能尚不能迅速恢复。利尿期的前3~4天仍需按少尿期的原则处理,液入量以不出现脱水为原则,一般可按尿量的2/3补给液体量。应严密监测血生化改变,根据变化及时补充纠正,大量利尿者须注意防止脱水、低钠或低钾血症。

【预后】

早产儿ARF预后常较严重,先天畸形者预后更差。ARF的预后决定于全身脏器受累程度,伴有多器官功能衰竭婴儿病死率高达61%。少尿持续时间可影响疗程和预后,持续 4 周以上少尿提示肾皮质坏死。严重肾实质损害,如缺血后或肾后性梗阻引起的严重损伤导致的皮质坏死,可能导致慢性肾衰竭,比例可达 2/3。一些可逆性的损害,如药物毒性及非少尿性肾衰竭预后较好,生存率及治愈率较高。所有 ARF 患儿需要适当的监测及评估其以后生长发育,监测血肌酐、血压和蛋白尿。约 2/3 的早产儿 ARF 病例其肾小球滤过及肾小管功能可降低 20%~40%,并持续 1 年以上。早产儿 ARF 对肾脏的远期影响要到儿童期晚期才表现出来,因此对这些患儿要严密追踪和监测。

(周晓玉)

参考文献

1. 邵肖梅, 叶鸿瑁, 丘小汕. 实用早产儿学. 第 4 版. 北京: 人民卫生出版社, 2011: 669-673.

2. DRUKKER A, GUIGNARD JP. Renal aspects of the term and preterm infant: a selective update. Curr Opin Pediatr, 2002, 14: 175-182.

3. RINGER SA. Acute renal failure in the neonate. Neo Rev, 2010, 11: e243-251.

4. 金怡汶, 姜毅. 早产儿急性肾衰竭. 中国早产儿科杂志, 2011, 26: 211-213.

5. A BITBOL CL, BAUER CR, MONTANE B, et al. Long-term follow-up of extremely low birth weight infants with neonatal renal failure. Pediatr Nephrol, 2003, 18: 887-893.

6. SUBRAMANIAN S, AGARWAL R, DEORARI AK, et al. Acute renal failure in neonates. Indian J Pediatr, 2008, 75: 385-391.

7. VACHVANICHSANONG P, MCNEIL E, et al. Neonatal acute kidney injury in a tertiary center in a developing country. Nephrol Dial Transplant, 2011, 0: 1-5.

8. CSAICSICH D, RUSSO-SCHLAFF N, et al. Renal failure, comorbidity and mortality in preterm infants. Wien Klin Wochenschr, 2008, 120 (5-6): 153-157.

9. LEE BS, BYUN SY, CHUNG ML. Effect of furosemide on ductal closure and renal function in indomethacin-treated preterm infants during the early neonatal period. Neonatology, 2010, 98: 191-199.

10. CATALDI L, LEONE R, et al. Potential risk factors for the development of acute renal failure in preterm new born infants: a case-control study. Arch Dis Child Fetal Neonatal Ed, 2005, 90: F514-F519.

11. VISWANATHAN S, YAM BM, et al. Risk factors associated with acute kidney injury in extremely low birth weight (ELBW) infants. Pediatr Nephrol, 2012, 27: 303-311.

12. MOHAMM AD KHASS AWNEH, HASSAN AL-BALAS. Renal impairment and hydronephrosis in a premature infant following morphine infusion: case report. Pediatr Nephrol, 2008, 23: 1887-1888.

13. DRAY A, METSCH R. Spinal opioid receptors and inhibition of urinary bladder motility in vivo. Neurosci Lett, 1984, 47: 81-84.

14. VASARHELYI B, TOTH-HEYN P, et al. Genetic polymorphisms and risk for acute renal failure in preterm neonates. Pediatr Nephrol, 2005, 20: 132-135.

15. G ALLINI F, MAGG IO L, R OMAGNOLI C, et al. Progression of renal function in preterm neonates with gestational age < or = 32 weeks. Pediatr Nephrol, 2000, 15: 119-124.

16. CUZZOLIN L, FANOS V, PINNA B, et al. Postnatal renal function in preterm newborns: A role of diseases, drugs and therapeutic interventions. Pediatr Nephrol, 2006, 21: 931-938.

17. CHOKER JG, GOUYON B. Diagnosis of acute renal failure in very preterm infants. Biol Neonate, 2004, 86: 212-216.

18. UNAL S, BILGIN L, et al. The implementation of neonatal peritoneal dialysis in a clinical setting. Maternal-Fetal and Neonatal Medicine, 2012, 25 (10): 2111-2114.

19. YU JE, PARK MS, PAI KS. Acute peritoneal dialysis in very low birth weight neonates using a vascular catheter. Pediatr Nephrol, 2010, 25: 367-371.

21

第二十一章
早产儿其他问题

第一节　早产儿视听觉发育生物与生理学

视、听觉发育是一个非常复杂的过程。早产儿的神经系统尚未发育成熟,出生后原有宫内发育过程被阻断,出生后受外界环境的刺激,早产儿的视听发育受诸多因素影响。

立体视觉是对可视物进行精确定位,相对于其他认知系统,视觉系统在不同的物种中有极高的相似性,且视觉系统的发育相对迅速,这是视觉系统的独特点。

双眼视觉功能的产生,在视觉皮层眼特异组织形成眼优势柱之后。在大脑皮层的发育过程中,视觉优势柱起源于外侧膝状体核神经元,大脑第四皮质层的多群神经元参与了其起源过程。此后,在一个称为"关键期"的特殊时期内,视觉优势不断完善,并开始特异性接受外界环境信号,视觉系统产生的时间顺序性是其非常有价值的特点。

早产儿神经发育过程中存在发生视网膜眼病、脑室内出血、脑室周围白质软化等神经系统异常等风险,早产儿的视觉发育也较易受到损伤,且常与其他神经系统问题同时存在。目前,早产儿的视觉发育过程尚不完全清楚。通过视觉触发的动态随机点相关图诱发电位研究检测发现,早产儿双眼视觉功能的发生大概在出生时,为4.07个月,而足月儿为3.78个月。新生儿出生后,对无严重眼病及其他神经系统异常极低出生体重儿与足月儿对比研究提示,两者的视觉发生阈无差异。通过模式翻转刺激的视觉触发反应潜伏期的研究表明,早产儿视觉通路的完整性不受早产的影响,表明视觉通路的完整性继发于预编程序化的发育过程。早产儿的视觉通路尚未完全成熟,但已经可以在生后立即接受环境的刺激,从而可以利用这种可塑性,在早期给予新生儿额外的刺激,促进视觉皮层的更早发生。视觉功能形成前的发育过程并不是预编程序化的,立体视的发生依赖于环境的刺激。

现有研究表明,新生儿的听力以及语言在生后2年内发育形成。这一特定时间阶段决定了听觉的发育易受各种因素的影响。早产儿作为一特殊的群体,其神经系统尚未发育成熟完善,听觉系统的发育更易受损。多种检查研究手段在对于听觉研究发挥了重要作用。其中脑干视觉反应(ABR)被认为是诊断新生儿中枢神经系统听觉神经及视觉通路完整性的金标准。

早产儿的听觉发育受多种因素的影响,包括败血症、机械通气时间>5天、祥利尿剂、动脉导管未闭结扎、ROP手术等。通过耳声发射检查发现,胎儿生长受限也可影响早产儿的听觉功能,这种影响可持续至生后6个月。但对于相同胎龄的新生儿研究表明,小于胎龄儿与适于胎龄儿对脑干触发视觉电位的反应无显著差异,提示胎龄是影响听觉的重要因素。听力筛查在对新生儿的听力研究中有非常重要的作用。研究表明,随胎龄增加,早产儿的视觉阈值呈下降趋势,但对出生胎龄30~36周早产儿与足月儿的对比研究表明,两者的听觉阈值显著性差异。

(田秀英　郑　军)

参考文献

1. SUR M, RUBENSTEIN JLR. Patterning and plasticity of the cerebral cortex. Science, 2005, 310: 805-810.

2. HUBERMAN AD. Mechanisms of eye-specific visual circuit

development. Curr Opin Neurobiol, 2007, 17: 73-80.

3. HUBEL DH, WIESEL TN, LEVAY S. Plasticity of ocular dominance columns in monkey striate cortex. Philos Trans R Soc Lond B Biol Sci, 1997, 278: 377-409.

4. HENSCH TK. Critical period plasticity in local cortical circuits. Nat Rev Neurosci, 2005, 6: 877-888.

5. SENGPIEL F, KIND PC. The role of activity in development of the visual system. Curr Biol, 2002, 12: R818-R826.

6. ANDÓ G, MIKÓ-BARÁTH E, MARKÓ K, et al. Early-onset binocularity in preterm infants reveals experience-dependent visual development in humans. Proc Natl Acad Sci USA, 2012, 109 (27): 11049-11052.

7. MIRABELLA G, KJAER PK, NORCIA AM, et al. Visual development in very low birth weight infants. Pediatr Res, 2006, 60 (4): 435-439.

8. American Academy of Pediatrics. Joint Committee on Infant Hearing. Year 2007 position statement: principles and guidelines for early hearing detection and intervention programs. Pediatrics, 2007, 120 (4): 898-921.

9. ROKHMANOVA IV, SICHINAVA LG, D'IAKONOVA IN, et al. Changes in auditory function during first 6 months in premature children with intrauterine growth retardation. Vestn Ross Akad Med Nauk, 2013, 7: 47-52.

10. ANGRISANI RM, AZEVEDO MF, CARVALLO RM, et al. Electrophysiological characterization of hearing in small for gestational age premature infants. Codas, 2013, 25 (1): 22-28.

11. PING LL, JIANG ZD. Changes in brainstem auditory response threshold in preterm babies from birth to late term. Acta Otolaryngol, 2013, 133 (6): 607-611.

第二节 早产儿视网膜病

【定义】

早产儿视网膜病（retinopathy of prematurity，ROP）为多因素所致视网膜血管增生性病，随着胎龄下降其发生率升高。约 65% 的出生体重 <1 250g 早产儿、80% 的出生体重 <1 000g 早产儿会发生不同程度的 ROP。

【病因】

1. 正常情况下，巩膜、脉络膜发育后，视网膜成分包括神经纤维、神经节细胞光感受器，由眼睛后极视盘移行向周围。在视网膜血管发育前，无血管视网膜由脉络膜血管弥散供氧。视网膜血管由视盘侧玻璃体外膜梭形细胞发出，在孕 16 周时开始向外移行。在 36 周完成鼻侧移行，在 40 周完成颞侧移行。

2. **可能损伤机制** 临床观察提示 ROP 发生分为 2 个阶段：

（1）第 1 期：包括在视网膜血管形成关键时期最初的损伤，如高氧、缺氧或低血压，导致发育中的视网膜血管收缩及血流下降，阻止以后血管的发育。假说认为，出生后相对高氧影响调控某些生长因子，如血管内皮生长因子，它们在视网膜血管正常发育中起关键作用。

（2）第 2 期：出现新生血管。认为视网膜异常血管生成是由于缺血，无血管视网膜释放的过量血管源因子

（如血管内皮生长因子）引起新生血管进入玻璃体。这些血管可发生渗出、出血、水肿。广泛严重视网膜外纤维血管增生可致视网膜剥离、功能异常。但大多数受累儿病情轻或自行缓解。

3. **危险因素** 与之关系稳定的有：低胎龄，低体重，过度用氧。其他可能确定的危险因素包括：因病情程度不同对氧需求不稳定，如机械通气、全身感染、输血、脑室内出血。

【诊断】

1. **筛查** 由于 ROP 无早期临床症状体征提示病情进展，必须早期规律监测。在一项冷凝治疗 ROP 研究中，BW<1 250g 婴儿发生 1 期 ROP、阈前病变、阈病变的平均校正胎龄分别是 34、36、37 周。首次检查有 17% 患 ROP。最早阈前病变在 29 周。由于 ROP 可能在任何时候达到治疗指征，所有达到筛查标准、出院时 ROP 无缓解或无成熟视网膜血管早产儿必须持续进行眼科检查及随访。

2. **诊断** 使用间接眼底镜诊断 ROP。应由技术娴熟 ROP 眼科医师检查。目前要求检查所有 BW<1 500g 或 <30 周婴儿。胎龄 >30 周婴儿，如果患病（如严重 RDS、需升压治疗的低血压、几周前手术治疗史）应考虑进行筛查。ROP 与胎龄有关，胎龄 <26 周应在出生后 6 周、胎龄 27~28 周在 5 周、胎龄 29~30 周

在4周、胎龄>30周在3周检查。应每2周检查直至视网膜血管长至锯齿缘，认为视网膜成熟。如果诊断ROP，检查频率依赖于病情的严重及进展程度。

【分级】

1. 分级　采用ROP国际分级法（ICROP）划分。它包括四部分（图21-1）。

（1）分区：是指视网膜血管生长有多远。视网膜分三个同心圆带：①1区：包括一假想圆，以视盘为圆心，半径为视盘至黄斑距离2倍的圆内区域；②2区：以视盘为中心，以视盘至鼻侧锯齿缘距离为半径1区以外的圆内区域；③3区：2区以外的至颞侧半月形区域。

（2）分期：指疾病严重性：①1期：视网膜后极部有血管区与周边无血管区之间出现一条白色平坦的细分界线。②2期：增高增宽的纤维血管组织代替1期线。向内超过视网膜表面形成嵴形隆起。③3期：视网膜外纤维血管增生，异常血管及纤维组织在嵴边发展长入玻璃体。④4期：瘢痕组织牵拉视网膜导致部分视网膜剥离。4期A为黄斑外部分剥离，还有恢复良好视力可能。4期B视网膜部分剥离累及黄斑，降低了此眼睛有良好视力的可能性。⑤5期：完全视网膜剥离。视网膜呈漏斗状。在前后部分开放或变狭窄。

（3）附加病变：为额外说明，至少有两个1/4范围出现后极部视网膜血管扩张屈曲。这提示ROP更严重，可伴虹膜血管充血、瞳孔固定、玻璃体混浊。附加前病变指后极部血管异常（轻度静脉扩张、动脉屈曲），但不足以诊断附加病变。

（4）范围：是指病变环形定位，在适当区按照钟表报告。

2. 定界

（1）进行性后ROP（既往指Rush病变）：是指少见的、进展迅速的严重ROP，特征为后部定位（一般1区）周围视网膜外明显附加病变。3期ROP可表现扁平、视网膜内新生血管网。如不治疗，一般进展到5期。

（2）阈值ROP：1区、2区在3期相连5点或更多或

胎龄（周）______ 出生体重________gm
检查日期__________ 校正胎龄(周)__________
眼科医师姓名__________
检查

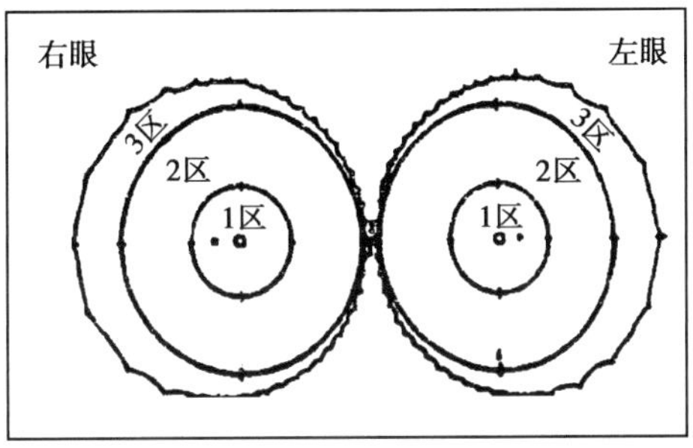

笔式手电筒检查（双眼）
外观________ 前房__________
眼睑________ 虹膜__________
结膜________ 晶状体__________
并行血管________ __________

眼底镜检查（双眼）
建议______________________________
____

左眼　其他发现（画×表示）　右眼
________扩张或迂曲________
轻（ ）
中（ ）
重（ ）
________虹膜血管扩张________
________瞳孔僵硬________
________玻璃体模糊________
________出血________
脊后新生血管
________ ________
脊后柱面新生血管
________ ________

左眼　主要诊断　右眼
________视网膜发育成熟________
不成熟，无ROP
ROP
____ ____ ____ ____ ____ ____
阶段　区域　点钟　阶段　区域　点钟
其他：__________
____
____
计划：复查日期__________

检查者：__________ 签名（工号）__________

图21-1　眼科ROP筛查记录表

累计 8 点(30 度)。此期至少 50% 会失明,冷凝治疗可降低至 25%。

(3)阈前病变:以下任一病变:1 区 + 低于阈值病变的任何期;2 区 +2 期 + 附加病变;2 区 +3 期 + 无附加病变;2 区 +3 期 + 附加病变数少于 3 期阈值病变数量。ROP 早期治疗研究提示对有高危阈前病变 ROP 的眼睛,早期治疗可降低失明危险性 15%。

【治疗时机的选择】

1. 目前考虑治疗"1 型"阈前病变 ROP,包括:1 区,任何 ROP 及附加病变,或 3 期有 / 无附加病变;2 区,2 期 /3 期 + 附加病变。观察"2 型"ROP,包括 1 区,1 期、2 期无附加病变,或 2 区,3 期无附加病变。

2. 当 ROP 由 2 型进展至 1 型,或达到阈值病变考虑进行治疗。

【治疗方法】

1. **激光治疗**　大多数医院更愿选择激光初步治疗 ROP。间接眼底镜发出激光进行治疗,用在视网膜外纤维血管增生边界前无血管视网膜 360°。每只眼睛平均 1 000 点,范围在几百 ~2 000 点。氩及二极管激光均可成功用于严重 ROP。在 NICU 治疗,一般需局麻、镇静,可避免全麻的某些不良影响。临床观察及对照研究提示至少在达到有些视觉效果方面与冷凝治疗一样有效。有报道激光、冷凝治疗后有白内障、青光眼发生。

2. **冷凝治疗**　冷凝刀用于虹膜外表面及 ROP 周围区域,一般在全麻下进行。冷凝治疗渗出更多,更需要止痛治疗,但在某些特殊病例必须冷凝治疗,如瞳孔扩张差及玻璃体积血,两者均影响充分激光治疗。

3. **视网膜缝合**　一旦在 4 期 B 或 5 期 ROP 黄斑剥离,一般需手术粘贴视网膜。包括玻璃体摘除术、晶状体摘除术,必要时撕裂膜以缓解引起视网膜剥离的牵引力。巩膜环扎术可能在更多视网膜剥离者更有效,引流视网膜下液体防止渗出导致剥离。视网膜粘贴术常用,如能使视网膜成功粘贴,几乎都可恢复视觉。即使视力低,对儿童也是有益的。5 期未治疗 ROP 最终无光感。即使有最低视力也会使儿童最终生活质量有很大不同。

4. **氧疗**　大型临床研究对有阈前病变儿用氧是否会限制由阈前病变到阈值病变的进展。但分组研究提示用氧对阈前病变但无附加病变儿可能有帮助。

【预后】

1. **近期预后**　需治疗 ROP 危险因素包括:位置靠后(1 区或后 2 区),首次检查即有 ROP,分期严重性增加,波及周边,出现附加病变,进展迅速。大多数 1 期 /2 期病变可自行缓解。冷凝治疗研究提示出生体重 <1 250g 婴儿 ROP 总发生率达 66%,1 期最高达 25%,2 期最高达 22%。阈前病变有 18%,阈值病变有 6%。3 区病变有完全恢复的良好预后。

2. **远期预后**　明显 ROP 发生以下问题危险性升高:高度近视,屈光不正及其他折射异常,斜视,弱视,散光,晚发视网膜剥离,青光眼。瘢痕病变指视网膜残余瘢痕,可能在数年后造成视网膜剥离。4 期 ROP 预后依赖于是否累及黄斑:未累及者视力良好可能性大。一旦视网膜剥离,即使手术缝合,虽然可能有某种程度的视觉,但很难有良好视力。所有达到筛查标准早产儿不管是否诊断 ROP,均有包括眼睛 / 神经异常的远期视力问题。临床上要求由熟悉新生儿眼睛筛查的眼科医师在约 1 岁时进行评估。如有眼睛 / 视觉异常,应缩短检查间隔时间。

【预防】

目前尚无明确预防方法。多项大型研究应用维生素 E、减少亮光刺激等的预防效果,但均无明确益处。非随机研究在新生儿早期更低、更严格用氧会降低 ROP 严重程度,而对死亡率、BPD、神经后遗症无不良影响。正在进行几项多中心随机研究检验此假说,但近几年不会有结果。

(郑　军　张亚娟)

参考文献

1. American Academy of Pediatrics, Section on Ophthalmology. Screening examination of premature infants for retinopathy of prematurity. Pediatrics, 2006, 117: 572-576.

2. Early Treatment for Retinopathy Cooperative Group, GOOD WV, HARDY RJ, et al. Final visual acuity results in the early treatment for retinopathy of prematurity study. Arch Ophthalmol, 2010, 128 (6): 663-671.

3. SUPPORT Study Group of the Eunice Kennedy Shriver NICHD Neonatal Research Network, CARLO WA, FINER NN, et al. Target ranges of oxygen saturation in extremely preterm infants. N Engl Med, 2010, 362 (21): 1959-1969.

4. Section on Ophthalmology American Academy of Pediatrics, American Academy of Ophthalmology, American Associa-

tion for Pediatric Ophthalmology and Strabismus. Screening examination of prematurity infants for retinopathy of prema-

turity. Pediatrics, 2006, 117 (2): 572-576.

第三节　早产儿耳聋与筛查

【定义】

早产儿发生耳聋危险性高。若未能早期发现耳聋，可能引起语言、交流、认知能力发育延迟。耳聋（deafness）可划分为四大类。

1. **感觉神经性耳聋**（sensorineural deafness）　病因为发育异常，损伤耳蜗毛细胞（感觉末梢器官）或听神经。

2. **传导性耳聋**（conduction deafness）　外耳道到内耳传导异常。最常见原因是中耳有液体或渗液，较少见的解剖原因如小耳、耳道狭窄、镫骨固定，常见于颅面畸形婴儿。

3. **听不同步/听神经疾病**（acoustic nerve diseases）　少见类型。内耳/耳蜗接收声音正常，但耳蜗/听神经上传传感器异常。对其病因尚未完全理解，但在有严重高胆红素血症、早产、缺氧及免疫疾患儿发生率高。也有报道有遗传倾向。

4. **中枢性耳聋**（central deafness）　有完整耳道、内耳及正常感觉神经通路，但传向更高的中枢神经的通路异常。

【流行病学】

总发生率为（1~3）/1 000活产儿，但在NICU的低体重儿有2%~4%会有某种程度的感觉神经性耳聋。

【病因】

1. **遗传**　约50%为遗传因素。其中70%隐性遗传，15%常染色体显性遗传，15%为其他类型遗传。最常见原因为在13q11-12上的连接子26（*Cx26*）基因突变，突变携带率为3%。20%~30%缺失线粒体基因12S rRNA，*A1555G*，使用氨基糖苷类抗生素后易发生耳聋。其他突变如*SLC 26A4*基因、连接子30（*Cx30*）基因与新生儿耳聋相关。约30%有其他疾病，成为综合征的一部分。已知有多达400种综合征包含耳聋（如Alport、Pierre Robin、Usher、Waardenburg、21-三体综合征）。

2. **非遗传原因**　约占25%。继发于产时、围产期对正在发育的听觉系统损伤。损伤原因可以是：感染、缺氧、缺血、代谢病、耳毒性药物、高胆红素血症等。在NICU住院早产儿常有这些因素。CMV先天感染为最常见非遗传感觉神经性耳聋原因。约1%婴儿出生时有CMV感染。其中10%在出生时有感染症状（SGA、肝脾增大、血小板减少、中性粒细胞减少、颅内钙化、皮疹），有50%~60%会发生耳聋。虽然大多数（90%）无临床症状，但其中仍有10%~15%出现耳聋。有学者正在研究用更昔洛韦抗病毒治疗，初步资料提示可能能预防或阻止耳聋进展。

3. **危险因素**　婴儿耳聋联合委员会列出以下感觉或传导耳聋进行性晚发危险因素。①父母、护理人员关注听力、说话、语言或发育的延迟。②儿童耳聋家族史。③综合征相关特征或其他发现，包括感觉神经、传导性耳聋或耳咽管功能不良。④出生后患耳聋相关感染：如细菌性脑膜炎。⑤宫内感染：如CMV、疱疹、梅毒、HIV、弓形虫感染。⑥早产儿常见严重疾病：尤其达到换血指征的高胆红素血症，需机械通气的PPHN，需ECMO治疗的疾病，长期应用机械通气的早产儿。⑦综合征相关进行性耳聋：如神经纤维瘤、骨硬化、Usher综合征。⑧神经退行性病变如Hunter综合征，感觉运动神经疾病如Triedreich共济失调、Charcot-Marie-Tooth综合征。⑨脑瘤。⑩复发或持续中耳炎，流液超过3个月。但实际上有相当一部分找不到危险因素。

4. **检测**　对所有新生儿应尽早听力筛查。新生儿听力筛查联合委员会及AAP均赞成在出生医院100%筛查。我国许多省市和地区已经开展了听力筛查项目全覆盖。

21章

【实验室检查】

目前可接受的生理检查方法包括听力诱发电位（ABRs）及诱发耳声发射（EOREs）。阈值 ≥ 35dB 视为异常,需行进一步检查。

1. 听力诱发电位（auditory brainstem response，ABRs） 测量置于头皮的三个电极产生的喀嚓声致听觉系统反应引发的脑电波。随日龄增长更易界定特征性脑电波。在胎龄超过 34 周进行 ABR 更可信。ABRs 自动切换使得实验更迅速,医务人员操作更容易。目前 ABRs 增加耳蜗(听神经)以上的听路损伤检测阳性率,包括听不同步,故更适应用于筛查 NICU 出院儿耳聋。

2. 诱发耳声发射（evoked otoacoustic emissions，EOAEs） 此实验在喀嚓音刺激后记录通过听小骨到鼓膜及耳道的耳蜗听"反馈"。较 ABRs 更快。但更易受外、中耳碎片或液体影响,导致重复筛查率高。另外,它不能检测某些感觉神经性耳聋,包括听不同步。在二级筛查系统联合应用 EOAEs 及自动 ABRs。

【随访实验】

ABRs 异常应进行随访实验。双耳均异常者应在 2 周内进行诊断性 ABRs。单侧异常者在 3 个月内随访。实验包括全面诊断性 ABRs 检测听阈值。评估中耳功能包括观察婴儿对声音的行为反应。

1. 耳聋严重程度分度标准（表 21-1）。

表 21-1　耳聋严重程度分度标准

轻	15~30dB HL
中	30~50dB HL
重	50~70dB HL
严重	70^+dB HL

2. 有进行性晚发感觉神经性耳聋或传导性耳聋高危儿应持续监测,即使开始检测结果正常。目前要求在前 3 年内至少每 6 个月检测一次。

3. 有轻度单侧耳聋也应密切监测,因其发生进行性耳聋及异常语言交流能力危险性升高。

4. 应由基础护理人员监测所有婴儿听力语言发育是否正常。

【病理评估】

诊断真性耳聋应进行以下评估:

1. 由对婴儿有经验的耳鼻喉专家 / 耳科医师进行彻底检查。必要时进行 CT 或 MRI 检查。

2. 所有真性耳聋者行遗传评估会诊。

3. 由眼科医师检查可能与耳聋相关的眼睛异常。

4. 应咨询儿科发育、神经科、心脏科、肾科等。

【治疗】

真性耳聋婴儿应早期选用干预设备以加强儿童获得适当语言能力。应尽快选用助听方法。重及严重双侧耳聋者应在近一岁时植入人工耳蜗。应尽早提供早期干预资源信息,使患儿父母根据建议作出决定。

【预后】

大部分依赖于异常严重程度、诊治时间。为使大脑听觉区最佳发育,中枢听力途径正常成熟依赖于早期最大听信号输入。越早应用,婴儿获得年龄相当语言交流能力的可能性更大。6 个月时安装助听器有助于改善语言结局。在 3 个月前应用早期干预设备以改善 3 岁时的认知发育结局。早期植入人工耳蜗并由多学科团队对应治疗可改善的患儿语言交流能力结局。

（王晓鹏　郑 军）

参考文献

1. AAP Task Force on Newborn Hearing and Infant Screening. Newborn and infant hearing loss: Detection and intervention. Pediatrics, 1999, 103: 527-530.

2. KAYE CI. The AAP Committee on Genetics. Newborn screening fact sheets. Pediatrics, 2006, 18: e934-e963.

3. NIH Joint Committee on Infant Hearing. Year 2000 position statement: Principles and guidelines for early hearing detection and intervention programs. Pediatrics, 2000, 106: 798-817.

4. WEICHBOLD V, NEKAHM-HEIS D, WELZL-MUELLER K. Universal newborn hearing screening and postnatal hearing loss. Pediatrics, 2006, 117 (4): e631-e636.

5. KRAL A, O'DONOGHUE GM. Profound deafness in childhood. N Engl J Med, 2010, 363 (15): 1438-1450.

第四节　新生儿监护病房早产儿疼痛评估与处理

一、概述

在 NICU 中,不论早产还是足月儿,治疗过程中的疼痛和不良刺激问题是普遍存在的。无论从人性化还是科学原则考虑,均应尽量避免给患儿疼痛和不良刺激。如果不可避免,应给予充分缓解治疗。

(一) 胎儿、新生儿对疼痛的生理反应特点

在胎龄 22~29 周感觉神经即布满全部体表,故胎儿可感觉到疼痛刺激。在发育早期,神经末梢重叠形成局部高敏感网络,即使低阈刺激也能产生夸大的疼痛反应。与婴儿、儿童、成人相比,胎儿创伤愈合更快、瘢痕更少,此过程包括在创伤处及附近长出感觉神经末梢。虽然这可能加速创伤愈合,但过度神经支配会导致即使创伤愈合后仍持续存在对疼痛的高敏反应。重复有害刺激会进一步影响对疼痛应激的敏感性,表现疼痛阈值降低、恢复缓慢及发生远期不良影响。

对疼痛刺激的生理反应包括:循环儿茶酚胺升高,心率、血压、颅内压升高。胎儿在孕 23 周即能对刺激有反应。然而不成熟胎儿、早产儿对刺激反应的自主性及其他指标活性比成熟婴儿、儿童更差。故在早产儿疼痛刺激常见生命体征变化(如心动过速、高血压)及行为指标(如激动)均为非客观疼痛刺激指标。即使婴儿应激反应完整,持续数小时或数天疼痛刺激使得交感神经反应疲劳甚至失活,疼痛及不适症状不明显。

(二) 医疗行为和发育结局

1. **新生儿内科和外科行为对发育结局的影响**　早产儿对疼痛的反应会加重其他因素的生理影响:如缺氧,高碳酸血症,酸中毒,高血糖,呼吸不同步,气胸。对外科手术反应的早期研究提示,术前镇痛麻醉使手术更顺利、术后恢复更好。钳夹膈肌致胸内压变化、创伤操作疼痛致迷走神经反应促进缺氧发生、改变组织供氧及脑血流。

2. **神经发育结局**　行为神经研究显示重复疼痛操作及有害刺激,使早产儿在校正年龄 18 个月时对疼痛刺激反应更差。但在 8~10 岁时,出生体重低于 1 000g 者不同于同胎龄正常体重者,其疾病疼痛严重程度大于心理社会疼痛。这些资料证明早产儿疼痛应激会影响神经发育,并影响以后的痛觉及行为反应,防治疼痛可能对婴儿有好处。针对止痛的大型研究很少。一项研究(即 NEOPAIN Trail),在机械通气早产儿用吗啡止痛直至最多 14 天,在安慰剂组及吗啡组初步结果(即新生儿死亡、IVH、PVL)无差异;但后期分析发现在胎龄 27~29 周婴儿用吗啡组发生严重 IVH 危险性升高。另外,在吗啡组仅严重 IVH 危险性升高,而在安慰剂组三种病率(严重 IVH、PVL、死亡)都升高。后期分析提示不良结局仅限于在用吗啡之前已有低血压儿。因此建议仅在血压正常儿用吗啡。

二、新生儿疼痛和不良刺激的防治原则

(一) 疼痛治疗原则

美国儿科学会(AAP)胎儿新生儿学组在最初的疼痛管理指南中提供了一系列原则,包括:

1. 新生儿神经解剖成分及神经内分泌系统充分发育,可传递疼痛刺激。
2. 长期严重疼痛增加新生儿发病率。
3. 新生儿期经历疼痛的婴儿对以后的疼痛反应不同。
4. 使用有效仪器评估疼痛严重程度及止痛效果。
5. 新生儿如果需要止痛治疗,则一般不易安慰。
6. 无行为反应(包括哭闹、活动)不代表没有疼痛。

(二) 目前 AAP 要求

在 2006 年,AAP 胎儿新生儿学组提出以下诊治新生儿疼痛应激的补充指南。

1. **评估新生儿疼痛刺激**　①训练护理人员用多种工具评估新生儿疼痛;②一般在操作前后均应进行评估;③选择评估方法应有助于指导护理人员提供有效缓解疼痛方法。

2. **床旁护理减缓疼痛**　①新生儿护理应遵照尽可

21章

能减少疼痛刺激的原则。②刺激小的常规操作,应联合口服糖水及其他非药物方法减痛(非营养吸吮,袋鼠护理,进食,包裹)。③局麻止痛可用于静脉穿刺、腰穿、静脉插管,但在取足跟血时无效,应限制重复静脉穿刺。④不要求在长期机械通气儿常规持续使用吗啡、芬太尼、咪达唑仑,原因是有短期不良反应,且缺乏长期预后资料。

3. 减缓手术疼痛 ①任何对手术新生儿的护理记录均应记录对疼痛的处理,尤其在围术期处理上。②应有有效麻醉以预防手术中对疼痛应激的反应,以降低术后止痛要求。③应常规采用针对新生儿术后长期疼痛设计的方法进行评估。④在无局部麻醉情况下,应选择阿片作为术后基础止痛药。⑤术后止痛时间应按照评估方法要求实行。⑥对乙酰氨基酚可作为术后局部麻醉或阿片的辅助用药。但在胎龄<28周患儿体内的药代动力学资料还不充分,不能计算出适合药物剂量。

4. 其他主要操作止痛

(1)胸腔引流切开术止痛包括:①一般非药物方法;②除了危及生命的急症情况,应在术前用局麻药浸润麻醉;③用快速阿片类药如芬太尼全身止痛。

(2)胸腔引流管拔管前,包括:①一般非药物方法;②短期快效全身止痛;③虽无充分资料制定特别要求,但因检查视网膜有疼痛,应使用止痛措施,如局麻眼药、口服糖水;④应将视网膜手术作为大手术,应有阿片基础的有效止痛方法。

三、评估早产儿疼痛应激

有许多有效可信方法。行为指标(如面部表情、哭闹、躯干肢体运动)及生理指标(如心动过速或心动过缓、高血压、呼吸急促或呼吸暂停、氧饱和度下降、手掌出汗、迷走症状、血浆皮质儿茶酚胺水平)常能有效评估婴儿舒适或不适程度。

对疼痛刺激生理反应包括:释放儿茶酚胺、心跳加速、血压颅内压升高。不成熟胎儿或早产儿应激反应不像更成熟婴儿或儿童强,在评估时应考虑胎龄因素:早产儿疼痛时生命指征应激反应(如心动过速、高血压)及焦虑表现不稳定。即使在对疼痛有完整反应的婴儿,疼痛刺激持续数小时或数天会耗尽交感神经反应,影响临床医师密切评估婴儿不适程度。

必须考虑胎儿及其他临床因素,选择最合适的新生儿疼痛评估方法。

1. NICU 婴儿 必须考虑胎龄影响。早产儿疼痛指标(PIPP),包括根据胎龄、新生儿状态评估面部表情、生理指标,是唯一有效评估早产儿疼痛的方法。

2. 新生儿病房婴儿 足月儿,既往早产儿有许多疼痛评估方法。我们要求使用行为疼痛评分方法(BPS),评估运动、哭闹、可否抚慰、睡眠。替代方法为新生儿疼痛评分(NIPS),用于评估操作前后的疼痛。

四、疼痛防治

(一) 环境行为方法

尽量减少疼痛刺激,联合其他必要护理进行。

1. 操作过程中以下所述环境及发育支持措施可能有助于减轻疼痛刺激 ①在安慰措施(如喂养)前集中疼痛操作;②操作时包裹好;③非营养吸吮:安慰奶头;④采用微针取足跟血。

2. 以下措施可能有用 ①减少噪声、光线干扰;②触摸、按摩;③母儿皮肤护理、袋鼠护理;④操作时抱着婴儿;⑤鸟巢姿势或使用摇床。

(二) 生理干预

有两种主要措施,包括蔗糖水、分刺激注意力。

1. 蔗糖水止痛 24% 蔗糖水 0.5~1.5ml(0.12~0.36g),在操作前 2 分钟口服。

2. 分散刺激注意力 如轻摩擦、轻拍,在操作前及操作时摇动另一侧肢体。

(三) 药物

1. 辅助治疗 对所有存在疼痛刺激的新生儿应有环境行为干预,这些措施及蔗糖水止痛与药物合用有益处。

2. 预防疼痛 按计划预先麻醉止痛与"按需用药"相比,麻醉药总剂量更低,止痛效果更佳。

3. 胎龄成熟度 预防措施应与不成熟、患疾病儿相适应,对这些婴儿必须假定其不能产生适当的应激反应。尤其在极早产儿或严重、长期疼痛时,婴儿不能产生适当反应。

4. 有报道在机械通气儿用阿片止痛无长期不良影响,包括评估智力、运动功能、行为。

药物治疗操作相关疼痛(表 21-2~21-5):

(1)小创伤操作止痛:大部分应用蔗糖水止痛研究仅限于足月儿,而在早产儿资料有限。有一研究者指出,对中度早产儿(30~36周)小操作时用更小剂量的蔗糖水。要求在早产儿用量更小:24% 蔗糖水 0.1~0.5ml (0.024~0.12g),操作前 2 分钟口服。小创伤操作止痛见表 21-2。

(2)创伤操作止痛:麻醉药(如吗啡、芬太尼)、镇静药(如咪达唑仑、苯巴比妥)用于治疗有创伤、很痛操作的病情严重儿。减轻疼痛是最主要的目的,故更倾向于镇静而非止痛。可加用短效肌松剂减少气管插管时操作次数及时间,降低严重缺氧发生率。除了急症插管,大多数创伤操作要求术前给药。需预先用药的操作包括:选择性插管、机械通气、胸腔引流管放置或拔管、动脉插管、激光治疗、包皮环切术。

表 21-2　刺激小的有创操作止痛①

	插管、机械通气儿	非插管儿
动脉穿刺	24% 蔗糖水 0.5~1.5ml p.o.	24% 蔗糖水 0.5~1.5ml p.o.
静脉穿刺	24% 蔗糖水 0.5~1.5ml p.o.	24% 蔗糖水 0.5~1.5ml p.o.
采足跟血	24% 蔗糖水 0.5~1.5ml p.o.	24% 蔗糖水 0.5~1.5ml p.o.
静脉插管放置	24% 蔗糖水 0.5~1.5ml p.o.	24% 蔗糖水 0.5~1.5ml p.o.
腰穿	24% 蔗糖水 0.5~1.5ml p.o. 及吗啡 0.05~0.15mg/kg i.v./s.c./芬太尼② 1~3μg/kg i.v. 和 / 或如校正胎龄 ≥34 周:局部 EMLA③ 及 0.5% 利多卡因(最大值 0.5ml/kg)s.c.	24% 蔗糖水 0.5~1.5ml p.o. 及如果如校正胎龄 ≥34 周:局部 EMLA③ 及 0.5% 利多卡因(最大值 0.5ml/kg)s.c.
换衣服	24% 蔗糖水 0.5~1.5ml p.o.;可重复及(或)吗啡 0.05~0.1mg/kg i.v. 或芬太尼② 1~3μg/kg i.v.	24% 蔗糖水 0.5~1.5ml p.o.(可重复)及(或)吗啡 0.025~0.05mg/kg i.v. 或芬太尼② 0.25~1μg/kg i.v.
气管插管吸痰	吗啡 0.05~0.1mg/kg i.v. 或芬太尼② 1~3μg/kg i.v.	N/A
免疫注射	N/A	24% 蔗糖水 0.5~1.5ml p.o.

注:①安慰治疗可用在任何操作,除了吸痰。

②芬太尼输入速度 ≤1μg/(kg·min)(即 3μg/kg 输 ≥3min)。

③仅在每天一次时局部 EMLA。需 40~60min 达到最大作用,应在用药 2h 内擦去。

④我们要求插管时用芬太尼 1~3μg/kg。芬太尼应缓慢静推[≤1μg/(kg·min)]以避免胸壁僵硬及通气不同步合并症。在应用短效肌松剂前必须确定有气道处理、有效复苏囊通气措施。在机械通气前几天,如需止痛,要求用芬太尼 1~3μg/kg 或吗啡 0.05~0.15mg/kg 每 4 小时 1 次。AAP 止痛指南不要求在机械通气儿常规持续输麻醉药,因担心其短期不良影响、缺乏远期资料。麻醉时不需要插管新生儿止痛应用芬太尼 0.25~1μg/kg,必要时重复(见表 21-3)。

表 21-3　新生儿复苏用药量较大早产、足月儿有创操作止痛①

操作	插管、机械通气儿	非插管儿
插管(急症)	无	无
插管 / 再插管(选择性)	芬太尼② 0.5~2μg/kg i.v.(>3min) 或吗啡 0.05~ 0.1mg/kg i.v./s.c.	芬太尼② 0.25~1μg/kg i.v.(>3min) 或吗啡 0.025~0.05mg/kg i.v./s.c.
机械通气前 24h(除非 4h 内)	芬太尼② 1~3μg/kg 每 4 小时 1 次 p.r.n.,或吗啡 0.05~0.15mg/kg 每 4 小时 1 次 p.r.n.,或输 0.2~2μg/(kg·h)(开始速度低,必要时提高)	N/A
>24h	芬太尼② 1~3μg/kg 每 4 小时 1 次 p.r.n.,或吗啡 0.05~0.15mg/kg 每 4 小时 1 次 p.r.n.	N/A
胸腔导管插管	0.5% 利多卡因 s.c.(最大 1ml/kg) 及芬太尼② 2~5μg/kg i.v. × 1 或吗啡 0.1~0.2mg/kg i.v. × 1,必要时调整	0.5% 利多卡因 s.c.(最大 1ml/kg) 及芬太尼② 1~2μg/kg i.v. 或吗啡 0.05~0.5μg/kg i.v. × 1,必要时调整
安置	吗啡 0.05~0.15mg/kg 每 2~4 小时 1 次 p.r.n. 或芬太尼② 1~3μg/kg 每 2~4 小时 1 次 p.r.n.	吗啡 0.025~0.05mg/kg i.v. 或芬太尼② 0.25~1μg/kg 每 4~6 小时 1 次 p.r.n.
拔管	吗啡 0.05~0.15mg/kg 或芬太尼② 1~3μg/kg i.v. × 1	吗啡 0.025~0.05mg/kg i.v./s.c. 或芬太尼② 0.5~2μg/kg i.v.

21 章

续表

操作	插管、机械通气儿	非插管儿
脐插管留置	吗啡 0.05~0.15mg/kg p.r.n. 或芬太尼[2] 1~3μg/kg i.v. p.r.n.	吗啡 0.025~0.05mg/kg i.v./s.c. 或芬太尼[2] 0.25~1μg/kg i.v.
周围动脉留置针	吗啡 0.05~0.15mg/kg 每 2~4 小时 1 次或芬太尼[2] 1~3μg/kg 每 2~4 小时 1 次或局部 EMLA（如 ≥34w PMA）	吗啡 0.025~0.05mg/kg i.v./s.c. 或芬太尼[2] 0.25~1μg/kg i.v. 或局部 EMLA（如 ≥34w PMA）
PICC 留置	吗啡 0.05~0.15mg/kg 每 2~4 小时 1 次或芬太尼[2] 1~3μg/kg 每 2~4 小时 1 次或局部 EMLA（如 ≥34w PMA）	吗啡 0.025~0.05mg/kg i.v. 或芬太尼[2] 0.25~1μg/kg i.v. 或局部 EMLA（如 ≥34w PMA）

注：①足月儿也可用咪达唑仑 0.5~0.1mg/kg 治疗焦虑。

②芬太尼输入速度 ≤1μg/(kg·min)（即 3μg/kg 输 ≥3min）。

（3）围术期止痛：要求在去手术室前 1 小时气管插管婴儿用芬太尼 1~3μg/kg。未插管儿在手术室内插管前行术前止痛镇静治疗。术后止痛指南见表 21-4。

（4）钠洛酮缓解阿片副作用：≥0.1mg/kg，适用于严重呼吸抑制儿。其最终目的是阻断不良影响而不加重疼痛。如果婴儿临床状态允许，另一方法为按 0.05mg/kg 加量直至消除副作用影响。用钠洛酮治疗过量阿片副作用，最常见的是呼吸抑制（表 21-5）。

表 21-4　围手术止痛

操作	插管、机械通气儿	非插管儿
术前（即全麻气管插管儿）	在去手术室前 1h，芬太尼 1~3μg/kg i.v.	N/A
激光治疗	术前 2h：对乙酰氨基酚 15mg/kg 术中：吗啡 0.05~0.1mg/kg 每 1~2 小时 1 次或芬太尼[1] 1~3μg/kg 每 1~2 小时 1 次 p.r.n.，如 ≥34w PMA 咪达唑仑 0.1mg/kg 每 1~2 小时 1 次 p.r.n.	N/A
疝修补术	对乙酰氨基酚 10~15mg/kg p.o./pg/pr 每 4~6 小时 1 次 芬太尼[2] 2~3μg/kg q2~4h p.r.n. 吗啡 0.05~0.1mg/kg q2~4h p.r.n.	对乙酰氨基酚 10~15mg/kg p.o./pg/pr 每 6 小时 1 次 芬太尼[1] 0.25~0.5μg/kg 每 4 小时 1 次 p.r.n. 吗啡 0.025~0.05mg/kg i.v./s.c. 每 4 小时 1 次 p.r.n.
开腹手术	前 24h：芬太尼[1] 1~3μg/kg 每 4~6 小时 1 次或吗啡 0.1mg/kg 每 4~6 小时 1 次 以后：吗啡 0.05~0.1mg/kg 每 2~4 小时 1 次 p.r.n. 或芬太尼[1] 1~3μg/kg 每 2~4 小时 1 次 p.r.n.	芬太尼[1] 0.25~0.5μg/kg 每 4 小时 1 次 p.r.n. 吗啡 0.025~0.05mg/kg i.v./s.c. 每 4 小时 1 次 p.r.n.
胸廓切开术	前 24h：芬太尼[1] 1~3μg/kg 每 4 小时 1 次或吗啡 0.05~0.1mg/kg 每 4 小时 1 次 以后：吗啡 0.05~0.1mg/kg 每 2~4 小时 1 次 p.r.n. 或芬太尼[*] 1~3μg/kg 每 2~4 小时 1 次 p.r.n.	对乙酰氨基酚 10~15mg/kg q6h p.r.n. 或芬太尼[1] 0.25~0.5μg/kg q4h p.r.n. 吗啡 0.025~0.05mg/kg i.v./s.c. 每 4 小时 1 次 p.r.n.
激光手术	对乙酰氨基酚： 术前 2h：15mg/kg pg/pr 术后 10mg/kg 每 6 小时 1 次 ×24h；后必要时每 6 小时 1 次	术后：对乙酰氨基酚 10mg/kg 每 6 小时 1 次 ×24h；以后必要时每 6 小时 1 次
神经手术（脑）	芬太尼[1] 1~3μg/kg 每 2~4 小时 1 次 p.r.n. 或吗啡 0.05~0.1mg/kg 每 2~4 小时 1 次	对乙酰氨基酚 10~15mg/kg 每 6 小时 1 次 p.r.n. 或芬太尼[*] 0.25~0.5μg/kg 每 4 小时 1 次 p.r.n. 吗啡 0.025~0.05mg/kg i.v./s.c. 每 4 小时 1 次 p.r.n.
神经手术（腰）	芬太尼[1] 1~3μg/kg 每 2~4 小时 1 次 p.r.n. 或吗啡 0.05~0.1mg/kg 每 2~4 小时 1 次 p.r.n.	对乙酰氨基酚 10~15mg/kg 每 4~6 小时 1 次 p.r.n. 或芬太尼[1] 0.25~0.5μg/kg（>2min） 吗啡 0.025~0.05mg/kg i.v./s.c. 每 4 小时 1 次 p.r.n.

注：①芬太尼输入速度 ≤1μg/(kg·min)（即 3μg/kg 输 ≥3min）。

表 21-5　常用止痛、镇静、局麻药

局麻药	应用	最大剂量
0.5% 利多卡因①		5mg/kg s.c.(0.5% 者 1ml/kg,1% 者 0.5ml/kg)
5% 局部 EMLA②乳膏	33~37 PMA 及体重>1 800g	0.5g 用 1~2h(后擦去)
	>37w PMA 及体重>2 500g	1g 用 1~2h(后擦去)
止痛药	**单剂③**	**持续④**
吗啡⑤	插管:0.05~0.15mg/kg i.v./s.c. 非插管:0.025~ 0.05mg/kg i.v./s.c.	0.01~0.03mg/(kg·h) 不要求
芬太尼⑥	插管:1~3μg/kg i.v.(>5min) 非插管:0.25~1μg/kg i.v.(5min)	0.2~0.5μg/(kg·h) 不要求
对乙酰氨基酚	10mg/kg p.o./pg/pr 每 6 小时 1 次 p.r.n. Max 40mg/(kg·d)	
镇静	**剂量**	
短期 　咪达唑仑⑦ 　水合氯醛⑧	 0.05~0.1mg/kg i.v./ 鼻内 20~30mg/kg p.o./pg	
长期 　苯巴比妥	 负荷量 5~15mg/kg p.o./pg/i.v. 维持量 3~4mg/kg p.o./pg/i.v.	

注:EMLA:易溶局麻药;pg:经胃管;pr:直肠给药;s.c.:皮下给药。

①利多卡因毒性可引起心律失常或惊厥。0.5% 制剂可用 1% 利多卡因等量生理盐水稀释。

②局部 EMLA 应限于 1 次 /d,必须在 2h 内擦去。需 40~60min 达到最高效果。其中丙胺卡因可致正铁血红蛋白血症。EMLA 致局部水肿可能影响解剖结构。

③可每 10~15min 重复,直至达到治疗效果。

④可超过此剂量以达到疗效。

⑤吗啡可致低血压。

⑥快速用芬太尼可致胸壁僵硬。重复静脉用药可引起快速耐药。

⑦咪达唑仑仅用于足月儿。用于早产儿有报道异常运动。

⑧代谢为三氯乙醇,它拮抗葡萄糖醛酸化,可加重高胆红素血症。

(王晓鹏　郑 军)

参考文献

1. American Academy of Pediatrics Committee on Fetus and Newborn and Section on Surgery and Canada, Paediatrics Society Fetus and Newborn Committee. Prevention and management of pain in the neonate: An update. Pediatrics, 2006, 118: 2231-2241.

2. ANAND KJ, ARANDA JV, BERDE CB, et al. Summary proceeding from the neonatal pain-control group. Padiatrics, 2006, 117: S9-S22.

3. DURRMEYER X, VUTSKITS, ANAND KJS, et al. Use f analgesic and sedative drugs in the NICU: integrating clinical trails and laboratory data. Pediatr Res, 2010, 67: 117-127.

4. KUMAR P, DENSON SE, MANCUSO TJ, et al. Premedication for nonemergency endotracheal intubation in the neonate. Pediatrics, 2010, 125 (3): 608-615.

5. GIBBIN MS. Pain Assessment and Management: Guideline for practice. 2nd Ed. Glenview, IL: national Association of Neonatal Nurses (NANN), 2008: 30.

附录

新生儿常用检验值

表 1　正常血液学检查

测定项目	早产儿(28 周)	早产儿(34 周)	足月儿(第 1 天)	足月儿(第 7 天)	足月儿(第 14 天)
血红蛋白(g/L)	145	150	184	170	168
血细胞比容(%)	45	47	58	54	52
红细胞 $\times 10^{12}$/L	4.0	4.4	5.8	5.2	5.1
MCV fl	120	118	108	98	96
MCH pg	40	38	35	32.5	31.5
MCHC(%)	31	32	33	33	33
网织红细胞(%)	5~10	3~10	3~7	0~1	0~1
血小板 $\times 10^9$/L	…	…	192	248	252
白细胞 $\times 10^9$/L			18.1(9.0~30.0)	12.2(5.0~21.0)	11.4(5.0~20.0)
中性粒细胞					
总数			11.0(6.0~26.0)	5.5(1.5~10.0)	4.5(1.0~9.5)
(%)			61	45	40
分叶			9.4	4.7	3.9
(%)			52	39	34
杆状			1.6	0.83	0.63
(%)			9	6	5.5
嗜酸性粒细胞			0.4(0.02~0.85)	0.5(0.07~1.1)	0.35(0.07~1.6)
(%)			2.2	4.1	3.1
嗜碱性粒细胞			0.1(0~0.64)	0.05(0~0.25)	0.05(0~0.23)
(%)			0.6	0.4	0.4
淋巴细胞			5.5(2.0~11.0)	5.0(2.0~17.0)	5.5(2.0~17.0)
(%)			31	41	48
单核细胞			1.05(0.4~3.1)	1.1(0.3~2.7)	1.0(0.2~2.4)
(%)			5.8	9.1	8.8

表2 新生儿凝血因子测定

测定项目(范围或 ±SD)	正常成人值	28~31 胎龄	32~36 胎龄	足月儿
凝血酶原时间(PT)(秒)	12~14	15.4(14.6~16.9)	17(12~21)	16(13~20)
部分凝血活酶时间(PTT)(秒)	44	108(80~168)	53.6(27.5~79.4)	50±10
凝血酶时间(TT)(秒)	10	16~28	14(11~17)	12(10~16)
纤维蛋白原(mg/dl)	175~400	150~325	150~325	165~400

表3 体温和血红蛋白含量正常的足月儿和早产儿动脉血气值

胎龄	PaO_2(mmHg)	$PaCO_2$(mmHg)	pH 值	HCO_2	BE/BD
足月	80~95	35~45	7.32~7.38	24~26	±3.0
早产(胎龄30~36周)	60~80	35~45	7.30~7.35	22~25	±3.0
早产(胎龄<30周)	45~60	38~50	7.27~7.32	19~22	±3.0

表4 早产儿血压范围　　　　　　　　　　　　　　　　　　　单位:mmHg

出生体重(g)	平均压	收缩压	舒张压
501~750	38~49	50~62	26~36
751~1 000	35.5~47.5	48~59	23~36
1 001~1 250	37.5~48	49~61	26~35
1 251~1 500	34.5~44.5	46~56	23~33
1 501~1 750	34.5~45.5	46~58	23~33
1 751~2 000	36~48	48~61	24~35

表5 脑脊液正常值

测定项目	足月儿	早产儿
白细胞 ×10^6/L		
均值 ± 标准差	8.2±7.1	9.0±8.2
中位数	5	6
范围	0~32	0~29
中性粒细胞(%)	0.613	0.572
蛋白 g/L(mg/dl)		
均值	0.9(90)	1.15(115)
范围	0.02~1.7(20~170)	0.65~1.5(65~150)
葡萄糖 mmol/L(mg/dl)		
均值	2.912(52)	2.8(50)
范围	1.904~6.664(34~119)	1.344~3.53(24~63)
脑脊液 / 葡萄糖(%)		
均值	0.81(81)	0.74(74)
范围	0.44~2.48(44~248)	0.55~1.05(55~105)

换算系数:蛋白 0.01,葡萄糖 0.056。

表6 超低、极低出生体重儿脑脊液值

测定项目(范围)	极低出生体重儿(1 000~1 500g)			超低出生体重儿(<1 500g)		
	0~7 天	8~28 天	29~84 天	0~7 天	8~28 天	29~84 天
白细胞 ×10⁶/L	4(1~10)	7(0~44)	8(0~23)	3(1~8)	4(0~14)	4(0~11)
中性粒细胞×10⁶/L 或多核细胞百分比%	4%(0~28)	10%(0~60)	11%(0~48)	11%(0~50)	8%(0~66)	2%(0~36)
蛋白(g/L)	1.36(0.85~1.76)	1.37(0.54~2.27)	1.22(0.45~1.87)	1.62(1.15~2.22)	1.59(0.95~3.7)	1.37(0.76~2.69)
葡萄糖(mg/dl)	74(50~96)	59(39~109)	47(31~76)	70(41~89)	68(33~217)	42(29~90)

表7 不同胎龄早产儿及足月儿甲状腺功能(均值 ± SD)μg/dl

项目	脐血	12~72h	3~10d	11~20d	21~45d	46~90d
血清 T_4 浓度						
30~31	6.5 ± 1.5	11.5 ± 2.1	7.71 ± 1.8	7.5 ± 1.8	7.8 ± 1.5	9.6 ± 1.7
32~33	7.5 ± 2.1	12.3 ± 3.2	8.51 ± 1.9	8.3 ± 1.6	8.0 ± 1.7	9.6 ± 1.7
34~35	6.7 ± 1.2	12.4 ± 3.1	10.0 ± 2.4	10.5 ± 1.8	9.3 ± 1.3	9.6 ± 1.7
36~37	7.5 ± 2.8	15.5 ± 2.6	12.7 ± 2.5	11.2 ± 2.9	11.4 ± 4.2	9.6 ± 1.7
足月	8.2 ± 1.8	19.0 ± 2.1	15.9 ± 3.0	12.2 ± 2.0	12.1 ± 1.5	9.6 ± 1.7
血清游离 T_4 浓度						
0~31	···	13.1 ± 2.4	8.3 ± 1.9	8.0 ± 1.6	8.4 ± 1.4	9.4 ± 1.4
32~33	···	12.9 ± 2.7	9.0 ± 1.8	9.1 ± 1.9	9.0 ± 1.6	9.4 ± 1.4
34~35	5.6 ± 1.3	15.5 ± 3.0	12.0 ± 2.3	11.8 ± 2.7	10.9 ± 2.8	9.4 ± 1.4
36~37	5.6 ± 2.0	17.1 ± 3.5	15.1 ± 0.7	11.3 ± 1.9	···	···
足月	5.9 ± 1.1	19.7 ± 3.5	16.2 ± 3.2	12.1 ± 2.0	11.1 ± 1.4	···
T_3		89~405	91~300			
TSH	男 0.52~16.0					
	女 0.72~13.1					

参考文献

1. ANDREW M, PAES B, JOHNSTON M. Development of the hemostatic system in the neonate and young infant. Am J Pediatr Hematol Oncol 1990, 12: 95-104.

2. ERIC C EICHENWALD, ANNE R HANSEN, CAMILIA R MARTIN, et al. Cloherty and Stark's Manual of Neonatal Care, 8th edition. Wolters Kluwer, 2020: 586-594.

3. HEGYI T, CARBONE MT, ANWAR M, et al. Blood pressure ranges in premature infants. I. The first hours of life. J Pediatr. 1994 Apr, 124 (4): 627-633.

4. EDWARDS MS, BAKER CJ. Bacterial meningitis in the neonate: Clinical features and diagnosis. Up To Date, 2016.

中英文名词对照索引

A

B

C

D

E

F

X

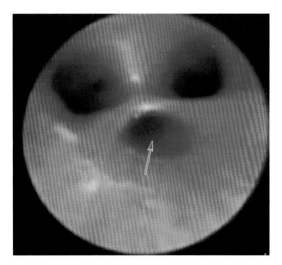

图 12-1　食管气管瘘

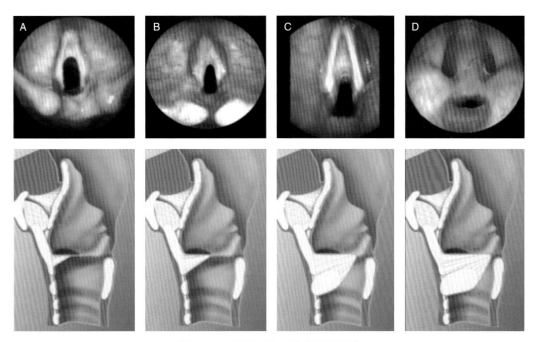

图 12-2　科恩对先天性声蹼的分类

A. 1 型声门蹼,小于 35%;B. 2 型声门蹼,35% 至 50%;C. 3 型声门蹼,50% 到 75% 的声门下狭窄是由于前环状肌受累所致;D. 4 型声门网,高达 99% 的声门下狭窄是由于前环状肌受累所致。

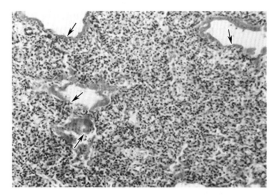

图12-4　新生儿呼吸窘迫综合征肺病理变化
（HE，×40）

大部分肺实变，肺不张，许多肺泡有伊红色透明膜形
成（箭头所示）。

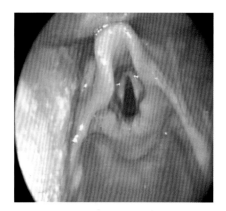

图12-11　声门的解剖标志

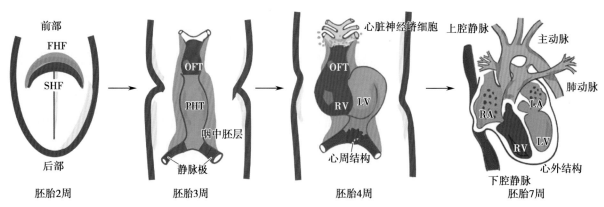

图13-2　胚胎早期心脏发育

FHF：第一心野；SHF：第二心野；OFT：流出道；PHT：原始心管；LV：左心室；LA：左心房
RV（right ventricle），右心室；RA（right atrial），右心房。

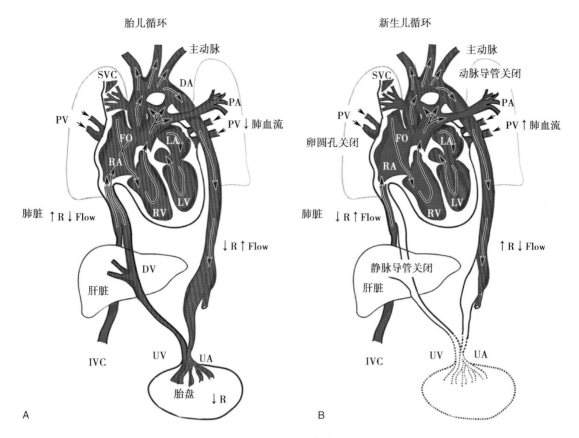

图 13-3 胎儿循环与新生儿循环

SVC：上腔静脉；PV：肺静脉；IVC：下腔静脉；UV：脐静脉；UA：脐动脉；DV：静脉导管；FO：卵圆孔；RA：右心房；
RV，右心室；LA，左心房；LV：左心室；DA：动脉导管；PA：肺动脉；Flow：血液流动；R：血管阻力。

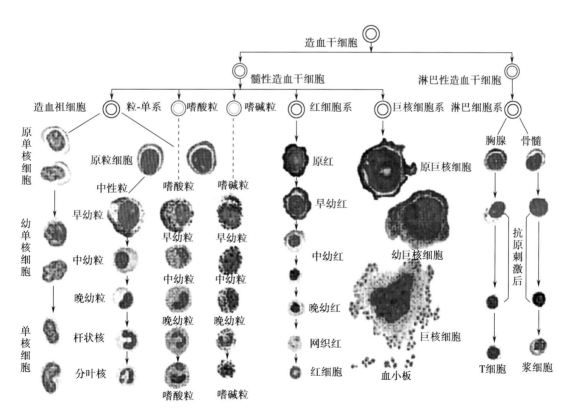

图 19-2 血细胞的发生